장애 중등학생을 위한

전 환 계 획

장애 중등학생을 위한

전환계획 제3판

Transition Planning for
Secondary Students
with Disabilities,
3rd Edition

Robert W. Flexer	신현기·김희규
Robert M. Baer	박정식·유애란
Pamela Luft	유장순·정동영
Thomas J. Simmons	채희태·최혜승
지음	옮김

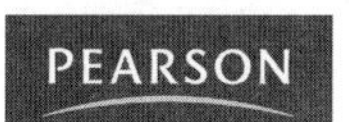
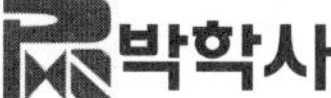

Transition Planning for Secondary Students with Disabilities, 3rd Edition

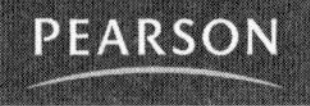

www.personhighered.com

역자 서문

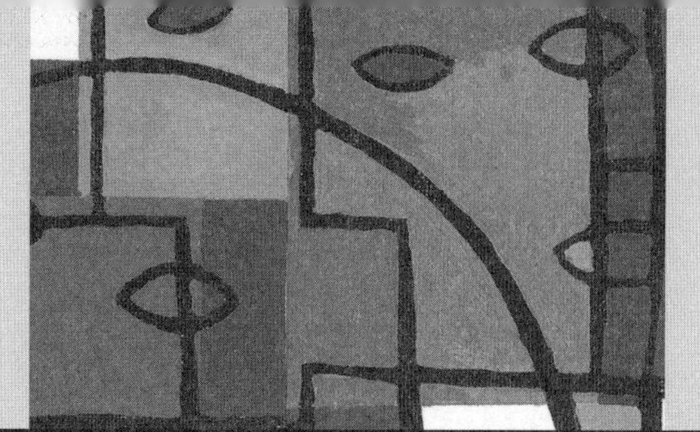

인간은 누구나 주어진 삶을 생산적인 활동을 하며 평화롭게 살고 싶어 한다. 그것은 장애인이라 하여 결코 예외일 수 없다. 하지만 희망하는 것처럼 인간의 삶이 그저 평탄한 것만은 아니다. 주어진 현재의 삶, 즉 한 시점에서 사소한 갈등을 경험할 수도 있고 또 발달 과정을 거치면서, 즉 특정 발달기에 예상되는 결정적 과제와 위기를 경험할 수도 있다. 따라서 모든 인간은 이러한 것들에 대한 예견을 통해 철저한 준비 교육이 필요한데 이를 총칭하여 일명 전환(transition)이라 하고, 또 수평적 전환(horizontal transition)과 수직적 전환(vertical transition)으로 구분하기도 한다.

따라서 교육은 곧 전환교육이라고 할 수 있는데 그동안 이에 대한 구체성이 떨어진 나머지 전환교육이라는 신조어가 생기게 된 것이라고 할 수 있다. 특히 특수교육 분야에서는 너무도 아동의 현실적 장애 문제에 붙들린 나머지 그들의 학교 졸업 후 독립적 삶에 대한 목표를 상실하는 경우가 많았던 것이 사실이다.

이제 전환교육으로서의 특수교육은 개개 아동의 요구와 필요를 바탕으로 하여 학교 졸업 후에 도달하게 될 목표 중심의 교육과정 운영으로 전환되었다. 전환교육은 결코 직업 기술 교육으로 대체될 수 없는 전반적인 분야의 기능과 기술을 교육하는 '꿈 너머 꿈(vision)' 교육이라고 할 수 있다.

그러나 일선 학교 현장에서 지금까지 나름대로 수행해 온 '진로교육'이 '전환교육'이라는 용어의 소개로 인하여 다소 혼란을 가져온 것이 사실이다. 하지만 무엇보다도 교육의 분명한 목표는 학생들로 하여금 학교 졸업 이후 자주적 생활 능력을 갖추도록 하는 데 두어야 한다는 점에서, 전환교육은 그 명확성을 가지고 있기에 우리의 현실적 입장을 고려한 전환교육의 방안을 탐색하고 그에 준한 프로그램을 개발할 필요가 있다. 따라서 전환교육의 필요성을 인식하고 이를 위한 구체적인 프로그램을 개발하는 데 필수적인 지식과 사례를 소개해 줄 책을 우리말로 옮겨 소개하게 되었다.

이 책은 장애를 가진 중·고등학생의 전환교육 계획과 관련된 내용을 종합적으로 담고 있다.

2010년 1월

신현기

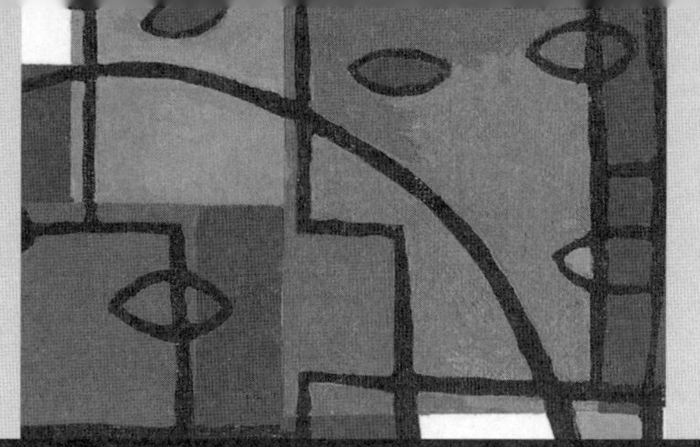

저자 서문

모든 학생들이 저마다 각기 다른 계획과 긴박성을 가지고 있다고 할지라도, 일상적인 학습과 삶이라는 의미를 뛰어넘어 고등학교 생활 중에는 반드시 미래 지향성을 가져야 한다. 나의 전력에서의 취약점이 무엇인가라는 의문은 곧 "나는 학교를 졸업한 후 무엇을 할 것인가?"에 관한 질문이라고 할 수 있다.

고등학교의 일상적인 교육 프로그램과 전환교육 활동에서 가장 중요시해야 할 것은 바로 학생이 학교를 졸업한 후 사회로 진출하는 데 따른 전환교육의 목표를 분명히 하는 것이다. 결국 학생의 학습과 경험을 어떻게 그리고 어느 정도로 전환목표와 연계시킬 것인가가 관건이다. 이를 위해서는 학생으로 하여금 투자하는 자세를 가지고 좋은 프로그램에 의미 있는 참여가 가능하도록 하는 일이 핵심적이다. 장애 학생이 전환과 특수교육을 통해서뿐만 아니라 일반교육, 진로교육, 직업교육, 기술교육, 그리고 학교에서 직업으로의 프로그램을 통하여 이익을 얻을 수 있는 일이 실현되어야 한다. 따라서 이 책 『장애 중등학생을 위한 전환계획』(제3판)은 장애 학생의 다양한 전환교육 욕구와 적용 가능한 수많은 선택, 진로 탐색 경로에 관한 내용을 담고 있다.

교육과 전환의 목적은 선택된 학교 졸업 후 성과 결과 지점에 학생이 다다르는 것이다. 삶의 질이란 IDEA를 표본으로 삼는 것으로서 결국 학생의 진로와 삶의 형태에 대한 사정을 통하여 성취되는 것이다. 여기에서 실수를 할 수는 없다. 이러한 취지는 매우 논리적이고 근본적인 측면이 있지만, 세계 각국에서 경쟁적으로 자국의 교육정책으로 채택하고 있다. 표준화 검사 점수는 어떤 중립적 집단의 교육적 노력에 초점을 맞춘 것으로 본다. 전환적 관점에서 본다면 교과·학습 성과는 매우 중요한 것으로 간주되지만 교과·학습 성과 단일 요소로는 학교 졸업 후의 성과를 예측해보는데 불충분하다. 더 나아가 교과·학습에서의 맥락적 학습과 인증된 학습은 비록 그것이 겉으로 드러나지 않는다고 하더라도 추상적인 교과·학습 지도보다 학습자에게 성과가 더 좋다.

교육은 문화적 과정이기 때문에 초임 교육자는 자신에게 지속적으로 영향을 미치는 자신의 가치와 결정을 구분할 필요가 있다. 우리는 학생들의 성공적인 진로를 위하여, 의미 있는 대인관계를 위하여, 지역사회 일원이 되도록 하기 위하여 관리를 하고 있는가? 우리는 학생들로 하여금 생동감 있는 청년의 삶을 살도록 하기 위한 기초를 제공하는가? 이 두 질문에 "예"라고 대답하였다면, 당신은 이 책을 통하여 교과·학습 성취 환경에서 전환적 욕구를 충족시키는 방법을 배울 수 있을 것이다.

제3판

『장애 중등학생을 위한 전환계획』(제3판)은 전환교육과 관련하여 법과 정책적 측면에서부터 특별한 전환활동에 이르기까지 광범위한 내용을 다루고 있다. 전환과 관련하여 이 책의 각 장은 핵심적인 4요소로 구성함으로써 그 내용과 핵심 주제를 통하여 다음 장과 연결되도록 하였다. 그 결과 전환 관련 정책과 이를 위한 실천이 체계적으로 통합됨으로써 독자로 하여금 일상적인 전환활동을 이해하고 준비하는 데 용이하도록 하였다.

제3판에서는 전환교육과 관련된 교사나 전문가로 하여금 직전 연수와 현직 연수를 통하여 전환활동을 발전시키고 보완시키려는 이중 준거에 부합하도록 하기위한 지원방법에 초점을 두었다. 나아가 특수교육과 삶의 질 성취가 전환교육의 노력에 힘입어 광범위한 교육의 장이 형성되도록 하였다. 결국 전환교육의 과정이 이러한 목적을 달성하도록 하는 데 수단이 되도록 하였다. 학생들의 욕구, 흥미, 선호도, 결과 중심 지향, 진행 과정 계획, 효과적인 협조 체제에 근거한 제반 서비스의 통합 시스템을 통하여 궁극적으로 학생들의 삶의 질이 향상되도록 하였다. 이러한 전환교육 운동은 학생들의 졸업 후 목적을 달성할 수 있도록 하여 학생들이 바른 선택에 놓이도록 한다. 네 가지 필수적인 요소는 전환활동이 제대로 수행되고 있는지를 질적으로 검토하는 기능을 한다. 그런데 제2판에서는 크게 두 가지 측면에서 내용을 검토하도록 하였다.

제1부인 '전환 시스템의 구현'에서는 청소년기부터 성인 초기에서 발생되는 복잡한 발달과 교육과정을 이해하는 데 필요한 광범위한 배경을 제공한다. 제1장인 "전환계획과 보장된 실제"에서는 청소년기의 핵심 주제의 변천, 삶의 질 구조, 그리고 네 가지 핵심 요소를 다루었다. 전환교육은 장애인의 권리 신장 운동과 그들을 위한 정책적 우선권의 성숙 구조 내에서 추적할 수 있다. 이 장에서는 전환교육 서비스의 필요성과 요구에 대해서는 이제 더 이상 논쟁의 여지가 없음을 보여주고 있다. 제2장에서는 최근 50년 동안의 전환교육에서의 입법화, 모형, 실제에 대한 변화 과정을 개관하고 있다. 제3장에서는 가족과 함께하는 전환교육을 위한 다문화적이고 상호 협력적인 능력에 대하여 기술하였다. 이를 통하여 학생들은 일찍부터 가장 기본적인 정보를 얻을 수 있다. 제4장에서는 직업 능력의 발달에 관한 이론적 근간을 제시하고 있다. 이러한 이론적 토대는 전환교육 관련 인사들이 고등학교 재학 중인 장애 학생들의 전환교육 목표를 최적화하는 데 필요한 직업 능력의 변화와 성숙 과정을 조망할 수 있도록 해 준다.

제2부에서는 세 개의 장을 재개념화하고 특성화하였다. 이전 판에서도 제2부는 '전환 사정'으로 시작하였다. 사정은 학생의 향후 환경, 욕

구, 흥미, 선호도를 확인하는 데 있어 매우 중요하다. 전환교육은 독특하게도 항상 학생의 목표, 이들의 학교 졸업 후 성과와 관련짓게 된다.

제2부에 그대로 남아 있게 된 세 개의 장은 다음과 같은 내용을 담고 있다: (a) 전환교육과 관련되는 일반 교육과정의 계획 수립, (b) 전환교육을 위한 교수계획 수립, (c) 전환교육을 위한 교수방법. 이러한 정보는 전환교육팀이 학생들에게 고등학교의 수업 과정 그리고 이와 연계된 전환교육의 목표를 안내하는 데 도움이 될 것이다. 이러한 과정은 장애 학생에게도 예외가 아니다. 다만 이들을 위한 조절이 필요할 따름이다. 여기에는 개별화가 수반되는데 이를 통하여 장애 학생들로 하여금 선택을 할 수 있는 개별화교육과정을 마련하는 것이다.

지금까지의 모든 장에서 언급된 내용은 몇몇 활용 가능한 교육공학적 지원을 통하여 그 효과를 극대화할 수 있다. 따라서 전환교육팀들은 장애 학생들의 장기적인 만족도를 높이기 위하여 교육공학과 관련된 내용을 조사하고 필요한 지원을 결정할 필요가 있다.

제3부에서는 중등학교 졸업 이후의 학교 밖 전환 환경을 개선하려는 노력을 담고 있는데, 먼저 협력적 전환 서비스의 구축에 대하여 개관하였고, 좀 더 구체적으로는 고용으로 이어지는 전환교육, 중등교육 이후의 전환교육, 그리고 독립생활과 지역사회 참여에 관한 내용을 다루었다. 여기서 다루어진 내용은 학교 졸업 이후의 미래에 대한 준비를 해야 한다는 것으로서 대부분의 교사들이 거의 생각하지 않고 있었던 부분이다. 따라서 저자들은 미래 환경이 학생들에게 매우 중요하므로 "끝까지 공에서 눈을 떼지 마라"는 말처럼 학생들로 하여금 미래의 계획을 수립하고 이에 도달하는 것이 가능하도록 관련 전문가들이 도움을 주어야 한다는 것이다.

제4부는 전환교육 체제에 부합하는 능력의 발달에 관한 것으로서 재활과 특수교육 및 일반교육, 직업교육과 기술교육이 프로그램화되고, 이 프로그램이 전환교육 계획에 통합되어 장애 학생들에게 도움이 되도록 하는 것에 대한 종합적인 내용을 담고 있다. 여기에서 다루어지는 세 개의 장은 정책과 발전적인 실습, 수많은 프로그램과 서비스를 통하여 학생들이 자기결정을 신장하고 효과적인 전환계획을 수립하며, 서비스의 협력적 체제를 만들고, 가족이 참여하도록 하는 내용을 다루었다. 전환교육의 전 과정에서 학생과 가족이 중심적인 기능을 해야 한다는 것이 여기에서 강조되고 있는데, 제13장의 질문과 답변 영역에서는 전환교육과 관련된 전문 용어에 대한 이해에 도움을 얻을 수 있을 것이다. 제14장에서는 수동적인 학생에서 자기결정적인 학생으로 전환시키는 내용을 다루고 있다. 제4부의 결론에 해당하는 제15장에서는 전환교육의 효과를 위해서는 개인은 물론 체제 간의 협력적 관계가 중요함을 강조하고 있다.

이 책의 목적은 학부 학생의 수준은 물론 대학원 학생의 수준에 맞추었을 뿐만 아니라 일반교육 교사, 특수교육 교사, 직업교육 교사는 물론 관련 전문가들 모두에게도 유용하도록 구성하였다. 나아가 가족과 학교 졸업 이후의 전환 서비스에 종사하는 사람들도 도움을 얻을 수 있을 것이다.

독자들은 이 책의 핵심적인 요소를 통하여 다음과 같은 네 가지 기본적인 질문을 떠올릴 수 있을 것이다.

1. 의미 있는 학생들이 참여하고 있는가?
2. 학생은 물론 그의 가족과 지원팀들은 학교 졸업 이후의 성과를 위한 목표를 지향하고 있는가?
3. 전환교육 관련 팀들은 학생들의 목표 달성을 위하여 서로 협력하는가?
4. 교육과 전환교육 모두는 학생들로 하여금 자신들의 목표를 성취하도록 지속적으로 노력하는가?

이러한 핵심적인 요소를 통하여 학생 개인은 물론 학교와 학교 졸업 후 지원 기관의 서비스 성과를 검정할 수 있다. 결국 전환교육은 모든 분야에 있어서 일반적인 방법이라고 볼 수 있다.

감사의 글

켄트주립대학교의 '전환교육과 고용을 위한 혁신센터'는 지난 22년간 장애 학생들의 삶의 질 향상을 위해 노력을 기울여 왔다. 이를 위하여 수많은 전문가와 장애 학생을 상대하면서 전환교육을 위한 준비와 프로그램을 개발해 왔다. 이러한 과정에서 우리와 관련한 모든 사람들이 장애 학생들을 돕는 데 필요한 통찰력을 얻을 수 있었기를 희망한다. 제1저자로서 이 책의 집필에 함께해 준 세 명의 친구이자 공저자, 그리고 동역자들에게 많은 은혜를 입었기에 이를 감사하게 생각한다. 그리고 켄트대학교의 학생들, 전문가들, 연구소의 모든 분들이 이러한 작업이 매우 중요함을 일깨워 주었고, 이와 관련된 개개인들의 자료와 이야기가 이 책의 근간이 되었다. 이들과의 관계는 즐거웠고, 또 미래를 향해 인내할 수 있도록 하였다. 이 자리를 빌려 특히 감사해야 할 사람은 John Wachovec이다. 그는 켄트 주의 전환교육 학급에서 사례 연구를 할 수 있도록 도움을 주었다. 우리 저자들이 희망하는 것은 이 책이 당신은 물론 독자들, 그리고 우리와 관련된 모든 사람들에게 도움이 되었으면 하는 것이다.

그 밖에도 우리의 배우자들에게 감사의 말을 전하며, 제1판과 제2판의 저자들에게도 감사의 말을 전한다. 그리고 센터의 식구들을 비롯한 수많은 사람들에게 감사의 말을 전한다.

차 례

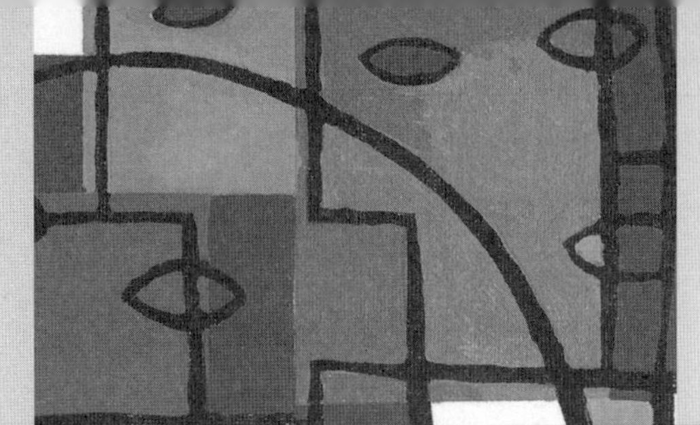

제 1 부 전환 시스템 구현

제 4 장 전환계획 수립에 도움이 되는 진로 발달 이론 ······ 120

제 2 부 교육에서의 전환적 관점 이끌기

제 5 장 전환 사정 ······ 151

제 8 장 전환교육을 위한 교수방법 ······ 256

제 3 부 학교 졸업 후의 환경을 위한 지원 활동

제 9 장 협력적 전환 서비스 ······ 293

제 12 장 독립생활과 지역사회 참여 ········ 414

제 4 부 반응하는 전환체계 개발

제 13 장 전환계획 ········ 451

제 14 장 참여적인 의사결정: 학생의 자기결정을 위한 혁신적인 실제 ······· 483

제 1 부 전환 시스템 구현

이 책의 제1부에서는 전환이 필요한 이유를 살펴보고, 처음 전환교육이 생겨난 배경과 어떻게 법률화되었는지, 전환모형의 발달과 전환(transition)이 진로 발달(career development)과 어떠한 관계를 가지고 있는지를 규명하였다.

제1장 '전환계획과 보장된 실제'와 제2장 '전환법 제정과 전환모형'에서는 장애인 권리 운동의 성장에 따라 여러 전환모형들의 출현으로 인해 변화되는 전환법과 정책, 실제를 거슬러 올라가 보았다. 독자는 제1장과 제2장을 통해 재활, 특수교육, 진로교육, 발달장애인 프로그램이 서로 복잡하게 뒤얽혀 있음을 이해하게 될 것이다. 또한 이 두 장을 통해 지난 50년 동안 발전해 온 대표적인 전환모형과 최상의 실제를 설명하고, 미국 장애인교육법(IDEA)에 규정된 중요한 항목들과 관련된 전환에서의 중요한 요소들을 제공하였으며 이론에서 출발한 최상의 실제도 서술하였다.

제3장 '가족과 함께 일하기 위한 다문화적·협력적 수행 능력'에서는 다양한 문화적 배경을 가진 집단에게 전환과정이 어떻게 비춰지는지,

그리고 전환과정을 수행하는 데 있어서 다른 문화 배경을 가진 가족과 학생들을 효과적으로 포함시킬 수 있는 방법들을 제시하였다. 제3장에서는 밑거름이 되는 다양한 전환모형들의 가치 기준을 알아보고, 이러한 가치 기준들이 다른 문화 배경을 가진 장애인과 가족들에게는 어떻게 대립과 갈등이 되는지를 논하였다.

제4장의 '전환계획을 위한 진로 발달 이론'에서는 진로 발달 이론들을 설명하였고, 이러한 진로 발달 이론들이 제각기 독특한 요구를 가진 장애인에게 어떻게 연결될 수 있으며, 전환 프로그램과 일반교육이 협력하는 데 사용될 수 있음을 제시하였다. 제4장을 통해 독자는 통합 진로교육 프로그램과 모형을 이용하여 통합적 전환실제(inclusionary transition practices)를 개발할 수 있을 것이다. 또한 제4장에서는 인생 경험과 진로 발달이 더디고, 일반 동료들의 지원을 받기 어려운 장애인들에게 이러한 통합 접근을 사용하는 데 있어서의 문제점을 기술하였다. 진로 발달 틀(framework)은 전환 구성팀들로 하여금 장애 학생이 성장하고 성숙되어 가는 존재로 인식할 수 있도록 도와준다.

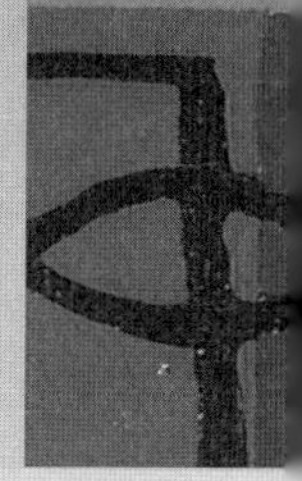

제 1 장 전환계획과 보장된 실제

Robert W. Flexer & Robert M. Baer

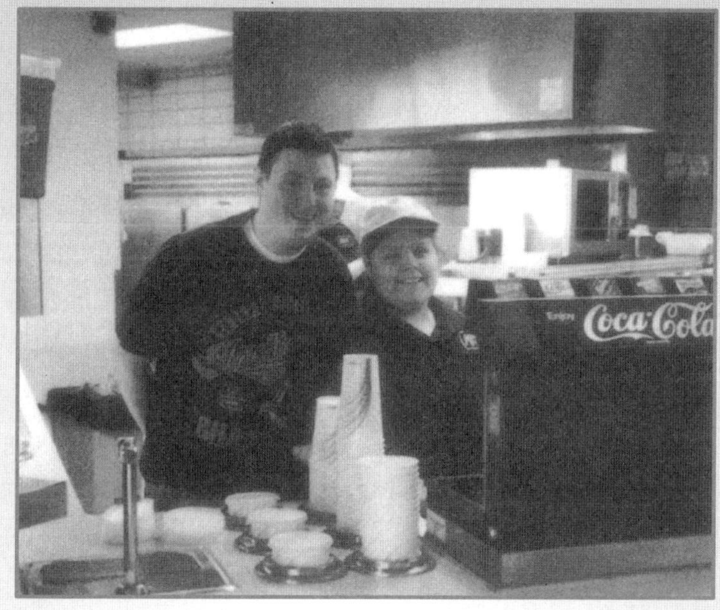

학습목표

1. 장애에 대한 사회적 통념이 어떻게 특수교육 서비스에 영향을 주었는지 이해한다.
2. 전형적인 청소년기 발달과 전환계획의 관계를 설명할 수 있다.
3. 전환계획의 이론적 근거를 기술할 수 있다.
4. 다양한 전환 서비스의 정의들을 알고, 그 정의들이 전환계획을 세우는 데 미치는 영향을 기술할 수 있다.
5. 전환 서비스의 중요한 요소들을 설명하고, 그 요소들이 보장된 실제(promising practices)에 어떻게 반영되는지를 이해한다.
6. 장애 청소년 전환에 있어서 보장된 실제들을 규정하는 데 문제점을 찾아낼 수 있다.
7. 아홉 가지 보장된 전환실제와 전환에서의 중요한 요소들 간의 관계성을 설명할 수 있다.
8. 특수교육자들을 위한 보장된 실제의 실질적인 의미를 찾아낼 수 있다.

1. 서론

'장애'에 대한 인식은 현대 사회에서 빠르게 변화해 왔다. 겨우 3세대만 거슬러 올라가 보아도 장애인은 사회의 골칫거리로 팽만하게 받아들여졌고, 법의 승인하에 많은 장애인들이 불임수술을 받거나 안락사를 당했다. 이것은 단지 독일에서만 일어난 일이 아니라 미국에서도 있었던 일이다. 예를 들면, 어느 인기 있는 미국인 성교육 책에 다음과 같이 명시되어 있었다.

> 모든 사람들은 아주 바람직하지 않은 사람들이 우리나라 인구 중 많은 부분을 차지하고 있다는 것에 동의하지만, 그들을 없애 버리는 방법에 대해서는 동의하기가 힘들다. 아무도 주(state) 기관들이 정신박약이나 정신병자, 범죄자에게 들이는 경이할 만한 비용에 대해서 부인하지 않을 것이다. 만약 우리가 재판과 법적 절차에 들어간 지출과 자선 및 구제법령에 들어간 지출, 언급할 가치도 없지만 무책임한 사람들의 옹호를 위해 사회 구성원의 전폭적인 세금으로 운영되는 병원 서비스에 들인 모든 비용을 더하자면… (Richmond, 1934, p. 275)

제2차 세계대전 이후 우성학(eugenics)은 냉대를 받게 되었지만, 장애는 여전히 사회에 부담스러운 존재였다. 장애 치유와 치료를 지원하여 장애 자체를 없애는 하나의 새로운 의료적 모형(model)이 출현하게 되었다(Shapiro, 1993). 이 의료모형은 몇 가지 성공을 거두었지만, 여전히 장애인은 평가절하되었으며 사회에 통합되지 못했다. 장애인은 자주 '병들고', '동정의 대상'으로 묘사되었으며 장애에서 회복될 때에만 사회에 통합되었다(Shapiro, 1993). 이후 의료적 치료보다는 행동발달 모델(behavioral-development models)이 장애인 훈련 프로그램의 중심이 되었다. 그러나 장애인과 같은 사람들은 치료와 재활을 받기 전에는 사회에 참여할 수 없다는 전제가 여전히 남아 있었다.

의료와 행동치료, 자활, 재활 프로그램에 들인 많은 투자에도 불구하고, 소수의 장애인만이 더 독립적인 장으로 이동하였을 뿐 성인 시설이나 일반인과 분리된 종일반 프로그램에 성인들이 놀랄 만큼 증가하였다(Bellamy, Rhodes, Bourbeau, & Mank, 1986). 더욱이 의학의 발달로 인해 많은 장애와 관련된 사망률이 급격히 감소되었다(Sharpiro, 1993). 2000년에 미국에서 장애인은 하나의 큰 소수민족 집단이 되었으며, 49,700,000명 이상이(미국인의 약 20%를 차지하는) 심각한 장애를 가진 것으로 조사되었다. 이 인구 중 30,600,000명이 노동인구이며 이들 중 43%가 미취업자로 나타났다(U.S. Census, 2003, May). 사회보장(Social Security) 프로그램을 받고 있는 장애인의 수는 보충보장소득(Supplement Security Income, SSI)과 사회보장장애보험(Social Security Disability Income, SSDI) 혹은 두 가지를 모두 받고 있는 65세 이하 장애인 10,000,000명과 비슷하게 나타났다(Social Security Administration, 2003).

1980년대 출현한 새로운 지역사회 지원 전략들은 장애인의 통합 고용, 시설에서 벗어나 일반 입주자의 생활과 지역사회 생활 참여를 적극적으로 지원해 주었다. 1980년대에 개발된 지원고용 프로그램은 개별화된 지원을 통해 실질적으로 어떤 장애인이라도 임금을 받고 고용될 수 있음을 의미한다(Wehman, 2006). 생활 지원 프로그램(supported living program)은 가장 심한 장애를 가진 장애인도 가족과 지역사회의 도움을 받아 가정에서 생활할 수 있도록 지원하는 프로그램이다(Knoll, 1992). 이러한 프로그램들은 장애인의 질적 삶뿐만 아니라 생산적이고 사회에 공헌하는 사회 구성원으로서 그들의 역량을 키워 가는 데 장기적인 이점이 있는 것으로 나타났다(Storey, Bates, & Hunter, 2002; Baer, Simmons, Flexer, & Smith, 1994).

이 책에서 논의된 전환의 시작은 이러한 새로운 지원 패러다임과 장애 학생의 질적 삶을 촉진시키기 위해 일반교육을 포함시키거나 혹은 일반교육을 뛰어넘을 필요성에서 성장하였다. 이 장에서 먼저 전형적인 청소년기 발달과 이 시기의 청소년이 경험하는 생태학적 환경 맥락에서 전환활동을 살펴보고자 한다. 그 다음 저자는 장애 청소년들이 겪는 정상적인 발달 단계를 지지해 주고, 중·고등교육에서 겪는 일반적인 환경을 지원함으로써 장애 학생의 성공적인 전환을 이룬 연구들을 제시하려고 한다.

> **요점** 미국에서는 장애에 대한 치료 중심 모형에서 지원 중심 모형으로 변모하는 놀라운 접근 변화가 있어 왔다.

2. 청소년기와 성인기로의 전환

장애 청소년이 겪는 어려움을 이해하기 위해서는 먼저 일반 청소년들이 청소년기에 경험하는 문제들에 대해서 이해할 필요가 있다. 성인기로의 전환이 '통과의례(rite)로 처음 명시된 이래로 청소년기는 사회의 걱정거리가 되어 왔다(Ferguson, 2001). 이러한 의례는 사회적으로 허용된 다양한 활동들을 통해 성인으로서 역할을 배우거나 중요한 사회적 관습에 참여하는 것을 의미한다. 농경사회였을 때 성인의 역할은 더 분명했으며, 청소년들은 숙련된 어른들이 하는 것을 보면서 작업 기술과 적절한 사회적 관습을 배워 나갔다(Scheerenberger, 1983). 이러한 문화적 토대는 급변하는 경제 변화와 더 복잡한 사회적 행동을 요구하는 산업혁명이 일어난 후 흔들리기 시작했다. 산업혁명 이래 청소년들은 가족이 경영하는 직업을 대물림 받거나, 자신이 살고 있는 지역사회에서 직업을 구하기가 힘들게 되었다. 또한 산업혁명 시대에는 청소년들이 성인으로서 역할을 수행하기 위해 전문적인 교육을 받아야 했으며 훨씬 더 오랜 준비 기간이 필요하게 되었다.

1900년대만 해도 90%의 중학생들이 학교를 그만두고 중등교육이 없이도 직업을 구할 수 있었다. 이러한 청소년들은 농장이나 공장에 취업해서 그곳에서 필요한 작업 기술을 배웠다(Lichtenstein, 1998). 그 당시에는 경영직이나 전문직을 원하는 엘리트 학생들만 고등학교를 졸업했다. 그러나 1900년대 말에는 거의 모든 경제 부분이 기계화되고 컴퓨터화됨에 따라 비숙련 노동직이 90%에서 15% 미만으로 감소하게 되었다(Levesque, Lauen, Teitelbaum, Martha, & Librera, 2000). 따라서 오늘날 모든 청소년들이 직업을 가진 성인으로서 역할을 담당하게 하기 위해서는 과거보다 오랜 시간의 교육이 필요하게 되었다(Hamburg, 1993). 과거 1900년대에는 성인으로서 직업을 가질 수 있는 연령이 보통 13세였던 반면에 2000년에는 20대 중반이 되어서야 완전한 성인으로서의 전환이 이루어지게 되었다(Levesque et al., 2000). 게다가 오늘날은 성인이 되기 위해서 교육적인 면, 가족적인 면, 경제적인 면, 정치·법적인 면과 같은 다양한 분야를 수행할 수 있어야 한다(Pallas, 1993).

요점 성인으로의 전환은 모든 청소년에게 좀 더 복합적이고 연장적인 것이 되었다.

현대 사회는 초기, 중기, 말기 3단계로 청소년기를 구분한다. 초기 청소년기는 10~14세의 연령으로 가족으로부터 벗어나 친구들과 어울리며 성인의 역할을 탐색하는 기간이다(Lichtenstein, 1998). Piaget에 의하면 이 기간 동안 청소년들은 보통 시행착오를 통해 문제를 해결하지만 때때로 추상적 사고와 연역적 사고를 형성하기 시작한다고 한다(Piaget, 1966). Erikson은 초기 청소년기가 청소년들이 자신의 믿음, 능력과 욕구를 어른들의 기준과 기대에 맞춰 가는 시기라고 했다(Erikson, 1963). 이 시기에 부모는 청소년이 새로운 역할과 환경을 탐색하고, 친구들과 더 친밀한 관계를 형성하도록 도와주는 역할을 하게 된다(Erikson, 1963). 모든 학생들에게 있어서 초기 청소년기의 전환목표는 자신에 대해(self-awareness) 더 알아 가고, 자신의 독특한 욕구, 흥미, 선호에 맞는 성인 역할에 대해서 이해하는 것이다. 이 시기에는 자기결정(self-determination)과 진로에 대한 인식을 전환목표로 잡는 것이 매우 중요한데, 이는 다음 단계인 진로 개발에 중대한 영향을 주기 때문이다(Palmer & Wehmeyer, 2003).

중기 청소년기는 15~17세의 연령으로, 이들은 사회적 관습이나 규범에 순응하고 싶기도 하고 위험한 활동에 뛰어들고 싶기도 한 엄청난 압박을 경험하게 된다. 이 시기는 현실적 자아와 이상적 자아 사이의 불일치로 나타난다(Lichtenstein, 1998). Greenberger와 Steinberg(1986)는 이 중기 청소년기에 사회의 규범이나 관습에 순응하도록 어른들에게 너무 많은 압박을 받으면 '정체성 상실(identity foreclosure)'을 초래하게 되고, 그 결과 수동적이고 책임감을 갖지 못하게 된다고 했다. 몇 가지 위험 행동이란 중기 청소년들이 어른이 하는 행동을 모방하는 것을 말하는데, 이런 행동이 너무 과하면 법적인 문제를 초래할 수 있다고 한다(Erikson, 1963). 또한 이 시기에는 많은 청소년들이 현실적 자아인식과 이상적 자아인식 사이의 괴리를 경험하고, 특히 장애 청소년은 이런 괴리감이 크다. 이런 이상적 자아와 현실적 자아 사이의 괴리로 인한 답답함과 당황스러움을 벗어나기 위해서 많은 청소년들이 학교를 그만두기도 한다. 결론적으로 중기 청소년기의 전환목표는 청소년들이 의미 있는 직업 경험, 교육, 독립적인 삶, 여가, 정규교과 이외의 활동들을 경험하는데 따르는 위험을 감수할 수 있는 기회를 주는데 중점을 두고, 이러한 활동들은 자기확신(self-confidence)을 갖도록 도와주어야 하며, 이러한 활동으로 인해 학교를 중단하는 일이 없도록 해야 한다. 상황적 학습 접근(즉, 작업 경험이나 지역사회 서비스, 진로교육 및 직업교육과 같은)은 이 시기의 학생들이 유지되기 위해 학교 프로그램에서 사용되었다. 이러한 활동들은 다음 단계 청소년기로 잘 전환할 수 있도록 기초를 마련해 준다(Barton, 2006).

후기 청소년기는 일반적으로 18~20세 중반까지를 말하는데, 이 시기에 청소년들은 자아정체감과 개인적 친밀감을 갖기 위해 노력한다. 자아정체감과 개인적 친밀감을 갖기 위해서는 정확한 결정력과 문제를 해결하는 능력, 성인으로서의 역할 수행 능력이 필요하다. 학생 수가 증가함에 따라 후기 청소년들은 성인의 역할이나 진로를 계속해서 탐색할 수 있는 중등 이후 교육(postsecondary education)으로 확대되었다. 그러나 만약 청소년들이 졸업 후 바로 직장을 갖는다면 이 기간은 더 짧아지게 되고, 그 결과 정체성 상실과 자아 불균형(identity incoherency)의 문제점을 초래하게 된다(Erikson, 1963). 따라서 이 시기의 전환목표는 자기결정력과 중등 이후 교육, 직업, 여가 활동, 주거의 선택권에 맞춰져야 한다. 장애 학생들의 경우 이러한 전환활동은 시간 제한적이거나 성인 서비스 프로그램에서 계속적인 지원을 받는 것이 필요할 수 있다(Will, 1983).

요점 성공적인 성인기의 기초를 쌓기 위해서는 청소년기 초기, 중기, 후기 각 단계마다 개인적·사회적 성장이 필요하다.

3. 청소년기에 대한 생태학적 관점

청소년기에 대한 생태학적 관점은 Lichtenstein(1998)의 의해 잘 개념화되었다. 청소년기에 대한 중요한 열 가지 생태학적 환경을 **그림 1-1**에 잘 정리되어 있다.

Lichtenstein의 모형에서 제시한 첫 번째 청소년기 생태학적 영역은 또래 관계(relations with peers)이다. 일반 청소년들과 마찬가지로, 장애 청소년들도 청소년기를 지내면서 또래로부터 인정을 받는 데 많은 관심을 갖게 된다. 따라서 이 시기에 청소년들은 대인관계 기술을 개발하고 자아 개념(self-concept)을 형성하는 것이 중요하다(Lichtenstein, 1998). 만약 어떤 학생이 심한 중도 장애를 가졌거나, 교실이나 학교에서 또래와 상호작용하는 기회가 빈약하다면, 이 학생은 대인관계를 형성하는 데 어려움을 느낄 수 있다. 연구 결과 학습장애를 지닌 청소년의 91%가 성공적인 또래 관계를 형성하는 반면에, 중복 장애인의 경우 51%, 시각장애 학생이나 청각장애 학생의 경우는 35%만이 또래 관계를 형성하고 있는 것으로 나타났다(Wagner, D'Amico, Marder, Newman, & Blackorby, 1992). 게다가 Chadsey와 Shelden(1998)의 연구 결과 장애 청소년들이 고등학교를 졸업한 이후에는 이런 또래 관계를 형성하기가 더욱 어려운 것으로 나타났다. 따라서 장애 학생들이 고등학교 졸업 이후 사회적으로 친밀감을 형성할 수 있도록 기회를 제공하고, 지역사회에 적극적으로 참여하도록 계획하는 데 전환목표를 두어야 한다(Chadsey, Shelden). 또래지도(peer monitoring)나 또래지원(peer supports), 또래교육(peer education)과 같은 접근이 이 영역에서 유용하게 시도될 수 있다.

두 번째로 Lichtenstein의 모형에서 제시한 영역은 대중매체(mass media)이다. 모든 청소년들이 대중매체를 통해 비춰지는 영화배우나 탤런

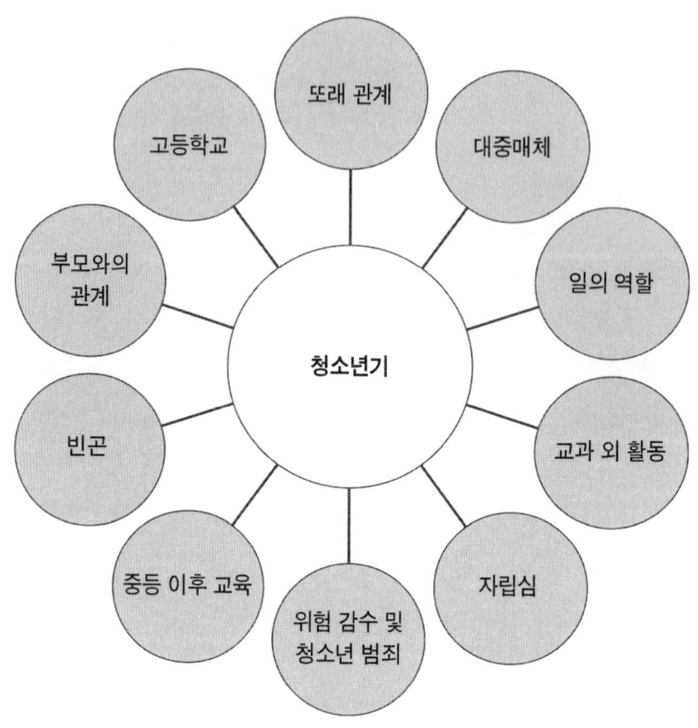

그림 1-1 청소년기의 생태학적 영향

출처: Lichtenstein, S, (1998). Characteristics of youth and young adults. In F. R. Rusch and J. G. Chadsey (Eds.), *Beyond high school: Transition from school to work*. Wadsworth Publishing, Boston. Reprinted with permission of Wadsworth, a division of Thompson Learning.

트의 행동을 동경하는 경향이 있다. 만약 청소년들이 영화나 컴퓨터게임 혹은 전문 운동경기에서 나타난 반사회적 행동을 모방하게 된다면 문제가 될 수 있다. 더욱이 장애 청소년들의 경우, 대중매체를 통해 비춰진 장애가 모호하거나 부정적으로 나타나며, 장애를 공포나 동정의 대상 혹은 극복해야 할 대상으로 나타낼 때 혼란을 겪기 쉽다. 20년이 넘도록 장애 옹호 단체에서 사람 먼저를 강조한 언어(person-first language), 즉 '장애를 지닌 사람(persons with disabilities)'이나 '신체 손상을 입은 사람(persons with mobility impairments)'으로 부르도록 주장하고 있음에도 불구하고, 대중매체에서 계속해서 사용하고 있는 '장애인(the disabled), 불구자(the crippled)'와 같은 용어는 장애인들이 일반 사람들과 다르다는 인상을 주고 있다. 따라서 대중매체 영역에 대한 전환의 목표는 장애학생들이 긍정적인 역할 모델로 비춰지고, 자신의 장애를 현실적이고 긍정적으로 받아들이도록 도와주는 데 있다. 이를 위한 유용한 방법으로, 장애 청소년들이 장애의 유무에 상관없이 어른으로부터 가르침을 받도록 도와주며, 장애를 긍정적으로 표현한 대중매체를 자주 보게 하는 것이 좋다.

세 번째 생태학적 접근은 일의 역할(role of work)에 대한 영역이다. 미국의 경우, 다른 서방 국가들의 청소년들에 비해 학교를 다니면서 일하는 청소년들이 많다(Lichtenstein, 1998). 청소년기에 일을 갖는 것에 대해 전문가 간에 약간의 마찰을 빚어 왔는데, 이는 청소년들이 일을 하게 됨으로써 학교 공부를 소홀이 하거나 청소년들이 아직 성인으로서의 역할을 적절히 수행하지 못하기 때문이라고 주장했다(Cole & Cole, 1993; Greenberger & Steinberg, 1986; Stern, McMillion, Hopkins, & Stone, 1990). 반면, 다른 전문가 집단들은 고등학교 때 일의 경험은 직업 개발에 도움을 주며, 학생들이 학교에서 얻을 수 없는 '실생활(real-life)' 경험을 제공한다고 주장한다(Pillips & Sandstrom, 1990; Steele, 1991). 그리고 장기적인 성과에 대한 연구와 추후 연구에 따르면, 고등학교 때의 취업(employment) 경험이 졸업 후 취업과 밀접하게 연관을 갖는 것으로 나타났다(Blackorby & Wagner, 1996; Baer et al., 2003). 또한 Halpern(1993)은 고등학교 때 일의 경험은 학생의 진로 선택을 넓혀 준다는 이점을 발견했다. 따라서 일에 대한 전환의 목표는 일(work) 경험 프로그램에 분명한 목적이 있어야 하며, 이 프로그램은 학생의 고등학교 교육 이후 목표와 관련이 있어야 한다. 또한 고등학교 때의 직업 경험이 학생의 자기존중감과 인내력, 자기확신에 도움을 주도록 계획해야 한다.

Lichtenstein(1998)이 정리한 청소년기의 네 번째 영역은 교과 외 활동(extracurricular activities)이다. 이러한 교과 외 활동들을 통해 학생들은 학교에 애착을 갖게 되고, 팀워크, 충실성(loyalty), 여가 기술을 터득하고, 친구를 사귀는 데 큰 도움을 받는 것으로 나타났다(U.S. Department of Education, 1995). 특히 장애 학생들의 경우 자기존중감과 자기확신 혹은 동료와의 관계 형성에 교과 외 활동이 중요한 수단이 되는 것으로 나타났다(Mahoney & Cairns, 1997; Newman, 1991; Sarkees & Scott, 1985). 따라서 교과 외 활동에 대한 전환목표는 개별화 교육계획(IEP)을 세울 때 학생들이 교과 외 활동을 선택하고, 참여하도록 격려해 주고, 지원해 주는 데 있다. 또한 체계적 중재를 통해 장애 학생들이 이러한 교과 외 활동에 더 많이 참여할 수 있도록 만들어 주어야 한다.

다섯 번째 생태학적 영역은 자립심 수행(pursuit of independence)이다. 이 자립심 수행은 자기 책임과 자기 통제에 중요한 역할을 하는 것으로 나타났다(Lichtenstein, 1998). 모든 학생들에게 있어서 운전면허를 따거나(미국의 경우 보통 16세 때인 고등학교 2학년), 직업을 구하거나, 친구들과 시간을 보내는 일은 중요하다. 따라서 자립심은 선택을 하는 데 중요한 역할을 담당하게 된다. 스스로 선택하거나, 자신의 목표를 추구하는 능력을 자기결정(self-determination)이라고 하는데, 이러한 자기결정은 장애 학생의 학업 수행(school performance)과 졸업 후 성과에 중요한 영향을 주는 것으로 나타났다(Wehmeyer & Schwartz, 1997). 따라서 생태학적 영역에서의 자립심에 대한 전환의 목표는 장애 학생이 혼자서 여행을 하거나, 독립적인 생활을 하거나, 자기결정 기술을 터득할 수 있는 기회를 제공하는 데 있다. 유용한 훈련 프로그램으로는 운전면허 교육이나 자기결정 훈련, 인생 기술 훈련(life-skill training), 혹은 학생들이 살고 있는 지역사회에 대해서 조사하는 활동이 포함될 수 있다.

여섯 번째의 위험 감수하기(risk taking) 생태학적 영역은 특별히 청소년기에 겪는 걱정거리라 할 수 있다. 사회심리학자들은 청소년들이 위험한 상황에 노출됨으로써 성인의 역할을 경험하고, 개인적 선택권을 갖는다는 것에 반박해 왔다(Erikson, 1963). 그러나 장애 학생의 경우 청소년기에 정상적인 발달에 도움이 되는, 위험을 감수하는 경험에서조차 과잉보호되어 왔다. Perske(1973)는 장애 학생들이 독립심을 키우고 행복을 추구하는 데 경험해야 할 위험들을 '고귀한 위험(the dignity of risk)'이라고 명명하며, 이러한 위험에 대해 정의를 내리고 개발시켰다. 그러나 위험을 감수하는 행동이 지나칠 때는 문제가 생길 수 있다.

학습장애나 정서장애 학생의 경우, 술이나 마약에 중독되거나 불건전한 성행위 혹은 다른 위험한 행동에 노출되기 쉽다. 따라서 위험 감수하기 생태학적 영역에서의 전환목표는 학생들로 하여금 자신의 권리와 책임을 자각하게 하고, 안전하고 예방적이며 현명한 선택을 하고 응급 상황에 대처하도록 지도하는 데 있다.

일곱 번째 중등 이후 교육(postsecondary education)은 장애인을 포함하여 모든 학생들의 관심이 증가되는 생태학적 영역이다. 앞에서 기술하였듯이, 지난 세기를 거쳐 교육에 대한 관심은 계속적으로 증가하고 있다. 1990년대에 이러한 경향이 가속화되는데, 2년제나 4년제 중등 이후 교육 프로그램에 입학하는 일반 학생이 68%, 장애인의 경우 28%로 나타나 대학 교육에 대한 관심이 높아진 것을 통해 볼 수 있다. 특히 4년제 대학에 입학한 장애 학생의 수가 1978년 2.6%였던 것이 1994년 9.2%로 나타나 급격히 증가하고 있음을 알 수 있고(Henderson, 1995), 최근 연구 결과에 따르면 장애 학생의 60%가 2년제나 4년제 대학에 입학하고 싶어 하는 것으로 나타났다(Wanger, Newman, Cameto, & Levine, 2005; Baer, Flexer, & Dennis, 출판 중). 대학 교육을 받는다는 것은 40년 전의 고등학교 교육만큼이나 중요하게 되었다(Fairweater & Shaver, 1991; Gray, 2002). 더욱이 장애 학생의 경우 대학 교육을 받음으로써 성인기로의 전환을 얼마간 연장할 수 있으며, 대학을 졸업한 후 장기(long-term) 수입을 보장받고 진로에 대해 만족감을 느낄 수 있다. 따라서 중등 이후 교육에 대한 전환의 목표는 장애 학생들의 학업 기술을 향상시키고, 대학을 선택하고 대학 시험을 치르며 대학 수업료를 지원받을 수 있도록 접수를 해 주거나 대학에서 제공하는 장애인 지원 프로그램의 혜택을 받을 수 있도록 지원해 주는 데 있다.

여덟 번째 빈곤(poverty)에 대한 영역은 청소년기에 많은 어려움을 초래하는데, 가난으로 인하여 기회에서 소외되며, 범죄에 쉽게 노출되거나, 낮은 기대감을 갖게 되거나, 혹은 건강상 문제나 매우 위험한 행동을 일으킬 수 있기 때문이다(Lichtenstein, 1998). 가난한 학생들은 학교 성적도 낮은 경우가 많은데, 이는 부모의 지원이 저조하고 형제자매를 돌봐야 하거나 혹은 가족을 위해 일을 해야 하는 경우가 많기 때문이다(Kozol, 1996). 특히 가난은 장애 학생에게 큰 근심거리가 되는데, 장애 학생의 대부분이 저임금 가정이기 때문이다(Kozol). 더욱이 가난으로 인해 장애 학생의 이동, 취업, 사회적·교육적 기회가 더 제한되기 때문이다. 따라서 '가난, 빈곤'에 대한 생태학적 영역에서 전환의 목표는 사회적 서비스를 제공하고, 개인적 위생을 도와주며, 재정적 지원 및 사회적 지원을 개발하는 데 있다. 또한 장애 학생들은 강도 높은 상담 그리고 취업과 관련하여 장애 혜택과 고용 장려금에 대해서도 교육받을 필요가 있다.

아홉 번째 **부모와의 관계 형성**(parents)은 청소년기의 생태학적 영역들 중 가장 중요한 부분이다. 장애 학생의 부모는 역할 모델이 되며, 지원자이자 장애 청소년들의 취업과 교육, 지역사회에 대한 결정적 정보 제공자가 된다(Blackorby & Wagner, 1996; Hasazi, Gordon, & Roe, 1985). 장애 청소년들에게 있어서 그들의 부모는 성인기에 살아갈 거처를 제공해 주며, 취업, 중등 이후 교육, 독립생활, 지역사회 참여에 중요한 결정에 영향을 미친다(Blackorby & Wagner; McNair & Rusch, 1991). 게다가 장애 학생의 부모는 학생들이 고등학교를 졸업할 때 보통 서비스 협력자의 역할을 떠맡게 된다. 따라서 부모와의 관계 형성에 대한 전환의 목표는 부모 교육을 하고, 전환계획을 세울 때 부모를 참여시키고, 부모들이 취업 자리를 찾거나 취업을 유지하는 데 역할을 담당하도록 하며, 학생의 고등교육 이후 부모의 역할에 대해 준비시키는 데 있다.

Lichtenstein이 모형화한 마지막 생태학적 영역은 **고등학교**(high school)이다. 초등학교에서 중학교로, 중학교에서 고등학교로 이동함에 따라, 학생들은 선생님과의 개인적 인간관계 형성이 증가되고, 학급이 올라가면서 새로운 도전도 늘어나며, 경쟁과 학업 수행으로 인해 더 많은 부담을 갖게 된다(Lichtenstein, 1998). 보통 이 시기에 학생들은 졸업 후 활동에 중요한 도움을 주는 수업을 받거나 수업을 선택하게 된다. 그러나 장애 학생의 경우, 고등학교 전환 부분이 그들의 지닌 독특한 욕구, 증가된 스트레스, 혹은 일반 학생들과 분리되어 교육받는 기회가 많아지는 것에 대해 간과하는 경우가 많다(Lichtenstein). 따라서 이 고등학교 부분에 대한 전환의 목표는 학생들이 학습 과정을 선택하는 데 도움을 주고, 원하는 과목을 수강할 수 있도록 하며, 일과를 정리해 주고, 어려운 과목들을 잘 따라갈 수 있도록 지원하는 데 있다. 장애 학생의 고등학교 졸업 후 성인 서비스나 중등 이후 활동에 대해서 연계시켜 주는 것이 매우 중요하다. **표 1-1**에 각 생태학적 영역에 필요한 전환의 목표를 정리해 두었다.

간단히 요약하면, 청소년기에는 성장에 필요한 거대한 발달적 과업과 환경이 편재해 있으며, 동시에 위험과 도전이 공존하는 시기이다. 따라서 각각의 생태학적 영역들 속에서 장애 학생들이 직면하는 독특한 욕구나 필요를 반영하면서, 일반 청소년들이 겪는 과업에 대해서 틀을 만드는 것이 중요하다. 우리가 함께 일하는 대상을 먼저 일반 청소년으로서 바라보고, 이차적으로 장애 청소년으로 바라보아야 한다는 것

> **요점** 청소년들은 성인기로 옮겨 갈 때 많은 환경들의 영향을 받게 되며, 각각의 환경 속에서 장애 학생들은 일반 학생들과 다른 독특한 어려움을 직면하게 된다.

표 1-1 각 생태학적 영역에 필요한 전환목표에 대한 요약

- 일반 학우들과 관계 형성을 촉진시켜야 한다.
- 장애 학생들은 긍정적인 성인 역할 모델에 대해서 배워야 한다.
- 고등학교 시절의 취업 경험은 학생의 중등 이후 목표와 자기확신감에 도움이 되어야 한다.
- 교과 외 활동은 개별화 교육계획(IEP)에 첨가시켜야 되며, 체계적 중재를 통해 이루어져야 한다.
- 개별화 교육계획 안에 학생의 이동, 독립적 생활, 자기결정 기술이 수립되어야 한다.
- 장애 학생들은 가치 있는 위험을 경험할 필요가 있으며, 응급 상황에 대처할 수 있어야 한다.
- 장애 학생들은 중등 이후 교육을 염두에 두고 준비할 필요가 있다.
- 장애 학생들은 취업의 장애 혜택과 고용 장려금에 대해서 상담을 받을 필요가 있다.
- 장애 학생의 부모는 부모 교육과 전환계획을 세우는 데 참여하도록 해야 한다.

을 반드시 명심해야 할 것이다.

4. 전환계획의 논리적 근거

장애와 상관없이 모든 학생들에게 있어서 고등학교는 학교를 졸업하고 다른 환경으로 이동할 때까지 매 학년이 다음 학년을 이어 가는 기초가 된다. 이처럼 어떤 상태에서 다른 상태로 옮겨 가는 과정을 우리는 **전환**(transition)이라고 부르며, 이러한 시기에 학생들은 반드시 다음과 같은 질문을 할 필요가 있다. "나는 학교를 졸업하면 무엇을 할 것인가?" 고등학교 교육과정은 반드시 이 질문을 언급하고, **전환계획**(transition planning)을 통해 미래의 발판을 제공해야 한다. 장애 학생에게 전환은 특히 중요한데, 이는 성인기로의 전환이라는 일반 모두가 겪는 격변뿐만 아니라, 특수교육이라는 안전하고 단순한 울타리를 벗어나 장애 성인을 위해 제공되는 여러 가지 복잡한 다중체계로 변화하기 때문이다(Baer, McMahan, & Flexer, 2004).

전환계획은 장애 학생이 교육과정 활동에서 의미를 발견하도록 도와준다. 1950년대 이래로 미국의 고등학교 교육이 주로 4년제 대학 입학에 집중됨에 따라 많은 다른 학생들이 더 '유능한 학생들'을 위한 교육에서 소외당하고 방황하게 되었다(Rusch & Chadsey, 1998). 이러한 교육으로 인해 장애 학생들은 다른 일반 학생들보다 더 높은 비율로 중퇴를 하게 되었다(Blackorby & Wagner, 1996; Grayson, 1998). 최근 고등학교 졸업 비율이 증가함에도 불구하고(Wagner, Newman, Cameto, Garga, & Levine, 2005), 여전히, 학생의 졸업 이후 목표와 연결된 '적합한' 프로그램에 대한 투자와 개발이 필요하다. 학생 스스로가 자신에게 "나는 학교를 졸업하면 이 길로 갈 것이며, 이 길이 나의 갈 길이고 나의 목표에 도달하는 방법이다."라고 질문에 답할 수 있어야 한다. 따라서 고등학교 졸업 후

요점 학생들은 고등학교에서 제공하는 모든 프로그램에 충분히 접근할 수 있어야 하며, 개별화되고 다양한 직업 경험을 갖도록 도움을 받아야 한다.

삶의 목표를 갖게 하고, 필요한 교육 프로그램을 선택하도록 지원하는 것은 학생들이 고등학교 과정에 잘 적응하도록 만드는 가장 효과적인 방법 중의 하나다.

이 장에서는 학교 졸업 후 성과, 자기결정 원리, 인간 중심 계획, 특수교육자에 대한 옹호 등에 관한 전환 서비스를 집중적으로 다루었다. 교육자들은 미래에 대한 긍정적인 기대를 전환계획에 반영하고, 과학적인 지원과 개별화된 전환 서비스를 통해 학생과 가족들을 지원할 수 있다(Conley, 2002; Pearlman, 2002). 따라서 학생들은 전환과정을 이해하고 있어야 하며, 책임과 독립심을 갖기 위해서 필연적으로 부딪히게 되는 장애물에 대해서도 알고 있어야 한다. 효과적인 전환계획이란 연구를 통해 나타난 것처럼 학생의 개별화된 졸업 후 목표를 촉진시키는 질적 학습 경험을 갖게 하는 것이다(Gray, 2002). 다음과 같은 질문을 통해 논의해 보자.

1. 연구는 특수교육 대상자의 졸업 후 성과를 무엇으로 규정하고 있는가?
2. 학생의 졸업 후 성과를 지원하기 위해서 어떤 전환 서비스를 사용했는가?
3. 이러한 전환 서비스를 실행하는 데 가장 최선의 전환체계(transition framework)는 무엇인가?

졸업 후 성과에 대한 연구

1975년 제정된 전장애아교육법(Education of All Handicapped Act, EHA)은 장애인교육법(Individuals with Disabilities Education Act, IDEA)의 모태가 되었으며, 모든 장애 학생들의 무상교육과 적절한 교육을 받을 권리를 입법화시켰다. 전장애아교육법(EHA)에 따라 연방정부(federal), 주(state), 지역(local)별로 분리되어 실행되었던 특수교육이 통합되었으며, 장애 학생들을 위한 새롭고 보다 차원 높은 서비스가 만들어지게 되었다. 전장애아교육법이 실행된 지 몇 년 후에 전문가들은 이 법이 장애 학생의 졸업 후 성과에 얼마나 영향을 미쳤는지에 대해 의문을 갖기 시작했다. 그래서 그들은 1950년대와 1960년대 직업학습과 직업 프로그램을 평가하기 위해 주로 사용되었던 단기적인 추후 연구를 실시하였다(Cobb, 1972). 전장애아교육법 이후 실시된 초기 연구들은 특수교육 대상자의 졸업 후 상태에 대해서 간단히 조사했다. 연구조사를 통해 전문가들은 소수의 학생들만이 특수교육을 통해 혜택을 받았을 뿐 대부분의 사람들이 여전히 미취업 상태이고, 저임금을 받고 질적 수준이 낮은 직업에 종사하고 있으며, 낮은 중등 이후 교육과 저조한 지역사회 참여 및 독립생활 상태임을 발견하게 되었다(Hasazi, Gordon, & Roe, 1985; Wehman, Kregel, Barcus, 1985).

> **요점** 추후 연구조사를 통해 1975년 전장애아교육법이 실시된 이후에도 특수교육 졸업자들의 졸업 후 성과가 여전히 저조한 것으로 나타났다.

전문가 집단에 의해 실시된 이 연구의 영향으로 인해 다음과 같은 네 가지 성과에 대한 연구가 지역, 주, 연방정부 차원에서 실시되었다. (a) 특수교육 대상자들의 졸업 후 성과, (b) 고등학교 프로그램과 서비스의 효과성, (c) 고등학교 교육과 중등 이후 교육의 활용과 적합성, (d) 보장된 전환실제. 제1차 전국 종단적 전환 연구(National Longitudinal Transition Study, NLTS1)는 위의 (a)~(c)의 성과를 평가하기 위해 의회의 지원을 받아 1983년에 실시되었다. 이 연구는 전국적으로 전 사회경제적 집단에서 전국 학교를 대상으로, 모든 장애 범주를 포함하여 고등학교를 졸업한 지 1년, 3년, 5년이 지난 학생 중 8,000명 이상의 특수교육 학생들을 임의적으로 선택하여 연구하였다(Blackorby & Wagner, 1996). 제1차 전국 종단적 전환 연구조사는 1987년에 실시된 연구 결과를 수집하여 비교한 결과 다음과 같은 점을 발견하게 되었다. 전장애아교육법이 실행된 지 10년이 지났음에도 불구하고 장애 학생들은 여전히 저임금, 저고용, 중등 이후 교육 프로그램에 낮은 진학률을 보이고 지역사회의 참여가 저조한 것으로 나타났다. 제1차 전국 종단적 전환 연구 결과 지역사회 중심 교육과 직업 중심 교육이 장애 학생들의 졸업 후 더 나은 고용 성과를 이끌 수 있다는 점을 발견하게 되었다. 그리고 고등학교 프로그램의 유용성과 적합성은 학교마다, 장애 집단마다 다르게 나타났다.

1997년 장애인교육법(IDEA)의 지원을 받아 제2차 전국 종단적 전환 연구(NLTS2)가 실시되었다. 제1차 전국 종단적 전환 연구조사 방식을 따랐으며, 졸업 후 성과의 변화 그리고 고등학교 서비스의 유용성과 적합성에 대해 조사하였다(Wagner, Newman, Cameto, & Levine, 2005). 제2차 전국 종단적 전환 연구는 학교, 재활, 특수교육 개혁에 대한 효과를 평가하기 위해 2003년에 졸업한 지 2년 된 학생의 졸업 후 상태와 1987년에 졸업한 지 2년 된 학생의 상태를 비교하였다. 이 비교 연구를 통해 장애 학생의 긍정적·부정적 변화를 발견하게 되었다. 먼저 제2차 전국 종단적 전환 연구를 통해 나타난 긍정적 측면은 1987에 비해 장애 학생의 졸업률이 17%가 증가하여 2003년에는 일반 학생의 졸업률과 비슷한 70%에 이르렀다는 점이다. 또한 2003년에는 많은 장애 학생들이 일반 학생의 대학 진학률의 50%에 근접하게 대학 진학(32%)을 한 것으로 나타났다(Newman, 2005). 그리고 이 연구 결과를 통해 2003년에 1987년 보다 22% 더 많은 학생들이 학업과 일을 병행하는 것으로 나타났다.

제2차 전국 종단적 전환 연구 결과에서 부정적인 측면도 나타났는데, 2003년 졸업한 지 2년 된 장애인의 전일제 고용률(39%, Full time employment)이 1987년 졸업한 지 2년 된 장애인의 전일제 고용률(57%)보다 더 낮아졌다는 점이다(Cameto & Levine, 2005). 또한 특수교육 대상자의 졸업 후 독립생활에 아무런 발전이 없는 것으로 나타났는데, 90%가 미혼 상태였으며 75%가 부모와 함께 사는 것으로 나타났다. 제2차 전국 종단적 전환 연구 결과 1987년에 문제행동이 33%에 그쳤던 반면, 2003년에는 연구 집단의 50%가 학교에서 징계를 받거나, 직장에서 쫓겨나거나, 감옥에 투옥된 것으로 나타났다. 또한 2003년에는 고용과 관련된 전환 서비스도 직업교육과 마찬가지로 15% 감소된 것으로 나타났다(Wagner, 2005).

제2차 전국 종단적 전환 연구에서 나타난 부정적인 측면은 1987년과 2003년 사이의 긍정적인 측면과 서로 관련됨을 주시해야 한다. 2003

년에 나타난 졸업 후 저조한 취업률은 학생들이 졸업 후 더 많이 중등 이후 교육 프로그램에 입학했기 때문이며, 직업교육의 비율이 낮아진 이유는 특수교육이 일반교육 안에 더 많이 통합되었기 때문이다. 또한 제2차 전국 종단적 전환 연구는 나타난 어떤 장애 집단에 대한 긍정적 변화(일반교육에 더 많이 통합된 학습장애 학생의 경우)와 다른 장애 집단의 부정적 변화(일반교육에서 정학이나 퇴학을 받을 확률이 더 높은 정서장애 학생의 경우)에는 정당한 이유가 있음을 알아 두어야 한다.

1980년대와 1990년대에 실시된 전국 종단적 전환 연구와 학생의 졸업 후 성과에 대한 연구조사를 종합해 보면, 중등 특수교육은 단지 특수교육에만 중점을 두는 것에서 벗어나 학생의 졸업 후 성과에 비중을 두어야 한다고 주장한(Kohler, 1998) 반면에 현 중등교육과 특수교육에 적응하지 못하는 학생의 경우 어려움을 겪고 있는 것으로 나타났다. 따라서 고용과 관련된 전환 서비스(지역사회를 중심으로 하는 작업교육 및 직업교육)는 고등학교 이후 취업을 목표로 하는 장애인의 60~70%에게는 매우 유용하다(Benz, Lindstrom, & Yovanoff, 2000). 이 학생들에게 단순히 엄격한 학문적인 교육과정을 제공하는 것만으로는 충분하지 않다(Turnbull, Turnbull, Wehmeyer, & Park, 2003). 예를 들어 Baer, Flexer와 Dennis(출판 중)의 연구조사를 보면, 지역사회 중심의 직업교육이 졸업 후 1년이 된 장애 학생에게는 학문 중심의 교육보다는 훨씬 더 졸업 후 취업에 좋은 영향을 미치는 것으로 나타났다. 이로써 적어도 단기적으로라도 전환 서비스가 장애인의 취업에 중요한 다리 역할을 하는 것을 알 수 있다.

요점 전국적인 연구조사를 통해 1987년과 2003년 특수교육 성과에 대해 긍정적인 면과 부정적인 면을 모두 발견하게 되었다. 이는 장애 학생을 위한 고등학교 프로그램이 개별화되어야 함을 의미한다.

장애인의 질적인 삶에 대한 고려

장애 학생을 위한 고등학교 프로그램이 성과 중심 프로그램으로 이동함에 따라 프로그램들을 측정하고 평가할 수 있는 방법으로 프로그램들을 정의할 필요가 생겼다(West, 1991). 따라서 정책 수립자와 옹호자들은 "특수교육 철학에, 미국 문화의 가치에, 혹은 우리가 서비스를 제공하는 개인과 가족의 가치 속에 포함된 질적 삶이란 무엇인가?"라는 질문에 답을 구하려고 노력했다. 초기 연구가들은 장애인들에게 직접 그들이 생각하는 질적인 삶에 대해 물어봄으로써 답을 구했다. Goode(1990)는 장애인으로 구성된 초점 집단(focus group)을 대상으로 연구하여 다음과 같은 결론을 이끌어 냈다.

> 장애의 유무와 상관없이 한 개인이 중요한 삶의 현장(직장, 학교, 가정, 지역사회와 같은)에서 자신의 욕구를 충족시키고, 이러한 중요한 삶의 현장에서 한 개인에게 요구하는 일반적인 기대를 만족시킬 수 있을 때, 그 개인은 질적 삶을 영위한다고 볼 수 있다(p. 46).

1990년대에 비로소 질적 삶에 대한 연구는 장

애인의 졸업 후 성과에 대한 연구 안에 포함되기 시작했다. Halpern(1993)은 장애 학생을 위한 졸업 후 성과에 대한 41개의 연구를 평가하였는데, 41개의 모든 연구들은 장애인과 그들의 옹호자들이 인지한 질적인 삶의 성과를 적절하게 평가하지 않았다. Halpern은 학생의 졸업 후 성과가 과도하게 교육과 고용에만 치중된 나머지 학생의 사회적 연계망이나 사람과의 관계성 혹은 개인적 충족감에 대해서는 간과하고 있음을 알게 되었다. 따라서 Halpern은 질적인 삶의 부분에 다음의 세 가지 영역을 첨가시켰다. (a) 신체적·물질적 충족, (b) 성인 역할의 수행, (c) 개인적 만족감. 질적인 삶과 관련된 개념은 **표 1-2**에 정리해 두었다.

> **요점** 졸업 후 성과에 대한 연구들이 질적 삶에 대해 정확히 반영하기 위해서는 사회적 연계망과 인간관계, 개인적 만족감을 포함해야 한다.

Halpern(1993)은 고용 성과는 개인의 삶의 다른 면에서 분리될 수 없으며, 어떤 부분(신체적·물질적 충족감 및 개인적 만족감)에서 발생하는 문제들은 다른 부분(성인의 역할 수행 및 고용)에 영향을 미치기 마련이라고 생각했다. 그는 장애인을 위한 전환 프로그램은 신체적·물질적 충족에 대한 교육을 포함해야 한다고 주장했는데, 이는 미국에서는 장애인에게조차 음식, 주거, 재활 혹은 보험 등에 관한 서비스가 부여되지 않기 때문이라고 했다. 신체적·물질적 충족과 개인적 만족감을 이루기 위해서는 성인 역할 수행이 먼저 선행되어야 했다. 따라서 전환 전문가들은 장애 학생들에게 성인 역할을 수행하는 데 필요한 기술을 배울 수 있는 전략을 개발해야만 하며, 이러한 역할 수행에 참여하기 위한 지원을 얻어 내야만 한다고 Halpern은 주장했다. 개인적 충족감에 대한 부분은 Halpern이 주장한 신체적·물질적 충족, 성인 역할 수행의 성과와 밀접하게 관련되어 있으면서도 주관적으로 평가되기 때문에 다른 부분들과는 확연하게 구별될 수 있다.

Halpern(1993)은 궁극적으로 졸업 후 성과와

표 1-2 질적 삶의 영역 및 바람직한 졸업 후 성과

신체적·물질적 충족	성인 역할의 수행	개인적 만족감
• 신체적·정신적 건강 • 의식주의 해결 • 재정적 안정 • 위험으로부터의 안전	• 이동과 지역사회 접근 • 직업, 진로, 고용 • 여가와 오락 • 인간관계 및 사회연계망 • 교육적인 성취 • 영적인 만족 • 시민권 행사(투표) • 사회적 책임(법 준수)	• 행복감 • 만족감 • 일반적인 충족감

출처: Quality of life as a conceptual framework for evaluating transition outcomes, by A. S. Halpern, *Exceptional Children, 59*(6), 1993, p. 491. Copyright (1993) by The Council for Exceptional Children. Reprinted with permission.

질적 삶에 대한 연구들은 반드시 장애인 개인의 만족감에 대해서 고려해야 한다고 주장했는데, 이는 오직 장애인 개인만이 자신의 신체적 만족이나 성인의 역할 수행이 어떻게 자신의 개인적·정서적 필요를 잘 충족시킬 수 있는지 평가할 수 있기 때문이라고 했다. 바꿔 말하면 이는 이러한 삶의 영역들이 충분히 현실화되기 위해서는 장애인이 자기 삶의 선택의 순간에 자기결정을 가지고 통제할 수 있어야 함을 의미한다. Halpern은 인정 많고 따뜻한 지역사회에서 행복한 삶을 살고 싶은 것은 모든 사람들이 바라는 것이지만, 개인마다 원하는 특별한 삶이 다르고 개인적 만족감도 모두 다르다고 주장했다.

> **요점** 고등학교 졸업 후의 성과는 장애인 개인이 얼마나 잘 신체적·물질적 충족, 성인 역할 수행, 개인적 만족감을 느끼느냐에 따라 평가되어야 한다.

5. 장애인교육법에 규정된 전환 서비스

1990년 장애인교육법과 전환의 중요한 구성요소

특수교육을 받은 학생들에 대한 추후 연구들은 질적인 삶에 대한 중요성을 강조함에 따라 1990년 장애인교육법에 전환계획과 전환 서비스 부분이 법적으로 규정되었다. **1990년 장애인교육법**은 공립학교들이 장애 학생이 16세가 될 때 혹은 필요하다면 16세 전후에 개별화 교육계획에 전환계획을 세우도록 의무화하였다(IDEA Amendments of 1990, P.L. 101-476, 20 U.S.C. § 1401). 따라서 이때부터 중등학생의 개별화 교육계획 안에 학생의 졸업 후 활동과 목표를 지원할 수 있는 전환계획을 포함시키도록 법으로 규정하게 되었다. 1990년 장애인교육법에서는 전환 서비스를 다음과 같이 정의하였다.

> '전환 서비스(transition service)'란 장애 학생을 위한 다음의 세 가지를 포함한 종합적 활동(coordinated set of activities)을 의미한다. (A) 전환 서비스란 중등 이후 교육, 직업훈련, 통합 고용(지원고용 포함), 평생교육 및 성인 교육, 성인 서비스, 독립생활, 또는 지역사회 참여 활동을 제공하여 장애 학생이 고등학교에서 졸업 후 활동으로 쉽게 적응할 수 있도록 지원하는 성과 중심 과정을 의미한다. (B) 전환 서비스는 학생의 요구와 선호도, 흥미에 따라 계획되어야 한다. (C) 전환 서비스는 학교 교육, 지역사회 경험, 고용 개발과 다른 졸업 후 목표들, 그리고 필요하다면 일상생활 기술과 기능적 직업평가를 제공해야 한다(602조항).

1990년 장애인교육법에 규정된 전환 서비스의 정의에 따르면 다음의 네 가지 중요한 구성요소를 발견할 수 있다. (a) 학생의 요구와 흥미, 선호도에 기초를 둘 것, (b) 성과 중심 과정일 것, (c) 종합적 활동일 것, (d) 학생이 졸업 후 활동에 쉽게 적응할 수 있도록 지원할 것. 이 책에 기술된 전환 방법과 전환 프로그램은 모두 위의 네 가지 전환 구성요소와 관련되어 평가하였고 각각의 구성요소가 지닌 장점들에 대해서 논의하였다. 또한 이 네 가지 전환 구성요소들은 전환 서비스를 제공하는 데 다음과 같은 중요한 전환의 최상 실제원리의 범주를 정할 수 있다. (a) 학생의 자기결정(학생의 요구, 흥미, 선호도에 따라), (b) 인간 중심 계획(성과 중심 과정), (c) 기관 간의 협력(종합적 활동), (d) 추후 지도 및 지속적인 서비스(학교에서 졸업 후 활동으로 적응).

요점 1990년 장애인교육법은 네 가지 중요한 구성요소를 수립하고, 몇 가지 필요한 전환실제원리를 제시하였다.

특수아동협회(Council for Exceptional Children, CEC)의 진로개발 및 전환 분과(The Division of Career Development and Transition, DCDT: 특수교육 안에서 전환 서비스를 제공하는 최고 전문가 집단)에서는 전환의 최상 실제원리(best practice)를 정의하였다(Halpern, 1994). 진로개발 및 전환 분과(DCDT)의 정의에 따라 학생의 요구, 흥미, 선호도를 고려하여 전환계획을 적어도 14세에 수립해야 하며, 전환계획을 수립할 때는 학생들이 최대한 참여하도록 요구하고 있다.

진로개발 및 전환 분과(DCDT)에서는 장애인교육법에 규정된 성과 중심 과정(outcome-oriented process)이란 취업, 중등 이후 교육, 독립생활, 지역사회 참여, 만족스러운 인간관계 형성을 도와 학생들이 학교에서 벗어서 지역사회의 성인으로서 역할을 수행할 수 있도록 중점을 두어야 한다고 상술하였다.

진로개발 및 전환 분과(DCDT)에서는 종합적 활동에 대해서도 더 넓은 정의를 내렸는데 초등학교와 중학교 때 전환 서비스를 제공하도록 규정하였으며, 진로 발달과 교육적 접근을 이용하여 학생의 졸업 후 활동을 촉진시켰다(**표 1-3** 참조).

요점 진로개발 및 전환 분과(DCDT)에서는 전환계획을 수립하는 연령을 14세로 연장하고, 성인의 질적 삶에 중점을 두었으며, 초등학교에서부터 전환 서비스를 포함하도록 하였으며, 진로 발달과 교육의 실제원리를 사용하도록 함으로써 장애인교육법에(IDEA)에서의 전환 서비스의 개념을 더 확대시켰다.

표 1-3 진로개발 및 전환 분과(DCDT)에서 규정한 전환 정의와 중요한 구성요소들

진로개발 및 전환 분과(DCDT)에 의해 정의된 전환(transition)이란, 학생의 신분에서 지역사회에 참여하여 성인의 역할을 담당하는 새로운 신분으로의 변화를 의미한다. 성인의 역할은 (성과 중심과정 내에서 고안된) 직업을 갖고, 대학 교육을 받고, 가정을 꾸리고, 지역사회에 적절하게 참여하며, 만족할 만한 인간적·사회적 관계를 형성하는 것을 의미한다. 이러한 전환과정을 촉진시키기 위해서는 (종합적 활동들을 이용하여) 학교 프로그램과 성인 기관 서비스, 지역사회의 자연적 지원이 협력되어야 한다. 전환은 (학교에서 졸업 후의 활동으로 촉진하는) 광범위한 진로개발 단계를 제시하면서 초등학교나 중학교에서부터 시작되어야 한다. 학생의 요구, 선호도, 흥미에 따라서 전환계획은 적어도 14세에 수립되어야 하며, 전환계획을 수립할 때 학생들을 최대한 참여시키고 그들이 최대한의 능력과 책임을 다하도록 격려해야 한다(Halpern, 1994, p. 117).

1997년 장애인교육법과 2004년 장애인교육법

1990년대 전환 서비스와 학교 교육과정의 불일치를 보여 준 연구에 의해 더 진전된 전환정책이 출현하게 되었다(Stodden & Leake, 1994). 전환 분야의 유명한 전문가들은 '교육의 전환적 관심(transition perspective of education)'의 필요성을 주장하게 되었다(Kohler, 1998). 전환교육의 필요성이 1997년 장애인교육법에 반영되었는데, 이는 학생이 14세가 되었을 때 학생의 졸업 후 성과에 중점을 둔 '전환 서비스와 학생의 중등교육에 중점을 둔 전환 서비스가 모두 필요하다는 점'을 받아들인 것이다(IDEA of 1997). 1997년 장애인교육법은 학생이 고등학교로 전환할 때 전환계획을 세우고 성인으로서의 전환을 위한 전환계획을 수립할 것을 요구하였으며, 전환계획을 수립하는 데 학습 과정 연구(coursework)에 주요한 비중을 두게 하였다. 또한 1997년 장애인교육법에서는 학생이 반드시 18세가 되기 1년 전에 부모에게 있었던 결정권에서 벗어나 학생의 자기결정에 따라 개별화교육계획을 수립하도록 규정하였다(IDEA of 1997).

2004년 장애인교육법에서는 성과보다는 '결과' 중심의 종합적 활동으로 전환 서비스를 규정함으로써 학습 과정 연구에 더 비중을 두었다. 또한 종합적 활동으로서 전환 서비스를 (직접적인 졸업 후 활동에 비중을 두기보다는) 장애학생의 학교에서 졸업 후 활동을 촉진시킬 수 있는 학업적·기능적 활동에 중점을 두는 것이라고 정의하였다[H.R. 1350 § 602 (34)]. 2004년 장애인교육법에서는 성인 서비스와의 연계 부분에 대한 조항을 삭제하였으며 전환계획을 다시 16세에 수립하도록 하였다. 반면에 2004년 장애인교육법에서는 다음과 같은 조항을 첨가해 개별화 전환계획을 수립하도록 요구하면서 성과 혹은 결과에 대한 책임을 확대하였다.

1. 학생의 연령에 맞춘(필요하다면 독립생활 기술을 포함하여) 훈련, 교육, 고용 등에 관한 전환을 바탕으로 하여 타당하고 측정 가능한 목표를 수립하고,
2. 〔교육과정(course of study)을 포함한〕 전환 서비스는 학생이 위의 목표를 성취할 수 있도록 지원해야 한다. ([§300.320(b); Authority: 20 U.S.C 1414 (d)(1)(A), (d)(6)])

1997년 장애인교육법과 2004년 장애인교육법에서 규정한 전환계획이 기존의 지원과 다른 서비스와의 연계에서 벗어나 학업 및 기능적 성취에 중점을 둠에 따라 이제는 전환계획이 학업성취에 목표를 둔 일반교육과의 연계에 노력을 기울여야 한다는 것을 의미한다. 장애인교육법의 이러한 변화의 의도는 장애 학생을 일반교육에 최대한 참여시키는 데 있고, 기존에 과정에 중점을 둔 전환이 이제는 성과에 중점을 둔다는 데 있다. 전환 서비스의 정의의 변화는 장단점 모두를 가진다. 1997년과 2004년 장애인교육법에서는 이전 장애인교육법에 규정된 전환과정의 필요에 대한 부분이 삭제되고 대신 전환 결과의 필요에 대한 부분이 첨가되었다. 몇몇 장애인 옹호 단체들은 전환과정의 필요에 대한 조항이 삭제된 것에 대해 우려를 나타냈는데, 일

반교육이 지나치게 학업 중심 교육과정으로 이루어졌기 때문에 많은 장애 학생들이 연구들을 통해 증명된 장애인의 질적 삶을 집중적으로 지원하는 전환 서비스를 받지 못하게 될 것이라고 지적했다(Turnbull et al., 2003). 반면에 다른 전문가들은 장애 학생의 학업 및 기능적 성취에 목표를 둔 전환 서비스는 더 높은 기대와 더 나은 교육적 기회, 더 높은 수준의 교수방법(teaching) 개발과 학생의 책임을 증가시켜 결과적으로 학생들이 졸업 후 더 좋은 성과를 만들어 낼 것이라고 주장했다(deFur, 2002).

> **요점** 1997년과 2004년 장애인교육법은 전환 결과와 성과(대학 진학, 취업 등)에 중점을 둔 반면에 전환계획과 서비스(졸업 후 장애인의 질적 삶을 지원하는 과정 중심의 서비스)에 대한 필요성과 확신에 대해서는 축소되었다.

결론적으로 일반교육과의 더 나은 연계교육을 위해 전환 서비스의 비중을 학업적·기능적 성취에 두고 과정 중심 전환에서 결과 중심 전환으로 이동하게 되었다. 이러한 정책이 학교나 교실에서 어떻게 이루어질지는 지켜봐야 하겠지만, 저자의 개인적 입장은 전환 프로그램이 바르게 실행(doing things right)되고, 옳은 것(right things)을 할 수 있도록 하기 위해서는 특수교육자들이 과정과 결과에 모두 비중을 두어야 한다고 생각한다. 중도 장애 학생에 대한 연구자와 옹호자들은 필요하지만 법에 규정되는 않은 전환 서비스와 지원은 학교 현장에서 쉽게 간과될 수 있음을 잘 지적하였다. 많은 학교들이 장애 학생들에게 필요한 서비스를 제공하지 않았기 때문에 1975년 전장애아교육법이 제정되었다(Turnbull et al., 2003). 반대로 다양한 장애 학생들이 증가함에 따라 특수교육자들에게 부여된 제한된 융통성 때문에 빚어졌던 전환과정에 대한 부담은 훨씬 줄어들게 되었다. 학교는 제한된 자원을 지니고 있지만 그 제한된 자원을 학생 개개인의 필요에 따라 그 지역 환경에 맞춰 활용할 필요가 있다. 모든 연구자들과 옹호자들은 1990년 장애인교육법에서 규정하고 1997년, 2000년 장애인교육법에서 다시 규정한 전환 서비스의 네 가지 중요한 구성요소가 전환계획에 포함되어야 한다는 데 궁극적으로 동의하고 있으며, 그것은 이 책의 궁극적인 주제이다. 전환 서비스는 다음과 같은 네 가지의 궁극적인 구성요소를 꼭 포함시켜야 한다.

> **요점** 궁극적으로 특수교육자는 전환의 네 가지 중요한 요소와 관련하여 개별화 서비스에 의해 전환계획이 바르게 계획되고 실행될 수 있도록 해야 한다고 확신해야 한다.

1. 학생의 필요, 흥미, 선호도 및 장점에 기초할 것
2. 성과·결과 중심의 과정일 것
3. 학생의 환경 전반에 걸친 종합적 활동일 것
4. 학생의 졸업 후 활동을 촉진시킬 것

6. 보장된 전환실제

Paula Kohler는 "전환계획이란 사람마다 다르게 적용하는 것이다."라고 기술하였다(Kohler, 1998, p. 180). 어떤 사람들은 단지 전환을 학생의 졸업 후 성과를 촉진시키기 위한 일반교육,

재활, 직업 서비스와 관련된 과정이라고 좁은 시각으로 바라보는 반면에 다른 사람들은 전환을 교육체계의 본질로 여긴다(Kohler, 1998; Stodden & Leake, 1994). 따라서 전환을 달리 정의하는 연구 중에서 보장된 전환실제를 추려내는 일은 쉽지 않다. Stodden과 Leake(1994)가 익히 주장하였듯이, 보장된 전환실제 자체보다 이 실제가 만들어진 과정과 어떻게 이것들을 실생활에 적용할 것인가를 더 중요하게 다루어야 한다. 왜냐하면 독특한 문화, 지역사회, 정책, 개인에 따라 보장된 실제는 다르게 정의될 수 있기 때문이다. 전환에 대한 각기 다른 정의와 다른 지역사회 배경에서 초래되는 어려움뿐만 아니라 장애 학생과 장애 가족들에게 요구되는 경제, 독립생활, 지역사회 참여에 대한 기대가 새롭고 빠르게 변화함에 따라 보장된 실제를 정의하는 어려움을 겪어 왔다. 예를 들면, 기술을 요구하는 직업이 증가함에 따라 고등학교 졸업 후 대학 교육에 대한 요구도 더 늘어나게 되었다. 더 많은 장애 학생들이 대학 교육을 받게 됨에 따라 전환실제는 2년제와 4년제 대학에 입학할 수 있는 특별한 장애 학생들의 필요를 충족시킬 필요가 있게 되었다.

전환 관련 정책자들은 장애 학생이나 가족들이 보장된 실제를 적용하는 데 지원과 장벽이 있음을 발견하게 되었다(Stowitschek & Kelso, 1989). 예를 들면, 장애인교육법에 규정된 전환교육과정은 일반 교육과정과 연계하도록 구조화하였는데 이는 장애 학생들이 삶의 기술과 기능적 직업교육을 받는 데 문제를 야기하게 되었으며, 많은 주(states)에서 장애 학생들이 학교를 졸업하기 위해 어려운 졸업시험을 치러야 한다는 것이다. 이러한 시험은 학업적인 부분에 지나치게 치중되어 있고 장애 학생의 장애를 고려하여 적절하게 조정되어 있지 않다(Turnbull et al., 2003). 대부분의 중등 특수교육자들이 학업 보충에만 치중한 나머지 학생의 궁극적 삶의 질에 대한 성과와 관련된 전환 서비스를 제공하지 못하게 되었다.

모든 전환실제에는 개인에 따라 예외가 있음을 분명히 기억해 두어야 한다. Kauffman (1999)이 주장하였듯이, 어떤 유형의 실제를 선택하든지 전문가들은 다음과 같은 다섯 가지 사항에 유의해야 할 것이다. (a) 목적이 다르면 실제도 다르게 선택해야 한다. 왜냐하면 모든 삶에 적용될 수 있고 완전히 충족시킬 수 있는 유일한 실제란 존재하지 않기 때문이다. (b) 모든 실제들은 가치에 바탕을 두어야 하며 전문가들은 그 실제들이 지닌 가치에 대해서 분명히 규정할 필요가 있다. (c) 때때로 실제가 지닌 독특한 배경을 잘못 이해하여 잘못 적용할 수도 있다. (d) 전문가들의 개인적 경험이나 선호도에 따라 실제를 잘못 적용할 수 있다. (e) 모든 실제들은 시험적이며 불확실하다(p. 266).

요점 보장된 실제를 정의하는 데 여러 가지 어려움을 겪어 왔는데 이는 교육목적과 전환 서비스에 대한 정의의 불일치, 그리고 개인과 지역사회가 지닌 다양성 때문이라고 볼 수 있다.

저자 또한 어떤 실제가 모든 상황에, 모든 학생에게 적합하다고 확증할 수는 없지만, 일반적으로 적용할 수 있는 전환실제를 찾아내는 것이 가능하다고 생각한다. 우리는 앞서 장애인교육법에 규정된, 모든 장애인에게 적용할 수 있는 전환의 중요한 네 가지 구성요소들에 대해 배웠다. 어떤 전문가들은 이 네 가지 전환의 구성요소들을 더 확대시키고 정교화해 왔다. 보장된 전환실제에 대한 모든 연구들을 고찰하자면 이 책 전체를 할당해도 부족하다. 따라서 최근 연구들은 보장된 전환실제들을 간추리고 요목화하는 데 중점을 두기 시작했다. Wehman(2006)은 전환에 적용할 수 있는 아홉 가지 실제를 제시한 반면에 Kohler(1993)는 연구에 의해 잘 검증된 보장된 실제를 정의하기 위해 문헌적 고찰을 시도했다. 정책가들 또한 정책 연구비 지원을 통해 보장된 실제를 정의하는 데 도움을 주었다(Rusch & Millar, 1998). Greene(2003)은 전환실제를 다음과 같이 세 가지로 범주화하였다. (a) 기관 간에 통용되는 전환실제, (b) 교육과정에서 통용되는 전환실제, (c) 전환계획에 필요한 전환실제. 기관 간에 통용되는 전환실제란 기관 간, 학문 간 협력에서 적용될 수 있는 부분이다. 어떤 전문가들을 특별히 졸업 후 긍정적 성과를 보여 준 전환실제를 찾아내는 데 비중을 두기도 하였다(Johnson & Rusch, 1993). 보통 전문가들에 의해 전반적으로 수용되는 보장된 실제들에 대한 전체적인 개관을 **표 1-4**에 제시하였다.

장애 청소년에게 필요한 보장된 전환실제에 대해 정책가들과 연구자들 사이에 불일치를 보이는 부분도 있지만(Kohler, 1993; Phelps & Hanley-Maxwell, 1997), 전문가와 연구를 통해 일반적으로 받아들여지는 아홉 가지 개념은 다음과 같다.

1. 학생의 **자기결정**(사회 기술 훈련)
2. 생태학적 접근(형식적·비형식적 지원, 진로교육)
3. 개별화 역행 계획(individualized backward planning: 사람 중심 계획)
4. 서비스의 협력(기관 간, 학문 간의 연계)
5. 지역사회 경험(임금을 받고 취업한 경험, 진로교육)
6. 기술에 대한 접근과 적응(보조공학)
7. 중등 이후의 교육에 대한 지원(중등 이후 교육)
8. 교육의 시스템 변화 전략(중등교육의 개혁과 통합)
9. 가족 참여(부모 참여)

자기결정

1972년 Nirje가 정상화 차원에서 자기결정(self-determination)에 대해 언급한 이래로, 사람 먼저(People First)와 같은 자기옹호 운동, 1970년대와 1980년대에 일어났던 독립생활 운동, 그리고 1990년대에 장애인의 질적 삶에 대한 연구들에 대해 정책가들이 관심을 갖기 전까지는 "장애인의 자기결정은 꽃피지 못했다."(Browning, 1997, p. 44)고 했다(Goode, 1990; Schalock et al., 1994; Shapiro, 1993). 1980년대에 자기결정은 역량 강화(empowerment), 자기옹호 훈련(self-advocacy training) 혹은 자기 가치에 대한 자각(sensitivity to values)이라는 비슷한 용어로 사용되었다. Knowlton, Turnbull, Backus와 Turnbull(1988)은 "자기결정이란 각 개인이 지닌 타고난 능력, 재력, 자기 자신에 대한 끊임없는 가치와 믿음을 바탕으로 각자의 삶을 선택

표 1-4 보장된 전환실제에 대한 개관

Wehman 2006	Kohler 1993	Rusch와 Miller 1998	Greene 2003	Johnson과 Rusch 1993
자기결정	직업훈련	지역사회 중심 훈련	기관 간 협력	기관 간 협력
지원 중심	부모 참여	대학 교육	학문 간 협력	직업 배치
가족과 학생의 태도	기관 간 협력	진로 배치	통합 학교, 통합 학급, 통합 고용	학생의 요구 평가
인간 중심 계획	서비스 전달	직업훈련	기능적, 생활 기술 훈련 교육과정 및 지역사회 중심 교육	시스템 변화
중등 교육과정 개혁	사회 기술 훈련	작업 배치	진로 및 직업평가와 교육	구제 활동
통합	유급 취업 경험	협력적 계획	사회성 기술과 인간관계 기술 개발과 훈련	장벽 제거
진로 개발	개별화 교육계획에 전환과 진로계획 수립	자기결정	학교와 사업체 및 산업체 연결과 협약	
종단적 교육과정	전환과 IEP 안에서의 진로계획	졸업 후 추후 관리	효과적인 개별화 교육계획의 개발	
산업체 연결 및 동맹	통합 고용 중심	공식적·비공식적 지원 이용	전환계획에 학생의 자기결정, 자기옹호, 투입	
	기능적 지역사회 관련 교육과정	학생 참여	전환계획에 가족 및 부모 참여	
		보조공학		

하는 데 직접적으로 동의하는 것을 증진시키는 것을 의미하며, 이는 장애 학생이 성인기로 전환하는 데 근본"이 된다고 주장하였다(p. 61). Ward(1988)의 경우, 자기결정은 자신에 대한 마음가짐과 자신이 소유하고 있는 능력에 대해 모두 언급해야 한다고 주장했다. Woolcock,

Stodden과 Bisconer(1992)는 "전환이란 교육 전문가들이 지닌 삶에 대한 가치를 장애인의 가족들이 지닌 삶의 가치, 특히 성인기를 앞둔 장애 학생들이 생각하는 삶에 대한 가치에 조화시키는 고귀한 가치 추구 과정"이라고 언급했다(p. 236).

특수교육에서 자기결정에 대한 지원은 1992년 특수교육 및 재활 서비스국(Office of Special Education and Rehabilitation Service, OSERS)이 장애 학생을 위한 자기결정에 대한 평가와 교육과정을 개발하도록 전국적인 재정 지원을 한 이후로 일반화되었다. 장애 학생의 자기결정 향상을 위해 어떤 전문가들은 장애인의 정신적·심리적 발달을 촉진시키는 데 중점을 두었다. 반면에 다른 전문가들은 "교육계획 및 전환계획 수립 시 장애 학생들이 직접 목적과 목표를 선택하고, 우선순위를 매기도록 그들에게 더 많은 권리를 부여"하는 데 중점을 두었다(Wehmeyer, 1993, p. 144). 자기결정 운동은 1997년 장애인교육법에 규정된 조항, 즉 (장애 학생이 성인이 되기 적어도 1년 전에) 교육 전문가들이 개별화 교육계획 수립 시 장애 학생과 그들의 부모들이 자신들이 가진 권리에 대해서 알고 준비하도록 해야 하며, 이전에 부모가 가졌던 권리가 이제 학생에게 옮겨지도록 한 것을 반영한 것이다.

자기결정은 1990년대에 계속해서 발전하게 되었는데 Wehmeyer, Agran과 Hughes(1998)는 '자기결정'을 한 개인이 목표를 추구하고, 자기를 통제하며, 자율적으로 행동하도록 만드는 기술, 지식, 믿음의 조합으로 규정하면서 체계적인 정의를 내렸다. Wehmeyer(1998)는 자기결정이란 개인이 자신의 삶을 통제하며, 성공적인 성인의 역할을 수행하도록 돕는 것이라고 말했다. 그는 더 나아가 장애 학생들에게 필요한 네 가지 영역의 중등 교육과정을 개발하였다. (a) 자기인식, (b) 결정하기, (c) 자기옹호, (d) 자기 목표를 표현하고 탐구하기.

> **요점** 자기결정은 1992년 이래 장애인의 질적 삶의 중요한 역할을 담당하였고, 장애 학생들은 성인이 되기 전에 개별화 교육계획과 전환계획을 수립할 때 반드시 자신의 권리를 알고 그에 따른 책임을 가져야 한다.

적용

자기결정은 전환의 중요한 두 가지 구성요소를 반영한 보장된 실제라고 할 수 있다. 첫째, 연구자들은 자기결정 방법은 장애 학생의 요구, 흥미, 선호도를 발견하는 중요한 방법이라고 주장했는데, 이는 진로 흥미 검사(career interest inventories)와 같은 전통적인 방법으로는 장애인의 흥미와 선호도를 발견하지 못하기 때문이다(Menchetti & Piland, 1998). 더욱이 자기결정은 계획 수립 시 장애 학생의 목표와 욕구를 표현하게 함으로써 학생들이 능동적으로 성과 중심 과정 안에 포함되도록 만든다. 자기결정을 지닌 학생들은 자신이 지닌 장점과 단점을 이해하고, 자기 삶을 스스로 통제할 수 있는 사람으로 자신을 바라보며, 성인의 역할을 수행할 수 있게 된다. 따라서 전환계획의 목표는 학생들이 졸업 후 환경에 대해서 정당하게 받아들이며, 그들이 선택한 목표를 이룰 수 있도록 지원하는 데 있다.

자기결정을 훈련함으로써 장애 학생들이 자

신의 삶을 스스로 통제하고, 계획 수립 시 중요한 역할을 담당하게 하며, 긍정적인 참여자가 될 수 있도록 도와준다. 계획 수립 시 학생이 참여하고, 자신의 목표를 선택하고 표현하고 시도하는 것은 가치 있는 투자라고 볼 수 있다. 왜냐하면 학생이 성인기로 접어들기 전에 가장 좋은 도구를 갖게 되기 때문이다.

둘째, 자기결정은 장애 학생에게 자신의 장애에 대한 구체적 정보를 제공하고 자기 지식(self-knowledge)을 갖게 한다. 장애 학생들은 다양한 관련 전문가(청능치료사, 물리치료사, 심리치료사 등)들을 만나면서 자신들이 지닌 장애를 더 잘 이해하게 되어 자신에게 필요한 조정과 편의를 남에게 알릴 수 있게 된다. 보조공학과 여러 가지 방법들이 발달됨에 따라 장애 학생들이 지닌 장점은 보강하고 장벽이 보상됨에 따라 학생들은 학교와 지역사회에서 자신을 옹호하기 시작했다. 어떤 학생들은 자신의 정서적 성장과 정신장애를 극복하는 데 심리적 서비스가 필요할 수도 있다. 따라서 전환 전문가들은 장애 학생들이 자신의 장애를 잘 자각하도록 하고, 자기결정을 부여하고 훈련시킴으로써 장애 학생들이 지닌 장애를 잘 이해하도록 하기 위해 관련 서비스 제공자들을 참여시켜 편의를 제공할 필요가 있다.

생태학적 접근

생태학적 접근(ecological approach)이란 학생들이 다양한 환경에서 배우고 경험하도록 기회를 제공하는 것을 말한다. 다양한 필요와 조건을 요구하는 실제 환경 속에서 평가받고 훈련할 때, 학생들은 자신의 능력과 재능, 흥미를 알아가게 된다. 생태학적 접근은 학생의 목표와 관련하여 학생이 경험하는 현재의 특별한 상황과 경험하게 될 미래에 초점을 둔다. Szymanski (1994)는 생태학적 접근은 다음과 같은 활동에 매우 중요함을 발견하였다. (a) 학생의 가장 중요한 욕구에 중점을 둔 전환 교육과정, (b) 다양한 공식적·비공식적 지원 개발, (c) 다양한 실제 환경에서 학습 기회 제공, (d) 학습한 기술을 다양한 실제 환경에 일반화.

Lou Brown은 자신이 개발한 교육과정 모형에서 생태학적 접근을 비중 있게 다루었으며, 개별화 교육계획에 중도 장애(moderate to severe) 학생을 위한 생태학적 접근을 처음 시도하였다(Snell, 1981). Lou Brown이 개발한 모형은 네 가지 중요한 생태학적 영역, 즉 가정(domestic), 여가·놀이(leisure-recreation), 지역사회(community), 직업(vocation) 영역으로 분류할 수 있다(Brown et al., 1979). Brown은 이 네 가지 영역(가정, 여가·놀이, 지역사회, 직업)은 장애 학생의 실제 환경, 학생들이 장차 경험하게 될 미래 환경과 관련하여 평가되어야 한다고 주장하였다. 이 네 가지 영역들은 학생들이 매일 다니는 곳, 혹은 미래 그들이 가고자 하는 곳을 평가하여 얻어진 생태학적 목차에 따라 더 세분화된 상황으로 분류할 수 있다(지역사회 영역을 예로 들자면 식품점, 음식점, 은행, 약국과 백화점으로 분류할 수 있다). 이러한 환경은 학생들이 자신들의 시간을 보내는 하위 환경으로 세분화될 수 있다(식품점을 예로 들자면 입구, 상품 진열대, 계산대로 상황을 세분화한다). 이러한 접근을 통하여 학생들은 각 세부 상황에 필요한 기술과 활동을 배울 수 있게 된다(Storey et al., 2002).

생태학적 접근은 1983년 Madeleine Will이 특수교육 및 재활 서비스국(OSERS)의 대표를 역임하고 있을 때, 그녀가 처음 개발한 Will의 전환모형에 따라 공립 특수학교에 처음 시도되었는데 그녀의 모형은 단지 직업 영역에 대해서만 언급하였다(Will, 1983). 1985년 Halpern이 개발한 전환모형은 Will의 직업 영역에 주거(가정), 사회-대인관계(지역사회 및 여가·놀이)를 포함시킴으로써 Brown이 개발한 전환모형과 근접하게 되었다. 1990년 장애인교육법은 Halpern의 전환모형을 취하였으며, 전환계획에 학생의 대학 교육과 지속적인 중등 이후 교육에 대해서도 언급하도록 하였다. 1997년 장애인교육법에서는 전환계획이 더 확대되었는데, 이는 전환계획 안에 학생의 학습 과정과 학습 계획에 따른 전환 서비스를 작성하도록 하여 학생들의 고등학교 학업 영역도 포함시켰기 때문이다. Rapetto와 Correa(1996)는 학생의 유년 시절과 초등학교 프로그램도 생태학적 영역으로 포함시켜야 한다고 주장하였다.

요점 생태학적 접근을 특수교육에 적용한 이래로 중도 장애 학생에게는 매우 성공적이었으며, 모든 학생들에게 적용될 수 있는 전환 프로그램과 정책을 개발하는 데 중요한 수단이 되었다.

적용

생태학적 접근은 학생을 졸업 후 환경으로 촉진시키고, 많은 연구와 정책을 통해 긍정적으로 증명된 종합적 활동을 개발하는 보장된 실제라고 할 수 있다. 생태학적 접근은 학교 교사들로 하여금 학생들의 현재 혹은 미래 환경과 관련하여 평가하고 계획하도록 요구한다. 이러한 과정에서 교사와 학생들은 다음과 같은 세 가지의 결정이 필요하게 될 것이다. (a) 학생들이 경험하게 될 환경, (b) 이러한 환경의 요구, (c) 이러한 환경에서 수행할 때 필요한 학생의 기술과 지원. 많은 장애 학생의 경우, 전환활동을 제공하는 교사들과 부모, 성인 프로그램, 고용주, 친구들의 도움을 얻기 위해 특수교사들은 장애 학생이 경험하는 지역사회의 지원과 부모의 도움을 적극적으로 활용할 필요가 있다. 지역사회에서 얻을 수 있는 이러한 정보와 부모의 지원은 학생의 전환 경험을 더 용이하고 유용하게 만들며, 학생이 의미 있는 졸업 후 성과를 얻을 수 있도록 도와준다.

2004년 장애인교육법에 의해 완전통합 및 통합 고용은 학생의 생태학적 환경에서 이루어지도록 분명하게 명시되었다. Storey(2002)는 익히 장애인과 '일반 사람'을 동등하게 바라보는 태도의 변화가 필요하다(p. 2)."고 말했다. 일반 혹은 통합 환경에서 이루어지는 전환을 통해 일반 교사, 고용주, 동료, 손님, 혹은 지역사회 주민들은 장애인들도 자신에게 주어진 임무를 성실히 완성할 수 있고 사회에서 가치 있는 구성원으로 인정할 수 있도록 도와준다. 이러한 접

요점 생태학적 접근을 통해 특수교육자들은 일반 교사나 가족, 고용주, 지역사회 자원들과 밀접한 협력적 관계를 형성할 필요가 있다. 왜냐하면 이러한 생태학적 접근은 지역사회로 하여금 학생을 유용하고 가치 있는 존재로 인정하게 만들기 때문이다.

근은 매우 중요한데 1991년 Louis Harris는 지역사회에서 77%의 구성원들이 장애인을 동정의 대상으로 바라보고 있음을 발견했기 때문이다.

사람 중심 계획 및 역행 계획하기

전환계획을 세울 때, 학생들로 하여금 자신이 살고 싶어 하는 미래를 구상하도록 하는 것이 매우 중요하다. 개별화 교육계획의 전환팀들은 긍정적인 성과를 달성하지 못해 왔다. 개별화 교육계획 안으로 학생을 위한 전환계획에서조차도 학생의 졸업 후 성과에 대해 아주 미미한 부분만 다룬 것으로 조사 결과 나타났다. Lombard, Hazelkorn, Neubert(1992)는 장애 학생을 위한 개별화 교육계획 안의 전환계획을 조사한 결과, 학습장애 학생의 18%, 정서장애 학생의 17%, 경도 정신지체 학생의 21%만이 졸업 후 전환목표를 세운 것을 발견하게 되었다. 이 조사는 1989년 Stowitschek와 Kelso가 연구한 결과를 증명하게 되었는데, Stowitschek와 Kelso는 전환계획을 세울 때 개별화 교육계획을 세울 때와 같은 함정에 빠질 수 있다고 경고했었다. 이들이 주장한 함정이란 서로 연관되지 않은 활동들, 질적 수준이 낮은 목표 설정, 실현 불가능한 방법 제시 등이 포함될 수 있다(Gallivan-Fenlon, 1994; Grigal, Test, Beattie, & Wood, 1997). 다른 연구들은 학생들이 고등학교 교육을 마치고 긍정적인 성과를 이루는 것이 전환목표의 가장 중요한 역할이라고 확증하였다(Benz et al., 2000).

사람 중심 계획(person-centered planning)은 학생과 부모들로 하여금 가치 있는 성인의 삶의 목표를 세울 수 있도록 지원하기 위해 개발되었으며, 역행 계획하기(backward planning)는 이러한 목표를 달성하기 위한 수단이라고 할 수 있다. 사람 중심 계획은 지역사회에 통합되어 살아가는 학생의 하루하루를 구상하여 설계한 24시간 계획(24-hour planning) 접근에서 탄생하게 되었다(Holburn & Vietze, 2002). 사람 중심 계획 접근이란 다음과 같은 학생의 문제를 찾기 위해 교사, 기록자, 학생, 다양한 가족, 친구, 학교 반 친구들, 직장 동료들을 포함시키는 것을 의미한다. (a) 학생의 삶의 내력, (b) 꿈·이상, (c) 두려움, (d) 친밀한 관계, (e) 능력, (f) 활동 계획. 사람 중심 계획은 많은 연구자들에 의해 전환계획의 보장된 실제로 인정을 받아 왔음에도 불구하고, 학생의 졸업 후 성과에 대해 어떤 영향을 미치는지에 대한 연구를 찾기가 쉽지 않다(O'Brien & O'Brien, 2002). 하지만 Miner와 Bates(1997)가 한 연구의 경우, 개별화 교육계획을 세울 때 학생의 부모 참여 비율이 사람 중심 계획 활동 이후 증가되었으며, 부모의 견해가 개별화 교육계획 안에 질적으로나 양적으로 많이 투입된 것을 보여 주었다. 사람 중심 계획에는 다음과 같은 접근을 포함시킬 수 있다. (a) 개인 미래 계획(Mount & Zwernick, 1988), (b) McGill의 활동 계획 시스템(현재 활동 계획하기 혹은 MAPs)(Vandercook, York, & Forest, 1989), (c) COACH(Giangreco et al., 1993), (d) 삶의 양식 계획(Life-Style planning)(O'Brien, 1987). 이러한 접근들은 전환계획을 촉진시키고 완수하는 데 좋은 수단으로 평가받고 있다(Wehman, Everson, & Reid, 2001).

사람 중심 계획과 역행 계획하기 접근의 공통

적인 부분은 단기적 발달 및 학업목표 성취에 맞추었던 초점을 구체적이고 질적인 졸업 후 성과로 변화시키는 데 있다. 따라서 계획을 세울 때 반드시 결과를 염두에 두며, 이러한 미래의 목표에서 현재의 목표까지 역행 계획하기를 체계적으로 준비할 필요가 있다(Steere, Wood, Pancsofar, & Butterworth, 1990). **그림 1-2**를 참고한다. 개별화 교육계획을 세울 때 과거에 만들진 발달 단계(developmental milestones)에 따라 목표를 세우는 경향이 있는데 이로 인하여 장애 학생의 치료교육에만 집중하게 되었다. 그러나 역행 계획하기는 학생의 졸업 후 성과에 초점을 두며, 이러한 목표를 달성하기 위해 필요한 활동을 제시함으로써 과정에 중점을 둔 기준들을 발전시켰다고 볼 수 있다. 또한 역행 계획하기는 특별히 가치 있는 성과에 큰 비중을 두고 있기 때문에 학생의 장점과 이러한 목표를 달성하기 위한 체계적인 기준을 개발하였다(Steere et al., 1990).

요점 사람 중심 계획과 역행 계획하기는 학생의 미래에 초점을 두며, 성인의 삶에 대한 학생의 소망을 반영하여 전환계획을 거꾸로 세워 그들의 미래 삶을 성취하도록 지원하고 있다.

적용

많은 학생들과 그들의 부모들은 현재의 쟁점과 문제점에만 치중한 나머지, "내년에는 어떻게 이겨 낼 수 있을까? 혹은 고등학교에서 나에게 맞는 가장 좋은 프로그램은 무엇인가?"라는 질문을 많이 하게 된다. 따라서 전문가들은 그들이 현재 겪고 있는 어려움뿐만 아니라 학생의 미래에도 많은 노력을 기울여야 하며, 학생의

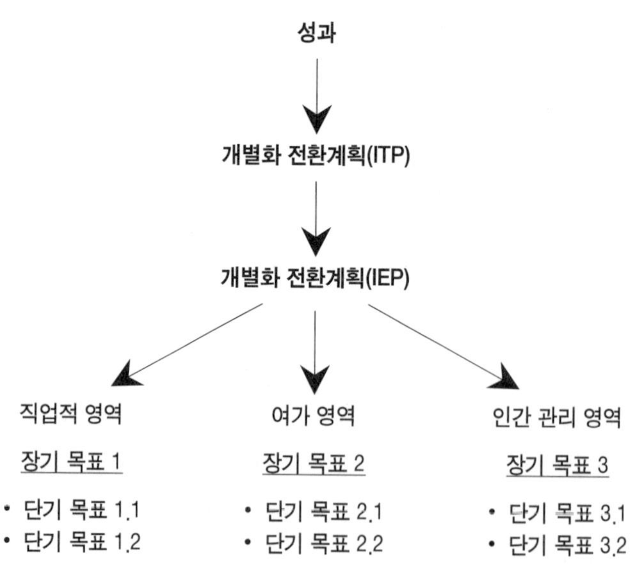

그림 1-2 개별화 전환계획과 개별화 교육계획 성과에 대한 관계

출처: Outcome-based school-to-work transition planning for students with disabilities, by D. Steere, R. Wood, E. Panscofar, & J. Butterworth. *Career Development for Exceptional Individuals*, *13*(1), 1990, p. 67. Copyright (1990) by The Council for Exceptional Children. Reprinted with permission.

장기적 목표에 중점을 둔 계획들을 수행할 수 있는 새로운 기술을 습득해야 한다. 사람 중심 계획과 역행 계획하기는 학생의 가족과 전문가에게 큰 압박을 주게 된다. 따라서 사람 중심 계획과 역행 계획하기를 이용할 때는 매우 수용적이어야 하며, 서투른 판단을 하지 않고, 학생에게 중점을 두어야 한다. 때때로 브레인스토밍(brainstorming)은 학생이 자신과 자신의 미래 소망을 표현하는 데 좋은 방법이 될 수 있다. 사람 중심 계획에서는 학생의 목표를 명시하는 것(대학 입학, 취업 등)뿐만 아니라 왜 학생이 이러한 목표를 달성하기 원하는지에 대해서도 언급해야 한다. 왜냐하면 이러한 방법들은 학생의 미래 목표에 초점을 두게 하며, 학생의 장점, 능력, 흥미에 대한 윤곽을 잡아 주기 때문이다.

사람 중심 계획과 역행 계획하기 접근에서는 여러 가지 많은 노력이 요구되는데 이는 학생과 부모의 적극적 투입이야말로 학생의 졸업 후 성과에 결정적인 역할을 하기 때문이다(Hasazi, Gordon, & Roe, 1985). 사람 중심 계획은 학생으로 하여금 자신이 현재 무언가 의미 있는 활동을 하고 있고 성인으로서 가치 있는 역할을 수행하고 있다는 것을 깨닫게 한다. 또한 사람 중심 계획은 이러한 장기적 목표에 대해 이해하고 동감하도록 만든다. 따라서 팀 구성원들은 학생의 장기 목표에 대한 확고한 자기인식 후에 이러한 목표를 달성하기 위해 서로 협력하고 함께 나눠야 한다. 왜냐하면 팀 계획을 세울 때 학생이 어떻게 장기 목표를 달성할 것인가에 대한 윤곽을 잡아야 하며, 팀 구성원들은 학생의 목표 달성을 위해 자신들이 도울 수 있는 부분에 대한 분명한 의사소통이 필요하기 때문이다. 전환 전문가들은 각각의 팀 구성원들이 학생에 대해 생각하고 있는 여러 가지 다양한 관점을 하나의 큰 관점으로 통합하고 팀 구성원들이 선호하는 환경을 설정하도록 도와주어야 한다. 팀 구성원들이 각자 자연스럽게 여러 가지 방안을 제시하게 하거나(brainstorming), 학생이 원하는 미래 환경 혹은 학생의 능력에 중점을 두어 팀이 협력하는 방법이 유익하다. 팀이 모여 학생의 목표를 세운 후 팀 구성원들이 실제 상황에서 학생을 평가하는 것이 중요한데, 이는 팀 구성원들로 하여금 학생의 졸업 후 목표나 환경에 대해서 더 많은 이해를 얻을 수 있게 하기 때문이다.

기관 간의 서비스 협력

사람 중심 계획과 역행 계획하기는 효과적인 서비스 협력을 바탕으로 이루어져야 한다. 그렇지 않으면 사람 중심 계획은 쉽게 무너지기 쉽다(Holburn & Vietze, 2002). 역사적으로 볼 때 전환 시스템(시스템이랄 것도 없지만) 속의 서비스 간의 협력에 대한 문제점은 많은 전문가들에 의해 지적되어 왔다. Ward와 Halloran(1989)은 학교 서비스가 추구하는 가치와 성인 서비스가 추구하는 정당성 간의 심각한 불일치를 지적하였다. Szymanski, Hanley-Maxwell과 Asselin(1990)은 또한 주(state)에서 실시하는 특수교육 프로그램과 지역(local)에서 실시하는 특수교육 프로그램이 차이가 있음을 발견하였으며, 주에서 실시하는 직업재활 프로그램과 지역에서 실시하는 직업재활 프로그램이 다른 역사적 배경과 장애에 대한 다른 정의, 다른 재정 지원과 다른 평가 기준을 사용하고 있다고 지적하였다. Kochhar-Bryant와 Deschamps(1992)는 특수교육 정책과 직업재활 서비스 정책이 대상자 선정에 대해 다른 기준을 가지고 있다고 주장하였으며, Kortering과 Edgar(1988)는 특수교육과 직업재활 서비스 간의 긴밀한 협력의 필요성을 강조하였다. 많은 전문가들은 학교와 기관 간 전환팀(school-interagency transition team)을 구성하여 이들이 서비스 간의 의사소통 역할과 서로 다른 정책들을 통합할 수 있는 역할을 담당해야 한다고 언급해 왔다(Everson, 1990; Heal, Gonzalez, Rusch, Copher, & DeStefano, 1990; Phelps & Maddy-Bernstein, 1992; Wehman, 1990; Wehman, Moon, Everson, Wood, & Barcus, 1988).

또한 많은 전문가들은 고용주와 다른 지역사회 구성원들을 전환팀에 참여시켜야 한다고 보았다. Wehman(1990)은 학교와 산업체 간의 연결이 성공적인 전환 프로그램의 중요한 기초가 된다고 기술하였다. Rhodes, Sandow, Mank, Buckley와 Albin(1991)은 특수교육과 성인 서비스의 예산이 전혀 인상되지 않은 현 상황에서 고용주를 전환팀에 참가시킴으로써 미래 장애 학생의 산업체 실습을 제공할 수 있는 가장 귀중한 자원을 얻을 수 있다고 생각했다. Rhodes 등은 특수교육과 재활 서비스를 통해 제공되는 자원보다도 고용주가 제공하는 자원이 훨씬 더 유용할 수 있음을 언급하였다. Phelps와 Maddy-Bernstein(1992)은 학교와 산업체 간의 협력을 통해 더 많은 자원과 취업의 기회, 더 높은 개인에 대한 관심과 더 좋은 시설, 더 향상된 교수 등의 이점을 얻을 수 있다고 주장하였다.

> **요점** 장애 성인을 위한 서비스 기관들은 각기 다른 철학적 배경과 서비스 모형과 각기 다른 대상자 선정 기준에 따라 운영되어 왔다. 따라서 기관 간의 협력은 장애 학생을 위해 이러한 프로그램들이 함께 움직이도록 하는 데 중요한 역할을 담당할 수 있다.

적용

서비스 협력이란 전환 전문가들 간의 통합과 전환 서비스 기관 간의 통합을 모두 포함할 수 있다. 개별화 계획을 세울 때, 서비스 협력은 팀 구성원들이 공통된 목표를 향해 함께 움직이도록 도와준다. 따라서 서비스 조정자(service coordinator)는 다양한 팀 구성원들 간의 공통점을 찾고 그들의 역할을 존중하여 약간의 유연성을 부여하는 것이 중요하다. 학문 간(interdisciplinary) 혹은 초학문(transdisciplinary) 전환팀 모임을 통해 협력적 접근을 시도할 수 있다. 또한 이러한 팀은 한 명의 서비스(혹은 전환) 조정자(coordinator)에 의해 다양한 팀 구성원들이 제공하는 시간 제한적이고 동시적으로 일어나는 여러 가지 활동들이 조정될 필요가 있다는 것에 동의해야 한다. 따라서 이 서비스 조정자는 반드시 학생과 연관이 있는 사람이어야 하며, 정기적인 개별화 교육계획 모임을 통해 각 팀 구성원들을 조정할 수 있는 전문가여야 한다.

일반 교사와 특수교사들은 장애 학생들이 선택한 프로그램을 완수할 수 있도록 협력해야 한다. 일반 교사들은 학생들이 성취해야 할 교육과정에 대해서 분명히 알고 있어야 하며, 반면에 특수교사는 교육 프로그램을 조정하거나 필요한 시설을 설치하여 일반 교사가 이용할 수 있도록 도와야 한다. 또한 교사들은 학생이 졸업 후 관련하여 만나게 될 사람들, 성인 서비스 전문가들과의 의사소통이 필요한데, 이는 학생의 전환계획을 직접 전달할 수 있으며, 학생이 원하는 졸업 후 환경에 대해서 고등학교 프로그램이 어떻게 이루어지고 있는지 정보를 제공할 수 있기 때문이다.

기관 간의 서비스 협력을 통하여 학생의 목표에 필요한 자원을 제공받을 수 있다. 개별화 교육계획팀의 진행 과정과 같이 각 서비스 기관들은 동등한 협력자로서 기관 간 협력적 모임에 참여할 필요가 있으며, 기관 대표마다 동등한 대우를 받으며 각 기관들이 추구하는 것을 표현할 수 있도록 지원해야 한다. 기관 협력을 실행하기 전에 기관 간의 협력에 대한 훈련이 필요하다. 기관 간의 서비스 협력 중재자는 그룹의 가장 근본적인 것에 대해서 잘 알고 있어야 한다.

지역사회 중심 학습 경험

지역사회 중심 학습 경험(community-based learning experiences)은 장애 학생의 졸업 후 활동을 촉진시키는 데 중요한 역할을 담당하는 것으로 밝혀져 왔다. Wehman(1990)은 지역사회 취업 경험을 통해 장애 학생은 사회 환경에 노출되고, 학교 현장에서 배울 수 없는 우발적 경험을 갖게 된다고 지적했다. 게다가 연구들은 지역사회 취업 경험이 학생의 중등학교 졸업 후 취업과 높은 상관관계가 있음을 보여 주었다. 제2차 전국 종단적 전환 연구(NLTS2)에 의하면 고등학교 직업교육 프로그램으로 지역사회 내에서 취업 경험을 가진 장애 학생의 경우 훨씬 더 나은 취업 성과를 거둔 것으로 나타났다(Cameto & Levine, 2005). 연구에 의하면, 불행히도 과거에는 많은 특수교사들이 학교 현장에서 모의 훈련에만 집중한 것으로 나타났다(Lynch & Beare, 1990; Stowitschek & Kelso, 1989). 1990년 장애인교육법에 의해 지역사회 취업 경험이 부적합한 이유를 설명하지 않은 한 장애 학생의 전환계획에 지역사회 취업 경험을 포함시키도록 명시하였다. 이러한 요청은 1997년 장애인교육법에 지역사회 취업 경험을 전환계획의 한 부분으로 포함시키도록 더 강하게 언급되었다.

지역사회 경험은 진로 성숙 개발에도 중요한

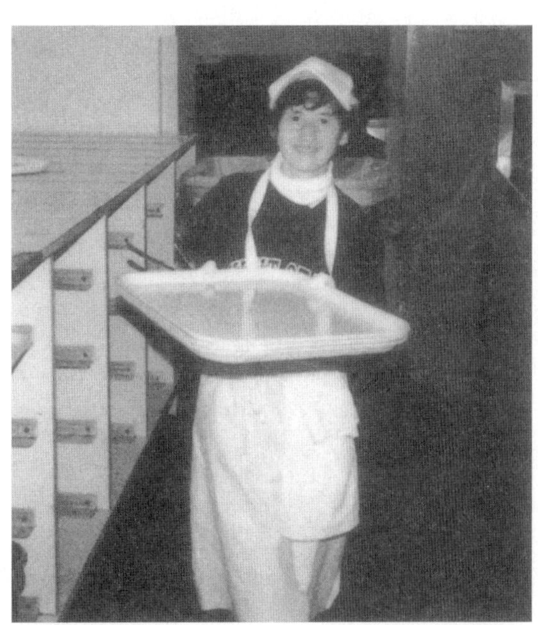

학생들은 지역사회 경험을 통해 자신의 진로에 대해 흥미를 갖게 된다.

역할을 담당한 것으로 나타났다. Rojewski(1993)는 학습장애 학생의 경우 제한된 경험과 기회로 인해 진로 선택의 폭이 일반 학생들보다 더 좁다는 점을 발견하였다. 더욱이 Lombard 등(1992)은 고등학교 장애 학생의 5분의 1 미만이 개별화 교육계획에 중등학교 졸업 후 전환목표를 설정한 것을 발견하였다. 지역사회 경험(진로 탐색, 직업 관찰, 지역사회 취업 경험 등)은 장애 청소년의 올바른 진로 선택과 졸업 후 성과에 밀접한 영향력을 끼친다(Gill & Edgar, 1990; Halpern et al., 1993; SRI International, 1990; Storey & Mank, 1989; Wehman, Kregel, & Seyfarth, 1985a). 또한 지역사회 경험은 일상생활 기술 습득과 사회적 기술 습득에도 중요한 역할을 담당하는 것으로 나타났다(Halpern, 1985; Johnson & Rusch, 1993).

지역사회 경험은 기능적 직업평가를 실시하는 데 중요한 요소로 간주되어 왔다. 연구가들은 인위적인 환경에서 평가하는 표준화된 평가도구로는 장애 학생의 직업 능력을 타당하게 평가할 수 없다고 주장하였는데, 이는 표준화된 평가도구들이 장애 학생들이 일을 수행할 때 받게 되는 지원과 기술, 훈련에 대해서 간과해 버렸기 때문이다(Menchetti & Piland, 1998). Hagner와 Dileo(1993)는 표준화된 평가도구들은 특히 중도 장애 학생에게는 전혀 타당하지 않다고 했는데, 이는 장애 학생들이 작업을 수행할 환경에 대해 단서나 관찰이나 소리에 대한 정보를 갖지 못하기 때문이라고 했다. 따라서 연구자들은 학생들이 작업을 수행할 환경에서 상황적이고 근거가 있는 평가를 사용해야 한다고 주장하였다.

요점 장애 학생에게 지역사회 경험은 장애 학생이 졸업 후 활동을 촉진시킬 수 있는 사회적 상황과 일반적 환경에 자연적으로 노출되기 때문에 매우 유용하다. 또한 지역사회 경험은 직업, 일상생활 기술, 사회적 기술을 획득하는 데 중요한 역할을 담당한다.

적용

지역사회 경험은 성과 중심 과정에 반드시 포함되어야 하며, 중등도 장애 학생이 반드시 들어야 할 학습 과정이다(Halpern, 1993). 이러한 지역사회 경험을 통해 장애 학생들은 직업과 삶과 지역사회에 참여할 기회를 갖게 된다. 학교에서 교사의 감독 아래 다양한 작업 경험을 갖게 함으로써 학교 학습의 일반화를 용이하게 하며, 학업 내용을 맥락화할 수 있다. 장애 학생들에게 지역사회의 경험은 직업뿐만 아니라 중등 이후 교육, 주거 혹은 여가 및 오락 부분에서도 확대되어야 한다. 중도 장애 학생의 경우, 직업재활 서비스에서 제공하는 직무지도원의 도움을 받아 이러한 지역사회 활동을 경험할 수 있다. 때때로 학교에서 직무지도원을 고용하거나 이러한 직무지도원을 지원해 주는 직업학습 프로그램(work-study program)의 도움을 받을 수 있다. 이러한 지원을 받기 위해서는 대상자 선정이 용이하도록 미리 직업재활에 의뢰할 필요가 있으며, 전환계획을 세울 때 성인 서비스 제공자를 포함시키는 것이 중요하다.

지역사회 경험을 할 때 학생의 사회적 혹은 대인관계에 대한 요구도 고려해야 한다(Halpern, 1985). 연구들은 장애 학생들이 나이가

들어 갈수록 제한된 이동성, 낮은 수입, 혹은 저조한 사회적 연결망으로 인하여 더 소외되기 쉽다고 지적하였다. 더욱이 통합교육 환경에서 공부하던 학생의 경우 졸업 후 많은 친구들을 잃기 쉽기 때문에 통합 고용과 지역사회 경험을 통해 새로운 연결망을 형성해 줄 필요가 있다. 설령 장애 학생이 일반 학생과 인간관계를 유지하고 있다고 해도 그들과 친밀한 관계를 형성하는 데 어려움을 겪을 수 있으며, 장애 학생을 질적인 성인의 삶으로 이끌어 줄 사람과의 만남이 쉽지 않을 수 있다. 따라서 종교나 문화를 공유할 수 있는 곳의 구성원이 되거나, 여가 생활 프로그램에 참여하거나, 다른 지역사회 활동에 참여함으로써 장애인은 그들의 삶 전반에 걸쳐 친구 관계를 맺고 유지하도록 도와주는 자연적이고 지속적인 사회적 지원망을 형성할 수 있다.

접근 및 편의 테크놀로지와 관련 서비스

장애 청소년을 위한 접근 및 편의 테크놀로지와 관련 서비스에 대한 필요성은 1973년 재활법 제504조항, 1975년 전장애아교육법, 그리고 1990년 성인을 위한 미국 장애인법(Americans with Disabilities Act, ADA)에 의해 규정되어 왔다. 이들 법 규정에 따라 읽기 전략, 재활 기술, 보조공학(AT), 청각학, 안과학, 방향정위 및 이동훈련, 말·언어병리학, 물리치료, 재활공학, 인간공학, 직업 탐색과 같은 다양하고 광범위한 서비스와 전략, 테크놀로지, 직업이 포함되었다. 이러한 서비스들은 다학문 간의 협력을 통해서 혹은 장애 학생의 필요, 흥미, 선호도 및 장점에 따라 그 효과가 다양하게 나타나고 있다(Cavalier & Brown, 1998). 많은 학생들에게 있어서 접근 및 편의 테크놀로지(보조공학 포함)는 지역사회 중심의 환경에서 그들이 기능적인 능력을 발휘하는 데 결정 요소가 될 수 있다. 접근 및 편의 테크놀로지 전략은 주로 중도 장애 학생을 대상으로 이루어져 왔다. 하지만 경도 장애 학생에게도 접근 및 편의 테크놀로지 전략이 사용될 수 있으며, 이러한 전략들은 학생의 통합교육에서 학업을 수행하는 데 도움을 줄 수 있다. 예를 들면, Behrmann(1994)은 긍정적인 학업 성과를 이끌어 내는 데 중요한 지원을 제공할 수 있는 일곱 가지 영역을 다음과 같이 정의하였다.

1. 학생의 학업계획을 세우는 데 도움을 줄 수 있는 도구(예: 컴퓨터나 전자조작기)
2. 노트 정리 보조도구(광학 기록기, 마이크로카세트 기록기, 비디오테이프, CD, 음성합성기)
3. 쓰기 보조도구(문법 및 맞춤법 길잡이, 매크로스)
4. 생산성 향성 보조도구(개인 디지털 보조도구, 계산기, 소프트웨어)
5. 참고 도구(텔레커뮤니케이션, 네트워크, 대중매체)
6. 인지적 지원 도구(컴퓨터 교수, 방송 교수)
7. 교재 수정 도구(교수 소프트웨어)

접근 및 편의 테크놀로지 관련 서비스는 작업현장에서 사용되는 여러 가지 기술들을 장애인들이 사용하고 있는 보조공학과 연결시키는 데 주로 이용되어 왔다. 2000년에는 75%의 직업이 컴퓨터와 관련되었다고 평가하였다(Bender, Richmond, & Pinson-Millburn, 1985; Sowers & Powers, 1995 재인용). 이러한 공학에는 전화공학, 환경 통제, 구조화된 장치, 다른 보조 전략 등과 같은 기술들을 포함시킬 수 있다(Sowers & Powers, 1995). 접근 및 편의 테크놀로지는 작업장에서 중요하게 여겨질 뿐만 아니라 장애인의 중등 이후 교육, 독립생활, 지역사회 활동에도 유용하게 사용될 수 있다.

일반 상황 혹은 특별한 상황에서 이용될 수 있는 많은 보조공학 장치들이 발명되어 왔다. 따라서 보조공학을 이용할 때는 각각의 상황을 개인에게 맞출 필요가 있으며, 접근 및 편의 전략이 개인의 요구와 개인적 만족을 최대한 충족시킬 수 있도록 보조공학과 관련된 모든 정보들이 효과적으로 수립되어야 한다(Esposito & Campbell, 1993; Inge & Shepherd, 1995). 보조공학이 주로 사용되는 예로는 전자 자동 페이지 넘김 장치, 테이프에 녹음된 책, 컴퓨터, 스위치, 보조 키보드, 의지 기구, FM 장치, 보조 장치, 통신 확대기 등이 있다. 독립생활을 돕는 보조공학(주로 일상생활 보조 장치, DLA)으로는 원거리 조정 장치, 음성 알람시계, 식사 보조도구, 빗자루와 밀대 집게 보조도구 등이 있다. 통신 및 여가 장치로는 개조된 이젤, 소리 나는 공, 스포츠 휠체어, 볼링 슈트, 영화관 상영 및 박물관 관람을 위한 음성 정보 서비스 등이 있다(Bauder & Lewis, 2001).

> **요점** 접근 및 편의 테크놀로지와 관련 서비스는 개인의 교육, 고용, 지역사회와 환경 참여를 증진시키기 위한 평가와 선택을 할 수 있도록 법적으로 보장되었다.

적용

보조도구를 만드는 기술자들은 학생의 욕구와 흥미, 선호에 맞는 도구를 만들어 학생들이 내다 버리지 않고 유용하게 사용할 수 있도록 해야 한다(Judge, 2002; Lahm & Sizemore, 2002). 많은 보조공학 장치들이 금방 쓸모없어지는데, 이는 개인적인 필요를 고려하지 않았거나 장애인들이 사용하기에 적합하지 않게 만들어졌기 때문이다. 특수교사들이 이 모든 접근 및 편의 전략에 대해서 알 수는 없겠지만, 적어도 어떤 전략을 학생에게 추천하고 평가해야 하는지에 대해서는 충분히 인지해 둘 필요가 있다. 대부분의 보조 및 편의 테크놀로지들은 관련 서비스 전문가에 의해서 소개되기 때문에 특수교사는 이러한 보조도구 관련 전문가들의 역할에 대해서 알고 있어야 하며, 이러한 보조도구 사용이 학생에게 유익하다고 판단될 경우 개별화 교육계획을 세울 때 그들을 참여시켜야 한다.

또한 보조공학이나 도구를 만드는 기술자들이 학생의 성과 중심 과정에 포함되어야 하며, 종합적인 활동의 한 부분으로 역할을 담당할 필요가 있다. 보통 보조공학은 학급에서만 사용될 뿐 성인이나 지역사회 활동에는 이용되지 못하고 있다. 만약 보조공학이 학생에게 효과적이고 유용하다고 판단되면, 특수교사는 이러한 보조공학이 학생의 모든 필요한 환경에 이용될 수 있도록 조정할 필요가 있다. 따라서 이를 위해 특수교사는 학생의 전반 활동에 사용될 수 있는 보조 장치를 구입해 주거나 대여해 주는 직업재활사와 같은 성인 서비스 제공자와 협력적 관계를 맺을 필요가 있다. 또한 이러한 보조 장치들은 주기적인 업데이트와 정기적인 재평가가 필요하다.

장애 학생의 특별한 교육 프로그램을 위해 필요한 편의 장치를 결정할 때는 학생의 미래 목표와 근래 전환활동에 대해서 잘 이해하고 있는 팀 구성원과 상담할 필요가 있다(O'Brien & Lovett, 1992). 초학문 간 의뢰를 할 때는 그들이 지닌 지식과 전문 분야에 대해서 서로 존중할 필요가 있다. 예를 들어 장애 학생이 통합교육을 받을 경우, 일반 교사는 일반 교육과정과 자신의 학급 방침, 환경에 대해서 잘 알고 팀 구성원에게 분명히 전달할 필요가 있다. 특수교사는 일반 학급의 틀 안에서 장애 학생에게 적합한 개별화되고 구조화된 환경과 교육과정을 제공할 필요가 있다. 만약 장애 학생이 자신의 장애 그리고 보조도구를 사용하여 어떻게 일반 학급에 참여하고 수업을 완성할 수 있는지에 대해 의문이나 질문이 있다면 반드시 표현하도록 도와야 한다. 학생들은 문제해결력, 조직 활동, 요구 요청하기 연습을 통해 자신의 역할을 감당할 수 있는 능력을 키울 수 있기 때문이다.

요점 장애 학생을 위해 접근 및 편의 테크놀로지가 필요할 때, 특수교사는 이러한 서비스에 대해 기본적인 지식을 갖고 있어야 하며 관련 서비스 전문가와 협력할 필요가 있다.

중등 이후 교육에 대한 지원

Newman(2005)은 고등학교 졸업 후 2년 내에 장애 학생이 중등 이후 교육에 진학한 비율이 1987년 15%에서 2001년까지 37%로 두 배 이상 증가되었음을 발견했다. Wagner, Newman, Cameto, Garga와 Levine(2005)은 특수교육 대상자였던 학생들의 졸업 후 2년 이내 4년제 대학 입학률이 9.6%였으며, 직업학교 진학률이 9.6%, 전문대 진학률이 20.8%임을 발견했다. 더욱이 통합교육을 받은 중도 정신지체, 자폐, 다른 발달장애를 가진 중도 장애 학생들이 Stodden과 Whelley(2004)가 제시한 모형에 따라 다양한 프로그램을 제공하고 있는 중등 이후 교육에 참여하는 경우가 늘어나고 있다. Stodden과 Whelley(2004)는 다음과 같은 세 가지 모형을 제시하였다. (a) 분리교육 모형(substantially separate models), (b) 전환 기술을 습득하기 위한 약간의 분리교육과 혼합교육 모형, (c) 개별화된 지원 모형: 교육목표 및 진로목표와 동일한 선호도와 지원에 바탕을 둔 개별화된 서비스. 이와 같은 모형들은 연구 문헌을 통해 자세히 고찰할 수 있다(Hart, Mele-McCarthy, Pasternak, Zimbrich, & Parker, 2004; Neubert, Moon, & Grigal, 2004).

이러한 중등 이후 교육에 대한 긍정적인 면과 더불어 부정적인 면도 함께 나타나고 있는데 Murray, Goldstein, Nourse와 Edgar(2000)는 입학한 지 5년이 지나도록 졸업하지 못한 일반 학생이 56%인 반면에 학습장애 학생은 80%에 달한다고 보고했다. 연구자들은 또한 32%의 일반 학생이 10년이 넘도록 졸업하지 못한 반면에 장애 학생의 경우 56%가 졸업하지 못한 것으로 나타나 두 집단 사이의 지속적인 졸업률 차이를 발견하였다.

Stodden(2001, 2005)은 중등 이후 교육을 받

고 싶어 하는 장애 학생에게 제공할 수 있는 전환 프로그램의 몇 가지 원리를 제시하였다.

요점 중등 이후 교육을 받는 장애 학생 수는 급속히 상승한 반면에, 이러한 환경에 성공적으로 적응할 준비가 충분히 되어 있지 않다. 따라서 고등학교 전환 서비스는 중등 이후 교육에 대한 더 집중된 지원을 제공할 필요가 있다.

1. 중등 이후 교육에서 받게 될 유사한 교육 경험을 제공한다.
2. 중등 이후 교육과 관련된 장점과 필요를 명시한다.
3. 장애 학생들이 가족, 친구, 교사와 같은 익숙한 도움이 없는 곳을 경험하도록 한다.
4. 학생들이 자기옹호를 할 기회를 갖게 한다.
5. 중등 이후 교육의 물리적 환경에 익숙하게 한다.
6. 학교와 지역사회에서 학생들에게 제공하는 지원에 대해 인지하게 한다.
7. 학습 기술, 시간 관리법, 시험 치르는 법, 도서관 사용법에 대해 교수한다.
8. 읽기, 쓰기, 수학과 같은 학업 영역에 직접 교수를 제공한다.
9. 중등 이후 교육에 종사하는 직원들에게 형식적·비형식적 자료를 제공한다.

적용

전례 없이 많은 장애 학생들이 중등 이후 교육에 참여하게 됨에 따라, 특수교사는 중등교육이 어떻게 중등 이후 교육을 잘 준비할 수 있으며 지원할 수 있는지에 대해 평가할 필요가 생겼다. 대학을 목표로 하는 이런 장애 학생을 특수교사는 보통 간과하기 쉬운데, 이는 이들 대부분이 통합교육에 포함되어 주로 일반교육 보조교사에 의해 도움을 받고 있기 때문이다. 따라서 특수교사는 전환 서비스를 통해 특수교육을 넘어 학생에게 도움을 제공할 수 있는 가장 적절한 지원자를 찾아내고, 대학 진학에 대해 조언을 줄 수 있는 상담자와 읽기 전문가를 포함시키는 것이 중요하다. 반면에 중등 이후 교육을 받고 싶어 하는 중도 장애 학생의 경우, 중등 이후 교육에 대해 전문적 지식을 가지고 있거나, 체계적 조정을 통해 학생들이 중등 이후 교육 환경을 경험할 수 있도록 연계, 서비스, 지원을 개발할 수 있는 특수교사의 지원이 필요하다.

중등 이후 교육에 대한 지원은 성과 중심 과정의 한 부분으로 포함되어야 하며, 학생의 중등 이후 교육과 연계된 고등학교 교육 프로그램을 수강하도록 해야 한다. 중등 이후 교육에 대한 선택은 고등학교 초에 이루어지는 것이 바람직한데, 이는 학생으로 하여금 고등학교 프로그램 중에서 중등 이후 교육과 관련된 적절한 교육과정을 선택할 수 있게 하고, 졸업 이후 학생에게 필요한 서비스와 지원을 제공할 중등 이후 교육을 선택할 수 있기 때문이다. 모든 중등 이후 교육은 반드시 충족시켜야 할 학업적 필요조건을 가지고 있지만, 주립 대학교(state university)와 지역사회 대학(community college)의 경우 수학과 영어 같은 일반 교과에 어려움을 가지고 있는 학생을 위해 보상적 프로그램을 제공하고 있다. 학생들에게 필요한 편의와 지원을 요구하도록 훈련시킬 필요가 있으며, 원하는 중등 이후 교육기관에 방문하거나 수업을 청강하도록 지원할 필요가 있다(Turner, 1996b).

가족 참여

McNair와 Rusch(1991)는 그들이 인터뷰한 63%의 부모들은 자신의 자녀가 학업을 마친 후 무엇을 할 것인지에 대한 계획을 가지고 있다는 것을 밝혔다. 국제 SRI(1990)는 장애 학생의 부모나 보호자를 인터뷰한 결과 84%가 자녀가 임금을 받고 취업하기를 원했고 78%가 독립적인 생활을 기대하는 것으로 나타나 장애 청소년들의 졸업 후 활동에 명확한 기대를 가지고 있음을 보고하였다. Wagner, Newman, Cameto와 Levine(2005)은 그들이 조사한 75%의 장애 청소년들이 졸업 2년 후까지 부모와 함께 살기를 원한다고 밝힌 반면에 Scuccimarra와 Speece (1990), Halpern 등(1991)의 조사 결과에 따르면 고등학교를 졸업한 장애 학생의 20~25%는 부모들이 직접 직장을 구해 주었다는 것을 발견하였다. 장애 학생들에게 있어서 부모와 가족이 가장 중요한 지원자임을 밝힌 것이다(Morningstar, Turnbull, & Turnbull, 1996). 그리고 가족만이 유일하게 장애 학생에게 지속적으로 도움을 제공하는 자원임이 추후 연구에서 나타났다(Hanley-Maxwell, Pogoloff, & Whitney-Thomas, 1998).

장애 학생의 진로목표와 성과를 결정하는 부모의 중요한 역할에도 불구하고, 그들은 여전히 전환계획을 수립할 때 간과되는 대상이 되고 있다. McNair와 Rusch(1991)는 전환교육 대상인 학생의 부모 200명을 조사한 결과, 70%의 부모들이 전환 프로그램에 참여하기를 원하는 반면에 실제로는 30%만이 참여한 것으로 나타났다. 그들은 또한 장애 학생의 부모들은 부탁을 하는 것 이상으로 자녀를 위해 직업을 찾고 지역사회 생활에 참여하기를 원한다는 것을 발견하게 되었다. 정보의 부족은 학생과 부모의 자기결정을 행사하는 데 또 다른 어려움을 주고 있다. McDonnell, Wilcox, Boles와 Bellamy(1985)는 그들이 조사한 부모 중 단지 32%만이 학교에서 성인 서비스에 관한 정보를 받았다고 주장했다. Turnbell 등(2006)은 부모들이 받은 정보를 결정하는 데 도움을 줄 수 있는 여섯 가지 영역을 다음과 같이 제시하였다.

1. 선택의 범위에 대한 정보
2. 선택을 평가할 수 있는 능력
3. 자녀의 능력에 대한 이해
4. 자녀의 선호, 흥미에 대한 이해
5. 서비스를 받을 수 있는 방법에 대한 정보
6. 필요하다고 생각되는 서비스가 제공되지 않았을 때 주장하는 방법에 대한 정보

Salembier와 Furney(1997)는 개별화 교육과정에 참여할 때 부모들이 갖는 견해에 대해서 집중적으로 조사한 결과 부모들이 편안함, 교사와의 협력 관계 형성, 개방된 대화를 원한다는 것을 밝혔다. Greene(2003)이 제시한 가족 참여를 확대시킬 수 있는 유용한 방법은 부모 모임을 주선하거나, 정보를 공유하거나, 학교가 가족이 더 친근하게 참여할 수 있도록 협력적

요점 전환계획에 참여하고자 하는 부모의 관심과 학생의 미래에 대해 참여하고자 하는 부모의 욕구에도 불구하고 실제로 전환계획에 참여하는 부모의 수는 매우 미미하다.

관계를 형성하는 것이다.

적용

가족 참여를 통해 학생의 요구와 흥미, 선호도를 결정할 수 있으며, 특히 학생의 고등학교 졸업 후 부모가 전환 조정자의 역할을 떠맡을 때 학생의 졸업 후 활동을 촉진시킬 수 있다. 가족 참여는 전환계획을 통한 성과 중심 과정에 중점을 두어야 하며, 학생의 졸업 후 활동을 지원할 수 있는 여러 가지 협력적 활동의 중요한 한 부분으로서 역할을 담당할 수 있도록 해야 한다. Hanley-Maxwell, Pogoloff, Whitney-Thomas (1998)는 전환계획을 세울 때 가족 참여를 촉진시킬 수 있는 네 가지 보장된 실제를 다음과 같이 제시하였다.

1. 상호적인 가족교육
2. 문화적 민감성
3. 개인적 미래 계획
4. 전환계획에 대한 지속적 참여

상호적인 가족교육이란 전문가가 가족과 함께 훈련을 받거나 가족으로부터 교육을 받는 것을 의미한다. 따라서 학교는 가족들이 쉽게 참여할 수 있는 저녁이나 주말에 가족교육을 제공할 필요가 있다. 문화적 민감성이란 학교가 가족이 문화적으로 좀 더 친숙하고 쉽게 이해할 수 있는 학교 프로그램을 만들거나, 모임을 주선하거나, 훈련을 실시하기 위해서 '문화상담사(cultural consultants)'의 도움을 받는 것을 의미한다. 따라서 일반 교사나 특수교사는 그들의 가치를 평가하고, 그들이 지원하고 있는 가족들이 가진 가치가 자신이 가진 가치와 어떻게 다른지에 대해서도 숙고할 필요가 있다. 개인적 미래 계획과 사람 중심 계획 전략이란 가족이 선택한 환경에서 모임을 갖거나, 학생과 관련되어 있거나 학생을 도울 수 있는 참여자와 만남의 시간을 갖는 것을 말한다. 마지막으로, 전환계획에 대한 지속적 참여란 교사가 가족으로부터 매년 새로운 정보를 수집하거나, 가족이 학생의 중학교, 고등학교 전반에 걸친 전환계획의 일반적 목표와 방법에 대해서 '큰 그림'을 가지고 이해하는 것을 의미한다.

시스템 변화 전략

연구자와 옹호가 및 정책 수립자들은 시스템 변화 전략이야말로 전환을 효과적으로 수행할 수 있는 핵심적 방법이라고 주장하였다(Benz et al., 2000; Halpern, Benz, & Lindstrom, 1992). 시스템 변화는 '위에서 아래로(top-down)' 혹은 '아래에서 위로(bottom-up)' 일어날 수 있다. 전환에서 위에서 아래로의 변화는 1990년대 특수교육 및 재활 서비스국(OSER)의 주도하에 모든 주(statewide)에서 재활 서비스에 대해 구조적 변화를 도모하기 위해 주마다 보조금을 수여하여 일어났다. 이러한 보조금을 받기 위해 주의 의해 승인되어야 하는 두 가지 기본적인 공통점이 제시되었다.

1. 장애 청소년들이 성인의 삶을 준비하거나 참여할 때, 장애 청소년과 가족들을 위한 정책, 과정, 시스템, 다른 구조의 발전과 증진을 통해 전환 서비스의 유용성과 접근, 질을

증가시키기 위해.

2. 장애 학생들의 졸업 후 훈련, 교육, 취업으로의 전환에 대한 지속적인 주 차원의 변화를 이행하기 위한 유인책을 제공하기 위해 (Sec 626([e]) of IDEA).

정책의 중심 논쟁이 된 이러한 프로젝트의 결과로 인해 1997년 장애인교육법이 만들어지게 되었다. 이러한 주제는 장애 학생이 일반 표준화된 교육과정에 참여하면서 개별화된 전환 서비스를 유지하는 데 생기는 문제점을 나타냈으며, 1997년 장애인교육법에서 찾아볼 수 있다.

주의 방침 변화를 촉구하는 같은 시기에 아래로부터의 전환 변화도 일어났다. 학교 수준의 기관 간 전환팀(school-level interagency transition team)이 1983년 전장애아교육법 626조항에 따라 지역 수준에서 시스템 변화를 촉구하는 기구로서 발족되었다(McMahan & Baer, 2001). 이러한 학교 수준의 기관 간 전환팀 구성원들은 전환 성과에 관여하거나 지역 수준에서 장애 학생의 욕구를 정의하고 충족시키기 위해 노력을 기울인 사람들로 이루어졌다(McMahan & Baer; Wehman et al., 1988).

> **요점** 특수교육 및 재활 서비스국(OSERS) 프로젝트에 의해 주 수준과 연방정부 수준의 전환 시스템의 변화가 광범위하게 일어났으며, 지역 수준으로는 학교 수준의 기관 간 전환팀이 구성되었다.

적용

대부분의 교육 및 성인 서비스 체계는 개인 수준의 전환을 제공하는 데 어려움을 주고 있다. 이러한 쟁점을 다루기 위해서 전환 서비스 조정자는 예외적인 전환실제에 대해 잘 알고 있어야 하며, 학교에서 이러한 전환실제가 투입될 수 있도록 전환 제삼자(stakeholders)를 움직일 수 있어야 한다. 학교 수준의 기관 간 전환팀을 이용하는 것이 유용한 방법이 될 수 있다. 다음과 같은 전환 시스템에 대한 쟁점들이 학교 수준의 전환팀에 의해 언급될 수 있다.

1. 장애 학생의 적절한 시험 절차와 편의에 대한 개발
2. 사람 중심 개별화 교육계획 적용
3. 중도 장애 학생의 졸업 요건에 대한 명시
4. 학생, 부모, 전문가 간의 교차 훈련
5. 장애 청소년과 부모들의 역량을 강화시키는 방법
6. 장애 학생에게 진로 기회를 제공하는 전문가와의 연계 방법

학교 수준의 기관 간 전환팀 구성원에는 가족, 성인 서비스 제공자, 행정가, 교육자, 고용주, 전환 전문가와 같이 전환에 관계된 모든 사람들이 포함될 수 있다. 이러한 팀의 조직은 토론할 쟁점에 따라 매우 다양하게 나타날 수 있다.

전환체계의 변화를 위해서 특수교육자는 전환과 관련된 모든 전문가의 전문 분야에 대해 자세히 알고 있어야 하며, 그들과 정기적으로 의사소통해야 한다. 또한 지역 수준에서 혹은 서비스를 제공하는 장애 학생을 중심으로 전환 시스템과 서비스를 향상시킬 수 있는 아이디어를 개발하고 수행하기 위해 이러한 전환 관련 전문가에게 도움을 주는 팀과 집단의 진행 과정을 잘 이해하고 있어야 한다.

7. 결론

전환정책과 전환실제는 교육에서 유용하게 실천할 수 있는 장점들을 찾아내는 활력적인 개념이다. 이들의 초기 뿌리는 학교와 학교 이후 활동을 연계시켜 주는 교량모형(bridges model)에서 출발하여 나중에 전환교육 모형으로 확대된 직업학습 프로그램(work-study program)과 진로교육 프로그램으로 거슬러 올라갈 수 있다. 전환에 적용할 수 있는 보장된 실제를 찾는 데 어려움이 남아 있는데 이는 지역사회가 다양하고, 교육에 대한 다양한 개념과 장애 학생의 각기 다른 욕구, 그리고 장애 청소년들이 활동할 미래 환경의 빠른 변화 때문이다. 저자는 이러한 보장된 전환실제가 학생의 졸업 후 환경과 전환 및 교육정책, 개별화된 학생의 요구, 흥미, 장점, 선호도에 맞춰 어떻게 적용될 수 있는지를 논의하였다. 저자는 독자들이 이 장에서 개괄적으로 소개한 개념들을 이 책의 나머지 부분에서 더 자세히 살펴볼 수 있도록 제시하였다.

8. 연구문제

1. 지난 60년 동안 장애인에 대해 사회는 어떻게 반응했으며, 장애 서비스 정책에 어떤 영향을 미쳤는가?
2. 초기 청소년기에 나타나는 특성은 무엇이며, 이 시기에 특별히 중점을 두어야 할 전환목표는 무엇인가?
3. 중기 청소년기에 나타나는 특성은 무엇이며, 이 시기에 중점을 두어야 할 전환목표는 무엇인가?
4. 후기 청소년기의 특성은 무엇이며, 이 시기에 중점을 두어야 할 전환목표는 무엇인가?
5. Lichtenstein 모형이 제시한 생태학적 영역 중에서 하나를 선택하여 정의하고, 이 영역에서 필요한 전환의 목표를 서술하시오.
6. 연구를 통해 나타난 장애 학생의 졸업 후 성과는 무엇이며, 이러한 졸업 후 성과가 중등교육에 의미하는 것은 무엇인가?
7. Halpern 모형에서 제시한 질적 삶이란 무엇인가?
8. 장애인교육법(IDEA)에 전환 서비스 제공에 대한 규정이 언제 삽입되었으며, 나중에 장애인교육법 개정에 어떻게 발전되었는가?
9. 전환의 네 가지 중요한 요소는 무엇인가?
10. 장애인교육법에 의해 전환의 기본 요소들이 어떻게 강화되었으며, 연구와 전문가의 동의를 거쳐 개발된 보장된 실제는 어떻게 지원되었는가?
11. 전국 기관(national organization)이 제시한 전환 서비스의 정의는 무엇이며, 이것은 장애인교육법의 정의와 어떻게 다른가?
12. 전환에 적용될 수 있는 보장된 실제 두 가지를 말하고, 이것들이 어떻게 졸업 후 성과, 전환정책과 개별화된 장애 학생, 부모의 욕구와 관련되었는지 논하시오.
13. 전환 교육과정과 일반 교육과정의 협력이 진로교육 접근이 전환으로 이행되는 데 어떻게 도움을 줄 수 있으며, 또 어떻게 방해가 될 수 있는가?

9. 참고 웹사이트

The IDEA and Transition
http://www.ldonline.org/ld_indepth/transition/law_of_transition.html

Quality of Life-Bibliography
http://www.utoronto.ca/qol/biblioqol4.htm

The Real Facts about Disability and "Quality of Life" Compiled by *Not Dead Yet* in consultation with Carol
http://www.independentliving.org/docs3/gill99.html

Quality of Life Indicators
http://www.ont-autism.uoguelph.ca/STRATEGIES4.shtml

Quality of Life for Minorities with Disabilities
http://www.hawaii.edu/hivandaids/Improving%20the%20Quality%20of%20life%20for%20Minorities%20with%20Disabilites.pdf

Handbook on Quality of Life for Human Service Practitioners
http://www.aamr.org/Bookstore/QUAL/handbook.shtml

Erik Erikson's 8 Stages of Psychosocial Development
http://www.childdevelopmentinfo.com/development/erickson.shtml

Effects of Disability on Psychosocial Development
http://www.ssta.sk.ca/research/students/91-05a.htm#eff

Adolescent Stages of Development
http://www.childdevelopmentinfo.com/develpment/teens_stages.shtml

Family Ecology Issues
http://www.ncoff.gse.upenn.edu/litrev/fpmlr.htm

National Longitudinal Transition Study-2
http://www.nlts2.org/

National Transition Alliance Model Programs
http://www.dssc.org/

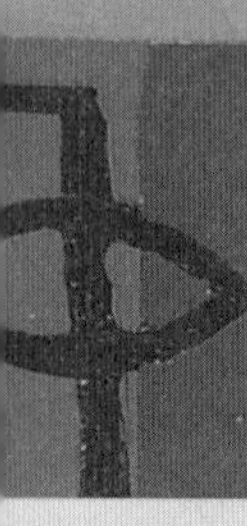

제 2 장 전환법 제정 및 전환모형

Robert W. Flexer & Robert M. Baer

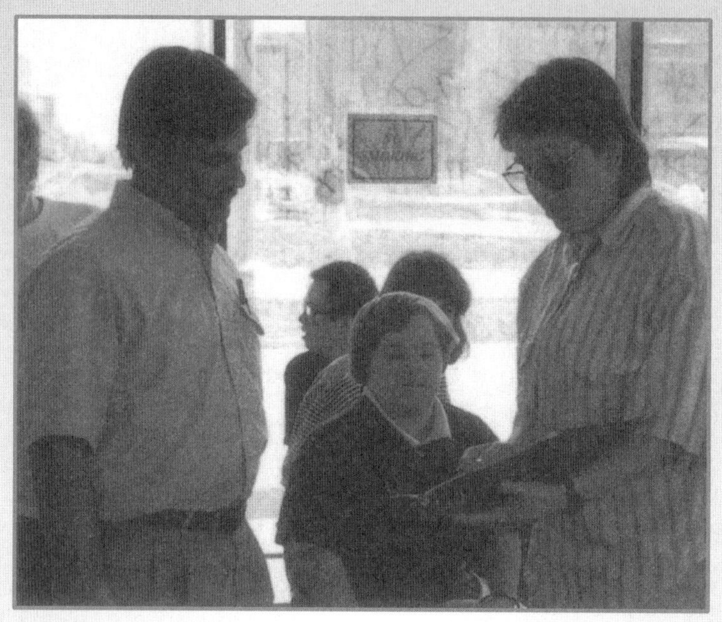

학습목표

1. 시대별로 법을 제정하게 만든 장애인 정책의 배경에 대해서 설명할 수 있다.
2. 시대별로 부상한 전환에 대한 기본 원리, 장애 정책, 관련된 법에 대해서 기술할 수 있다.
3. 다른 영역의 법들이 서로 어떻게 상호작용하며, 이것은 무엇을 의미하는지를 설명할 수 있다.
4. 법 제정 전반에 걸쳐 중점적으로 변화된 전환에 대해서 기술할 수 있다.
5. 장애 학생의 성인으로의 전환을 용이하게 만드는 재활 실천원리의 발달 과정을 안다.
6. 전환 발달 과정이 전환정책 과정에 어떻게 영향을 주었는지를 이해한다.

1. 서론

1990년 장애인교육법(IDEA)에 의해 중등 특수교육에서 전환 서비스를 제공할 법적 근거가 생겼다. 1990년 장애인교육법은 전환 서비스에 대해서 정의하고 이러한 서비스가 모든 장애 청소년의 개별화 교육계획에 포함되도록 명시하였다. 이 장애인교육법에 전환 서비스를 시행하도록 규정함으로써 성인 사회 준비라는 중등교육의 기본 목적을 제시하게 되었다(Turnbull et al., 2003). 또한 1990년 장애인교육법에 규정된 전환계획 절차는 학생, 가족, 전문가의 관심을 학생의 성인 사회의 전환을 위한 도전, 불확실과 가능성에 집중시켰다.

이 책 전반에 걸쳐 저자는 전환 서비스에 대한 법적 요구와 현장의 서비스 실제원리 사이에 공통적인 배경을 제공해 주기 위해 장애인교육법에 정의된 네 가지 중요한 전환 요소를 언급할 것이다. 이 장에서는 장애인교육법에 규정된 전환의 뜻 자체와 그 의도를 모두 살펴보고, 학생이 결정한 졸업 후 목표를 종합적 활동을 통해 성취되도록 하는 데 중점을 두었다. 또한 이 장에서 저자는 특수교육, 일반교육, 진로·직업교육 및 직업재활에서 장애 관련 법률과 전환모형이 어떤 관계를 갖는지에 대해 밝히고자 한다.

전환법 제정과 모형은 1960년대부터 시작하여 현재까지 5개의 시대별로 나누어 제시하였으며, 1960년대를 포함하여 지금까지 장애인을 위한 가치와 혜택이 어떻게 연관되어 변모했는지에 대해서 논의하고자 한다. 1970년대는 특수교육 기반의 시기로, 1980년대는 새롭고 혁신적인 전환모형의 발달을 통해 체계를 정의하는 시기로 기술하였다. 1980년대와 1990년대는 입법 개혁을 통해 정책이 만들어지며, 교육과 직업재활을 하나로 일치시키는 평행적 개혁의 시기로서 기술하였다.

2. 1960년대 정책, 실제와 사회적 기반

장애에 대한 현대적 개념은 가난해야 마땅한 빈곤층과 가난하지 말아야 할 빈곤층을 구별한 17세기 영국의 엘리자베스 빈민법(Elizabethan Poor Laws)까지 거슬러 올라갈 수 있다. 여기서 말하는 가난하지 말아야 할 빈곤층이란 윤리적 결함에 기인한 가난이기 때문에 이들은 일하도록 기대되며, '일을 통해 자신의 삶을 일으킬 수 있다'고 생각했다. 반대로 가난해야 마땅한 빈곤층이란 주로 '불구자'나 맹인으로서 이들은 기부를 받아 살 뿐 일반적으로 일하지 않는 것으로 생각되었다(Mackelsprang & Salsgiver, 1996). 역사를 통틀어 보면, 장애인들은 그들이 지닌 장애의 종류에 따라 혹은 사회 가치에 따라 가난이 마땅한 빈곤층 혹은 일을 통해 가난을 면할 수 있는 사람으로 달리 비춰졌다. 장애란 용어는 어찌되었건 이 두 집단에 모두 약점으로 작용하게 되었다. 가난할 수밖에 없는 빈곤층으로 장애인이 비춰질 때는 보호의 대상으로 비춰질 뿐 일을 할 수 있는 대상이나 사회 공헌의 대상으로 생각되지 않았기 때문이다. 그러나 일을 통해 가난을 극복할 수 있는 존재로 바라볼 때 장애인들은 실업 상태이거나, 강제

표 2-1 사회역사적 일탈 역할 인식과 그에 따른 서비스, 직원 모형

역할 인식	서비스 모형	직원 모형
인간 이하 취급: 짐승 식물인간 감각 없는 물건 취급	무시, 보호, 제거	파수꾼, 수행원, 보호자, 감시원, 제거자
두렵고 무서운 존재	형벌, 긴장 완화 차원에서 따로 구별하거나 제거해야 할 대상	보호자, 수행원, 제거자
조롱의 대상	공연이나 전시	예능인
동정의 대상	필요를 제공	종교적 집단의 구성원, 기부자
부담스러운 적선의 대상	산업 근로자로 훈련	훈련자, 규율주의자, 작업감독자
영적으로 순결한 존재	악으로부터 보호	종교적 집단의 구성원, 기부자
영원한 어린이	양육원	양육자
병자	의료 서비스	의사, 간호사, 치료사

출처: Overview of normalization, by W. Wolfensberger in R. J. Flynn & K. E. Nitsch (Eds.), *Normalization, social integration, and community services.* 1980, Table 2, p. 10, Chap. 1. Reprinted with permission.

노동의 대상이 되거나, 범죄자 신분이거나, 감옥에 투옥되는 경우가 많았다. 이 엘리자베스 법에 정의된 장애의 개념은 1960년대 서구 사회의 반응보다 훨씬 아래 단계로 볼 수 있다. 예를 들어, 미국의 사회보장 소득 프로그램을 통해 '일을 할 수' 있는 집단으로 비춰진 시각장애의 경우, 일할 수 없는 빈곤층으로 비쳐진 정서장애보다 훨씬 더 많은 혜택을 받았다.

Wolfensberger는 1972년 『정상화(Normalization)』라는 책을 통해 장애정책에 대해 비판함으로써 이러한 통념(가난이 마땅한 존재, 일을 통해 가난을 벗어날 수 있는 존재)에 처음 도전하게 되었다. 그는 장애인에게 주어진 가치는 사회와 장애 프로그램이 장애인들을 어떻게 취급하느냐에 따라 달라진다고 주장했으며, 역사 전반에 걸쳐 장애인들이 사람보다 못한 존재로 혹은 기껏해야 기부금의 대상자로 취급받았다고 기술했다(Wolfensberger, 1972). **표 2-1**에 장애 서비스와 전문가의 역할이 어떻게 비춰졌는지 정리해 두었다.

장애인에 대한 이러한 통념들은 1960년대와 1970년대에 계속해서 출판되었으며 그들의 영향력은 다음과 같다.

- 1960년대에 Willowbrook의 『지옥의 크리스마스(Christmas in Purgatory)』(Blatt, 1966)와 Geraldo Rivera 등은 중도 및 최중도 장애인의 삶이 학대당하고 너무 심각한 상태임을

묘사하였다.

- 1975년까지 중도 장애인의 공립학교 입학 금지하였다.
- 1970년대에 중도 장애인을 일상생활센터나 시설로 분리시켰다.

초기 재활법의 파급 효과

장애인 개혁은 1960년대로 거슬러 올라가 뿌리를 찾을 수 있다. 1900년대 초기에 장애인에 대한 통념은 재활 서비스의 탄생으로 인해 변화하기 시작했다. 이러한 재활 서비스는 제1차 세계대전 때 의료와 기술의 진보와 전쟁으로 인해 상이군인이 많이 생김으로써 재활 서비스의 필요에 기인하였다. 1917년 Smith-Hughes 법(P.L. 64-347)에 따라 상이군인을 위한 국가 차원의 재활 서비스가 지원되었으며, 최초로 국가 차원의 직업 서비스, 직업교육, 장애인을 위한 공학을 제공하도록 규정한 1918년 Smith-Sears 법(P.L. 65-178)에도 영향을 주었다. 1920년 Smith-Fess 법(P.L. 66-236)은 이러한 서비스(지도 상담, 직업 적응 및 배치)를 산업재해 대상에까지 확대시켰다. 이러한 초기 재활법은 장애인 중에서도 '자격 있는(상이군인이나 산업재해로 인해 장애를 가진 자)' 소수의 집단에만 한정되었으며, 사회 변화를 촉구하기보다는 개인의 결점을 교정하는 데 중점을 두었다. 20세기 초 장애인에 대한 이러한 통념은 현재까지도 재활, 직업교육이나 특수교육에 종사하는 장애 전문가들이 지니는 철학이나 방법에서 여전히 찾아볼 수 있다(DeStefano & Snauwaert, 1989).

> **요점** 제1차 세계대전과 재활공학(rehabilitation technology)의 출현으로 장애인을 위한 직업재활이 생겨나게 되었으며, 상이군인과 산업재해로 장애를 입은 시민의 재활을 위한 의무에서 기인되었다.

1917년부터 1943년까지(제1·2차 세계대전 기간) 만들어진 법들은 대상과 서비스를 제한하였다. 이 기간에 만들어진 법들은 주로 상이군인에 대한 지원과 훈련 및 산업재해로 인해 장애를 입은 시민을 대상으로 하였다. 그러나 1943년 Barden-LaFollete 법(P.L. 77-113)에 의해 이러한 서비스가 일반 장애인까지 확대되게 되었다. 또한 Barden-LaFollete 법은 재활 서비스를 고용되는 데 기본이 되는 진찰, 수술, 보조기구, 의지기구와 같은 의료적 서비스에까지 확대시켰다. 원칙적으로는 정신지체인과 정신장애인에게도 재활 서비스의 혜택이 주어졌지만, 실제로는 그들의 특수성과 재활 토대의 미약함으로 인해 그들에 대한 서비스는 제대로 이루어지지 않았다. 1954년 개정 직업재활법(P.L. 83-565)은 미국 전 지역의 모든 장애인에게 직업학습(work-study), 보호 작업장, 직업 배치 서비스를 제공하지는 못했지만, 이러한 영역의 사전 프로그램(pilot-program)을 수립하기 위한 종자 자금을 제공하여 주(state)와 지역 차원 프로그램이 전체의 한 시스템 안에서 개발되도록 하였다.

> **요점** 재활 서비스는 제1·2차 세계대전 속에서 느리게 발전하였지만 미국 시민의 복지 증진을 위한 전반적 시스템의 한 부분으로 인식되기 시작했다.

옹호 단체의 발전

공학이 발달함에 따라 재활 서비스는 점차 더 많은 사람들에게 확대되었다. 하지만 중도 장애인의 경우 여전히 기부의 대상일 뿐 사회에 전혀 공헌할 수 없는 사람으로 비춰졌다. 1950년 장애인들의 부모에 의해 전국정신지체협회(National Association For Retarded Citizens, 현재 ARC)가 발족됨에 따라 이러한 통념에 대해 변화가 일어나기 시작했다. 초기 전국정신지체협회와 다른 장애인협회(뇌성마비협회)들은 중도 장애 어린이와 성인(중도 정신지체, 뇌성마비, 자폐, 다른 발달장애)을 대상으로 한 기술 개발 프로그램(skill-development program)과 활동을 개발하기 위한 자금 조달을 위해 시작되었다. 조기교육 프로그램과 특수교육은 중도 장애로 인해 일반 학교교육에서 배제된 아동을 위해 시작되었으며, 보호고용센터, 주간활동센터는 장애 성인을 위해 세워지게 되었다. 초기 장애인 옹호 단체는 장애에 대해 잘 알고 있는 전문가의 부족으로, 또 장애를 어떻게 다루어야 하는지에 대한 정보의 부족으로 인해 어려움을 겪었던, 급속히 증가하는 많은 장애인의 부모들에게 정보와 지원을 제공하는 데 중점을 두었다(Turnbull & Turnbull, 1990).

요점 장애인의 부모에 의해 창립된 옹호 단체를 통해 장애에 대한 전국적인 관심을 불러일으키기 시작했다.

이러한 초기 장애인 옹호 단체들은 특수교육과 재활 서비스의 필요성에 대해 지역사회와 사회 자각을 불러일으키는 원동력이 되었다. 따라서 1960년대는 장애 쟁점을 사회로 끄집어내는 시기였으며, 장애인들의 필요와 희망과 욕구를 충족시키는 데 최초로 국가위원회를 창립하게 된 시기로 특징지을 수 있다. 장애인의 독립을 촉진시키기 위한 공공복지, 공공 서비스, 훈련 프로그램들이 Kennedy 정부에 의해 시작되었다. 이러한 국가위원회(national commitment)는 대통령 정신지체 자문위원들에 의해 처음 기술되었으며(**표 2-2** 참조), 40년이 지난 오늘날과 매우 연관성이 있다. 이들이 사용한 용어는 달라도 이들이 권고한 목표는 오늘날 장애인을 위한 질적 서비스와 성과를 촉진시키는 중심이 되고 있다.

표 2-2 대통령 정신지체 자문위원회: 1962년 권고안

- 정신지체의 원인과 예방 연구를 위한 연구기관 창설
- 모든 시민, 특히 장애인을 위한 복지, 의료, 사회적 조건 향상
- 모든 사람을 위한 향상된 교육 프로그램과 적절한 교육 제공: 교육 정의를 학업 이외로 확대
- 정신지체의 다방면에서 일할 수 있는 전문가와 서비스 직원 훈련, 특히 지도자 수준으로 훈련
- 지속적으로 모든 필요를 충족시킬 수 있는 광범위한 서비스 및 지역사회 중심 서비스 개발

출처: President's panel on mental retardation (1962). A proposed program for national action to combat mental retardation. Washington, DC: U.S. Government Printing Office.

1960년대 법

정신지체 대통령 자문위원회가 제시한 목표를

중심으로 1960년대에 장애 어린이의 교육적·발달적 필요를 충족시키기 위한 모임이 발족되었다. 1965년과 1966년에 주립학교, 지역사회 병원, 지역 학교에서 장애 학생의 교육적 지원을 제공하도록 법이 통과되었다. 1963년 직업교육법(Vocational Education Act, P.L. 88-210)을 통해 불우한 사정(disadvantaged)의 사람이나 장애인을 대상으로 직업 프로그램을 제공하게 되었다. 1968년 개정 직업교육법에서는 장애 학생을 위한 교육 및 서비스를 위해 직업교육의 10%를 따로 할당해 둘 것을 명시하였다. 1967년 개정 재활법에서는 재활 서비스 제공자의 모집과 훈련에 관한 새로운 프로그램을 제시하였으며, 훨씬 차원 높은 수준의 재활 서비스와 연구를 위해 자금을 지원하였다. 이 법을 통해 경도 정신지체인(mild mental retardation)을 위한 작업 경험, 기능적 학업 교육, 생활 기술을 제공해 주는 직업학습 프로그램(work-study program)들이 개발되었다.

발달장애 및 정서건강법 제정을 통해 1960년대에 이러한 사람들을 위한 정확한 정의와 대상자 선정, 서비스 범위가 정해지게 되었다. 예를 들면, 1963년에 제정된 정신지체를 위한 시설 및 건축법(Mental Retardation and Facilities and Construction, P.L. 88-164)에서는 처음으로 정신치체인의 필요를 충족시키기 위한 국가 차원의 우선권(priority)이 주어지게 되었다. 이 법을 통해 장애인의 필요를 정의하기 위한 틀이 세워졌으며, 이후에 서비스를 제공하기 위한 전국적인 토대가 되고 주(state)와 지역사회 기관들이 지역사회 중심 서비스를 제공할 수 있도록 정부 자금이 조달되었다. 이 법은 장애인이 생활에서 느끼는 가장 중요한 요구를 규정하고, 이러한 필요를 충족시키기 위한 광범위한 서비스 체계를 설립하는 데 중요한 출발이 되었다.

> **요점** 1960년대에 제정된 연방정부 법(federal laws)을 통해 장애인의 필요를 충족시키기 위한 기초가 마련되었다.

초기 전환모형

1960년대와 1970년대는 전환 프로그램에 대해 아직 규정되지 않은 시기였지만, 이 시기에 많은 프로그램들이 출현하기 시작하여 후에 전환 프로그램으로 불리게 되었다. Halpern(1992)은 전환 서비스의 역사를 고찰한 결과 과거 프로그램을 '지속적으로 시도하고 사실에 근거하여' 대규모의 변화를 촉구하는 '새 부대의 묵은 포도주'로 표현하였다. 또한 Halpern은 전환 전문가들이 '비장의 무기(silver bullet)'로 여겨지는 새롭고 이전에 시도하지 않은 방법을 위해 과거의 연구를 버리지 말 것을 경고하였다. 실제로 그는 이미 1930년대에 교육자들에 의해 엄격한 학문적 교육과정이 경도 정신지체의 필요를 충족시키지 못한다는 사실을 자각한 후 전환모형을 시도했다고 주장하였다. 이 시기에 몇몇 주에서는 교사들이 (특히 도회지 학교) 중등(중·고등학교) 청소년을 위해 특수교육에 기능적 교육과정과 생활 기술 및 직업적 접근을 시도하였다

> **요점** 전환 프로그램들은 경도 정신지체 학생을 위한 초기 기능적 기술교육과 직업학습 프로그램에서 유래되었다.

(Clark & Kolstoe, 1995; Neubert, 1997). 1950년 후반에 초기 직업학습 프로그램에 기능적 직업 기술이 시행되었다(예: Frey & Kolstoe, 1965). 1960년대와 1970년대, 즉 20년 동안에는 경도 정신지체를 위한 이러한 접근들에 중점을 두었다(1972년 Cobb의 논문 참조).

직업학습 프로그램

직업재활에 대한 연방정부와 주정부의 파트너십이 이루어짐에 따라(연방정부 자금이 주정부 자금과 매칭됨) 고등학교에 다니는 경도 정신지체를 포함하여 다양한 장애 집단들에게 재활과 고용 관련 서비스 제공에 대한 필요성이 대두되었다. 따라서 1950년대 후반 **직업학습 모형**(work-study model)의 시작은 공립학교와 주 재활기관 관할 지역사무소의 협력으로 이루어지게 되었다(Halpern, 1992). 직업학습 프로그램들은 경도 장애 청소년들이 지역사회 적응을 준비할 수 있도록 지역사회 직업 경험과 더불어 통합된 학업, 사회, 직업적 교육과정을 제공하였다. 직업학습 프로그램은 학교와 재활기관끼리의 협력으로 공식적으로 처음 시도되었다. Halpern(1992)은 직업학습 프로그램과 전환 프로그램 사이에 다음과 같은 여러 가지 공통점이 있음을 발견하였다.

1. 지역사회 취업(community employment)은 교육과정의 한 부분으로 포함되었고, 지역사회 취업이 지닌 가치에 대해서 자각하고 있었으며, 시간제(part-time) 직업 경험을 수업시수로 인정해 주어 학교에서의 시간제 수업과 지역사회에서의 시간제 취업 경험이 함께 이루어졌다.
2. 직업 적응 수업(work-adjustment class)과 기능적 학업을 통해 학생들이 직업과 관련된 읽기, 쓰기, 수학 기술을 습득하게 하여 직업 경험이 잘 이루어지도록 지원하였다.
3. 학교 교사와 재활상담사들이 함께 협력하여 학생들이 모든 필요한 재활 서비스를 받을 수 있도록 지원하였다.
4. 지역 및 주(state) 기관들이 직업재활 자원을 공유하는 데 동의함으로써 지역 직업재활부(VR offices)에서 필요할 때마다 학교 서비스를 지원해 주게 되었다.

수천 명의 경도 정신지체 학생들이 직업학습 프로그램을 통해 성공적인 고용으로 전환하도록 지원하는 주(state) 재활기관의 클라이언트가 되었다. 이러한 직업학습의 유용성에도 불구하고, 재활 서비스와 함께 직업학습 프로그램을 위한 자금 조달은 10년을 넘기지 못했다. 1975년 전장애아교육법(Education of All Handicapped Children Act, P.L. 94-145)은 무상 공교육을 제공하는 학교에서 직업학습을 필수적으로 제공하게 하였다.

> **요점** 주에서 제공하는 재활 프로그램과 고등학교 프로그램이 협력함으로써 직업학습 프로그램을 통해 고용 훈련 경험과 기능적 학업 교육이 이루어지게 되었다.

1975년 이후 많은 학교들은 학습장애와 행동장애, 경도 정신지체 학생들을 위해 특별히 고안된 프로그램을 개발하기 위해 전문가를 고용하여 직업학습 프로그램을 지속적으로 운영하였다. 많은 연구들이 계속해서 고등학교 때의 고용 경험이 졸업 이후 좀 더 나은 고용 성과를 이루게 한다는 사실을 밝힘으로써 직업학습 모형이 유지되었다(Hasazi, Gordon, & Roe, 1985; Blackorby & Wagner, 1996). 연구자들은 직업학습 프로그램을 통해 학생들이 작업 현장에서 필요한 기본 기술을 습득할 수 있으며, 졸업 후 취업할 수 있도록 도와준다고 밝혔다(Blackorby & Wagner). 그들은 또한 직업학습 프로그램을 통해 학생들은 배운 교육과정을 좀 더 적절하게 실제 생활에 적용할 수 있으며, 그들이 자퇴하지 않고 학교에 다니도록 도와준다고 주장하였다(Blackorby & Wagner). 따라서 직업학습 프로그램은 학생의 졸업 후 활동을 촉진시키는 중요한 역할을 하며 재활과 교육 활동을 연계하는 데 필수 요소라 하겠으나 전환하는 데 필요한 두 가지 이하의 요소에 초점이 맞추어져 있다.

요점 이러한 협력적 관계가 더 이상 이루어지지 않았음에도 불구하고, 대부분의 주에서는 학습장애, 정서·행동장애, 경도 정신지체 학생을 위해 고등학교에서 직업학습 프로그램을 제공하였다.

1960년대 정책에 대한 요약

1917년부터 1945년까지 정부는 주로 상이군인의 재활과 공립학교의 대체 직업교육에 집중하였다. 1950년대 후반부터 1960년대까지는 특수교육, 장애인을 위한 직업교육, 주 차원의 재활 프로그램, 발달장애와 정신건강 서비스 체계를 제공하도록 규정하는 법들이 제정되었다. 이것은 장애인을 위한 교육과 재활에 대한 장애정책, 실천원리, 연방정부의 개입의 효시가 되었다. **표 2-3**에 1960년대까지 재활 서비스 부분에 대한 주정부의 역할과 전환 서비스 발달을 비교·대조하여 제시하였다.

3. 1970년대 정책 기반, 실제와 법

1972년 펜실베이니아 주를 상대로 한 펜실베이니아 장애인협회의 법적 소송

지역사회 중심 서비스를 지속적으로 제공하면서 1970년대에 지체인협회(ARC)는 장애인의 인권을 주장하는 역할을 정책적인 부분에까지 확대해 나갔다. 1970년대 초기까지 중도 장애 학생들은 공립학교에서 교육을 받을 수 없었기 때문에 펜실베이니아 지체인협회는 이들을 위한 공립 학급 교육의 필요성에 대해 펜실베이니아 주를 상대로 소송을 제기하였다. 이 소송을 통해 장애인이 공립교육을 받을 수 없는 법적 증거를 제기하지 못하는 한 장애와 상관없이 모든 아이들은 공립교육을 받을 수 있게 되었다(*PARC v. Commonwealth of Pennsylvania*, 1972). 펜실베이니아 지체인협회(원고인)가 제기한 장애인의 공립교육이 승소하게 되었고, 이는 1975년 전장애아교육법(Education of All Handicapped Children Act, P.L. 94-142)의 기

요점 1970년대에는 장애인 옹호 단체들이 제기한 법적 소송이 승소함에 따라 모든 장애인들이 무상의 적절한 교육을 받을 권리를 갖게 되었다.

표 2-3 1960년대 이전과 1960년대에 제정된 법

1917～1945
상이군인을 위한 지원과 훈련에 중점 연방정부가 개입하기 시작함 • 1917년 Smith-Hughes 법(P.L. 64-347): 상이군인을 위한 직업재활 및 고용과 직업교육 명시 • 1918년 Smith-Sears 법(P.L. 65-178): 상이군인을 위한 추가 지원 명시 • 1920년 Smith-Fess 법(P.L. 66-236): 국가 공무를 수행하다가 장애를 입은 시민을 위해 직업훈련을 제공하도록 자금 지원 • 1943년 Barden-LaFollete 법(P.L. 77-113): 신체장애와 정신지체를 가진 모든 사람에게 직업재활을 제공하도록 명시
1945～1968
훈련과 재활이 모든 장애인으로 확대됨 장애정책과 연방정부의 역할이 대두됨 • 1954년 개정 직업재활법(P.L. 83-565): 연구 및 전문가 훈련과 재활 확대 및 증진을 위한 자금 조달 • 1963년 직업교육법(P.L. 88-210): 장애인을 위한 직업 프로그램과 서비스 확대 • 1966년 개정 초·중등교육법(P.L. 89-750): 특수교육에 대한 주 차원의 지원과 정부 장애인교육 부서 설립 • 1968년 개정 직업교육법(P.L. 90-576): 특수교육 대상자를 위한 기초 주 자금 할당(장애인을 위해 10%, 학업 및 경제 활동이 불리한 자를 위해 15% 할당) • 1967년 개정 직업재활법(P.L. 90-99): 재활, 연구, 시범(demonstration), 훈련 프로젝트를 위한 자금 확대 • 1968년 개정 직업재활법(P.L. 90-391): 재활, 연구, 시범(demonstration), 훈련 프로젝트를 위한 자금 확대 • 1963년 정신지체인을 위한 시설 및 건축법(P.L. 88-164): 정신지체인에게 지역사회 중심 프로그램을 제공하도록 자금 조달

출처: School-to-work transition: Overview of disability legislation by R. A. Stodden in F. R. Rusch & J. G. Chadsey (Eds.) *Beyond high school: Transition from school to work*, 1998, Wadsworth Publishing Company.

초가 되었다. 이 법은 중도 장애인의 공립교육 배제를 종결시키고, 이들을 위한 무상의 적절한 공교육을 실시하도록 명시하였다.

독립생활 운동

장애인의 부모와 가족들이 장애 아동과 성인에 대한 인권을 주장하면서 지체장애와 감각장애를 가진 성인에 대한 인권에 대해서도 관심을 갖기 시작했다. 캘리포니아 주 버클리에서 청소년 집단은 장애 청소년들이 캘리포니아대학교를 상대로 모든 지체장애인들이 캘리포니아대학교에서 제공하는 프로그램과 교육에 접근할 수 있게 해 달라고 이의를 제기했다. 그 결과 장애인을 포함한 모든 시민의 지역사회 참여와 공공기관의 접근을 강조한 '독립생활 운동(independent living movement)'이 일어나기 시작했다.

다양한 옹호 단체의 인권 주장에 따라, 연방 정부 기금을 받아 운영되는 모든 프로그램들이 장애인에게도 동일한 접근을 허용하도록 명시한 1973년 재활법(Rehabilitation Act)이 통과되었다. 그러나 이 재활법은 준수할 구체적인 규칙에 대해서 규정하지 않았기 때문에 이 법을 실행하는 데 어려움을 겪게 되었다. 5년 후인 1978년에 옹호 단체와 장애인들은 미국 보건·교육·복지부(U.S. Department of Health, Education, and Welfare)에 진을 치고 앉아 필요한 규칙을 정하라고 촉구하였다. 이러한 관료정치의 완고한 생각은 장애인의 인권을 지지한 장애인 운동에 커다란 장애물이었다.

> **요점** 고용, 중등 이후 교육, 지역사회에 대한 법 제정은 장애인을 포함한 여러 단체의 협력에 의해서 성취되었다.

사람 먼저 운동

1970년대는 또한 여러 장애인 단체가 자기옹호를 주장한 시기였다. 원래 **사람 먼저 운동**(People First)은 정신지체 단체의 자기옹호에서 시작했다. 인지 능력의 제한으로 인해 정신지체 장애인들은 부모를 통해 자신의 권리를 주장하게 되었다. 오리건 주의 정신지체 장애인 집단이 함께 모여 그들이 원하는 프로그램을 전문가에게 요청하였는데, 어떤 한 젊은 여자가 일어서서 "우리는 사람이 먼저이기를 원한다(We want to be people first!)"라고 말함으로써 장애인들이 사람으로서 대우받아야 한다는 운동에 불을 지피게 되었다. 사람 먼저 운동은 사회와 전문가들이 장애를 장애인의 전체 특성으로 보지 않고, 장애인을 볼 때 먼저 그 사람의 일반적인 모습에 관심을 두고 장애를 그 사람의 일부분으로 보도록 하였다(Perske, 1988).

사람 먼저 운동은 장애인에 대한 사고와 언어를 변화시켰다. 전문가와 사회는 장애인을 지칭했던 '바보', '불구자', '무능한 자'라는 말을 없애기로 논의하기 시작했다. 예전의 '바보'에서 현재는 '정신지체인'으로 정책적으로 명칭이 고쳐지게 되었다. 이러한 명칭의 변화는 옹호자에게 굉장히 중요하게 여겨졌는데, 이는 장애인의 품위를 높이며 참여를 확대시켜 주기 때문이다. **사람 먼저를 강조한 언어**(Person-first language)를 사용함에 따라 다음과 같은 좋은 효과를 기대할 수 있다.

1. 자기존중감 인식
2. 장애인을 사람으로 바라보는 사고의 변화(사람이 먼저이고, 장애는 두 번째)
3. 장애에 대한 편견이 없는 정확한 표현(사람의 머리 색깔을 항상 언급할 필요가 없는 것처럼 장애를 언급할 필요가 없다)

표 2-4에 장애인과 대면할 때 지켜야 할 몇 가지 쟁점과 직원과 전문가들이 알아 두어야 할 유용한 정보를 개괄하여 제시했다. 사람 먼저를 강조한 언어는 장애인들이 다르게 불러 달라고

> **요점** 정신지체인은 자신의 장애 명칭에 따라 사람들이 자신을 판단함으로 인해 거부감과 공포를 직접적으로 경험하고 있다.

표 2-4 사람 먼저를 강조한 언어 표현

- 사람을 먼저 주목하고 장애를 뒤에 두어라.
- 개인과 장애명을 동일시하게 사용되는 언어 표현을 삼가라('사지마비인' 혹은 '간질병자' 대신 '경련성 장애가 있는 사람' 혹은 '지체장애가 있는 사람').
- 부정적 뜻을 가진 형용사는 사용하지 말라(병든, 불구인, 앓고 있는).
- 일반적이고 통상적인 적절한 언어를 사용하라(때때로 일반인과 비교하여 장애인에게 특수하고, 다르고, 부정적인 의미의 언어를 사용하게 된다).
- 장애인이 할 수 없는 것 대신 할 수 있는 것에 비중을 두어라.
- 장애인과 대화할 때 적절하지 않은 표현을 삼가라.
- 장애인을 비꼬거나 조롱거리로 만드는 표현을 삼가라(장애인도 다른 사람처럼 능력과 잠재력을 지녔다—단지 그들은 작업을 수행할 때 일반인과 같은 동일한 접근의 기회와 적절한 조정이 필요할 뿐이다).
- 장애와 관련하여 부정적 뜻을 가진 언어 사용을 삼가라('귀멀고 맹한', '바보', '무능한' 이런 표현들은 부정적 이미지를 주며 적절한 표현으로 바꿔야 한다).
- '휠체어 신세' 혹은 '휠체어에 틀어박혀'와 같은 표현을 삼가라(휠체어를 차와 같은 역할, 즉 자유와 독립을 돕는 도구로 바라보고, 휠체어를 불행, 의존과 연관 지어 생각하지 말아야 하며, 사람에 중점을 둔다).

출처: Class materials "Disability Policy," developed by Deborah Durhan Webster, Kent State University, 1999.

요청하지 않는 한 장애인과 이야기할 때 주로 사용되어야 한다. 또한 다른 사람을 교화하여(대중매체에 지침을 보내는 등) 그들이 장애인의 인권을 존중하는 사회적 반응을 일으킬 수 있도록 해야 할 것이다.

1970년대 학교 관련 법

1970년대에는 특수교육과 직업교육이 법에 의해 상호 관련이 되었다. 1975년 전장애아교육법(Education for All Handicapped Children Act, P.L. 95-142)에서는 3년마다 다면적인 평가를 수행할 것과 적법 절차(due process)에 의한 보호를 위한 부모 권리와 무상의 적절한 공교육(free appropriate public education), 최소 제한 환경(least restrictive environment), 특수교육의 핵심인 개별화 교육 프로그램(Individualized Education Program)을 규정하였다. 전장애아교육법에서는 개별화 교육 프로그램에 장애 청소년을 위한 진로 및 직업목표를 포함하도록 명시하였다.

1976년 개정 교육법(P.L. 94-482)에서는 특수교육과 직업교육을 실시할 때 주 차원에서 계획하도록 명시하였으며, 일반 직업교육 안에 장애인을 위한 특수한 직업교육을 실시하도록 규정하였다. 직업교육을 실시할 때 주 차원에서 계획하여 장애인들이 최대한 프로그램에 접근할 수 있도록 중점을 두었다. 이 법에서는 개별화 교육 프로그램 수립 시 직업교사의 참여를 강조하였으며, 직업교사와 특수교사가 한 팀이 되어 일반 직업교육에 참여하도록 규정하였다. 이에 따라 많은 주에서 장애인을 위한 연계적인 직업교육 서비스와 선택 배치를 개발하였다. 이러한 연계 서비스는 최소 제한적 환경 속에서 이루어졌다(예를 들면 정규 직업교육, 지원 직업교육, 특수 직업교육).

> **요점** 1970년대에 제정된 법에 따라 특수교육, 직업교육, 진로교육이 통합되어 수행되었다.

1977년에 진로교육 개념이 법에 언급되었는데, "진로교육은 삶을 배우는 방식으로서 작업장에서 배우고 준비하는 것을 통해 성취할 수 있는 총체적 경험이다."라고 소개하였다(Hoyt, 1977). 주 차원에서 실시되는 프로그램들은 다음과 같은 의도를 지녔다.

1. 학교에서 제공하는 모든 프로그램을 포함하되 생활의 필요에 따라 하나로 통합하여 교육 제공
2. 교실, 가정, 사립기관, 공립 기관 및 취업 현장에서 지역사회 모든 구성원들의 학습이 이루어지도록 각각의 책임 수행 촉구
3. 모든 수준과 연령에 걸쳐 진로 인식, 진로 탐색, 진로 준비를 제공
4. 모든 교사들이 진로교육과 관련지어 교수하도록 장려

특수교사들은 진로교육을 통해 학생의 기능적 생활 기술을 증진시켰으며 진로교육을 학업과 직업 준비를 연계하는 방법으로 사용하였다(Clark, 1979). 그러나 불행히도 진로교육법은 사양(sunset) 조항이었으며, 1982년 진로교육에 대한 주의 자금이 중단됨으로써 종료되었다. 그러나 진로교육에 대한 개념과 구조는 다양한 방법으로 계속적으로 실시되었으며, 몇몇 구조 체계는 오늘날 학교에서도 찾아볼 수 있다. 진로교육은 상담, 지도, 특수교육, 진로 및 기술교육에 영향을 미쳤다. 사실 1994년 학교에서 직업으로 기회법(School to Work Opportunity Act) 또한 여러 면에서 1977년 진로교육 수행 장려법(Career Education Implementation Incentive Act)을 계승한 것이다.

> **요점** 1970년대에 제정된 교육법은 학업 교과 차원을 뛰어넘는 준비와 진로 발달 및 개인적 발달에 중점을 두는 것이 공교육의 중요한 목표가 되었다.

1973년 재활법

역사적으로 1973년 재활법은 여러 가지 면에서 대단히 중요하다. 첫째, 1973년 재활법은 1943년 Barden-LaFollete 법의 후속 법이며 완전히 다시 쓴 '새로운' 법이다. 둘째, 이 법은 광범위하고 기능적인 서비스 전달 모형을 제시하였다. 셋째, 1973년 재활법이 통과됨으로써 장애인의 직업재활의 정당성을 국가 차원으로 인정하게 되었다. 게다가 주 차원에서 이루어진 재활 프로그램들은 중도 장애인에게 우선권이 주어졌으며, 그들이 취업할 수 있도록 서비스를 받을 수 있는 기회를 제공하였다. 이것은 서비스 확대를 명시할 뿐 충분한 자금을 제공하지 못했던 직업재활 서비스의 지속적인 흐름의 효시가 되었다.

재활법에서 다룬 두 번째 영역은 **독립생활센터**(independent living centers)를 신설한 것이다. 서비스 종류는 법 조항에 명시되어 있다. 독립

생활 프로그램은 다음과 같은 두 가지 점을 강조하고 있다. (a) 지역사회에서 생활하면서 취업과 동일한 수준의 일상생활 활동에 도움을 받을 것이다. (b) 독립생활은 서비스 내담자나 소비자가 서비스 제공과 전달에 대하여 상당한 투입과 조절을 하도록 한다. 독립생활센터의 기본 원리는 장애인을 지역사회의 모든 영역을 다룰 수 있는 사람으로 바라보는 것이다.

> **요점** 독립생활 서비스와 1973년 재활법은 재활의 개념을 단순한 고용 과정 이상으로 확대시켰다.

이 재활법의 세 번째 영역에서는 장애인이 취업과 지역사회에 참여할 수 있는 권리에 대해 명시하였다. 특히 장애인에게 차별을 금지한 다음의 504 조항은 중요한 의미를 지닌다.

> 미국에서 장애인들은 장애로 인해 정부 보조금을 받아 운영되는 기관이나 혹은 행정기관 및 정부 우체국 서비스에서 제공하는 프로그램이나 활동에 접근할 수 없거나, 혜택을 받지 못하거나, 차별을 받아서는 안 된다(29 U.S.C. § 794).

발달장애법과 정신장애법

발달장애(developmental disabilities, DD) 분야는 유일하게 법 제정에 의해 서비스가 이루어졌다. 1960년대에 정신지체인을 위한 법 제정이 중단됨에 따라 지도자와 옹호 단체들은 이전의 법들이 단지 정신지체인에게 한정되었던 것에서 벗어나 발달장애(즉 성인기 전에 일어나는)와 같은 다른 장애(예: 뇌성마비)에까지도 서비스를 확대할 것을 요구하였다. 그 결과 1970년에 P.L. 91-517인 발달장애 서비스 기관 건축법(Developmental Disabilities Services Facilities Construction Act)이 통과되었는데, 이 법에서는 정신지체인뿐만 아니라 정신지체인과 같이 전반적인 서비스가 필요한 뇌성마비, 경련장애, 다른 신경 문제로 기인된 장애를 포함시켰다.

> **요점** 1973년 재활법 504조항은 연방정부에서 지원되는 모든 프로그램에서 장애인에 대한 차별을 금지하였다.

> **요점** 발달장애법은 중도 정신지체인을 위한 장애 서비스가 다른 발달장애에까지 확대된 것이다.

1970년 발달장애법(Development Disability Act)의 통과 후에도 많은 중도 장애인들이 서비스를 받지 못했기 때문에, 1978년 개정 발달장애법(Development Disability Amendments)에서는 생활 면에 실질적인 어려움을 주는 장애들을 기준에 따라 장애 범주를 나누어 대상자를 선정하였다. P.L. 95-602, 재활 및 전반적인 서비스(Rehabilitation, Comprehensive, Services), 1978년 개정 발달장애법에서는 발달장애를 다음과 같은 중증 및 만성 장애로 정의하였다.

a. 발달장애는 각각의 정신적 또는 신체적 손상에 기인하거나 정신 및 신체적 손상이 동시에 나타날 수 있다.
b. 22세 이전에 발생한다.
c. 계속해서 지속된다.
d. 다음과 같은 중요한 생활 장면에서 3개 이상의 실질적인 기능적 제한이 나타난다.

1. 자기보호
2. 수용언어와 표현언어
3. 학습
4. 운동
5. 자기 지시
6. 독립생활 면
7. 경제적 자기충족

e. 발달장애의 필요를 충족시키기 위해서는 특수하거나 간학문적이거나 전반적인 보호, 치료, 또는 다른 서비스와의 협력 및 계속적인 지원이 요구된다.

요점 1978년 발달장애법은 발달상 장애 범주를 기초로 한 대상자 선정에서 벗어나 실질적이고 기능적인 제한점에 근거하여 대상자를 선정하였다.

발달장애의 정의에서 가장 중요한 것은 발달장애인의 필요를 충족시키기 위해서 광범위하고 통합적인 서비스 지원이 일생 동안 지속되어야 한다는 점이다.

1960년대와 1970년대에 개정 발달장애법과 비슷한 법이 정신건강 분야에서도 통과되었다. 이 법은 지역사회 중심 서비스와 계속적인 지원에 중점을 두었다. 이러한 사람들은 전반적인 지원이 필요하며 정신과적 장애를 가진 것으로 간주되었다. 정신장애인들은 정신과적 문제로 인해 실질적이고 기능적인 제한점을 가졌지만 정신지체는 아니다. 1970년대에 병원에서 중증 정신장애인을 대상으로 전환작업 프로그램(transitional work program), 클라이언트 고용 사업(client-employment business) 등과 같은 작업 프로그램(work program)을 제공하였는데 이는 지원고용 프로그램의 토대가 되었다(Baer, 2003). 전환작업 프로그램은 계속적인 임시직업(temporary job)을 통해 작업 기술과 방법들을 개발하는 것에 중점을 두며, 병원 작업 프로그램과 함께 치료적 서비스가 첨가되는 것을 말한다. 클라이언트 고용 사업은 초기 병원 작업 프로그램과 같이 중증 정신장애인에게 지원적인 환경을 개발한 후 이러한 환경에서 경쟁 작업을 시키는 것을 강조한다.

요점 1970년대 정신건강 프로그램들은 정신장애 성인의 고용 욕구에 관련된 필요에 눈을 돌리기 시작했다.

진로교육 모형

1970년대의 광범위하고 협력적인 서비스를 규정하는 법 제정의 흐름에 따라, 1978년 진로교육 수행 장려법(Career Education Implementation Incentive Act)에서도 학생의 성인기 전환을 촉진하는 광범위한 모형을 제시하였다. 진로교육 모형은 다음과 같이 특징지을 수 있다. (a) 체계적이고, (b) 발달적이며, (c) 학생의 자기인식에 중점을 두고, (d) 전반적인 직업 경험을 계획한다. Halpern(1992)은 진로교육의 시작을 초기 직업학습 운동(work-study movement)의 확대로 보았으나, 진로교육과 직업학습의 차이점은 진로교육이 장애 학생뿐만 아니라 일반 학생을 포함하여 초등학교, 중학교, 고등학교 전 과정에 영향을 미치는 것이라고 밝혔다. 진로교

요점 진로교육은 초등학교와 중학교에서부터 강조하여 진로 성숙과 삶의 기술을 발전시켜야 한다.

육은 학생의 자기이해와 직업 인식에 중점을 둔 광범위한 교육과정과 대인관계, 가정, 지역사회 전 영역을 다룬 광범위한 생태학적 범위를 포함한다. 비록 1982년에 진로교육 수행 장려법이 폐지되었지만, 특수교육에서 진로교육은 전환의 핵심적 접근으로 사용되고 있다.

특수교사들은 진로교육 모형을 수용하여 장애 학생을 위한 프로그램을 개발하였다. **생활 중심 진로교육**(Life-Centered Career Education, LCCE) 모형에서는 직장, 가정, 학교 등 중요한 삶의 분야를 다룬 초등·중등 교육과정에 투입시킬 수 있는 22가지 중요한 수행 능력을 소개하였다(Brolin & Lloyd, 2004). 장애 학생에게 적용할 수 있는 다른 진로교육 모형으로서는 다음과 같은 영역에서 학생에게 필요한 기술과 지원에 중점을 둔 학교 중심 진로 개발과 전환교육(School-Based Career Development and Transition Education) 모형이 있다. (a) 취업, (b) 후속 교육, (c) 일상생활, (d) 여가 활동, (e) 지역사회 참여, (f) 건강, (g) 자기결정, (h) 의사소통, (i) 대인관계(Sitlington & Clark, 2006).

> **요점** 진로교육은 모든 연령을 대상으로 하며, 장애 학생과 비장애 학생을 모두 포함한다는 점에서 직업학습 프로그램과 다르다.

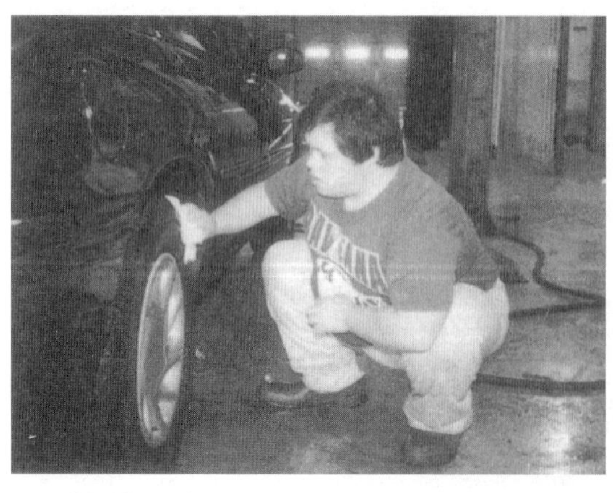

작업 경험은 진로교육 프로그램에 절대적으로 필요한 것이다.

중도 장애 학생의 경우 진로교육은 지역사회 중심 교수 프로그램(community-based instructional programs)에 중점을 둔다. 이러한 접근은 '기초기능 기준(criterion of ultimate function)'의 구조에서 발달한 것이다(Brown et al., 1979). 이러한 지역사회 중심 교수 프로그램은 미래뿐만 아니라 현재 독립적으로 생활하기 위해서 학생들에게 필요한 기술을 교수하기 위해 교육과 지원을 집중시키는 것이다. 이러한 접근이 연구조사를 통해 인정을 받았으며, 중도 장애 학생들은 지역사회 환경에서 훈련을 받을 때 성인기에 지역사회에서 훨씬 더 기능적으로 생활할 수 있다고 주장하였다(Blackorby & Wagner, 1996).

1970년대 제정된 정책, 법, 실제에 대한 요약

표 2-5에 1970년대 제정된 관련 법과 전환 프로그램을 정리해 두었다. 1970년대에는 특수교육 대상 청소년들에게 적절한 교육 제공에 중점을 두었으며, 성인을 포함한 모든 장애인들이 어떤 프로그램이나 필요한 시설에 접근할 수 있도록 시설 설비를 조정하도록 강화하였다. 특수교육 면에서는 모든 장애인에게 **무상의 적절한 공교육**(free appropriate public education, FAPE)과 학생의 독특한 필요(예를 들면 IEP)를 충족시킬 수 있는 교육적 프로그램을 제공하였다. 필요에 따라(개별화 교육계획을 세울 때 필요하다고 판

표 2-5 1970년대에 제정된 법

장애인의 적절한 교육과 장애인의 접근권을 보장 연방정부의 지원을 받아 서비스 체계 설립
• 1970년 발달장애법(DD)와 1970년 빌 권리법(Bill of Rights Act): 장기적 지원을 중심으로 발달장애 서비스 체계에 대한 주 차원의 기준 제시 • 1973년 재활법(Rehabilitation Act, 503, 504조항; P.L. 93-112): 독립생활센터 지원금 제공, 중도 장애인 서비스 우선권, 차별 금지 규정 • 1973년 광범위한 고용 및 훈련법(Comprehensive Employment and Training Act, P.L. 93-203): 실직과 미숙련 상태에 있는 청소년 및 성인을 위한 인적 자원 서비스 제공 규정 • 1975년 전장애아교육법(Education of Handicapped Children Act, P.L. 94-142): 무상의 적절한 공교육을 받을 수 있도록 부분적 지원, 최소 제한적 환경, 직업교육 포함 • 1976년 개정 직업교육법(Vocational Education Amendments, P.L. 94-482): 일반 직업교육의 접근과 새로운 프로그램의 개발에 중점, 장애 청소년의 직업평가와 지원 서비스 제공을 위한 지원금 제공

출처: School-to-work transition: Overview of disability legislation, by R. A. Stodden in F. R. Rusch and J. G. Chadsey (Eds.), *Beyond high school: Transition from school to work*, 1998, Wadsworth Publishing Company.

단되었을 때) 중등학생의 직업교육, 진로교육도 무상의 적절한 공교육으로 이루어지게 되었다. 진로교육을 통해 몇 년 동안 분리되었던 특수교육과 일반교육이 협력 관계를 이루게 되었다. 1970년대 진로 개발 모형은 학업 중심에서 모든 삶의 분야에서 필요한 기술 발달로 광범위하게 교육의 중점이 변화된 것을 의미한다. 재활법, 발달장애법, 정신보건법을 통해 대상자 기준이 제공되었으며, 역사적으로 서비스를 받지 못했던 중도 장애 어린이와 성인을 위한 서비스 체계가 설립되었다. 학교와 지역사회, 사회의 통합과 참여는 모든 장애 관련 법에서 중점을 두었으며, 처음으로 장애 학생과 청소년, 성인을 위한 권리가 명문화되었다.

4. 1980년대 정책, 실제와 법

1970년대 제정된 법들은 장애 성인을 위한 특수교육과 서비스 체계의 토대를 마련한 반면, 1980년대는 직업교육, 재활, 장애인 혜택 프로그램들에 관한 장애 관련 법의 강화와 조화의 시기였다. 1984년 Carl D. Perkins 직업교육 및 기술법(Carl D. Perkins Vocational Education and Technology Act, P.L. 98-524)은 장애 학생에게 제공하는 무상의 적절한 공교육에 대한 직업교육의 역할을 명시하였다. 또 재활 시스템 내에서 1986년 개정 재활법(Rehabilitation Act Amendments, P.L. 99-506)은 중도 장애인에게 제공할 특별한 프로그램과 서비스 구조(지원고용과 같은)에 대해서 규정하였다. 특히 1980년대는 장애인의 고용 기회에 영향을(사회보장 혜택 폐지로 고용을 저해시킴) 준 99번째 입법 활동(legislative activity of the 99th Congress)으로 유명하다.

특수교육법

장애 학생의 졸업 후 성과에 대한 확산된 우려로

인하여 1983년 개정 전장애아교육법(Amendments to the Education of All Handicapped Children Act, P.L. 98-199)에는 중등교육과 전환이 명시되고, 전환모형 프로그램을 개발하기 위해 정부의 지원을 개입시킨 626조항이 삽입되었다. 재활 과정에 대한 연구와 주 차원이나 지역 차원에서 전환 서비스를 향상시키는 모형과 능력 증진 활동을 다룬 수많은 재량 프로그램들이 자금 지원을 받았다. 특수교육 및 재활서비스국(OSERS)에서도 전환 서비스, 지역사회 중심 교육 및 서비스, 협력적 모델, 직업훈련, 자기결정, 전환 서비스를 전달하기 위한 지역 교육기관의 능력 향상 등에 관한 연구 과제들이 중등 특수교육에 첨가되어 개발되도록 촉구하였다. 이들은 또한 추후/지속 시스템을 개발하고 특수교육 대상을 연구하며, 중등 이후 교육을 제공하기 위한 연구와 시범 프로젝트에 재정 지원을 하였다(Rusch & Millar, 1998). 또한 1983년 개정 전장애아교육법에서는 고등학생에게 개별화 전환계획을 세우도록 촉구하였으며, 기관 간 팀, 팀워크, 기관 간 협력을 개발시킬 수 있는 모형 시범 프로젝트에 재정 지원을 하였다.

요점 1980년대에 1983년 개정 전장애아교육법(EHA)은 중등도 장애 청소년의 전환 욕구에 대한 전국적인 관심을 불러일으켰다.

직업교육법

1984년 Carl D. Perkins 직업교육법(Carl D. Perkins Vocational Education Act, P.L. 98-524)이 제정됨에 따라 장애 청소년들을 위한 전환 서비스가 강화되었다. 이 법은 질적 직업교육 프로그램을 제공하는 것과 장애 학생을 위해 주에 배분된 재정의 10%를 지원받아 프로그램을 확대하는 데 비중을 두었다. 1984년 Carl D. Perkins 직업 및 기술교육법에는 다음과 같은 내용이 포함되었다.

> 적절한 직업교육 프로그램을 받지 못한 사람들, 특히 불리한 상황에 있는 사람들, 장애인들, 비전통적인 직업에서 훈련을 받고 있는 사람들, 훈련이나 재훈련이 필요한 성인들, 영어를 못하는 사람들, 교정기관에 수감되었던 사람들의 직업교육 프로그램 접근의 정당성을 보장하기 위해서(P.L. 98-524, 98, Stat. 2435).

이 직업교육법은 학교교육에서 고용 환경으로 전환을 준비하는 청소년에게 직업교육은 매우 중요한 것으로 명시하였다. 장애 청소년이나 불리한 상황에 처한 청소년에게 직업평가, 상담, 지원, 전환 서비스를 제공하고, 개별화 교육계획에 직업을 갖기 위해 필요한 지원과 장기적 목표를 명시하도록 요구하였다. 또한 직업교육은 최소 제한적 환경에서 이루어지도록 규정하였으며, 주와 지역에 있는 교육기관들은 직업교육이 특수교육 서비스와 협력하도록 요구하였다. 이러한 법적 규정과 보장을 기초로 어떻게 장애 학생들이 직업교육에 참여하고 완수할 수 있는지에 대해서 의문을 갖게 되었다. 전국 직업교육 평가 결과, 장애 학생을 위한 직업교육의 문제점을 다음과 같이 발견하였다. (a) 장애 학생들은 여전히 서비스를 제대로 받지 못하는 상태이며, (b) 장애 학생들은 여전히 일반 직업 교육에 쉽게 접근하지 못했다(Boesel & McFarland, 1994).

요점 1980년대의 직업교육은 장애 학생을 위한 서비스를 확대하고 장애 학생들을 통합된 직업 프로그램에 참여시키는 데 초점을 맞추었다.

고용 및 훈련 프로그램

미국 노동부에서는 교육법과 더 협력을 하도록 하는 프로그램을 개발하였다. 1970년대 제정된 광범위한 고용 및 훈련법(Comprehensive Employment and Training Act, CETA)은 장애 청소년의 훈련과 배치 프로그램에 직접적인 자금을 지원하는 1982년 직업훈련 및 파트너십법(Job Training and Partnership Act, JTPA)에 의해 더욱 강화되었다. 광범위한 고용 및 훈련법과 직업훈련 및 파트너십법에 의해 미취업 상태인 청소년과 성인들은 국가의 경제에 공헌하지 못하는 사람들에게 직업 기술을 제공하는 프로그램을 받게 되었다.

재활 및 발달장애법

1980년대 제정된 재활법은 중도 장애인에 대한 재활 서비스의 필요성에 중점을 두었다. 1986년 개정 재활법(The Rehabilitation Act Amendments, P.L. 99-506)에서는 '지원고용'을 통합된 실제 작업 현장에서 적어도 1주일에 20시간 이상 임금을 받고 취업하는 것으로 명시하였다. 이 법의 특징은 일반 직업재활 서비스에 지원고용을 접목하였다는 점과 중도 장애인에게 장기적 서비스를 제공하는 재활 서비스와 다른 성인 서비스 기관들의 기관 간 협력을 요구하였다는 점이다. 또한 발달장애법과 정신보건법에서도 발달장애와 정신장애의 직업재활을 지원해 주는 새로운 재활 서비스의 변화가 일어났다.

요점 1980년대는 지원고용 서비스를 재활법에 처음 도입하고, 계속적 지원을 제공하는 성인 서비스 기관들의 기관 간 협력을 요구하는 시기였다.

사회보장법: 1619a조항과 b조항

보충보장소득(Supplemental Security Income, SSI)은 **사회보장국**(Social Security Administration)에서 장기간(12개월 혹은 그 이상) 장애를 입은 청소년과 성인 자신이나 그 가족들이 일정한 수준 이하의 임금을 받고 있을 때 그들에게 매달 연금을 지원하는 임금 지원 서비스 프로그램이다. 전환 시기의 청소년들에게서 보충보장소득(SSI)은 그들이 졸업 후 중등 이후 교육을 받거나 직장에 막 취업했을 때 보조 수입이 될 수 있다. 보충보장소득(SSI)의 대상자들은 일반적으로 인간 서비스부에서 제공하는 의료보조제도의 수혜자(Medicaid benefit)가 된다.

장애인 보조공학 관련 법

장애인 보조공학법(Technology-Related Assistance for Individuals with Disabilities Act)은

1988년에 통과되었으며, 주 차원에서 장애인에게 공학 서비스를 제공하는 데 중점을 두었다. 보조공학(assistive technology)이 처음으로 이 법률에서 규정되었으며, 이 정의는 이 시기의 다른 장애인법에도 영향을 주었다. 이 공학법은 모든 연령의 소비자들에게 보조공학과 관련하여 서비스를 제공하고, 전반적이고 주 차원의 서비스를 개발하기 위한 보조금을 제공하는 주 보조금(state-grants) 프로그램이다. 북미재활공학협회(The Rehabilitation Engineering Society of North America, RESNA)는 이 법의 자금을 받아 각 주에 기술적 도움을 제공하고 있다. 공학법은 자연적 환경에서 장애인의 기능을 향상시키고 유지시키고 증진시키는 데 매우 중요한 법이다.

Will의 교량모형

1970년대 추후 조사 결과 많은 학생들이 고등학교 졸업 후 낮은 성과를 경험한 것으로 나타났다(Hasazi et al., 1985). 이것은 진로교육법(Career Education Act, P.L. 95-207)의 폐지와 함께 장애 청소년들의 의미 있는 성인 역할을 촉진하는 새로운 법 제정의 필요성을 무시한 결과이다. 1983년 보수적 부모 옹호자이며, 미국 교육부 산하 OSERS의 차관보였던 Madeleine Will은 학교와 졸업 후 환경의 다리 혹은 연계를 강조한 학교와 직장으로의 전환모형을 제시하였다(Will, 1983). Will의 직분상의 제안에 따라 정부의 인정하에 학교 활동에 전환 서비스를 제공하게 되었다. Will의 교량모형의 기본 개념은 중복되는 서비스와 지원에 의해 장애 청소년을 위한 중등 환경과 졸업 후의 환경이 연결되어야 한다는 것이다. Will의 모형에서는 특수교사와 성인 서비스 전문가들이 서비스 대상과 서비스 종류, 책임자에 대해서 다른 지식을 가지고 서비스를 제공한다는 사실을 밝혔다(DeStefano & Snauwaert, 1989). Edgar(1987)는 졸업 후 서비스와 지원에 대해서 조사한 결과 장애 학생 대부분에게 있어서 졸업과 함께 서비스도 중단된다는 점을 발견하게 되었다. 그는 또한 학교체계가 Will의 교량모형에서 제시한 것처럼 다양한 서비스를 제공해야 한다고 주장하였다.

Will의 전환모형은 **그림 2-1**을 참고하라. 이 전환모형에서는 전환을 고용에 이르게 하는 세 가지 다리로 특징지었다. (a) 특별한 전환 서비스가 필요 없는 전환 서비스(예: 중등 이후 교육), (b) 시간 제한적인 전환 서비스(예: 직업재활), (b) 계속적 서비스가 필요한 전환(예: 지원고용). Will의 모형에서는 장애 학생의 졸업 후 활동을 촉진시키기 위해 고등학교 활동과 졸업 후 활동의 협력을 명시함으로써 전환의 두 가지 중요한 요소(고등학교 활동과 졸업 후 활동)를

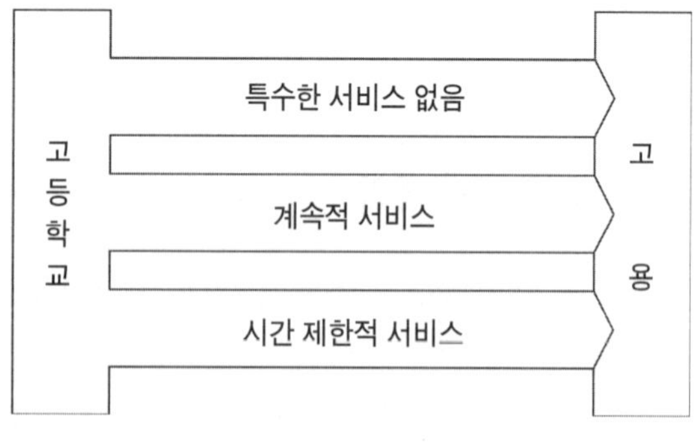

그림 2-1 1984년 OSERS 전환모형

출처: OSERS programming for the transition of youth with disabilities: Bridges from school to working life, by M. Will, 1984, U.S. Office of Education.

언급하였다. 하지만 Will의 모형에서는 단지 고용에 대해서만 언급했을 뿐, 전환계획을 세울 때 학생의 필요와 흥미, 선호도에 중점을 두어 성과 중심 과정(outcome-oriented process)에 따라 전환을 제공해야 한다는 점을 다루지 못했다. 따라서 전환의 교량모형은 초기의 많은 작업지도나 진로교육 모형보다도 더 고용에 한정되었다고 볼 수 있다(Halpern, 1992).

요점 Will의 교량모형(Will's bridges model)을 통해 고용에 중점을 둔 전환이 특수교육에 포함되어 전국적으로 확산되기 시작되었다.

Halpern의 지역사회 적응 모형

Halpern의 모형은 Will이 고용에만 중점을 두었던 것을 변화시킨 것이다. Halpern은 주거 영역과 대인관계 영역이 성인으로의 전환을 계획할 때 반드시 고려되어야만 한다고 주장하였다(Halpern, 1985). Halpern은 또한 지역사회에 적응을 위해서는 전환에 대한 개념적 체계가 세워져야 하며, 다음과 같은 지역사회 적응의 세 가지 기둥을 확인할 수 있다고 제안했다. (a) 고용, (b) 거주 환경, (c) 사회 및 대인관계 연결망. Halpern에 따르면, 전환 프로그램이 장애 학생의 전반적인 질적 삶과 지역사회 적응에 긍정적인 영향을 주기 위해서는 이 세 가지 영역을 각각 다루어야 한다고 했다(**그림 2-2** 참조).

요점 Halpern의 모형은 주거 환경과 사회 및 대인관계 연결망을 더 포함하여 Will의 고용모형을 확대하였다.

Halpern(1985)은 Will이 말한 것처럼 '성인생활로 전환 역할을 하는 다리'의 필요성에는 동의하였지만, Will이 언급한 '서비스 없음(no services)'을 '일반적 서비스(general services)'로 대체하였다. 왜냐하면 Halpern은 다양한 사회복지 프로그램과 지역사회 프로그램이 장애 학생들에게 유용하며, 이 프로그램들은 장애 학생의 졸업 후(중등 이후 교육 및 고용 훈련 프로그램 등) 질적 삶을 성취하는 데 도움을 준다고 생각했기 때문이다. Halpern의 모형에서는 전환을 '학교가 학생에게서 손을 떼는(school's handing off the student)' 그 이상의 과정이라고 강조하였으며, 그의 모형은 진로교육 모형과 매우 비슷하다(Halpern, 1992). Halpern의 모형은 1990년 장애인교육법에서 전환 서비스를 정의하는 데 많은 영향력을 미쳤다(Johnson & Rusch, 1993).

요점 Will의 교량모형이 연결 자체에만 중점을 두었다면, Halpern의 전환모형은 진로교육 접근에 좀 더 근접한다고 볼 수 있다.

직업 준비 모형

1980년대에 두 개의 특수한 전환 접근방법, 즉 (a) 직업 특수교육, (b) 지역사회 중심 직업훈련이 탄생하였다. 직업 특수교육에 대한 요구가 늘어남에 따라 이를 위한 법이 제정되었으며 주로 경도에서 중등도(mild to moderate) 장애인의 직업교육을 위한 자금이 조성되었다. **직업 특수교육**(special needs vocational education)이란 정신지체, 학습장애, 행동장애, 감각 및 지체

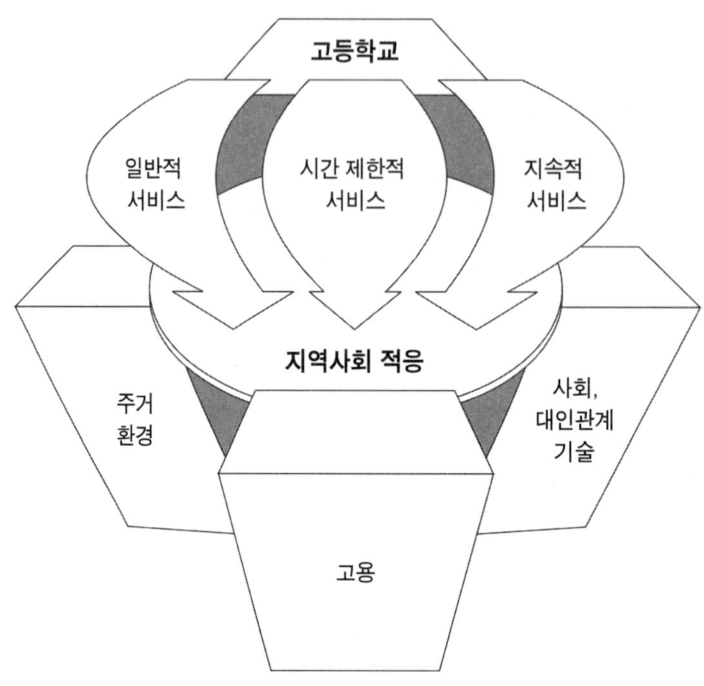

그림 2-2 1985년 Halpern의 개정된 전환모형

출처: Transition: A look at the foundations, by A. S. Halpern, *Exceptional Children, 51*(6), 1985, p.481. Copyright (1985) by the Council for Exceptional Children. Reprinted with permission.

장애 학생들을 지원하기 위해 추가적 서비스와 함께 직업 프로그램을 특수하게 적응시키거나 변화시키는 것을 의미한다(Sitlington & Clark, 2006).

지역사회 중심 직업훈련과 지원고용 프로그램은 중도 장애인을 지원하는 재활과 지속적인 법적 지원에 따라 나타났다. 지역사회 중심 직업훈련(지원고용, 직업 현장에서의 훈련 서비스, 지역사회 중심 교수 등)은 장애 학생이 고등학생일 때 시작된나. 졸업하기 전에 학생들은 영구적인 직장에 취업하게 되며, 지역사회 기관에서 졸업한 학생들에게 지속적인 지원과 사례 관리 서비스(case management service)를 제공하게 된다(Wehman, Kregel, & Barcus, 1985).

요점 직업 준비 전환모형에는 직업 특수 준비 모형과 지역사회 중심 직업훈련 모형이 있다.

1980년대 제정된 법과 모형에 대한 요약

1980년대는 법과 프로그램에 의해서 전환 시기에 있는 학생에게 중등교육과 졸업 후 서비스 시스템이 통합되어 이루어졌다는 것이 특징이다. 99번째 의회(The 99th Congress)는 장애인의 고용에 대한 견해에 따라 장기 목표를 설정하여 재활, 발달장애, 수입 관리(income maintenance), 고용, 건강 프로그램에 대한 법을 새

표 2-6 1980년대에 제정된 법

전환모형과 실천원리를 개발하기 위해 정부 지원금 조성 전환과 관련 분야 및 확대된 서비스 자격에 걸쳐 권리를 증진시키고, 법적 협력 활동을 강화 • 1982년 직업훈련 파트너십법(Job Training Partnership Act, P.L. 97-300): 장애 청소년에게 직접적으로 혜택이 주어지는 직업 배치와 훈련 프로그램에 자금 제공 • 1983년 장애인교육법(Individuals with Disabilities Education Act, P.L. 98-199): 학생의 졸업 후 전환을 촉진시키기 위해서 학교 교사와 성인 기관 서비스 간의 지원 및 협력을 위한 자금 제공 • 1984년 Carl D. Perkins 직업교육법(Carl D. Perkins Vocational Education Act, P.L. 98-524): 개별화 교육계획에 직업교육을 포함하여 장애 학생들이 보충지원을 받아 모든 직업교육 활동에 평등하게 참여할 수 있도록 자금 지원 • 1986년 개정 재활법(Rehabilitation Act amendments, P.L. 99-506): 지원고용에 대한 정의와 자금 지원 • 1984년 개정 발달장애법(Developmental Disabilities amendments, P.L. 98-524): 지원고용에 대한 정의와 지역사회 생산성과 참여 강조

출처: School-to-work transition: Overview of disability policy, by R. A. Stodden in F. R. Rusch, & J. G. Chadsey Eds., *Beyond high school: Transition from school to work*, 1998, Wadsworth Publishing Company.

롭게 제정하였다. **표 2-6**에서 보는 것처럼 장애 자체 프로그램과 전환 관련 프로그램에 법적 조정이 전반적으로 이루어졌으며, 다양한 장애 집단의 요구를 충족시키기 위해 기관 간의 협력 모형이 발전하였다. 1980년대는 정책 발전 시기였음에도 불구하고 모든 지역사회에서 전환 프로그램이 동일하게 실행되지는 못했다. 그러나 1980년대는 옹호자와 정책자들에 의해서 법과 보장된 실천원리를 함께 묶을 수 있는 일반적 체계가 성립된 시기였으며, 주 차원에서 혹은 지역 차원에서 협력적 전환 서비스가 이루어지도록 일반적 체계(general framework)를 발전시키는 시기였다.

5. 1990년대 전환정책, 실제와 법

1990년대는 장애인 고용에 대해 정부의 책임을 규정한 1990년 장애인교육법(IDEA)과 미국 장애인법이 통과된 시기였다. 미국 장애인법(Americans with Disabilities Act, ADA)은 공립 및 사립기관에서 합리적인 조정(reasonable accommodation)으로 직업에서 필요한 요구(essential requirements)를 충족하는 장애인을 고용과 취업에서 차별화하는 것을 법적으로 금지하여 장애인의 고용권을 보장해 주었다. 1990년대 장애인교육법에서는 개별화 교육계획의 한 부분으로 전환 서비스를 포함하도록 규정하였으며, 장애 학생들이 의미 있는 성인의 역할을 수행하는 데 필요한 지원과 도움을 받을 수 있는 권리를 보장하였다. 1990년대 초기에는 장애 학생들의 완전 참여와 평등한 기회 보장에 대한 관심이 일어났으며, 이 두 가지는 장애인의 인권과 전환운동에 중요한 취지가 되었다. 또한 1990년대 초는 장애인이 자선의 대상에서 인권을 가진 대상으로 분리에서 통합으로 변모하는 중요한 시기였다.

1990년대 장애인교육법에서는 오늘날 특수교육에서 사용되는 전환 서비스의 기초 개념을 확립하였다. 이 법에서는 '전환 서비스'를 학교에서 학교 졸업 후 활동으로의 이동을 촉진하는, 성과 지향적 과정 안에서 고안된 장애 학생을 위한 종합적인 활동으로 정의하였다. 학교에서 졸업 후 활동을 촉진시키기 위해서는 장애 학생의 중등 이후 교육, 직업훈련, 통합 고용(지원고용도 포함), 지속적인 성인 교육, 성인 서비스, 독립생활, 지역사회 참여 활동을 포함시킬 수 있다. 또한 1990년대 장애인교육법에서는 전환 서비스가 반드시 장애 학생의 요구와 선호도, 흥미에 따라 이루어져야 한다고 강조하였다. 이 법에서 다룬 전환 서비스는 교수, 지역사회 경험, 고용과 다른 학교 졸업 후 성인 생활 목표 개발, 그리고 필요할 때에는 일상생활 기술과 기능적 직업평가도 포함된다.

요점 1990년 장애인교육법에서는 이 책의 핵심 골격인 전환의 중요한 네 가지 요소를 정의하였다.

미국 장애인법

미국 장애인법(Americans with Disabilities Act, ADA)은 아주 광범위하며, 장애인들이 시민으로서 대부분의 삶의 영역에서 참여할 수 있도록 권리를 부여하였다. 이 법은 선행 법에서 언급한 장애 원리를 통합시켰으며, 전반적인 장애인 정책의 성과를 측정할 수 있도록 기준을 제공한 중요한 법이다(West, 1991). 미국 장애인법은 새로운 장애원리를 소개하기보다는 장애인법을 더 확대시켰다고 볼 수 있다. 미국 장애인법이 통과되기 전에는 정부 기금을 받아 운영되는 기관에서만 장애인 차별이 금지되었다. 미국 장애인법을 통해서 국립 및 사립 기관의 대부분의 환경에서 장애인의 권리가 보장되었다. 미국 장애인법은 장애인을 대하는 올바른 사회의 태도, 즉 (a) 존경, (b) 통합, (c) 지원의 세 가지 중요한 취지를 다루었다(West, 1991, p. xviii). 미국 장애인법에서는 장애를 개인의 정체성과 자아개념을 나타낼 수 있는 일부분이며, 장애는 대부분의 사람들이 생의 어느 지점에서 겪게 되고, 사람들이 서로 다르다고 인정하는 자연스런 방법으로 장애를 소개하고 있다. 통합에 대한 부분에서는 사회가 장애인이 의미 있는 성인 생활에 참여할 수 있도록 동등한 기회를 보장해 주어야 함을 명시하였고, 지원에 대한 부분에서는 사회가 장애인이 지닌 그들의 능력을 최대한 발휘할 수 있도록 편의를 제공하는 데 합리적인 노력을 기울여야 함을 기술하였다(West).

요점 존경, 통합, 지원은 미국 장애인법의 저변에 놓인 중요한 원리이다.

요점 미국 장애인법의 다섯 개 장은 많은 사회적 부분에 장애법을 적용하도록 규정되었다.

미국 장애인법은 장(title)으로 불리는 다섯 개의 부분으로 나눌 수 있다. 미국 장애인법의 처음 네 개 장은 다음과 같다. (a) 정부 보조금을 받지 않은 사립 고용주, (b) 주와 지역 정부 기관, (c) 공공기관(식당, 호텔, 극장 등), (d) 전화회사(기능적으로 대등하게 관련된 서비스: TTY). 마지막 다섯 번째 장은 기타 부분으로 이루어졌다. 미국 장애인법의 이 다섯 개 장은 모든 사회적 환경에서 장애인의 차별 금지와 합리적인 조정(reasonable accommodation)이 이루어지도록 규정하고 있다.

1992년 개정 재활법

미국 장애인법이 장애 서비스와 사회에서의 장애인 참여 권리에 대한 일반적 기준(paradigm)을 제시하였다면, 1992년 개정 재활법에서는 특히 직업재활의 소비자(consumer)로서 존중, 통합, 지원을 명시하였다. 1992년 개정 재활법의 다음과 같은 몇몇 부분에서 미국 장애인법과 관련된 표현을 찾아볼 수 있다.

요점 1992년 재활법은 장애인을 직업재활의 소비자로서 존중받고, 통합하고, 지원하는 원리를 강조함으로써 미국 장애인법에 규정된 가치를 반영하였다.

1. 장애란 인간이 경험할 수 있는 자연적인 부분이며, 장애인이 독립적으로 생활하고, 자기결정권을 가지고, 선택을 하고, 사회에 공헌하고, 의미 있는 진로를 추구하는 데 그들의 권리를 축소시킬 수 없다.
2. 중도 장애를 포함한 장애인들은 일반적으로 유급고용을 할 수 있다고 생각한다.
3. 장애인에게 제공되는 서비스에는 개인적 지원 서비스와 전환 서비스, 지원고용 서비스가 포함될 필요가 있다.
4. 만약 장애인이 지원을 요구하거나 원하거나 필요로 할 때, 가족과 자연적인 지원은 장애인의 직업재활 프로그램을 성공적으로 이끄는 데 중요한 역할을 담당한다.

노동인력투자법과 1998년 개정 재활법

1998년 개정 재활법은 1998년 제정된 노동인력투자법(Workforce Investment Act, WIA; P.L. 105-220)의 하위 법이다. 노동인력 개발 안에 재활법을 포함시킴으로써 정부, 주, 지역 차원의 통합 고용과 훈련 프로그램을 시도하도록 반영하였다. 1998년 노동인력투자법(WIA)은 45개 이상의 연방정부 지원금을 받아 운영되고 있는 프로그램을 통합시키는 광범위한 작업훈련 법안이다. 이 법안의 의도는 노동시장의 기술 결핍을 충족시키고 진로 개별화를 강조함으로써 노동자의 훈련 시스템을 단순화하기 위함이다. 따라서 지역 사업체의 욕구와 개인의 고용 욕구, 선호도를 파악하는 것은 서비스 기관들이 제공해야 할 서비스의 종류와 방법을 결정하는 중요한 요인이 되었다. 노동인력투자법(WIA)은 각 주에서 다음과 같은 세 개의 프로그램을 제공하도록 큰 기부금을 지급하였다. (a) 성인 고용 및 훈련, (b) 불리한 상황에 처한 청소년 고용 및 훈련, (c) 성인 교육과 가족 문해 교육.

노동인력투자법의 4장에서는 1998년 개정 재활법을 포함시켰다. 이 개정안은 장애인이 고용을 준비하고, 보장받고, 유지하고, 다시 고용될 수 있도록 기회를 증진시키는 데 중점을 두었다. 개별화 재활 프로그램(IWRP)은 현재 개별화 고용 프로그램 또는 IPE로 불리고 있다. 이 새 개정안의 핵심은 고용 정보에 대한 선택(informed choice)과 고용에 대한 '정당한 시도(fair shot)'에 있다. 정보에 대한 선택은 장애인의 개인 목표에 좀 더 중점을 두는 것을 의미한다. 정당한 시도란 장애의 심각성 때문에 역사적으로 고용 서비스를 받지 못한 장애인도 대상자로 가정하는 것이다. 따라서 경도 장애인이나 이러한 새로운 선택 기준(new order of selection) 때문에 재활 서비스를 받지 못한 클라이언트들은 노동인력투자법에서 규정한 적절한 서비스 혹은 다른 지역사회 고용 서비스를 받을 수 있게 되었다.

요점 1998년 재활법은 노동인력투자법에 포함되었고 중도 장애인의 고용 정보에 대한 선택과 고용 서비스에 대한 정당한 시도를 강조하였다.

1994년 학교에서 직업으로의 기회보장법(P.L. 103-239)

사양(sunset)되는 조항이 있어서 1998년에 종료된 학교에서 직업으로의 기회법(School-to-Work Opportunities Act, STWOA)에서 전환은 기초가 되고 개념화되는 원리였다.

학교에서 직업으로의 기회법(STWOA)은 주 차원에서 모든 청소년들에게 학교에서 졸업 후 환경으로 진환을 촉진하는 프로그램을 계획하고 실행하도록 요청하였다. 다음과 같은 조항을 통해 학교에서 직업으로의 기회법(STWOA)에서 규정한 **학교에서 직업으로 전환 프로그램**(School-to-Work Program)의 요소와 기대되는 성과들이 나타냈다. (a) 모든 청소년들이 학교에서 직장으로 혹은 후속 교육과 후속 훈련으로 전환에 필요한 기술과 지식을 습득하기 위해, (b) 모든 청소년들의 직업 준비와 진로 준비에 영향을 미치고, 후속 교육을 받을 수 있는 기회를 증진시키기 위해, (c) 통합된 학교에서 직장으로의 전환을 기초로 한 학습방법을 확장시키기 위해, (d) 직업과 학업을 연계하고, 중등교육과 중등 이후 교육 간의 연계를 강화하기 위해(Norman & Bourexis, 1995). 이러한 모든 조항들은 고등학교 졸업 후 성과, 진로 발달, 진로 교육, 전환을 강조한 특수교육 전환 규정과 일치한다.

학교에서 직업으로의 기회법(STWOA)의 두 가지 취지는 다음과 같다. (a) '기술 준비(tech-prep) 교육, 진로 아카데미, 학교에서부터 수습 프로그램으로, 협동교육, 청소년 수습 제도, 학교가 지원하는 기업체와 같은 학교에서 직장으로의 활동을 보장하기 위한 것이며', (b) '학업적인 학습과 직업적인 학습을 통합하고 중등교육과 중등 이후의 교육을 효과적으로 연계함으로써 청소년들의 지식과 기술을 향상시키기 위함이다'(p. 5). 이전의 직업을 위한 학교법 제정과 같이, 학교에서 직업으로의 기회법(STW OA)에서도 모든 학생, 특히 장애 학생, 학습이 부진한 청소년, 중퇴생, 불리한 상황에 처했거나 다양한 인종적·윤리적·문화적 배경을 가진 학생들이 프로그램에 접근할 수 있도록 규정하였다

요점 학교에서 직업으로의 기회법(STWOA)을 통해 장애인뿐만 아니라 모든 학생들에게 전환 서비스가 제공되었다.

(Kochhar-Bryant & West, 1995).

1990년과 1998년 Carl D. Perkins 법

1990년 개정 Carl D. Perkins 법은 두 가지 중요한 의도를 가지고 있다.

a. 직업교육 프로그램의 질을 향상시키고
b. 장애인에게 추가적인 서비스를 제공하기 위함이다.

1990년 개정법은 전통적인 직업기술 중심에서 직업과 학업 기술 훈련을 통합하는 방향으로 이동하는 것이었다. 이 법은 빈약한 지역구(poor districts)에 관심을 가지고 학교교육의 개혁을 언급했으며 주와 지역 차원의 직업교육 행정을 재조직하였다. Perkins는 직업학교의 개혁과 직업교육에 대하여 주 차원의 기준을 발전시키는 데 초점을 두었다. 이로 인해 산업체에서 받는 수습교육이 발전하게 되었으며, '기술 준비' 프로그램이 생겨나게 되었다. 1990년 Perkins는 장애인을 위해 따로 할당된 10%의 자금을 삭제해 버렸다. **표 2-7**에서 보는 것처럼, 1990년 Perkins 법은 장애 학생을 위한 전환의 쟁점을 다양하게 다룬 규정이다.

1998년 개정 Carl D. Perkins 법은 1990년 Carl D. Perkins 법을 기초로 만들어졌으나, 직업교육 시스템의 문제점을 다룬 조항을 첨가하였다. 전국직업교육협회 회장인 Kimberly Green은 다음과 같이 언급하였다. "입법자들은 직업교육을 받은 졸업생들이 일반교육(대학교)을 받은 학생들과 같은 수준이기를 원한다. 그래서 직업교육 졸업생들이 대학에 다니는 학생만큼이나 준비가 잘되어 있고, 많은 선택을 갖길 원한다." 1998년 Perkins 법에서는 장애인을 위한 자금이 삭제되었으며, 자금 사용방법에 대해 좀

표 2-7 1990년 Carl D. Perkins의 직업교육 및 보조공학 교육법

장애인을 위한 서비스와 활동에 대한 기준-다음과 같은 보장을 요구하였다.

- 모집, 등록, 배치 활동에 동등한 접근 보장
- 가능한 직업 프로그램에 전적으로 참여할 수 있도록 동등한 접근 보장
- 최소 제한적 환경에서 직업교육 제공
- 직업교육, 특수교육, 주에서 운영하는 직업재활 기관 대표자들의 협력적 활동을 통해 장애인의 직업계획 수립
- 장애 학생의 개별화 교육계획을 통해 장애인의 직업교육을 지속적으로 검토
- 장애 학생과 그 부모에게 학생이 대상자로 선정된 지 적어도 1년 이내에 장애 학생에게 제공될 특별한 학업 과목과 서비스, 고용 기회, 직업 배치에 대해서 정보 통보
- 장애인에게 필요한 전환 서비스 지원
- 교육과정 수정, 장치 조절, 학급 환경 조정, 보조원, 교수 도우미, 교수 보조도구 등 추가적인 서비스 제공
- 전문적으로 훈련받은 상담사나 교사의 지도, 상담, 진로교육 활동 제공
- 학교에서 졸업 후 취업 및 진로 기회로의 전환을 촉진하는 상담과 교수 서비스 제공

출처: Carl D. Perkins Vocational and Applied Technology Education Act. (1990) Pub. L. No. 101-392, 104, Stat. 756.

더 통제를 받은 직업 프로그램을 제공하였다. 또한 이 개정법에서는 직업교육 프로그램들이 수행 기준에 따라 착수되고 수행되어야 함을 규정하였다. 학교에서 직업으로의 기회보장법(STWOA)처럼 학교에서 직업으로의 요구에 대해서는 언급하지 않았지만, 학교에서 직업으로 전환 프로그램들이 직업교육 시스템과 계속적인 협력적 관계를 갖도록 규정하였다. **기술 준비**(Tech-Prep) 프로그램(예: 2+2 프로그램)은 이러한 프로그램을 삭제하고 이러한 프로그램을 위한 자금도 없애 버린 1998년 Perkins 법에 의해 중요하게 다루어졌다.

요점 1990년대 Perkins 법은 장애인을 위해 할당된 자금을 삭제하고, 대신 학생들이 학업 기준에 도달하도록 하고 중등 이후 교육을 원하는 직업 학생을 위해 고안된 직업 기준에 달성하도록 하는 데 훨씬 더 중점을 두었다.

1990년 장애인교육법

1990년 장애인교육법(IDEA of 1990)에서 처음으로 전환 서비스의 필요성을 언급하였으며, 전환 개별화 교육계획에 수립해야 할 몇 가지 일반적인 활동을 언급하였다. 이 장애인교육법에서는 학생들이 자신의 졸업 후 목표를 개발하고 평가할 수 있도록 도와주는 진로 탐색과 직업 관찰을 제안했으며, 학생의 졸업 후 목표가 개별화 교육계획에 분명하게 수립되어 있어야 함을 명시하였다. 이 장애인교육법은 또한 개별화 교육팀에서 학생들이 적어도 졸업하기 2년 전에 성인 기관에 의뢰하여 그들이 원하는 환경(대학, 사업체, 다른 지역사회 환경)에서 경험을 가질 수 있도록 규정하였다. 사람 중심 계획, 학생 설문조사, 진로 검사, 상담 및 지역사회 경험을 통해 발견한 학생의 요구, 흥미, 선호도는 학생으로 하여금 직업, 교육, 독립생활 및 사회적 참여 활동을 시도하여 성취할 수 있도록 도와준다. 마지막으로, 1990년 장애인교육법에서는 전환활동에 일상생활 기술과 기능적 직업평가도 포함시키도록 명시하였다.

요점 1990년 장애인교육법에서는 전환의 중요한 네 가지 요소를 정의하였으며, 중학교, 고등학교, 졸업 후 활동이 서로 연계되어야 할 것을 명시하였다.

1997년 장애인교육법

1997년 장애인교육법(IDEA of 1997)은 장애 학생들이 교육을 제공받을 수 있는 방법에서 몇 가지 중요한 정책의 변화를 추가시켰다(Stodden, 1998). 첫 번째 변화는 특수교사는 프로그램 수행의 단계나 절차, 과정에 중점을 두기보다는 교육의 결과를 강조해야 한다는 것이다. 이 변화는 학생이 졸업할 때 그의 질적인 삶과 졸업 후 환경의 성공을 증명할 수 있는 어떤 일이 학생에게 일어나느냐에 관심이 증가된 것을 의미한다. 1997년 장애인교육법에서는 전환 서비스로 제공될 수 있는 관련 서비스(예: 직업 경험에 필요한 교통기관, 말·언어치료, 청능치료, 물리치료, 작업치료, 정신과 및 상담 서비스 등)의 목록을 추가시켰다. 이러한 추가 부분은 1997년 장애인교육법이 장애 학생들이 일반 교육과정에 통합되는 것에 중점을 두었기 때문이며, 이러한 통합이 이루어지는 데 관련 서비스의 역할을 중요하게 다루었기 때문이다. 1990년 이래 주요한 정책의 변화는 다음과 같다.

1. 장애 학생의 일반교육에의 접근, 참여, 진행을 강조한다. 따라서 특수교육은 일반 교육과정을 근거로 하여 장애 학생에게 맞도록 교육과정을 수정할 필요가 있다.
2. 주(state)와 지역(district) 차원의 성취평가를 수행할 수 있도록 기준에 대한 반응을 요구한다.
3. 특수교육 대상자인 학생의 나쁜 행동에 대한 기능적 행동 분석, 명시, 행동 교정 프로그램을 수립한다. 만약 학생의 행동이 학생이 지닌 장애로 인해 초래된다고 판단되면 다른 대체 프로그램(예: 학교 정학 프로그램)으로 옮기거나 배치시킨다.
4. 학생이 14세가 될 때 전환 서비스 수립에 대해 규정함으로써 중학교 전환교육뿐만 아니라 졸업 후 목표에 대한 고등학교 교육의 기준을 제시한다(예: 진로 및 기술교육, 상급 학업).

1997년 장애인교육법에 따라, 현재 특수교사는 장애 학생들이 주 차원의 수행평가(performance tests)와 성적 책임 시스템에 참여하도록 지원해야 한다. 또한 개별화 교육계획서에 일반 교육과정과 관련된 연간 교수목표와 장애 학생의 학습 과정(course of study)을 반영한 전환계획을 수립해야 한다. 학업 프로그램의 통합과 주류화가 강조됨에 따라 개별화 교육계획을 수립할 때 일반 교사와 직업교사가 참여할 것을 규정하였다.

> **요점** 1997년 장애인교육법에서는 모든 학생들이 일반 교육과정에 통합될 것과 과정보다는 결과를 훨씬 더 강조하였다.

Kohler의 전환교육 모형

1990년대 Kohler(1998)는 '교육의 전환조망'이라고 불리는 주입(infusion) 중심의 진로교육 모형을 제시하였다. Kohler의 모형에서는 교육이란 무엇이며, 어떻게 이루어져야 하는가에 관점을 확대시켜야 한다고 강조하였으며, 다음과 같은 전환 서비스의 범주를 제시하였다. (a) 학생 중심 계획, (b) 부모 참여, (c) 프로그램 구조와 특성, (d) 기관 간의 협력, (e) 학생 개발(**그림 2-3** 참조). Kohler는 학생 중심 계획이 적절한 장기 목표와 단기 목표, 서비스를 결정하는 중요한 수단만큼이나 개별화 계획에 본질적으로 중요하다고 보았다. 두 번째 부분인 학생 개발에서 학교는 학생들이 지역사회에 성공적으로 참여하는 데 필요한 기술을 습득할 수 있도록 여러 가지 활동을 반드시 제공해야 하며, 이러한 활동들은 습득한 기술의 일반화를 돕기 위해 다양한 환경에서 이루어져야 한다고 주장하였다. 기관 간 혹은 간학문적 협력에 대해서 Kohler는 협력적 체계(framework)를 발전시키는 데 결정적으

> **요점** 1997년 장애인교육법(IDEA)은 모든 학생들이 일반교육에 참여하도록 하였으며 과정보다는 성과에 좀 더 중점을 두도록 하였다.

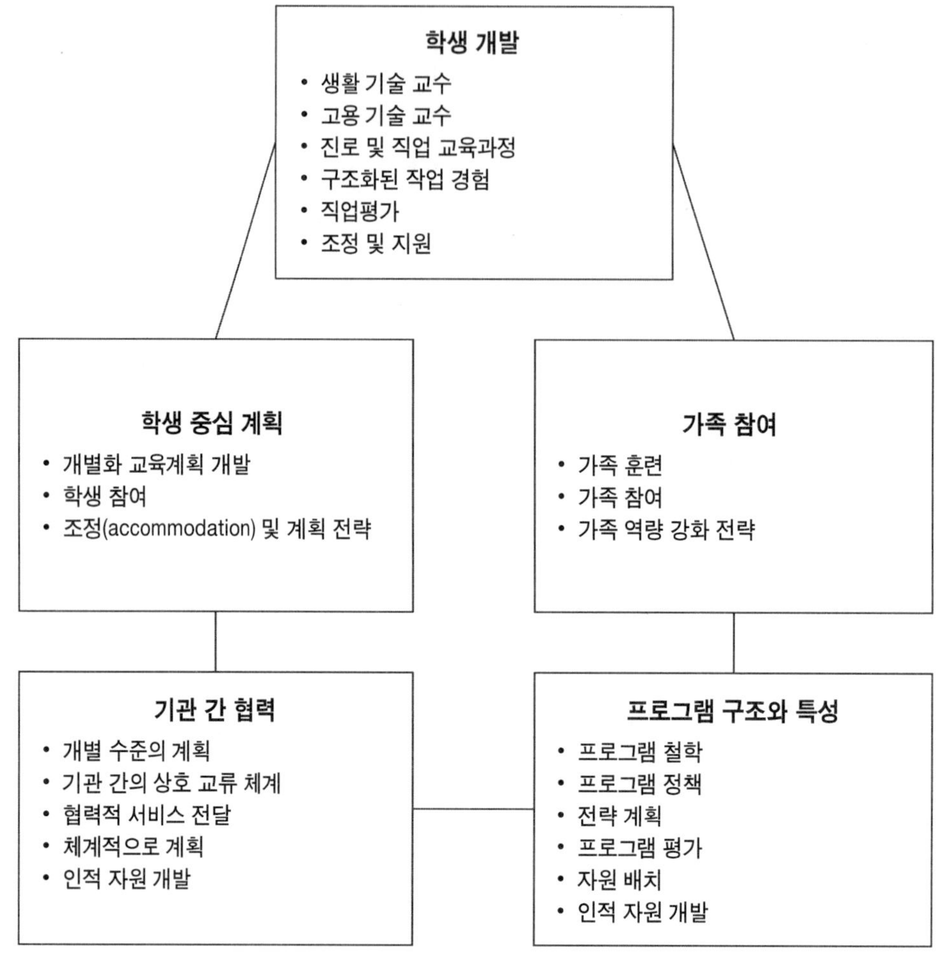

그림 2-3 최신 전환실제 모형

출처: Implementing a transition perspective, by P. D. Kohler in F. R. Rusch & J. G. Chadsey (Eds.), *Beyond high school: Transition from school to work*, p. 208. Copyright 1998. Reprinted with permission of Wadsworth Publishing, a division of Thomson Learning. FAX 800-730-2215.

로 보았으며, 참여자가 다른 전달 체계, 협력적 작업, 자원을 공유하는 데 많은 지식을 얻을 수 있는 기관 간 전환팀을 구성하도록 제안했다. Kohler의 네 번째 영역인 가족 참여에서는 전환계획에 학생과 가족들이 좀 더 참여할 수 있도록 참여, 역량 강화, 훈련을 강조하였다. 마지막 부분인 프로그램 구조와 특성에서는 다음과 같은 서비스 체계로 보았으며 이러한 서비스의 필요성을 지적하였다. (a) 여러 가지 교육적 선택(educational option)을 개발할 때 체계적인 지역사회를 참여시킴, (b) 지역사회 중심 학습 경험, (c) 학생들이 학교에서 사회적 관계를 형성하도록 하는 체계적 통합, (d) 모든 학생들의 기술, 가치, 성과와 관련하여 기대를 높일 것.

진로경로 모형

Siegel(1998)은 학교에서 직업으로 통합전환 프로그램을 강조한 진로경로 모형(career pathways model)을 제시하였다. Siegel은 또한 전환의 중요한 네 가지 요소를 언급하였다. Siegel은 학생들이 지금까지 배운 교육적 경험으로 다음과 같은 세 가지 기초적 질문에 답할 수 있어야 한다고 주장했다.

1. 나는 누구인가?
2. 내가 속한 지역사회는 어떤 것인가?
3. 나는 어떻게 의미 있는 길에 참여할 수 있는가?

Siegel이 주장한 다양한 선택이 주어진 학교에서 직업으로의 전환 시스템에는 학생들이 자신의 관심과 욕구가 변할 때마다 개별화된 프로그램을 조정할 수 있는 유연성이 있다. 진로경로(career pathway)란 대여섯 개의 진로 영역이 하나로 묶인 학습 과정을 말한다(예: 통신 및 교양과목, 마케팅, 사업, 의료 관련 직업, 인간 서비스). 전체 교육과정에 진로를 적용함으로써 학생들은 그들에게 의미 있는 방법으로 자신의 학습 과정(course of study)을 탐색할 수 있게 된다. 또한 Siegel은 모든 수준의 학생에게 적용할 수 있는 경로(pathway)는 반드시 광범위하게 정의할 필요가 있다고 주장하였다(예를 들어 의료 관련 직업의 경우, 미래 수술 의사가 되고자 하는 학생, 간호사 자격증 취득에 관심이 있는 학생, 혹은 병원 자원봉사를 원하거나 입문 수준의 직업을 갖기 원하는 학생들에게도 소개할 수 있다). Siegel이 주장한 다양한 선택이 주어진 학교에서 직업으로의 전환 시스템은 다섯 가지 수준의 전환 서비스로 이루어져 있다. 각 단계마다 제공되는 전환 서비스는 학생의 장애 수준에 따라 달라지기보다는 오히려 학생의 필요 정도에 따라, 즉 다른 학생들과 같이 작업하는 데 혹은 졸업 후 독립생활에 필요한 학생의 요구에 따라 다르게 결정된다. Siegel이 제시한 수준은 능력별 학급 편성이라기보다는 오히려 주어진 시간에 학생에게 필요한 욕구를 충족시킬 수 있는 다양한 선택이라고 볼 수 있다.

Greene(2003)은 진로경로 모형이란 학생들이 추구하는 졸업 후 성과에 기초를 둔 것이라고 언급하였다. 이 모형에는 다음과 같은 대표적인 네 가지의 경로가 있다. (a) 4년제 대학, (b) 전문대나 기술학교, (c) 유급 경쟁고용, (d) 지원고용. 각각의 경로 중에서 학생이 원하는 졸업 후 환경을 결정함으로써 사용되어야 할 평가의 종류, 적용해야 할 교육과정, 가장 효과적인 교수 환경, 전환계획과 관련 서비스를 쉽게 선택할 수 있게 된다고 Greene는 주장하였다. 또한 그는 진로경로가 능력별 진로 학급 편성(career tracking)의 결과로 나타나서는 안 된다고 강조하였다.

1990년대 제정된 전환법과 모형에 대한 요약

1990년대는 법을 통해 전환이 특수교육 분야에 포함된 시기이다. 전환은 1990년 장애인교육법(IDEA)과 함께 특수교육법에 명시되고 규정되기 시작하였다. 1990년 장애인교육법에서는 학생이 14세가 될 때 필요시 더 일찍 시작해도 되며, 적어도 16세 전에 전환 서비스를 제공하도록 명시하였다. 1990년 장애인교육법에서 규정한 협응된 전환활동(coordinated transition activities)이란 일반교육, 직업교육, 특수교육 간의 협력 서비스를 의미하며, 학교교육과 졸업 후 교육 및 서비스 간의 밀접한 협력 관계의 필요성을 언급한 것이다. 1997년 장애인교육법에서는 일반교육과 특수교육 간의 협력을 강조하였으며, 중학교부터 중등 이후 교육 및 취업에 이루기까지 전체의 교육기간 동안 협력하도록 규정하였다. 또한 1997년 장애인교육법에서는 학생의 요구, 흥미, 선호도에 따라 진로경로가 이루어져야 한다고 명시하였다. **표 2-8**을 참조하라.

2004년 장애인교육법(IDEA)

일반교육 및 다른 보상교육 프로그램에 대한 연방법(federal law)인 초중등교육법(Elementary

표 2-8 1990년대에 제정된 법

인권운동을 위한 정책 체계 수립
장애인의 접근권, 지역사회 참여, 질적 삶의 관점에 대한 부분을 상세히 다루고 확대
기준 중심 교육과 모든 학생에 대한 책임성 수립

- 1990년 장애인교육법(IDEA of 1990): 16세 전에 개별화 교육계획에 전환계획을 세우도록 명시
- 1990년 미국 장애인법(ADA 1990): 지역사회 모든 영역에 평등과 통합을 규정
- 1990년 개정 Carl D. Perkins 법(Carl D. Perkins Amendments of 1990): 통합된 환경에서 직업 및 학업 기술 훈련 강조, 장애인을 위한 자금 삭제
- 1992년 개정 재활법(Rehabilitation Act Amendments of 1992): 재활 서비스 접근과 자기결정에 대한 규정과 조항 확대
- 1994년 미국교육법: 2000년 목표들(Educate America Act of 1994: Goals 2000): 교육 개혁을 통해 학생들이 성과를 획득하도록 목표 중심 교육을 명시
- 1994년 학교에서 직업으로 기회법(School to Work Opportunity Act of 1994): 전환 시스템을 위한 교육과 진로 준비를 위한 학교 프로그램에 대한 주 차원의 법 제공
- 1994년 기술 관련 지원법(Technology-Related Assistance Act of 1994): 보조공학에 대한 주 차원의 시스템 제공
- 1997년 장애인교육법(IDEA 1997): 14세에 전환 학습 과정 제공, 일반 교육과정에 접근
- 1998년 개정 재활법(Rehabilitation Act Amendments of 1998): 고용에 대한 조항 확대, 일괄적인 고용과 훈련센터와의 협력 규정
- 1998년 노동인력투자법(Workforce Investment Act of 1998): 이전에 정부 지원을 받아 운영된 45개의 프로그램을 통합한 광범위한 직업훈련
- 1998년 개정 Carl D. Perkins 법(Carl D. Perkins Amendments of 1998): 진로/기술 시스템의 주된 특징인 기술 준비 교육 제시—고등학교 프로그램과 중등 이후 프로그램을 연결하는 2+2 프로그램

and Secondary Education Act, ESEA)은 2002년 다시 법적 효력을 얻었던 학생낙오방지법(No Child Left Behind Act, NCLB)으로 불리게 되었다. 특수교육이 일반교육의 한 부분으로 포함되어 있었기 때문에 이 같은 초중등교육법의 변화는 장애인교육법 제정에 큰 영향을 미치게 되었다. 장애인법이 개정되기 전에, George W. Bush 대통령은 장애 학생들의 교육적 성과를 향상시키는 정보 수집, 증거 제시, 보고서 작성을 명령하였다. 이 마지막 보고서에서 세 가지 중대한 권고 사항을 제시하였다. 첫째, 이 보고서는 과정보다는 결과에 중점을 둘 것을 권고하였다. 두 번째 권고 사항은 학생들이 특수교육을 받기 전에 예방하는 모형이 필요하다고 주장하였다. 세 번째, 장애 학생을 일반교육을 받은 학생으로 먼저 생각해야 한다고 전문가들은 권고하였다. 대통령 산하 특수교육위원회(2002)는 전환 영역에 대해서 다음과 같은 일곱 가지 권고 사항을 수립하였다.

1. 학생과 부모의 완전참여(full participation)와 학생의 자기옹호 및 광범위한 전환 서비스(작업 경험, 진로 탐색)의 필요성을 강조하였다.
2. 전환 시기의 학생에게 서비스를 제공하는 기관 간의 밀접한 제휴와 협력의 필요성을 언급하였으며, 더 효과적인 기관 간 협력(interagency collaboration)을 위해서는 전환 서비스, 연구에 대해 규정하고, 전환 조정(transition coordination)에 있어서 방해가 되는 것들을 언급한 실존 법들〔장애인교육법(IDEA), 재활법(Rehabilitation Act), 고등교육법(Higher Education), 작업티켓법(Ticket to Work Act), 노동인력투자법(Workforce Investment Act)〕의 실행이 무엇보다 중요하다고 권고하였다.
3. 이 보고서에서는 교육적으로 가치 있는 전환계획의 시기에 대해서 논쟁이 있었다(14세 혹은 16세 전환 서비스 의무 사항과 다름). 고등학교 졸업장 취득이 학생의 기술과 능력을 더 정확히 제시할 수 있다고 주장하였다.

학생낙오방지법과 장애인교육법 모두 교육의 성과를 강조하였다(Turnbull et al., 2003). 학업 성취 수준을 정의하는 학업 영역과 수행 기준을 위한 내용 기준(content standards)이 성과에 중점을 두어 마련되었다(Thurlow, 2002). 다음과 같은 사항을 결정할 때 학생의 수행 기준을 사용하였다. (a) 학생의 진급과 졸업을 승인할 때, (b) 교사나 교장의 승진, 봉급 인상, 직업 유지를 정할 때, (c) 학생낙오방지법에 의해 자금 지원과 승인을 받는 학교나 지역구를 선택할 때. 2004년 장애인법에는 많은 변화가 있었다.

- 학생의 학습 및 기능 향상에 초점을 둔 결과 중심 과정(results-oriented process) 내에서 디자인을 강조
- 직업교육이 전환 서비스로 규정됨
- 학생의 필요, 흥미, 요구와 함께 강점에 중점
- 특수교육 목적에 후속 교육 준비를 포함
- 학생이 14세가 될 때 전환 서비스를 의뢰할 것을 규정한 조항 삭제
- 고등학교 개별화 교육계획 차원을 넘는 측정

가능한 전환목표 수립
- 고등학교를 졸업할 때 학생은 수행 요약서를 제공받음

표 2-9에 1997년 장애인교육법과 2004년 장애인교육법을 비교해 제시하였다.

6. 결론

현대 장애에 대한 개념은 빠르게 변화하였으며 이러한 변화는 장애인 정책에 대한 법 제정에 영향을 주었다. 장애인에 대한 사회적 정책은 당연한 빈곤과 부적절한 빈곤 개념을 만들어 낸 엘리자베스 빈민법(Elizabethan Poor Laws)까지 거슬러 올라갈 수 있다. 전반적으로 장애정책은 자선의 모형에서 인권의 모형으로 옮겨 갔으나 많은 초기 장애 개념의 흔적들이 오늘날까지 여전히 남아 있다. 사회정책 옹호자들은 장애인의 질적 삶 향상에 노력을 기울여 왔으며, 장애인의 질적 삶에 대한 관심이 증가됨으로써 의미 있는 고용, 대인관계, 지역사회 참여, 중등 이후 교육의 필요성을 자각하게 되었다. 궁극적으로 장애정책의 효과성을 측정하기 위해서는 장애인의 삶이 얼마나 일반 동료들의 삶과 근접한가를 보면 알 수 있다.

장애인에 대한 최초 서비스는 제1차 세계대전에서 장애를 입은 맹인과 상이군인같이 마땅히 도움을 받아야 할 집단에게 제공되었다. 이러한 장애 서비스는 공무 수행을 하다가 장애를 입은 노동자에게도 제공되었으며, 제2차 세계대전 이후 다른 장애인 집단에까지 급속히 확대되었다. 제2차 세계대전 이후 초기에 많은 점진적 변화로 인해 기존의 공립 교육과 재활 서비스에서 제외되었던 장애인을 위한 서비스를 주장한 장애 부모 옹호 단체가 설립되었다. 초기 옹호 기간은 나중에 출현하게 된 많은 장애정책의 개념을 확립한 1960년대까지 거슬러 올라갈 수 있다.

1970년대는 두 가지 중요한 발전의 시기로 볼 수 있다. 하나는 정신지체협회와 같은 장애 부모 기구의 하나로서 법적 옹호가 시작되는 시기였다는 것이다. 연달아 일어나는 집단 대표 소송으로 인해 적법 절차에 의한 보호 없는 시설화를 법적으로 무효화하였으며, 훈련(habilitation) 서비스 규정을 폐지하였다. 다른 집단 대표 소송(펜실베이니아 지체인협회 대 펜실베이니아 주 소송)은 모든 장애 어린이의 무상의 적절한 공교육 권리를 규정하고, 이러한 권리를 지키기 위해 적법 절차에 의한 보호를 발전시킨 1975년 전장애아교육법의 토대가 되었다. 1970년대에 또한 장애인은 스스로가 자신의 인권을 주장하기 시작하였으며, 1973년 재활법 제정, 독립생활센터 설립과 장애인의 인권을 존중한 용어인 사람 먼저를 강조한 언어를 사용하는 데 도움이 되었다. 1973년 재활법은 연방 기금을 받은 모든 프로그램의 장애인 차별을 금지하였으며, 독립생활 운동으로 인해 건물 접근, 교통, 주거 선택을 제공받게 되었다. 사람 먼저 운동은 그들이 지닌 장애보다도 장애인의 인격 혹은 개성에 중점을 둔 언어 사용과 행동을 통해 장애인에 대한 사회적 통념을 변화시키는 데 비중을 두었다.

1980년대는 장애 학생의 취약한 졸업 후 성과에 반응하여 Madeline Will에 의해 전환 서비스

표 2-9 1997년 장애인교육법과 2004년 장애인교육법에 규정된 전환 서비스 비교

1997년 장애인교육법에 규정된 전환	2004년 장애인교육법에 규정된 전환
전환 정의 전환 서비스란 장애 학생을 위한 다음과 같은 협력적 활동을 의미한다.	**전환 정의** 전환 서비스란 장애 **아동**을 위한 다음과 같은 협력적 활동을 의미한다.
(A) 중등 이후 교육, 직업훈련, 통합 고용(지원고용 포함), 평생교육, 성인 교육, 성인 서비스, 독립생활, 지역사회 참여 활동을 포함한 고등학교에서 졸업 후 활동을 촉진하는 성과 중심 과정(outcome-oriented process)이다.	(A) 중등 이후 교육, 직업**훈련**, 통합 고용(지원고용 포함), 평생교육, 성인 교육, 성인 서비스, 독립생활, 지역사회 참여 활동을 포함하여 **장애 아동의 학교에서 졸업 후 활동을 촉진시키는 데 초점을 둔 학업적·기능적 성취 향상에 중점을 둔 결과 중심의 과정** (results-oriented process) **내에서 계획되어야 한다.**
(B) 학생의 선호도와 흥미를 고려한 학생 요구를 기반으로 한다.	(B) **아동의 장점**, 선호도, 흥미를 고려한 아동 개인의 욕구를 기반으로 한다.
(C) 교수, 관련 서비스, 지역사회 경험, 고용 개발 및 다른 학교 이후 활동 등을 포함시킨다. 필요시 일상생활 기술 획득과 기능적 직업평가도 포함시킬 수 있다(602조항).	(C) 교수, 관련 서비스, 지역사회 경험, 고용 개발 및 다른 학교 이후 목표 등을 포함시킨다. 필요시 일상생활 기술 획득과 기능적 직업평가도 포함시킬 수 있다(602조항).
개별화 교육계획에 명시된 전환	**개별화 교육계획에 명시된 전환**
(vii)(I) 14세에 시작하며, 매년 경신하며, 전환이 필요한 아동의 서비스를 기술… 어린이의 학습 과정에 중점을 둔다(학생의 월반 코스나 직업교육 프로그램과 같은).	(VIII) 아동이 16세가 되었을 때 처음 개별화 계획이 시행되기 전에 시작하며 매년 경신한다.
(II) 16세에 시작(만약 개별화 교육계획팀에 의해서 필요하다고 결정되면 더 일찍 시작할 수 있음), 아이에게 필요한 서비스를 명시, 필요시 기관 간 책임과 필요한 연계에 대해서도 명시한다.	(aa) 필요시 독립생활 기술을 포함하여 훈련, 교육, 고용에 관한 연령에 적절한 전환 평가를 근거로 적합하고 측정 가능한 중등 이후 목표를 수립한다. (bb) 전환 서비스(학습 과정 포함)는 아동이 이러한 목표에 도달할 수 있도록 지원해 주어야 한다.
(III) 주(state) 법에 명시된, 아동이 성년이 되기 적어도 1년 전에 시작. 성인이 되었을 때 법에 따라 아동이 갖게 될 권리에 대해 아동에게 정보 제공 614조항 615(m) 이하	(III) 주(state) 법에 명시된, 아동이 성년이 되기 적어도 1년 전에 시작. 성인이 되었을 때 법에 따라 아동이 갖게 될 권리에 대해 아동에게 정보 제공 614조항 615(m) 이하

개념이 개발되었다. 전환 서비스는 초기 특수교육과 기능적 교육과정, 직업학습, 진로교육과 같은 관련 프로그램을 포함시켰다. Will의 전환모형은 고용으로의 전환과 중복 서비스에 중점을 두었으나 이 모형은 전반적인 질적 삶을 강조한 전환모형에 의해 빠르게 대체되었다. 비록 1980년대는 전환 서비스에 대한 규정이 없었지만, 전환 서비스가 특수교육법, 재활법, 직업교육법을 통해 장려되었다.

1990년대의 전환 서비스는 다음과 같은 네 가지 중요한 요소를 제시한 1990년 장애인교육법에 의해 규정되었다. (a) 학생의 요구, 흥미, 선호도를 근거, (b) 성과 중심 과정을 통해 개발, (c) 협응된 일련의 활동들, (d) 학교에서 졸업 후 환경으로 촉진. 1990년 장애인교육법에서는 적어도 16세가 되기 전에 학생을 과정에 포함시켜 전환계획을 세우도록 명시하였다. 1997년 장애인교육법에서는 14세까지 학생의 학습 과정과 관련하여 전환 서비스를 세우도록 명시하였으며, 일반 교육과정에 장애 학생들이 통합되어 교육받고, 주(state), 지역(district) 차원의 시험에 모든 학생들이 참여하도록 규정하였다. 또한 직업교육법과 재활법은 전환 서비스를 장려하였으며, 1994년 학교에서 직업으로의 기회법(School to Work Opportunity Act)이 1998년 폐지되기 전까지 이러한 전환 서비스는 일반 학생들에게까지 확대되었다. 새 천 년이 도래하면서 학생낙오방지법과 함께 학업의 책무성을 많이 강조하게 되었다. 2004년 장애인교육법에서는 전환 서비스를 졸업 후 환경으로의 이동을 촉진시키는 학업과 기능적 결과에 중점을 두어 정의하였다.

미래 변화는 현재 증가하고 있는 과도한 학업교육과 장애 학생의 졸업 후 성과에 많은 영향을 주었던 전환 서비스의 필요 두 가지를 놓고 조화시켜 나갈 것이다. 한편으로는 엄청나게 많은 학생들이 중등 이후 교육기관에 입학하고 있기 때문에 이들이 중등 이후 교육기관에 성공적으로 적응하기 위해서는 좀 더 차원 높은 교육이 필요하다. 그러나 또 한편으로는 대략 60~70%의 장애 학생들이 고등교육을 마치지 못한 채 취업을 하고 있기 때문에 이들이 졸업하기 전 지역사회 중심의 직업 경험과 직업교육이 필요할 실정이다. 미래 법 제정은 이 두 장애 집단의 흥미 사이에서 계속해서 좌우로 요동치기 쉽기 때문에 전환 조정자들은 적절한 서비스가 필요한 학생에게 제공될 수 있도록 노력해야 할 것이다.

7. 연구문제

1. 권리를 부여하는 장애 서비스와 대상자 선정에 따른 장애 서비스는 어떤 차이가 있는가?
2. 왜 장애는 인권과 연관이 되는가?
3. 왜 장애와 장애정책은 일반 대중에 의해서 일반적으로 잘못 이해되고 있는가?
4. 직업교육, 일반교육, 중등 이후 교육에 있어서 접근과 조정이 왜 중요한가?
5. 1960년대의 장애인 정책과 서비스를 어떻게 특징지을 수 있는가?
6. 1970년대와 1980년대의 장애인 정책과 서비스를 어떻게 특징지을 수 있는가?

7. 1990년대의 장애인 정책과 서비스를 어떻게 특징지을 수 있는가?
8. 1960년대, 1970년대, 1980년대 법에서 중점을 둔 변화는 무엇인가?
9. 1970년대, 1980년대, 1990년대 법에서 강조한 변화는 무엇인가?
10. 특수교육보다 일반교육과 장애 관련 법이 전환과 장애인교육법을 규정하는 데 있어서 왜 중요한가?
11. 1990년대의 장애인교육법에 제시된 전환의 변화는 무엇인가?
12. 1990년 장애인교육법에서 1997년 장애인교육법까지 전환은 어떻게 변했는가?
13. 오늘날 전환 개념을 확립한 1980년대의 중요한 모형은 무엇인가?
14. Will과 Halpern의 전환모형의 궁극적인 차이는 무엇인가?
15. 왜 직업학습 운동이 시작되었으며, 전환을 촉진시키기 위해서 어떤 서비스들이 추가되었는가?

8. 참고 웹사이트

National Information Center for Children and Youth with Disabilities
http://www.nichcy.org

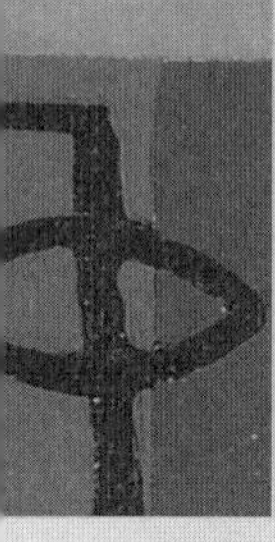

제 3 장 가족과 함께 일하기 위한 다문화적·협력적 유능성

Pamela Luft

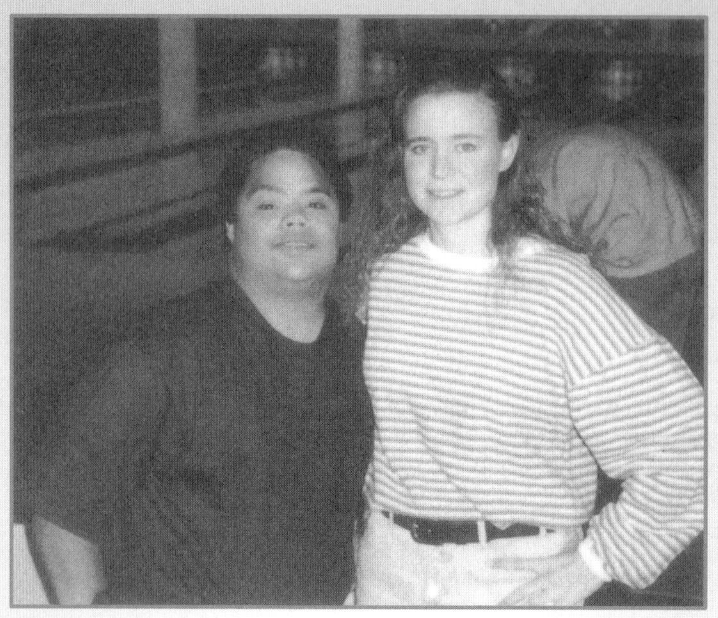

학습목표

1. 전환팀 구성원들이 문화적으로 다른 가족 및 학생과 함께 일을 하여야 한다고 기대하는 주요한 이유를 적어도 두 가지 기술한다.
2. 세계관, 개인의 정체성, 장애, 관계의 영역에서 확인된 미국인의 신념과 가치 및 소수민족 집단의 신념과 가치 사이의 주요한 차이를 비교한다.
3. 팀 구성원 사이의 문화적 차이가 전환과정에서 학생의 요구, 흥미, 선호를 판별하고 언급하는 팀의 과정에 어떻게 영향을 미치는지를 기술한다.
4. 학교에서 학교 이후 활동으로의 이동을 포함하여 전환계획 수립의 목적 설정 및 성과 지향 과정에 영향을 미치는 문화, 계층, 사회경제적 지위의 차이를 기술한다.
5. 중류 계층 미국인의 상호작용 양식(예를 들어 문화적으로 다른 혹은 다양한 집단을 대표하는)에 동화되지 않는 가족과 참여적 의사결정을 개발하는 데 잠재적인 갈등 및 이런 의사결정을 지원하는 데 적절한 접근법을 기술한다.
6. 문화적으로 유능하고 다양한 상호작용 양식과 과정에서 스태프와 가족을 준비하도록 하는 전략을 기술한다.
7. 모든 학생과 가족의 참여를 지원하는 다문화적·협력적 전략을 기술한다.

1. 서론

미국에 사는 사람들은 점차 자신과 문화적으로 다른 사람들과 함께 일하고 가까이 생활하게 될 것이다. 미국 내 소수민족의 인구는 증대되고 있다(Bose, 1996; Garcia & Yates, 1986; Knopp & Otuya, 1995; Wald, 1996). 1980년부터 2000년까지 실시된 미국의 인구조사 자료에 따르면 백인 인구보다 소수민족의 인구 성장이 평균 11배 더 빠른 데서 이를 확인할 수 있다(U.S. Census Bureau, 2002, November). 최근 10년 동안(1990~2000년) 전체 인구는 13.2% 증가하였다. 그러나 소수민족 인구는 훨씬 더 빨리 증가하였다. 아프리카계 미국인은 15.6% 증가하였고, 아메리카 인디언과 알래스카 원주민은 26.4% 증가하였으며, 아시아인은 48.3% 증가하였고, 히스패닉이나 라틴 아메리카계 인구는 57.9% 증가하였다. 2004년 인구 추계는 히스패닉이나 라틴 아메리카계 14.2%, 아프리카계 미국인 12.2%, 아시아인 4.2%, 그리고 아메리카 인디언과 알래스카 원주민 0.8%를 나타내고 있다(U.S. Census Bureau, 2004). 그래서 민족에 관계없이 교사와 학생은 점차 인종적 혹은 민족적으로 다른 이들과 '밀접한 만남'을 하게 된다.

이와 같은 영향이 IEP와 전환팀의 활동에 어떤 영향을 미칠 것인가? 점점 더 그들은 팀 구성원뿐만 아니라 소수민족 학생 및 그들의 가족들과 함께 일을 하게 될 것이다. 더욱이 1장과 2장에 기술된 법적 명령과 전환 구성요소는 대부분 장애, 모든 사람을 위한 최적의 성과, 그리고 이러한 성과를 성취하기 위한 최상의 방법에 관한 미국인의 문화적 신념에 기초한다. 이것들은 모든 문화에 의해 공유되지 않는다. 그래서 어떤 면에서 팀은 이러한 명령에 동의함으로써 문화 갈등을 설정하고 있다. 전반적인 문제는 교사들이 자신과 문화적으로 유사한 사람들과 함께 일을 하는 데 가장 효과적인가라는 점이다(Lareau, 1989). 그렇지만 전문가로서 그들은 모든 학생, 가족 및 내담자에게 양질의 서비스를 제공할 책임이 있다. 그렇다면 팀은 어떻게 문화적으로 다른 가족들(그리고 이것은 우리 자신과 문화적으로 다른 어떤 사람을 의미한다)에게 효과적인 서비스를 제공하기 위해 법적으로 배척한 교육 실제의 일부뿐만 아니라 문화적 습관을 벗어나 이동하는 것을 학습할 수 있을까? 이것은 사람의 일상생활에서 문화가 의미하는 바를 살펴봄으로써 접근할 수 있을 것이다.

2. 문화와 국가의 쟁점

미국에서 사람들은 흔히 스스로를 문화적 다양성을 지원하며 수용한다고 생각한다. 미국은 주로 이민자의 자손들이 사는 국가이지 않은가? 자유의 여신상은 공개적으로 전 세계인을 환영함을 나타내며, 사람들은 미국을 전 세계 문화와 인종의 '용광로'임을 자랑스럽게 생각한다(Bull, Fruehling, & Chattergy, 1992; Cordeiro, Reagan, & Martinez, 1994; DeVillar, 1994; Hanson, 1998a). 실제로 미국은 언제나 성공적이지만은 않았다. 인종 폭력과 불관용이 주기적으로 일어나며, 쉽게 해결되지 않는다. Bull 등(1992, p. 131)은 "뉴욕 시내에서든, 동유럽의 인종 집단 사이에서든, 나이지리아 부족 중에서든, 혹은 인도의 종교적 입장 사이에서든 문화 간의 접촉은 오랫동안 공통의 심화와 마찬가지로 인간의 고통을 심화시키는 원천이 되어 왔다"라고 진술하였다.

사실 다양성에 대하여 관용적 입장을 취하는 것은 어려운 일이 분명하다. 그리고 그것은 인간의 본성에 기인한다. 사람은 자신의 일상생활에서 본능적으로 문화적 동질성을 선호한다(Brislin, 1993; Green, 1999). 사람은 다른 사람이 자신과 유사한 사람이 되기를 원하며, 그러한 사람과 상호작용을 하며, 그에 따라 일반적인 생활양식과 신념에 대해 편안함, 이해 및 공유를 창조한다. 흔히 유의하게 다른 실제와 신념을 가지고 있는 타인을 이해하고 상호작용하기 위해 고군분투한다. 다양한 문화 집단은 흔히 완전히 함께 '합병'되지 않기 때문에 미국을 '용광로'보다는 다른 요소들로 이루어져 있으나 호혜적(희망스럽게!)으로 구성되는 '샐러드 그릇'에 비유하는 것이 더욱 적합할 것이다(Cordeiro et al., 1994; DeVillar, 1994). 당신은 사고, 정서, 행동 및 상호작용의 문화와 그 편재를 읽고 조사함으로써 어떻게, 그리고 왜 갈등이 일어나는지를 더 잘 이해할 수 있을 것이며, 그 다음에 잠재적 차이에 대하여 긍정적으로 협상하는 전략을 습득할 것이다. 이 장의 전반적인 목적은 당신을 문화적으로 유능하게 하기 위해 여행을 시작하며, 문화적 차이를 이해하도록 하기 위해 출발하고, 그들의 발생에 더욱 민감하게 하며, 당신 자신의 신념과 매우 다른 신념 사이에서 더 나은 중재를 하도록 돕는 데 있다.

문화의 한 가지 매혹적인 측면은 그 신념이 실제로 변환되는 방법이다. 다음 절에서는 문화적 실제와 관련하여 전환의 네 가지 본질적 구성요소를 조사하고, 다른 문화적 관점을 통하여 그것들을 재조사한다. 이것은 독자로 하여금 팀과 가족이 전환계획을 수립할 때 부딪히는 갈등 상황의 일부에 대하여 감각을 갖게 할 것이다.

문화적 관점과 전환 명령

법률과 정책은 사회적·문화적 이상과 가치를 공식화하는 방식이다(Cordeiro et al., 1994; Nieto, 2000). IDEA의 전환의 네 가지 본질적인 요소는 이러한 가치의 다수를 나타낸다. 첫 번째 본질적인 요소인 학생의 요구, 강점, 흥미 및 선호에 대한 고려는 전환팀에 학생의 미래 진로와 생활양식에 대한 선호를 개별적으로 사정하도록 명령한다. 미국에서 중요한 문화적 가치는 개인적·사회적 성공을 성취하는 수단으로서 독립과 자립이다(Althen, 1988; Dunn & Griggs, 1995; Green, 1999; Hammond & Morrison, 1996; Hanson, 1998a; Harry, 1992a; Hobbs, 1975; McPhatter, 1997; Pinderhughes, 1995). 그러나 다수의 다른 문화는 집단에 소속되는 데 더 큰 가치를 두며, 매우 독립적이거나 자신을 믿는 것을 선호하지 않는다(Chan, 1998a; Hanson, 1998a; Harry, 1992a; Joe & Malach, 1998; Lynch, 1998b; Pinderhughes, 1995; Zuniga, 1998). 이러한 문화는 집단(예를 들면 확대가족, 이웃, 지역사회, 종족)의 요구, 흥미 및 선호가 개인의 그것보다 더욱 중요하다고 믿는다. 어떤 문화에서는 '학생의 선택'이라는 관념을 수용하기보다 오히려 집단의 요구가 개인의 요구 이전에 언급되어야 한다고 믿는다(예를 들어 만일 집단이 효과적으로 기능한다면 그에 따라 개인의 요구는 충족될 것이다). 팀 구성원들은 이러한 '개별화된' 계획 수립 과정을 실행하는 방법에 주의를 기울이는 것을 필요로 하며, 학생의 그것을 지원하는 방식에 대가족이나 '집단'의 요구와 선호를 포함한 방식에 대해서도 주의를 기울이는 것을 필요로 한다.

전환계획 수립의 두 번째 본질적인 요소는 성과(결과) 지향의 과정을 이용하는 것이다. '긍정적' 혹은 '성공적'인 것으로 간주되는 결과 혹은 성과는 매우 문화적으로 정의된다(Nieto, 2000). 예를 들어 미국인의 가치 체계에 문화적으로 적응된 사람(이러한 가치를 수용하는 사람)들은 대부분 삶의 질을 향상시키기 위한 방식으로 돈을 더 많이 벌고자 하는 개인적 목적을 가지거나(재정적 성공에 가치를 둠), 좋은 차나 집을 사거나(물질적 부를 축적), 중요하거나 성공한 친구를 사귀려고(사회적 지위를 원할 경우) 한다. 이러한 일을 성취하는 것은 성공감과 만족감을 준다. 팀 구성원들은 학생을 많은 보수를 지급하는 직업을 가지고, 좋은 차나 아파트 혹은 주택을 가지며, 핵심적인 동료, 관리인과 사귀도록 전환하기를 희망한다. 이들은 흔히 '높은 기대'로 간주된다. 반대로 학생의 가족 구성원들은 학생이 가족이나 지역사회 내에서 생활하며 일하는 것을 선호하며(집단과 함께하는 것에 가치를 둠), 과거에 도움을 주었던 지역사회의 사람들을 위해 충실히 일하며 남아 있는 것을 더욱 선호할 수 있다(영예롭고, 존경스러우며, 충실함을 통하여 얻는 개인적 가치를 중요시함). 이러한 성과는 많은 보수, 사회적 지위 등등보다 가족에 의해 가치를 더 높이 인정받는다(Harry, 1992a, 1992b; Turnbull, 1993; Turnbull, Barber, Kerns, & Behr, 1995). 그러므로 가족이 선호하는 성과는 그들의 자녀가 장애로 인하여 가정에서 생활하며, 장기간 가족 또는 친구와 함께 낮은 임금을 받는 직업을 가지는 것이 될 수 있다. 팀 구성원들은 자신들이 선호하는 성과나 학생 혹은 가족에 대해 문화적으로 정의된 '높은 기대'를 부과하지 않도록 주의해야 한다.

세 번째 전환계획 수립의 본질적인 요소는 조정된 일련의 활동이다. 학교의 직원들은 학생이 학교를 떠난 이후에 학생과 가족을 보조하거나 지원할 성인 서비스 기관과 다른 지역사회 서비스 기관의 사람을 초대하도록 요구받는다. 그러나 가족들은 확대가족과 지역사회 집단 내에서 일하는 것을 선호할 것이다. 어떤 문화는 도움을 구하거나 도움에 대한 요구를 드러내는 데 큰 어려움을 가지며, 자신이나 자녀의 '요구'를 논의하는 개인들의 큰 집단('외부인')에 불편해할 것이다. 부모와 함께 매년 하나의 회의에 참석하는 기관의 직원은 약간 의심을 가지고 보게 될 것이며, 가족은 '가족을 알지 못하는' 이러한 개인으로부터 조언이나 프로그램화된 지원을 받는 것에 저항할 것이다.

네 번째 전환의 본질적인 요소는 학교로부터 학교 이후 활동으로의 이동이다. 팀 구성원들은 성공적인 전환 성과인 독립적으로 (혹은 룸메이트와 함께) 생활하기, 직업 가지기, 가족 외의 친구 사귀기 등등을 문화적 가치를 나타내는 것으로 생각하지 않을 것이다. 그렇지만 이러한 기대는 가정 외부에서 생활하는 미혼, 즉 결혼하지 않은 아동을 부모의 역기능과 실패를 나타내는 지표로 보는 가족들과 갈등을 초래할 것이다(Turnbull et al., 1995). 어떤 가족들은 미혼의 자녀들이 버는 수입을 모두 문제없이 부모에게 충성심으로 드려야 한다고 기대한다. 팀 구성원들은 학교 이후의 선호에 관하여 학생과 그들의 가족에게 먼저 질문을 해야 할 필요가 있으며, 다른 점들에 대하여 속단하지 않아야 한다.

> **요점** 전환실제는 흔히 주류 사회의 신념과 가치를 나타내기 때문에 전문가는 이러한 명령과 다양한 가족의 가치 사이에서 성공적으로 협상하는 문화적 능력을 필요로 한다.

가족 참여는 전환의 성공에 중요한 요소이며(Salembier & Furney, 1997; Siegel, 1998), 이들과 갈등 상황을 만들어 낸 팀은 전환계획이 성공적이지 않음을 발견한 후에 당황할 것이다. 이것은 항상 계획 수립 단계로 이동하기 이전에 공동으로 합의할 수 있는 목적을 확인하는 데 가족을 참여시키는 것을 강조한다. 팀 구성원들은 그들이 '양질'의 삶 혹은 '높은 기대'와 '성공'이 의미하는 것, 또는 자기결정이든 자기옹호 중재이든 가족의 비전과 일치하는 것을 성취하는 것이 지닐 가정을 볼 필요가 있다. 예를 들면, 집단의 조화와 정체성을 중시하는 문화(가족, 지역사회, 종족 등을 통하여)는 독립적인 의사결정이나 옹호 기술에 대한 미국인의 가치에 동의하지 않을 것이다. 이런 문화는 옹호와 자기결정 전략을 이용하여 자신을 보살피는 개인의 능력을 더 많이 신뢰하는 이러한 대부분의 중류 계층 미국인과는 반대로 개인의 요구에 반응하는 집단의 능력에 더 큰 믿음을 가진다. 가족은 팀의 옹호 전략을 심지어 그들의 가족과 지역사회의 조화를 저해하는 것으로 볼 것이다. 그러므로 특정 전환 가치가 결코 가족에 의해 필수적으로 공유되어야 한다고 전제하지 않아야 한다(실제로 먼저 모든 가족들에게 물어보는 것이 훌륭한 생각이다).

따라서 지금까지 어떻게 문화적 차이가 효과적인 전환계획 수립에 거대한 장애물을 유도할 수 있는지, 그리고 어떻게 법률에, 전환의 본질적인 요소에, 그리고 이러한 가치들이 가족에 의해 공유된다는 가정에 존재하는 문화적 '덫'의 일부가 될 수 있는지를 논의하였다. 다음 절에서는 문화를 분석하는 것이 어렵고 곤란한 이유 및 문화가 사회와 조직 내에 널리 퍼져 있음을 학습할 것이다.

문화적 자각의 문제

문화를 연구하고 분석하는 데 있어 한 가지 유의미한 문제는 그것이 대개 비가시적이라는 데 있다. 문화는 "사람들 사이에 널리 공유된, 그리고 특정 행동을 이끄는 삶에 관한 이상, 가치 및 가정"으로 구성된다(Brislin, 1993, p. 4). 또한 문화는 종교, 언어, 음식, 역사 및 의복을 포함하여 "공동체의 … 가치, 태도, 믿음, 실제, 전통 및 사회 제도의 집합인 변화하는 복합체"이다(Cordeiro et al., 1994, p. 20). 이러한 변화무쌍한 태도, 이상 및 가정은 대개 행동 안내에 대한 요청이 있을 때까지는 내재화된다. 가치는 도전받지 않는 이상 사람들로 하여금 특별한 가치에 대하여 생각하게 하거나 기억하게 하는 가시적인 행동을 나타내지 않는다. 예를 들면 청결과 개인의 위생 습관은 일반적으로 신체적용모나 냄새를 통하여 기대되는 문화적 표준을 충족하지 못한다고 여겨지는 사람에 의해 도전받을 때까지 우리의 일상생활에서 쟁점이 되지 않는다(Brislin, 1993). 이런 차이에 의해 문제 상황에 직면할 때 전형적인 반응은 문화적 가치를 '보호하며', 얼마나 그것이 중요한가를 재확인하는 것이 된다. 이 경우 어떤 사람은 어떻게 자신이 규칙적이고 철저하게 실천할 때 위생적으로 '더 나은' 사람이 되는가를 기술함으로써 이런 가치에 대한 자신의 믿음을 재확인한다(예를 들어 이러한 사람은 사회적으로 자신의 건강에 대하여 직장에서 부정적인 결과를 경험할 것이다 등).

요점 사람의 문화적 신념과 가치는 일반적으로 그들이 도전받을 때까지 비가시적이다.

문화적 가치는 흔히 아동기 때 문화 속으로 사회화되며, 어떤 가치를 고려하지 않고 특정한 일련의 행동과 믿음으로 유도하기 때문에 은밀한 채로 남아 있다(Brislin, 1993; Lewis, 1997). 이러한 초기의 형성적인 경험은 사람들로 하여금 자신들을 분석할 만큼 여지를 남겨 두지 않는다. 게다가 동일한 문화를 공유하는 사람들은 좀처럼 자신들의 감춰진 본성을 강화하는 자신들의 가치와 가정을 논의하지 않는다. 예를 들어 단지 종교적이거나 민주주의적인 가치들이 도전을 받을 때만(예를 들어 중동 교전을 통하여) 미국인은 가치와 가정(기독교도, 미국인 이슬람교도, 혹은 유대인의 의미가 무엇인가와 같은)에 관하여 논의한다.

문화의 대부분이 정교하게 숨어 있는 것과 같이 사람들은 흔히 자신의 신념과 행동이 '더 나은' 것으로 재확인받음에 의해 문화적 갈등에 반응한다. 그들은 중요한 핵심적인 가치를 발굴하고, 그들과 상반되는 가치를 분석하는 데 좀처럼 시간을 내지 않는다. 이러한 문화적 갈등은 훈련을 받지 않고는 각각 미래에 직면하는 것과 함께 더욱 강화될 것이다. 사실 사람들은 흔히 자신들의 문화 위반이 정서적으로 소란을 일으키며 생동감이 넘친다는 것을 발견한다(Brislin, 1993). 이런 감정은 팀 회의에서 발표되거나 인식되지 않으므로 결코 해결되지 않을 것이다.

좋은 소식은 문화적 차이의 학습이 문화적 갈등 상황에 직면하였을 때 부정적인 정서 반응과 불편을 감소시켜 준다는 것이 발견되었다는 사실이다(Brislin, 1993). 교차 문화적 지식과 기술은 사람들에게 이러한 상황에 더욱 편안함을 느끼도록 허락한다. 팀 구성원들은 특별한 가족의 문화에 관하여 많은 것을 알지 못할 것이지만, 더욱 개방된 의사소통 촉진 전략을 이용함으로써 가족들이 편안함과 긍정적인 상호작용 분위기를 창조하기 위해 일하고 있음을 감지할 것이다. 이는 문화적으로 다른 가족과 함께 개방적이고 신뢰할 수 있는 관계를 설정하는데, 그리고 궁극적으로 모든 팀 구성원들의 더욱 협력적이고 더욱 효과적인 상호작용을 하는데 중요한 첫째 단계이다.

통제 쟁점과 미국인의 문화적 힘

사회는 본질적으로 문화적 가치를 상호작용(남성 대 여성 혹은 여성 대 여성, 성인 대 아동 등)을 배제하고 구조화하는 데, 그리고 어떤 과정이나 과제를 조직하는 데 이용한다(예를 들어 의사결정과 문제해결)(Brislin, 1993; Lewis, 1997). 이러한 방식에 있어서 문화는 사회적 통제 기제로 작용한다(Gray, 1997). 또한 사회는 지위와 지도자의 역할을 통하여 권한을 배당함으로써 그 자신을 조직화한다. 이런 동일한 과정은 서로 다른 문화를 지닌 두 사람이 만날 때도 일어난다. 어떤 문화는 높은 지위 대 낮은 지위의 상호작용을 만들어 내면서 지배를 할 것이다(Althen, 1988; Green, 1999; Hanson, 1998a). 그것은 더 높은 지위를 인정하는 지배적인 문화이다. 다양한 문화 사이에 평등을 유지하는 것은 전형적이지 않다. 그래서 문화적으로 능력을 갖추는 데 다른 중요한 요인은 학생과 가족 구성원을 만날 때 팀 구성원들이 흔히 따르게 될 지위와 지도자의 역할을 인식하는 것이다. 구성원의 지위는 그들이 얼마나 강력히 지배적인 문화를 나타내느냐에 따라, 혹은 학교, 학교 전문가 및 그들이 아동의 교육과 관련되어야 한다고 믿는 역할에 관한 가족 자신의 문화적 믿음에 기초하여 결정될 것이다. 그래서 가족은 당신을 어떤 지위에 머물도록 하며, 어떤 지도자의 역할을 하도록 기대함을 기억해야 한다. 그들이 동등한 '체하는 것'은 정직하고 개방된 의사소통을 유도하지 못할 것이다. 대신에 가족들이 문화적 가치를 포함하여 그 자신의 경험과 믿음을 경청하고 존경받는다고 느끼도록 보장하기 위해 역할을 이용할 것이다.

3. 문화적 유능성 개발

팀은 자신과 문화적으로 다른 가족들과 함께 일하고자 할 것이다. 또한 세계화의 증대와 이민 패턴의 변동으로 인하여 팀은 문화적 배경에 관하여 적절히 알려지지 않은 가족들을 만날 것이다(그들이 얼마나 전문적인가에 관계없이). 다문화주의(multiculturalism)는 우리의 학교와 공공 서비스를 받는 사람들의 문화와 인종의 다양성 및 이러한 서비스 내에서 전문가에게 중요한 다양한 문화를 교차하는 유능성을 인식하는 이 장에서 이용된 개념이다. '문화적 다원주의(cultural pluralism)'를 지원하는 이해, 개념 및 전략을 학습한 전문가들은 일하는 사람들과 함께 다른 문화 가운데 조화로운 공존을 더 잘 개발할 것이다(Green, 1999). 문화적 다원주의는 사회의 귀중하고 훌륭한 한 측면으로서 문화적 다양성이 수용을 대표하는 신념이다. 그러나 그것은 다른 공동체의 표준을 이용함으로써 공동체의 문화적 패턴, 실제 혹은 믿음을 평가하거나 판단하는 것이 가능하지도 바람직하지도 않다고 주장하는 문화적 상대주의(cultural relativism)에 대한 신념이다(Cordeiro et al., 1994, p. 20). 다른 문화를 '평가하는 것'에 대하여 저항을 개발하는 것은 문화적 유능성에 대한 첫 번째 격언의 하나이다.

그 다음에 문화적 유능성은 문화와 인종적 배경 및 팀 구성원에 대한 그들의 영향을 이해하고 존중하는 것과 함께 시작된다(Green, 1999;

요점 문화적 유능성은 세상의 많은 다른 문화에 대한 이해와 존중으로 구축된다.

Lynch, 1998b). 그것은 '문화'와 '유능성'이 상황, 포함된 사람들과 함께 달라지기 때문에 모든 문화를 교차하여 일을 하는 단일한 일련의 기술과 지식으로 구성되지 않는다(Green; Lynch). 문화 그 자체와 같이 유능성은 "모든 아동에 대하여 최적으로 반응하는 서비스 제공자의 능력, 즉 서비스 제공자 자신뿐만 아니라 아동과 가족들이 조직하게 될 사회문화적 맥락의 풍부함과 제한 둘 다에 대한 이해"를 지원하기 위해 진전하며 융통성을 지닌다(Barrera & Kramer, 1997, p. 217). 그래서 어떤 하나의 옳은 문화 또는 일련의 믿음이나 행동이 있지 않은 것과 마찬가지로 어떤 하나의 정답이 있는 것은 아니다(실제로 그것이 바로 문화적 상대주의이다). 학교에서 다문화와 문화적이며 상대주의적인 관점을 유지하려고 시도하는 특별한 도전은 다음에 논의된다.

특수교육 내의 문화와 인종 불평등

여러 해 동안 미국에서 특수교육 프로그램에는 소수민족 아동들이 그들의 인구 비율보다 더 많은 수로 등록하였다(Donovan & Cross, 2002; Sarason & Doris, 1979; Turnbull, 1993). 첫 번째 의무교육법은 1880년대와 1900년대 초에 가톨릭 이민자 가정의 아동을 미국 전통의 신교도 국가로 사회화하기 위한 시도로서 통과되었다(Hobbs, 1975). 이 당시 특수교육 프로그램은 아일랜드, 이탈리아, 헝가리, 독일, 러시아 및 다른 나라에서 온 이민자들을 분리하였고, 그들을 확립된 미국 아동들과 더욱 격리하였다(Sarason & Doris, 1979). 지능 검사는 이러한 아동들이 열등하며 특수학급 배치를 필요로 함을 '증명'하는 데 이용되었다. 우리는 지금에 와서야 이러한 검사와 그 절차들이 극히 편향되어 있음을 깨달았다.

학생은 의뢰와 사정 과정을 통해 특수교육에 위해 판별된다. 그러나 다양한 소송은 이러한 과정이 편향되어 있으며 불공정함을 증명하고 있다(Turnbull, 1993). IDEA의 재개정은 이러한 결정이 다중 측정(단 하나의 검사가 아닌)에 기초하여 이루어져야 하며, 모든 사정이 교육 요구의 특정 영역을 검사하는 각각의 도구로 훈련된 인력에 의해 아동의 제1언어나 의사소통 양식으로 시행되어야 함을 일관적으로 요구하고 있다(Turnbull, 1993; van Keulen, Weddington, & DeBose, 1998). 다학문적 팀에서 최소한 한 사람은 의심되는 장애 영역에 대한 지식을 지니고 있어야 한다. 본질적인 문제는 학교들이 기대만큼 진보하거나 성공하지 않는 학생을 특수교육에 의뢰한다는 데 있다. 그러나 '성공'과 '전형적인 기대'의 정의는 매우 문화적인 범위이기 때문에 문화적으로 다른 가정의 아동들은 특수교육 프로그램에 부적절하게 의뢰되고 등록될 위험이 높다.

미국 교육부 민권 사무소(U.S. Department of Education Office for Civil Rights, OCR)는 1975년에 P.L. 94-142가 통과한 이래 특수교육 교실의 인종 비율을 점검해 왔으며, 그 결과 일관적으로 소수민족이 특수교육 프로그램에서 지나치게 많이 나타나고 있음을 밝혔다. 1985년까지 아프리카계 미국인 학생은 경도 정신지체 학생을 위한 교실에서 2배였으며, 중도 행동장애 학생을 위한 교실에 배치된 수는 1.5배였다

(U.S. Department of Education, 1987). 텍사스에서 라틴 아메리카계 학생들은 그들의 인구에 따라 315%의 비율로 학습장애로 범주화되었다(Holtzman, 1986). 1994년과 1997년의 미국 교육부 자료는 여전히 아메리카 인디언과 라틴 아메리카계 학생들의 높은 배치 비율을 나타내었다. 최근 특수교육 소수민족 대표위원회(The Committee on Minority Representation in Special Education)는 OCR과 OSEP 자료를 평가하였다(1997년과 1999년). 아프리카계 미국인과 아메리카 인디언·알래스카 원주민 아동들은 정신지체와 정서장애로 판별될 위험이 높다. 남아들은 주 가운데서 유의미한 배치 비율의 변동과 함께 모두 고출현율 장애 범주에 배치되는 경향이 더욱 컸다(Donovan & Cross, 2002). 따라서 IDEA의 공평한 사정과 배치 과정에 대한 요구에도 불구하고 소수민족 학생들은 여전히 기대된 비율보다 더 높은 비율로 특수교육 프로그램에 등록된다(Burnette, 1998; Greenberg, 1986; Harry, 1992a; Markowitz, 1996; Reschly, 1997; Russo & Talbert-Johnson, 1997; Sarason & Doris, 1979; U.S. Department of Education, Office of Civil Rights, 1987, 1994, 1997).

문화적 문제는 미국 인구 내에서 소수민족 집단의 증대되는 성장에 의해 더욱 더 악화된다. van Keulen 등(1998)은 2000년까지 소수민족 아동들이 모든 아동의 3분의 1을 차지할 것이며, 2030년까지 이런 모습은 아동 인구의 41%까지 올라갈 것이라고 예측하였다. 사실 2000년에 학령 인구의 62.5%(혹은 8분의 5와 심지어 최소한 3분의 2일 것으로 예측되었다)는 백인(히스패닉이 아닌), 14.9%는 아프리카계 미국인, 14.9%는 히스패닉이나 라틴 아메리카계, 4.3%는 아시아인, 1.1%는 아메리카계 인디언·알래스카계인 것으로 나타났다(U.S. Census Bureau, 2003, August). 점차 더 많은 학생들이 특수교육에 배치될 위험에 있다(Greenberg, 1986).

배치를 유인하는 문화적 차이는 무엇인가? 이중언어 의사소통의 결과로서 행동적·개인적 상호작용 양식과 학습 양식(전체적·총체적 대 직선적·분석적)의 차이는 장애의 증거로서 오해될 수 있다(Burnette, 1998; Turnbull, 1993). 학교 전문가 중 다문화적 특수교육 사정이나 교실 중재의 제공에 대해 훈련받은 사람은 거의 없다(Burnette, 1998; Obiakor & Utley, 1996; Talbert-Johnson, 1998). 결과적으로 의뢰팀은 좀처럼 아동의 곤란의 원인이 되는 문화적 요인이 교실이나 학교에 있음을 인식하지도 조사하지도, 아동이 성공적으로 수행할 수 있는 문화적으로 특정한 속성과 기술을 판별하지도 못한다(Burnette, 1998; Cummins, 1986; Obiakor & Utley, 1996; Simich-Dudgeon, 1986; Willig, 1986).

이와 같은 동일한 행동, 대인관계, 학습과 의사소통 관심은 전환팀의 활동에 그대로 적용된다. 팀이 선택하는 흥미, 요구 및 능력에 대한 전환 사정은 그들이 나타내는 진술이나 활동 혹은 결과의 해석과 관련하여 학생과 가족의 문화

요점 진정한 장애를 나타내는 민족적으로 다양한 아동을 판별하고 사정하는 데서 문화적 능력의 부족은 특수교육 프로그램에의 의뢰와 배치에서 높은 비율을 지속적으로 유도한다.

적 가치나 선호를 반영하지 않을 것이다. 팀에 의해 판별된 계획과 중재는 여러 가지 이유로 기대한 것과 같은 진보를 나타내지 않을 것이다. 팀은 전환계획 수립과 실행의 각 단계에서 문화적 차이에 대한 잠재적 영향과 이것을 조정하는 방법을 조사하고 경계해야 한다.

공립학교와 기관은 주류 미국인의 신념과 가치를 지원하기 위하여 조직되었다. 문화적으로 다른 가족과 학생은 이미 의뢰와 사정 과정 동안, 교실 상호작용과 활동 동안, 그리고 그들의 학교나 기관 직원과의 의사소통에서 문화적 장애물과 갈등을 경험하였다. 신뢰를 구축하고 이러한 유형의 곤란을 협상하기 위한 자각, 정보 및 전략을 소유한 전환팀의 구성원들은 우선 많은 전문가들을 위한 문화 훈련의 빈번한 부족을 함께 다룰 필요가 있다.

> **요점** 민족적으로 다양한 가족과 아동들은 그들의 문화적 차이를 인식하거나 존중하지 않는 전문가들과의 빈약한 경험을 가졌을 것이기 때문에, 팀의 구성원들은 신뢰를 구축하고 의사소통을 개선하기 위해 문화적 유능성과 민감성을 나타낼 필요가 있다.

문화 갈등의 단계 설정

소수민족 집단의 높은 성장 비율과 그들의 특수교육 교실에의 과도한 등록은 전환팀이 문화적으로 다른 가족들과 함께 일할 수 있음을 의미한다(Wald, 1996). 불행히 교육과 공공 서비스 직원(예: 상담가, 지역사회 인사 등)의 인구 통계는 그들이 주로 백인이며, 중류 계층이고, 여성임을 보여 준다(Burnette, 1998; Eubanks, 1996; Moores, 1996). 비율상으로 소수민족 집단의 구성원이 특수교육자가 될 가능성은 더욱 적으며, 아프리카계 미국인 직원의 수는 지속적으로 감소될 것으로 기대된다(Sexton, Lobman, Constans, Snyder, & Ernest, 1997). 유색인종의 학생이나 남학생이 유사한 배경을 가진 교사를 만나는 것을 기대하기는 어렵다(Knopp & Otuya, 1995; Simpson, 1997).

사회적으로 혹은 문화적으로 다른 개인들은 일반적으로 동일한 사회적 보상에의 접근을 성취하는 데 더 많은 곤란을 겪는다. 이것은 의사소통의 편안함과 용이성의 쟁점이 된다. 예를 들면 중류 계층이나 중상위 계층의 부모들은 소수민족과 하위 혹은 노동 계층의 부모들이 전형적으로 이용할 수 있는 것보다 광범위한 선택권을 가지고 자녀의 IEP를 진정으로 개별화하는 데 더 성공적이 되는 경향이 있다(Lareau, 1989; Lynch & Stein, 1987; Mehan, Hertweck, & Meihls, 1986). 이는 중류 계층과 중상위 계층의 부모들이 학교와 기관 스태프들과 더욱 쉽게 상호작용을 하기 때문이다. 그들은 서로에 대하여 편안함을 느끼며, 동일한 기본적인 가치를 공유한다. 그래서 그들의 상호작용은 더욱 더 성공적이 되는 경향이 있다. 슬프게도 소수민족의 부모들과 아동들은 그들과 인종적으로 유사한 직원과 일할 가능성이 적으며, IEP와 계획 수립 회의에서도 성공적이 될 것 같지 않다.

> **요점** 문화적 유능성은 최적의 방식으로 반응하고, 모든 아동들, 그들의 가족들과 함께 문화적으로 적절한 전환계획 수립을 제공하는 능력을 안내한다.

사회적 계층의 차이는 상호작용과 가족의 생활양식에 영향을 미치며, 학교 직원들과의 의사소통에도 장애물이 될 수 있다(Lareau, 1989). 또한 소수민족 집단은 저소득층 범주에 위치할 가능성이 높으며, 국가의 최빈층 집단이 된다(Dennis & Giangreco, 1996; Fujiura & Yamaki, 1997; Harry, 1992a; Janesick, 1995; Miller & Roby, 1970; Rose, 1972). 예를 들어 1989년에 아프리카계 미국인의 31%, 히스패닉의 26%, 백인의 10%가 빈곤 수준 이하에서 생활하였다. 1999년에 이러한 수치는 전체 12.4%의 비율과 함께 각각 24.9%, 22.6%, 8.1%였다. 거의 개선이 이루어지지 않았다(U.S. Census Bureau, 2003, May).

현존하는 잘 확립된 지원 체제로 이동하지 않은 이민자들은 소수민족이라는 사실로 인하여 잠재적으로 더 빈약한 수입을 받는 낮은 사회적 지위를 경험할 수 있다. 또한 영어를 능숙하게 구사하지 못하는 가족들은 빈약한 임금과 제한된 고용 기회를 가질 수 있다. 장애 아동을 가진 데 따른 경제적·의학적·가정적 스트레스 외에 이민자 가족들은 흔히 복합적이며 실질적인 장애물에 직면한다. 요약하면 소수민족의 가족들은 통계적으로 빈곤해질 가능성이 높으며, 그들의 자녀들은 특수교육에 배치될 가능성이 높고, 그들은 자신들과 문화적으로 다른 교육자들과 공부할 것이며, 개별화된 IEP를 만드는 데 덜 성공적이 될 것이다. 이는 긍정적인 모습이 아니다!

> **요점** 국가적 혹은 인종적 이상을 대표하는 사람들은 가장 많은 명성과 힘을 가지는 경향이 있다. 이런 이상과 거리가 먼 사람들은 평생 동안 적은 힘을 가진 채 사회에서 소외된다.

이런 상황이 주어지면 전문가들이 어떻게 빈번한 인종적·경제적·교육적·계층적 차이와 관계없이 질 높은 서비스를 효과적으로 제공할 수 있겠는가? 사실 문화적으로 다른 가족들에 대하여 양질의 서비스를 정확하게 평가하는 것은 어려울 수 있다. 성공적인 서비스와 가족의 만족에 대한 지각은 흔히 문화에 기초한 행동을 통하여 평가된다. 예를 들면 가족 구성원들은 즐겁게 팀 구성원들과 미소 짓고, 인사하고, 상호작용할 것이며, 문제나 걱정이 거의 없는 것으로 보일 것이다. 그럼에도 이는 서비스에 대한 그들의 만족을 반영하지 않을 것이다. 아프리카계 미국인과 카프카스인 조기 중재 전문가에 대한 비교는 카프카스인 직원이 다음을 포함하여 자신들의 아프리카계 미국인 동료들이 행한 것보다 아프리카계 미국인 부모들에 대한 자신들의 서비스를 더 높이 평가하였음을 발견하였다(Sexton et al., 1997).

1. 부모의 투입에 대한 개방성,
2. 부모와의 긍정적 관계 확립,
3. 아동의 프로그램에 참여하는 부모를 적극적으로 격려,
4. 서비스는 아동들과 그 가족들을 위한 긍정적인 경험이다.

가족들은 전문가의 평가와 일치하지 않았으며, 서비스도 덜 높이 평가하였다. 곤란한 부분은 빈번한 다문화적 유능성에 대한 전문가의 훈련 부족이다(Markowitz, 1996). 그래서 팀 구성원

들은 문화적으로 중립적이거나 문화적으로 적절한 방식에 주의를 기울이고, 훈련을 받으며, 만족을 평가할 필요가 있다.

전문가들의 경우 훌륭한 의도만으로는 충분하지 않다. 그들은 의사소통과 행동의 영향에 대한 훈련과 자각을 필요로 한다. 전환 서비스와 함께 문화 갈등의 일부 사례들이 기술되어 왔으나, 팀은 학교와 기관의, 우리 자신의, 그리고 궁극적으로 가족들의 문화적 신념을 인식하는 것을 학습해야 한다. 이것은 많은 미국인의 가치 중에서 공통적이고 제도화된 사례의 일부로 더욱 깊이 탐색하는 것을 요구한다.

4. 미국인의 문화적 가치 조사

미국인의 가치와 신념

이민의 다양한 물결의 지속적인 역사에도 불구하고, 미국은 일련의 미국적 가치와 규준을 분명히 하고 있다. 이것은 행동에 전형적인 표준을 제공하며, 주로 백인과 중류 계층 및 중상류 계층의 생활양식에 반영되어 있다(Althen, 1998; Dunn & Griggs, 1995; Green, 1999; Hanson, 1998a; Harry, 1992a; McPhatter, 1997; Pinderhughes, 1995). 이런 집단은 강력한 사회적 지위의 대다수를 차지하며, 정부, 법, 사회적 과정에서 그 계층에 기초한 권한을 행사한다. 이들의 과세 기반은 국가를 지원한다. 이들은 법을 바꾸기 위해 압력을 행사한다. 이들은 교육과정과 교수 실제를 결정하는 공립학교 위원회에서 봉사를 한다. 그리고 이들은 경찰, 교사 및 정부 노동자와 같은 공무원의 대다수를 차지한다.

많은 미국인의 문화적 가치는 순례자들로부터 유래되었으며, 미지의 서부 개척 운동에 의해 강화되었다. 미국인의 가치는 근면, 성공과 성취, 시민의 공공성, 유용성, 개인주의와 개인의 선택, 타인으로부터의 자립과 독립, 사생활, 평등, 비공식성, 미래 지향과 진보, 효율적인 관리에 대한 강조를 포함한다(Brookhiser, 1991; Hammond & Morrison, 1996; Hobbs, 1975; Stewart, Danielian, & Festes, 1969). 이들은 분주하게 생활하기, 개인적 목적 설정하기, 자가치유서 읽기(예를 들어 독립적인 자기개발), 활동의 중요성에 대한 평가와 즉각적으로 '관련된 것'에 시간 활용하기, 계획과 일정에 따라 회의 진행하기, 타인과 성공적으로 경쟁하기(개인의 명성, 등급, 임금 등을 위해), 간결하고 합리적으로 문제를 언급하기, 조직과 효율성을 유지하기 위해 주간 계획자 활용하기(전문가 회의나 약속과 마찬가지로 여가 및 가족 활동 일정계획 수립. 여가는 체력과 건강을 얻기 위한 목적을 지향해야 한다)와 같은 행동으로 변형된다.

표 3-1은 상호작용과 전환팀의 과정에 영향을 미치는 전형적인 미국인의 특성과 상반된 문화적 특성을 기술한 것이다. 표에서 볼 수 있는 바와 같이 세상에서의 위치에 대한 기대, 미래를 통제하는 능력, 시간과 대인관계를 보는 관점 및 가족 구조는 원래의 문화에 따라 매우 달라진다. 상호작용의 선호와 양식에 대한 지식은 전문가의 효과성을 매우 촉진할 수 있다. 그러나 행동이 문화적으로 다른 사람에 관하여 가질 수 있는 상당한 영향력에 대한 실현은 처음에

표 3-1 미국인과 다른 문화적 집단 간의 핵심적인 문화 차이

문화적 특징	미국인의 문화적 가치	문화적으로 상반되는 가치
협동 대 경쟁	사회(와 공립학교)는 숙련의 증거로서 다른 사람보다 더 잘하는 것을 격려한다. 게임은 기본적으로 승자와 패자를 가르는 것에 기초한다. 다양한 활동에서 승리한 사람은 주기적으로 보상을 받는다.	협동적인 사회는 상호 공동의 목적을 달성하기 위해 함께 일한다. 아동들은 좌절하는 사람이 없도록 하기 위해 모두 마칠 때까지 기다리는 것을 배울 것이다. 개인의 성취는 가족 구성원과 집단 또는 지역사회의 자부심으로서 역할 비교로는 덜 동기화될 수 있다.
개인 대 가족 혹은 집단 지향	표준은 확대가족에 거의 의존하지 않은 소규모, 즉 핵가족 단위를 존중한다. 핵가족 단위 내에서 쟁점을 해결할 수 없을 때 전문가의 보조와 서비스를 이용한다.	연장자와 조상에 대한 존중과 더불어 확대가족 또는 집단, 혈연관계의 중요성을 정리한다. 아동의 성취(또는 장애)는 완전히 가족을 반영한다. 일차적으로 가족과 집단의 일체성을 중시하며, 가족의 명예, 지위, 응집성 및 집단의 책임에 기여할 것이다.
시간 지향	시간이 측정되며 효율적으로 이용된다. 시간 엄수가 기대되며 보상을 받는다. 사람들은 시계를 차며, 전문가들은 약속 달력을 이용한다. 시간의 낭비나 지각은 부정적으로 간주된다. 동시에 하나의 일을 하고 있는 것을 위해 단일 만성병 환자(monochronic) 지향한다. 예를 들면 '즐기기 전에 일을 하며', 학생들은 말을 하거나 주의가 산만하지 않고 일한다.	시간은 세상의 많은 다른 부분에 '주어진 것'이며, 후하게 공유된다. 대인관계의 질은 우선권을 가진다. 복합 만성병 환자(polychronic) 시간 지향은 동시에 다양한 상호작용과 활동을 조정하며, 사업과 즐거운 활동을 함께 자극하고, 간헐적으로 듣고 웃고 비평과 함께 동일한 시간에 다양한 개인과 말하는 것으로 보인다.
성 역할과 책임	전통적으로 핵가족은 일하는 아버지와 가족의 정서적·신체적 욕구를 돌보는 집에 있는 어머니와 함께 이상이 된다. 이것은 증가된 단일 부모 가정, 더 큰 역할과 성 융통성과 더불어 일하는 어머니에 대하여 반응적이다.	어떤 문화는 어린 남자는 응석을 받아 주고, 소녀는 가정 책임, 제한된 독립과 함께 어린 형제를 돌보는 것으로 엄격히 성에 기초하여 역할을 구분한다. 아동과 성인 또는 남성과 여성 사이의 대화는 억제된다. 일부 집단은 부모, 확대가족 및 나이 든 아동 사이의 가족 역할을 높이 수정할 수 있다.

개인의 불안을 증대시키며, 다소의 어색함을 유발할 수 있다(Brislin, 1993). 정보가 개인의 행동 목록으로 더 많이 통합됨으로써 시간과 부가적인 교차 문화적 기회를 줄일 것이다.

가치의 동화와 문화변용

이민자와 함께 일을 하거나 그들을 연구하는 전문가들은 이민자들을 흔히 '동화' 혹은 '문화변

표 3-1 미국인과 다른 문화적 집단 간의 핵심적인 문화 차이 (계속)

문화적 특징	미국인의 문화적 가치	문화적으로 상반되는 가치
상호작용 양식	주제, 실제 및 비인격적인 것들과 직접적이 되는 성향. 관련된 관심의 표현과 높은 언어적 양식의 이용을 포함하여 직접적으로 어려움과 갈등을 확인하고 언급하려는 기대가 있다. 미소와 웃음은 즐거움의 표현이다. 전형적으로 한 번에 하나의 화제나 활동에 초점을 맞춘다. 미국인은 라틴계 미국인, 남부 유럽인 및 중동인들과 많이, 아프리카계 미국인, 아시아계와의 상호작용 공간을 덜 선호하는 경향이 있다.	처음에 심각한 토론을 시작하려는 요구와 함께 주제를 언급하기 위해 간접적 수단을 이용할 것이다. 더욱 정서적인 양식 혹은 집단에 의존한 비감동적인 양식인 겸손함을 이용할 것이다. 지위, 권위, 상호작용 상대의 역할은 매우 중요하며, 특정 양식을 명령한다. 동남아인은 미소와 웃음을 과도한 당황이나 불편함의 신호로 볼 것이다. 큰 소리로 말하는 것이나 개인적인 접촉은 무례하거나 공격적일 것이다. 다른 사람들은 그것을 자연적인 표현이나 우정으로 본다. 동시에 복합적인 대화에 편안할 것이다. 대인 간 공간 선호는 문화에 따라 광범위하게 달라진다.
운명 대 개인	자동차, 서비스, 공익사업 혹은 의학적 중재 등 통제할 수 없는 것은 거의 없다. 개인의 권리와 책임, 자기결정과 자율성을 강조한다. 보상은 자신의 요구를 보호하는 것이다.	사람에게 발생하는 것에 대해 거의 책임을 지는 외부적인 힘과 더불어 통제는 개인의 외부에 놓여 있을 것이다. 주변과 상황에 조화로운 존재를 존중한다. 자신에 대한 책임은 자신의 성취를 통해서가 아니라 가족과 집단 역할의 측면에 반영된 것으로 느낄 것이다.

출처: Chan(1998a, 1998b), Green(1999), Hanson(1998b), Harry(1992a, 1992b, 1992c), Joe & Malach(1998), Lynch(1998a, 1998b), Sharifzadeh(1998), van Keulen et al.(1998), & Willis(1998).

용'의 단계와 관련하여 본다(Green, 1999; Lynch, 1998a; Joe & Malach, 1998). 이것은 자신의 모국어와 습관('전통적인' 것으로 간주되는)을 고집하는 이들과 대조적으로 특별한 사회의 지배적인 문화적 특성의 수용과 관련하여 개인을 범주화하는 분류 방식이 된다. Green(1999)은 민족성과 문화변용의 완전한 개념을 절대적으로보다 '상황적'으로 정의하는 대안적 관점을 제안하였으며, 다양한 유형의 교차 문화적 접촉 요구에 적합하게 수정하였다. 예를 들면 가족들은 축제를 즐기며, 전통 음식을 먹고, 타인들과 사회화됨으로써 그들의 공동체 내에서 민족적 패턴을 고수할 것이다. 그러나 그들은 직업, 주거, 정신건강에 관한 지배적인 문화의 표준을 수용할 것이다(Green, 1999; Hanson, 1998a). 더욱이 문화변용의 정도는 사회경제적 지위, 세대의 지위, 종교, 이민 연령, 언어 능력, 교육 수준, 성, 문화적 태도, 다수 언어 사용 국가에서의 거주 연한, 개인적 요인을 포함한 다양한 요인에 의해 달라진다(Harry et al., 1995; Lynch

& Hanson, 1992). 엄격한 일련의 문화변용 '단계'는 이러한 다중 요인과 그들의 영향력의 정도를 밝혀내지 못한다.

대신에 맥락적(상황적) 변인에 따라 반응의 범위를 허락하는 '생태문화적' 틀은 가족이나 개인의 행동을 잘 반영한다(Harry, 2002). 가족 구성원들은 상황적 요구에 따라 이중 문화적 방식으로 반응할 수 있다. 그들은 중요하다고 믿는 전통적인 가치를 보유하지만, 또한 자녀들의 발달을 지원하고 특정 사회적 보상(사회적 혹은 직업상의 지위)에 접근하도록 더욱 '미국화'된 방식으로 IEP 회의를 활용하는 것을 학습할 수 있다. 또한 이런 관점은 전문가로 하여금 문화적으로 독특한 행동과 가치의 완전한 범위를 언급하지 않고, 이러한 회의에서 그들의 성공감을 키워 줄 특정 기술을 학습하기를 바라는 가족들을 지원하도록 허락한다.

그들의 문화적 집단과 함께 가족의 연대감은 흔히 그들이 강력한 소수민족 공동체 내에 살고 있는지의 여부, 만약 그들이 주위에 미국인 친척이 있다면, 만약 그들이 이전에 미국인의 문화적 가치에 노출되었다면, 만약 그들이 최근에 이민을 왔다면, 만약 그들이 미국인의 가치를 수용하기를 바란다면에 의존하여 시간이 지나면서 변화할 것이다. 팀은 세대 간의 변화를 잘 처리할 필요가 있다. 즉, 조부모나 연장자는 다양한 문화에서 핵심적인 의사결정자이지만, 부모나 학생의 신념을 대표하지 않을 수도 있다. 이러한 관점은 아동이 발달함에 따라 변화하며, 성인 목적의 재해석을 이끌 미국인의 문화적 가치와 긍정적 혹은 부정적으로 상호작용을 한다(Harry, 1992a). 상황적 이중 문화주의는 팀으로 하여금 특정 활동과 환경을 위해 학생의 시도를 잘 처리하도록 허락한다.

문화적으로 자각된 전문가는 '성공'이 표준 미국인의 문화적 가치, 민족성과 관계없이 석·박사 학위, 사회경제적 지위의 수용을 예시하는 방법을 이해할 필요가 있다. 개인은 상황, 맥락 및 상호작용하는 사람들에 따라 이러한 전형적인 가치를 더 많이 혹은 더 적게 드러낼 것이다. 교육적 지위와 전문적 지위는 흔히 타인들에 의해 권력으로 지각될 수 있으며, 팀 구성원들은 가족보다 더 높은 사회적 지위를 가질 수 있다(Green, 1999). 팀은 가족들과 계획에 대하여 상호작용하고 잘 처리할 때 신중히 이러한 권력을 인식하고 이용할 필요가 있다. 미국인으로 변용될 때, 팀 구성원들은 의견을 진술하고 선택권을 논의하는 데 익숙하다. 이러한 가족들의 경우 그런 의견은 사회적이며 전문적인 권위자의 명령으로 해석될 가능성이 있다.

전환 가치

표 3-1은 전환의 실제에 영향을 미칠 수 있는 미국인 문화와 다른 문화 사이의 차이점을 일부 열거한 것이다. 예를 들면 상호작용의 차이는 팀 구성원들이 가족들과 개방적이고 신뢰할 수 있으며 협력적인 관계를 형성하는 방법에 영향을 미친다. 전환계획 수립 과정에서 요구되고 기대되는 다른 이상, 가치 및 신념은 이 장의 앞에서 논의된 것과 같이 문화적 갈등을 유발할 수 있다. 그러므로 다음 절에서는 요구되는 다양한 IDEA 서비스의 대부분에, 그리고 가족과 일하는 방법과 관련하여 삽입된 근본적으로 상

반되는 가치의 일부를 기술한다.

정체성에 대한 상반된 가치

다양한 문화는 개인주의보다 오히려 집단의 정체성을 강조하며, 아동의 미래 역할은 가족 혹은 집단 구조 내의 그들의 위치로 정의될 것이다. 또한 가족은 자녀의 독립, 자립 및 그 자신의 결정과 선택을 개발하고자 하는 전환팀의 목적에 동의하지 않거나, 부정적이고 해로운 것으로 볼 것이다. 다양한 문화는 전형적인 미국인 청년보다 더 어리거나 더 나이 든 연령 기대를 가진 부모로부터 독립한 어린 성인에 대하여 매우 다른 가치를 가진다.

> **요점** 팀은 가족과 IEP팀 간의 협력을 통하여 성취될 일련의 공통적으로 합의된 성과와 관련하여 IEP/ITP의 '개별화된 본질'을 구성한다.

장애에 대한 상반된 견해

미국에서 사람들은 장애를 진단하고 치료하는 데 있어 '의학적 모형'을 신뢰하는 경향이 있다. 그 결과는 언제나 확인된 장애 목록의 증대이다(Ysseldyke, Algozzine, & Thurlow, 1992). 문화는 이런 다양성을 전혀 인식하지 못하고, 오직 분명한 신체적 또는 정신적 장애에만 초점을 맞춘다(Harry, 1992a; Zuniga, 1998). 다른 문화에서는 경도 장애가 행동의 정상적인 범주의 일부라고 믿는다. 가족들은 왜 그들의 자녀가 '문제가 있는 것'으로 판별되고, 특수교육 프로그램에 배치되는지를 이해하는 데 상당한 어려움을 가질 것이다. 혹은 그들의 종교적 또는 문화적 신념은 이러한 장애를 가진 것이 자녀의 '운명' 혹은 신의 계획의 결과이기 때문에 중재 계획과 교정에 대한 학교의 역설에 동의하지 않는 경향도 있다.

가족들은 미래를 불확실한 것으로 간주하지 않기 때문에 전환계획 수립을 중요하게 생각하지 않는다. 가족은 보호와 사랑 아래 가정에 유의미한 장애 자녀를 두는 것에 대하여 매우 긍정적인 견해를 가지고 있다. 경도 장애 아동의 경우 지역사회와 그 지원 체제 내에서 성공적인 성인이 될 것이기 때문에 가족은 학교의 정교한 전환계획이 불필요하다고 믿을 것이다. 다른 가족들은 장애가 가족에 거의 영향을 미치지 않는다고 믿으며, 미국인이 선호하는 이러한 쟁점을 구체적으로 논의하는 것에 매우 불편해 한다. 팀은 합의된 결과와 성과를 개선하는 것을 중심으로 논의의 초점을 맞추어야 하며, '장애'와 요구에 초점을 맞추기보다 확실히 아동이 잘하는 것(가치와 아동에 대한 보호를 보여 주는)을 확인해야 한다. 부가적으로 팀은 그들의 자녀의 미래를 위해 가족의 비전에 따라 일을 하며, 그 안에서 선택 사항을 탐색할 수 있다(기억하라. 가족과 함께 미래의 비전에 대하여 '투쟁하는 것'은 단지 그들과 학생을 따돌릴 것이다. 그리고 가족은 팀의 단기간에 비하여 평생 책임을 진다. 또한 '개별화' 전환계획 수립은 바로 팀이 학생과 가족을 최적의 직무 혹은 생활 상황에 대한 총체적인 비전에 적합하도록 시도하지 않아야 한다).

> **요점** 팀은 아동이 잘하는 것에 초점을 맞춘 가족의 비전으로 일해야 한다.

가족관계에 대한 상반된 가치

미국인 가족은 핵가족을 모든 중요한 관계의 중심으로 이용한다. 미국에서 확인된 '소수민족 문화'는 흔히 좀 광범위한 혈연관계 혹은 지역사회 연결망에 가치를 두며, 부모를 주요한 의사결정자 혹은 보호자로 보지 않을 것이다. 이러한 부모들은 확대가족 혹은 지역사회 집단의 형식적인 승인을 받지 못하기 때문에 IEP 문서에 서명하는 것을 무의미하다고 간주할 것이다.

또한 자녀 양육의 실제는 매우 문화에 기초하고 있으며, 가족의 역할과 관계에 영향을 미친다. 어떤 문화는 독립과 자립에 초점을 맞추지 않으며, 또는 걷기, 말하기, 배변훈련에 연령을 포함하는 발달 이정표를 반영하지 않는다(예를 들면, 흔히 이들은 미국인 전문가와 부모 모두에 의해 결정적 사상으로 간주된다). 많은 아시아 문화에서 어린 아동은 기저귀를 차지 않고, 자유로이 풀어놓고 필요할 때 씻도록 기대된다. 나이 든 아동과 성인은 어린 아동이나 장애 아동을 돌보는 것을 부담으로 간주하지 않기 때문에 장기간 어린 아동을 부양할 것이다(Lynch, 1998a). 팀은 그들의 자녀에 대한 현재와 기대된 가족 역할 및 그들이 관계를 합의된 성과를 이끄는 것으로 지각하는 방법에 관하여 가족으로부터 정보를 수집하여야 한다(항상 질문을 함에 의해서가 아니라). 부가적으로 팀은 확대가족과 집단 구성원 및 그들이 학생의 성인 생활을 형성할 수 있는 긍정적이고 확대된 기여를 통합해야 하며, 전환 성과를 성취하기 위해 학교 지원, 프로그램과 연결하여 가족의 기대를 이용하는 공통적으로 지원적인 방식을 개발해야 한다.

표 3-2의 각본은 미국 문화 대 다른 문화의 시간 정위에 대한 대비를 나타낸다. **표 3-2**의 각본은 팀 구성원들이 시간에 대한 유연한 개념을 평가절하한다면 위험이 될 가능성한 고정관념을

표 3-2 각본: 시간 정위에 대한 문화적 대비

상황	만약 당신이 부모라면 IEP 회의에 참석하기 위해 나가는 도중에 버스에서 내린 당신의 어린 자녀가 또래의 괴롭힘으로 당황하여 울고 있을 때 어떻게 반응할 것인가? 자녀를 5분 안에 이웃집에 데려다 주면 당신은 늦을 것이다. 당신은 어떻게 반응할 것인가?
반응(미국의 가치)	당신은 이러한 유형의 갈등이 아동들의 전형이며, 비록 당황스러울지라도 분명히 외상이 아니라 자립적인 개인이 되는 일부라고 당신 자신을 합리화하면서 자녀를 차로 데려와 운전을 하는 동안 자녀를 달래려고 시도할 것이다. 또는 당신은 학교로 향하기 이전에 사적인 시간으로 과외 5분(대부분의 회의는 짧은 '인사 시간'이 있음을 알고)을 가질 것이다.
상반되는 반응	시간보다 관계를 존중하는 문화는 우선순위로서 자녀의 감정을 달래는 데 초점을 둘 것이다. 그들의 문화 집단 내에서 30분 또는 그 이상은 적절한 반응(또한 '집단'이 어떻게 개인을 돌보는지를 보여 주는 것)으로서 이해되고 수용되며 지지될 것이다. 집단도 만약 당신이 자녀가 보호를 받는다고(포기하기보다) 느끼는 것을 확실히 하기 위해 회의에 자녀를 데려가면 이해할 것이다.

예증한다. 이 사례에서 볼 수 있듯이 당신은 사람이 다른 집단의 반응을 판단하거나 고정시키는 다른 방식을 생각할 수 있을 것이다.

> 그녀는 너무 '게으르며', 더 나아지려고 성가신 일을 하지 않을 것이다.
> [그녀는 경쟁을 즐기거나 가치를 두지 않거나, 혹은 과제가 성별에 부적합하다.]
> 그는 주도권을 가지지 않는다. 즉, 그는 결코 그의 삶 어디에도 가지 못하거나 어떤 일도 하지 못할 것이다.
> [그는 행동적으로나 언어적으로 독단적이지 않으며, 문화적 역할에 따라 살아간다.]

상반된 가치의 영향은 대부분 '성공적인' 성인기가 문화적으로 결정되기 때문에 전환계획 수립에 근본적인 어려움을 유발할 수 있다. 전환과 관련된 유능성은 대부분 '자기', 즉 자기결정, 자기옹호, 자립, 자급자족을 이용하여 개별화되거나 명명되며, 문자 그대로 해석될 때, 이러한 개념은 집단 지향의 문화에 적합하지 않다(Leake & Black, 2005). '전문가에 기초한' 대 '문화적으로 적합한'의 정의에 대한 엄격한 고수는 차이를 개선하기보다 더욱 악화시킬 것이다. 예를 들면 사람들은 일반적으로 학생에 대하여 언제 '독립'이 이루어지는 것으로 정의하는가? 그들이 (a) 졸업할 때인가? (b) 18세 혹은 21세가 될 때인가? (c) 집을 떠날 때인가? 그리고 만약 학생이 집을 떠날 때라면, 그러기를 기대하는 것은 언제인가? 그들이 (a) 졸업할 때인가? (b) 18세 혹은 21세가 될 때인가? (c) 결혼할 때인가? 라틴 아메리카계 어머니들의 경우 답은 두 경우 모두 (c)였으며, 자녀가 스스로 의사결정을 할 수 있을 때였다(Rueda, Monzo, Shapiro, Gomez, & Blacher, 2005).

표 3-3은 핵심적인 상반된 가치의 일부를 요약하며, 잠재적인 부정적 영향을 포함한다. 이것은 가장 흔히 전문가들이 그들 자신의 가치와 행동의 영향을 자각하지 못할 때 발생하나, '문화적으로 책임이 있는' 방식이 아니라 '전문가로 책임을 지는' 방식으로 행동한다. 또한 표는 이러한 차이를 일부 해결하는 방식을 제시한다.

전환 회의의 전형적인 일정을 시작할 때, 여러 가지 당면한 잠재적인 갈등이 있다. 즉, 회의를 위한 한 시간의 시간 단위는 효율성과 합리적인 의사결정을 촉진하며, 과제를 성취하는 것이 더 중요하기 때문에 가족 구성원들과 관계를 형성하는 데 보낼 시간이 거의 없고, 단지 이것이 더 효율적이기 때문에 핵심적인 팀 구성원들만을 초대한다. 대신에 가족들은 여러 해 동안 자신들을 지원할 장기적이고 신뢰할 수 있는 수단으로서 도움이 되는 회의를 희망한다. 이것은 그들의 바람직한 성과이다. 학교의 과제와 시간 배당에 관한 초점(복합팀과 가족 구성원들의 관계 형성과 연계에 대한 선호)은 가족을 혼란스럽게 하거나 모욕할 수 있다(그들을 가족으로서 존중하는 것이 아닌 것으로 해석할 사람)(Harry, 2002). 또한 이민자들은 교육에서 부모 참여를 기대하지도 장려하지도 않는 나라에서 올 것이다(Lai & Ishiyama, 2004; Rosers-Adkinson,

> **요점** 교차 문화적 갈등이 해결되지 않을 때, 흔히 가족과 전문가들은 점차 서로 혼동하고 의심하게 된다.

표 3-3 문화 차이에 대한 잠재적 영향과 해결 방법

	ITP 법령의 명령과 실제	상반되는 문화적 가치	해결되지 않은 갈등의 결과	문화적으로 유능한 반응
IEP/ITP 계획 수립 과정의 목적	학생의 기술, 요구, 선호, 성취 수준을 판별하라. 바람직한 성과를 성취하기 위한 목적과 계획 단계를 확인하라.	집단과 가족의 요구에 기여하며, 다른 사람의 말을 경청하라. 의사소통, 조화, 개인적 명예와 가족의 명예를 존중하는 관계를 형성하라.	학교는 가족에게 주는 정보나 선택을 제한한다. 가족은 핵심 구성원이 회의에서 배제되는 것을 위반한다. 가족은 존경을 벗어나거나 지위의 차이 때문에 관심을 말하지 않을 수 있다.	목적과 성과의 차이를 경계하라. 개인적 상호작용(방문)으로 시작하라. 가족과 신뢰 관계를 형성하라(공식적, 비공식적, 성 및 역할 의식에 대한 문화적 선호와 관련하여).
학생의 전환 성과	독립, 자립, 독단, 직업을 위한 경제적 성공, 혼자 생활하는 능력(최소한의 지원으로) 및 만족스런 여가 활동을 개발하라.	가족과 지역사회에 기여하는 집단 상호 의존, 사회적 조화, 확장된 지원 네트워크를 개발하라. 다른 사람과의 관계와 존중에 초점을 맞추는 비경쟁적인 태도와 기술을 개발하라.	학교는 가족을 중요한 목적을 향해 일하기에 불가능하며 비자발적이라고 판단한다. 가족은 학교에서 철수하거나 충고를 '무시한다.' 미래의 회의에 참여하지 않을 것이다.	점차 가족 구성원들에게서 그들이 선호하는 성인 성과의 기술을 구하기 시작하라(문화적으로 적절한 방식으로). 다양한 대안을 제시하고, 문화적으로 적절한 방식으로 전문가의 제안에 대한 논거를 설명함으로써 차이를 타협하라.

Ochoa, & Delgado, 2003).

갈등이 해결되지 않을 때, 최초의 장애물은 교차 문화적으로 다르지만 문화적으로 적절한 방식의 각각의 응답으로 더욱 악화된다. 소수민족의 가족들은 존경을 받지 못하여 위축되거나, 학교에 체면을 구하도록 허락되거나, 학교 기대와 매우 다른 방식으로 자녀의 쟁점을 언급하고자 자신의 가족 혹은 지역사회와 일할 것이다. 가족들은 자녀에 대한 진정한 이해를 개발하는데 흥미와 책임의 부족으로서 관계의 최소화(가족, 확대가족이나 집단 구성원, 지역사회와 함께)를 지각할 것이다. 그들은 무례하고 참을 수 없으며 통제된 것에 기초하여 회의를 해석할 것이다(Harry, 1992a, 2002; Rogers-Adkinson et al., 2003).

부모의 기대가 충족되지 않을 때, 학교와 기관의 직원은 가족이 목적과 계획을 따를 수 없거나 자발적이지 않다고 결론을 내릴 것이다. 그들은 자녀를 돌보거나 헌신하지 않는 '나쁜 부모'로 보일 것이다(Harry, 1992a, 1992b,

1992c). 그 결과 직원들은 흔히 부모가 지시를 통하여 돌볼 수 없거나 지시를 따를 수 없기 때문에 부모에게 제시하는 정보와 선택 기회를 제한하는 것으로 반응한다(Lynch & Stein, 1987; Mehan et al., 1986). 12개의 연구를 통하여 Harry가 소수민족의 부모들이 덜 개입하며 덜 알고 있고, 전문가가 그들의 참여를 암시적으로나 명시적으로 저해한다고 느끼고 있음을 발견한 것은 놀랍지 않다. 이러한 연구 자료는 15년 전에 얻어진 것이다. 확실히 전문가들은 지금 문화 차이에 대하여 더 많이 자각하고 있지만, 일반적으로 전문가와 가족 사이의 관계가 개선되었음을 보여 주는 증거는 없다.

5. 다른 집단의 문화적 신념 조사

지금까지 이 장에서 전형적인 미국인의 가치를 조사하고, 그들이 어떻게 전환 서비스 계획 수립에 영향을 미치며, 처음의 갈등이 미래의 접촉과 시간이 지남에 따라 어떻게 악화되는지를 조사하였다. 바라는 바는 독자들이 문화적으로 영향을 미치는 행동에 대하여 보다 더 자각할 수 있게 되는 것이다. 훈련과 중재 없이는 팀의 전문가 직원도 가족도 이러한 상황을 해결할 기술을 가지지 못할 것이다. 그러므로 다음 절에서는 미국 내의 문화 집단에 관한 핵심적인 정보, 그 가치와 수에 대하여 기술한다. 자각과 민감성을 증가시키기 위해 직면할 수 있는 가치의 범위에 관한 정보를 제공한다. 또한 가치가 어떤 전략을 방해할 것인지도 보여 준다. 이것은 해결이 문화적으로 적절한 상호작용 양식을 이용하여 이루어져야 하며, 세계관, 가족 구조, 아동 양육 및 장애에 관한 신념에서 핵심적인 차이라고 생각하기 때문이다.

요점 문화변용은 상황적이며, 가족과 개인은 어떤 시점에서 더욱 미국인화된 신념이나 가치를 고수하는 것을 선택하지 않을지도 모른다.

다음은 다양성에 관한 패러다임 내에서 읽혀야 하는 기술이다. 각각의 가족과 개인은 잠재적으로 독특한 방식으로 각각의 가치나 신념을 생각하거나 표현하는 것을 선택한다. 문화는 지속적으로 진전한다(Cordeiro et al., 1994; Green, 1999; Hanson, 1998a; Harry, 2002; Harry, Grenot-Scheyer et al., 1995; Lynch & Hanson, 1992). 그래서 이러한 기술은 신중하게 읽기 위한 출발점으로 이용되어야 한다. 고정관념(사람이 어떤 방식으로 행동하기로 '기대하는 것')은 누구에게도 도움이 되지 않는다. 앞의 사례에서 지각을 하거나 '과제 이탈(진술된 계획을 따르지 않는)'을 하리라 '기대되는' 사람은 불화를 일으키거나 해를 끼친다. 관계에 대한 가족의 초점을 이해하는 것(신뢰를 형성하고 전문가의 이해를 얻은 과제와 비교하여)과 증명된 양육 방식(아동의 문제를 다루기 위해 시간을 보냄으로써)은 당신이 더욱 적절하게 긍정적인 방식으로 이러한 잠재적 갈등을 다시 구성하도록 돕는다. 그러므로 제공된 정보는 문화적 참조와 문화적 갈등에 대한 경계를 확장하기 위한 것이다. 자신의 문화적 가치의 깊이와 폭을 학습하는 것은 일반적으로 문화적 '갈등'을 통하여 이루어진다는 점을 명심해야 한다. 가능한 '갈등' 혹은 차이에 대하여 이러한 기술에 접근해야 한다. 이것은 자기탐색과 교차 문화적 학습 과정 모두를 만들어 낸다.

아메리카 인디언의 가치와 신념

미국에서 아메리카 인디언 집단은 150개 언어에 걸쳐 517개로 분리된 부족과 국가를 포함한다. 특별히 나바호, 에스키모, 체로키 사람들 중에는 굉장한 다양성과 문화적 차이가 존재한다(Dunn & Griggs, 1995). 비록 부족의 관습, 언어 및 생활 실제는 빈번히 독특하지만, 부족의 일반적인 흥미와 삶의 경로는 흔히 유사하다(Hanson, 1998b). 절반 이상이 보호 거주지에 살고 있지 않을지라도 그들의 존재는 그곳의 생활에 따라 유의미하게 영향을 받아 왔다. 아메리카 인디언은 미국 주요 도시 대부분에 살고 있으며, 대부분이 주류화 사회의 일부가 되었지만, 대부분은 어느 정도 그들의 전통적 신념과 가치를 보유하고 있다.

부족 구성원들과의 우호관계와 전통의 수준은 매우 다를 것이다. 그러나 부족은 흔히 강력한 수준의 개인적·문화적 정체성을 지속적으로 제공한다. 오늘날 아메리카 인디언은 대부분 매우 이질적이며 다소 적대적인 미국 정부, 생활양식 철학 및 사회 조직과 접촉을 하였던 3세기 동안 적응과 동화의 전략에 따라 영향을 받아 왔다. 인디언 업무국(Bureau of Indian Affairs)은 미국에서 지속적으로 강력한 영향력을 행사하며, 미국의 분리된 정부 조직으로 존재한다(Hanson, 1998b).

아메리카 인디언과 미국인 사이에는 본성에 대한 우월감, 조화로운 생활양식에 대한 경로, 가족 구조, 자녀 양육, 상호작용과 의사소통, 그리고 장애의 원인에 대한 관점에 광대한 문화적 신념과 가치의 차이가 존재한다. 이것은 전환계획 수립을 위한 목적과 최적의 성인 생활양식의 정의에서 중대한 차이를 유도할 수 있다. 의사소통 양식은 침묵의 시간과 더불어 훨씬 덜 직접적이다. 시간 일정과 의제에 따른 회의에서 의사소통의 직접성과 효율성에 대한 미국인의 가치는 신뢰, 의사소통 및 참여 의사결정에 매우 부정적으로 영향을 미칠 수 있다.

아프리카계 미국인의 가치와 신념

이 집단은 많은 다른 문화적 패턴, 생활양식 및 신념을 가진 서부 아프리카, 카리브 해 및 여러 세대 동안 미국에서 살아왔던 사람들을 포함한다. 전체적으로 그들은 차별에 대한 적응과 노예의 역사를 통하여 개발되어 온 구분되는 사고, 감정 및 행동 패턴을 갖는다. 가족, 결혼 및 친족의 유대는 매우 중요하며, 관계에 있어 노예의 영향이 여전히 나타나고 있다. 아프리카계 미국인 가족 구성원들은 함께 살기도 하고, 그렇지 않기도 하다(흔히 미국인 문화에 의해 가족 불안정으로 오해되기도 한다). 이들은 친척, 친구 및 이웃과의 다세대적 사회적 네트워크와 함께 확대가족, 혈연관계 및 강력한 친족 네트워크에 중대한 가치를 둔다.

가족은 사회화와 의사소통에 더 큰 가치를 두는 지침을 제공하는 그들의 문화의 원천을 보유한다. 가족은 구성원들에게 지배적인 백인 문화와 그들의 관계를 포함하여 자신이 누구인지에 대한 감각을 제공한다. 가족 구조는 사회 경제적 계층(하위층 대 중산층 혹은 상류층)과 도시 대 시골의 위치에 따라 유의미하게 영향을 받는다. 백인들보다 일하는 어머니의 비율이 더 높음에도 불구하고, 건강, 빈곤과 관련하여 가족에게 영향을 미치는 이들의 실업률은 상대적으로 더 높다. 가족 구조는 가족과 지역사회 관계를 교차하여 집단의 책무와 자녀 양육의 공유에 더욱 유연하다. 적시에 의사결정을 하는 기대와 더불어 '사실'에 대한 직접적이고 단정적이며 비정서적인 반응에 초점을 두는 미국인의 회의와 의사소통 양식은 가족과의 효과적인 협력적 계획 수립에 모두 부정적으로 영향을 미칠 수 있다. 만약 팀이 주로 백인이라면 가족은 팀이 권고하는 의견과 교육적 선택권을 의심하고 도전할 것이다.

라틴 아메리카인의 가치와 신념

라틴 아메리카인은 각각의 지리적 영역에 따라 독특한 특정 문화적 특성을 지닌 멕시코, 푸에르토리코, 쿠바 및 중앙아메리카와 남아메리카 출신의 사람들을 포함한다. 가장 빨리 증가하고 있는 집단인 중앙아메리카인, 남아메리카인과 함께 푸에르토리코인은 미국에서 두 번째로 큰 라틴 아메리카인 집단이다(멕시코인이 가장 큰 집단이다). 쿠바인은 경제적으로 더욱 성공하는 경향이 있다. 그러나 직업 기회를 위해 이주한 중앙아메리카인은 흔히 가장 심각한 빈곤의 수준을 경험한다. 가족의 책무는 가족에 대한 충성, 강력한 가족 지원 체제 및 자녀는 가족의 명예를 반영한다는 관점을 포함하여 모든 것에서 가장 중요하다. 장애를 지닌, 또는 질병을 지녔거나 나이가 많은 구성원에 대한 보호의 의무는 형제자매들이 지며, 그들 사이에는 강력한 위계적 서열이 있을 것이다.

민족 네트워크와 지원은 미국에서 조직의 자원, 절차 및 기제에 관하여 가족을 가르치는 데 매우 중요하다. 이것은 특히 라틴 아메리카계 여성들이 더 이상 가정에서 가족 혹은 지역사회 네트워크를 가질 수 없을 때 중요하다. 스페인 사람들이 사는 지역(barrio)의 교회는 흔히 도움의 중요한 자원을 제공한다. 흔히 지역사회는 대부분 더욱 일반적인 장애(예를 들어 뇌성마비 혹은 다운증후군)를 지닌 이들의 부모에게 지원 집단을 제공한다.

미국인의 가치와 강력한 문화적 차이는 정체성과 적절한 생활 역할(성 또는 연령 특정)에 대한 감각에 있어 가족과 지역사회에 강력히 초점을 맞추는 데서 발생한다. 계획 수립 과정과 성과는 집단 내의 개인보다 집단의 쟁점과 가족의 안녕에 더 큰 관심을 기대하는 상호작용 양식에 의해 영향을 받을 것이다. 관계는 매우 중요하며 신뢰, 충성, 존경의 개인적 가치를 지원한다.

아시아계 미국인의 가치와 신념

'아시아·태평양계 미국인'이라는 오래된 용어는 매우 광범위하게 다른 신념과 가치 사이에서 차별화되어 분리되어 왔다(태평양 섬나라 출신의 미국인은 따로 기술된다). 아시아계 미국인들은 동아시아의 중국·일본·한국, 동남아시아의 미얀마·캄보디아·인도네시아·라오스·말레이시아·필리핀·싱가포르·태국·베트남, 남아시아의 인도·파키스탄·스리랑카·방글라데시·부탄·네

팔에서 이민 온 민족 집단을 포함한다(Chan, 1998a; Dunn & Griggs, 1995). 비록 다양한 아시아계 미국인 집단이 그들의 근면성과 경제적 성공으로 잘 알려져 있지만, 다른 난민들(예를 들어 캄보디아, 라오스, 베트남에서 온)은 높은 비율의 실업과 낮은 임금을 받는 경향이 있다.

이와 같이 다양한 집단은 다양한 종교, 신념 및 생활양식을 나타낸다. 힌두교도들은 환생을 믿으며 모든 생명을 존중하고 많은 신을 숭배한다. 무슬림교도들은 유일신을 믿으면서, 매일 신앙 고백, 매일 다섯 번의 기도, 불운한 것을 위한 자선, 아홉째 달 동안의 금식, 그리고 일생 동안 최소한 한 번 메카로의 성지 순례를 포함한 종교의 다섯 기둥을 따라 생활하고자 노력한다. 동남아시아 출신은 대다수가 평화, 조화, 강력한 가족 책임, 반물질주의, 극단의 회피를 믿는 불교를 실천한다. 동아시아 출신 사람들은 권위에 대한 복종, 정직, 친절, 그리고 연장자에 대한 공경을 포함한 일련의 민족적 표준을 따르는 유교, 도교, 혹은 신도를 믿는다. 난민 집단은 무당과 물활론 실제와 같은 종족의 신앙을 보유하고 있다.

이와 같은 종교는 모두 권위에 대한 존중, 감정의 억제, 온정주의에서 정의되는 특정 역할(예를 들면 남성과 노인은 여성과 아동보다 더 큰 지위를 향유한다), 위계적인 확대가족 지향, 상호 의존, 자연과의 조화, 학습과 학업적 성취에 대한 전념을 공유한다. 이러한 집단은 주로 그리고 강하게 그들의 가족 내에서 부계제라고 하지만, 강력한 모계제 집단이 여럿 있다.

미국인 문화와의 광범위한 차이는 평화와 조화(자연과 다른 것을 지배하지 않는), 이전 세대에 확장된 강한 가족 공동체, 강력한 사회적 역할과 금기시되는 관계를 포함하여 종교적 실제와 세계관에서 발생한다. 이들은 전환 성과 목적과 자기결정에 영향을 미치며, 흔히 비공식적·단정적·직접적인 역할에 융통성이 있는 의사소통에 대한 미국인의 선호와도 충돌한다.

태평양 군도 미국인의 가치와 신념

이 집단은 분리된 문화 집단으로서 환태평양 지역의 섬나라(필리핀, 인도네시아, 하와이의 폴리네시아 군도, 사모아, 뉴질랜드 원주민 출신의 사람)를 포함한다. 인도네시아는 이슬람교와 아시아인의 종교에 의해 큰 영향을 받았다. 그러나 강력한 기독교도 나타난다. 예를 들면 필리핀인은 주로 천주교도이며, 하와이인은 독실한 기독교도이다(Chan, 1998b; Mokuau & Tauili'ili, 1998). 기독교는 형제에 대한 사랑, 정의, 박애를 큰 가치로 강조한다. 아시아인의 종교적 신념의 영향은 권위에 대한 복종, 정직, 친절 및 조상에 대한 강한 연대감과 더불어 연장자에 대한 존경을 격려한다. 폴리네시아인의 문화가 강한 모계제 구조를 가지고 있을지라도, 어떤 문화에서는 온정주의를 향하는 경향이 있다. 원주민의 민간 신앙과 아시아인의 종교의 영향은 가장 상반되는 문화적 차이를 제공하며, 다양한 사회적 구조와 자녀 양육 실제를 포함한다.

필리핀인은 전문적인 배경으로 많은 교육을 받는 경향이 있으나, 그들의 전문가 훈련이 미국에서 인식되지 않을 때 실업을 경험한다. 하와이 원주민과 사모아인 가족들은 교육에 가치를 두나 경제적 요인과 사회적 요인이 낮은 성공률로 이끈다.

6. 문화적 유능성 갖기

자신의 문화적 기술 개발

지금까지 제공된 정보는 팀에 학생을 가르치고 가족과 함께 일할 때의 잠재적 갈등에 대하여 경고할 수 있다. 즉, '이해하기' 위해 모든 사람의 가정과 상호작용을 조사하며, 그 다음 공통으로 돌봄과 정중한 상호작용을 위해 구축되는 팀의 반응을 수정한다. 또한 팀 구성원들은 서로를 지원할 필요가 있다. 판단하고 평가하고, 혹은 그렇지 않으면 부정적으로 반응하는 데 문화적 집단 일반화를 이용하는 것을 조심해야 한다. 비록 그 순간에 개인을 보호하더라도 그것은 지속되고 있는 역사적 편견과 피상적인 과일반화에 기여한다(Bull, Fruehling, & Chattergy, 1992). 궁극적으로 이것은 두 당사자, 특히 전문가로서 팀의 역할에 장기적인 손상을 초래할 것이다.

문화적 집단의 요약은 이러한 집단 내에서 발생하는 자연적 다양성을 무시하게 한다. 아무도 성, 외모, 인종 등으로 인하여 정형화되는 것을 좋아하지 않는다. 어떤 한 집단에도 실질적인 다양성이 있다. 예를 들면 이민자 집단은 흔히 그들의 국가와 태어난 지역, 그리고 그들이 현재 살고 있는 지역에 따라 서로 다르다. 하와이로 이민을 온 일본인의 문화적 반응은 그들의 다른 경험의 결과로 인하여 캘리포니아에 정착한 일본인과 다를 것이다(Bull, Fruehling, & Chattergy, 1992). 푸에르토리코에서 온 이민자는 자신이 '곱슬머리'를 갖고 있지 않기 때문에 —푸에르토리코에서 그들의 준거—접수 양식에 '백인'으로 그들의 민족성을 기록할 것이다 (Rogers-Adlinson et al., 2003).

문화적 유능성에 대한 여행은 자기 자신의 신념과 가치에 대한 분명한 이해와 자신들이 다른 사람의 그것과 다를 것이라는 인정에서 출발한다(Dennis & Giangreco, 1996; Fradd & Weismantel, 1989; Hanson & Carta, 1996; Harry, 1992a; Lynch, 1998a). 이러한 기술을 읽을 때 당신은 매우 이질적인 것뿐만 아니라 당신 자신에 대하여 매우 유사하고 양립할 수 있다고 느꼈던 가치를 발견할 것이다. 이것은 다른 문화의 가치, 기대와 함께 당신의 개인적이며 전문가적인 행동과 기대에 관한 문화적 학습의 영향을 조사하고 비교하는 것에 대한 자각의 첫 번째 단계로 유도한다. 어떤 사람은 문화적으로 기술된 단 하나만의 일련의 가치에 동의하지 않을 것이다. 우리는 모두 다른 문화와 공유할 요소들이 있다. 이것은 당신과 팀이 협력적인 동반자 관계를 구축하는 데 중요한 요소인 가족 구성원들과 공통적인 토대를 발견하는 데 중요하다(Friend & Bursuck, 2006).

> **요점** 문화적으로 자각하게 되는 것은 개인적·전문가적 행동과 기대에 관한 문화적 학습의 영향을 포함한다.

Wolfe, Boone 및 Barrera(1997)는 문화적으로 적절한 전환계획 수립을 지원하기 위해 반성과 탐구를 안내하는 6단계 전략을 권고한다.

1. 협력적인 전환계획 수립에 영향을 미치는 문화 관련 쟁점, 즉 자신의 태도, 신념, 가치 및 문화적 선입관을 아는 것에 대한 자각
2. 자율성, 독립, 상호 의존을 포함한 성인 생활에 관한 개인적 가치의 확인
3. 문화적 다양성 및 성인기와 관련된 가족의 가치 지각, 즉 가족이 존중하는 것 찾기
4. 교육자와 가족의 가치 중에서 조화와 부조화, 즉 모든 팀 구성원 사이의 조화 평가하기
5. 지각을 입증하고 추가적인 정보를 획득하기 위한 가족과의 의사소통, 또한 전환과정 동안 당신과 그들이 담당하는 역할에 대한 가족의 선호에 관한 것
6. 가족의 회의와 미래 계획에 대한 반성, 즉 불일치를 해결하는 것을 돕고 공통적으로 만족한 성과를 촉진하기 위한 자원을 확인하기

처음의 세 단계는 이미 나타나 있는 것에 토대하여 가치를 판별하고 이해하는 데 초점을 맞춘다. 마지막 세 단계는 의사소통과 중요한 차이를 해결하기 위한 공통의 문제해결을 이용하는 것을 지원한다. 그것은 문제의 판별을 시작하며(조화의 사정), 그 다음 문제해결을 위해 팀과 가족 구성원 사이의 의사소통을 개방한다. 마지막 단계는 팀의 성공을 평가한다. 그러나 문화적으로 다른 직원은 흔히 과정에 대하여 가족과 함께 재확인을 요구하는 만족에 관한 가족의 지각을 오해한다.

과정을 받아들이는 것이 도움이 될 수 있는 반면(Bellini, 2002), 추가적인 개인적 자기반성과 학습은 흔히 가족과 진솔하고 열린 의사소통이 이루어질 때 발생한다. 그러나 그들은 교차문화적 교수의 주요한 원천이 되는 역할에 배치되지 않아야 한다. 또한 Green(1999)은 선택된 문화적 지침과 함께 개인적 교차 문화적 상호작용을 이용한 배경 읽기와 연구를 포함한 세 단계의 계획을 권고한다. 이 지침은 빈번히 예정된 민족 공동체의 방문과 소수민족 집단 구성원과의 상호작용을 설명하고 해석한다. **표 3-4**를 참조하라. Pinderhughes(1995)도 문화적 유능성 모형을 제시하며, (a) 차이에 편안하고, (b) 기꺼이 이전에 주장한 아이디어를 바꾸며, (c) 자신의 사고와 행동에 있어 융통성이 있음을 포함하여 문화적으로 유능성이 있는 개인의 중요한 질적 특성을 추가한다.

교차 문화적 학습의 가장 곤란한 측면의 하나는 자신이 차이에 직면할 때 혹은 사람이 변화를 필요로 할 때 흔히 일어나는 개인적 불편을 다루는 것이다. 갈등 상황 그 자체는 흔히 강력한 정서적 고통을 초래한다(Brislin, 1993). Green(1999)에 의한 권고와 같이 중재를 돕고 보고를 듣기 위해 문화적 지침을 가지는 것이 도움이 된다(특히 고통스럽거나 혼란스러운 경험에서). 이런 사람은 소수민족 집단의 구성원과 그 자신의 문화에 관하여 명확하고 지식이 있는 사람으로서 수행 능력이 있어야 한다. 전체 팀 혹은 최소한 일부 동료를 포함하는 것은 좌절하거나 시끄러운 상황에서 지원과 자극을 제공하는 데 매우 도움이 될 수 있다. 이것은 학교 중심 문화적

요점 교차 문화적 기술은 차이를 다루는 것을 포함하여 안내된 상호작용적인 경험을 통해 학습된다.

표 3-4 문화적으로 유능한 전문가 되기

문화적 유능성 개발 단계	
1. 배경 준비: 사회적 상호작용과 특성 및 이용할 수 있는 자원에 관하여 학습하기 위하여 일련의 지역사회를 방문하는 저널의 논문을 읽어라. 2. 문화 안내자 이용: 이들은 지역사회의 지도자일 수도 있고 아닐 수도 있으나, 이들의 주변에 관하여 분명히 말할 수 있는 평범한 사람이다.	3. 참여 관찰: 이것은 지역사회 생활에 관한 모든 상호작용과 생활에 대한 동시적인 관찰과 함께 지역사회 활동에 참여함에 의해 거주자의 매일의 활동에 최소한으로 침입하여 지역사회 생활에 관하여 세부적으로 학습하는 장기적인 위임이다.
당신의 문화적 유능성을 평가하기 위한 질문	
1. 내가 나와 문화적으로 유사한 또는 다른 사람과 보내는 개인적·사회적 시간은 얼마나 되는가? 2. 내가 문화적으로 다른 사람과 함께 있을 때, 나는 나 자신의 문화적 선호를 반영하는가, 혹은 다른 사람의 문화의 독특한 측면에 관하여 공개적으로 학습하는 데 시간을 보내는가? 3. 나는 얼마나 몰입 경험, 특별히 내가 수적으로 소수파인 곳에서 편안함을 느끼는가? 4. 내가 교차 문화적 전문가 교환에 참여하여 보내는 시간은 얼마인가?	5. 나는 문화적·인종적으로 구분한 집단에 대한 나의 지식과 이해를 증대하기 위해 실제로 행하는 일이 얼마나 많은가? 6. 내가 문화적으로 유능성을 가지기 위한 책임은 무엇인가? 내가 기꺼이 해야 하는 개인적·전문가적인 희생은 무엇인가? 7. 내가 문화적 차이를 연결하는 목적과 함께 전문가 동료에게 접근하는 데서 나 자신을 비방어적으로 확장하는 정도는 어느 정도인가?

출처: Green, J. N. (1999). *Cultural awareness in human services: A multi-ethnic approach*. Boston: Allyn & Bacon, p. 76.

활동에 관한 다음 절로 이끈다.

학교 전체 전문가 및 현직 연수 훈련

교차 문화적 기술에 대하여 훈련과 경험을 받은 전환팀, 교육구 및 학교의 사람이 많을수록, 문화적으로 다양한 아동과 가족은 학교나 특수교육과 계획 수립 과정에서 잘못 진단되고 빈약하게 처치될 가능성이 줄어들 것이다. 모두를 통합한 직원 회의는 문화적으로 유능성 실제에 관한 정보와 그에 대한 접근을 위한 종합적인 요구를 충족시키는 효과적인 방법이 될 수 있다(Burnette, 1998; Markowitz, 1996; Obiakor & Utley, 1996). 개인적인 조사와 행동 변화는 고통스럽고 어려울 수 있기 때문에, 그것은 때로 학교 및 교육구의 프로그램에 참여하고, 동료들과 함께 이러한 쟁점을 통하여 일하도록 하는 데 도움이 될 수 있으며, 다시 자신을 갖게 한다. 또한 이러한 광역 중심 접근은 모든 학교와 교육구의 직원이 문화적 다원주의와 문화적으로 다른 가족과 일하는 것에 대하여 '수용할 수 있는' 관점과 '수용할 수 없는' 관점에 동일한 정보를 공유하는 것을 보장한다.

Bellini(2002)의 연구는 종합적인 프로그램이 교육구나 학교를 통하여 제공되지 않는다고 하더라도 교육과정과 워크숍이 도움이 됨을 보여준다. 그러므로 팀은 시작 단계로서 혹은 그들의 훈련을 지속하고 확장하기 위해 이러한 교육과정과 워크숍을 이용해야 한다. 다시 중요한 첫 번째 단계는 교육과정에 전념하며, 자신의 가치와 문화적 신념을 자각하는 것이다. 또한 Rodriguez(1994)는 (a) 부모 참여, (b) 가족의 문화적 배경과 언어적 배경의 이해는 유능성을 개발하는 데 중요하다는 것을 발견하였다. 개인적 참여가 첫 번째로 열거된 유능성이라고 언급하여야 한다. 가족과의 관계는 문제해결을 위한 미국인의 가치에서 전형적인 것이 아니다. 게다가 의학적 모형은 비개입이 객관성을, 그리고 그에 따라 진단과 처치에 더 큰 정확성을 유지한다고 믿는다. 그렇지만 다양한 문화는 관계를 전문가로부터 만족스런 서비스를 받는 데 본질적인 것으로 간주한다. 그들의 경우 관계를 형성하고 유지하는 것에 대한 전념은 그들의 자녀의 안녕에 대한 전념으로 본다.

요점 개인적·행동적 변화는 오히려 동료나 전체 학교와 더불어 교차 문화적 기술에서 훈련과 경험을 요구하며, 어렵게 될 수 있다.

전체 학교와 교육구 프로그램의 이익 중 하나는 그것이 다문화적 유능성에 동등하게 지원적이지 않은 직원을 언급할 수 있다는 것이다. 예를 들면, Sue(1996)는 저항적인 신념의 네 가지 유형을 다음과 같이 기술하였다. (a) 현행 실제는 인종, 문화, 민족, 성 혹은 다른 요소에 관계없이 모든 인구에 동등하게 적합하기 때문에 변화를 필요로 하지 않는다. (b) 다문화적 유능성은 필요한 지식과 기술의 대다수를 지닌 어떤 한 개인에게 비현실적이다. (c) 우리는 적절한 표준과 지침이 동성애자와 여성을 포함하여 모두 불충분하게 대표되는 집단을 위해서 개발될 때까지 기다려야 한다. (d) 문화적 다양성은 상반되는 인종주의와 할당을 나타내며, 편견과 불균형이다(Middleton et al., 2000, p. 220). 전체 학교 혹은 교육구 정책은 모두가 성취할 것이라 기대되는 표준을 설정할 수 있다. 만약 당신의 학교 혹은 교육구가 정책을 가지지 않는다면, 그것은 여전히 회의에서 문화적 유능성 실제를 모형화하고 활용하는 데 중요하다. 수행 능력 실제는 어떤 사람과 함께 시작하여야 한다.

학교와 기관 중심의 현직 연수와 워크숍은 대규모 척도 훈련을 실행하는 데 탁월한 방법이다. 그러나 그것은 피드백과 평가를 허락하는 기제와 함께 계속되지 않는다면 결코 충분할 수 없을 것이다(Green, 1999; Hanson, 1998a). 전형적으로 현직 연수와 워크숍은 비형식적 또는 형식적 훈련 프로그램을 통하여 하나 혹은 일련의 한정된 주제에 관하여 언급하도록 설계된다. 흔히 그들은 실질적인 변화를 성취하기 위하여 학습을 통한 추적과 학습의 강화를 거의 가지지 못한다. 저항하는 사람들은 흔히 그런 프로그램의 본질의 단기적인 이점을 받아들인다. 계획 수립 팀과 함께 부모의 지속적인 참여는 지속적인 요구와 주제를 판별하는 데 중요하다.

더욱 완전한 계획 수립 과정은 임무 선언과 정책의 재구조화 혹은 개정에 전체 학교와 전체 기관의 계획 수립을 포함할 것이다(Nieto, 2001;

Fradd & Weismantel, 1989). 정말 효과적이기 위해 이런 유형의 변화는 다문화적 쟁점과 '핵심' 직원이나 인력만이 아니라, 모든 스태프의 요구를 언급하여야 한다. 이런 종합적인 접근은 문화적 장애물을 만드는 제도화된, 그리고 조직적 과정과 절차를 언급하는 최상의 방법이 된다. 전체 조직의 가치는 문화적 유능성이 가족, 내담자와 상호작용하는 직원의 범위를 교차하여 기대될 때 실행된다(그렇다. 또한 버스 운전사와 사무실 스태프는 가족과 상호작용할 때 '문화적 단서'를 가져야 한다). 모든 사람들은 접촉을 하고, 약속과 회의를 결정하며, 파일에서 이용될 정보를 요청할 때, 교차 문화적 상호작용 양식에 관한 정보를 필요로 한다. 모든 IEP와 전환팀은 문화적으로 공정한 사정과 의뢰·적격성 과정, IEP 계획 수립을 수행하는 데서 문화적 강점과 자원을 판별하고 구축하며, 학생과 가족들에 관한 적절한 기대를 개발하는 것에 관한 정보를 필요로 한다(Markowitz, 1996; Obiakor & Utley, 1996). 각각의 학교 혹은 기관은 지방의 인구 내에 거주하는 잠재적으로 독특한 문화 집단과 함께 시작하는 학교 중심 프로그램이나 기관 중심 프로그램을 통하여 최상으로 활용되며 언급되는 독특한 문화적 강점, 요구 및 도전으로 구성된다. 지속적인 피드백은 훈련이 계속적임을 보장하고, 새로운 도전을 언급하며, 실질적인 기간에 걸쳐 새로운 목적을 설정하고 개정한다. 한 해에 빠르게 끝나는 접근은 장기간 지속되는 많은 결과를 초래하지 않을 것이다(그것이 미국의 효율성과 시간 관리의 문화적 가치에 아주 적합하다고 할지라도).

학교와 기관은 문화적 전문가의 잠재적 자원으로 부모를 활용할 수 있다(Brame, 1995; Harry, 1992a). 그것으로 독특한 지방의 문화적 집단에 관한 학습 요구와 마찬가지로 그것의 기여를 인식한다. 부모와 지역사회 지도자들은 이러한 사례에서 최상의 자원이다(Harry, 1992a). 부모들은 자문 집단의 구성원으로서, 그리고 교차 문화적 훈련을 보조하는 데서 지원을 한다. 물론 이것은 IEP 회의의 외부에서, 그리고 부모들이 개인적인 어떤 이해를 가지지 않을 때 최상으로 수행된다. 또한 학교와 기관은 귀중한 자원이며, 성공적으로 둘 또는 그 이상의 문화의 균형을 위해 탁월한 전략을 소유할 소수민족의 스태프와 교원을 가질 것이다(Harry, 1992a; Obiakor & Utley, 1996). 그러나 그들이 영역 내 모든 문화의 범위에 관하여 알 것이라고 기대될 수 없다(Luft, 1995).

부모와 가족 훈련

가족도 문화적으로 유능하게 되는 데 기초적인 정보와 보조를 필요로 한다(Brame, 1995; Burnette, 1998). 부모들의 경우, 이것은 또래로부터 어떻게 지원을 구할 것인가뿐만 아니라 특수교육체계와 전환계획 수립 과정에 관한 정보, 중요한 문서와 권리를 포함한다. 또래 부모 집단은 매우 중요하며, 훈련, 옹호 보조, 교육계획 수립에 참여의 증대를 위한 '이용자 친화적' 자원이 된다. 이러한 집단은 가족이 흔히 서로 간의 학습에서, 그리고 그들이 형성하는 사회적 유대를 통하여 더욱 편안함을 느끼기 때문에 매우 효과적인 도구가 된다(Dybwad, 1989; Harry, 1992a; Gliedman & Roth, 1980). 만일 또래 부모 집단이 동일한 문화적 집단과 사회·교육적 지위에 있다면 특히 그러할 것이다. 전환팀 구성원들은 학교와 연계된 보조와 연락 지원을 제공하기 위하여 또래 부모 집단에 포함될 것이다. 팀 구성원들도 부모 중심 전환 워크숍이나 프로그램을 제공할 수 있다. Turner(1996a)는 30명의 부모들을 연구하여 현직 연수 프로그램이 전환에 대한 부모의 이해, 그들의 역할과 중요성, 참여에 있어 그들의 자신감을 증대하며, 부모들을 회의 동안 의사소통하고 옹호하도록 하는 것을 돕는다는 것을 발견하였다.

소수민족 가족들은 학교 자원을 이용하며, 미국인 문화와 서비스에 관한 학습을 지원하기를 원할 것이다. 이러한 경우 전문가와 가족 훈련의 조합은 전문가와 부모 모두에게 문화적 유능성을 지원하도록 개발될 수 있다(Correa, 1989). 조직 훈련 계획의 일부로서 가족 구성원을 포함하는 것은 협력에 대한 학교의 위임과 부모의 투입에 대한 존중을 나타낸다. 가족 구성원들은 개별 문화적 안내자로서 지원하고, 전문가 양성 계획 수립 집단을 지원하며, 상호 신뢰와 의사소통을 구축하는 질에 대하여 부모와 전문가 사이의 지속적인 피드백을 보장할 수 있다. 또한 통합적인 계획 수립 회의 동안에 제기되는 쟁점은 전체 학교에 이용되어야 하는 전략을 개발하도록 도울 것이다. 예를 들면 부모의 역할과 전문가들의 기대, 불일치에 대한 신호 및 공통적으로 수용할 수 있는 목직과 실제를 협상하는 이중문화적 방식 등은 명료화되고 언급될 수 있다. 이것은 각각의 구성원들이 팀과 학교에 가지고 온 기술과 경험에 가치를 두는 시범적인 모형을 확립한다.

7. 모든 가족과 일하기: 다양성과 차이에 대한 유능성

계획 수립 과정의 부모 참여

이 장은 문화적으로 다른 학생, 가족과 관련된 쟁점에 초점을 맞추고 있다. 그러나 얼마나 '다른지'에 관계없이 문화적 기대를 일시 보류하는 것에 대한 민감성과 자발성, 그리고 각 가족 구성원의 기여의 가치에 대한 개방성은 또한 모든 가족에게 효과적이기 위해 필요로 하는 기술이다. 실제로 특수교육에서 많은 아동의 부모들은 IEP와 전환과정에서 어려움을 경험한다. 가족 참여에 관한 연구는 백인의 경우라도 미국인의 가정에 반하는 법적 명령에도 불구하고, 부모들이 IEP 또는 전환계획 수립 회의나 의사결정에 거의 참여하지 않음을 나타낸다. Gilmore(1974)는 의사결정에서 부모 참여는 교육자들에 의해 낮은 우선순위로 평가되며, 부모 참여는 바람직하나 매우 중요하지 않은 것으로 간주된다는 것을 밝혀내었다. P.L. 94-142가 제정된 이래 지난 30년 동안 일부 개선이 이루어졌지만, 전문가들도 여전히 적극적인 참여를 보장하기 위하여 제시된 부모 참여의 실제를 이용하지 않거나(Hilton & Henderson, 1993), 부모가 의사결정 과정에 동등한 비중을 차지하는 것으로 간주하지 않는다(Dinnebell & Rule, 1994; Lynch & Stein, 1982; McNair & Rusch, 1987; Pruitt & Wandry, 1998; Repetto, White, & Snauwaert, 1990; Tilson & Neubert, 1988).

흔히 부모의 특정 역할은 적극적이거나 동등한 기여가 결여되어 있었다. Turnbull과 Mor-

사 례 연 구 Maia

잘못된 전환계획 수립

Maia의 전환팀은 그녀의 분명한 진로경로를 결정할 수 없었지만, 그녀에 대해 매우 '멋지다'고 관찰하였다. 이것에 기초하여 그녀의 10학년 IEP 회의에서 팀과 가족은 봄에 수업 내용을 추가하여 Maia를 시간제 지역사회 지위로 유도하는 관리인으로 일하는 다음 가을 과정에 등록시키기로 합의하였다. 가을이 된 몇 주 후에 Maia는 출석에 문제가 있다고 보고되었다. 실제로 직업교사는 그녀가 화요일마다 결석을 하였다고 보고하였다. 이 일은 지역사회에서 방과 건물을 청소하기 위해 '승무원'으로서 작업을 한 교실에서 일어났다. Maia는 집에서 아프다고 기록한 쪽지를 항상 가져왔다. 교사는 어머니를 불러 물어보았으나 어머니도 Maia가 그날 아팠다고 말하였다.

그 다음 화요일에 결석을 하여 교사는 부모가 직장에서 귀가한 후에 가정을 방문하였다. 그녀는 집의 정원에서 Maia가 일을 하고 있는 것을 발견하고 놀랐다. 어머니와 아버지는 둘 다 그날 Maia가 아팠다고 말했지만, Maia는 기분도 좋았고 정원에서 즐겁게 일을 하고 있었다. 교사는 Maia의 출석의 중요성을 설명하려고 시도하면서, 만약 Maia가 아팠다면 그녀를 '아프게' 만든 일이 무엇인지를 물어보았다. 어머니는 Maia가 손을 다쳤다고 말하였다. 그러나 교사는 Maia가 지금 정원에서 일을 하는데 어떻게 그럴 수 있느냐고 반문하였다. 교사가 Maia에게 결석한 이유를 물었지만 그녀도 손을 다쳤다고 말하였다. 교사는 Maia가 순수한 화학제품을 이용할 때 장갑 끼기를 싫어한다는 것을 기억해 내었다. 교사는 장갑을 끼는 것이 매우 중요하며, 만약 장갑을 끼었다면 Maia는 손을 다치지 않았을 것이라고 말하였다.

Maia는 계속 화요일에 결석을 하였다. 교사는 집에 여러 번 전화를 하였으나 바뀌지 않았으며, 교사는 포기하기 시작하였다. Maia는 봄에 지역사회 직업 프로그램에 참여하는 것이 불가능하여 다른 직업 교실에 들어갔다. 봄 IEP 회의에서 팀은 출석 쟁점에 관하여 매우 완강해졌으며, 특정 목적을 기록하였다. 부모는 거의 말을 하지 않았지만 출석이 중요하다는 점에 동의하였다. Maia는 수업을 반복하였지만, 지역사회에서 공부하는 날과 때로 다른 날에도 계속 결석을 하였다. 결국 교사는 교장에게 무단결석 문제를 보고하였다. IEP팀은 비공식적으로 부모가 그들 자신의 방식으로 Maia의 문제를 다루어야 할 것이라고 결정하였다.

문제 Maia는 장갑에 대하여 나쁜 피부 반응을 나타내고 있었다. 교사는 가정방문을 통하여 이 문제를 해결하려고 시도하였으나, 그것은 준수해야 하는 쟁점이 되었고, 더 이해하는 관점을 가정하지 않았으며, 대안적인 설명을 듣지 않았다. 실제로 Maia의 손상된 빨간 손을 보았으나, 그것이 장갑을 끼지 않았기 때문이라고 가정하였다. 부모는 최초의 설명을 듣지 않고 딸에 대하여 보호적인 방식으로 행동하였으며, 그들은 더욱 대립적인 입장을 받아들이는 데 불편해 하였다. 이런 상황은 해결되지 않았으며, 부정적인 학교 반응(부모를 보고하는)을 초래하였고, 전환 저항을 유보하였다.

ningstar(1993)는 부모들이 IEP와 다른 교육적 의사결정 회의에 단지 수동적으로 참여하기 쉽다는 것을 발견하였다. Gartner와 Lipsky(1987)는 많은 연구들을 고찰하여 많은 부모들이 정보를 제공하고, 의사결정을 하며, 자녀의 요구를 옹호하는 데 최소한으로 참여한다고 언급하였다(Lusthaus, Lusthaus, & Gibbs, 1981; Vaugh, Bos, Harrell, & Lasky, 1988). Vaughn 등(1988)은 이런 회의를 의사결정보다 결정 말하기의 하나로서 특징짓는 회의 내의 상호작용을 연구하였다. Dunst(2002)는 전문가들에 의해 이용된 가족 중심 실제의 이용을 비교하여 초기 중재, 미취학 프로그램이나 초등 프로그램보다 중등 수준에서 이러한 실제의 증거가 더 적음을 발견하였다. 그는 다른 연구들과 조합하여 "중등학교 실제는 일반적으로 전혀 가족 중심이 아니다"라고 결론을 내렸다(p. 144).

최소한 IEP 참여는 앞에서 기술한 바와 같이 인종적으로 다양한 부모들에게 더욱 분명하다. 부모에게 제시되는 정보와 선택을 제한하는 학교 직원〔부모들은 '보호되지 않고' 혹은 '수용되지 않는' 것으로서 판단하기 때문에(Lynch & Stein, 1987; Mehan et al., 1986)〕은 부모 참여가 최소화되는 것을 확실히 하고 있다. Harry(1992a)의 연구 고찰은 전반적으로 소수민족의 부모들이 보다 덜 참여하며, 정보를 더 적게 얻고, 부모들은 전문가들이 자신들의 참여를 명시적으로나 암묵적으로 권장하지 않는다고 느낀다는 것을 발견하였다. 앞의 사례 연구는 성공적이지 못한 전환계획 수립의 사례이다. 사례 연구를 읽고, 당신이 믿고 있는 것이 잘못되었음을 밝혀라.

Maia의 사례 연구에서 전문가들은 대부분 듣지 않고, 더욱 이해하려는 관점으로 쟁점을 증명하고 조사하는 데 충분한 시간을 들이지 않았기 때문에 어려움이 발생하였다. 교사와 학교 직원은 흔히 문제를 학생과 부모에 의하여 야기되는 것으로 구조화한다. 더욱 조심스럽고 민감한 접근은 더 많은 조사와 문제에 관하여 진지하게 더 많은 정보를 이끌어 낼 것이다. 또한 Maia의 조경에 대한 교사의 관찰은 그녀의 가족이 잘 자각하고 있는 대안적 경로를 제공할 수도 있다(그러나 그것은 학교 중심 흥미 사정에서 보이지 않는다). 사실 Maia의 '산뜻함'과 청결함은 화학제품의 이용에 확대되지 않았으며, 그래서 관리인의 경로는 적절하지 않을 것이다. 일부 문화적 차이는 이런 상황, 즉 교사와 권한을 지닌 인물의 불일치를 억압하며, 가족 혹은 지역사회 내의 권위자와 갈등을 해결하고, 우선순위로서 가족 구성원의 안전을 보장하는 부모들의 교사에 대한 존경을 더욱 악화시킨다. 그렇지만 이러한 특징들은 모두 문화적으로 한정되지 않는다. 많은 백인 미국인들은 권한을 지닌 인물 혹은 더 잘 교육받은 이들을 많이 존경할 것이다. 당신이 의사나 치과 의사에 대하여 가지고 있는 관심과 당신이 반응할 방법에 대하여 생각해 보라. 우리는 우리 자신에 대한 그들의 의견을 존중하는 경향이 있으며, 그들이 잘못이라기보다 우리 자신이 더 잘못일 가능성이 크다고 믿기 때문에 불일치를 묵살한다. 대부분의 가족들에 비하여 팀 구성원은 잘 교육받은 전문가이다. 이것은 팀이 말과 행동에 대한 '힘'과 더불어 주의를 기울여야 하는 이유를 보여 준다.

이 장의 앞에서는 전문가들을 뛰어난 백인이

고 중상류층이며 고학력의 여성들로 구성된다고 기술하였다. 인종에 관계없이 학력과 소득도 팀 구성원들과 가족들을 구분 짓는다. 또한 경제적 계층은 그 자신의 일련의 가치와 신념을 가지는 데 토대, 즉 우리가 민감해야 하는 또 다른 일련의 차이이다(Banks, 2001). 실제로 다양성에 대한 민감성은 지방의 문화 집단에 대하여, 성적 지향에 대하여, 그리고 가족과 아동들이 독특해지는 많은 방식에 대하여 폭이 매우 넓다. 그리고 이러한 것들은 모두 가족들이 자녀의 미래를 상상하는 방법, 즉 전환계획 수립의 핵심에 영향을 미친다. 예를 들면, 오하이오 주와 펜실베이니아 주에는 아만파(Amish)와 메노파(Mennonite) 신도들의 다양한 적극적인 공동체가 있다. 특수한 요구를 지닌 그들의 자녀들은 흔히 공교육에 등록된다. 그러나 그들은 전형적으로 중학교 이전에 학교를 떠나기 때문에 그들의 미래는 가능한 전형적인 '비전'에 적합하지 않다.

전환계획 수립에 대한 가족의 기여

연구는 일반적으로 특수교육에서 학생의 부모들이 IEP와 전환 회의에 잘 포함되지 않고 있음을 보여 준다. 하지만 그들의 참여는 얼마나 중요한 것일까? Kohler(1993)는 전환 성과에 대한 부모와 가족의 기여를 조사하여, 다양한 연구들이 부모 참여가 중요함을 함의하고 있으나 이런 참여의 실행이 더 적음을 발견하였다. Schalock 등(1986)은 가족들이 자녀의 프로그램에 중간 정도 내지 많이 참여할 때 아동은 고용과 연계된 성과 변인에 더욱 성공적임을 발견하였다. Hudson 등(1988)은 19세에서 25세 사이의 성공적으로 고용된 40명 중에서 94%가 가족 지원(친구, 학교 프로그램 및 스태프의 지원과 더불어)이 그들의 교육을 완성하는 데 중요하였음을 발견하였다. 게다가 90%는 가족 지원이 성공적인 전환에 중요한 개인적 자원이라고 느꼈다. Heal 등(1990b)은 성공적인 고용과 그렇지 못한 고용을 구분하는 요인을 연구하여 가정의 지원이 다양한 유의미한 요인의 하나임을 발견하였다. Halpern, Doren 및 Benz(1993)는 대부분의 학생들이 그들 자신이든 가족이나 친구의 도움으로든 직무를 발견하는 것을 보여 주는 3년의 추적 연구에 관하여 보고하였다. 비공식적 지원은 이런 핵심적인 고용 성과에서 프로그램 지원보다 더욱 중요하였다. Morningstar, Turnbull과 Turnbull(1995)은 전환 성과를 연구하여 학생의 가족이 매우 큰 영향을 미치며, 그들의 직업 목적을 형성함을 발견하였다.

사실 연구는 부모 참여가 성공적인 전환 성과에 매우 중요함을 보여 준다. IDEA 2004는 전환 결과에 대한 문서를 요구하기 때문에 전환 성과를 지원하고 거기에 기여하는 데 부모들이 적극적으로 참여하는 것이 점차적으로 중요하다. 또한 분명히 인종에 관계없이 장애를 지닌 가족을 유의미하게 포함하는 데 많은 개선의 여지가 있다. 가족들로 하여금 이러한 참여를 어렵게 하는 다른 이유가 있는가? 중요한 쟁점은 가족 자원과 회의 시간이다. 예를 들면 모든 가족들이 차를 가지고 있거나 전형적인 학교 시간과 일정 동안 회의 시간을 조정할 수 있는 직장을 가지고 있는 것은 아니다(Brame, 1995). Lynch와 Stein(1987)도 직장, 시간, 수송, 혹은 자녀 양육 갈등 때문에 54%가 학교 회의에 참석할 수 없음을 발견하였다. 비록 이들이 소수민족 가족이라 하더라도, 낮은 임금과 시골의 가족들도 동일한 대부분의 문제에 직면한다. 팀은 가족에 대한 그들의 책임을 보여 주기 위해 저녁이나 주말에 가족의 집에서 회의를 개최하며, 그들의 참여를 지원하는 것을 고려하려고 할 것이다(Brame, 1995; Lynch & Stein, 1987). 이러한 조정은 가족의 가치와 안정 수준에 적절할 필요가 있을 것이다.

문화적 실제에 관한 정보와 더불어 이상에 기술한 연구를 조합하는 것은 각 팀 구성원이 모든 가족, 학생과 함께 적절히 상호작용하고 의사소통하는 데 확실히 필요하다. 특정한 집단과 개인은 성인의 성공을 매우 다르게 정의하기 때문에 전환계획 수립은 매우 중요하며, 또한 잠재적으로 갈등적일 수 있다. 팀은 학생의 요구, 선호, 흥미 및 가족의 꿈에 기초하여 학생에게 서비스를 제공하는 데 가족과 함께 어떻게 최상으로 일할 것인가에 대하여 신중히 듣고 이해하는 것에서부터 시작하여야 한다.

전환계획 수립을 위한 사정의 이용과 선택은 혼란스럽거나 공격적이 될 수 있다. 사정의 용어나 영역은 가족들에게 분명하지 않거나, 가족들은 검사가 자녀의 실제적인 수행에 대한 타당하고 현실적인 측정이라고 느끼지 않을지도 모른다. 그것은 팀이 다양한 환경이나 장면을 교차하여 다중 사정을 수행하고, 평정척도, 면담 및 조사를 이용함으로써 가족을 포함하는 데 중요하다. 사정은 대부분 개인 중심이며, 논거와 결과의 유형은 문화적으로 적절한 방식으로 설명될 필요가 있다. 만일 갈등이나 불일치가 이러한 도구의 유형이나 성과에서 발생한다면 통합된 활동과 사정은 가족과 함께 완성되어야 하며, 지역사회 구성원들은 가족의 중요한 기여와 마찬가지로 균형적인 자료 수집을 확실히 하도록 도울 것이다. 팀은 어려움이나 갈등을 만들어 낼 수 있는 활동에 참여하게 되는 상황에 학생을 배치하는 것을 피하고자 할 것이며, 적어도 가족의 관점을 동등하게 존중하는 것을 확실히 하고자 할 것이다.

전환팀 구성원들은 전형적으로 전환의 강점, 요구, 흥미 및 선호를 판별하기 위해 다양한 사정 과정에 의존한다. 문화적으로 중립적인 검사의 설계는 매우 도전적이며 어려운 일이다. 왜냐하면 정확하고 문화적으로 공정한 검증의 어려움이 여전히 해결되지 않고 있기 때문이다(Markowitz, 1996; Reschly, 1997; Russo & Talbert-Johnson, 1997; U.S. Department of Education, 1987, 1994, 1997). 전환팀 구성원들은 문화적·언어적으로 다른 학생의 적절한 미래에 관하여 의사결정을 할 때, 이러한 검사의 정확성과 해석에 매우 주의하여야 한다. 사정 문항은 문항(자극)을 제시할 때와 요구된 학생의 반응을 위하여 수정될 필요가 있다. 문화적으로 적절한 상호작용 양식은 아동이 각각의 과제에 대한 지시를 잘 이해하는 방법과 특정 검사 원본에 반응하는 그들의 능력에 크게 영향을 미칠 수 있다. **표 3-5**는 이러한 쟁점을 언급하는 데 있어서 전환팀에 도움이 될 제안이다(Keitel, Kopala, & Adamson, 1996; van Keulen et al., 1998).

표 3-5 문화적으로 다른 학생에 대한 사정의 수정 제한

문항 자극의 수정	
1. 다른 단어를 이용하여 교수를 반복하고, 권고된 것보다 더 자주 반복하라. 혹은 손짓 언어를 이용하라. 2. 아동의 문화를 반영하기 위하여 단어의 발음을 변경하라. 3. 기대하지 않은 반응을 나타낼 때 다른 그림을 이용하라. 필요하다면 문화적으로 더욱 적절한 그림을 이용하라.	4. 문항의 용어를 수정하라. 관련된 반응을 조사하라. 학생에게 반응할 모든 기회를 주기 위하여 추가적인 문항을 포함하라. 5. 부모나 신뢰하는 성인이 검사 문항을 시행하도록 허락하라. 6. 검사의 일부만을 시행하라. 여러 회기에 걸쳐 검사를 완성하라.
문항 반응 요구의 수정	
1. 검사에서 권고한 것보다 더 많은 시간을 허락하라. 2. 허락할 수 있는 반응과 다르지만, 아동의 언어나 문화에 적절한 반응을 수용하라.	3. 학생이 반응을 바꾸도록 허락하라. 4. 학생이 답을 명료화하고 질문을 하도록 허락하라. 5. 학생이 몸짓 언어, 외국어 혹은 몸짓을 이용하여 반응을 하도록 허락하라.
채점	
1. 어떤 방식으로 표준화 검사를 개정할 때, 이것은 검사의 결과와 함께 보고서에 기술하여야 한다. 이것을 확실히 포함하여야 한다. 2. 현행 규준 점수, 백분위 점수 혹은 학년 등적에 대하여 수정된 결과를 이용하지 마라. 사정 절차의 변경은 항상 규준 점수 절차에 영향을 미친다.	3. 학생의 능력과 관련된 발견과 결과를 설명하는 데 수정된 결과를 이용하라. 이것은 당신으로 하여금 문화적 차이에 의하여 차폐된 어떤 지식과 기술을 학생이 소유하고 있음을 학습하도록 도울 것이며, 이러한 수정은 학습하도록 돕는 방법을 설명한다.

출처: Keitel, M. A., Kopala, M., & Adamson, W. S. (1996). Ethical issues in multicultural assessment. In Suzuki, L. A., Miller, P. J., & Ponterotto, J. G. (Eds). *Handbook of multiculutural assessment* (pp. 29-48) San Francisco: Jossey-Bass; van Keulen, J. E., Weddington, G. T., & DuBose, C. E. (1998). *Speech, language, learning and African—American Child.* Boston: Allyn & Bacon, pp. 123-125.

8. 전환 참여 지원

학생 참여 지원

이 장은 대부분 가족과 관련된 쟁점, 그리고 IEP와 전환 회의에서 가족의 참여와 협력을 자극하는 데 초점을 맞추고 있다. 그러나 미국인의 문화에서 학생은 자신이 성인 역할을 수행하는 것과 같이 효과적으로 자기주장을 해야 한다고 기대될 것이다. IDEA는 전환팀에 학생의 개인적 요구, 강점, 흥미, 선호에 관한 그들의 계획에 초점을 맞출 것을 요구한다. 문화적으로 다른 가족의 경우 학생에 초점을 맞추는 것은 그들 자신의 사회와 가족의 질서를 저해하고 수용하지 못하는 것으로 보일 수 있다. 학생은 가족이 선호하는 것과 밀접히 조정된 개인적 흥미와 선호를 초래하는 그들의 문화와 지역사회에 의하여 매우 지원을 받는다고 느낄 것이며, 편안함을 느낄 것이다.

그것은 팀 구성원들이 이러한 지각에 강력히 일치하지 않는다면, 그리고 '개별화'에 대하여 단 하나의 정의만 허락한다면 매우 어려워질 수 있다. 예를 들면 Mason, Field, Sawilowsky (2004)는 학교 전문가들이 자기결정 기술의 중요성을 100%로 평정하고 있음을 발견하였다. 그러나 논문은 이것을 만들어 내는 문화적 쟁점을 언급하지 않았다. 부모들은 흔히 성공적인 전환 성과에 대하여 비판적이나, 본질적으로 가족 참여는 평생 동안 이루어진다. 많은 젊은이들은 전환팀이 책임을 그만둔 이후에도 오랫동안 성공적인 성인이 되는 과정을 완성하기 위하여 그들의 가족과 지역사회의 협력을 확장적이 아니면 부분적으로도 필요로 한다. 공유된 관심의 영역에 초점을 맞추는, 공통적으로 수용할 수 있는 목적을 협상하는 것은 중요한 전략이 된다.

전환 회의에서 학생 참여와 관련하여 흥미로운 결과는 학생 참여가 목적의 명료성, 부모와 전문가 팀 구성원의 상호작용을 개선하는 것으로 평가된다는 것이다(Martin, Marshall, & Sale, 2004). 그러나 학생들은 핵심 회의 관계자의 최하로서 회의의 목적, 역할, 편안함 및 다른 핵심적인 측면에 대한 자신의 이해를 평가한다. 연구자들은 유의미한 학생 참여가 여전히 어렵다고 결론을 내린다.

학생이 가족의 선호와 밀접히 조정되지 않거나, 가족이 바라는 것보다 회의에서 더욱 적극적인 역할을 맡기를 원할 때, 팀은 갈등에 직면할 것이다. 때로 이러한 차이는 모든 팀과 가족 구성원들(학생을 포함하여)로 하여금 새로운 선호에 편안함을 느끼도록 허락하는 단계별 접근을 통하여 협상될 것이다. 강력한 지역사회 대인관계 네트워크와 더불어 집단이 문화적이거나 그렇지 않거나 학생들은 지역사회 내에서 일하고 생활하기를 원할 것이다. 팀은 지역사회 내에서 유사한 지위로 일을 시도하도록 하기 위하여 협상을 할 수 있을 것이며, 그 다음에 지역사회와 가까우나 외부의 지위로 이동할 수 있을 것이다. 가족과 학생은 이것을 모두 그들이 이런 상황에 있든 그렇지 않든 편안해질 수 있는 방법을 학습하는 데 이용할 수 있다. 또한 이것은 그들의 미래에 관하여 실질적인 결정을 할 수 있게 되기 전에 다수의 시험적인 학습 경험을 요구하는 청소년의 전형이 된다. 그러므로 모든 사람은 이익을 얻는다(그리고 학생은 이런 결정의 '적합'에 관하여 경험과 시간을 획득한다).

팀은 학생을 가족 갈등을 증가시킬 입장에 놓거나 불화를 유도하는 방식으로 학생의 문화변용을 지원하여야 하는 것은 아니다. 다시 계획수립은 가족, 학생 및 팀이 동의할 수 있는 일련의 단계를 통하여 변경되며, 팀은 성인기를 향한 특정 경로와 함께 모든 사람의 편안한 수준을 평가하는 데 이용될 수 있다. 팀은 확실히 매우 '미국인화'된 학생과 문화적으로 전통적인 가족 구성원 사이에 점증하는 갈등을 중재하는 자리에 놓이기를 피하려 할 것이다. 비록 미국 문화가 일부 10대와 부모 갈등의 정도를 전형적인 것으로 볼지라도, 팀은 이중 문화와 문화변용의 쟁점에서 초래되는 부가적인 함정을 피하기 위하여 그 문화적 기술을 이용하는 데 현명해져야 할 것이다.

가족 참여 지원

학생이 IEP와 전환계획의 확인된 초점이라 하더라도, 이러한 계획이 대부분 성공적이 되는 것은 부모의 지원을 통해서이다. 부모의 핵심적인 역할은 자신들의 소수민족 아동에 대한 법적 보호로써 실행된다. P.L. 94-142는 부모의 아동에 관한 거대한 권리를 제공한다. 이러한 권리에 대한 의사소통은 복잡해질 수 있다. 많은 주에서는 가족들이 표준화되고 충분한 정보를 받도록 보장하기 위하여 소책자와 안내서를 개발하였다. 그렇지만 부모가 영어에 유창하지 않고 번역판이 없으면, 문서 자료는 분명히 도움이 되지 않는다. 더구나 문화적으로 적절한 방식으로 의사소통되지 않는다면 권리와 책임은 대부분 이해되지 않는 중류층의 가치와 과정(합당한 과정, 동등한 기회 등을 포함하여)에 삽입되어 전달된다. 저소득 집단과 사회적 계층은 중요한 재정적·법적·교육적 자원을 결여하고 있기 때문에 접근할 수 있는 이러한 권리를 알지 못할 것이다. 일부 집단은 이러한 권리 내에 가정된 고유한 신념에 동의하지 않을 것이다. 예를 들면 아만파는 미국 정부를 인식하지 못한다. 그러므로 그들에게 권리에 관하여 유의미한 정보를 제공하는 것은 매우 복잡하다.

많은 가족들의 경우 이러한 권리에 관하여, 학교 과정에 관하여, 그들의 자녀에 대한 지각에 관하여 중요한 정보를 공유하는 것은 개인적 접촉과 '방문' 및 서로를 알기 위하여 시작하는 데 상당한 시간을 요구할 것이다. 팀 구성원들은 문화적 또는 대인 간 불협화음에 민감하여야 한다. 의사소통이 실패하거나 기대가 널리 일치하지 않을 때, 그들은 문화적으로 적절한 방식으로 가능한 잠재적인 문화 갈등의 본질과 정도의 확인을 시작하기 위하여 회의 과정을 중단하여야 한다. 이러한 과정은 전형적인 미국인들이 정보를 공유하는 것보다 더 느리고 덜 '효율적'이지만, 가족들이 그들의 권리, 의뢰-진단-배치 과정, 프로그램과 배치 선택 유형을 이해하도록 보장하는 최상의 방식이다. 팀은 그들의 가치, 신념과 관련하여 이러한 쟁점에 대하여 가족들이 일반적으로 이해하고 있는 것과 함께 시작할 필요가 있다.

참여적인 전환계획 수립

협력적인 계획 수립의 가장 중요한 측면의 하나는 목적과 가치를 공유하기 시작하는 것이다(Friend & Cook, 1990; Friend & Bursuck, 2006). 훌륭한 출발점은 가족이 자녀의 궁극적인 성인 성과를 정의하는 방법이다. 이것은 학생에 관한 신념과 가치에 대한 논의를 유도할 것이다. 다시 가족 투입을 요구하는 것은 전형적으로 '직접적'이고 '효율적'인 미국인이나 '의학적 모형' 양식보다 오히려 문화적으로 지원적이며 가족 지원적인 방식으로 수행되어야 한다. 팀 구성원은 성공적이고 학식이 높은(그리고 문화변용된) 사람들이기 때문에 아마도 전형적인 학교와 전문가(미국인) 실제를 벗어나는 것이 쉽지 않다고 느낄 것이다. 가족의 반응도 마찬가지로 측정하기 어려울 것이다. 신뢰와 편안함이 모든 구성원들 간에 개발되는 것과 같이 의사소통과 협상 과정도 점차 쉽게 될 것이다.

일단 팀이 가족의 비전에 대하여 공정하게 종합적인 기술을 습득하면, 그것은 공통으로 합의할 수 있는 목적을 제시하기 위하여 시작될 수 있으며, 그 다음에 그것을 확립할 수 있다. 이런 비전은 그들의 자녀들이 어디서 일하고, 생활하고, 여가와 레크리에이션 활동에 참여하고, 누구와 함께 지낼 것인가를 가능한 한 많이 포함하여야 한다. 이들의 일부는 장애, 성, 혹은 가족 명예의 관점 때문에 팀의 관점과 매우 다른 것이 될 것이다. 협상은 유사한 성과를 유도하는 잠재적인 대안을 제시함으로써 시작될 수 있다. 팀은 아동과 가정, 지역사회(예를 들어 그들의 문화 혹은 집단의 관점)에 대한 이익과 관련하여 논거와 그것이 훌륭한 대안인 이유(예를 들어 학생이 직무를 가질 때, 그의 고용주는 전형적으로 …을 포함한 기술을 기대할 것이다)를 제시할 필요가 있다. 또한 완전한 프로그램을 지원하기 위하여 가족들에게 질문을 하는 것보다 일부 초기 단계에 합의함으로써 공유된 목적을 확인한다. 시간이 지남에 따라 가족은 처음에 계획을 하는 데 어려움을 가졌거나 시행에 저항하였던 그들 자신, 지역사회 및 자녀에게 이익이 있음을 볼 것이다. 계획의 측면에 관한 합의의 개발은 이후의 더 광범위한 목적의 합의를 유도할 수 있다. 평등과 관련하여 동일한 것을 팀에 말할 수 있다. 그들은 가족의 비전 일부를 시도하는 것을 필요로 하며, 시간이 지나면서 그것이 자녀의 기대된 미래에 최상으로 적합한 방법을 이해하게 된다.

성인기의 비전을 기술할 때, 팀은 단 하나, 즉 전환 프로그램으로서 일련의 성과인 최적의 '미국인'을 제시하기 위하여, 혹은 특별히 가족이 노력하고 있다고 믿는다면 가족에게 제시된 선택권을 제한하기 위하여 유혹을 경계하여야 한다. 이것은 특히 그들의 목적을 표현하는 데 어려움을 갖고 있거나〔장기 계획 수립은 모든 문화에 의하여 적극적으로 평가되지 않는다(Lewis, 1997)〕, 이러한 주제를 논의하는 데 조심하여야 하는 문화에서 도전적이 될 수 있다. 가족들은 팀 구성원에게 이것을 직접적으로 표현할 수 있거나 그에 편안해질 수 없을 뿐만 아니라, 이런 모호성을 바로 수용하여야 할 것이다(미국인의 가치에 전형적인 것이 아니다). 그들은 진취적이며 지배적이 되는 데 우유부단으로 시도하는 것을 볼 것인데(팀이 모호성과 함께 불편을 해결하는 것을 시도할 때), 이는 그에 따라 의사결정에 참여하려는 그들의 자발성을 더욱 줄인다.

문화와 사회경제적 지위에 의하여 영향을 받는 비전의 또 다른 면은 보조공학(assistive technologies, AT)의 선택과 이용 가능성이다. 이러한 도구들이 장애 학생에게 새로운 기회를 많이 개방할지라도, 가족들은 장애 학생들을 매우 다르게 지각할 것이다(Parette, Huer, & Scherer, 2004). 사회경제적 지위가 낮은 사람은 일반적으로 공학을 덜 경험하며, 이러한 장치를 팀과 상당히 다르게 간주한다. 가족은 보조공학의 지속적인 이용과 유지에 매우 중요하다. 그래서 장치 선택, 이용, 수리·유지를 위하여 가족의 선호를 지원하는 것은 매우 중요하다. 팀은 흔히 문화적으로 다양하고 낮은 사회경제적 지위의 가족(직업의 이익이나 임금 대명예로운 지위를 가지지 않을)에게 더욱 유의미한 영향을 미치는 휴식, 이동, 자녀 양육, 가족의 경우 수선이 다른 비용을 수반할 수 있음을 깨닫지 못할 것이다. 문화와 계층 중심의 가치는 AT 선택을 결정하기 위한 전형적인 사실에 기초한 의사결정에서 고려되지 않을 것이다(Parette et al., 2004). AT 전문가의 권고는 가족(그리고 팀)에게 해결책이 되지 않을 것이다.

비전의 창조, 전환계획의 개발, 학교와 기관 프로그램을 통한 이러한 실행은 모두 의사결정을 포함한다. 전형적인 IEP 회의는 이런 모든 것이 한 시간 이내에 완성될 것이라고 가정하며, 실제로 그렇다. 그러나 어떤 문화와 가족 집단은 결정을 하는 데 더 많은 시간을 필요로 하며, 그들의 더 큰 지역사회 집단이나 출석하지 않은 의사결정자와 회의 제안을 공유하는 것을 선호할 것이다. 이들은 특히 늦은 시간에 회의를 지속하거나 부모의 서명을 받지 않고 회의를 종료하는 것을 선호하지 않는 일부 학교 행정가와 함께 문제를 제시할 수 있다. 이런 유형의 '미국인'의 압력은 신중하게 협상되어야 한다. 이것은 전체 학교 또는 기관을 포함하는 것이 도움이 될 수 있는 하나 이상의 이유이다.

이것은 그들과의 상호작용과 회의를 통하여 자녀에 대한 그들의 노력이 얼마나 많이 평가되는지를 알게 하는 데 중요하다. 때로 그들의 행동은 숨겨질 것이며, 그들은 그것이 '전문가'와 함께 공유하는 데 적절하다고 느끼지 못할 것이다. 또한 이것은 우리의 고정관념화된 '기대'가 장애물로서 지원할 수 있다는 것이다. 즉, 매우 빈곤하고 도전적인 가족들도 자녀의 문해와 학업 성취에 실질적으로 기여할 수 있다. 팀은 최상의 이점에 그들의 능력과 자원을 활용할 기회를 제공해야 한다(Harry & Klingner, 2006). 특별한 요구를 지닌 아동과 같이 가족이 직면한 유의미한 '도전'은 최적의 긍정적이고 지원적인 것을 탐색하는 대신에 낮은 기대를 유도할 수 있다.

문화와 다양한 유능성 지원 전략

다수의 계획 수립과 전문가 실제는 부모와 효과적인 협력 관계를 지원하기 위하여 제시되어 왔다. Dunst(2002)는 관계와 참여 구성요소 모두를 구성하여 가족 중심의 실제를 확인하였다(Dunst & Trivette, 1996). 관계의 구성요소는 다음과 같이 이루어진다.

1. 임상 기술: 적극적인 경청, 동정, 존경, 반응에 대한 판단 금지
2. 전문가의 믿음과 태도: 가족의 능력과 유능성에 대한 긍정적인 신념

참여 기술은 다음과 같은 실제를 포함한다.

1. 가족의 관심과 우선순위에 대하여 개별화되고 융통성이 있고 반응적이며,
2. 바람직한 목적을 성취하는 선택과 결정 및 협력에 적극적으로 참여하도록 가족에게 기회를 제공한다.

정말 효과적인 전문가는 일련의 기술을 모두 조

합할 필요가 있다. 그 외에 문화와 개인의 다양성에 대한 지식을 통하여 이러한 구성요소를 실행하는 것은 상호작용의 장애물을 제거하고 유의미한 가족의 참여를 최대화할 것이다.

많은 전환 회의에서는 풍부하고 유의미한 상호작용을 분석할 수 있는 엄격한 시간과 의제의 일정을 고수한다. 대신에 개인 중심 계획 수립은 개인과 가족의 초점을 보장하는 방식으로 IEP와 전환계획 수립을 위한 회의 기반 전략을 제시한다(Callicott, 2003). 그것은 다양한 목소리를 통합하는 방식으로서 창의적인 과정을 이용하며, 개인 혹은 가족에게 가장 중요한 사람(전문적인 직원뿐만 아니라)을 포함한다. 이들은 IEP 회의를 대체하거나 보완하는 데 이용되어야 한다. 다시 이런 실제에 대한 전체 학교의 수용은 매우 유용하다.

Harry(2002, p. 136)는 문화적 혹은 사회적 지위가 다른 가족들에게 적절한 서비스를 제공하기 위한 여섯 가지 원리를 확인하였다. 이러한 원리는 다음과 같이 전환계획 수립에 적용될 수 있다.

1. 장애에 대한 정의와 해석의 차이를 언급한다.
2. 장애와 관련된 스트레스에 대한 가족의 대처 양식과 반응의 차이를 수용한다.
3. 부모의 상호작용 양식과 참여, 옹호에 대한 기대의 차이를 조정한다.
4. 정보와 서비스에 대한 차별적 접근을 조정하고 평준화한다.
5. 교육의 과정에서 가족의 역할에 대한 부정적인 전문가의 태도와 그에 대한 지각을 예방하고 언급한다.
6. 교육과 전환 프로그램에 적합하게 불협화음을 극복한다.

이와 같은 여섯 가지 원리는 이 장의 내용을 대부분 요약한다. 그들의 지각에 관하여 학습하고 증명하기 위하여 가족의 이해와 신념에 초점을 맞추는 것이 중요하다. 이러한 이해는 공유된 목적과 가치를 확인하는 데 이용될 수 있다. 그 다음 이것은 모든 팀 구성원들이 그들의 공헌을 평가하는 데서 신뢰할 수 있는 관계를 개발하는 토대를 형성할 수 있다. 즉, 협력적인 가족-전문가 계획 수립과 협력의 출발점이다.

9. 결론

이 장에서 기술한 문화적 이해는 전환과 IEP 계획 수립 회의를 떠나 교차 문화적 관계에 영향을 미친다. 실제로 문화와 다양성 유능성에 대한 요구는 가족과 학생의 상호작용의 모든 면에 영향을 미친다. 아동 또는 부모와의 모든 대화, 모든 메모, 전화, 기록된 보고서, 회의는 문화 및 전문가에 기초한 기대를 무의도적으로 전달하는 것의 대부분인 신념과 의견을 전달한다. 사실 아동의 학습에 관한 우리의 가정도 대부분 문화에 기초를 두고 있다. 많은 교실에서 수업 과제와 전환활동은 분석적 사고와 인과적 사고를 기대한다. 이것은 전체적·총체적 관점과 사고 과정을 존중하는 문화와 매우 다른 것이다(Dunn & Griggs, 1995). 교실의 일상과 구조, 시각적·청각적 단서의 본질, 신체적 접촉, 학업적 절차, 추정된 학생의 책임은 그들 자신의 문화와 배경에 따라 매우 다를 것이다(Winzer & Mazurek, 1998).

문화적 유능성을 갖게 되는 단계는 점진적이며, 시간뿐만 아니라 인내를 요구한다. 또한 팀 구성원들은 그들 자신의 문화적 신념과 가치의 힘을 인식하고, 일하는 사람과 함께 가족으로부터 이들이 다른 방식으로 이해한다는 것을 학습하여야 한다. 이러한 차이는 빈번히 인종, 교육 수준, 경제적 지위, 사회적 계층을 포함한다. 문화와 다양성에 관한 학습의 과정은 유연하고, 기존의 사고방식을 포기하는 자발성을 요구한다. 가장 중요하게 그것은 그들의 지역사회를 방문함으로써, 그리고 이러한 차이를 읽고 연구함으로써 다른 사람들과의 상호작용을 통하여 자신의 신념이 도전을 받도록 자신을 허락하는 것이다. 비록 대부분의 사람들이 처음에 거북하게 느끼기 쉬울지라도, 의사소통을 하려는 긍정적인 의도와 제안의 요청은 가족의 신뢰에 대한 길을 유연하게 하고, 점차적으로 사람을 편안하고 효과적이 되도록 도울 수 있다.

교차 문화적이고 다양한 상호작용에서 기술은 미국의 지속적인 이민 그리고 변화하는 인구학과 더불어 점차 중요해질 것이다. 많은 가족들은 영어나 교육적 기술에 대하여 수준이 높지 않을 것이고, 문화적 유능성도 미국인의 제도에 대하여 효과적으로 상호작용하는 훈련을 받지 않을 것이다. 참여 의사결정에 대한 요구와 함께 전환계획 수립의 독특한 성인 중심, 성과 지향의 본질은 실질적인 문화적 장애물 및 가족과 전환팀 구성원 사이의 갈등을 유도할 수 있는 상황을 초래한다. 많은 학교와 기관에서 교차 문화적 다양성과 가족 중심 전문성에 대한 현재의 부족은 우리에게 더욱 귀중한 기술을 습득하여야 하는 기술을 만들어 낸다. 그것은 문화적·인종적·사회적·경제적으로 다른 사람들로부터 효과적으로 정보를 이끌어 내기 위한 지속적인 전문적 도전이다. 즉, 그들의 풍습, 상호작용 패턴, 혹은 우리의 지각된 더 높은 '지위'는 흔히 의사소통의 곤란을 개방하게 만든다. 팀은 전체 팀에 대하여 긍정적인 결과에 초점을 맞추며, 모두 함께 일하도록 허락할 공유된 목적과 성과를 유도하는 방식과 이해를 추구하여야 한다.

이 장은 교차 문화적 전환계획 수립과 팀의 상호작용을 개선하기 위하여 정보, 통찰에 관한 출발점을 제공하였다. 이것은 전문가 요구의 영역처럼 문화와 다양성을 더욱 자발적으로 인식하도록 하는 미국 공립 서비스와 함께 기회와 변화의 시간이다. 이 책의 독자들은 문화적 유능성과 가정 중심의 유능성에서 배경과 더불어 작업장 구성원 중의 한 사람이 될 것이다. 그들의 유능성을 계발하는 것을 지속하는 사람은 전환계획 수립 팀의 모든 구성원과 작업장이 양질의 효과적인 서비스를 제공하는 데 필요한 지식과 기술을 가지는 것을 추구하는 데서 중요한 역할을 담당할 수 있다.

10. 연구문제

1. 특수교육 프로그램에서 소수민족 학생이 지나치게 많이 나타나는 이유와 과정은 무엇인가? 당신의 학교와 기관에서 한 경험을 통하여 이러한 패턴을 교정하는 것을 돕기 위

사례연구 서론

아시아·태평양계 미국인들은 현재 미국 내의 이민자 중에서 가장 큰 집단의 하나이다(Chan, 1998a, 1998b). 아시아·태평양계 학생 2명, 그 가족들과 함께 일할 계획 수립에 의하여 당신의 문화적 유능성을 조사하라.

사례 연구

Tru Lang은 시각 손상과 경도·중등도 발달지체인 15세의 베트남 출신 학생이다. 그는 자신이 캠프 출신이라고 말하면서 가슴에 난 상처를 당신에게 보여 주었다. 당신은 그가 부모로부터 버려져 한때 전쟁 고아 캠프에 있었으며, 삼촌과 함께 살기 위하여 미국으로 이주하였음을 알고 있다. 그는 몇 년 전에 베트남을 떠날 수 있게 되었을 때 부모형제와 합치게 되었다. 그는 외부에서 일하는 데 강력한 직업적 흥미와 함께 매우 사교적이며 활동적이었다. 그는 다른 미국인 10대와 같이 생활하는 데 매우 흥미를 가지고 있는 것으로 보인다. 당신은 이런 점에서 그의 가족에 관하여 거의 알지 못하지만, 그의 고모와 삼촌은 Tru가 그들과 함께하기 이전 몇 년 동안 여기에서 살았으며, 가족에 대한 중요한 문화변용 요인과 이중문화적 해석이 될 것이라고 믿었다.

사례 연구

Crystal은 언니를 포함하여 가족과 함께 살고 있는 17세 된 콜롬비아 소녀이다. 그녀는 발달장애를 가지고 있으며, 11세에 학교에 입학할 때까지 말을 하지 못하였다. 당신은 가족에 대하여 거의 알지 못하며, 과거의 상호작용이나 학교 기록에 대하여 많은 것을 공유하지 않고 있다. 당신은 비록 그녀의 '부모' 역할을 하는 것이 그녀의 자매라 하더라도 실제로 고모와 삼촌이라고 들어 왔다. 그녀와 언니는 회피할 수 있지만, 당신은 그녀의 실질적인 부모가 죽었다고 믿고 있다. 당신은 그녀와 언니가 이것을 목격하였는지를 알지 못한다. Crystal은 자신와 가족과 같이 자기 자신과 자신의 활동에 관하여 거의 표현하지 못한다. 그녀의 이름은 미국인화되었지만, 다른 미국의 10대들과 같이 행동하려는 강력한 요구를 가지는 것으로 보이지 않았다. 그녀는 다른 학생(소녀 또는 소년)들과 친하게 지내지 않았으며, 자신이 보는 TV의 쇼에 관하여 말을 많이 하지 않는다. 때로 당신은 놀랍게도 그녀가 강하게 화를 나타내는 것을 보아 왔다. 그런데 이것은 아마 어떤 사람이 그녀에 대하여 문화적으로 공격적인 어떤 일을 하는 결과로서였다. Crystal은 주요한 직업적 범주를 교차하여 직무 은폐 관찰과 시험적인 직업 경험을 했지만, 그것은 그녀의 선호에 대하여 강력한 감각을 얻으려고 하는 당신과 다른 팀 구성원들에게 어려운 것이었다. 그녀는 다른 방식으로 함께 일을 하는데 매우 고분고분하며 유쾌하다. 그러나 그것은 곧 직업을 선택하여야 하는 그녀를 위하여 중요한 것이 되고 있다.

하여 개인으로서 당신이 할 수 있는 일은 무엇인가?

2. 정체성, 장애, 관계의 영역에서 백인 중류층과 중상류층의 가치와 소수민족 집단의 신념과 가치 사이의 주요한 차이는 무엇인가? 당신의 신념과 가치는 무엇이며, 그것은 이

러한 문화적 가치의 일부와 어떻게 밀접히 조정되는가?

3. 팀은 어떻게 (a) 학생의 요구와 선호 결정, (b) 목표 설정, (c) 적절한 성과 지향 과정 결정, (d) 학교에서 학교 이후 활동으로의 이동과 관련하여 문화적으로 다르거나 다양한 가족을 조정할 수 있는가? 만약 이러한 영역의 가치에서 차이를 지각하기 시작한다면 당신은 어디에서 출발할 것이며, 어떻게 나아갈 것인가?
4. 가족이 정기 IEP 회의 동안 말하지 않고, 팀 구성원들의 직접적인 질문에 대답하지 않는다. (a) 이 가족의 문화적 혹은 다양성과 관련 이유의 일부는 무엇인가? (b) 당신은 가족이 미래 회의에 참여하도록 지원하기 위하여 어떻게 접근할 것인가?
5. 당신의 전환팀 중에서 기관 간 구성원의 한 사람은 가족을 팀에서 정서적으로 움츠러들게 하는 원인이라고 당신이 믿고 있는 매우 지시적인 접근을 한다. 이 기관 구성원은 가족이 빈곤하며, 소수민족이고, 기관 구성원이 지각하기로 보호하지 않고 관심이 없다고 당신에게 알려 주었다. 당신은 이런 결론에 동의하지 않는다. 당신은 어떻게 이런 사람과 개방된 의사소통을 유지하고, 그로 하여금 일부 덜 판단적인 결론을 고려하는 데 참여하도록 시도할 것인가?
6. 교장 또는 감독자가 당신에게 학교와 기관 내에서 다양하고 문화적으로 민감한 상호작용과 계획 수립을 증대하기 위하여 프로그램을 계획하는 데 도움을 요청한다. 당신은 어떻게 프로그램을 시작하고, 계획 수립 과정에 누구를 포함할 것이며, 이런 훈련에 대한 당신의 특정 성과는 무엇이 될 것인가? 당신이 단기 대 장기에 성취하려고 하는 것은 무엇인가?

11. 참고 웹사이트

The Center for Research on Developmental Education and Urban Literacy
www.gen.umn.edu/research/crdeul

Council for Exceptional Children
http://www.cec.sped.org

Division for Culturally and Linguistic Diverse Exceptional Learners
Standing Committee on Ethnic and Multicultural Concerns Council of the Great City Schools
www.cgcs.org

The Center for Research on Education, Diversity, and Excellence (CREDE)
www.cal.org/crede

Intercultural Email Classroom Connections (IECC)
www.stolaf.edu/network/iecc

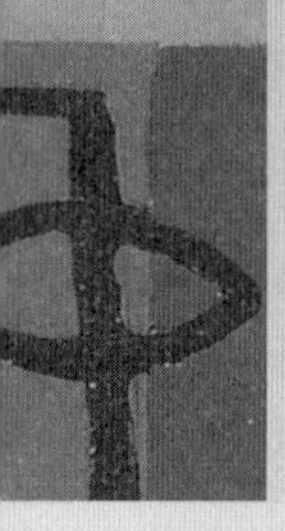

제 4 장 전환계획 수립에 도움이 되는 진로 발달 이론

Pamela Luft

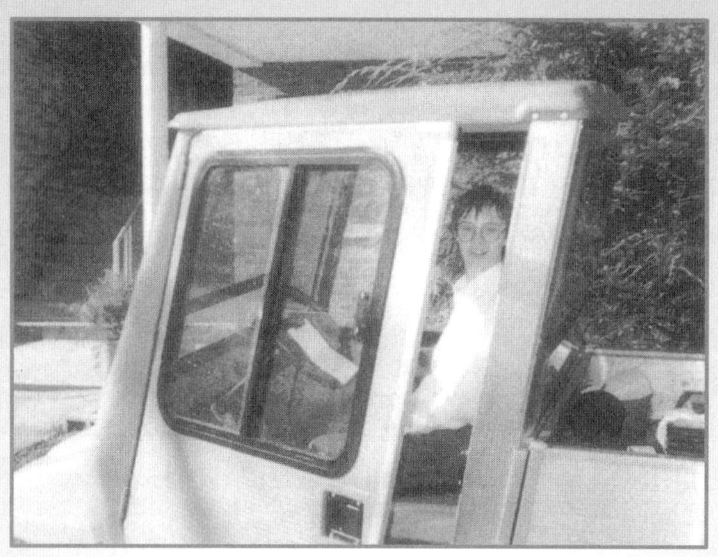

학습목표

1. 진로 발달에 대한 생애 관점이 종합적인 전환계획 수립에 어떠한 기여를 하는지 기술한다.
2. 장애가 진로 발달 과정과 성과에 부정적으로 영향을 미칠 수 있는 방식을 최소한 두 가지 기술한다.
3. 노동자 및 진로 성공을 성취하는 데 기여하는 작업 환경에 대한 개인 중심 진로 발달 이론과 상호작용 중심 진로 발달 이론의 네 가지 범주의 차이점을 확인한다.
4. 진로 발달의 네 단계가 존재하는 진로 이론을 교차하여 진로 발달과 전환계획을 통합하는 데 이용할 수 있는 방법을 기술한다.

1. 서론

교사들과 팀의 다른 구성원들은 매일 10대들이 성공적인 성인으로 자라나는 것에 직면할 때 다소 위압적인 과제를 담당하게 된다. 그래서 교사와 팀의 구성원들이 진로 발달 이론에 대하여 아는 것은 이들이 과제를 성취하는 데 어떤 도움을 줄 수 있는가? 여러 면에서 훌륭한 이론은 지도와도 같다. 그것은 목표에 도달하는 경로를 선택하는 데 초점을 맞추도록 돕는다(Krumboltz, 1996). 그러나 다양한 유형의 지도들이 있다. 예를 들어 도로 지도는 고저도 혹은 자연자원 지도와 다르다. 각 지도의 유형은 특정 목적에 타당하다고 하더라도, 팀 구성원들은 그들의 목적과 지도의 목적이 일치됨을 보장하여야 한다.

지도와 마찬가지로 이론은 특정 과제와 관련된 결정적 측면에 초점을 맞춤으로써 현실의 어떤 측면—고속도로, 강 등—을 지나치게 단순화시킨다. 진로 발달은 매우 복잡한 과정이다. 그러므로 진로 발달 이론도 개인의 진로 성공에 가장 중요한 것으로서 그들이 확인하는 일련의 특정 신념이나 관계에 초점을 맞춘다(Krumboltz, 1996; Patton & McMahon, 1999). 각각은 이런 성공을 성취하는 방법에 관한 '지도'를 만든다. IEP팀의 구성원들은 이러한 이론적 신념을 전체 팀이 수용하도록 확실히 하여야 할 필요가 있다. 그래서 학생과 팀이 실제로 가장 가까운 진로의 정도를 찾고자 노력할 때 자연적(혹은 개인적) 자원을 찾지 못할 사람은 없다.

또 다른 이론과 지도 사이의 유사성은 이 둘이 모두 그들이 확인한 특성과 특색에서 안정적이며 불변임을 가정하는 데 있다. 진로 이론과 관련하여 세계화는 현대의 노동자들에게 엄격한 직무 기술을 따르기보다 '수행해야 할 필요가 있는 것'에 대하여 많은 것을 행하도록 요구하면서 직업 관계와 의무에 급속한 변화를 이끌고 있다(Krumboltz, 1996). 또한 외주 제작되거나 개인과 하도급 사이를 이동하는 직무의 비율과 함께 노동인구의 본질이 변하고 있다. 현대의 진로 이론이 정확히 오늘날 노동자들의 경험을 기술하려고 한다면 더욱 더 유동적인 '작업' 환경을 설명하여야 한다. 오래된 많은 이론들은 노동자의 생활과 경험에 대한 '보편적' 모형, 즉 모두에게 적합한 일련의 '요인' 혹은 '사상'을 밝힌다(Holland, 1996). '안정성'의 가정으로 작업과 노동자에 접근하는 이론들은 새롭고 진전된 진로와 작업 조건 혹은 증가하는 노동자의 다양성과 노동자의 삶에서 인종·민족 혹은 성별의 중요성에는 적절하지 않을 것이다(Arbona, 1996; Patton & McMahon, 1999).

이러한 오래된 이론들은 대부분 여전히 매우 대중적이며 널리 이용되고 있다. 이러한 이론들이 어떻게, 그리고 언제 유용할 것인가를 아는 것은 IEP팀에 현명한 계획 수립을 결정하도록 도울 것이다. 이 장은 일반적으로 이용되는 이러한 많은 이론과 관련된 자료 및 최근에 새롭게 나타나고 있는 틀을 기술한다. 다양한 오래된 이론들은 학교 체제 내의 팀에서 널리 이용될 수 있는 잘 알려진 사정도구와 교육과정 자료를 개발하여 왔다. 이런 정보는 IEP팀이 사정과 교육과정 자료를 선택하여야 한다는 제5장과 제6장의 논의의 한 부분이다. 이론적 가정에 대한 이해(각 이론이 진로 발달의 복잡성을 조직하기 위하여 과도하게 단순화되어야 함을 기억하여야 한다)는 이후 장에서 전환계획 과정을 통하여 계속될 수 있는 것으로, 이러한 자료를 효과적으로 선택하고 이용하는 데 도움을 줄 것이다.

2. 시작하며: 이론 선택을 위한 단계 설정

생각하여야 할 문제가 있다. 성공한 사람들이 모여 있는 장소에서 첫 번째 직장에서 해고되었던가를 묻는다면(대개 10대 시절에) 놀랍게도 많은 사람들이 그렇다고 대답할 것이다. 그렇다면 이런 진로 발달은 잘못된 것인가? 실패를 하였지만 후에 성공하였기 때문에 이러한 사람들을 일반적이지 않다고 보아야 하는가? 그리고 장애 학생들에 관해서는 어떠한가? 즉 그들이 최초 직장에서 '실패'한다면 어떠한가? 만일 이런 직업이 IEP팀에서 지원하기 위하여 특정 훈련과 경험을 판별하고 개발한 것이라면, '해고'는 학생의 진로, 전환계획과 관련하여 무엇을 의미하는가? 이 장을 읽으면서 이러한 문제들에 대하여 생각해 보면 이론들 사이의 핵심적인 차이점을 발견할 수 있을 것이다.

지난 수십 년 동안 진로 발달 연구는 진로 발달이 몇 가지 유형의 직업으로 나타나는 긍정적이고 부정적인 모든 측면의 성장과 경험의 생애 과정이라는—그리고 이런 특정 유형의 직업이 개인의 삶을 변화시킬 수 있다는—신념을 강화하여 왔다(Beveridge, Craddock, Liesener, Stapleton, & Hershenson, 2002; Sitlington, Clark, & Kolstoe, 2000; Super, 1990). 이런 관점은 비록 팀이 학교 중심 진로와 전환계획에 대하여 책임이 있으나 진로 발달의 광범위한 측면은 학교 중심 학습을 넘어서야 한다는 점에서 IEP와 전환팀에 중요한 함의를 갖는다.

이와 같은 관점은 개인의 진로 발달을 아동기의 성장과 변화 과정, 학교의 형식적인 진로 교육, 개인의 일하는 성인기 전반에 걸쳐, 그리고 은퇴에 이르기까지 지속되는 성숙 과정을 포함하는 생애 과정으로 정의한다(Brown & Brooks, 1984; Clark & Kolstoe, 1995; Hoyt, 1977; Sitlington, Clark, & Kolstoe, 2000; Super, 1990). 이런 광범위한 관점은 진로에 영향을 미치는 결혼, 자녀, 지역사회, 여가 활동 등과 같은 많은 삶 그리고 전환과 관련된 결정을 포함한다. 진로 발달에 관한 팀의 견해는 변화하는 발달과 요구에 반응하는 선택 사항을 다루어야 하며, 삶의 다른 역할과 책임의 영향력을 포함하여야 하고, 궁극적으로 만족한 삶의 질을 이끌어야 한다.

이와 같은 광범위한 이론적 관점을 이용하는 것은 팀이 삶의 질을 어떻게 정의하며, 전환계획과 학생의 학교 졸업 이후 성과 진술을 개발하기 위하여 일하는 데 영향을 미칠 것이다. 팀은 초기 성인기 동안 발생하는 단일한 진로 선택에 편협하게 초점을 맞추며, 또한 개인이 직업 생활 전체에 걸쳐 그런 진로 분야에 머물러 있을 것이라 가정하는 이론들에 주의를 기울여야 한다(Brown, 1996; Hershenson & Szymanski, 2002). 세계화와 다양한 직업 변화의 패턴은 더 이상 단일한 진로를 정의하는 결정점을 지지하지 않는다.

생애 진로 관점은 장애 학생들이 그들의 진로와 생활의 흥미를 완전히 개발하고 표현하고 정련하기 위하여 추가적인 시간 혹은 계획된 기회와 경험을 필요로 할 것이기 때문에 유용할 것이다(Clark & Kolstoe, 1975; Hershenson & Szymanski, 1992; Szymanski & Hershenson, 1998). 학생들은 선택을 하는 데 도움을 주며, 그들의 요구, 선호 및 능력에 관하여 학습하도록 하는 보충적인 정보나 경험을 필요로 할 것이다. 그런데 그 다음 이들은 더욱 역량 강화하고 자기결정적인 진로 선택을 하도록 돕는다. 이런 생애 관점은 다양한 생활 경험을 허락하며, 아동기에 시작하여 학생의 직업 생활과 그 이후에 지속적으로 영향을 미친다(Hershenson & Szymanski, 1992; Super, 1990). 이러한 경험들은 학생과 그 가족들이 그들의 유능성에 있어서, 그리고 현실적인 동시에 선호하는 목적과 선택 사항을 판별하는 데 있어서 더욱 긍정적인 관점을 개발하도록 지원할 수 있다.

요점 생애 관점에서 진로 발달을 보는 것은 장애 학생들에게 다양한 기회를 허락하고, 삶과 고용 역할을 충족시키도록 이동하는 시간 일정을 확장한다.

진로 발달에 대한 폭넓은 생애 과정은 오래된 일부 이론들이 개인에게 영향을 미치는 요인에 초점을 확장하도록 한다(Chen, 2003; Patton & McMahon, 1999; Vondracek & Porfeli, 2002). 예를 들어 진로와 인생의 목적에 관한 가족, 이웃, 그리고 지역사회의 신념은 진로 발달과 성인 역할에 관한 학생의 결정에 영향을 미치는 중요한 요인이다(Garcia, 2002; Hershenson & Szymanski, 1992; Wolffe, 1997). 또한 학교는 직업에 관한 가치를 전하고, 초등학교 때부터 시작하는 다른 아동과의 비교를 통하여 아동의 성공과 실패를 평가한다(Erikson의 발달 4단계: 근면 대 열등, 5단계: 자아정체성 대 역할 혼돈; Erikson, 1968 참조). 이러한 가치, 태도, 습관, 인간관계 및 자신의 가치 판단에 대한 근본적인 경험은 이후의 진로교육 프로그램과 가능한 진로 선택의 성공에 강력한 영향을 미친다(Clark & Kolstoe, 1995). 평생에 걸친 광범위한 이론들은 현행 팀 계획 수립과 관련하여 이러한 초기의 영향을 다루는 데 더욱 민감하여야 한다.

팀에 있어 중요한 고려 사항은 단지 일부 이론만이 장애인의 경험을 구체적으로 포함하도록 개발되어 왔다는 점이다(Conte, 1983; Curnow, 1989; Szymanski et al., 1996; Wolffe, 1997). 다양한 오래된 이론들은 다양한 인종과 민족 집단의 특정 요구와 그들의 삶의 경험에서 인종의 중요성을 통합할 방법을 추가하고자 하는 시도를 하여 왔다(Arbona, 1996). 더 새로운 이론들은 흔히 장애, 인종과 민족, 성별, 사회경제적 지위 등으로 인한 것들을 포함하여 모든 경험과 영향에 통합적이기 위하여 발단에서부터 개인에게 영향을 미치는 광범위한 요인들을 통합한다. 팀은 학생의 경험과 가족의 경험이 그들이 선택한 이론과 관련된 자료의 가정 내에서 제시되는지의 여부에 민감하여야 할 필요가 있다. 학생의 요구와 선호, 장애에 대한 그들의 경험, 그리고 다양한 집단의 구성원으로서 그들의 가족과 사회적 상황에 따라 특별한 이론이 잘 들어맞지 않을 수도 있으며, 그 결과 관련된 도구와 중재가 항상 성공적이거나 도움이 되지 않을 수도 있다(Savickas, 1996).

> **요점** 진로 발달 이론은 팀의 종합적인 전환계획 수립과 이러한 요구에 성공적인 응낙에 대한 정의를 지원하는 중요한 요소이다.

3. 장애인의 진로 경험

장애는 진로를 확립하는 데 있어서 개인의 지각과 경험에 어떤 영향을 미치는가? 무엇보다도 먼저 직업은 미국 사회에서 매우 소중한 활동이다. 직업은 경제적 지원을 제공할 뿐만 아니라 사람의 사회적 지위와 자아상에 주요한 영향을 미친다(Szymanski & Hershenson, 1998).

불행히도 장애인들은 노동에 참여할 때 흔히 장애물에 직면한다. 미국에서는 장애인의 약 80%가 직업을 갖고 싶어 하는 것으로 보고되고 있으나, 약 10년 전의 한 보고서에 따르면 거의 76%는 고용되지 않은 것으로 나타났다(LaPlante, Kennedy, Kaye, & Wenger, 1997). 더욱 최근에 Burkhauser와 Stapleton(2003)은 장애인의 고용에서 전례가 없는 감소를 논평하면서 남성과 여성 모두 비장애인들보다 실질적으로 소득 성장이 낮음을 지적하였다. 2002년 면담에 의하면 중도 장애인은 42%의 고용률을 나타내고 있으나, 21세에서 64세 사이의 장애인 중 작년에 직업을 가진 사람은 56%였다(U.S. Census Bureau, 2006). 중도 장애가 아닌 장애인의 고용률은 82%였으며, 비장애인의 고용률은 88%였다.

Hagner와 동료들(1996)은 장애인의 높은 실업률에 기여하는 다양한 관련 요인을 지적한다.

1. 고용 또는 삶의 다른 측면의 차별
2. 고용 탐색을 어렵게 하는 실제적인 곤란(예: 수송, 비전통적인 의사소통 수단)
3. '잠재 직무 시장'과 공식적 수단에 의해 알려지지 않은 직무에 대한 제한된 접근
4. 자격을 구비한 취업 지원자의 특성과 능력에 관한 고용주의 추정

누구나 알 수 있는 바와 같이 위에 제시되어 있는 장애물들은 중요한 직무 기술과 능력을 나타내는 것과 관련이 없다. 작업장 내의 물리적 장애물과 태도적 장애물, 건강보험 문제(지니고 있는 장애와 가능한 의학적 조건 때문에 거부되는 보험 적용 범위), 그리고 사회 안전 체제에 내재된 작업에 대하여 의욕을 꺾는 것(의료보험은 사람이 기초적인 생존 지원 외에 일을 하지 않을 때 지원된다) 등 다른 요인들도 직업을 지속하는 데 제재 요인으로 작용한다. 이것은 노동자들이 직무 현장에서 태도적·실제적 장애물에 직면할 때 진로를 유지하면서(자신의 지위를 보존하고 개선하는 전략) 현행 직무 선택에 머물려고 하는 개인의 동기에 방해물이 된다. 흔히 전환팀은 이러한 보다 덜 분명한 고용 문제를 적절히 판별하지 못하며, 그에 따라 학생이 성공적으로 직업의 세계로 이동하는 전환에서 직면하는 다양한 측면을 완진하게 언급하지 못

> **요점** 팀이 중요한 진로 쟁점을 판별하고 언급하도록 돕는 진로 발달 이론의 이용은 잠재적으로 고용 성과를 개선한다.

한다. 이는 다시 진로 발달에 대한 계획을 수립할 때 필요한 폭넓은 관점을 강조한다. 직업 준비는 직무 기술을 획득하는 것에서 끝나는 것이 아니다.

팀은 대부분 또래들보다 덜 긍정적인 학생의 학교, 직업 성과와 관련하여 많은 도전에 직면할 것이다. 학교 졸업 이후 성과에 관한 연구의 고찰에서 제2차 전국 종단적 전환 연구(National Longitudinal Study II, NLTS2)(Wagner et al., 2004)는 장애 학생들이 많은 어려움을 겪고 있음을 보고하고 있다. 이러한 어려움은 다음과 같다.

1. 비장애 또래에 비하여 학교를 중도 탈락하기 쉽다.
2. 독립생활 및 관계 형성과 같은 삶의 다른 영역에서 어려움을 겪는다.
3. 비장애 또래에 비하여 중등 이후 교육 프로그램에 참여하지 않는 경향이 있다.
4. 고용될 때 낮은 임금을 받는다.
5. 고등학교 졸업 여부와 관계없이 높은 실업률(장애로 인하여)을 나타낸다.

연구자들은 이러한 빈약한 성과의 원인으로 학교를 떠나는 방법(낮은 졸업률), 장애 유형, 특수교육 배치, 일반 학급에서 보내는 적은 비율의 시간, 제한된 직업 경험, 고등학교 동안의 고용 부족을 포함한 다양한 요인을 꼽는다. 그 외에 장애 학생들은 흔히 이용할 수 있는 다양한 고용 형태에 제한적으로 노출되며, 그럼으로써 다양한 직무에 걸쳐 그들의 수행을 촉진할 수 있는 일반화된 작업 기술을 개발할 기회를 제한받는다. 또한 NLTS2(Wagner et al., 2005)는 '고등학교 고용과 학교 이후 고용 사이의 중요한 연결을 일관적으로 지원하는' 졸업 이후 성과에 관한 연구를 확인하였다(Hanley-Maxwell, Szymanski, & Owens-Johnson, 1998, p. 152). 불행히도 고등학교 장애 학생들은 시간제로 혹은 여름 동안에 일할 기회를 갖기가 어렵다. 장애 성인 노동자들이 경험하는 빈약한 고용률과 장애물은 비록 중요한 발달적 경험일지라도 시간제나 여름 일자리를 찾는 것이 IEP팀에게 매우 도전적일 것임을 제시한다.

학생의 장애 본질은 학생의 자기지각, 진로와 관련된 발달 경험에 영향을 미칠 수 있다. 초기에 발병한 장애를 지닌 학생들은 잠재적으로 제한된 진로 경험을 초래하는 발달적 장애물을 경험할 것이다(Szymanski & Hershenson, 1998). 기능적 제한은 생활과 직업 유능성에 관한 정보에 기여하는 중요한 활동에 참여하는 아동의 능력을 제약할 것이다(예를 들어 놀이, 잡일, 특별활동, 방과 후 직무). 이러한 경험은 학생의 직업 흥미, 진로 의사결정 기술, 직업적 유능성 및 긍정적인 직업적 자기 개념의 발달을 촉진한다(Conyers, Koch, & Szymanski, 1998). 부모, 교사, 서비스 제공자 및 고용주의 낮은 기대 외에 제한된 경험은 건강한 자기 개념과 적절한 진로 포부의 발달을 심각하게 저해한다. 또한 Ochs와 Roessler(2001)는 95명의 특수교육 학생들을 검사하고 99명의 일반교육 학생들과 비교하여, 특수교육 학생들이 자신의 진로 의사결정 능력에 자신감이 부족하며, 분명하고 안정적인 직업적 정체성을 갖지 못하고, 자신의 진로 활동 성과에 관하여 다소 덜 낙관적이라고 밝혔다. 이러한 우려는 장애 학생과 그들의 팀에 진로 발달의 주요한 장애물이 될 수 있다(Conyers, Szymanski, & Koch, 1998; Luft & Koch, 1998).

한 가지 긍정적인 언급은 장애인의 접근과 기회를 증대시키는 적응공학(adaptive technology)에 의하여 이루어진 공헌이다. 합리적인 조정과 새로이 개발된 적응공학에 대한 팀의 지식은 이전에 학생에게 제한되었던 직업과 관련된 학습 경험과 진로 기회를 많이 보완하고 개선하는 데 이용될 수 있다. 이러한 새로운 기회는 마찬가지로 진로 이론과 그 도구들을 볼 때 고려하여야 할 필요가 있다(Szymanski & Hershenson, 1998). 그러나 만일 팀이 규준화되고 표준화된 사정도구를 이용한다면, 그 다음 절차의 어떤 것이나(더 많은 시간을 주거나 어떤 촉진을 제공하는 것과 같은) 도구의 문항에 대해서나(대안과 학생의 경험 내의 더욱 친숙한 선택사항과 같은) 변화는 물론 그들의 해석에 영향을 미칠 것이다.

성공적이며 효과적인 적응공학에 관한 지식, 흥미로운 진로에 있어 장애의 성공적인 역할 모형에 대한 접근, 혹은 장애 노동자를 성공적으로 고용한 지역사회 사업가와의 접촉은 흔히 학교 중심 IEP팀 구성원들의 전문성을 벗어난다. 다른 기관과의 연계는 이러한 진로 쟁점의 복잡성을 언급하는 데, 그리고 최적의 프로그램 완성을 보장하기 위하여 필요한 지원을 만들어 내는데 본질적이다. 예컨대, 팀이 탁월한 지역사회 직업 현장을 찾아내었을지라도, 학생의 공동생활 가정(group home) 스태프의 일정은 학생이 일을 할 수 있는 시간과 이동을 제한할 것이다. 도시 지역에 있는 학생은 16세 혹은 17세에 독립적으로 생활하기 시작할 것이지만 전세 계약을 하기에는 너무 어리며, 곧 그들의 SSI가 안전한 주거를 제공하기에 충분하지 않음을 배우고, 따라서 그들은 중도 탈락의 위기에 놓이며 전일제 직업을 구하게 된다.

이러한 유형의 상황을 해결하는 것은 그들이 만들 수 있는 기관, 고용 연계와 마찬가지로 팀의 모든 자원을 요구할 것이다. 학교 중심 전환계획의 수립 동안 고용주, 감독자, 동료 및 가족의 지원 네트워크뿐만 아니라 이러한 개인들을 포함하는 것은 학교를 떠날 때 학생과 그들의 가족을 크게 도울 수 있다. 그들은 여전히 학교 외 지원 네트워크(network of nonschool supports)를 가질 것이다. 이러한 사람들은 잠재적인 성인 중심 진로 발달 결정과 제기되는 쟁점을 도울 수 있으며, 지속적이며 질 높은 서비스를 제공하기 위하여 성인 기관 직원을 도울 수 있다. 이런 협력 네트워크는 학생이 진로 발달의 학교 이후 단계로 이동하는 데 최대한의 성공을 보장하는 핵심이다(Gajar, Goodman, & McAfee, 1993; Sitlington et al., 1997).

> **요점** 접근을 증대하기 위한 적응공학과 학교 외 지원 네트워크는 팀이 기회의 이점을 받아들이고, 학교와 성인 진로경로를 중첩하는 쟁점을 다루도록 역량 강화를 할 수 있다.

이러한 잠재적으로 부정적인 고용과 학교교육 성과는 장애 학생의 IEP에 적절한 진로 발달 활동과 교육과정을 통합하려는 팀의 요구를 강조한다. 미국의 2004년 장애인교육법(Individuals with Disabilities Education Act, IDEA) 진로와 기술교육 및 통합 고용을 포함하여 성과 지향 서비스를 요구한다. 지속적이며 만족한 고용을 이끄는 적절한 진로와 기술교육의 결정은 성공적인 진로 발달과 전환계획 수립의 완성이 된다. 가족과 생활 상황의 실제와 마찬가지로 학생의 요구, 강점, 흥미 및 선호를 활용하는 이론에 기초한 진로계획의 수립이 중요하다.

진로 발달의 잠재적인 다수 요인은 각각의 개인이 만족한 최적의 진로경로를 선택하고 유지하기 위하여 필요로 하는 경험, 태도, 가치 및 유능성에 대한 독특한 기술을 제공하는 복합 이론을 낳는다. 다음 절에서는 진로계획 중요한 단계를 기술하고, 팀이 이러한 이론들을 이해하고 더불어 궁극적으로 학생의 전환계획 수립 목적을 충족시키기 위하여 적절한 사정과 교육과정을 선택하도록 돕는 주요한 이론 범주를 개관한다.

4. 진로 이론의 유형 조사

지난 70년 동안 다양한 진로 발달 이론들이 제시되어 왔으나, 팀이 이용하기에 보편적이거나 모든 관점을 포괄하는 이론은 없었다. 진로 발달은 대안적으로 "선택을 준비하고, 선택하고, 사회에서 전형적으로 이용할 수 있는 직업으로부터 선택을 지속하는 것"(Brown & Brooks, 1984, p. ix)으로, 그리고 더욱 광범위하게는 "일생에 주어진 개인의 진로를 형성하기 위하여 조합되는 심리적·사회적·교육적·신체적·경제적 및 기회 요인의 총합"(Herr & Cramer, 1992, p. 27)으로 기술되어 왔다. 앞에서 언급한 바와 같이 광범위한 정의와 생애 정의는 잠재적으로 독특한 생애 경로와 장애인의 다양한 경험에 가장 지원적이며 통합적이다.

진로 발달에 관한 광범위한 정의는 전환팀으로 하여금 학생이 책임을 지기를 원하는, 그리고 그들의 전환계획 개발에 다중 요인과 삶의 상황을 포함하기를 원하는 모든 가능한 성인 역할을 조사하도록 허락한다. 논거는 삶의 역할이 서로 교차하고 상호작용한다는 것이다. 사람이 직업을 갖는다는 것은 시간 일정과 제약, 확대된 신체적·정신적 에너지를 포함하여 언제 어떻게 역할을 가정할지에 영향을 미치고 여가와 레크리에이션에 참여하게 한다. 그리고 가족 구성원, 동료 및 개인과 상황적 조건의 반응이 호혜적이고 상호작용적인 방식에 있는 개인에게 영향을 미친다. 이것은 진로와 최적의 진로계획을 지원하며, 역할과 환경 사이의 갈등을 최소화하는 방식으로, 이러한 복잡한 역할과 환경을 조직하는 전환계획 수립의 진실한 본질이 된다.

이 장의 진로 이론은 대부분 비장애인을 대상으로 이루어졌던 진로와 직업 연구에서 채택된 이론이다. 이러한 이론들은 일반적으로 진로에 관한 통찰을 제공할 수 있지만, 특히 장애인의 독특한 경험과 능력에 대한 주의의 부족으로 어려움을 유발할 수도 있다(Szymanski & Hershenson, 2005). Conte(1983)와 Curnow(1989)는 장애인에게 적용되기에 부적합한 직업 이론에 존재하는 (a) 초기 진로 탐색 경험의 제한, (b) 의사결정 능력 개발 기회의 제한, (c) 장애인에 대한 사회적 태도에 기인한 부정적 자기개념(Sitlington et al., 2000)이라는 세 가지 요인을 발견하였다. Patton과 McMahon (1999)은 광범위한 이론들을 고찰하여 "문헌 내의 결론은 일반적으로 여전히 부적합하고 불완전하며… 이해력과 일관성이 부족하고… 특히 사람의 다양성을 설명하는 데 실패하였다는 데 동의한다."(p. 5)고 진술하였다.

진로 이론의 보편성 부족에 대한 이유의 하나는 그 기원이 되는 분야의 다양성의 결과이다. 곧 그 이름의 일부는 상담, 조직심리학, 사회학, 경영이다(Szymanski, Fernandez, Koch, & Merz, 1996). 수십 년 전에 이론들은 세 관점, 즉 직업 선택, 직업 적응, 혹은 진로 발달에 따라 설계되었다. Szymanski와 Hershenson은 이러한 세 가지의 개념을 다음과 같이 정의한다.

1. 직업 선택: 만족한 직무 선택을 유도하는 개인적 요인과 상황적 요인에 대한 조사를 통하여 적시에 하나의 지점에서 특정 직무를 선택하는 과정
2. 직업 적응: 훌륭한 '대응'을 지원하며, 작업 과정 그 자체에 대한 적응, 즉 그것이 수행되는 데서 업무의 독립을 포함하는 노동자와 작업 환경 내의 조건에 대한 조사
3. 진로 발달: 흔히 노동자로 존재하는 그들의 복합적인 삶의 역할의 영향과 상호 관계 및 직업적으로 관련된 선택과 행동에 대한 사람의 생애 계열의 발달적 과정을 조사하는 평생 작업 양식과 변화에 대한 조사(Szymanski & Hershenson, 2005).

이러한 정의에서 직업 선택은 사람이 초기 성인기에 하나의 선택을 하며, 그들의 일생에 걸쳐 그 진로에 종사할 것임을 가정한다는 것을 알 수 있다. 직업 적응은 작업의 과정과 과제 자체에 초점을 두며, 특별한 직업 환경 내의 관련 변인들에 대한 조사에 있어서 약간 광범위하지만, 인간과 이러한 환경적 변인 사이의 대응을 가정한다. 진로 발달은 복잡한 직업과 삶의 요인을 보는 데 있어서 가장 광범위하다.

이러한 세 가지 관점은 시간이 흐르면서 진전되어 왔다. 예를 들면, 지난 20년 동안 진로 상담가들은 어린 성인들이 노동 인구로 입문하기 이전에 하나의 직업 선택을 하는데, 이것은 그들의 일생을 통하여 완전함을 유지하고 변하지 않는다고 믿었다. 더욱이 최근의 성인 직업 양식에 관한 연구들은 노동자들이 직장 경력 동안에 복잡한 직무 변화를 경험하며, 이런 경향은 지속적으로 커지고 있음을 보여 준다. 노동통계부(Bureau of Labor Statistics, 1992)는, 피고용주는 전형적으로 4.5년의 중앙값으로 특정 고용주와 함께한다고 보고하였다. 이 통계에서는 지금 18세에서 38세 사이 사람들이 가졌던 직업의 수가 10개로 증가하였다고 한다(Bureau of Labor Statistics, 2004). 세계화와 변화하는 노동인구 양식의 변화는 단지 현대 노동자들이 직면

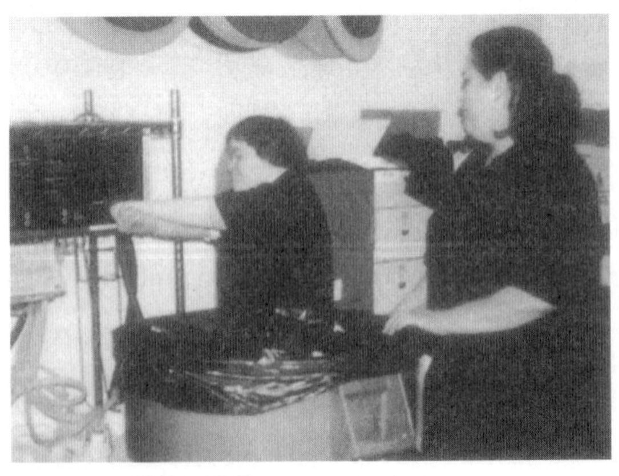

진로 발달은 생애 과정이다.

하는 도전만을 증대시켜 왔다(Herr, 1996).

요점 진로 발달의 세 가지 개념은 '올바른' 진로를 선택하는 것, 특정 직무를 조정하는 것, 혹은 복잡한 직업과 삶의 역할을 개발하는 것이다.

이러한 세 가지 관점과 관련 이론들은 생활양식, 직장 및 사회적 조건에서의 차이를 조정하기 위하여 계속해서 이용되고 수정된다. 직업 선택에 대한 이론은 개인의 직업 생활 동안 다양한 시간에 발생하는 이런 선택을 허락한다. 또한 직업 적응 이론은 새로운 진로 결정이 임박하였을 때, 개인의 삶의 다양한 시점에 적용될 것이다. 진로 발달 이론은 장애인을 포함한 다양한 노동자들의 통합을 보장하도록 작용하며, 성인기에 걸쳐 일어나는 성장과 변화의 영역을 언급한다.

이론들은 여러 가지 방식으로 범주화될 수 있다. 하나의 관점으로는 각각이 개인을 어떻게 보는가를 조사하는 것이다. 즉, 개인은 연구에서 주요한 행위자와 의사결정자로 보이는가(개인 중심 이론), 또는 개인, 다른 사람, 사상, 환경 사이의 상호작용이 연구의 주요한 동인으로 보이는가(상호작용 중심 이론)이다(Herr, 1996; Krumboltz, 1996). 오래된 이론은 대부분 수십 년 동안 이용되고 검증되어 왔다. 그들은 실천가들이 전환계획 수립에 이용할 수 있는 사정도구와 중재 활동을 도출하는 자료 중심 결과를 가진다. 그렇지만 그들은 대부분 혹은 부분적으로 오래된 통계적 방법이 다중 요인과 변인들을 통합할 수 없기 때문에 개인 중심적이다(Vondracek & Porfeli, 2002). 새로운 이론들은 흔히 용법과 성과에 관한 자료를 거의 가지지 않으며, 개발된 사정도구와 교육과정을 덜 가지기 쉽다. 그러나 이러한 이론들은 진로 발달에 영향을 미치는 요인, 사상 및 상황의 종합적인 배열에 관하여 더욱 기술적이 되려고 시도한다. 그 결과 장애, 다양성, 성별, 가족 지위 등에 기초한 독특한 경험에 대하여 더욱 통합적이 된다. 전형적으로 그 이론들은 초점을 맞추고 '대응'시키도록 하는 제한된 일련의 요인들보다 오히려 그 가운데서 실행가들이 일하도록 하기 위하여 이러한 요인들의 폭넓은 배열을 제시한다. 그러므로 새로운 이론들의 폭은 실천가들에 대한 그들의 복잡성에 추가된다. 다음 절은 이론의 두 가지 유형 모두의 표본을 고찰한다.

요점 장애인은 비장애인이 가지는 직무와 진로를 변경하는 동일한 기회를 가져야 한다.

요점 각각의 진로 발달 이론은 개인, 환경 및 중요한 요인들을 다르게 간주한다. 또한 '성공적인' 진로 발달은 독특하게 정의된다.

5. 적합성 조사: 진로 발달 이론의 선택

다음은 네 가지 다른 범주(구조적, 발달적, **직업 적응**, 학습 이론)에 걸쳐 일반적으로 이용되는 개인 중심 이론(individual-focused theories)에 대한 기술과 하나의 상호작용 중심 이론(interaction-focused theory)이다. 네 가지 개인 중심 이론은 1990년 Osipow의 고찰에 의하여 처음에 주요한 유형으로서 확인되었으며, 오늘날 이

사 례 연 구 Miguel

Miguel은 신체적으로 활동적이며 스포츠를 즐기는 18세 남학생이다. 그는 중도 인지지체이며, 주의집중 시간이 짧고(5~10분이 보통 최대이다) 매우 산만하여(소음, 밝은 색상, 이동, 또는 다른 사람에 의한 활동) 교사는 그를 ADHD라고 의심한다(진단된 적은 없다). 그가 말하는 단어 중에서 가족과 친구들이 알아듣는 단어는 약 50개 정도이나, 그는 적절한 몸짓, 음성과 유사한 것을 이용하여 낯선 사람과 비언어적으로 대부분 의사소통을 한다. 그는 의사소통 책을 가지고 있지만, 종종 이 책을 사용하는 것을 잊어버린다. 그는 이해할 수 없을 때 자주 화를 내며 좌절한다. Miguel은 역도나 강점 중심 활동에 인내력이 부족하며 연령에 비해 작고 마른 편이지만 신체적으로 공격적일 수 있다. 그는 자동차 정비소에서 일을 하는 데 강한 흥미를 나타내며, 이런 흥미를 지원하는 가족들과 함께 활동(세차하기, 비형식적으로 차 수리를 하고 있는 다른 사람 관찰하기, 도구를 가져오는 것 보조하기)에 참여한다.

앞에서 살펴본 세 가지 주요한 관점과 관련하여 Miguel의 진로 발달을 어떻게 기술할 것인가? 훌륭한 진로 선택을 보장하기 위하여 관련된 중요한 것은 무엇인가? 그가 특정 직장 환경의 적응에서 직면할 일부 쟁점은 무엇인가? 진로 영역에서 그의 전반적인 성장과 성숙에 기여할 수 있는 것은 무엇인가?

러한 이론의 사례로 남아 있다(Brown, 2002; Szymanski & Hershenson, 2005). 이 장에서는 각각의 이론을 설명할 것이며, 학생과 직장 환경에 대한 그들의 관점을 요약하고 관련된 도구의 목록을 제시하며 끝마친다. 핵심적인 문제는 각각의 이론이 어떻게 진로 '성공'을 정의하는가, 그리고 각각의 이론이 어떻게 직무에서 '해고된' 이들에 대하여 반응할 것인가에 관한 것임을 기억하여야 한다. 이것은 팀 구성원들이 학생에게 '적합한' 것을 다루는 이론을 선택하도록 도울 것이며, 그 다음에 성공적인 진로 발달과 전환계획 수립을 촉진하는 중재 전략을 결정하는 데 팀이 수집한 정보의 유형에 영향을 미칠 것이다.

개인 중심 이론

구조적 이론

구조적 이론은 매우 대중적인 이론이며, 아직도 많은 직장과 대인 간 상황에 적용된다. 구조적 이론은 개인과 직장 환경 사이에서 일치 혹은 '대응'을 유도하는 특징을 범주화한다. 이러한 일치로부터 개인은 만족한 진로를 이끌어 낼 것이라고 가정되는 적절한 직업 선택을 할 것이다. 구조적 이론은 Parsons가 작업장의 요구에 고객의 속성 혹은 특성(예: 태도, 능력, 흥미 및 기능적 제한)을 결합하는 생각을 소개한 1900년대 초로 되돌아간다(Wolffe, 1997). Parsons의 모형은 특성 요인 접근법(trait-factor approach)으로 알려져 있으며, 아직도 현대의 진로 상담과 직업재활 실제에 광범위하게 이용된다(Szy-

사례연구 Aza

Aza는 이제 고등학교에 입학한 15세 여학생이다. 그녀는 중등도 시력 손상과 중등도·중도 좌우 동형의 청각 손상과 더불어 경도 내지 중등도 인지 지체를 지니고 있다. 그녀는 안경을 쓰지만, 무반사 조명(nonglare light) 및 고대비 작업지(high-contrast work papers)를 필요로 한다. 그녀는 보청기를 불편해하지만(두통 호소), 보청기를 끼지 않으면 환경음과 말을 거의 듣지 못한다. 그녀는 단순한 과제에 적합한 기능적 어휘를 말하며, 수화를 이용하지 않는다. 이전의 교장은 Aza가 위험에서 안전한 것이 가장 중요하다고 믿고 있었기 때문에 거의 어떤 작업도 해 본 적이 없다. 그녀의 부모는 그녀가 곧 공정하게 출발하여야 한다고 인식하고 있지만, 많은 잡일을 하도록 요구하지 않았다. 그들은 그녀의 장애로 인하여 이러한 일들을 어떻게 가르쳐야 할 것인가를 확신하지 못하고 있다.

세 가지 주요한 관점과 관련하여 어떻게 Aza의 진로 발달을 기술할 것인가? 훌륭한 진로 선택을 보장하는 데 관련된 중요한 것은 무엇인가? 그녀가 특정 직업 환경에 적응하는 데서 직면할 일부 쟁점은 무엇인가? 진로 영역에서 그녀의 전반적인 성장과 성숙에 기여할 수 있는 것은 무엇인가?

manski et al., 1996; Wolffe, 1997). 그의 이론은 직업 선택과 이런 결정에 핵심적인 세 가지 변인을 조사한다.

a. 개인: 적성, 능력, 흥미, 야망, 자원 및 제한
b. 직업: 요구, 성공 조건, 장점과 단점, 보상, 기회, 전망
c. 이러한 두 가지 요인 사이의 관계(Brown & Brooks, 1996; Crites, 1981; Szymanski et al., 1996).

더욱이 최근의 이론은 개인과 사회에 영향을 미치는 다중 요인과 생애 요인뿐만 아니라 인생 중기의 진로 변화에 대한 구인을 통합하며, 다양한 집단에 점차 더욱 더 관심을 기울이고 있다(Brown & Brooks, 1990). 이러한 이론들은 직무 성공을 보장하기 위하여 가능한 한 서로에 대하여 유사한 일련의 변인으로 개인과 환경을 본다.

요점 구조적 이론은 개인과 직업 환경의 특성을 조정함으로써 적절한 직업 선택을 보장한다.

John Holland는 오늘날 가장 저명하고 대중적인 구조적 이론가 중의 한 사람이다. Holland(1992)의 진로 발달 이론은 일치하는 여섯 가지 직업 환경에 따라 인성을 현실적(realistic), 탐구적(investigative), 예술적(artistic), 사회적(social), 사업적(enterprising), 관습적(conventional)(RIASEC으로 요약된다)이라는 여섯 가지 일반적인 유형으로 범주화하였다. 사람들은 두세 가지 일반적 유형에 전형적으로 들어맞는 인성과 함께 지배적인 인성 양식을 가지는 것으로 확인되었다. Holland는 적합한 직업적 결합을 확인하기 위하여 각 개인의 가장 지배적인 인성 유

형의 세 가지 조합을 이용하여 진로 사정도구를 개발하였다. 이러한 도구들은 『자기 주도적 탐색(Self-Directed Search)』(Holland, Fritzsche, & Powell, 1994)과 『직업 선호 목록(Vocational Preference Inventory)』(Holland, 1985)을 포함한다.

전환팀은 전형적으로 Holland가 제안한 3단계 과정인 (1) 여섯 가지 인성 유형에 따른 개인의 특성 판별, (2) 유형별 직업 환경 분류, (3) 일관성과 일련의 성공, 만족 순환을 확립하는 토대로서 두 가지 요인(Brown, 1990; Spokane, 1996)을 이용할 것이다. 또한 인성과 환경은 일관성, 차이성, 강점의 판별, 일치성 및 사람과 환경 사이의 일관성의 속성에 따라 달라진다. 이것은 각 개인의 여섯 가지 인성 요인(RIASEC)의 조합에서 일치성과 만족을 확립하기 위하여 직업 환경 유형과 결합되어야 한다. 팀은 『자기 주도적 탐색』이 양식을 읽을 수 없는 일부 학습장애와 경도 정신지체를 지닌 중·고등학교 학생들에 있어서 신뢰할 수 있고 타당함을 발견한 Mattie(2000)의 연구에 기초하여 유용함을 발견할 것이다. 또한 그들은 이용할 수 있는 『자기 주도적 탐색』의 쉬운 버전을 이용하고 싶어 할 것이다(Szymanski & Hershenson, 2005). 그러나 팀은 학생들이 적절하게 응답하는 것에 대한 충분한 사전 경험을 확실히 갖고 싶어 할 것이다. Krumboltz(1996)는 비록 개인들이 대부분 이러한 일에 대하여 거의 혹은 전혀 직접적인 경험을 가지지 않았을지라도, 이런 목록과 그 해석은 좋아한다, 무관심하다, 좋아하지 않는다는 반응을 강제하며, 이러한 직업에 관하여 처음에 그들은 '모른다', '시도해 본 적이 없다', 혹은 '더 배우기를 좋아한다'에 응답할 수 없다고 주장한다. 게다가 이런 목록들은 어떤 직장 환경에 더 이상 존재하지 않을 측면인 공통적이고 안정적인 직무와 직무 기대를 가정한다(Krumboltz, 1996).

직업 적응 이론

미네소타 직업 적응 이론(Minnesota Theory of

사례연구 문제

두 학생의 이전 경험과 삶의 기회를 조사하라. 이들은 어떻게 Parsons 또는 Holland의 진로 이론을 이용하는 데 기여하거나 장애물로서 지원할 것인가?

Miguel의 경우: 그의 주의산만과 언어 기술은 그의 인성 유형을 결정하기 위한 자료 수집이나 면담을 받아들이고 응답하는 그의 능력에 어떻게 영향을 미칠 것인가? 팀이 결과를 평가할 때, 필요로 할 수정과 사정은 무엇인가? 이런 이론은 그의 요구와 마찬가지로 그의 강점을 평가함에 있어서 더욱 도움을 줄 것인가? 아니면 방해를 할 것인가?

Aza의 경우: 이런 이론과 관련한 도구를 이용함에 있어서 그녀의 시각적 요구를 어떻게 조정할 수 있는가? 팀이 결과를 평가할 때, 필요로 할 수정과 조정은 무엇인가? 이런 이론은 학생의 강점과 요구를 평가하는 데 더욱 도움을 줄 것인가? 아니면 방해를 할 것인가?

Work Adjustment)은 직업재활부(Department of Vocational Rehabilitation)와 미네소타대학교를 통하여 장애인에게 초점을 두고 만들어졌다(Dawis & Lofquist, 1984; Hershenson & Szymanski, 1992). 구조는 흔히 장애의 상태와 경험이 야기하는 독특한 삶의 상황을 적절히 언급하는 것에 대한 연구자의 관심으로 인하여 직업 선택이나 진로 발달 모형에 관해서 보다 의식적으로 직업 적응과 직업 행동에 초점을 맞추고 있다(Hershenson & Szymanski, 1992). 이 이론 및 다른 직업 적응에 대한 이론들은 각각의 필요와 요구를 충족시키는 것을 유도하는 노동자와 환경의 요인을 판별하는 개념에 초점을 맞추고 있다.

요점 직업 적응 이론은 특정 직무에서 특정 개인과 노동자, 작업장 모두의 만족을 다룬다.

미네소타의 직업 적응 이론은 직업 만족에 기여할 각 개인의 중요한 특성으로 직업 인성을 판별한다. 직업 인성은 노동자들이 직무를 충족시키기 위하여 기대하는 욕구와 그가 요구되는 의무를 수행하기 위해 소유하는 특정 능력으로, 구성된다. 작업장은 그 능력 요구(노동자들이 필요로 하는 지식과 기술)와 노동자의 요구를 충족시키기 위한 잠재력과 관련하여 분석한다. 직업 적응은 두 가지 지표인 '만족(satisfaction)'과 '만족함(satisfactoriness)'의 상호작용으로 정의된다. 만족은 노동자에 의하여 주장된 개인적 포부, 기대의 충족과 마찬가지로 전반적인 직업 조건, 개인의 직업 환경의 다양한 측면과 관련된다. 만족함은 생산성, 효율성 및 감독, 동료, 회사에 의한 평가를 포함한 작업장의 요구를 충족하는 개인의 능력에 의하여 지적된다(Dawis, 1996; Dawis & Lofquist, 1984; Lofquist & Dawis, 1969; Szymanski et al., 1996). 직무 보유는 만족과 만족함의 산물이다.

이런 이론은 최근에 '개인-환경' 일치라는 용어로 일컬어진다(Dawis, 2002). 그것은 개인과 환경을 결합할 때 각각 만족·만족함을 이끄는 요인을 나타내는 것으로 본다. 이런 이론을 이용하는 이익의 하나는 그것이 장애인의 독특한 요구와 그에 대항하는 전략을 언급하기 위하여 구체적으로 개발된다는 것이다(Szymanski, Hershenson, Enright, & Ettinger, 1996). 전환팀의 경우 이런 이론은 학생을 위하여 계획한 특정 직업 지위를 지원하는 데 가장 유용할 것이다. 이런 이론은 학생의 특성과 특별한 직업 환경의 특성을 모두 조사하는 데, 그리고 최적의 대응을 시도하는 데 팀을 지원할 것이다. 만일 팀이 다양한 직업 선택권을 갖는다면, 그것은 더 나은 대응을 확인하는 것을 도울 것이다(그리고 팀에 이러한 범주에 적합한 지위가 아무것도 없다면, 그들은 계속 지위를 탐색하여야 한다). 최소한의 부적절한 대응이 일어날 때(주요 부적절한 대응은 '대응'으로서 지위의 자질을 낮추는 경향이 있을 것이다), 팀은 학생과 환경 모두를 조정하는 방법을 탐색할 것이며, 더 나은 일치를 성취할 것이다. 또한 팀은 학생들에게 역동적인 과정과 생애 과정으로서 직업 적응의 결과를 낳는 그 자신과 직장 환경 모두의 지속적인 변화를 준비하는 데 이론을 이용할 수 있다(Patton & McMahon, 1999). 도구는 『미네소타 중요성 설문(Minnesota Importance Questionnaire)』과 『미네소타 만족 설문(Minnesota

Satisfaction Questionnaire)』이다(Harrington, 2003).

발달적 이론

발달적 이론은 생애를 진로 발달에 영향을 미치는 단계로 구분하는 경향이 있다. 발달적 이론은 주로 하나의 진로 선택을 하는 것에 초점을 맞추는 구조적 이론에 반하여 직업 선택을 개인의 직업과 성인 생활의 한 측면으로서 간주한다. 발달적 이론은 일생의 작업 패턴, 변화 및 충족된 진로와 삶을 유도하는 것으로서 개인의 삶의 요소들 사이의 긍정적 상호 관계의 결과로서 진로 발달을 조사한다. Super(1990)는 더욱 종합적이고 잘 알려진 이론의 하나를 제공한다. 그는 직업 선택을 평생에 걸쳐 열려 있는 자기개념의 실행으로 정의한다(Brown & Brooks, 1996; Super, Savickas, & Super, 1996). 그의 생애, 생활공간 접근법은 시간에 걸친 다섯 개의 생애 단계(예를 들어 성장, 탐색, 확립, 유지, 은퇴)로 다중 역할(예를 들어 아동, 학생, 여가, 시민, 노동자, 주부)을 확인한다. 시간 차원은 사람들이 그들의 삶의 역할과 특별히 그들의 직업 역할을 위하여 준비하고, 거기에 참여하고, 숙고하는 것으로써 어떻게 변화하고 전환하는가를 다루는 방법을 언급하는 데 발달적 관점을 이용한다(Super et al., 1996; Super, 1984, 1990). 각 단계에서 개인이 변화하고 발달하는 것으로 역할과 '전환'은 순환한다.

> **요점** 발달적 이론은 전체 생애와 다중 역할 및 기개념이 이러한 경험에 의하여 공유되는 방법을 다룬다.

또한 Super(1990)는 '진로 성숙'의 개념을 정의하기 위하여 자신의 연구에서 다수의 진로 패턴을 조사하였다. 이것은 경험과 함께 증가하는 환경적 요구에 대처하는 개인의 능력을 구성한다. 이론의 복잡성은 인성, 생활 경험 혹은 작업 환경에 관한 구체화가 일부 다른 이론들보다 덜 구체화되어 있음을 의미한다. 1970년대 이래 이런 이론은 점차적으로 변화하는 여성의 역할, 민족 및 문화적 맥락을 언급한다(Szymanski, Hershenson et al., 1996). 또한 Super는 장애인에게 자신의 이론을 적용할 수 있도록 하기 위하여 많은 노력을 기울여 왔다(Beveridge, Craddock, Liesener, Stapleton, & Hershenson, 2002; Super, 1957, 1990). 관련된 도구들은 『진로 발달 목록(Career Development Inventory)』(Super, Thompson, Lindeman, Joordan, &

사례연구 문제

미네소타 직업 적응 이론은 두 학생의 직업 인성을 어떻게 기술할 것인가? 만족과 만족함을 유도할 수 있는 중요한 고려 사항이 될 직업 적응 요인의 유형은 무엇인가?

이런 이론은 Miguel이나 Aza에게 어떻게 적용될 수 있는가? 그들은 이런 '결합'이 이루어질 준비가 되어 있는가? 그 이유는 무엇이고, 그렇지 않은 이유는 무엇인가? 이런 이론이 학생 각각을 위하여 팀에 제공할 수 있는 독특한 통찰은 무엇인가?

Myers, 1991), 『진로 성숙 지표(Career Maturity Index)』(Super, 1974), 『작업 가치 목록(Work Values Inventory)』, 『가치 목록(Values Inventory)』, 『작업 특징 목록(Work Salience Inventory)』, 『진로 무지개(Career Rainbow)』(Super, Osborne, Walsh, Brown, & Niles, 1992)를 포함한다. 그러나 사정의 일부는 소수민족 집단에 대한 문화적 타당성의 부족과 이러한 집단에서 발견되는 결과의 차이로 비판을 받는다(Leong & Serafica, 2001).

이와 같은 이론에 대한 팀의 관점은 학생을 다중의 삶의 역할을 담당할, 그리고 점차 진로 성숙을 향하여 이동할 발달하고 변화하는 개인으로 간주할 것이다. 생애 단계에 대한 기술은 팀이 생애 변화에 대하여 준비를 하는 데서 대처 기술에 대한 요구를 포함하여 삶의 역할과 진로 경험의 범위를 고려하도록 보장하는 데 유용할 것이다. 이런 복잡하고 광범위한 이론은 삶의 다양성과 진로 경험이 학생 스스로 선호하는 역할을 최상으로 준비하는 전략과 활동을 계획하는 것에 포함됨을 보장하는 체크리스트로서 기능할 것이다. 비록 이런 이론은 종합적이 되고자 하는 시도 때문에 상호작용 중심 이론과 유사할 것이나, 그 초점은 개인과 생애 경로에 영향을 미치는 특정 사상 혹은 활동에 있다.

학습 이론

Krumboltz의 진로 의사결정에 대한 사회 학습 이론의 적용은 Bandura의 학습 이론 연구에 기반을 두고 있다. Krumboltz는 Bandura의 원래 학습 이론에 강화 이론, 고전적 행동주의 및 인지적 정보처리의 요소를 통합하였다(Mitchell & Krumboltz, 1996). 개인의 진로 선택의 기원은 다음에 학습의 결과로서 설명되며, 진로 상담가는 자문하는 동안 흥미를 계발하기 위하여 학습 이론을 이용한다(Mitchell & Krumboltz, 1996). Krumboltz의 이론은 주요 개념(예를 들면 직업 선택, 진로 발달 및 직업 적응)에 의하여 쉽게 분류되지 않으나, 평생 성장과 학습의 초점은 Krumboltz 이론을 발달적 범주의 특징을 가진 것으로 만든다.

이와 같은 이론은 행동적 기술 및 인지적 기술과 선호에 개별적으로 기초하는 것으로 귀결되는 두 가지 주요한 유형의 학습 경험을 지닌

사례연구 문제

두 학생에게 이런 이론을 이용하여 진로경로를 계획하는 데 각각 어떠한 특성이 가장 중요한 고려사항이 될 것인가? 어떤 경험 또는 중재의 유형이 이러한 접근법을 이용하는 데 제안될 것인가?

Miguel의 경우: 이런 이론이 어떻게 그의 요구와 마찬가지로 그의 강점에 민감해질 수 있는가? 어떻게 팀이 그의 요구와 마찬가지로 그의 강점을 보도록 도와줄 수 있는가? 어떻게 결과가 수정되거나 조정되는 것을 필요로 할 것인가?

Aza의 경우: 이런 이론이 어떻게 그녀의 요구와 마찬가지로 그의 강점에 민감해질 수 있는가? 그녀의 진로 발달에 제공할 수 있는 독특한 통찰은 무엇인가? 결과가 어떻게 수정되거나 조정되는 것을 필요로 할 것인가?

다. 도구적 학습 경험은 개인이 행동에 긍정적으로 강화되거나 벌을 받을 때 발생한다. 예를 들어 학생은 집안일에 잘 배정되지 않으며, 비난을 받고 질책을 당한다. 연합학습 경험은 개인이 이전에 정서적으로 중립적 사상 혹은 정서적으로 부담을 지고 있는 자극과 연결될 때 발생한다. 학생은 세탁을 하고 있으며, 그 주기 동안 세탁기를 열고 뜨거운 물을 뿌린다. 이것은 학생이 끓는 물을 자신에게 엎질렀을 때의 일을 회상하게 하고, 그럼으로써 그는 세탁하는 것을 매우 두려워하게 된다.

이러한 도구적 학습과 연합적 학습 경험은 사람들이 특별한 프로그램이나 직업에 입문하는 이유, 그들이 선호를 나타내는 이유, 그리고 그들이 자신의 삶에서 선택한 점에 대하여 선호를 변경하는 이유를 설명한다. 그 외 요인의 네 가지 범주는 (1) 유전적 특징과 특수한 능력, (2) 환경적 조건과 사상, (3) 학습 경험, (4) 과제 접근 기술을 포함한 진로 의사결정 경로에 영향을 미친다. 이러한 네 가지 요인은 일련의 신념을 형성하기 위하여 무수한 방법으로 상호작용한다(Mitchell & Krumboltz, 1996). 개인은 스스로의 수행과 미래에 관한 특정 기대를 예측하는 세계적 시각 일반화를 사정하는 자기관찰 일반화를 발달시킨다. 잘못된 자기관찰, 일반화, 혹은 환경적 조건에 관한 부정확한 해석은 진로 의사결정에서 다양한 문제를 야기할 수 있다.

요점 학습 이론은 진로경로를 형성할 무수한 학습 경험을 조사한다.

이와 같은 이론은 개인을 학습을 통하여 변화하는 것으로 본다. 이런 변화는 잠재적으로 지속된다. 상담가들은 잘못된 지각을 수정하고 교정하는 데 학습 전략을 이용한 적절한 학습 환경 내에서 일한다. 『진로 신념 목록(Career Beliefs Inventory)』(Krumboltz, 1988)은 진로 목적의 성취를 방해할 신념을 확인하는 것을 돕는다. 중재는 실재적인 특성, 직업 과제의 변경에 대한 준비, 혹은 행동을 하기 위한 개인의 역량 강화를 확장하는 것을 포함할 것이다. 이런 이론은 확장되어 왔다. 진로 의사결정에 대한 사회 학습 이론(social learning theory of career decision making, SLTCDM)은 현재 무수히 많은 학습 경험이 개인의 특별한 진로경로를 형성하는 데 조합되는 방법을 기술한다(Krumboltz, 1996). 부가적인 연구는 이론적 아이디어가 대부분 다음 절에서 다룰 사회 인지적 진로 이론에 통합될지라도 진로 상담의 응용에 초점을 맞추고 있다(Szymanski & Hershenson, 2005).

사회 학습 이론은 팀에 유용할 수 있다. 왜냐하면 그것은 평생학습 기회를 강조하기 때문이다. 현재의 장애물이나 잘못된 지각은 학습을 통하여 언급되며, 이러한 중재는 궁극적으로 성공적인 진로와 전환 성과를 구축하기 때문이다. 이론의 확장은 긍정적인 자기관찰 일반화를 개발하기 위하여 학습 경험을 통해 언급될 수 있는 다중 변인을 통합한다.

상호작용 중심 이론

일부 개인 중심 이론이 종합적이며 다중 요인을 언급하는 것으로 보일지라도 그것의 초점은 개인과 개인의 의사결정에 놓여 있다. 이에 반하여 상호작용 중심 이론은 행동과 결정에 영향을

사례연구 문제

어떻게 Miguel의 직업 선호를 이런 학습 이론과 관련하여 기술할 것인가? 어떻게 Aza의 선호의 부족을 기술할 것인가? 사람이 잠재력의 일부로 잘못된 신념을 보여 주는 것은 그들 자신에 관한 것인가? 아니면 세상에 관한 것인가? 이런 이론이 학생을 위하여 다음 단계에 제시할 중재와 경험의 유형은 무엇인가?

미치는 다른 상황적·대인적 영향을 고려하지 않고는 개인을 조사하지 않는다. 개인 중심 이론이 표준 혹은 '규준적' 양식을 찾는 경향이 있는 데 비하여 상호작용 중심 이론은 상황과 요인들이 개인에 영향을 미치는 방법을 조사한다. 그 하나를 다음에 기술한다.

사회 인지적 진로 이론(social cognitive career theory, SCCT)은 행동과 행동적 변화의 주요한 영향력으로 자기효능감 기대를 판별하는 Bandura의 사회 인지 이론에 기초한다(Harringon, 2003). Lent, Brown 및 Hackett(1996, 2002)는 어떻게 직업 홍미가 발달되고 진로 선택과 관련되는가, 유능성의 지각이 어떻게 홍미, 결정과 행동, 수행을 형성하는가를 설명하기 위하여 이런 이론을 개발하였다. 자기효능감의 세 가지 중심적인 구인, 성과 기대 및 개인적 목적은 자신의 진로 성과에 대한 개인의 구성에 영향을 미친다. 세 가지는 서로 맞물려 있으며 상호작용하는 기제, 즉 개인의 속성, 외적 환경 요인 및 명백한 행동은 이러한 진로 성과에 영향을 미친다(Lent et al., 2002). 이러한 연구자들은 검증을 위하여 틀이나 모형을 개발하여 왔으며, 일련의 연구 자료들은 이러한 관계를 조사하고 있다. 예를 들면 능력의 지각은 성과를 위한 기대에 영향을 미치며 수행을 야기하는 중요성(목적)에 대한 감각과 연결된다. 또한 이런 모형은 개인 자신의 진로 발달에 대한 스스로의 영향력이 작업장 차별, 자신의 삶에서 유의미한 사람에 의한 진로 목적의 불찬성 등의 맥락적 지원과 장애물로 촉진되거나 억제될 수 있도록 하기 위하여 인종, 민족 및 장애 요인을 설명한다(Lent et al., 2002; Szymanski & Hershenson, 2005).

팀은 이런 이론이 중등 이후, 훈련, 고용, 독립생활 및 지역사회 환경에 걸쳐 학생이 직면할 사전 장애 또는 잠재적인 장애를 판별하는데, 그리고 조정이나 자기옹호 전략을 계획하는 데 유용함을 발견할 것이다. 이런 이론은 이러한 환경에 교차하여 지원적인 사람과 조건의 발견 및 개인뿐만 아니라 환경이 지방과 전체 시장 혹은 사회적 조건에 따라 변화하는 방법의 발견을 포함한다. 이런 이론에 이용되어 온 일부 도구로는 『기술 자신감 척도(Skills Confidence Inventory)』와 『강한 홍미 목록(Strong Interest Inventory)』 및 『Kuder 과제 자기효능감 척도(Kuder Task Self-efficacy Scale)』, 『Kuder 직업 홍미 조사(Kuder Occupational Interest Survey)』가 있다(Brown, 2002).

이론들을 모두 요약하면 이 장에 제시된 다양한 개인 중심 이론과 상호작용 중심 이론은 전환, 직업재활 혹은 진로 상담 서비스에서 현재 이용되는 범위를 나타낸다. 각 이론은 다소 독특하게 학생 및 직업, 성인 세상과 더불어 그들의 상호작용을 본다. 팀에 있어 도전은 특히 개인이 여전히 발달하고 성장하며 이러한 차원을 교차하여 변화하고 있을 때, 개인의 요구, 능력 및 선호를 최상으로 언급하는 이론을 선택하는 것이다. 또 다른 도전은 비록 오래된 이론들이 초점에서 제한된 것으로 보일지라도 그들은 일반적으로 이용되는 사정과 교육과정 자료로서 더 많이 개발되어 있다는 것이다. 팀은 이러한 일부 자료의 이용을 선택할 것이나, 학생의 경험에 더욱 적합하도록 일부를 수정하고 개정하여야 함을 잊지 말아야 한다.

요점 모든 쟁점을 언급하는 진로 사정은 어디에도 없다. 그래서 가장 적절한 사정과 중재를 선택하기 위하여 팀은 가장 먼저 학생의 진로 쟁점에 대하여 일반적인 이해를 하는 것이 중요하다.

6. 실제와 이론의 통합: 진로 이론을 교차하는 진로 발달 단계 이용

많은 진로 발달 이론들이 여러 해 동안 형성되고 검증되어 왔으나, 많은 실천가들은 자체적으로 장애인(또는 비장애인도)의 진로 발달을 적절히 설명할 단일한 이론은 없다고 믿는다(Beveridge et al., 2002; Chen, 2003; Conte, 1983; Curnow, 1989; Szymanski et al., 1996; Vondracek & Porfeli, 2003; Wolffe, 1997). 또한 그것은 실천가에게 있어 다중 이론을 교차하여 폭넓게 읽히는 데 어려움이 있으며, 많은 전문가들은 '선호'를 가지는 경향이 있다(Savickas, 1996).

게다가 장애인은 크고 이질적인 집단을 대표한다(Beveridge et al., 2002). 장애인의 다양성과 제한, 성별, 문화와 마찬가지로 지원적 혹은 제한적인 생활 경험 및 다른 무수한 독특한 요인들은 어떤 단일한 이론이 그들의 독특한 상황에 적용 가능한지 혹은 그렇지 않은지에 대한 정도를 제한한다(Szymanski et al., 1996; Szymanski & Hershenson, 2005). 경험이 증명됨에 따라 개인의 장애의 본질은 개인이 진로 발달 과정을 통하여 진전할 방법을 신뢰할 만하게 예측할 수 없다. 동일한 장애를 지닌 두 사람도 매우 다른 생활 경험과 진로 관심을 가질 것이다. 이것은 모두 이론의 선택과 팀의 본질적인 진로계획 수립 결정을 복잡하게 한다. 바로 장애의 존재는 흔히 이런 복잡한 진로 발달 과정과 긍정적 전환 성과에 더 이상의 위험 요인을 추가한다.

팀이 특별한 학생의 진로 강점과 요구를 최상으로 기술하는 하나의 이론을 발견할 수 없음을 상상해 보라. 어떻게 팀이 진전하여야 하는가? 다수의 연구자들은 그 모형과 방법을 제안하여 왔다(Beveridge et al., 2002; Brown, 2002; Chen, 2003; Savickas, 1996; Szymanski & Hershenson, 2005; Vondracek & Porfeli, 2002). 그렇지만 동시에 어떠한 합의도 없었다. Herr (1996)는 충분히 종합적이거나 통합적인 하나의 이론은 없다는 이론과 실제 존재 사이의 문제를 기술한다. 특히 개인 중심 이론은 제한된 일련의 조건, 즉 특별한 시기(청소년기, 성인기) 혹은 개인의 전체 생활 경험에 있어서 개인의 생활 내의 사상(의사결정, 작업장에의 통합 등)을 선택하고 연구한다(Chen, 2003; Vondracek & Porfeli, 2002 참고). 그렇지만 단일한 결정이 개인의 생애, 성인 역할 및 환경을 교차하여 그 다음의 성공을 유도할 수 있는 방법은 불분명하다. 그 결과는 어떤 유형의 진로와 삶의 성과를 이끄는 사상과 개인의 결정에 관한 다중 상황적 영향과 대인 간 영향을 연결하려는 노력에서 상호작용 중심 이론의 창조로 나타났다. SCCT는 기여하는 요인들의 광범위한 배열을 조합하기 위한 초기의 시도를 기술하였으나, 여전히 상대적으로 새롭고 불완전하다.

제안된 틀과 모형

다양한 연구자들은 다중 이론을 통합하고, 그 각각에 연구와 도구를 모두 활용하기 위하여 모형을 제안하였다. Szymanski와 동료들(Szymanski et al., 1996; Szymanski & Hershenson, 2005)은 변인들의 포괄적인 배열과 진로 발달 이론들을 교차하여 **생태학적 모형**(ecological model)을 개발하였다. 그들은 다섯 개의 요인 혹은 구인의 집단, 즉 개인적, 맥락적, 중재, 작업 환경 및 성과를 활용한다. 이러한 구인들은 장애인의 진로 발달 과정을 촉진하거나 방해하기 위하여 상호작용을 한다(Szymanski & Parker, 1996; Szymanski et al., 1996). Szymanski와 Hershenson(1998, 2005)은 그들의 원래 모형을 여섯 개의 상호 관련된 진로 발달 과정인 일치, 의사결정, 발달, 사회화, 배정, 기회를 포함시키기 위하여 확장하였다. 이들은 구인이 관련된 문제와 함께 언급되고, 다중 이론을 교차하는 각각의 구인과 과정에 대하여 중재를 제시할 수 있는 기제들이다.

두 번째 종합적인 진로 발달의 틀은 실천가들이 직면하는 주요한 관심사를 나타내는 여섯 개의 핵심 문제에 기초하여 Savickas(1996)가 개발하였다. 이 틀은 개인의 쟁점을 최상으로 언급하는 이론과 중재를 결정하는 데 문제해결 모형으로 기능한다. 각각의 문제는 다양한 이론에 걸쳐 특정 진로 도구, 중재와 연결된다. 그 결과 Savickas는 다중 이론적 모형을 수렴하는 수단으로 생활공간 모형인 Super의 생애를 이용하였다(Savickas, 2001, 2002). 그는 이러한 이론들을 통합하기 위하여 네 가지 이론적 단편인 개인차, 발달(단계와 진로 성숙을 포함한), 자아개념, 맥락(생활 역할을 포함한)을 포함하였다. 이런 통합을 구체화하기 위한 연구는 계속되고 있다.

McMahon과 Patton(1999)은 모든 진로 이론을 조정할 수 있는 사람, 환경 및 사회적 영향과 함께 개인의 상호작용을 조사하는 체제 중심 이론적 접근법을 제안하였다. 그렇지만 그들은 실천가들의 작업을 조직하거나 혹은 체계화하도록 도울 수 있는 모든 것이 우선하는 틀을 개발하지는 못하였다(Brown, 2002). Lent 등(2002)은 그들의 사회 인지적 진로 이론(SCCT)이 다리로서 지원할 수 있는 종합적인 이론이라고 제안한다(Brown, 2002). 그렇지만 작업장과 노동인구의 급속한 변화를 고려하면 그것은 전환팀에 틀을 제공하는데 충분히 개발된 수렴적인 모형이 하나도 없음을 나타낸다.

대신에 진로 발달 과제나 쟁점을 이용하는 것은 더욱 조직된 틀이 개발되기까지 이론적 선택, 사정, 자료 수집 및 전환계획 수립을 조직하는 데 논리적인 방식이 될 것이다. Beveridge 등(2002)은 적절한 이론, 도구 및 교육과정을 선택하는 데 상상하기(Imagining), 통보하기(Informing), 선택하기(Choosing), 획득하기(Obtaining), 유지하기(Maintaining), 마무리하기(Exiting) 과제를 활용하는 그들의 INCOME 틀에서 그런 접근법을 받아들인다.

진로 발달의 네 단계

또 다른 제안은 진로 발달의 네 단계를 이용하여 단계를 통하여 학생의 진보를 추적하는 것이다. Brolin(1995)은 핵심적인 경험과 정보를 놓친 나이 든 학생들이 그들 자신의 독특한 진로 경로에 따라 단계를 '따라잡고' 이동하도록 하기 위하여 무학년 발달 모형으로서 네 단계를 이용하는 등급 수준을 제안한다. 네 단계는 진로 발달을 조직하고 점검하는 데 이용될 수 있으며, 다음과 같다.

1. 진로 인식: 직업의 인식과 학생이 직업 지향적 사회에 적합하도록 할 방법의 구축을 지원하는 이론, 사정 및 활동을 탐색하거나 선택하라.
2. 진로 탐색: 직접적인 경험과 지역사회의 경험을 포함하여 삶의 양식, 직업과 관련된 흥미와 능력에 대한 학생의 탐색을 지원하는 이론, 사정, 활동을 선택하라.
3. 진로 준비: 특정한 흥미와 적성에 기초하여 적절한 진로 의사결정과 기술 습득을 지원하는 이론, 사정, 활동을 이용하라.
4. 진로 동화: 학생이 임금 고용 활동뿐만 아니라 만족한 직업, 가족, 시민에 참여하는 데 있어 훈련과 지역사회 환경으로 학교 이후 이동을 지원하는 이론, 사정, 활동을 이용하라. **표 4-1**을 참조하라.

이와 같은 네 단계는 고용을 위하여 세분화된 것이나, 진로 발달의 광범위한 정의는 모든 삶의 영역을 통합한다. 이러한 인식, 탐색, 준비 및 동화의 동일한 단계는 또한 다른 환경인 교육과 중등 이후 훈련, 독립생활 및 지역사회 참여와 같은 다른 환경에도 적응될 수 있다. 학생은 먼저 각각에 내포된 과제, 기대 및 역할을 인식하여야 하며, 그들의 선택 사항을 탐색하고, 과제, 기대 및 역할에 반응하며(그리고 이들을 전략과 중재를 개발하는 데 이용하여야 한다), 각각에 대하여 경험을 준비하고, 경험을 시도하며, 그 다음 이러한 환경에 동화되어야 한다. 따라서 네 단계는 완전하게 진로 발달과 전환계획 수립에 대한 종합적인 관점을 지원한다.

7. 결론

이 장에서 기술된 진로 이론은 장애 학생을 위한 교육과 진로 발달을 지원하는 데 있어 전환팀에 유용할 수 있는 다양한 관점을 제공한다. 그렇지만 개별 진로 이론은 직업, 노동자와 관련하여 독특한 관점을 제공하기 때문에 각각은

표 4-1 진로 발달 단계

단계 이름	과제	활동
진로 인식	• 직업에 대한 인식 • 직업 지향 사회에 적합하게 되기	• 직업 장면과 관련된 경험과 연결되는 곳을 방문하는 흥미 목록 • 직업의 사회적·개인적 중요성을 탐색하는 활동 • 흥미와 취미에 일치하는 강점과 요구의 판별
진로 탐색	• 흥미와 능력 탐색 • 체험과 지역사회 경험	• 점차 진로경로 선택을 좁히는 흥미 목록 • 직업 경험에 대한 자기평가와 평정 • 직업과 취미 활동을 교차하는 적성과 흥미의 통합 • 자기존중감, 통찰, 발달에 기여하는 진로 탐색
진로 준비	• 적절한 진로 의사결정 • 구체적인 흥미와 적성에 기초한 기술 습득	• 단일 진로 선택을 타당화하는 관찰과 다른 사정 • 선택 또는 변화를 확증하는 경험과 기회 • 더욱 만족한 선택을 확인하기 위한 '실패' 또는 '불만' 활용
진로 동화	• 훈련과 지역사회로 이동 • 만족한 취미, 가족, 시민, 고용 활동 참여	• 기술, 태도, 지식 준비도에 대한 사정과 경험 • 수료증 또는 등급 수준, 학업적·직업적 기술 개발 • 진로 입문, 유지, 재훈련, 승진, 퇴사 준비 • 스트레스 관리, 다중 역할 조정과 균형 전략

모든 진로 과제나 관심 또는 모든 학생에게 적절하지 않다. 팀은 학생에게 매우 적합한 특정 이론을 찾거나, 다양한 다른 이론들로부터 사정과 활동을 통합하기 위하여 진로 발달의 네 단계를 교차하는 핵심적인 쟁점을 이용할 것이다.

초기 직무에서 해고된 사람들에 관하여 이 장에서 처음에 제기된 문제를 기억하는가? 흔히 이것은 (a) 보다 적합하고 만족스런 진로를 선택하거나, (b) 직업 기대에 관한 중요한 교훈을 배우는 데 이런 정보를 이용한 사람들에게 형성적인 경험이 된다. 처음에 매우 부정적인 것으로 지각되었을지라도, 이것은 학교(그리고 각

사례연구 문제

앞에서 세 가지 진로 관점에 기초하여 Miguel과 Aza의 주요한 강점과 주요한 요구를 기술하였다. 이런 점에서 각 학생에게 가장 중요한 것으로 제안할 수 있는 추가적인 중재는 어떤 것이 있는가? 팀은 어떻게 학생들이 학교 이후 환경으로 이동하는 것으로써 그들의 진로와 전환 발달을 추적하는 데 네 단계를 이용할 수 있는가?

사례연구 Miguel

Miguel의 진로 발달 요구

이 마지막 절은 전환팀에 의하여 실행될 수 있는 방법을 증명하기 위하여 이 장에서 제시되고, IDEA에 의하여 요구된 실제를 교차하는 정보를 이용한다. 전체에 걸쳐 이러한 실제를 실행하는 사례로 기술된 Miguel의 사례를 이용한다.

다음은 진로 발달의 네 단계가 Miguel에게 성공적으로 이용될 수 있는 사례이다.

1. 진로 인식: Miguel은 자동차 정비와 자동차 관련 직업에 선호를 진술하였으나, 사람이 행하는 직업의 다른 유형, 임금 획득, 이익 및 필요한 자격에 관한 학습에서 이익을 얻을 수 있다.
2. 진로 탐색: Miguel은 선호를 진술하였으나, 이것 이외의 다른 잠재적인 흥미와 이것들을 그의 기술, 능력과 관련지어야 한다. 예를 들면 그의 강점의 제한은 어떤 과제를 제한할 것이며, 그의 학습 능력은 수료증이 없거나 허가를 받는 지위에 더욱 적절할 것이다. 폭넓은 흥미 탐색과 준비는 다음 시기에 그가 선호하는 지위를 축소하거나 제거하여야 하는 것을 도울 것이다. 팀은 특정 직무 기술 내에서 특정 능력과 요구를 판별하는 일련의 탐색적인 체험과 지역사회 경험으로 그의 비형식적인 친구·가족 수리 보조 경험을 쌓아야 한다.
3. 진로 준비: Miguel과 그의 팀은 개인적 능력을 쌓기 위하여 특정 직업 수업 내용을 선택하려고 그의 이전의 이웃과 지역사회 경험을 이용하며, 성인 생활을 위하여 그가 선호하는 위치에서 이용할 수 있는 직무를 준비하는 데 필요한 영역을 언급하여야 한다.
4. 진로 동화: Miguel과 그의 팀은 그가 선호하는 지역사회 환경에서 고용을 유도할 도제 또는 사전 자격증·자격증이나 수료증 기반 지위를 위하여 학교 이후 훈련을 준비하여야 한다. 팀은 지속적 혹은 다음의 직무 훈련·재훈련을 위하여 그를 준비시키는 결정에 실질적인 노동시장 정보를 통합하여야 하며, 고용 결정은 지역사회 생활 결정과 그가 필요로 할 지원으로 통합되어야 한다.

이것은 그의 진로경로를 요약한다. 심지어 Miguel은 10학년이지만, 자동차의 경로 내에서 그의 진로 인식과 탐색의 가능성을 확장하고 있다(또한 그가 이런 점에서 '자동차'에 고정되도록 공정히 결정될지라도, 교사들은 다른 진로 영역에 그를 노출시키고 있다). 팀은 연말에 Miguel이 진로 준비 활동에 참여할 것이라고 기대한다.

또한 팀은 마찬가지로 계획이 IDEA의 요구 사항을 충족하도록 보장할 필요가 있다. 그것은 교사와 가족에 따라 강력히 지시된 선호에 존재하는 학생의 요구, 흥미 및 선호에 기초한다. 4단계는 Miguel이 선호하는 생활 영역에서, 또한 그의 생활 영역 선호를 언급하며, 중등 이후 환경으로 이동을 촉진하는 성과 지향 과정을 보여 주는 중등 이후 훈련과 지역사회 중심 지원을 향하여 이동한다. 그의 현재 인식과 탐색은 교사(지역사회, 고용주와의 접촉을 이용하여)로부터 교수, 지역사회 현장과 더불어 가족과 친구 네트워크(부모와 조부모에 의해 제안된)를 이용한 조정된 일련의 활동이다. 직업교육 교사는 지난여름 IEP와 전환계획 수립 회의에 참석하였고, Miguel이 다음 가을을 위한 준비로 이번 봄에 일부 교실에 들어가야 한다고 제안하였다.

사례연구 Miguel (계속)

이론적 선택과 관련하여 팀은 중요한 경험이 지원적인 계열에서 발생하는 것을 보장하기 위하여 진로 발달 단계를 이용하고 있다. 그러나 Miguel의 의사소통 요구, 신체적 도전 및 그의 문화적 배경 때문에 그들은 핵심적인 대인 간 및 문화적 요인들이 작업장에서 그의 성공을 지원하는 데 공통적으로 긍정적임을 보장하기 위하여 SCCT 이론을 이용하고 있다. 팀은 Miguel이 흥미를 보이는 추가적인 학습 경험(학습 이론을 통합한)을 제공하며, 다중 성인 역할(지역사회 참여, 데이트, 결혼)을 탐색할 것이다.

Miguel을 위한 비전과 전환 목적

비전

Miguel은 이웃에 있는 자동차 정비소에서 세부적인 일, 도색 준비와 관련된 과업을 보조하면서(비신체적) 전일제로 일할 것이다. 그는 가족(학생과 가족의 문화적으로 적절한 선호) 또는 형제와 생활할 것이며, 성인기에 들어서면 가족은 만약 그가 선택한다면 가능한 한 데이트와 결혼을 지원할 것이다.

중등 이후와 평생교육

Miguel은 그의 진로 목적과 능력에 적절한 것으로 교육구의 자동차 직업 교실에 등록할 것이며, 학습과 의사소통 문제로 그를 보조하는 지도원·보조원을 가질 것이다. 그는 잠재적인 직무나 진로 변경을 위하여 준비할 필요가 있을 것이다. 그의 직업재활 상담자는 훈련과 직무 변경 준비를 위하여 이런 장기 연결을 확립하도록 금년 봄의 IEP에 초대받을 것이다. Miguel은 다른 사람이 자신을 이해하지 못하여 좌절하거나 화를 낼 때, 자신의 의사소통 책과 문제해결 전략(적절한 의사소통 전략을 이용한)을 이용하는 것을 기억하기 위하여 자기점검을 개선하는 것을 필요로 할 것이다. 팀은 Miguel의 선택권이 자동차 '작업 문화(work culture)'에 이용자 친화적이며 적절한 것임(직무 특정 기대와 상호작용 패턴)을 보장하기 위하여 다른 의사소통 장치를 조사하도록 말·의사소통 병리학자에게 요구할 것이다.

진로와 직업

Miguel은 지역사회 내의 직접적인 배치와 함께 직업고등학교에서 적절한 교육과정을 이수할 것이다. Miguel이 할 수 있는 범위 내에서 가장 높은 수준의 수료증과 자격증을 취득할 수 있도록 하기 위하여 훈련은 그가 졸업을 한 이후에 지방의 지역사회 직업 기술 훈련 학교에서 지속될 것이다. Miguel의 교실과 직장 경험에서 지속적인 지도원과 보조원의 지원 이용 가능성은 직업재활 서비스를 통하여 결정될 것이며, **PASS** 계획(지원 서비스를 위하여 임금에 대한 그의 소득의 비율을 이용하는)을 통하여 가능하게 될 것이다. 그는 이웃에서 자동차 일을 할 수 있도록 배치될 것이다.

지역사회 생활

Miguel은 가정에서 적절한 가사를 수행하며 계속해서 가족과 형제들을 도울 것이다. 그의 가족과 지역사회는 공정하게 성 특정 역할을 가지고 있다. 그래서 그가 요리나 청소를 하기를 기대하지 않지만, 집과 정원의 유지와 보수에 기여하기를 기대할 것이다. 팀은 Miguel의 가족들이 Miguel에게 직접적인 경험을 제공하는 것을 지원하기 위하여 '교수' 정보를 제공하는 지역사회·성인 교

사례연구 Miguel (계속)

육과정의 이용 가능성을 탐색할 것이다.

요약하면 Miguel과 함께 볼 수 있는 것으로서 진로 발달을 위한 비전은 청소년기와 조기 성인기 연령 범위의 전환을 넘어 확장되며, 전환계획 수립의 핵심적인 초점으로 기능한다. 그것은 IDEA의 명령과 시범적인 계획 수립 실제의 네 개 본질적인 요소의 성공적인 기능화에 대한 IEP팀의 준수에 공헌한다. 또한 팀이 진로 발달을 안내하기 위하여 선택한 이론적 또는 조직적 틀은 사정과 중재를 통하여 종합적인 전환계획의 필수 요소 실행을 지원할 것이다. 이것보다 더 많은 것이 매년 전환 회의와 교육과정 선택을 통하여 일정화되고 확인되어야 한다.

팀 구성원들로 하여금 무단결석 법을 따르고 준수할 필요가 있는 교사, 부모) 대 더 좋아할지 모르는 누군가와 팀 구성원을 교체할 수 있는 고용주의 차이점에 대하여 생각하도록 하는 실제적인 기회를 제공할 수 있다. 또한 그것은 학생이 좌절이나 분노를 표현하는 방법과 표현하지 않은 방법 및 그들이 싫어하는 직무에서 더욱 정중하게 나가는 방법을 학습하도록 도울 수 있다(미래 직무를 위한 참조가 흔히 필요하기 때문에).

그래서 해고당하는 것은 특히 초기 단계에서는 어떤 사람의 진로의 '끝'이 아니다. 그러나 이러한 동일한 기회와 경험은 장애인에게 항상 적용되지 않는다. 예를 들어 Pumpian, Fisher, Certo와 Smalley(1997)는 장애인에게 직무 변경을 위한 동일한 기회를 허락하여야 하고, 그들이 즐기지 못하는 지위에 '얽매여' 있을 필요가 없으며, 혹은 도전과 보상을 찾아야 한다고 믿는다. 이것은 전환팀이 직무 이동을 허락하는 것을 필요로 하며, 중요한 학습 기회로서 직무 변경과 심지어 '부정적' 직업 경험(학생이 '해고'되거나 혹은 떠나도록 요구받는)도 필요로 함을 의미한다. 궁극적으로, 그리고 현명하게 이용될 때, 이러한 경험들은 학생이 더욱 현실적인 선택을 하도록 돕고, 학생의 요구와 능력에 더욱 적합한 직무로 이끌 것이며, 이러한 변화를 더욱 긍정적으로 만드는 방법을 학생에게 가르칠 것이다. 진로 이론을 교차하여 이러한 에피소드는 가능한 잘못된 연결, 학습을 위한 기회, 불만족한 적응, 생애 과정의 에피소드, 혹은 다중 요인과 영향의 결과로 보일 것이다.

이 장은 가장 대중적이고 종합적인 이론의 일부에 관하여 그것의 이용과 관련된 일부 제안을 간략하게 살펴보았다. 제5장에서는 이러한 이론으로부터 다양한 사정도구를 포함하여 더욱 철저히 전환 사정을 기술할 것이다. 제6장에서는 진로교육, 생활 기술 및 학업적 교육과정 선택을 교차하는 교육과정 쟁점에 대하여 기술할 것이다. 이 장의 배경적 정보에서 독자는 어떻게 이러한 이론의 측면이 이러한 장에서 활용되며, 어떻게 진로 발달이 팀의 전환계획 수립 과정의 많은 부분에 중심적이고 지도적인 기능을 형성하는지 인식할 수 있을 것이다.

일반적으로 이론적 진로모형과 관련된 사정

도구, 중재 전략에 대하여 더 많이 이해할수록 팀은 학생의 요구에 적절한 이론과 사정도구를 선택할 것이다. 대부분의 전환 연구에서 팀은 사정을 통하여 적합한 정보를 수집하고, 교육과정, 프로그램 및 도구의 배열로부터 선택하는 데 다른 이론적 관점에 대한 그들의 이해를 적용할 것이다. 이런 배경은 팀이 모순 없는 사정과 중재 프로그램을 더 잘 선택하고, 이것들과 보상적인 교육과정, 교육과정 선택권을 연결하며, 전환계획 수립 활동을 교차하여 가능한 모순과 갈등을 제거하도록 허락할 것이다. 궁극적으로 이런 개별화된 진로와 전환의 토대는 최적의 생애 계획과 만족스럽고 충만한 성인기로 이끌 것이다.

성공적인 사람의 진로 경험이 필수적으로 항상 '긍정적'이지 않다. 그러나 이런 경험들은 모두 자신에 대하여, 타인에 대하여, 상황과 관용에 대하여, 직업 관계를 어떻게 언제 끝마칠지에 대하여 많은 것을 학습하는 데 이용될 수 있다. 각각의 사상은 생애 경로에 따른 진로 발달, 진로 단계와 더불어 하나 이상의 경험, 진로 유형 혹은 직무 만족·만족감의 불일치에 대한 한 가지 경험, 잘못된 자기관찰과 관련된 유의미한 학습을 위한 기회, 그리고 의사결정 사상을 최고조에 이르게 하는 다중 요인과 영향에 대한 반응을 나타낸다. 그래서 진로 발달은 잘못된 것이 아니라 생애 과정의 한 부분이다. 그리고 경험과 학습(때로 성공과 마찬가지로 실패)에 대한 동일한 기회가 장애 학생들에게 제공되어야 한다!

8. 연구문제

1. 종합적인 전환계획을 수립할 때, 진로 발달에 대한 좁은 정의 하나(직업 선택 또는 직업 적응)와 광범위한 생애 관점 정의를 비교하시오.
2. 장애가 진로 발달의 네 단계, 즉 진로 인식, 진로 탐색, 진로 준비 및 진로 동화를 교차하여 진로 발달 과정과 성과에 부정적인 영향을 미칠 수 있는 방식을 최소한 두 가지 기술하시오.
3. 이 장에 제시된 진로 발달 이론인 구조적, 직업 적응, 발달적, 학습 또는 CSST에서 세 가지를 선택하시오. 각각의 이론이 개인, 작업장 및 둘 사이의 상호작용의 핵심 요소를 정의하는 데 받아들이는 관점을 확인하시오. 이러한 각각에서 사람이 각 이론의 주요한 목적을 성취하기 위하여 다르게 중요한 기관 간 연계를 이용할 방법을 결정하고 비교하시오.
4. 이러한 동일한 세 가지 이론을 학생의 학교에서 학교 이후 환경으로의 이동을 위하여 계획 수립과 관련하여 비교하시오. 개인, 작업장 및 상호작용 관점에 기초하여 그것들은 학교 이후 환경으로의 잠재적 이동을 우선순위화하고 조직하는 데서 어떻게 다른가? 이들 각각은 이런 점에서 한 개인의 개인적 진로 발달에 어떻게 적합하게 될 것인가?
5. 다음과 같이 세 명의 장애 학생이 있다. (a) 직장 탐색 경험 입문(각 사이트에서 2주간 직업 현장을 관찰함), (b) 직무 시험(job

try-out)/직무 은폐 관찰(job shadowing) 시작(여러 작업 현장 각각에서 1개월 일을 하거나 노동자를 따르면서 보냄), (c) 자신의 선호 영역 내의 시간제 지역사회 직업 경험 시작. 당신은 이러한 자료의 수집과 종합적인 전환의 개발과 점검을 위한 특정 측면을 확인하도록 돕는 데 Brolin의 진로 발달의 네 개 다른 단계를 어떻게 이용할 수 있는가?

9. 참고 웹사이트

Office of Career-Technical and Adult Education, Career Development/Ohio Career Information System: Career Development and Ohio Academic content Standards: English Language Arts From: Ghilani (2005)
www.ode.state.oh.us/ctae

자기 사정 관련 누리집

Holland's Self-Directed Search
www.self-directed-search.com.
비용: 9.95달러

The Career Key
www.careerkey.org
Holland 인성 유형에 기초함

The Career Interests Game
http://career.missouri.edu
Holland 인성 유형에 기초함

Workplace Values Assessment
www.quintcareers.com/workplace_values.html
개인이 직장에서 평가되는 정도를 사정함

직업 탐색 관련 누리집

Learn More Resource Center
www.learnmoreindiana.org
고등학교 및 대학 학생들의 진로 및 직장에 관한 정보

Schools in the USA
www.schoolsintheusa.com
1,000개 진로 프로파일을 수집한 대학의 탐색

Bureau of Labor Statistics for K-12
http://stats.bls.gov/k12/html/edu_over.htm
"Kid 페이지" 클릭으로 BLS 누리집에 접근함

Career Zone
www.nycareerzone.org
중·고등학교 학생을 위한 무상의 진로 탐색 및 계획 시스템

Next Step Magazine
www.nextstepmagazine.com
진로 및 대학 정보와 논문 포함

Your Vocation
www.yourvocation.corn
이메일 수행 능력을 포함하여 청년을 원조하는 비영리 프로젝트

여성과 소수 민족 관련 누리집

Cool Jobs for Girls
www.work4women.org
비전통적 진로

Women's Work
www.womenswork.org
진로를 논의하는 전문가 여성 자원 센터

The Black Collegian
www.black-collegian.corn
유색인 학생을 위한 진로 자원

Saludos Hispanos
www.saludos.com
히스패닉계 공동체의 진로 및 교육 촉진

제 2 부 교육에서의 전환적 관점 이끌기

총 네 개의 장으로 구성된 제2부는 전환교육 프로그램과 학교 전환교육 프로그램 모두에서 학생의 발전을 가져오도록 하는 데 핵심적 역할을 하는 요소를 구분할 수 있도록 구성하였다.

제5장 '전환 사정'에서는 공통적인 사정의 실제와 그 결과를 통하여 학교 졸업 이후의 성과와 학생의 진척 사항을 관리하는 데 초점을 두어 프로그램을 개발하는 과정에서 특수교육의 책무성으로 그 결과를 어떻게 활용할 것인가에 대하여 기술하였다. 이 장은 독자로 하여금 주요한 몇몇 사정방법(예: 비형식적, 형식적, 상황별, 그리고 교육과정 기반 사정)에 대한 지식을 숙지하도록 함과 동시에 학교 졸업 후에도 사정의 결과를 활용하는 방법을 알 수 있도록 구성하였다. 아울러 비장애 학생들을 대상으로 한 규준을 장애 학생을 위한 사정방법으로 사용함에 있어 공통적으로 제기되는 문제점에 대한 논의를 포함하고 있다.

제6장 '표준화된 교육과정과 전환'에서는 교육에서의 전환적 관점을 이끌기 위해 교육 프로그램을 정리함으로써 교육적 방법과 학생의 전환 욕구를 기술하는 방법에 대하여 검토하였다. 법률과 관련이 있는 장으로서 이따금 교육적 체계와 상충되는 목표는 무엇인지 조사하여 이를 교육과정을 확장하고 통합 교육과정으로 발전시키는 데 활용되도록 하였다.

제7장 '전환교육 교수·학습 계획'과 제8장 '전환교육 교수·학습 방법'에서는 다양한 지원방법, 조정방법, 그리고 보조공학을 활용하여 장애 학생의 요구에 부합하는 교육과정의 수정을 위한 전략을 마련하였다. 그리고 장애 학생으로 하여금 일반 교육과정에 의한 학습과 지역사회 참여가 가능하도록 하는 전략을 개관하였다. 또한 공학의 활용 그리고 교실, 지역사회에 적합한 교육과정의 수정과 관련된 쟁점들도 간단히 다루어 보았다.

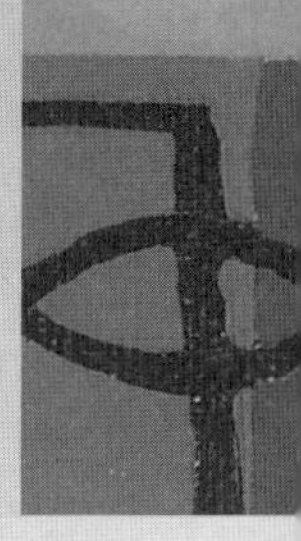

제 5 장 전환 사정

Robert W. Flexer & Pamela Luft

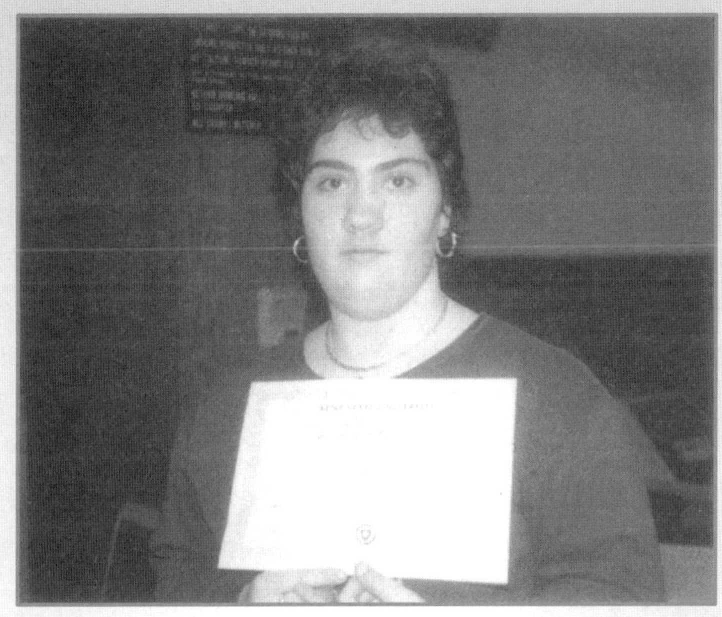

학습목표

1. 전환 사정의 특성을 기술한다.
2. 현재와 미래의 교육, 일, 생활, 개인의 사회적 영역, 이 네 가지 전환 영역에서 검사하게 되는 기술의 유형들을 서술한다.
3. 형식적(표준화)·비형식적(비표준화) 전환 사정의 목적과 유익함을 설명한다.
4. 종합적인 자료의 수집에 도움을 주는 데 특히 제공 가능한 정보의 종류와 그것들의 장단점을 기술한다.
5. 네 가지 전환 사정 영역에서 기능적 혹은 생태학적 사정이 어떻게 사용될 수 있는지 예를 들어 기술한다.
6. 전환팀들을 위한 사정계획과 의사결정의 절차를 설명한다.

1. 서론

Sitlington, Neubert, Begun, Lombard 및 Le Conte(1996)는 전환 사정이란 학생의 특정한 선호, 강점, 요구와 같은 정보를 포함하여 "전환 절차에 대한 기반을 제공하는 것"이라고 진술한 바 있다. 이러한 전환 사정은 학생의 강점, 요구, 흥미, 선호를 확인해야 한다는 IDEA의 필수 전환 요소를 반영함에 있어 매우 중요한데, 전환 사정은 직업 흥미, 적성, 전환 목적, 교육과정 요구뿐만 아니라 학생들이 진입하고자 희망하는 환경 등을 사정하는 데에도 사용될 수 있기 때문이다. 또한 전환 사정은 IDEA의 다른 전환 관련 필수 요소들의 적용에도 도움을 준다. 예를 들면, 전환 사정은 학생들이 졸업 후 일, 교육, 독립생활, 지역사회 상황에 어떻게 반응하게 될지에 대한 자료를 제공함으로써 성과 지향적(outcome-oriented)인 계획 절차를 지원해 줄 수 있다. 게다가, 전환 사정은 교육 프로그램과 전환활동이 실제로 학생의 졸업 후 목적 달성을 위한 활동을 촉진시키는지에 대한 결정을 도와줄 수도 있다.

그러므로 사정은 모든 전환계획에 있어서 정보의 틀(informational framework)로서 역할을 하며, 여기에 적용된 기술들은 학생의 성인 생활에 중요한 모든 영역들을 다루는 데 있어 정확하고, 관련성이 높으며, 종합적이어야 하는 것이다. 전환팀은 여러 가지 유형의 전환 사정들에 대한 사용법과 한계를 이해할 필요가 있으며, 학생, 가족, 지역사회 구성원들을 위해서 사정 결과에 전문 용어를 사용하지 않고 평이한 말을 사용해야 한다. 학생의 현재 능력과 미래에 나타날 잠재력을 제대로 반영한 결과들은 질적으로 우수한 사정 계획을 수립하는 데 도움이 되며, 궁극적으로는 학생들로 하여금 성인기로의 성공적 전환을 가능케 할 것이다.

이 장은 전환계획에서 매우 중요한 전환 사정 실제의 기초를 제공하는 데 초점을 두고 있다. 이에 저자들은 몇몇 전문 영역에서 개발되어 온 다양한 사정 접근법들에 대하여 독자가 익숙해지도록 사정의 정의와 목적을 제시하였다. 이러한 폭넓은 지식은 성인기로의 전환이 매우 복잡한 절차이며, 어떤 한 가지 관점이나 한 가지 전문 영역이 모든 상황에 적용되어 특정 학생의 요구를 충족시킬 수 없기 때문에 반드시 필요한 것이다. 끝으로, 이러한 전환 사정이 네 가지 졸업 후 전환 영역들(이를테면 중등교육 이후와 평생교육, 진로와 직업, 개인적·사회적, 지역사회 생활)을 얼마나 잘 다루는지에 대해, 그리고 전환계획에 있어서 전환 사정의 이용에 관하여 기술하였다.

2. IDEA 필수 요건

IDEA 1990과 1997

잘 구성되어 적절한 사정이 가능해야 그 결과를 모든 성공적인 특수교육과 전환 프로그램의 기초로 활용할 수 있게 된다. 실제로 적절한 검사가 가능하도록 하기 위해서 IDEA는 1990년, 1997년, 2004년의 개정안 모두에 사정에 대하여 언급을 한 바 있다. 1990년 IDEA는 IEP 사정 시 편차가 없어야 하며(unbiased), 그래서 사정은 학생의 모국어로 실시해야 한다고 하였다. 게다가 특수교육에서의 배치를 위한 사정을 위해서는 적어도 각기 다른 두 가지 이상의 환경에서 측정하는 복수의 사정을 포함하는 등 다요인적(multifactored) 평가에 기반을 두었다(Turnbull, H. R., 1993).

1997년 IDEA는 사정 절차에 있어서 중대한 변화를 가져왔는데, 그 핵심은 특정한 환경에서 기대되는 학생의 수행을 측정함에 있어 비형식적 사정(informal assessment)을 보다 강조하였다는 점이다. 사실 기존의 형식적 사정(formal assessment)은 거의 대부분 엄격하고 중립적인 상황에서 실시되었으며, 산만하지 않은 단조로운 방에서 지필 검사를 통하여 주어진 제시문의 물체나 도구를 따라 그린다거나 조작하는 것과 같은 표준화된 검사를 통해 이루어지곤 하였다.

비형식적 사정은 예상되는 미래의 환경을 포함하여 개인의 생활에 아주 익숙한 여러 환경을 택하여 그곳에서 사정팀이 학생의 행동을 조사하도록 한다(Bates, 2002; Clark, 1996; Sax & Thoma, 2002; Sitlington et al., 1996). 사실 형식적 검사는 학생에 대한 중요한 정보를 제공하긴 하지만, 일반적으로 그 정보는 해당 학생에게 도움이 되기도 하고 장애가 되기도 하는 자연스러운 환경적 맥락과는 연관성이 없는 고립된 것이다. 비형식적 사정에 대하여 강조를 하면 할수록 학생과 부모의 참여를 더 요구할 수밖에 없는데, 그래야 이들 비형식적 사정이 그들의 현재 선호와 미래의 비전에 더 잘 맞도록 보다 개별화할 수 있기 때문이다.

> **요점** 형식적 사정과 비형식적 사정을 함께 사용하면 학생에 대한 총체적 정보를 전환팀에게 제공해 줄 수 있다.

IDEA에서는 두 가지 유형의 기능적 사정(functional assessment)을 요구하였다. IDEA 1990에서는 학생이 선호하는 특정 진로 영역 내에서 어떤 직장이 가장 성공 가능할 수 있을지를 결정함에 있어 기능적 직업평가를 실시해야 한다는 전환 관련 조항이 추가되었다. 평가자는 작업 환경 내에서 학생이 적절한 수준으로 수행을 하는지, 또는 사회적으로나 개인적으로 경험을 통합할 수 있는지를 판단하기 위해 작업장에서 기능적 기술들을 측정할 수 있다. 어떤 특정 직장에 들어가기 위해 준비할 때, 사정팀은 그 직장의 물리적 조건과 동료 작업자들/감독관들이 그 학생과 어울리는지, 그리고 학생의 요구에 긍정적인지를 확실히 파악하기 위해 해당 회사에서의 평가를 요구할 수도 있다. 사정팀은 특정 정보 요구에 부합되도록 각각의 사정을 선택하여 사용하게 될 것이다.

IDEA 1997에는 학교에서 퇴학당할 만한 행동을 보이는 학생들을 위한 추가적 조항들이 삽입되었다. 기능적 행동 사정은 어떤 행동의 목적을 설명해 줌으로써 학생이 학교에서 제외되기 전에 문제 행동에 대한 중재방법을 개발할 수 있게 해 준다. 목표행동의 목적을 확인하기 위해 다양한 전략들이 사용되며, IEP팀으로 하여금 효과적인 중재를 확인하고 개별화할 수 있게 해 주는 것이다. 자료를 수집하기 위해 가장 자주 사용되는 전략과 테크닉은 학생, 교사, 부모와의 면접, 그리고 관찰이다(Quinn, Gable, Rutherford, Nelson, & Howell, 1998). 또한 IDEA 1997은 특수교육 요구(전환 요구 포함)를 지닌 것으로 확인된 모든 아동들을 위해 보조공학이 고려되어야 한다고 규정하고 있다.

> **요점** 비형식적 사정 검사는 학생의 능력에 대한 분명한 윤곽을 파악하기 위해 여러 환경에서 그 학생이 보이는 수행의 다양성(variability)을 검사한다.

IDEA 1997에서 전환팀에게 요구되는 추가적인 측면은, IEP의 일부로서 학생이 일반 교육과정과 교실에 어느 정도 통합되어야 하는가를 반영해야 한다는 것이다. 일반 교육과정에 대한 접근과 함께 IDEA는 장애 학생이 책무성 체계(accountability system)의 한 부분이 되어야 하고, 주와 지역의 숙련도 검사(proficiency test)에 참여해야 함을 요구하였다. 1997년 수정 조항에서는 또래들과의 배치를 강조했는데, 만약 팀에서 이것이 적절치 않다고 생각할 경우 왜 그러한 판단을 하였는지에 대한 진술서를 제시해야 한다고 되어 있다. 이러한 논의는 학생과 가족이 어떤 것을 선호하는가에 따라 매우 달라진다. 팀 구성원들은 무엇이 '또래'를 구성하는가에 대해 완전히 반대의 시각을 가질 수 있다. 어떤 이들은 전형적인 성인 동료들과의 직장, 지역사회 환경에서의 통합은 전환과 통합의 궁극적 목적을 의미하며, IDEA와도 일맥상통한다고 믿는다. 반면, 다른 이들 중에는 일과 지역사회 훈련은 대부분의 고등학교 학생들에겐 '익숙하지 않은' 것으로서, IDEA의 원리와는 모순되는, 즉 '장애로 인한(handicapping)' 배치에 해당된다고 주장한다. 이런 경우, 무엇이 가장 적절한지를 판단하기 위해서는 아마도 학생과 가족의 선호가 가장 좋은 기준이 될 것이다.

IDEA 2004

IDEA 2004에서는 전환 서비스 조항에 매우 중요한 요건들이 추가되었다. 이제 IEP에는 반드시 측정 가능한 졸업 후의 목적이 포함되어 있어야 하는 것이다. 사정과 관련해서 팀 구성원들은 학생의 흥미와 선호에 일치하는 졸업 후 환경과 관련하여 학생들을 평가해야만 할 것이다(Test, Aspel, & Everson, 2006). 장애 학생들은 학교생활을 마감하는 시점에 그들의 성취와 전환 요구들을 요약한 하나의 문서(Summary of Performance라 일컫는)를 손에 쥐게 된다. 전환 사정과 관련된 법적 필수 사항들에 대한 개관이 **표 5-1**에 제시되어 있다.

3. 전환 사정의 특성

사정이란 개별적인 의사결정을 돕기 위해 계획, 교수, 또는 배치의 목적으로 정보를 수집하는 것을 의미한다(Taylor, 1997). 효과적인 전환계획을 위해서는 학생, 가족, 교육자를 포함한 복수의 전문 영역(이를테면 특수교사, 일반 교사, 직업교사), 관련 서비스 제공자들(예를 들면, 학교 심리학자, 진단 전문가, 언어치료사, 작업치료사, 물리치료사 등), 그리고 학생의 성인기로의 전환에 참여하고 있는 다른 개인들이 사정 전략에 포함되어 있어야 한다. 학생의 졸업이 가까워지면 학생의 미래 잠재력에 따라 재활상담, 건강 혹은 정신건강 서비스, 대학, 발달장애 서비스, 소득 유지 프로그램, 기타 보조 혹은 고용 서비스 분야의 인력들로 그 목록은 확장될

표 5-1 IDEA의 사정과 평가에 대한 필수 요건

1990년과 1997년
• 기능적 직업평가 • 기능적·발달적 정보에 대한 강조 증가 • 부모로부터의 정보에 대한 구체적 요건들 • 기능적 행동 사정 • 보조공학 사정 • 일반교육 교실에서 학생이 가장 성공할 수 있는 방법에 대한 정보 • 주와 지역의 숙련도 검사에 참여
IDEA 2004
• IEP상의 적절한 사정을 거친 측정 가능한 졸업 후 전환목표 • 학문적·기능적 성취와 전환 요구에 대한 요약 보고서 • 전환목표를 위한 강점, 요구, 흥미, 선호에 대한 결정 • 직업교육에 대한 필수적 고려

수 있다(Halpern, 1994; Sitlington et al., 1996). 전환 사정은 또한 준전문가, 관련 비즈니스 리더, 교회 대표자, 혹은 도시의 집단 대표와 같이 학생에 대한, 그리고 지역의 자원과 지원에 대한 주요한 정보 원천이 될 수 있는 비전문가들의 평가를 포함시킬 필요가 있다(Luft, P., Rumrill, P., Snyder, J., & Hennessey, M., 2001 Test et al., 2006).

수년에 걸친 전환기에서의 사정 중 가장 중요한 측면 중 하나는 그것이 지속적이어야 한다는 점이다. 청소년과 젊은 성인들은 매우 다양한 발달적 변화를 경험하고 있다. 이러한 변화, 또래들의 영향, 전환활동과 경험을 통한 학습은 전환 절차를 거치면서 그들의 가치관과 선호를 명확하게 해 주거나 어떤 경우에는 변화시켜 줄 것이다(Rogan, Grossi, & Gajewski, 2002). 학생과 팀은 이러한 능력과 선호에 대해 더 많은 것들을 배울수록 학생의 바람직한 성인기 성과 달성을 위해 전략을 교체하고 수정하는 결정을 내리게 될 것이다. 지속적인 평가는 마지막 성인 계획이 고등학교를 졸업하기 전에 학생의 성장, 교육, 경험의 축적을 보여 준다는 것을 확실히 하는 데 있어서 매우 중요하다(Sitlington et al., 1996).

> **요점** 종합적 전환 사정은 학생의 능력, 흥미, 요구를 정확히 기술하기 위해 종합적인 방법으로 모든 사정 결과들을 합성하는 것이다.

전환 사정은 특수교사들이 적격성을 판단하기 위해, 그리고 성취의 일반 영역, 수행, 행동의 검사를 위해 IEP의 개발 시 사용하는 것들과 동일한 검사의 부분들을 포함할 수 있다. 그러나 전환 사정은 실제 환경에서 학생이 특정 과제에 성공하는 것을 포함하여 특정 개인의 성인

표 5-2 전환 사정의 목적

범주	내 용
배치/적격성	• 교육, 일, 생활, 개인적·사회적 환경에서 필요한 것들을 결정하기 위해 • 숙련도, 입학 기준, 또는 기관 적격성이라는 측면에 있어서 학생의 수준이 어느 정도인지 파악하기 위해 • 한 개인의 선호와 능력을 적절한 프로그램 옵션들과 맞추기 위해
계획	• 능력, 흥미, 강점, 유능성, 요구, 잠재력, 행동, 선호를 파악하기 위해 • 다른 과제나 활동을 시도하기 위해, 그리고 프로그램 옵션과 졸업 후 성과를 위해 선호와 능력을 어떻게 맞출지 결정하기 위해 • 학생, 가족, 팀 구성원이 학생의 목표 성취를 보조하는 구체적 방법을 규명하는 것을 도울 수 있는 전환 사정 자료의 종합적 기술을 개발하기 위해
교수/중재	• 한 학생이 전환 환경에서 수행 요건을 탐색하는 것을 도울 수 있는 테크닉과 전략들을 적용하기 위해 • 전환 환경에서 향상된 수행을 가져다줄 수정 테크닉과 조절 전략의 유형을 추천하기 위해

기 성과와 관련한 능력과 요구들을 반드시 반영해야 한다. 그러므로 팀은 학생의 생활 방식과 능력을 반영하는 환경에서 학생의 성공을 사정할 필요가 있다(Rogan, Grassi, & Gajewski, 2002). 이것은 그러한 환경, 그리고 그 환경에서 학생의 수행을 사정할 수 있는 인력에 대한 명확한 규명과 규격을 요구한다. 전환 사정은 학교와 졸업 후 환경 양쪽에 관련된 의사결정을 포함한다. 예를 들면, 기술직 계통에 관심이 있는 학생들을 위해 학교 내에서 진로와 기술교육을 시키고, 졸업 후에 기술학교나 전문대에 진학시키는 등의 결정이 내려질 수 있다. 이와 같은 현재와 미래의 틀은 개인의 졸업 후 목표뿐만 아니라 모든 전환 영역들에 적용될 수 있다. **표 5-2**는 사정의 주요 목적들이 내포하고 있는 함의점을 담고 있다.

> **요점** 전환팀은 학생의 중등교육 이후 목적을 향한 전진을 촉진시켜 주기 위해 기술적으로 명확한 자료를 제시하는 사정을 선택한다.

전환 사정은 단순히 그것을 관리하고, 채점하고, 검사와 그 결과를 보고하는 것 이상의 의미를 갖는다. 그것은 사정 결과에 대한 주의 깊은 분석을 통해 기능적이고, 관련성 높고, 적절한 추천과 의사결정을 제시해 주는 것이다. 사정을 팀의 모든 구성원들이 이해할 수 있는 언어로 통합하는 것은 어려운 일인데, 일반적으로 전환이 논의되는 IEP팀의 코디네이터에게 그 임무가 주어진다. 이러한 사정 관련 정보에서는 전문용어의 사용은 곤란하며, 잠재력과 능력을 강조하고 장애 학생에 대한 긍정적인 기대 분위기를 촉진시키는 방식을 통해 학생의 강점, 요구, 흥미, 선호를 구체적으로 다루어야 한다. 전환계획은 모든 구성원들이 각자 분석과 해석을 할 수 있을 정도로 충분히 결과를 이해할 수 있을 때 가장 효과적이다. 특히, 학생과 그 가족이 긍정적 미래를 계획하는 데 이러한 사정이 어떻게 도움이 되는지를 인식하는 것은 매우 중요하다.

요점 전환 사정은 학생의 목표와 프로그램에 따라 지속적이고, 구체적이고, 개별적이다.

4. 전환 영역 정의하기

Halpern(1985)이 제시한 졸업 후 지역사회 적응의 세 영역에 따라 CEC의 진로 개발 및 전환 분과는 전환 사정의 중요 영역을 다음과 같이 정의하였다.

> 전환 사정이란 현재와 미래의 직업, 생활, 개인 및 사회적 환경과 관련되는 개인의 요구, 선호, 흥미에 대한 자료를 지속적으로 수집하는 절차이다. 사정 자료는 전환 절차에서 공통의 기반으로 역할을 하고, 목적과 서비스를 정의하기 위한 기초를 형성하며, 개별화 교육 프로그램(IEP)에 포함될 것이다(Sitlington, Neubert, & LeConte, 1997, pp. 70-71).

이 정의에 의하면, 전환 사정은 학생의 현재와 미래 환경의 넓은 세 영역으로 범주화한다. 다음의 논의는 Halpern이 제시한 전환의 세 영역(이를테면 현재와 미래의 일, 생활, 개인 및 사회적)을 확장한 것이다. 지난 10년 동안 교육 분야는 전환계획에 사용될 수 있는 다양한 유형의 사정들을 범주화할 필요를 갖게 되었다. 중등교육 이후와 평생학습 환경이 이 목록에 추가되었는데, 이것은 지속적인 평생교육, 그리고 중등교육 이후 전환이 대부분의 장애 학생들에게 필요하고 기대되는 영역이기 때문이다(Stodden & Whelley, 2004). 개인적·사회적 지식과 기술은 학교 졸업 후 모든 환경에서 요구되므로 여기서 논의되는 세 가지 영역, 즉 중등교육 이후 및 평생학습, 진로 및 직업, 지역사회 생활에서 계속 거론된다.

현재와 미래의 교육적 환경

IDEA 1997이 통과된 후 지난 10년 동안 일부 중등교육 이후 프로그램으로의 전환은 많은 장애 학생들의 희망이었다. 모든 학생들에게 전환기는 확대되었고(약 26~27세로), 일생에 걸친 중등교육 이후와 기타 교육 프로그램들은 성인기 삶과 개인 및 진로 개발을 위한 탐색과 준비를 위한 기회를 제공하였다. 장애 학생들을 위해 마련된 중등교육 이후 프로그램의 참여는 모든 유형의 환경에서 크게 성장하였다. 특히 이 시기에는 전문대 등록과 중도 장애 학생들을 위한 새로운 프로그램(지역사회 기반 혹은 18-21 프로그램이라 불리는)의 개발이 급성장하였다(Wagner et al., 2005). 성인으로서 이 청년들은 개인 및 진로에 대한 관심(즉, 지속적, 그리고 평생교육이라 일컫는)을 신장시키고자 교육 프로그램들에 등록하려고 계속 노력할 것이다.

요점 지난 10년 동안 모든 장애 영역의 학생을 위한 고등학교 졸업 이후의 전환 프로그램에 대한 요구가 증가되고 있다.

4년제 대학에 등록하기를 희망하는 학생들을 위해 학업적 기술과 조절에 대한 요구를 사정하는 것은 매우 중요하다. 또한 졸업시험을 치르는 경향으로 인해 주와 지역 단위에서 치르는 사정에 대한 준비와 성공 역시 간과할 수 없다. SAT나 ACT와 같은 입학시험과 더불어 팀과 학생들은 이러한 시험에서 요구되는 내용에 대한 접근과 학습, 그리고 아마도 더 중요하게는 다음번 환경(단과대학 혹은 종합대학)에서의 수행에 집중할 필요성이 증대되었다. 팀은 학생이 선택한 환경에서 요구되는 수행을 학생이 가진 기술, 그리고 그 환경에서 가능한 지원과 함께 통합시키는 것을 지원할 필요가 있다. 학생의 진로목표에 비추어 선택이 적절한지, 그리고 선택한 대학 환경이 그 학생에게 얼마나 잘 맞는지 등에 관해 사정이 필요한 것이다.

전환목표를 전문대 혹은 기술학교에 두고 있는 학생들에게도 유사한 논쟁이 발생한다. 요구되는 수행과 기술, 그리고 조절 자원들에 대한 생태학적 사정은 학생의 현재 기능 수준과 조절 요구에 비추어 이루어진다. 또한 2년제 프로그램 수료자들의 진로 기회와 학생 개인의 진로목표 사이의 일치성에 대해서도 추가적 사정이 요구된다. 이러한 종류의 사정들은 전환계획을 위한 학업 과정, 프로그램 선택, 학업 및 직업 기술의 목적과 활동에 들어갈 투입물(inputs)을 제공한다.

중도 장애 학생들을 위한 새로운 18-21 프로그램들은 추가적인 교육과 진로의 개발 기회들을 전환 목적과 목표, 그리고 지역사회 기반 교수의 교육과정과 결합하고 있다(Neubert et al., 2004). 전환 자격으로 종합대학이나 단과대학에 등록한 학생들이 학사 과정이나 준학사 프로그램에 등록될 수는 없을 것이다. 기타의 모형을 통해 학습과 참여의 다양한 기회를 제공하는 지역사회 환경으로서 대학 캠퍼스를 이용하게 될 것이다.

> **요점** 고등학교 이후 전환의 증대된 중요성은 중등교육 이후 프로그램들에 있어서 새로운 모형의 전개와 향상된 자원에 대한 필요성을 가져왔다.

현재와 미래의 진로 및 직업 환경

직업과 진로 사정은 궁극적으로 진로의 선택으로 연결되도록 학생의 요구, 흥미, 선호에 대한 정보를 제공해 준다. 이러한 사정은 진로 성숙, 작업 행동의 개발, 성격 특성, 문화 요인, 혹은 다른 진로 개발의 구인들에 집중하게 해 줄 수 있다(진로모형에 대한 보다 충분한 논의는 제4장 참조). 장애 학생들에 대한 가장 효과적인 사정들 중 일부는 진로 개발과 성숙도를 측정하는 것인데, 이는 이러한 학생들 중 많은 수가 자신이 진로 선택을 할 수 있을 만한 경험이 부족한 경우가 많기 때문이다(Rojewski, 2002). 이러한 사정들은 보통 초기 단계에서는 일반적 능력과 흥미에, 나중 단계에서는 성공적인 고용에 필요한 구체적인 적성과 진로 성향에 초점을 맞추곤 한다. 진로 개발을 통해 학생이 선호하는 진로로 가게 해 준다는 것을 확실히 하기 위해서는 사정이 매우 중요한 역할을 한다.

> **요점** 진로 사정은 삶의 주기를 진로 성숙을 향한 일련의 단계로 보고, 능력과 흥미를 측정한다.

직업 사정(vocational assessment)이란 특정 직업 혹은 작업에 있어서 작업자의 역할 및 작업장의 요구에 대해 다루는 것이다. 학생의 고용 목표가 특정 직무 유형으로 좁혀질 때, 일반적으로 진로 개발의 나중 단계에서 직업 사정은 그 작업에서의 성공에 결정적으로 필요한 상세 정보들을 제공해 줄 수 있다. 학제 간 직업평가 및 사정위원회(The Interdisciplinary Council on Vocational and Assessment)는 다음과 같은 것으로 이러한 사정 유형을 기술하고 있다.

> 개인의 흥미, 가치관, 기질, 일 관련 행동, 적성과 기술, 신체적 능력, 학습 유형, 훈련 요구를 측정하고 관찰하고 문서화하는 서비스(Smith, Lombard, Neubert, Le Conte, Rothenbacher, & Sitlington, 1996, p. 74).

직업 사정은 유한한 직업 및 직무에 기초한 접근법들 내에서 학생의 직무 관련 특성과 적성에 역점을 둔다(Le Conte, 1986). 개인에 따라 다양한 영역으로는 특별한 적성과 요구, 작업 습관과 행동, 작업에 필요한 개인적·사회적 기술 등을 들 수 있다. 일에 대한 가치관과 태도, 일에 대한 참을성과 적응, 신체적 능력, 솜씨와 같은 영역들 또한 직업 사정에서 반영될 필요가 있다.

요점 직업 사정은 작업자와 다양한 작업 환경의 요구에 초점을 맞추고, 학생의 작업 관련 적성과 특성들을 측정한다.

현재와 미래의 생활환경

전환 사정의 세 번째 범주로서 학생의 생활 유형 선호와 독립에 대한 잠재력에 따라 매우 폭넓고 다양하다는 특성을 지니고 있다. 사정팀은 이 영역에서 학생이 일련의 필요한 자조 및 관리 기술을 계발하고 있는지 확인하기 위해 사정을 활용해야 한다. 제한된 독립만을 누리고 있다면 학생들은 지원을 받는 생활환경에서 최대한의 독립과 선택을 허용하게 해 주는 기술들을 가지고 있어야만 한다. 팀이 사정해야 할 필요가 있는 기술로는 기초적인 건강 및 위생, 의료 및 치과, 가정 관리, 안전과 지역사회 생존 기술, 자기옹호 등을 들 수 있다. 또한 일부 학생들은 자신의 현재, 그리고 앞으로 예상되는 독립의 수준에 따라 지역사회 여행과 교통수단 이용 기술, 쇼핑, 요리, 집 청소, 금전 관리 등에 대한 학습을 필요로 할 수도 있다.

가족, 학생의 숙소 직원, 또는 개인 관리 도우미들은 거주지 생활 영역에서 현재 학생의 수행 수준에 대한 정보를 제공하는 데 대단히 큰 도움이 될 수 있다. 추가적으로 발달장애 기관의 직원들은 지원 생활(supported living)의 옵션에 대한 중요한 정보를 제공해 줄 수도 있다. 이 모든 인력은 학생이 성인기로 접어듦에 따라 필요로 할 수 있는 현실적인 미래의 대안을 정의하고 지속적인 모니터링과 지원을 제공해 줄 수

요점 생활환경에 대한 사정은 잘 정의되고 있지 못하기 때문에 능력, 선호, 요구를 정확히 파악하기 위해서는 가족이나 지원 인력의 참여가 결정적인 역할을 한다.

있다. 전환에 있어서 이 영역은 검사와 사정도구에 의해 잘 정의되고 있지 못하기 때문에 관련 자료를 수집하는 데 도움을 줄 수 있는 개인들을 포함시키는 것은 매우 중요한 일이다.

개인적·사회적 기술과 관계 맺기의 중요성

전환에 있어서 개인적·사회적 영역의 중요성이라 함은 이 영역이 학생의 선호에 매우 의존적이라는 점에서 찾을 수 있다. 대부분의 학생들은 친구를 사귀고자 하는 바람을 가지고 있지만 그들 각각이 만족할 수 있을 정도의 친구 수와 유형은 매우 다양하다. 결과적으로 스포츠팀이나 동호회와 같은 취미 생활과 지역사회 참여는 그 학생의 선호에 맞추어 지원되어야 한다. 게다가 어떤 학생들은 결혼과 출산을 계획할 수 있으므로 팀에서는 이성교제, 성(性), 자녀 양육, 그리고 가능하면 지역사회 내의 성적 취약성(sexual vulnerability) 관련 논쟁을 반영할 필요가 생길 수도 있다. 우정, 데이트, 결혼, 양육과 관련한 기술들은 사정 방법이 거의 없는 영역이므로 팀은 해당 학생과 그 학생을 잘 아는 사람들로부터 정보를 수집하는 데 의존할 필요가 있다. 정기적으로 학생을 관찰하는 팀 구성원들은 학생이 인간관계 혹은 우정을 맺고 유지하고 필요시 끝내는 데 있어서 학생의 현재 능력에 대한 가치 있는 관점을 가질 수 있다. 모든 중요한 지역사회 구성원들이 팀에 참여하게 되면 모든 중요한 전환 영역들을 다루고, 미래의 요구와 잠재적 환경들을 예측하는 데 크게 도움이 될 것이다.

개인적·사회적 영역의 독특한 측면 한 가지는 이것이 모든 전환 영역들에 있어서의 성공에 영향력을 행사한다는 점인데, 팀은 학교와 직장, 그리고 각종 지역사회 생활환경에서 사회적 기술 요구를 다루어야 할지도 모른다. 많은 사정들은 개인적·사회적 기술들 중 팀에게 도움이 될 만한 행동과 상호작용 측면을 다루고 있다. 팀은 세 영역을 동시에 다루는 중재 계획을 가지고 각 영역에 걸쳐 관련된 강점과 요구를 규명하는 하나의 통합적 사정 접근법을 개발할 필요가 있다(Sax & Thoma, 2002).

요점 학생과 가족의 선호에 기반한 현재와 미래의 환경들은 학생이 그 환경에서 어떻게 기능하는지에 대한 매우 구체적인 정보를 필요로 한다.

요약

전환 사정은 성인기에 요구되는 능력들을 폭넓게 포함하고 있다. 이러한 능력들은 현재와 미래의 교육, 일, 생활, 이 세 가지로 범주화된다. 개인적·사회적인 부분은 세 영역 모두에 걸쳐 영향을 미친다. 팀은 기능적·생태학적 사정을 포함해 일련의 표준화되고 비형식적인 사정들 사이에서 선택을 하게 된다. 이것들은 바람직한 전환 성과를 위한 계획을 수립하는 데 사용되는 일반적인, 그리고 구체적인 자료 모두를 제공한다. 전환의 특성상 사정은 지속적이어야 하고, 구체적 목적을 가지고 있어야 하며, 효과적으로 요약될 수 있어야 한다. 다음 절은 팀의 종합적인 전환 사정 수립에 필요한 정보들을 수집하는 데 팀이 사용하게 되는 검사의 유형에 대해 보다 상세히 기술하고 있다.

5. 형식적 전환 사정

사정은 일반적으로 표준화(형식적) 사정과 비표준화(비형식적) 사정의 두 가지 범주로 분류될 수 있다. 규준 참조 검사(형식적 사정의 한 유형)는 일반적인 속성 혹은 특성을 가진 한 집단 내에서 개인의 상대적 위치를 결정하려는 목적을 위해 설계되었다. 전형적인 예로는 지능 검사(이를테면 하나의 수가 계산되어 그 학생이 다른 동년배들과 함께 학습할 능력이 있는지를 가늠한다)와 성취도 검사(이를테면 학년 점수 혹은 스테나인 점수가 주어져 학생의 진전도를 다른 동년배 혹은 같은 학년 학생들의 점수와 비교하여 순위를 정한다)를 들 수 있다. 지능 검사와 성취도 검사 이외에도 특수교육과 전환 프로그램들에서는 다양한 진로에 대한 학생의 잠재력을 평가하기 위해 종종 형식적 적응 행동 척도, 전환 기술 및 자기결정 척도, 성격 검사, 직업 및 진로 적성 검사, 흥미 검사, 작업자 특성 검사, 작업 기술 검사 등을 사용한다.

또한 지역사회에서의 기능에 구체적으로 요구되는 지식과 기술을 사정하기 위해 설계된 보다 새로운 전환 검사들이 개발되고 있는 중이다. 이 검사들은 준거 참조 검사이다. 준거 참조 표준화 검사의 예로는 진로/기술 및 지역사회와 고용 환경에서 요구되는 특정한 과제의 숙련도를 평가하기 위해 사용하는 경우를 들 수 있다. 일이나 지역사회의 과제에 관련한 것들 중에는 구체적인 산업, 조합, 또는 학생이 반드시 충족시켜야 하는 생산의 품질과 수량에 대한 현장 기준이 있을 수 있다. 이것들은 팀이 따르기를 원하는 사회적으로 타당한, 즉 외적 준거의 예라 할 수 있다. 많은 주 단위 성취도 검사를 포함해 형식적 사정들은 달성의 준거를 분명히 하기 위해 주로 준거 참조 표준화 검사를 사용한다.

표준화 검사가 한 개인에 대하여 제한된 시각을 제공해 줄 뿐이며(예를 들면, 결함에 초점을 맞추어), 특히 장애인의 경우 그다지 신뢰롭고 타당한 시각을 제공해 주지 못한다는 것은 오래 전부터 인식되어 왔다. 그러나 표준화 검사를 가치 있게 만드는 특정한 질적·상황적 예들이 존재한다.

형식적 표준화 검사들은 그것들의 신뢰도와 타당도를 강화하고, 개인들 간의 비교를 허용케 하는 개발 절차를 거치게 된다. 신뢰도란 점수의 안정성을 의미한다. 예를 들면, 사회적 기술 검사를 받는 한 학생의 점수는 중재 없이 그 검사를 다시 받을 경우 유사한 점수를 받아야 한다(물론 우리는 훈련이나 실제를 통해 필요한 모든 영역들의 점수가 향상되길 희망한다). 타당도란 어떤 검사가 사정하고자 의도하는 그 무엇을 정확히 측정하는 것을 의미한다. 예를 들어, 직업 능력 검사의 결과가 특정 진로 영역에 대한 적성을 보여 주는 것이라면 학생은 실제 작업 상황에서도 그러한 적성을 성공적으로 보여 줄 것이다.

요점 형식적 사정은 표준화를 지향하며, 동년배의 규준집단과 연관지어 학생의 기술을 측정하거나 사전 준거에 견주어 측정한다.

장애 학생들에게 불리한 점은 대부분의 검사들이 개발 과정에서 혹은 규준을 세우기 위한 규준집단 구성에서 장애 학생을 거의(혹은 완전히) 포함하고 있지 못하다는 점이다. 게다가 특정한 조절이 필요한 학생들이나 특정 유형의 검사(예를 들면, 시간이 너무 많이 소요되거나 응답 양식이 지나치게 형식에 얽매인 경우)에 취약한 학생들은 그들의 진정한 능력을 보여 주는 방식으로 수행하지 못할 것이다. 다른 학생들과의 비교가 일부 유용하고 일반적인 정보를 제공해 줄 수 있는 반면, 팀은 학생의 잠재력을 평가하기 위해서 형식적 검사 결과와 비형식적 검사 결과를 함께 고려해야만 한다. 형식적 검사이건 비형식적 검사이건 간에 어떠한 검사도 학생이 잠재적으로 경험하게 될 성공이나 어려움의 유일한 지표 또는 예측자로서 사용되는 것은 곤란하다.

요점 형식적 검사들은 시행과 결과의 평가를 위한 구체적이고 표준화된 절차를 가지고 있다.

현재와 미래의 교육 환경

전환팀은 장애 학생의 전환목표로 인해 종종 학업적 사정을 필요로 하게 된다. 팀이 학업 수행과 성과를 어느 정도 다루어야 하는가의 문제는 학생의 학업적 잠재력과 진로/생활 방식 선호에 의존하게 될 것이다. 어떤 학생들의 전환목표는 2, 4년제 대학 진학 혹은 졸업 후 직업훈련에 있을 것이다. 또 다른 학생들의 경우에는 중등교육 이후 교육에 있어서 일과 생활 기술의 심화에 있을 수도 있다. 팀은 모든 학생들이 표준화된 방식을 통해 적절히 검사되는 것은 아니며, 경우에 따라 조절이나 대체 수행의 옵션이 조사될 필요가 있다는 사실을 인식해야 한다. 그러나 팀은 여전히 기술 훈련에서 대학원, 전문적 연구에 이르기까지 다양한 중등교육 이후 프로그램들에 대한 진입 요건 검사를 위한 계획을 세울 필요가 있다.

모든 학생들의 학업 수행 영역에 대해 사정을 하는 것이 유용하겠지만, 이러한 사정은 많은 경우 교실의 교육과정과 활동에 밀접하게 연계되어 있어서 중등교육 이후 환경에서 개별 학생의 투사된 요구를 다루지 못할 수 있다(Thurlow & Elliott, 1998). 전환목표를 위한 학업 사정은 반드시 중등교육 이후의 교육과 지역사회, 그리고 일에 있어서 성공의 기저가 될 학업 기술에 대하여 구체적으로 초점을 맞추어야 한다. 또한 지역사회에서 독립적으로 생활하면서 일을 하려고 계획하는 학생들은 직무와 관련된 학업 기술뿐만 아니라 문어 혹은 구두상의 의사소통에서 기능적 및 생존 관련 기술, 수학, 과학, 사회, 정부/공민 등의 기술 역시 필요하다.

그들은 청소 용품이나 요리 설명서와 같은 것도 읽을 수 있을 수 있어야 하는 것은 물론, 수입에 대한 예산을 세우고 개인 수표책의 대차를 맞출 수 있어야 한다. 그들의 성인목표(adult goals)는 팀이 추구하는 학업 검사의 범위와 특성을 결정하게 될 것이다(Hart et al., 2004; Stodden, 2005).

많은 학업 검사들은 형식적이고 표준화된 절차를 사용하는데, 비형식적 절차 또한 가치 있는 정보를 제공할 수 있다. 학문에 초점이 맞추어진 중등교육 이후 프로그램에 들어가길 원하

표 5-3 전환 관련 대규모 표준화 검사와 조절

검사/시험의 유형
숙달도: 서로 다른 학년의 학과목 지식과 수행인 표준 교육과정의 성취 정도를 측정 **고등학교 졸업:** 정규 졸업장을 받을 만한 특정 능력 수준의 달성 정도를 측정 **일반교육성취:** 졸업장을 대신하여 읽기, 수학, 쓰기, 사회, 과학에서 고등학교 필수 요건을 충족하는지에 대한 측정 **전문대학 혹은 전문학교 입학:** 대학 과정 입시(예: ACT, SAT) 혹은 대학원/전문학교 입시(GRE, LSAT 등)에 대한 준비도 검사 **인증:** 일련의 일/직업을 얻기 위한 숙달도 검사(예: BAR, medical boards, 교사 자격증 시험 등)
조절의 유형
• 시간 연장 • 다른 환경 • 다른 반응 유형(예: 구두 대 필기) • 형식 수정(예: 확대 인쇄)

출처: Thurlow, M. & Elliott, J.(1998). Student assessment evaluation. In Rusch, J. R. & Chadsey, J. G. (Eds.), *Beyond high school: Transition from school to work* (pp. 265-296). New York: Wadsworth.

는 학생들은 일반적인 성취도 검사를 치를 능력을 개발할 필요가 있다. 나아가 그들은 많은 주에서 일반교육 학생들에게 의무적으로 요구하고 있는 주 단위(statewide) 검사에 참여하는 것을 고려해야만 한다. IDEA에서는 학교 개선과 개혁 노력의 일환인 사정과 책무성 체계에 장애 학생도 포함되어야 한다고 요구하고 있다. 학생이 받게 되는 고등학교 졸업장의 유형은 주(state)의 성취 검사와 숙달도 검사에서 좋은 점수를 취득하는 능력에 달려 있을 수 있다. 학문적으로 인정받는 졸업장은 중등교육 이후 프로그램의 입학을 보증하는 데 있어 점차 그 중요성이 높아지고 있다. 팀은 접근성에 관한 논쟁을 넘어서 적절한 조절과 함께 검사가 학생의 실제 기술과 성취를 반영하고 있음을 보장하는 방법을 고안함에 있어서 창의적이 될 필요가 있다.

표 5-3은 표준화된 성취 및 능력 검사들의 일반 범주와 가능한 조절의 예를 보여 주고 있다. 조절은 학생의 실제 능력이 결정될 수 있도록 많은 경우에 필요하다. 검사 표준화의 기술적 쟁점들로 인해 검사 결과에 대한 해석은 불분명할 수 있다. 조절이 이루어진 검사는 다른 조건하에 있는 것이므로 다른 학생들(예: 규준 집단)과의 점수 비교는 타당하지 않을 수 있다.

현재와 미래의 작업 환경

작업 분야에 대한 형식적 사정은 진로 상담과 직업재활 프로그램을 통하여 상당히 잘 개발되어 왔다. 사정은 진로 관심의 확인에서 시작된다. 『글씨 없는 베커 홍미 조사(Becker Reading-Free Interest Survey)』, 『진로 개발 목록(Career Development Inventory, CDI)』, 『진로 성숙도 목록(Career Maturity Inventory, CMI)』, 『직업 세계 지식 척도(Knowledge of the World of Work Scale)』, 『쿠더 직업 선호도 기록(Kuder Vocational Preference Record)』, 『글씨 없는 직업 홍미도 검사도구(Reading-Free Vocational Interest Inventory)』, 『자기 주도적 직업 탐구(Self-Directed Search)』, 『광범위 홍미 및 선택 검사(Wide-Range Interest and Option Test, WRIOT)』는 모두 홍미의 어떤 양상을 사정하여 제공한다. 이에 대한 추가적인 정보와 이 장에 목록을 제시한 다른 도구들이 학생들에게 적절하다면 팀 구성원들이 학생을 평가하는 데 도움을 줄 수 있을 것이다(Clark & Kolstoe, 1995; Gajar, Goodman, & McAfee, 1993; Kokaska & Brolin, 1985; Linn & DeStefano, 1986; Luft, 1999; Sitlington et al., 1996). 시각 매체의 사용은 의사소통에 어려움이 있는 학생들의 홍미를 사정하는 데 도움이 될 수 있다. 더욱이 사진이나 그림, 비디오를 사용한 사정은 경험과 결부된 많은 의사결정 기회를 제공하기 위해 개발되었다(Martin, Marshall et al., 2004; Morgan & Ellerd, 2005).

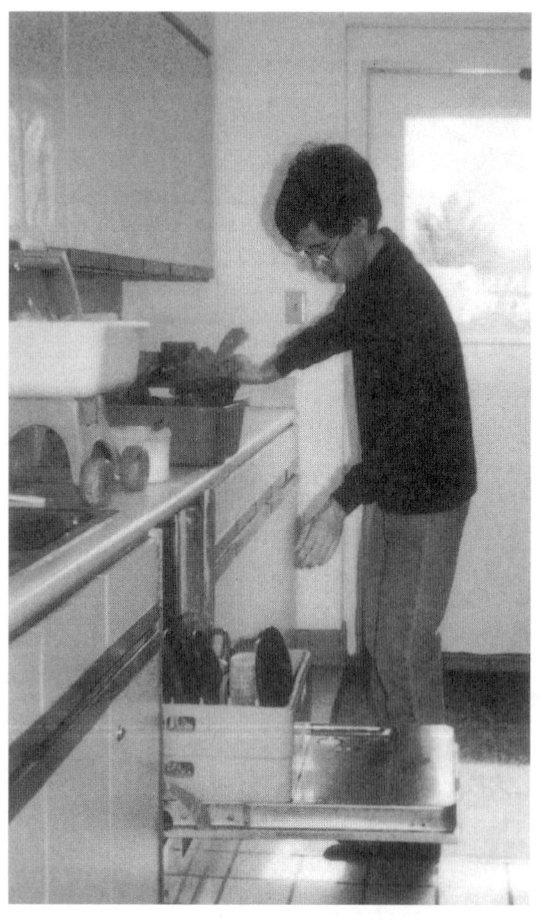

일상생활 기술은 전환 교육과정에서 중요한 부분이다.

잘 개발된 또 다른 사정 영역으로 작업 기술과 적성 측정이 있다. 측정 도구로는 『Bennett Hand-Tool Dexterity Test』, 『Differential Aptitude Test(DAT)』, 『Macquarrie Test for Mechanical Ability』, 『Minnesota Spatial Relations Test』, 『Purdue Pegboard Test』 등이 있다(Clark & Kolstoe, 1995; Gajar et al., 1993; Kokaska & Brolin, 1985; Linn & DeStebano, 1986; Sitlington et al., 1996). 팀은 특정 영역에서 학생의 기술을 가장 잘 사정할 수 있는 검사를 선택하기 위해 직업평가 전문가에게 자문을 구할 수도 있다.

또 다른 형식 중 자주 사용되는 것으로서 작업 표본(work sample)이 있는데, 이것은 작업 과제와 수행 변인을 검사하기 위해 재활과 직업 교육을 통해 개발되었다. 작업 표본은 “과제, 자료, 도구를 포함하고 있는 매우 잘 규정된 작업 활동으로서, 실제 직무와 동일하거나 매우 유사하다. 작업 표본은 개인의 직업 적성, 작업 특징, 직업적 흥미를 사정하는 데 사용된다." (VEWAA, 1988, p. 16) 작업 표본이 실제 직무와 유사하기 때문에 평가자는 통제된 상황(보통 검사실이나 교실)에서 실제 업무 행동을 관찰할 수 있다. 공통적으로 사용되는 표본으로는 『Apticom』, 『McCarron-Dial Work Evaluation System』, 『Singer Vocational Evaluation System』, 『Valpar Work Sample』(Clark & Kolstoe, 1995; Gajar et al., 1993; Kokaska & Brolin, 1985; Linn & DeStefano, 1986; Luft, 1999; Sitlington et al., 1996)이 있다. 이것들은 일반적으로 학생들에게 어떤 특정 과제를 수행하도록 요구하는데, 작업의 속도, 정확성, 양, 질 등에 대한 평가를 한다. 『직업평가와 소프트웨어: 소비자 지침(Vocational Evaluation and Software: A Comsumer's Guide)』의 경우, 30개의 작업 표본 체계(Brown, McDaniel, Couch, & McClanahan, 1994)를 논의·분석하며, 작업 표본 배터리의 일반적·특별 쟁점들에 대한 좋은 자원이 되어 준다〔또한 작업 표본 방법은 학생들이 특정 과제에 반응하는 방법을 결정하기 위한 비형식적(비표준화된) 방법일 수 있으며, 환경 특성은 지역의 직업이나 프로그램 환경들과 연관될 수 있다〕.

다른 표준화된 측정 도구들(예: 지능 검사, 적응 행동 척도, 전술한 다른 검사들)과 같이 형식적이고 표준화된 작업 표본들은 실제 직무와 유사한 직무 과제에 대한 수행을 토대로 하고 있을 뿐이며, 일반적인 산만하거나 조건이 있는 실제 작업 환경 안에서 일어나는 것이 아니기 때문에 직무 성공을 완벽하게 예측하지는 못한다. 그것들은 학생들의 특정 직무를 위한 적성, 강점과 관련된 영역들을 규정하는 도구로서 계속 사용되고 있다. 해석이나 점수가 바뀔 수는 있지만, 일부 숙련된 평가자들은 학생들이 과제를 학습하는 비율, 제안에 대한 반응, 관련된 작업 행동과 같은 가치 있는 정보를 얻기 위해 이러한 사정을 수정하기도 한다. 이러한 수정은 표준화된 점수가 요구되지 않을 때 팀에게 유용한 정보를 제공해 줄 수 있다.

평정척도 또한 일반 업무 및 고용 능력 기술을 사정하는 데 사용되는 일반적인 도구이다. 어떤 척도들은 특정 장애를 가진 집단(Bullis & Davis, 1996)의 학생들을 위해 개발된 반면, 또 다른 척도들은 어떤 장애 학생에게도 사용이 가능한 것들이 있다(Brady & Rosenberg, 2002). 『직무 관찰 행동 척도(Job Observation Behavior Scale, JOBS)』는 지원고용 실제와 기대를 기초로 한 표준화된 평정척도이다. 『직무 관련 사회성 기술 지식 척도(Scale of Job-Related Social Skill Knowledge, SSSK)』와 『직무 관련 사회성 기술 수행 척도(Scale of Job-Related Social Skill Performance, SSSP)』는 정서 및 행동장애 학생들에게 특정 상황에서 사회적 능력을 사정하는 도구이다.

현재와 미래의 생활환경

독립생활을 사정하는 데 있어서 하나의 중요한 영역은 학생들이 안전하고 행복하게 생활하기 위한 충분한 생존 기술을 가지고 있는가 하는 점이다. 생존 기술의 일반적 영역을 사정하는 도구로는 『독립생활 행동 검목표(Independent Living Behavior Checklist)』, 『거리 생존 기술 질문지(Street Survival Skills Questionnaire)』, 『일상생활 검사(Test for Everyday Living)』 등이 있다. 이것들은 일반적으로 면접이나 조사 형태에 의존한다(Clark & Kolstoe, 1995; Gajar et al., 1993; Kokaska & Brolin, 1985; Linn & DeStefano, 1986; Sitlington et al., 1996). 학생의 만족도는 전환 성공에 대한 궁극적인 측정치라 할 수 있다. 비록 그런 측정 도구를 찾기는 아직 어렵지만, 부수적인 사정도구로서 『생활 방식 만족 척도(Lifestyle Satisfaction Scale)』는 팀에게 일부 유용한 정보를 제공해 준다. 또한 지역사회 생활 기술은 일반적인 적응 행동이나 ('전환 기술 사정'에서 논의되는) 전환 기술 사정의 하위 검사에 속한다.

생존 기술 요구는 개인적·사회적 기술, 그리고 일에 필요한 기술에 대한 효과와 관련되어 있을 수 있다(Menchetti, Rusch, & Owens, 1983; Rusch, 1979). 생존 기술 측정의 핵심적인 특성으로는 측정 도구가 학생이 생활하고, 일하고, 여가를 보내는 환경에 대한 사회적 타당성을 갖추고 있어야 하며, 지역사회와 가족의 기대와 신념을 만족시켜야 한다는 것이다. 팀은 이러한 표준화된 검사들을 해석할 때 인종, 사회계급, 장애뿐만 아니라 도시, 도시 근교, 시골 간에 상당히 다양한 상황이 있다는 점을 고려하여 신중해야 할 필요가 있다. 한 지역사회의 기대를 만족시키는 것은 또 다른 지역사회의 기대에 위배될 수 있기 때문이다.

개인적·사회적 기술에 대한 형식적 검사

최근에 개인적·사회적 기능 측면을 사정하는 수많은 도구가 개발되었음에도 불구하고 이 영역에서 표준화된 측정을 찾기는 쉽지 않다. 『ARC의 자기결정 척도(ARC's Self-Determination)』(Wehmeyer, 1995; Wehmeyer & Kelchner, 1995)는 형식적 사정으로, 경도 정신지체와 학습장애를 포함한 인지장애 청소년을 대상으로 고안된 학생의 자기보고식 도구이다. 이 도구를 통하여 학생들이 자신의 자기결정 기술 또는 요구, 신념에 대하여 평가할 수 있으며, 그들의 진전을 사정할 수 있다.

이 영역에 속하는 능력이나 요구는 다른 세 가지 전환 영역에 큰 영향을 줄 수가 있다. 만족스러운 관계를 형성하는 능력이 없으면 어떤 환경이나 범위 내에서 사회적 위축이나 타인에 대한 폭력, 공격에 이르기까지 수용 불가능한 행동들이 나타날 수 있다. 그리고 우정의 형성, 데이트, 결혼 관계 등을 다루는 형식적 사정은 많지 않으며, 대개는 보다 일반적인 사회적 능력만을 다루고 있다. 이러한 사정도구로는 『Progress Assessment Chart of Social and Personal Development』, 『Social and Prevocational Information Battery』, 『Waksman Social Skills Rating Form』, 『Leisure Time Activities Scale』(Clark & Kolstoe, 1995; Gajar et al., 1993; Kokaska & Brolin, 1985; Linn & DeStefano, 1986; Sitlington et al., 1996) 등이 있다.

일과 사회적 기술을 결합한 사정으로는 『고용을 위한 대인 간 능력 검사(Test of Interpersonal Competency for Employment, TICE)』가 있다. 이 검사는 직업에 있어 중요한 구체적인 기술들에 대하여 타당화를 거친 61개의 생존 기술을 측정하는 도구이다. 학생의 능력은 비판/수정에 대한 반응, 지시 따르기, 감독자에게 도움 요청하기, 협력적으로 일하기, 조롱/도발에 대한 반응, 동료 간 쟁점과 같은 대인 문제에 대처하기에 대한 반응에 따라서 평가된다. 이 도구는 종합적인 훈련 교육과정(Foss & Vilhauer, 1986)을 동반하므로 필요한 영역들을 효율적으로 다룰 수가 있다.

종합적 전환 기술 사정

많은 도구들이 팀으로 하여금 광범위한 강점과 필요한 영역들을 확인하는 데 도움을 줄 수 있는 전환 기술에 대한 일반적 사정을 제공한다. 적응 행동 척도는 주로 다요인적인 사정에서 그 학생을 잘 아는 사람(예: 교사, 부모 등)에게 지역사회나 학교에서의 기능을 위해 필요한 학생의 기술들을 평정하려고 질문할 때 사용된다. 『미국정신지체학회(American Association on Mental Retardation, AAMR)의 적응 행동 척도』를 한 예로 들어 보자. 교사들과 부모는 여러 생활 기술 영역(예: 기초 학문, 자기보호, 식사, 위생)에 걸쳐 학생의 능력을 평정하는데, 결과에서는 연령 규준 점수인 100을 '평균'으로 제시한다. 『바인랜드 적응 행동 척도(Vineland Adaptive Behaviors Scales)』는 일반적으로 사용되고 있는 유사한 형식의 또 다른 도구이다.

Halpern(1996)은 학생, 부모, 교사가 작성하는 도구인 『전환 기술 목록(Transition Skills Inventory)』을 개발하였다. 기술 목록은 네 가지 광범위한 영역과 각 하위 영역들로 구성되어 있는데, 그 하위 영역에는 다음과 같은 것들이 포함된다.

- 개인적 생활: 타인과의 의사소통, 권위자와의 관계, 또래와의 관계, 책임감, 문제해결, 분노 조절, 개인의 안전
- 직무: 직무에 대한 지식, 직무 발견, 직무 기술
- 교육과 훈련: 읽기, 쓰기, 수학
- 독립생활: 자기보호, 영양과 건강, 금전 관리, 가정 관리, 지역사회와 여가 활동

Halpern의 목록은 부모용과 교사용 양식 외에 자기보고 형식인 학생용도 있다. 이것은 학생들이 자신의 흥미, 강점, 약점에 대해 학습하도록 해 주며, 삶에 중요한 영향을 미치는 의사결정을 해야 할 때 획득한 정보를 사용하도록 도와준다. 학생들은 자신의 전환계획을 개발할 때 팀에 보다 더 참여하기 위한 토대인 자기평가를 향상시키기 위해 이것을 사용할 수 있다.

전환계획 목록(Transition Planning Inventory, TPI)은 학생의 전환 요구를 확인하고 종합적으로 계획하도록 고안되었다(Clark & Patton, 1997). 이 도구는 고용, 교육, 일상생활, 여가, 건강, 자기결정, 의사소통, 대인관계에 대한 사정을 하는데 학교, 가정, 학생에 의해 작성되는 세 가지 양식이 있다. 또한 전환계획 진술과 상관관계를 지닌 600개 이상의 전환목표를 가지고 있으며, 그 결과는 학생의 요구, 수행, 흥미에 관한 몇몇 사람들의 관점을 통합할 때 팀에

도움이 된다.

TPI의 다양한 범주에 있는 문항들의 예는 다음과 같다.

- 발현된 신체적 문제를 돌볼 수 있는가? (건강 척도)
- 직무를 유지하기 위한 업무 습관과 태도를 가지고 있는가? (고용 척도)
- 자신의 금전을 잘 관리하는가? (일상생활 척도)
- 자신의 강점과 한계를 알고 수용하는가? (자기결정 척도)
- 다른 종류의 환경에서도 친구를 사귀는가? (대인관계 척도)

개별적으로(부모, 교사, 본인) 평정한 것은 학생 본인이 평정한 것과 비교하여 진술과 함께 매우 동의하는지, 동의하지 않는지를 가리킨다.

보다 더 좁게 초점을 맞춘 전환 사정도 있는데, 『사회적 직업 전 정보 배터리(Social and Prevocational Information Battery, SPIB)』는 정신지체 학생의 직업과 지역사회 적응을 위해 기술에 대한 지식과 능력을 사정한다(Halpern & Irvin, 1986). 아홉 개 하위 검사에서는 직업 검색 기술에 대한 지식, 직무 관련 행동, 은행 이용, 예산 세우기, 물건 구매하기, 가정 관리, 건강 관리, 위생과 몸단장, 기능적 신호에 대하여 조사한다. 이 검사는 우선적으로 중·고등학교 수준에 맞추어져 있으며, 대부분 구두로 진행되는데 참과 거짓으로 답변하게 되어 있다. 그러나 팀 구성원들은 이러한 방법으로 질문에 응답하는 것이 어려운 학생들에게는 신뢰할 만한 대답을 얻지 못할 수 있다는 점을 명심해야 한다.

종합적인 **생활 중심 진로교육**(Life-Centered Career Education, LCCE) 교육과정 프로그램은 관련된 사정 프로그램을 포함하며, 준거 참조 측정을 적용하고 있다(Brolin, 1992a, 1992b; Brolin, 1995; Bucher & Brolin, 1987). 이 종합적 교육과정은 장애 학생들이 집과 지역사회에서 생산적인 노동자로서 성공적으로 기능하기 위해 요구되는 중요한 기술들을 준비하도록 설계되었다. 교육과정 중심 측정에 수반되는 세 가지 도구로는 LCCE 지식 배터리, LCCE 수행 배터리, 능력 평정척도이다. LCCE는 두 가지 버전이 있는데, LCCE 경도 버전과 LCCE 중등도 버전이다(Brolin & Lloyd, 2004). 다음의 논의는 LCCE 경도 버전의 측정에 대한 것이다.

능력 평정척도(CRS)는 LCCE를 구성하고 있는 22개 능력(competency)과 97개 하위 능력(sub-competency)에 대하여 학생들을 평가한다. 하위 능력과 그것들의 목표들은 그 검사를 구성하게 되고, 검사 매뉴얼은 학생 수행을 판단하는 특정 행동 준거를 제공한다. 학생들과 가까이에서 일해 온 교사들은 매뉴얼의 유용하고 적절한 지침만 주어진다면 학생들의 능력 수준을 정확하게 사정할 수 있는 위치에 있다. 하위 능력을 평가하기 위해 능력이 없다(0점), 부분적으로 능력이 있다(1점), 능력이 있다(2점)라는 3점 리커트 척도가 사용되었다. LCCE의 능력과 하위 능력의 목록표는 **그림 5-1**과 같다.

지식 배터리(Knowledge Battery, KB)는 학생들의 능력 달성 수준을 보다 객관적으로 사정하는 도구를 교사들과 팀 구성원에게 제공한다.

교육과정 영역	능력	하위 능력: 학생은~을 할 수 있을 것이다	
일상생활 기술	1. 개인적 재정 관리	1. 금전 계산과 정확한 거스름돈 바꾸기	2. 책임질 수 있는 지출
	2. 가사일 선택과 관리	7. 집 안팎 관리	8. 기초 가정용 제품과 도구 사용
	3. 개인적 요구에 대한 관리	12. 신체 건강, 영양, 체중에 대한 지식 보이기	13. 적절한 몸단장 및 위생 유지
	4. 자녀 양육과 결혼생활 책임	17. 자녀 양육을 위한 신체적 보호 보이기	18. 자녀 양육의 심리적 측면 알기
	5. 식료품 구입, 준비, 소비	20. 식료품 구매	21. 식료품 세척 및 준비
	6. 의류 구입 및 보관	26. 의류 세탁	27. 의류 구입
	7. 책임 있는 시민의식 표현	29. 시민권과 책임감 이해	30. 지방, 주, 연방정부 특징 알기
	8. 레크리에이션 시설 활용과 여가 참여	33. 유용한 지역사회 자원의 이해	34. 활동 선택과 계획
	9. 지역사회 이용	38. 교통규범과 안전수칙의 이해	39. 다양한 교통수단의 사용과 지식 이해
개인적·사회적 기술	10. 자아인식	42. 신체적·심리적 요구 확인	43. 흥미와 능력 확인
	11. 자신감 획득	46. 자신의 느낌 표현	47. 자신에 대한 타인의 자각 기술
	12. 지역사회에서 사회적으로 책임 있는 행동	51. 타인의 권리와 재산에 대한 존중	52. 권위 인정과 지시 따라 하기
	13. 원만한 대인관계 기술 유지	56. 듣기와 대답 기술의 이해	57. 친밀한 관계 형성 및 유지
	14. 자립	59. 자기실현을 위한 노력	60. 자아 조직의 이해
	15. 적절한 의사결정	62. 조력 자원의 위치와 활용	63. 결과 예견
	16. 타인과 의사소통	67. 위급 상황 인식 및 대응	68. 이해하면서 의사소통하기
직업 지도와 준비	17. 직업적 가능성 인식 및 탐색	70. 작업의 수지 측면 확인	71. 직업과 훈련 정보 자원의 위치
	18. 직업 선택과 계획	76. 실질적인 직업 선택	77. 적절하고 유용한 직무의 필수 요건 확인
	19. 적절한 업무 습관과 행동	81. 지시 따르기 및 규칙 준수	82. 출근 및 시간 엄수의 중요성 인식
	20. 일자리 찾기 및 유지	88. 직무 탐색	89. 취업 신청
	21. 충분한 신체적 조작 기술	94. 끈기와 인내심 보이기	95. 만족도 균형 및 협력 보이기
	22. 특정 직업 기술의 습득		

그림 5-1 생활 중심 진로 교육 구성요소

출처: *Life-centered career education: A competency-based approach* (4th ed., pp. 12-13) by D. E. Brolin, 1993. Reston, VA: The Council for Exceptional Children. Copyright 1993 by The Council for Exceptional Children. Reprinted by permission.

3. 기초적 재정 기록	4. 세금 계산 및 지불	5. 책임감 있게 신용거래 이용	6. 은행 서비스 이용	
9. 적절한 주거 선택	10. 가재도구의 정비	11. 가정 관리		
14. 적절하게 옷 입기	15. 질병, 예방, 치료 지식 이해	16. 개인적 안전의 실천		
19. 결혼 책임감 보이기				
22. 식품 저장	23. 식사 준비	24. 적절한 식사 습관 보이기	25. 균형 있는 식단 및 식사	
28. 의복의 다림질, 수선 및 보관				
31. 법 이해 및 법률 준수 능력	32. 시민권 이해 및 책임감			
35. 레크리에이션의 가치 이해	36. 집단 및 개별 활동 참여	37. 휴가 계획 세우기		
40. 지역사회 주변의 길 찾기	41. 운전			
44. 감정 확인	45. 신체적 자아의 이해			
48. 수용과 칭찬	49. 수용과 비판	50. 자신감 개발		
53. 공공장소에서 적절한 행동 보이기	54. 중요한 인물 특징 알기	55. 개인적 역할 인식		
58. 우정 형성 및 유지				
61. 행동이 어떻게 사람에게 영향을 주는지 인식				
64. 대안의 개발 및 평가	65. 문제의 본질 인식	66. 목적 지향적 행동 개발		
69. 의사소통의 대처 방법 알기				
72. 일을 통해 개인적 가치의 충족 확인	73. 일을 통해 사회적 가치의 충족 확인	74. 직업 범주 안의 직무 분류	75. 지역 직업 및 훈련 기회 발견	
78. 직업 태도 확인	79. 주요 직업적 흥미 확인	80. 주요 직업적 요구 확인		
83. 감독의 중요성 인식	84. 직업적 안전 이해	85. 다른 사람과 일하기	86. 질적인 작업에 대한 요구 만족시키기	87. 만족스러운 속도로 작업
90. 직무를 위한 면접	91. 졸업 후 직업 적응을 유지하는 방법 알기	92. 경쟁적 표준의 이해	93. 고용 변화에 적응하는 방법 알기	
96. 손재주 보이기	97. 감각적 변별 이해			
배우고 있는 기술에 의지하기 때문에 특정 하위 기술이 없음.				

그림 5-1 생활 중심 진로 교육 구성요소 (계속)

사례연구 Helen

LCCE 사정 이용하기

Helen의 현행 교육적 수행 수준, 배경, LCCE로부터 얻은 사정 결과가 여기에 서술되었다(**그림 5-1** 참고). 그녀는 지금 County High School 11학년이며, 장애 학생을 위해 분리된 학급에 출석하는데, 환경생물학, 체육, 여성 합창 시간에는 통합 수업을 받는다. Helen은 4학년 수준의 읽기가 가능하고 5학년 수준의 듣기 이해를 한다. 수학에서는 계산기를 사용하여 덧셈, 뺄셈, 곱셈, 나눗셈을 할 수 있다. 금전 교환과 거스름돈 계산은 어렵다.

신체적으로 대부분의 활동은 가능하지만 대·소근육 운동에서 심각한 한계를 지니고 있으며, 왼쪽 다리와 왼쪽 팔을 사용하는 데 제한이 있다. 또한 보행과 균형을 돕기 위해 그녀는 불편한 다리에 브레이스를 착용해야만 한다. 그렇지만 신체적인 자기 관리 요구(self-care needs)의 대부분을 처리할 수 있다. Helen은 머리 손질을 좋아하고 화장과 손톱 정리를 즐기지만, 소근육 운동 능력의 어려움으로 인해 고르게 화장하는 것은 어려우며, 완전하게 머리를 감거나 손질하기 위해서는 도움이 필요하다.

Helen은 요리하는 데 익숙하며 간단한 식사, 설거지, 진공청소기 사용을 혼자 할 수 있다. 그녀는 이러한 집안일과 기타 잡일을 함으로써 집에서 역할을 하고 있다. Helen은 지역사회 활동, 레크리에이션, 여가 활동에 참여할 때 대개 사회성 기술과 개인 안전 영역에서 중간 수준(moderate)의 감독이나 지원을 요구한다. LCCE 준거 측정을 사용한 평가를 토대로 일상생활 기술 영역에서 다음의 교수적 요구 영역을 확인하였다.

- DL 1 금전 세기와 정확한 거스름돈 바꾸기
- DL 16 개인 안전 실천하기
- DL 20 식료품 구매하기
- DL 34 활동 선택하고 계획하기
- DL 38 교통규칙과 안전수칙에 대한 지식 보여주기

Helen은 뇌병변으로 인한 중간 정도의 의사소통 결함을 보인다. 말을 보다 잘 전달하는 전략을 배워 왔지만 낯선 사람들 앞에서는 위축되는 것 같았다. 그녀는 종종 친구들의 대화 도중에 끼어들기, 찌르기, 때리기, 고함치기 등 적절치 않는 방법으로 관심을 끈다. Helen은 이런 방법이 친구의 관심을 끌기 위해 효과적이지 않다는 것을 실토하지만, 보다 적절한 반응과 친숙한 수단을 통해 그 행동들을 대체하는 데 부족한 능력으로 인해 좌절하곤 한다. Helen은 독립적으로 지역사회의 레크리에이션이나 여가 활동 등을 선택하고 접근하는 능력을 보여 주지 못한다. 새로운 활동에 참여하거나 선택할 때 그녀는 지원을 요청하며, 안전하지 않은 상황에 대해 항상 잘 알고 있지는 못하다. LCCE 준거 측정을 통한 평가를 토대로 개인적·사회적 기술 영역에서 다음과 같은 교수적 요구 영역을 확인하였다.

- PS 42 신체적·심리적 요구 확인하기
- PS 56 듣기와 대답 기술 이해하기
- PS 67 위급 상황 인식 및 대응하기
- PS 68 이해하면서 의사소통하기

Helen은 푸드뱅크(Food Bank)에서 1주일에 한 번씩 지역사회 중심 직업훈련에 참가하고 있다. 음식 분류하기, 무게 달기, 포장하기, 꼬리표

사례연구 Helen (계속)

붙이기 등을 하는 동안 음식의 안전과 위생의 실제를 점검하는 것이 요구되는데, 그녀는 최소한의 감독을 받으면서 표준 작업률의 약 45~50% 수준으로 배운 과제를 완성할 수 있다. 과제를 계속 수행하도록 회기당 한 번에서 네 번 정도 상기시켜 줄 필요가 있으며, 휴식 시간의 시작과 종료 단서가 가끔 필요하다. Helen은 1주일에 한 번 마구간에서 자원봉사를 하는데, 동료는 Helen이 마구간 정리하기, 먹이 주기, 오물 치우기와 같은 과제를 완수하도록 도와준다. 여름에는 부모님의 감독을 받으면서 자신의 집과 이웃집 잔디를 깎아서 용돈을 번다.

직장에서는 팀으로 일하기, 직장에서의 사회적 규준 이해하기, 직무규칙과 같은 사회적 중재가 필요하다. Helen은 때때로 주의집중에 어려움이 있지만, 관심이 높은 활동들에 대해서는 배우려는 동기가 증가하는 경향을 보인다. LCCE 준거 측정에 의한 평가를 토대로 직업적 지침과 준비 영역에서 다음과 같은 교수적 요구 영역을 확인하였다.

- OGP 53 공공장소에서 적절한 행동 보이기
- OGP 81 지시 따르기 및 규칙 준수하기
- OGP 85 다른 사람들과 일하기
- OGP 87 만족스러운 속도로 일하기
- OGP 94 끈기와 인내심 보이기

KB는 LCCE의 세 개 영역에 대한 200개의 다중 선택 문항을 가지고 있는 기능적 전환 준거 참조 검사이다. 다른 사정도구와 마찬가지로 KB는 단지 한 기초 지식의 표본임을 이해하는 것이 중요하다. 학생의 모든 실제적·기능적 능력을 보여 주는 검사는 없다. 오히려 그러한 도구들은 교수/전환계획을 위한 노력에서 특수교사들을 돕는 선별 장치로서 유용한 것이다.

수행 종합 검사(Performance Battery, PB)는 비표준화된 준거 참조 검사도구이며, 능력에 대하여 기능적이고 실제 생활에서 측정한 값을 제공하고 있다. 평가는 개방형 질문, 역할놀이 시나리오, 카드 분류, 그리고 몇 가지 실제 활동들로 이루어져 있으며, 학생들에게 식사 준비하기, 전화번호부 사용하기, 신용 사항 작성하기 등과 같은 것들을 요구한다. PB는 가장 자연스럽고 실제적인 학생들의 능력을 측정하기 때문에 많은 교사들이 선호한다. 종합하면, 이러한 준거 측정들은 일상생활 기술, 개인적·사회적 기술, 직업 안내, 준비 기술과 관련하여 개별의 적절한 교수목표를 결정하기 위한 지식과 기술을 평가하도록 해 주고 있다.

6. 기능적·비형식적 전환 사정

1980년대 초반에 학생의 특성과 능력을 검사하는 규준 참조 검사의 한계점을 보충하기 위한 대안적 접근으로서 현대적이고 기능적인 사정이 출현하였다(Halpern & Fuhrer, 1984; Pancsofar & Steere, 1997). IDEA 1997은 표준화 검사의 한계점으로 인해 기능적인 사정 또는 비형식적 사정을 사용하라고 강조하였다. Bullis, Kosko, Waintrup, Kelley 및 Issacson(1994)은 "재활 프로그램이 초점을 두는 실용교육, 직업, 지역사회 적응에 있어서 전통적인 지능, 성격, 신경심리학적 검사도구들과 그 결과들의 관련성은 명확치 않으며, 재활 과정과 전혀 관련되어 있지 않을 수도 있다."(p. 9)고 지적한 바 있다.

> **요점** IDEA 1997에서는 비형식적 사정들을 표준화된 검사의 보충적 검사로서 사용할 것을 강조하였다.

비형식적 사정은 학생들의 강점, 요구, 흥미, 선호가 무엇인지, 그리고 학생들이 전환 및 IEP 목표 달성에 얼마나 진전을 보이고 있는지를 결정하는 데 사용되어 왔다. 또한 비형식적 사정은 학생이 자신의 교육 프로그램과 직접 연관성을 가진 특정 과제 수행 정도를 결정하는 데에도 기능적으로 작용한다. 학생의 수행 또는 행동은 교실이나 지역사회 환경과 같은 특정 환경에서 측정된다. 기능 평가는 개인의 수행을 비교할 때, 어떤 환경 안에서 성공·성취에 필요한 어떤 것에 있어서 수행의 표준 또는 준거로 구성되어 있다(Hughes & Carter, 2002).

비형식적 사정에 있어서 중요한 우려 사항 하나는 타당성과 신뢰성의 부족을 들 수 있다. 다시 말하면, (관계없거나 모호한 다른 요인들이 아닌) 정말로 하고자 했던 그 무엇을 검사하고 있는가 하는 점과, 그 결과들이 신뢰성이 있는가(예: 만일 다른 사람들이 몇 주 동안 그 학생을 관찰하여도 같은 결과가 나올 것인가?) 하는 점이다. Clark(1996)은 비표준화 사정의 타당성을 결정하기 위한 몇 가지 조건을 규명하였다. 그는 어떤 학생을 정확하게 반영하고 있다는 팀의 동의는 비형식적 사정에서 일정 정도 안면타당도를 제공한다고 믿었다. 만일 이러한 결과들이 이미 알려진 것(예: 다른 비형식적 사정 또는 형식적 사정)에 의해 지지된다면 그 결과들은 확인이 된 것이고, 프로그램 계획에 유용한 것으로 고려될 수 있다.

비형식적 사정은 전환계획 및 IEP 성과와 관련한 구체적인 성공, 강점, 요구의 사례를 제공함으로써 전환계획의 표준화된 검사 결과에 매우 중요한 보완을 해 준다. 비형식적 사정은 형식적 검사의 기술적 준거에 부합되지 않기 때문에 어떻게 정보를 획득했는지에 대한 기술, 해석에 있어서 경고와 한계의 제공, 사정을 그 자체로서, 그리고 몇몇 자료원들(예: 서로 다른 상황에서의 다른 팀 구성원들)로부터 점검하는 것은 매우 중요한 일이 된다. 그럼에도 불구하고 비형식적 사정은 특정 환경에서 일어나기 때문에, 그 결과들은 이러한 환경에서 학생이 어떻게 수행하는지, 그리고 성공을 위한 훈련과 자원, 조절에 대한 그들의 요구에 대하여 신빙성 있는 정보를 제공해 준다.

비형식적 사정은 사용되는 환경에 따라 네 가지 모든 전환 영역들을 다루는 몇 가지 유형의 형식으로 나뉜다. 비형식적 평가의 핵심은 장래 환경의 요구를 정확하게 확인하는 것이며, 그러한 요구에 학생이 반영되도록 사정하는 것이다. 사정은 교수를 위한 출발점과 목표를 향하여 점

> **요점** 비형식적 사정은 전환 및 IEP 성과와 직접 관련되어 있는 학생의 특정 성공 사례, 강점, 요구에 대한 상세한 정보를 제공해 준다.

표 5-4 다양한 환경에서 비형식적 사정의 유형

	교육	작업	지역사회 생활
생태학적 사정	모든 환경에서 세 자리 수 덧셈을 확인하기: 집, 학교, 지역사회, 미래 환경	패스트푸드점에서 식당 테이블을 치우고 수행된 작업의 양과 질 조사하기	지원 생활 아파트에서 영양 있는 식사를 안전하게 준비하기
평정척도	교사, 부모, 학생은 덧셈 기술과 사용법에 대하여 평정하기(1~4점)	작업의 양과 질에 대한 자기평가 비교하기와 직업 과제에 대한 고용자, 현장 감독자, 동료 평정(1~4점)	식사 준비에서의 독립 수준(1~4점)
설문 및 면담	일상생활에서 덧셈 기술의 잠재적인 사용을 확인하기 위해 교사와 부모에게 질문하기	학생에 대해 고용자, 현장 감독자, 동료의 만족을 평가하기 위해 질문하기	요리 기술에 대해 어머니에게 질문하기
상황적 사정	교사는 시나리오를 작성하고 세 자리 수 덧셈 기술의 사용을 관찰하기	작업의 양과 질 평가에 대한 자기점검을 실행하도록 직업 과제와 환경 관찰하기	식사를 계획하고 준비하는데 관련된 지식과 기술
교육과정 중심 사정	독립적 혹은 응용 상황에서 받아올림이 있는 세 자리 수 덧셈 기술 설명하기	안전한 절차 따르기, 수행한 일의 양과 질에 대해 자기평가를 하기 위해 수학 기술 사용하기	집이나 기타 장소에서 적절하고 안전하게 가전제품 사용하기
과제 분석과 행동 사정	세 자리 수 덧셈 문제를 해결하기 위한 받아올림 과제 분석 단계 따르기	정확한 순서로 양과 질을 위한 현장 기준에 따라 특정한 직업 기술의 모든 단계를 수행하기	요리법을 따르는 방법에 대한 다단계 과제 수행하기, 적절한 상호작용 시작하기

진적으로 따라가기 위한 방법을 제공한다. **표 5-4**는 세 가지 전환 환경 속에서 일어날 수 있는 다양한 유형의 비형식적 사정 항목들을 목록화한 것이다. 일부는 다음에 기술된다.

평정척도

전환 기술에 대한 평정척도들은 팀 구성원 개인이나 팀 전체에 의해 사용되는 표준화되지 않은 도구일 수 있다.

평정척도에서 얻은 수치는 오랜 시간 다양한 상황에서 평정자의 학생 관찰을 기반으로 한 종합적 판단이다. 평정 지표는 학생의 일반적인 수행에 대한 평정자의 견해를 가리킨다. 예를 들어, 교사는 학생이 거의 매번 혹은 드물게 과제를 제시간에 제출한다는 것을 지적할 수 있다.

표 5-5 고용 능력과 생활 기술 사정

자조 기술	A. 개인 위생과 몸치장하기에 대해 설명하기 • 적절한 몸치장(머리 빗기, 접어 올린 셔츠 등)에 대한 교사 기대에 부응하기 B. 적절하게 옷 입기 • 언제 옷을 입지 말아야 할지 확인하기(더러운지, 잘못 입었는지 등) C. 독립적으로 여행하기 • 안전규칙에 따라 학교에 걸어서 혹은 교통수단을 타고 가기 D. 효과적으로 의사소통하기 • 자신을 표현하고, 질문하고, 대답하기
일반적인 작업 습관	A. 규칙적으로 출석하기/제시간에 도착하기 • 제시간에 교실, 학교 혹은 직장에 도착하기 B. 과제에 임하기 • 주의가 산만했을 때 다시 작업에 임하기 C. 독립적으로 작업하기 • 즉시 작업을 시작하기
과제 관련 기술	A. 도구, 재료, 작업 구역 돌보기 • 도구를 알맞은 보관 장소에 가져다 놓기 B. 안전규칙 연습하기 • 도구와 재료는 특정 목적을 위해서만 사용하기
작업량	A. 제시간에 작업 완수하기 • 교사의 촉구로 제시간에 작업 완수하기 B. 체력 보이기 • 지치지 않고 수용 가능한 속도 수준 유지하기 C. 증가된 작업 부하량의 요구에 적응하기 • 겁내지 않고 새로운 과제 시도하기
작업의 질	A. 적절한 선택 및 결정하기 • 선택권이 주어질 때 적절한 해결책 고르기 B. 실수를 인식하고 교정하기 • 작업을 평가하는 데 자기점검법 사용하기
감독자/교사와의 관계	A. 감독자/교사의 적극적인 비판 수용하기 • 적극적인 비판을 근거로 특정 변화 만들기 B. 감독자/교사의 지시 따르기 • 구어적 지시에 따라 정확하게 과제 완성하기 C. 필요시 도움 구하기 • 필요시 도움을 요청하기

표 5-5 고용 능력과 생활 기술 사정 (계속)

또래와의 관계	A. 또래와 협력적으로 작업하기 • 동료에게 도움 구하기 B. 타인의 권리와 소유물에 대한 존중 나타내기 • 다른 사람의 소유물을 사용하기 위해 허락 구하기 C. 동료에게 적절한 언어와 예의범절 이용하기 • 주어진 상황에 적절한 언어 사용하기
작업 태도	A. 개인 목표를 개발하고 추구하기 • 일상 작업 완수하기와 같은 단기 개인 목표 설정하기 B. 시작하기 • 촉구 없이 한 과제 시작하기 C. 사회적 가치와 보상 수용하기 • 작업을 잘 수행했을 때를 인식하기 D. 작업을 할 때 자부심 갖기 • 기술의 개선이 요구하는 지위에 도달하기 위해 일하기

표 5-5는 일반적인 전환 기술의 대표적 평정 척도인 **고용 능력과 생활 기술 사정**(Employability and Life Skills Assessment, ELSA)에서 표집한 문항들을 보여 주고 있다. ELSA는 중요한 생활과 작업 기술들에 대한 평정을 위해 설계된 교사 및 부모용 평정척도이다. ELSA의 독특한 특징은 초등학교에서 중학교에 이르기까지 사용될 수 있다는 것이다. 매년 사용된다면 이후 학생 발달에 대한 값진 자료를 축적할 수 있다. 이러한 유형의 척도는 학생의 일반적인 전환 기술과 요구를 확인하고 매년 학생의 진전을 추적하는 데 유용하다.

설문 및 면담

설문 및 면담은 여러 중요한 환경에서 학생, 그리고 그 학생과 관련된 사람들로부터 직접 정보를 수집하는 효과적인 방법이다. 이러한 사람들에는 부모, 작업 감독자, 동료, 공동생활 가정 직원, 운송 관계자, 지역사회의 다양한 사람들과 친구들이 포함된다. 팀은 학생을 성공으로 이끌거나 장벽이 되는 요인 혹은 조건을 확인하는 데 도움을 얻기 위해 이러한 사람들로부터 무엇인가를 찾아야 할 필요가 있을 것이다.

면담은 일반적으로 대면(face-to-face) 혹은 전화를 통해 수행되며, 설문은 자기시행이나 구두를 통해 완성될 수 있다. 이런 방법의 가치는 정보를 출처에서 직접 얻는다는 것이다. 학생들은 그들이 좋아하는 것, 싫어하는 것, 기타 전환 관련 선호를 파악하기에 가장 적합한 출처이며, 고용자, 감독자, 동료는 작업 환경에서 무엇이 중요한지, 그리고 학생이 어떻게 수행하는지를 파악하는 가장 좋은 출처가 된다. 부모와 가족은 학생에 대한 고유의 관점과 학생의 성격 및 발달 과정에 대한 나름의 견해를 가지고 있다. 그리고 친구들과 지역사회 구성원들은 서로 다른 환경에서의 참여와 흥미에 대한 정보를 가지고 있다.

앞의 형식적 검사 부분에서 열거된 많은 도구들은 면담이나 설문 형식을 활용한다. 이러한 도구들은 비형식적 절차들과는 다르며, 주로 매뉴얼에 기술되어 있는 방법으로 문항 전체를 질문하는 채점 절차를 포함하고 있다.

비형식적 면담과 설문을 통해 팀 구성원들은 다른 방법으로는 수집되지 않는 특정 형태의 정보가 필요한지를 결정할 수 있고, 그들은 이러한 정보를 요청하기 위해 문항들을 설계한다. 그러한 도구를 제작할 때 문항은 관련성이 높고, 명확하며, 잘 설계하는 것이 중요하다. 팀 구성원들은 효과성을 위해 몇몇 다른 사람들에 의해 그들의 면담 혹은 설문이 검토되기를 원할 수 있다. 또한 응답자들의 답변 방식, 즉 예-아니요, 객관식, 주관식 등에 대해 세심하게 고려해야 한다. 학생들은 특정 형태의 질문과 응답에 어려움을 가질 수 있으므로 언어학적 구조와 개념의 복잡성이 통제되도록 해야 한다. 게다가 자기보고 형식에는 위험성이 있는데, 예를 들어 응답자가 위원회를 기쁘게 하기 위해 또는 그 학생이나 자신들의 입장을 돋보이게 하는 방식으로 응답을 할 수 있기 때문이다. 답변은 선의에서 나왔을지 모르지만 그것이 전적으로 사실은 아닐 수 있다. 따라서 일치점을 찾기 위해 여러 개인들에 걸쳐 면담과 설문 응답들을 비교하는 것이 최선의 방법이다. **그림 5-2**는 요구와 선호에 대한 설문의 한 예이다.

생태학적 사정

학생들의 전환 성과와 직접적으로 관련된 정보를 제공하는 사정들을 일컬어 기능적 사정 혹은 생태학적 사정이라 한다. 학생의 수행이나 행동은 특정한 환경에서 측정되는 것이 일반적이다. Gaylord-Ross와 Browder(1991)는 기능적 사정이 그동안 폭넓게 정의되어 왔을지라도 다음의 특징들 중 몇 가지는 가지고 있다고 주장하였다. (a) 인간이 실제 세계에서 생존하고 성공할 수 있도록 실제적이고 독립적인 생활/작업 기술에 초점을 둠, (b) 개인의 주변 환경에서 개인적 기능화에 목표를 둔 생태학적 강조, (c) 학습과 수행을 검사하기 위한 하나의 절차, (d) 성공적일 수 있는 중재 기술을 위한 처방, (e) 수행의 진전을 평가할 수 있는 지속적인 구체적 점검 절차(p. 45). 기능적 사정은 생태학적 또는 환경적 사정으로 시작한다.

기능적 사정은 자료 수집과 전환 의사결정 절차 사이의 관련성을 요구한다(예를 들어 Bates, 2002; Miller, Lombard, & Corbey, 2007 참조). 그것들은 현재 또는 미래 환경(예: 일반학급 또는 특수학급, 지역사회, 직장 또는 가정)과 과제(예: 기초 작업 문해력, 가정 관리 및 개인 위생, 컴퓨터 마더보드에 집적회로 납땜), 그리고 행동(예: 의학적 규정 준수, 안전주의 따르기, 정확한 버스 타기)을 위해 직접적으로 관련 정보를 제공해야 하는 것이다.

생태학적 사정은 전환 성과와 직접적으로 관련이 있다. 그것은 학생의 수행에 영향을 미치는 특정한 환경 내에서 모든 측면(예: 사람, 장소, 사물 등)과 이러한 요소 간의 관계를 사정하이 설문은 당신이 고등학교 졸업 후의 삶을 준비하는 데 있어 어떤 경험과 교육을 필요로 하는지를 학교가 결정하는 데 도움을 주기 위해 설계되었습니다. 이것은 다음 IEP 회의에서 논의될 장기 계획(또는 전환계획)을 개발하는 데 사용될 것입니다.

자신(만약 부모/보호자가 작성하는 경우에는 그 학생)에 대해 알고 있는 것에 기초해 다음 질문에 답해 주세요.

학생 이름: **부모/보호자:**
학생 연령: **오늘의 날짜:**

1. 고등학교 졸업 후 당신 자신이 바라는 일이나 교육은 무엇입니까?

전일제	시간제	
❑	❑	종합대학 혹은 단과대학–학문 지향적인 4년제 프로그램 지향
❑	❑	지역사회/기술대학–기술/준 전문가 훈련
❑	❑	성인 직업교육–고급 직업훈련(예: 비서)
❑	❑	군복무–육군, 해군, 공군, 해안 경비대, 해병대 등
❑	❑	경쟁고용–고용주(또는 직무 지도원)에 의해 훈련이 이루어지는 일
❑	❑	지원고용–직무 지도원에 의한 훈련 및 지원이 제공되는 일
❑	❑	보호 작업장–낮은 보수의 작업 활동 및 훈련
❑	❑	기타: ______________________

2. 당신은 몇 살에 학교를 졸업하길 원합니까? 18 19 20 21 22

3. 당신은 현재 관심을 가지고 있는 특정 직업이나 교육이 있습니까? 만일 그렇다면 자세히 적으세요.

4. 성인으로서 궁극적으로 어디에서 살기를 희망합니까?

❑ 가정이나 아파트에서 독립적으로–일반적으로 최저 이상의 보수를 요구함
❑ 보조금이 지급되는 주택에서 독립적으로–대개 최저 보수 또는 보다 높은 수입을 요구함
❑ 휠체어로 접근 가능한 주택–혼자 또는 개인 도우미와 함께 살 수 있는 능력
❑ 지원이 있는 생활–직원이 요리, 장보기, 예산 세우기 등을 매일 몇 시간씩 도와줌
❑ 공동생활 가정/수양가정–직원이 24시간 돌봄을 제공하고 자조, 건강 등을 도움
❑ 부모나 친척과 함께–때때로 도우미 또는 국민의료제도 서비스를 받음
❑ 기타

5. 당신이 살기를 원하는 이웃, 도시, 지역이 있습니까?

6. 성인으로서 당신이 이용할 수 있기를 바라는 지역사회 참여 유형은 무엇입니까?(해당되는 것 모두에 표시하세요)

❑ 공통 관심에 대해 이야기하기 위해 만나는 클럽이나 집단(예: 컴퓨터, 천문학)
가능하면 자세히 쓰세요. ______________________

그림 5-2 전환 요구와 선호 조사

출처: *Transition Planning: A guide for parents and professionals* (p. 9), by R. Baer, R. McMahan, and R.Flexer, 1999. Kent, Ohio: Kent State University. Copyright 1999 by Robert Baer. Reprinted with permission.

- ❑ 지역사회 오락 활동(예: YMCA, 지역사회 센터, 친구와 외출)
  가능하면 자세히 쓰세요. ______
- ❑ 종교 및 문화 활동(예: 교회, 회당, 절, 공부 모임)
  가능하면 자세히 쓰세요. ______
- ❑ 직장 및 여가 활동을 위한 교통편(예: 자동차, 버스, 친구, 부모, 자전거)
  가능하면 자세히 쓰세요. ______
- ❑ 지속하고 있는 교육(예: 컴퓨터, 요리, 바느질, 집 수리)
  가능하면 자세히 쓰세요. ______
- ❑ 정치적인 참여(예: 투표, 정치 집단에 참여)
  가능하면 자세히 쓰세요. ______
- ❑ 기타/의견: ______

7. 다음 중 당신의 목표를 성취하는 데 도움이 된다고 느끼는 서비스를 모두 표시하세요.

- ❑ 관심 목록표(예: OASYS)
- ❑ 교내 직업 배치
- ❑ 작업 적응 훈련
- ❑ 지역사회 직업 체험
- ❑ 여름 직업
- ❑ 입학시험 훈련(예: SAT)
- ❑ 직무 지원(예: 직업 관찰하기)
- ❑ 생활지도 상담
- ❑ 직업교육
- ❑ 대학 체험
- ❑ 기타/의견: ______

______

- ❑ 교통 및 운전자 교육
- ❑ 소비자 과학/가정 경제
- ❑ 금전 관리 훈련
- ❑ 바느질, 의류 손질 훈련
- ❑ 위급 상황 대처 훈련
- ❑ 요리 및 영양 훈련
- ❑ 집 수리 및 유지 훈련
- ❑ 응급처치 훈련
- ❑ 기타/의견: ______

______

- ❑ 언어 및 듣기 서비스
- ❑ 조절 및 테크놀로지
- ❑ 관계 및 결혼
- ❑ 심리학, 사회사업, 정신의학
- ❑ 작업 또는 물리치료
- ❑ 자기옹호 훈련
- ❑ 직업재활
- ❑ 지역사회 인지 활동
- ❑ 기타/의견: ______

______

- ❑ 평가(요구되는 양식을 자세히 기술하세요): ______

______

- ❑ 의뢰(누구에게인지 자세히 기술하세요): ______

그림 5-2 전환 요구와 선호 조사 (계속)

Virginia Commonwealth University에서 발췌

직함: ______________________ 근무지: ______________________

현장 감독자 성명: ______________________ 전화번호: ______________________

전환 코디네이터 성명: ______________________ 날짜: ______________________

1. 근무 시간	주말 작업	아침 작업	저녁 작업	시간제 작업	전일제 작업

의견:

2. 훈련 지역	비공개/ 접근 가능한 경로	공개/ 접근 가능한 경로			

의견:

3. 건널목	없음	신호등이 있는 두 개의 차선	신호등이 없는 두 개의 차선	신호등이 있는 네 개의 차선	신호등이 없는 네 개의 차선

의견:

4. 고용자 태도	장애가 있는 직원의 지원	조건이 있는 지원	장애가 있는 직원에 대한 무관심	장애가 있는 직원에 대한 거부	

의견:

5. 직업 급여 조건	유급직	유급직 가능	무급직		

의견:

6. 신체 이동 능력	한 구역에 앉아 있거나 서 있음	계단 혹은 최소 장애물 있음	필요한 신체 능력이 완전함		

의견:

7. 요구되는 힘	아주 가벼운 작업 (4~5파운드)	가벼운 작업 (10~20파운드)	평균 작업 (30~40파운드)	무거운 작업 (50파운드 이상)	

의견:

8. 지속 시간	휴식 시간 없이 2시간 이하 작업	휴식 시간 없이 2~3시간 작업	휴식 시간 없이 4~5시간 작업	휴식 시간 없이 4시간 이상 작업	

의견:

9. 적응	작은 구역에서만	한 공간	여러 공간	건물 전체	건물과 건물 앞

의견:

10. 외모 조건	외모가 거의 중요하지 않음	청결함 필요	깔끔하고 깨끗함 필요	외모가 매우 중요함	

의견:

11. 요구되는 의사소통	없음/최소	주제어와 손짓 필요	분명하지 않은 말투 수용	분명한 손짓 필요	분명한 말투 필요

의견:

12. 사회적 상호작용	상호작용 필요치 않음	적당한 반응만 필요	드물게 교수	빈번한 교수	

의견:

13. 행동 수용 범위	많은 행동 수용	적은 행동 수용	특정 행동 수용 없음		

의견:

그림 5-3 켄트주립대학교 협력적 전환 서비스 프로그램 직무 분석/직무 요구

출처: Cooperative Transition Services Program, Center for Innovation in Transition and Employment, Kent State University.

14. 발단/동기	직원이 다음 과제로 촉구	자발적인 도움	요구된 작업 시작		

의견:

15. 과제 집중/인내	빈번한 촉구 가능	간헐적 촉구/높은 수준의 감독	간헐적 촉구/집중적인 감독	간헐적 촉구/낮은 수준의 감독	드물게 촉구/낮은 수준의 감독

의견:

16. 가능한 강화	빈번한 강화 가능	매일 강화	매주 강화	최소 강화	급여 때만

의견:

17. 순서	한 번에 한 과제 수행	2~3개 과제 교체	4~6개 과제 교체	7개 이상의 과제 교체	

의견:

18. 작업 속도	느림	평균 속도 유지	평균 이상/가끔 빠름	계속 빠른 속도	

의견:

19. 구별 기술	작업 공급 간 구별할 필요 없음	외적 단서를 가지고 공급 간 구별해야 함	작업 공급 간 구별해야 함		

의견:

20. 시간 인식	시간 요인이 중요하지 않음	식사/휴식 시간 등 확인해야 함	단서를 가지고 시간을 말해야 함	시간을 시까지 말해야 함	시간을 분까지 말해야 함

의견:

21. 기능적 읽기	요구되지 않음	일견 단어와 상징	단순 읽기 요구	유창한 읽기 요구	

의견:

22. 알파벳으로 표시	요구되지 않음	첫 번째 글자까지	두 번째 글자까지	전체 글자	글자와 수

의견:

23. 기능적 수학	요구되지 않음	단순 셈하기	단순 덧셈/뺄셈	복잡한 계산	현금 인출기 사용

의견:

가능하면 직무 명세서를 첨부하세요.

직위에 따른 직무 책임을 열거하세요(가능하면 계열적으로).

1. ______
2. ______
3. ______
4. ______
5. ______
6. ______
7. ______
8. ______
9. ______
10. ______

그림 5-3 켄트주립대학교 협력적 전환 서비스 프로그램 직무 분석/직무 요구 (계속)

는 데 사용된다. 중요한 측면은 환경적 조건(예: 열, 빛, 실내/실외, 다른 사람들의 접근, 동료의 수, 건물의 크기와 조건 등), 다른 사람들과의 관계(예: 학생이 동료와 감독자에게 미치는 영향, 상호작용·수용·상호배려의 질, 피드백을 주고받는 능력), 수행 조정/적응을 들 수 있다. 기능적 생태학적 사정은 해당 환경 내에서의 형식적·비형식적 기대에 대한 학생의 성공 여부를 평가하기 위해 이러한 관계들의 쌍방향적, 상호적 특성을 조사하는 것이다.

그림 5-3은 다양한 작업 환경을 사정하는 데 사용될 수 있는 생태학적/직업 분석 양식의 한 예이다. **그림 5-3**에 설명된 바와 같이, 작업 환경을 위한 생태학적 사정에서는 특정 직업 관련 및 과제 기술뿐만 아니라 일반적인 특성들(예: 사회적 분위기, 교통수단 등)을 다루는 다양한 정보를 획득할 것을 요구한다. 기술들 내에서의 준거 또한 구체화되어 있다(예: 방향정위는 작은 구역으로만 나뉘는데 방 하나, 방 몇 개, 건물 전체, 건물과 운동장 등으로 쪼개진다). 생태학적 사정을 통해 평가자는 특정 환경으로 가서 그 환경에 대한 자료를 수집하게 된다. 그 다음 이 자료는 해당 학생이 가진 기술들과 비교된다.

표 5-6은 빨래방 이용하기에 대한 기능적 사정을 가정하고 주요 활동들을 제시한 것이다. 일반 고객을 가정하여 과제의 주요 그룹들(분류하기, 세탁기와 건조기 조작하기, 빨래 개기, 모든 사회적 에티켓)에 대한 일반적 분석이 이뤄질 수 있다. 그 다음 이러한 기능/과제와 관련된 학생의 수행에 대하여 일반적 사정을 실시한다. **표 5-6**은 시간 말하기 기술, 주의산만, 도움이 되는 교수적 단서, 교수적 탐색과 같이 수행에 영향을 미칠 수 있는 개별 학생의 교수적 요구를 자세히 보여 주고 있다.

요점 기능적 사정은 실제적인 기술에 초점을 맞추고 있으며, 여러 환경에서 학생의 수행을 서로 비교하고, 수행과 학습 과정을 점검하며, 진전 정도를 결정하기 위해 평가 절차를 구체화한다.

표 5-6 기능적 사정의 예

빨래방 이용하기

- 학생의 수행을 일반 고객과 비교하기
- 수행을 돕는 기술 확인하기: 시계 보기, 비누 양 측정하기
- 수행을 방해하는 것들 확인하기: 다른 사람들이나 TV 쳐다보기
- 작업을 상기시키는 것 확인하기: 순환의 유형 혹은 과제의 계열성을 위해 그림 단서 카드 사용하기, 지원해 주는 이웃과 함께 가기, 타이머 설정하기
- 점검을 위한 체크포인트 확인하기: 색깔 옷과 흰색 옷이 계속 섞이기 때문에 계속적으로 분류를 점검하기

상황적 사정

상황적 사정(situational assessment)의 주 목적은 구체적인 작업이나 지역사회 환경 내에서 학생의 일반적인 작업 행동과 적응을 관찰하고 기록하며 해석하는 것이다. 사정은 학생의 전반적인 행동을 측정하는 동시에 구체적인 환경과 요구에 대한 학생의 반응을 관찰할 기회를 제공한다. 사정을 수행하는 학생과 팀 구성원은 학생

의 전환목표에 중요한 폭넓은 행동의 범위에 대한 정보를 학습할 수 있다.

이러한 열린 형태의 사정 특성으로 인해 팀은 평가자가 관찰할 구체적인 행동 목록을 제공한다. 팀은 전체적이고 서술적인 형식으로 일반적 상호작용이나 수행에 대한 정보를 원할 수 있다. 만약 관찰자가 구체적인 행동이나 반응을 통보해 주길 바란다면, 관찰할 것의 구체적인 정의와 예를 제공해 줄 필요가 있을 것이다. 다음은 관찰 목표의 몇 가지 예이다.

- 동료와 함께 일하기
- 비난 수용하기
- 지시 따르기
- 시간 엄수와 출석하기
- 아파트와 상점에서 아는 이웃에게 인사하기
- 안전하게 건널목 건너기
- 물건 값을 치를 때 잔돈 기다리기

상황적 사정은 다양한 환경에 걸쳐 사용될 수 있다. 또한 훈련 사정의 한 유형으로서 지역사회 환경의 '시뮬레이션'을 제작하기 위해 학교에서도 사용될 수 있다. 그리고 학생과 학생의 성공을 지원하는 사람들에게 문제가 될 수 있는 변인들을 확인하는 데에도 유용하다. 동일한 결론을 가진 많은 사람들에 의해 잘 수행될 수 있다면(특정 행동과 조건들에 대한 정확한 관찰) 이것은 잠재적으로 성공적인 미래 환경을 선택하는 데 도움이 되는 유용한 도구가 된다.

교육과정 중심 평가

전통적인 측정 가운데 가장 일반적인 대안들 중 하나로 지적되는 것이 바로 교육과정 중심 평가(curriculum-based assessment)이다. 이 측정에서는 학업적인 것이든 직업과 관련된 것이든 간에 특정 교육과정을 통해 학생의 진전 정도를

사례연구 George

도서관에서의 상황적 사정

상황적 사정을 위해 8학년 학생 한 명을 학교 도서관에 배치한다. 이 사정의 목적은 진로 탐구와 함께 그 학생의 노력과 사회적 기술을 관찰하기 위한 것이다. 도서관 직원과 교사는 그 학생이 책을 대출해 주고, 반납된 책들은 책꽂이에 가져다 놓고, 손상되고 찢어진 책들은 수선하도록 지시한다. 3주에 걸쳐 특수교사들은 그 학생이 보이는 대출대에서의 사회적 상호작용, 책들을 알파벳과 숫자순으로 나열하고 분류하는 능력, 그리고 독립적으로 책들을 수선하는 능력을 관찰한다. 도서관 직원은 이 정보들과 더불어 학생의 관심 수준, 주의력, 그리고 사회적 상호작용에 관한 정보를 보충해 주는 것에 동의한다. 상황적 사정 기간이 끝나는 시점에 즈음하여 도서관 직원과 교사, 학생은 사정을 통해 지적된 그의 관심 수준, 주의력, 사회적 상호작용은 물론 학생의 강점, 요구, 흥미에 대하여 토론을 한다. 그런 다음, 진로 탐구 과정을 확대하기 위해 추가적인 교내 작업장에 대하여 토론하고 비교한다.

출처: Sitlington, Neubert, Begun, Lombard, & Le Conte, 1996.

사정한다. 일부 앞서 가는 교육과정 중심 평가들의 경우, 실제 세상의 기대를 반영하는 준거를 가진 준거 참조 측정 또한 사용한다(예를 들어, 자동차 운전 교육과정에서는 국가시험에서 볼 수 있는 것과 동일한 운전 및 검사 수행을 기대한다). 이것은 많은 진로 및 기술 프로그램들에서도 그대로 적용된다.

이런 사정들은 교육과정 내의 구체적인 활동과 목표에 근거를 두어, 프로그램 내에서 학생의 진전 정도를 보다 정확하게 검사하도록 해준다. 이런 유형의 검사가 개발된 이유는 많은 표준화 검사들이 매일의 교수 활동과는 상당한 거리가 있고, 그로 인해 그 프로그램 내에서의 '진전'을 정확히 측정하는 것이 아니었기 때문이다. 또한 교육과정 중심 사정은 완수되어야 할 내용이나 기술에 대한 분석을 가능케 하여, 학생의 성공을 촉진하는 데 요구되는 보다 적은 단위의 교육과정 목표 또는 과제들로 쪼개어질 수 있다.

이 사정에서는 학생이 현재의 교육과정 프로그램에서 지도받는 것을 요구한다. 비록 IDEA 1997은 모든 특수교육 학생들을 일반 교육과정에 통합할 것을 촉구하지만, 이것은 일부 학생들에게는 실제적이지 못할 수도 있고, 팀이 중요하게 여기는 전환상의 성과들 중 일부에 부합되지 않을 수도 있다. 진로 및 직업, 혹은 기술 교육 프로그램들에 등록된 학생들은 훈련 프로그램 내에서 그들의 진전 정도를 기록한 교육과정 중심 직업 사정(vocational assessment)을 이용해 평가될 수 있는데, 궁극적으로는 산업계 수준의 기술을 지향한다.

용접 기술 프로그램에 등록된 어떤 학생의 경우, 직업/특수교사는 프로그램을 구성하는 데 있어서 그 학생의 진전과 교육적 요구를 결정하기 위해 교육과정 중심 측정을 개발할 수 있다(Sitlington et al., 1996). 예를 들면, 용접 작업 수행 시 해당 과제와 활동들은 학생의 학습을 평가하기 위해 작은 단위로 나누어진다(예를 들면, 역량 목록표). 추가적인 검사와 측정이 학생의 관심사와 동기, 프로그램에서 장치와 도구를 사용하는 능력, 교사 및 다른 학생들과 의사소통할 수 있는 능력을 측정하기 위해 개발되었다. 사정과 교수 과정에서 두 교사는 학생이 용접 작업과 그에 관련된 혹은 학업적인 과제들을 수행하는 데 필요한 교수, 장치 관련 조절/수정을 고안한다. 학교 프로그램들은 일반적으로 IEP와 교수목표의 달성을 측정하기 위해 비형식적 방식으로 준거를 사용한다. 이러한 표준화의 일부는 인위적이며(예를 들어, 70~80%라는 수치는 어느 학생에게나 '우수'를 의미하는 적절한 측정이라고 할 수 있는가?), 또 다른 어떤 것들은 상식과 안전에 그 기반을 두고 있다. 예를 들어, 길을 건너가는 기술은 100% 수준에서 숙달되어야 한다. 80% 정도만 숙달했다면 다섯 번에 한 번은 학생이 위험에 처한다는 의미이며, 이 경우는 수용할 수 없는 수준의 실수인 것이다. 팀에서는 준거 기반 사정을 사용하는 목표와 프로그램들이 지역사회와 실제 세상의 준거를 최대한 반영하도록 해야 한다.

과제 분석

효과적인 사정도구의 예로 환경 분석에 이은 과제 분석(task analysis)을 들 수 있다. 학업적 능력, 그리고 관련 학습 전략들은 과제 분석을 통해 요소 기술(component skill)로 쪼개어질 수 있다. 또한 과제 분석 사정은 기능적 지역사회 생활 과제 계열에도 적용되어 왔다(Test, Spooner, Keul, & Grossi, 1995).

어떤 작업 환경에서 과제 분석을 수행할 때, 직업훈련가는 동료가 그 과제를 하는 것을 관찰해야 하고, 비연속적으로 발생하는 행동 모두를 기록해야 한다. 과제 분석 사정은 그 학생이 성공적으로 과제를 완수하기 위해 수행할 수 있어야 하는 특정 행동들을 묘사하는데 매우 상세하게 기술될 수 있다. 예를 들어, Snell(1987)은 손 씻기의 14단계를 규명하였는데, "손을 수돗물 아래 가져간다,", "손바닥을 헹군다(비누 거품이 다 없어질 때까지)", "손등을 헹군다(비누 거품이 다 없어질 때까지)"와 같이 헹굼에 있어서도 여러 국면으로 나누고 있다(p. 75). 학생의 요구와 과제의 복잡성은 단계의 수와 상세함 정도를 결정한다. 예를 들어, 상당히 능숙한 학생의 경우에는 이미 숙달한 특정 행동들의 적절한 계열성에 대한 안내만을 위해 과제 분석을 사용할 수 있으므로, 이 경우 구체적인 몇 개의 일반적 단계만을 요구할 수 있다(앞의 예에서 손바닥과 손등에 대한 상세한 기술 없이 "손을 헹군다"로 간단히 기술한다). 좀 더 중증의 장애를 가졌거나 직업 경험이 없는 학생의 경우 각 단계를 가장 기초적인 요소들로 쪼갤 필요가 있을 수 있다.

다음의 예는 과제 분석의 일반적인 경우와 구체적인 경우이다. 출근 카드 보관함으로 걸어간다. 바른 카드를 선택한다. 카드를 기계에 삽입한다. 카드를 기계에서 꺼낸다. 보관함 속 원래 있던 칸에 카드를 넣는다. 냉장고로 걸어간다. 냉장고 문을 열고 도시락 가방을 안에 넣는다. 문을 안전하게 닫는다. 사무실로 걸어간다. 외투를 벗는다. 옷걸이에 외투를 걸어 둔다. 이와 같이 직장에 도착해서 해야 하는 과제들은 (1) 출근 시간을 체크한다, (2) 도시락 가방은 냉장고에 보관한다, (3) 사무실로 가서 코트를 건다와 같이 3단계 혹은 11단계로 바꿀 수 있다.

포트폴리오 사정

일반교육 및 특수교육 학생들에 대한 포트폴리오 사정(portfolio assessment)은 일정 기간에 걸쳐서 학생의 성취나 개선을 보여 주는 수행(혹은 성과물)을 사용하는 것이다(Airasian, 1994). 학문적인 것에서 진로 개발과 지역사회 준비에 이르기까지 다양한 유형의 학생 정보 혹은 경험들이 포함될 수 있다. 또한 포트폴리오를 통해 특정 맥락 내에서 학생의 성장과 발달, 수행에 대한 매우 개인적이며 다소 독특한 기록이 남겨질 수도 있다(Carey, 1994). Sarkees-Wircenski와 Wircenski(1994)는 포트폴리오 사정은 다양한 전환 능력을 문서화하고, 학생을 사정 과정에 직접 참여시킬 수 있는 훌륭한 도구라고 추천한 바 있다. 그들은 다양한 과제를 성공적으로 수행하는 학생들의 기록을 위해 비디오 녹화를 제안하였다. 이는 학생의 잠재력을 보기 어려운 미래의 고용주와 지역사회 사람들에게 설득력을 가질 수 있다. 이런 유형의 진로 혹은 전환 관련 포트폴리오는 시간이 흐른 후 고용 가능 기술, 작업 관련 사회적 기술, 자조/독립생활 기술, 일반화 기술, 직무 특정 기술,

가정 관리, 독립 여행, 안전과 생존 기술 같은 중요한 영역들에 있어서의 진전 정도를 반영해 줄 수 있다.

그러나 포트폴리오 방식은 주관적이며, 많은 구조를 필요로 하는 학생에겐 어려움이 있고, 시간이 많이 소요되며, 신뢰도와 타당도를 확립하기 어렵다는 단점 또한 내포하고 있다. 이러한 논점들은 특히 팀이 작업 혹은 지역사회 상황에서 요구되는 구체적인 수행이나 행동 준거에 대해 잘 알고 있을 경우 다루어질 수 있다. 포트폴리오는 이러한 수준에서 학생의 수행 능력을 문서화하는 하나의 대안적 방법으로 사용될 수 있는 것이다.

요점 포트폴리오 사정은 학생의 작업과 일정 시간 후 향상 정도를 평가하기 위한 대안적 수단을 제공해 준다.

행동 사정

(교수에 있어서의 과제 분석을 포함한) 행동 사정(behavioral assessment)은 훈련과 관찰된 행동 사이의 기능적 관계를 사정하기 위해 사용된다. 이런 절차들의 대부분은 특정 행동의 실재에 기여하는 요인들을 규명하고 철저히 조사하기 위해 응용 행동 분석에 그 기반을 두고 있다. 이 절차는 상당히 복잡하여 별도의 공부가 필요하지만, 간단한 요약을 다음에 제시하였다.

행동에 대한 관찰과 기록은 관찰 가능하고 측정 가능한 문서화된 목적과 목표를 통해 장애학생들을 연구하는 데 있어서 그 기초가 되고 있다. 여기서 기술된 많은 테크닉들은 학생의 행동 범위에 적용되는 것이며(예를 들면, 작업 성과물의 질과 양을 향상시키고, 위생 관련 실제의 질을 개선하기), 바람직하지 않은 대인 행동에 국한되는 것은 아니다.

행동 사정에서는 다섯 가지 주요 기록 절차가 사용된다. 일화 기록법(anecdotal recording)은 어떤 행동(behavior)과 그것의 선행사건(antecedent event), 그리고 그것이 강화하고 있는 결과(consequence)를 규명하기 위한 것이다. 그 행동은 구체적으로 정의되어 모든 관찰자는 측정하고자 하는 것이 정확히 무엇인지를 알아야 한다. 예를 들어, '탠트럼(tantrum)'은 한 학생이 보이는 구체적인 일련의 행동들로 정의되어야 하는데, 만약 그것이 발을 구르는 것이고, 모든 탠트럼 상황이 아닌 어떤 하나의 국면에서만 그렇게 한다면 정확히 지적될 수 있다.(행동에 대해 더 많이 알게 되면 직원은 탠트럼이 곧 시작될 것임을 알리는 '조기' 신호를 보고자 할 것이다. 그러나 초기 관찰에서는 먼저 일련의 행동의 모든 측면들을 확인해야 한다.) 선행사건이란 행동 직전에 발생하는 우발적 사건을 의미하는데, 행동의 추측 가능한 원인 혹은 계기를 제공해 줌으로 중요하게 다루어진다. 결과는 행동의 발생 직후에 일어나는 사건들인데, '타임아웃(time-out)'이나 많은 어른과 학생들의 관심 등을 예로 들 수 있다. 다음은 Browning(1997)이 제시한 한 사례에 근거를 둔 예이다. 선행사건과 결과 분석을 통하여 어떤 행동과 관련된 하나의 중재 프로그램이 설계될 수 있다. "Bill이 작업장에서 탠트럼을 보일 때, 어떤 사건이 그 감정 폭발 직전에 일어나는가? 또 어떤 사건이 그 다음에 일어나는가?" 이와 같은 분석에 의하면, Bill이 자기와 얘기를 나누려 하지 않는 동료 때문에(그 동료는 자기 일에 집중하고 있기 때문에) 화를 내는 것처럼 보일 수 있고, 그 탠트럼의 결과는 Bill 자신이 '관심을 받는다는' 신념을 갖도록 다른 사람들로부터 상당한 주목을 받게 되는 것이다. 또 다른 가능한 설명은(어떤 선행사건과 결과가 서로 연관되었다고 여겨지는지에 따라), Bill이 일 때문에 지루함을 느끼고 (Bill의 마음이 점차 동요되고, 다른 사람들과 더 얘기하고 싶고, 휴게실로 가도 되는지를 묻는 것과 같은 선행사건들), 그로 인해 발생한 탠트럼은 그를 작업장에서 제외되게끔 해 주며, 그가 해야 하는 일의 양도 줄이는 결과를 초래한다는 것이다.

관찰자들은 표적행동이 얼마나 자주, 그리고 어떤 시간에 발생하는지를 보기 위해 한 가지 이상의 방법을 사용할 수 있다. 사건 기록법(event recording)은 사건이 발생하는 빈도를 사정한다. "Bill은 직업훈련장에서 얼마나 자주 탠트럼을 일으키는가?" 시간 표집법(time sampling)은 행동이 발생하는 시간대를 파악하는 것을 목적으로 한다. "Bill의 감정 폭발은 이른 아침/늦은 저녁에 발생하는가? 아니면 주초/주말에 발생하는가? 주위에 동료가 많을 때인가? 아니면 적을 때인가?" 간격 기록법(interval recording)은 기간을 많은 수의 동일 시간 간격으로 나눈 후 행동(활동)의 실재 혹은 부재를 기록하는데, 특히 그 행동의 발생 빈도가 다소 높은 경우에 사용된다. 마지막으로, 지속 시간 기록법(duration recording)은 행동이 발생하는 시간의 길이를 의미한다. "Bill의 탠트럼은 얼마 동안 지속되는가?" 이러한 유형의 측정들은 어떤 행동을 발생시키고, 그 행동을 지속시키며, 다시 발생하게끔 이끄는 특정 상황을 규명하는 일을 도와준다. 기록법의 유형은 그 행동이 얼마나 자주 일어나는지, 혹은 시간과 관련된 패턴이 의심되는지에 따라 결정된다. Bill이 얼마나 자주 작업을 멈추고 동료 작업자와 얘기를 나누려 하는지 또는 얼마나 자주 과업에서 이탈하고 그것을 지속하려 하는지와 같은 주기적인 (periodic) 탠트럼은 또 다른 기술을 사용해 측정할 수 있을 것이다.

이런 관찰 기술들은 행동의 패턴을 규명하고 행동적 변화를 기록하기 위해 사용되는데, 무엇보다 행동 사정은 훈련 혹은 중재를 받기 이전에 측정의 '기초선'을 설정하는 데 쓰인다. 이것은 '전형적인' 상황에서 행동의 유형과 비율, 빈도를 규정해 준다. Powell 등(1991)은 이와 같은 기초선 사정을 "어떤 교수를 하기 전에 하나의 활동을 완수하는 작업자의 현재 능력에 관한 정보를 획득하는 절차"라고 설명한다(p. 64). 이 기초선 패턴으로부터 팀은 행동이 얼마나 변

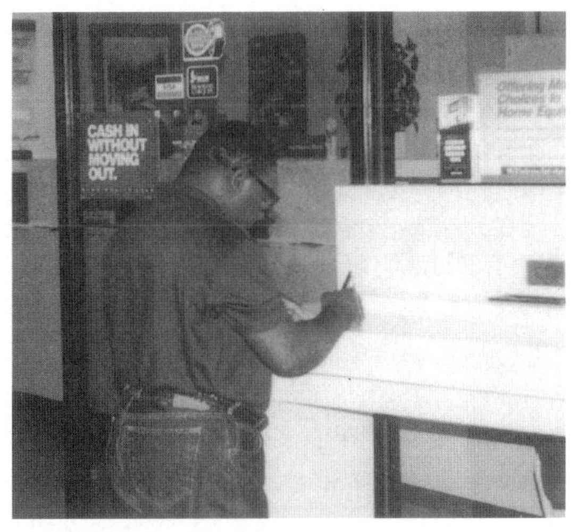

복합적인 결과가 포함된 전환계획 세우기

화하는지, 그리고 변화가 있다면 교수 혹은 중재의 결과로 그 변화가 발생한 것인지에 대하여 측정해 볼 수 있다.

행동 변화의 영역은 대단히 복잡하기 때문에 팀은 전문가에게 의견을 구할 필요가 있을 수 있다. 행동을 개선한다는 것은 단지 문제 행동을 줄이거나 제거하는 것뿐만 아니라 반드시 적절한 대체 행동을 가르쳐야 하는 것이다. 예를 들어, 팀은 Bill의 탠트럼 빈도와 지속 시간 축소 노력이 성공적이라 생각할 수 있다. 하지만 몇 주 후에 Bill이 조력자와 훈련 스태프에게 매우 폭력적으로 대하는 것을 알게 된다면 그 변화는 일시적인 것이다.

만약 행동 평가 관리가 일관되고 세심하게 진행된다면 그것은 하나의 중요한 비형식적 사정 도구가 된다. 이 도구는 다양한 일과, 독립생활, 그리고 개인적·사회적 환경에서의 필수 요건들을 충족시키려는 일련의 전환 환경에 걸쳐 사용될 수 있다.

6. 학제 간 사정 절차

사정 절차는 팀 구성원들이 한 학생의 장래 가능성에 대해 합의하는 것으로 시작된다. 그들은 학생에 대한 종합적인 전환 관련 자료들을 수집하는 데 필요한 정보의 종류를 규명하고자 이 과정을 거친다. 이로부터 팀은 학생의 흥미와 재능을 장래의 취직 요건과 진로상의 윤곽, 생활 방식과 여건, 그리고 지역사회 참여와 사회화 기회를 서로 부합시켜 이 학생의 장래 전환 가능성을 그려 나간다.

표 5-7에서와 같이, Sitlington 등(1997)은 사정 방식 선택을 위한 일련의 구체적인 지침을 제시하였다. 이들은 여러 명의 평가자들과 서로 다른 방식 또는 도구를 사용해 다양한 환경에서 행동표본을 수집하는 지속적인 평가의 필요성을 강조한다. 모든 사정은 개인에게 적절해야 하며, 학습, 언어, 문화, 테크놀로지, 보조 장치 요구에 대한 편의를 도모해 주어야 한다. 그 결

표 5-7 전환 사정 절차를 위한 지침

- 사정 방식은 전환계획에 필요한 정보의 유형과 결정되어야 할 사항, 그리고 다양한 중등교육 이후 성과에 맞추어야 한다.
- 구체적인 방식은 문화적·언어적 차이를 포함한 개인의 학습 특성에 적절해야 한다.
- 사정 방식은 개인의 능력과 잠재력을 표현할 수 있도록 해 주는 보조공학 또는 조절을 포함해야 한다.
- 사정 방식은 실제의 직업훈련, 고용, 독립생활, 그리고 지역사회 환경과 유사한 환경에서 실시되어야 한다.
- 사정 방식은 개인의 전환과정에서 '다음 단계'의 개발, 계획, 적용에 도움이 되는 성과물을 산출해야 한다.
- 사정 방식은 다양해야 하고 일정 기간에 걸쳐 한 개인의 행동과 기술에 대한 표본을 수집할 수 있는 일련의 계열적 활동들을 포함해야 한다.
- 사정 자료는 두 가지 이상의 방식과 두 명 이상을 통해 그 타당도가 검증되어야 한다.
- 사정 자료는 장애인, 그 가족, 그리고 전환팀원들을 위해 종합되고 해석되어야 한다.

출처: Sitlington, C.L., Neubert, D.A., & LeConte, P. J.(1997). Transition assessment: The position of the division on career development and transition. *CDEI*, *19*, 69-79.

과는 팀 구성원들이 계획 단계에서 최대한 활용할 수 있도록 모든 구성원들이 이해할 수 있는 형식으로 보고 및 종합되어야 한다.

사정의 필요성을 규명하고, 사정을 수행하여 그 결과를 해석하며, 간결한 개관을 위해 편집하는 등의 과정은 팀 구성원 모두가 참여하고 협력적인 관계를 구축할 때 촉진된다(Gajar et al., 1993). 특히 신뢰성 있고 개방적인 관계는 많은 전문 분야와 학생, 부모, 관심 있는 이웃, 친구 등을 포함한 지역사회 대표들이 서로의 견해를 공유하며, 전환 성과를 계획하고 성취하기 위한 지원과 서비스를 제공하도록 참여하는 분위기를 만들어 줄 것이다.

여러 유형의 도구와 평가자/관찰자들을 통해 수집된 다량의 다양한 정보는 요약하고 종합하기 어려울 수 있다(Miller et al., 2007; Neubert & Moon, 2000; Trainor, Patton, & Clark, 2005). 결과들은 모순되거나 추가적인 의문점을 야기할 수 있다. 또한 팀 구성원들은 어떤 검사 유형에 대해서는 익숙하지 못하고 의문을 가질 수도 있다. 그러므로 열린 의사소통을 확립하고 유지하는 것은 여러 쟁점과 의문들을 조기에 다룰 수 있도록 해 주며, 다른 대안을 찾아볼 수 있는 시간을 허락한다.

앞서 지적했듯이, IDEA 1997에서는 특수교육 서비스를 받는 모든 아동은 보조공학(AT)의 사용을 고려해 봐야 한다고 구체적으로 지적하고 있다. 규명된 장벽들에 대한 AT의 잠재적 사용과 관련하여 각 영역(예를 들면 신체, 의사소통, 인지)이 구체적으로 다루어지고 고려될 필요가 있는 것이다. 다른 유형의 사정과 마찬가지로, 어떤 한 개인이 모든 유형의 AT에 대한 전문적 지식을 가질 수는 없다(Holder-Brown & Parette, 1992). 그래서 AT에 대한 적절한 규명과 적용은 일반적으로 작업치료사, 특수교사, 말·언어병리학자 등을 포함하는 몇몇 전문 분야의 지식에 의존한다. 어떤 AT 사정 모형을 사용하는가에 관계없이 모든 사정 모형들은 (1) 개인에 부과된 환경적 요구, (2) 개인의 필요, 능력, 선호(Chambers, 1997), (3) 테크놀로지 특성(Thorkildsen, 1994)이라는 세 가지 공통적 특성을 가지고 있다.

추가적으로, 교육과정 각 영역에 걸친 학교활동, 작업장, 그리고 지역사회와 가정환경 같은 다양한 환경에 대한 영향력을 결정하기 위해 AT 평가가 수행되어야 한다(Bauder, Lewis, Gobert, & Bearden, 1997; Blackhurst & Cross, 1993; Craddock & Scherer, 2002; Reed, 1997; Zabala, 1994).

팀이 사정 자료를 종합하고 그 결과들을 성취 가능한 목표들로 우선순위를 결정하는 데 있어서 도움이 될 수 있는 하나의 전략은 종합적인 계획 형식을 취하는 것이다. 이 테크닉은 학생의 현재와 미래 삶의 목표에 대한 개념적 접근을 시도하는 전문가들과 지역사회 사람들 간의 협동을 포함한다. 이것은 개방적이고 고도로 개별화된 접근법을 선호하는 전환팀에게 가장 잘 어울릴 수 있다. 이러한 절차를 통해 개발된 지원 네트워크의 혜택은 학생이 학교를 떠난 이후에도 여전히 지속될 수 있다. 그러나 모든 기관과 개인들이 고도의 학생 중심적 접근을 동일하게 수용하기는 어려울 것이다(Luft, P., Rumrill, P., Snyder, J., & Hennessey, M., 2001).

몇몇 교육과정 지침들(Kohler, 1996; Brolin

& Lloyd, 2004; Clark, 1998) 또한 성공적 전환에 필요한 요소들에 대한 종합적인 기술들을 제공해 줄 수 있다. 계획에 있어서 상세한 면을 선호하는 팀들은 전환 기술에 대한 종합적 체크리스트를 사용해 전환목표를 산출하는 프로그램을 사용하길 원할 것이다(예를 들어 TPI, LCCE 준거 사정도구 등).

만약 팀들이 하나의 종합적인 계획 도구를 사용하지 않기로 한다면, 그들은 세 가지 전환 영역에 걸쳐 보다 구체적으로 서비스와 제공자, 전환목표에 대한 체크리스트를 만들고 싶어 할 것이다. Wehman, Moon, Everson, Wood 및 Barcus(1988)는 (1) 일자리, (2) 직업교육/훈련 (3) 중등 교육과정 이후의 교육, (4) 재정 혹은 소득 요구, (5) 독립생활, (6) 교통/이동성, (7) 사회적 관계, (8) 레크리에이션/여가, (9) 건강/안전, (10) 자기주장/미래 계획의 영역에서 학생의 요구를 사정하기 위한 자세한 목록을 작성할 것을 추천하였다.

전술한 바와 같이 하나의 종합적인 계획 지침 혹은 체크리스트를 통한 과제 중심 절차의 사용은 팀이 사정을 실시하고, 자료를 종합하고, 요구 사항의 우선순위를 매기는 절차를 결정하고 조율하는 것을 도와줄 수 있다.

7. 결론

전환이란 특수교육의 한 절차로서, 장애 학생과 그 가족에 대한 사정과 계획 중 전환 관련 요건들과 특수교육의 공통 참조 틀을 의미한다. 학제 간 사정과 계획에서는 전문가와 지역사회인들의 합의에 기반한 계획 틀을 형성하기 위해 학생과 가족이 생성한 목표들을 사용한다. 사정 절차는 전환목표의 계획과 적용에서 이러한 학제 간 절차가 작동되는 정보상의 기반이 된다.

전환 사정 절차에 포함된 여러 단계들은 지속적으로 업데이트되고 평가된 학생의 요구, 강점, 선호의 종합적 윤곽을 그려 준다. 전환 사정은 장애 청소년들과 교사들, 그리고 팀 내 다른 구성원들을 안내해 줄 계획, 교육과정, 그리고 교수상의 의사결정에 필요한 정보와 자료를 제공해 주는데, 이 사정들은 표준화된(형식적) 사정과 비표준화된(비형식적) 사정을 함께 사용한다. 지속적인 사정은 학생의 성장, 훈련, 경험으로 인해 목표를 수정할 때 필요하며, 학생을 성공으로 이끌기 위해 프로그램을 선택하고 프로그램과 서비스 전달을 안내할 때도 필요하다. 효과적인 의사소통, 그리고 사정과 계획 절차를 통한 합의를 위해서는 학제 간 노력과 팀의 노력이 필요하다. 전환 사정이 효과적이고 세심하게 수행된다면 팀 구성원들은 그들의 전환계획이 정확하고 신뢰로운 자료에 기반하고 있으며, 학생들이 성공적으로 성인기에 접어들도록 이끌 수 있을 것 같은 확신을 갖게 될 것이다.

앞서 Helen을 위해 LCCE 교육과정을 토대로 전환과 교수상의 요구를 담은 전환 사정을 제시한 바 있다. 적절한 사정을 위한 다음 단계는 미래 환경과 관련된 요구, 흥미, 강점, 선호 등을 결정하고, 그 비전을 현재 교육 수행 수준(Present Level of Education Performance, PLEP)과 연결지어 전환목표를 지원하는 전환활동을 개발하고 사정하는 것들을 포함한다.

사례연구 Helen

1. 비전 개발하기

IEP 사전 계획 회기 동안 Helen과 그녀의 가족, 그리고 팀은 그녀가 동물 돌보기와 주변 사람들과 어울리는 것을 즐긴다는 것을 알게 되었다. 그녀는 말 조련사나 마구간 일꾼처럼 동물들과 함께하거나 아이들과 함께 일하는 것을 선호하곤 한다. 그녀의 부모는 그녀가 소매점 창고에서 일한다거나 동물들과 함께 일하는 모습을 그려 본다. Helen이 다른 사람들과 함께 어울리는 것이 중요한데, 그녀는 아기와 어린이들에게 잘 반응한다.

2. 현재의 교육적 수행 수준(PLEP)

Helen은 사회, 여가, 직업적으로 매우 다양한 기회를 누리는 혜택을 받아 왔다. 그녀는 잘 듣는 편이고, 단계가 너무 많아서 단번에 배우기 어려운 것이 아니라면 새로운 과제를 재빨리 학습하곤 한다. 그녀는 동물들과 함께하는 일을 좋아하는데, 현재 말들을 대상으로 일하고 있다. 그녀는 말을 돌보기 위해 Horse Heaven 농장에서 말을 돌보고, 씻기고, 진정시켜 주고, 먹이와 물을 주고, 마구간의 오물을 제거하는 일을 자원봉사하고 있다. 그녀는 그동안 축사와 관련된 일을 해 왔기 때문에 다른 동물들의 뒤치다꺼리도 거침없이 하고, 동물의 행동에도 익숙하다. 하지만 그녀는 무거운 물건을 잘 들지 못하고, 왼쪽 손의 사용이 불완전해서 물건을 들고 균형을 잡는 데 약간의 제한이 있다.

Helen이 간단한 과제를 학습하는 데 능력을 보인 기간 동안 그녀는 지역사회와 학교 기반 직업 훈련에 참가하였다. 그녀는 과제의 시작과 끝에 약간의 감독을 받으면 학습한 과제를 독립적으로 완수할 수 있다. 새로운 것을 기꺼이 시도하는 Helen은 도전을 좋아하며 열심히 일을 한다. 그녀는 동물과 사람들 주변에 있기를 즐기며, 매우 친절하게 행동할 수 있다. 그녀는 학교와 지역사회에 있는 많은 집단에 사회적으로 관련되어 있다.

3. Helen의 비전을 지원하기 위한 전환활동

다음은 그녀의 지역사회 경험을 위해 잠재적 장소들을 탐험하고 사정하는 데 있어서 중요하다고 여겨지는 요인들이다. Helen은 학교에 가는 날에는 약간의 시간 동안만 일하길 원한다. 그녀는 애완동물 상점의 종업원을 따라다니면서 판매 가능한 다양한 애완동물들을 돌보는 과정을 배웠다. 또한 그녀는 물건을 쌓고 선반을 정돈하는 법과 애완동물 상점을 깨끗이 하기 위해 먼지를 털고, 바닥을 쓸고, 쓰레기통 비우는 법을 배우곤 했다. 그녀는 1주일에 며칠씩 11시 30분부터 오후 2시까지 1시간~2시간 30분 정도 일을 할 수 있었다. 그녀는 그 일과 관련된 상황, 그리고 그 일에 대한 기대를 탐구하는 데 주로 관심이 있었기 때문에 봉급을 받지 않고 일을 하곤 했다.

직무/과제에 대한 선호를 탐구하고, 다양한 직업 환경과 직업 조정에 대한 반응을 평가하기 위한 지역사회 경험이 개발되었다. 이 활동은 동물을 포함한 직업들 중에서 지원고용이라는 학교 이후의 목표를 지원해 주고, 그녀의 도전과 사회적 상호작용의 필요성을 충족시켜 주는 잠재력을 가지고 있다.

그녀의 성공을 보다 확실히 하기 위해서는 많은 조절과 지원이 필요하다. Helen의 말은 이해하기 어려울 수도 있다. 그녀는 쉽게 주의가 흐려

사례연구 Helen (계속)

지고 시간 개념이 별로 없다. 그래서 그녀는 얼마나 일을 지속하고 언제 휴식 시간을 가지는지 등에 대해서 감독을 받아야 할 것이다. 그녀는 아침에 일찍 일어나는 걸 싫어하기 때문에 오후에 일을 더 잘할 수도 있다. 그녀는 건강상의 문제를 가진 건 아니지만 20파운드 이상의 물건을 들어 올리는 것은 어려워할 것이다. Helen의 행동이 문제가 될 수 있는데, 비록 그 경험이 다양성을 제공한다 할지라도 그럴 때는 그녀의 행동을 막아야 할 것이다. 그녀는 구조화된 삶, 제한적인 감독, 지원이 필요할 뿐만 아니라 문제를 해결하고 최대한 독립적일 수 있는 기회를 누리게 될 것이다. Helen이 세밀한 부분을 놓치고 일을 급하게 처리하는 경향은 일의 품질을 떨어뜨릴 수 있다. 또한 그녀는 남에게 무엇을 시키려 하고, 자기가 맡아 하려는 욕구를 자제해야 할 것이다. Helen이 새로운 환경의 요구에 적응하고 종업원들이 그녀와 친숙해질 때까지 의사소통을 촉진시켜 주기 위해 학급 도우미가 필요할 수도 있다.

Pet Land라는 애완동물 가게는 그녀의 집에서 2~3마일 떨어진 곳에 있다. Helen은 제일 가까이에 있는 안전한 교차로까지 걸어가서 길을 건너 그곳에 갈 수 있다. 그녀는 이 혼잡한 교차로를 안전하게 건너는 연습을 필요로 할 것이다. 애완동물 가게는 버스 노선상에 위치해 있기 때문에 버스를 이용해 집에 오거나 부모님이 그녀를 태우러 올 수도 있다. 어머니가 일하는 곳은 가게에서 0.5마일 떨어진 곳에 위치하고 있어서 필요시 만날 수가 있다.

8. 연구문제

1. 특수교육의 사정과 전환 관련 사정 사이의 유사점과 차이점에 대해 기술하시오.
2. 세 가지 전환 영역이란 무엇이며, 각 영역에서 검사되는 기술들은 무엇인가?
3. 형식적 사정과 비형식적 사정의 목적을 기술하시오.
4. 형식적 사정과 비형식적 사정은 어떤 종류의 정보들을 제공하는가?
5. 형식적 사정과 비형식적 사정을 사용하는 데 있어서 장단점은 무엇인가?
6. 기능적 혹은 생태학적 사정으로부터 어떤 종류의 정보를 얻을 수 있는가?
7. 비형식적 사정을 완수하는 데 있어서 학업 사정은 어떻게 이용될 수 있는가?
8. 비형식적 사정의 개발에 있어서 종합적 전환계획 접근법의 목적은 무엇인가?
9. 당신은 전환에서 가장 좋은 사정방법이 무엇이라고 생각하는가?

9. 참고 웹사이트

Assessing Students for Workplace Readiness
http://vocserve.berkeley.edu/centerFocus/cf15.html

Vocational Evaluation and Work Adjustment Association
http://www.fairaccess.org/vewaa_policy.htm

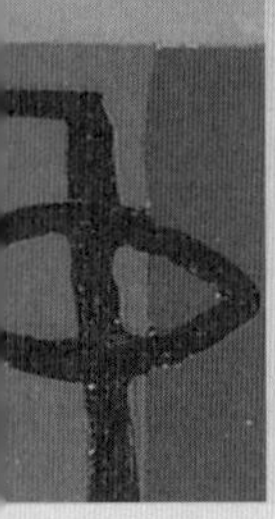

제 6 장 표준화된 교육과정과 전환

Robert M. Baer, Thomas J. Simmons, Debra Bauder, & Robert W. Flexer

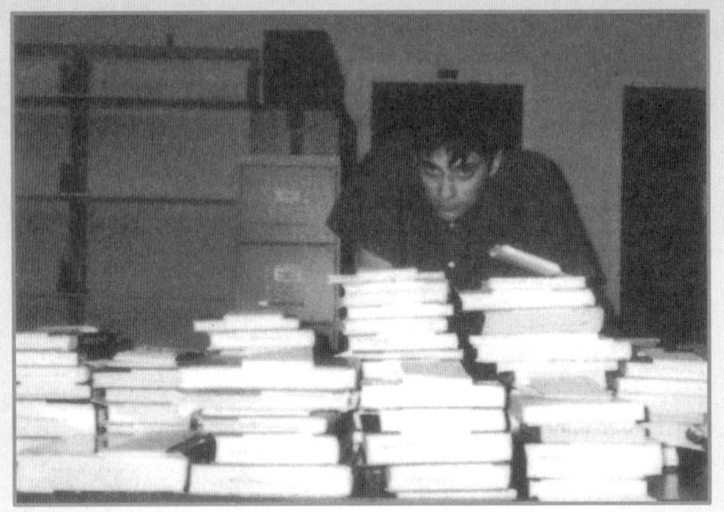

학습목표

1. 특수교육을 표준화 중심 교육과 일반교육에 결합시킬 수 있는 법률에 대하여 설명한다.
2. 미국 교육에서 세 가지 전통적인 교육 모형의 전개 과정을 설명한다.
3. 표준화 중심의 교육이 전통적인 교육체계를 어떻게 변화시켰는지를 설명한다.
4. 표준화 중심의 일반교육 교육과정에서 중요 요소에 대하여 정의하고 설명한다.
5. 세 가지 교육과정의 관점을 설명한다: 의도된 교육과정, 교수된 교육과정, 학습된 교육과정.
6. 전환 교육과정 계획하기에서 학생의 자기결정의 역할에 대하여 설명한다.
7. 교육과정과 관련하여 역행 계획하기에 대한 실례와 활용을 제시한다.
8. 학습에 대한 학생들의 교과과정을 개발하는 데 있어 학생들을 지원할 수 있는 방법들을 설명한다.
9. 전환계획하기와 표준화 중심의 교육과정 사이의 관계에 대하여 설명한다.
10. 교육과정의 경향을 조사하고, 이것들이 전환 전문가의 역할에 어떻게 영향을 줄 수 있는지에 대하여 조사한다.

1. 서론

교육과정이란 모든 학생들의 교육과 교육 프로그램, 기회를 어떻게 제공해야 하는지를 궁극적으로 결정하는 근거이다. 이는 학교의 철학과 교육의 목적에 관해 진술한 것이며, 아울러 우리 사회의 가치를 반영한 것이다. 학생의 관점에서 교육과정이란 학생들에게 가르침이 제대로 전달되었는지, 교과 내용과 교육적인 경험들이 제대로 설계되었는지를 알아볼 수 있기에 모두 중요하다. 매우 주관적인 특성과 각 공동체가 가진 독특한 본질이 내재된 학교와 교육과정은 무엇을 어떻게 보느냐에 따라 다르다. 가장 좁은 관점에서 교육과정이란 책의 내용, 학업적인 코스와 관련된 매체라고 볼 수 있는 반면에, 넓게는 모든 내용과 교수방법, 우발적인 경험들까지 포함할 수 있다(Armstrong, 1990; Berman & Roderick, 1977; Schloss, Smith, & Schloss, 2001). 이 장에서 저자는 교육과정을 "내용을 선택하며 학습자의 행동과 통찰력을 변화시키고 발전시킨다는 목적에 부합하는 학습 경험을 조직하는 전체 계획"이라고 정의한다(Armstrong, 1990, p. 4). 이 정의는 표준화된 교육 맥락에서 교육과정을 논하기 위한 목적으로 선정되었으며, 전환 서비스와는 구별된다.

이 장에서는 일반 교육과정을 표준화된 교육으로 규정한다. 일반 교육과정의 표준화된 정의는 1983년에 출간된, 미국의 학생들이 다른 나라 학생들이나 미국 자체 내에서 엄격하게 표준이라고 정한 수준에서 떨어진다고 보고한 『위기에 처한 미국』이라는 보고서로부터 나왔다. 이 보고서에서 제안한 표준화된 개정안은 학교나 교육자들에게 학생들에 대해 공통적으로 규정된 학습적인 기대 수준 성취 여부의 책임을 부여했다(Hitchcock, Meyer, Rose, & Jackson, 2002; Nolet & McLaughlin, 2005). 이런 학습적인 기대 수준은 때때로 '교육과정의 목표', '교육과정의 공통된 목적', '표준', 그리고 '기준'이라고 언급된다(Ferguson et al., 2001).

일반 교육과정을 표준화된 것으로 논의했지만, 이 장의 저자는 또한 교육과정을 공동체 안에서 요구되는 성인 역할을 담당하는 데 필요한 기술과 수행 능력에 중점을 둔 직업교육 관점에서 살펴보려고 한다. 저자들은 학생들의 필요, 선호도, 강점과 흥미가 어떠한지를 교육과정을 개발하고 그들의 학과 코스를 결정하는 데 반드시 고려되어야 한다고 설명한다. 학교 졸업 후와 재학생들의 일반 교육과정에서 어떤 결과가 산출되었는지를 알아보기 위해 결과 중심 과정을 설명해 보고자 한다. 마지막으로, 특수교육자가 학교 졸업 후 결과를 진일보시키기 위한 학문적, 직업/기술적, 생활 기술 교육과정에 중점을 둔 조정된 일련의 활동들을 어떻게 개발할 수 있는지 보여 주고자 한다.

2. 교육과정 법률 제정

일반 교육과정 안에서 통합교육을 논의하는 것은 특수교육 정책가나 옹호자들에 의해 이미 언급되었고, 이는 **최소 제한 환경**이라는 개념으로 1975년 전장애인교육법에 삽입되었다. 그러나 최소 제한 환경이란 개념이 많은 장애 학생들을 위한 일반 교육과정의 진전이라고 설명할 수 없다(Kochhar-Bryant, 2003). 교육의 표준을 개발하면서 특수교육 옹호자들과 정책가들은 일반 교육과정에 관하여 특수교육 대상자들의 진전을 교육하는 데 있어 책임감을 부여할 수 있는 기회를 발견했다. 결과에 대한 보다 큰 책무성은 중등교육 이후의 교육과 직업 성과를 통해 특수교육 대상자들이 일반 교육과정에의 접근을 더욱 용이하게 할 수 있음을 예견할 수 있었다(DeFur, 2002; Kochhar-Bryant, 2003; Metheny, 1997; Pugach & Warger, 2001; Thurlow, 2002).

1997년의 IDEA와 2004년의 IDEA

1997년의 IDEA는 모든 특수교육 대상자들을 전 지역에서 실시되는 시험에 포함시켜야 함을 주지시킨 특수교육 법률 제정의 첫 번째 시도였다. 1997년의 IDEA 법령안에서 모든 특수교육 대상자들은 성취와 결과를 향상시키기 위한 일반 교육과정 안에 포함될 수 있었다(Hitchcock, Meyer, Rose, & Jackson, 2002; Marzano, 2001; Nolet & McLaughlin, 2000; Wehmeyer, Lattin & Agran, 2001). IDEA 법률(34 C.F.R. Parts 300 and 301)의 부록 부분에서 몇 가지 기록을 살펴보면,

> 1997년 개정된 IDEA에서 규정된 내용을 보면, 의회는 지난 20년 동안 연구 부분이나 시위 또는 실제 현장에서 특수교육과 아울러 관련된 학과들은 현재와 미래에 효과적인 교육체계는, 교육체계 내에 포함된 모든 학생들에 대한 기준과 기대와 관련하여 특수교육 대상자를 위한 반드시 높은 수준의 학문적 기준, 명확한 수행 목표가 있어야 하고, 이러한 기준과 목표에 도달하기 위해 최대한의 기회가 특수교육 대상자들에게 주어질 수 있는 적절하고 효과적인 전략과 방법이 제공되어야 한다고 설명했다(34.300 58A).

2004년 IDEA는 일반 교육과정에 참여하는 것과 학문적/기능적인 성취를 향상시키기 위해서는 결과 중심 과정으로 전환 서비스가 재정의되어야 함을 강조했는데, 이는 학교에서 특수교육 대상자의 학교 졸업 후의 활동을 더욱 촉진시키기 위함이다. 특수교육의 목적 또한 제정되었는데, 특수교육 대상자가 졸업 이후의 교육이나 고용, 독립적인 삶을 준비할 수 있도록 하기 위함이다 [Section 601(d)(1)]. IDEA에서 언급하는 IEP [Section 614(d)(1)(A)(i)]에는 학문적/기능적인 목표를 포함하는 IEP의 연간 목표의 성취 여부를 평가하기 위한 문항이 첨가되었다. 2004년의 IDEA에서는 교과(예: 영어)를 가르치는 교사들의 교수 수준을 높이기 위해 특수교육자의 자격 요건이 변화되었다. 1997년과 2004년의 IDEA는 특수교육의 표준화된 교육의 장에 들어갈 수 있도록 하는 역할을 하였다.

요점 1997년 및 2004년의 IDEA에서는 모든 장애 학생이 일반 교과과정에 참가하도록 요구한다.

표준화 중심의 개혁과 학생낙오방지법

2001년의 학생낙오방지법은 지역 시험에서 실패하는 학생들을 가르치는 학교나 교직원들을

개혁하고 재조직하였다. 이 법안의 권리 1(이전 초등학교와 중등교육 법령)에서는 가장 먼저 평등을 언급하며, 전통적으로 빈곤 계층의 가족들과 학생낙오방지법에 포함된 학생들에게 동등한 교육의 기회를 제공하겠다고 하였다. 학생낙오방지법에서 진술하고 있는 것은 (a) 도전적인 내용과 기준을 개발하고, (b) 이러한 기준에 부합된 효과적인 가르침이 이루어지고 있는지 평가하며, (c) 평가에 근거하여 격려금과 벌점을 부여하는 것이다.

표준화 중심의 개혁에서는 학생들이 무엇을 알아야 하는지와 그들의 학력으로 무엇을 할 수 있는지에 대해 학교들이 책임감을 가지도록 요구한다(Nolet & McLaughlin, 2005). 유감스럽게도 정부와 학교는 학생들의 진급과 졸업을 결정하기 위한 굉장히 중요한 시험에 대한 책임을 간과하고 있다. 게다가 학교들이 목표를 학생들의 수행 능력에만 두려고 한다면, 그들을 위한 교육과정은 점점 학문적인 면에만 초점을 맞추게 될 것이다(Stodden, Jones, & Chang, 2002; Turnbull et al., 2001). 학업적인 부분에만 중점을 둔 이러한 움직임은 1989년에서 2000년 사이에 특수교육 대상자들을 위한 직업교육과 기술교육을 15% 감소시켰다. 1990년 직업교육이나 전환과 관련된 교육에 대한 감소는 많은 옹호자들에게 경계심을 일으켰다. Turnbull 등(2003)에 의하면,

> IDEA와 다른 연방정책들의 네 개 성과에도 불구하고, 간접적으로 학문적 교육과정에 대해 언급한 부분을 제외하고 나머지 부분들은 그리 큰 관심을 끌지 못했다. 미리 언급했던 것처럼 학문적 성과는 수용할 수 없고 제한적이다. 이것들은 IDEA가 묵시적으로 정의했던 생활 접근에 대해 전반적인 질적 측면을 포함하고 있지 않다(Turnbull et al., 2003, p. 73).

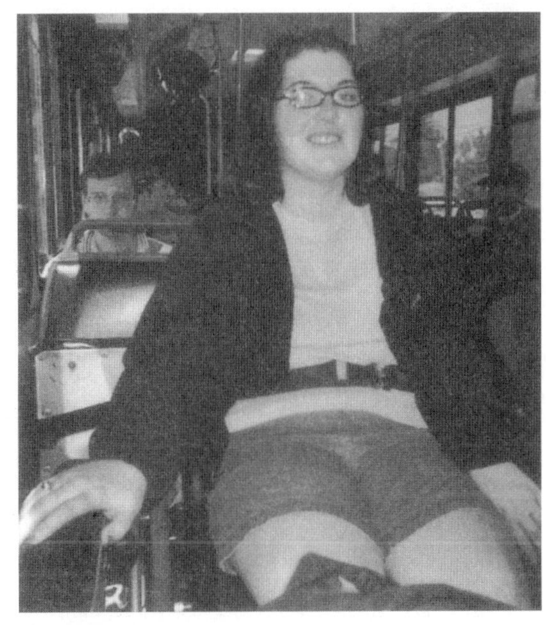

학교 졸업 이후의 성공적인 결과는 광범위한 교육과정 기준에 달려 있다.

요점 표준화된 교육으로의 통합은 장애 학생에 대한 책임을 학교에 부여한다. 하지만 이것은 장애 학생들의 교과과정을 제한하는 결과도 초래한다.

3. 일반교육과 장애 학생

표준화된 교육과정 개혁안이 단일 교육과정에 영향을 미치는 동안 특수교육 대상자를 위한 교육적 서비스는 일반, 직업, 기술, 특수교육 모델을 통해 이루어졌다. Gray(2002)는 미국 교육의

세 가지 교육적 모델을 제시하였다. (a) 학업적, (b) 직업교육, (c) 일반과 생활 기술. 일반적으로 학업적 모델은 고등학교에 중점을 두었으며, 직업교육 모형은 직업과 기술학교에 중점을 두었고, 생활 기술 모델은 특수교육 대상자를 위한 독립적인 학급에 중점을 두었다. 그러나 어떤 고등학교들(특히 종합고등학교)은 직업과 기술 훈련을 제공하는 데 반해 직업과 기술학교들은 학업적인 집중 코스를 제공하기도 한다. 1997년 IDEA 다음에 언급된 생활 기술 프로그램들 또한 학업적인 부분에 집중하였다. 뿐만 아니라 특수교육 대상자들은 직업/기술 코스, 주류화 학급, 생활 기술 훈련을 받기 위해 이러한 프로그램 모델들을 들락거렸다.

이러한 교육적 모델들 가운데, 몇몇 연구자들은 이러한 모델들에 대한 일반적인 설명을 제공하였는데, 이는 특수교육 대상자들의 학교 졸업 후 성과를 촉진시키기 위함이다. Greene(2003)은 네 가지 주요한 전환 경로를 제시하였다. (a) 대학에 가기 위한 주류화, (b) 전문대에 가기 위해 학업과 직업/기술교육 위주로 어느 정도 통합, (c) 고용을 위해 학업과 직업/기술교육 위주로 어느 정도 통합, (d) 고용을 돕기 위해 생활 기술 훈련을 받음. Greene은 이러한 전환 진로를 위한 학습 과정과 전환을 위해 요구되는 사항들을 기술하였다(**그림 6-1** 참조).

Baer, Flexer, Dennis는 특수교육을 떠난 705명의 학생들을 군집분석하였는데, 세 가지 모델 안에서 일곱 가지 주요한 전환 진로로 분류되었다. (a) 4년제 대학에 가기 위해 상급 교육을 받음, (b) 2년제 대학에 가기 위해 어느 정도 통합된 교육을 받음, (c) 기술학교에 가기 위해 직업/기술교육을 받음, (d) 고용을 위해 어느 정도 통합된 교육을 받음, (e) 고용을 위해 직업/기술 훈련을 받음, (f) 시간제로 수강하는 대학과 고용을 위해 어느 정도 통합된 학업과 직업 서비스, (g) 초보적인 고용 또는 지원고용을 위해 부분적으로 통합된 교육을 받거나 생활 기술 훈련을 받음. Greene(2003)과 Baer 등(출간 중)이 비교한 진로 모델들은 **표 6-1**을 참조한다.

> **요점** 교육체계는 세 가지의 중요한 교육적 모델로 구성되어 있다. 그러나 학생들은 여러 가지 진로경로에서 이 모형들 사이를 이동한다.

학업적 모델

대략 70%의 학생들이 학업적인 교육 모형에 포함되어 있다(Gray, 2002). 학업적 모형을 위한 학습 과정 기준은 국가교육향상위원회에 제안되었으며, 국가교육향상위원회에서는 기초, 중간 단계, 상위 단계 교육으로 분류하였다.

중핵 교육과정 또는 하위 수준: 4년 동안의 영어, 3년 동안의 수학, 3년 동안의 과학, 3년 동안의 사회

중간 수준 교육과정: 1년 이상의 외국어를 포함한 중핵 교육과정, 대수 I과 기하학을 포함한 수학, 생물학, 화학, 물리학 중에 두 가지를 포함한 과학

구체화된 교육과정: 적어도 4년 동안의 영어, 3년 동안의 외국어, 4년 동안의 수학(미적분 준비 단계 또는 그 이상), 3년 동안의 과학(생물학, 화학, 물리학 포함), 3년 동안의 사회,

IDEA(1997) 전환 서비스 언어 요구 사항	경로 1	경로 2	경로 3	경로 4	전환프로그램요소
교육	완전 통합된 고등학교의 대학 준비 교과과정을 통해 해당 지역의 평가시험, 졸업 자격 조건 통과와 4년제 대학 입학을 위한 요구 사항에 지원을 가능하게 하기	부분통합된 고등학교 교과과정을 통해 해당 지역의 평가시험(필요하다면 차별화된 기준 적용), 졸업 자격 조건 통과와 지역사회의 대학 혹은 전문직업학교 입학을 위한 모든 요구 사항에 지원을 가능하게 하기	부분통합된 고등학교 교과과정을 통해 해당 지역의 평가시험(필요하다면 차별화된 기준 적용), 졸업 자격 조건 통과와 수료증 이수를 가능하게 하기	일차적으로 일상생활 기술과 지역사회 중심의 교육 및 수료증 이수에 초점을 맞춘 부분통합된 고등학교 교육 프로그램	평가 일반교육 교과과정 평가 및 학교 설립 교육적 환경
지역사회 경험	지역사회에서 완전히 독립적인 기능	지역사회에서 완전히 독립적인 기능	지역사회에서 필요한 경우 지원을 받는 반독립적인 기능	지역사회에서 필요한 경우 지원을 받는 반독립적인 기능	관련 서비스와 지원
고용 및 기타 중등교육 이후 성인 생활 목표	진로 탐색 및 고등학교에서 작업 경험을 제공, 일반 성인과 같이 급여와 혜택이 주어지는 기준 노동 시간의 경쟁적인 진로 고용	진로 탐색 및 고등학교에서 작업 경험을 제공, 일반 성인과 같이 급여와 혜택이 주어지는 기준 노동 시간의 경쟁적인 진로 고용	진로 탐색 및 고등학교에서 작업 경험을 제공, 필요한 지원과 함께 일반 성인과 같이 통합된 유급의 경쟁적인 고용	진로 탐색 및 고등학교에서 작업 경험을 제공, 필요한 지원과 함께 일반 성인과 같이 통합된 유급의 경쟁적인 고용	전환계획하기 시 고려 사항
기능 직업교육과 일상생활 기술	불필요함	불필요함	경쟁력 있는 고용 기술을 밝힐 수 있는 기능적 직업 평가에 참가하고, 반독립적인 생활을 위해 필요한 일상생활 기술을 획득	경쟁력 있는 고용 기술을 밝힐 수 있는 기능적 직업 평가에 참가하고, 반독립적인 생활을 위해 필요한 일상생활 기술을 획득	전환의 최적점에서의 고려 사항

그림 6-1 성공적인 전환모형에 대한 경로

출처: Greene, G. (2003). Transition pathways. In Greene, G. & Kochhar-Bryant, C. A. *Pathways to successful transition for youth with disabilities* (pp. 198-229), Upper Saddle River, NJ: Pearson Education, Inc. Copyright 2003 by Pearson Education. Reprinted with Permission.

표 6-1 Greene의 진로경로 모형과 집단/특징의 비교

집단과 특징	Greene의 진로경로 모형
집단 1: 낮은 학업 성취도 학생이 작업을 시작하고 SSI를 쉽게 이용하기 위해 계획하기. 서비스는 부분통합된 학습과 작업 위주의 수업, 지원된 고용 등이 포함된다. 추가적인 IEP는 거주와 지역사회 목적에 초점을 맞춘다.	진로 4: 부분통합된 교육 프로그램은 일상생활 기술과 지역사회 중심의 교육, 진로 탐색, 유급의 작업 경험에 초점을 맞춘다. 독립적인 거주와 지역사회 생활을 위해서는 일상생활 기술이 필요하다.
집단 2: 일차적으로 인지적 장애를 가지고 있는 낮은 학업 성취도 학생이 2년/4년제 대학 입학과 SSI를 좀 더 수월하게 사용할 수 있게 하기 위한 계획하기. 서비스는 부분통합된 학습과 약간의 작업교육을 포함한다. 추가적인 IEP는 지역사회 목적에 초점을 맞춘다.	동일한 진로경로 없음
집단 3: 높은 학업 성취도 학생이 일반적으로 졸업 후 입학이나 고용을 위한 계획하기. 서비스는 높은 수준의 완전통합된 학습 수업, 높은 수준의 진로/기술교육이 포함된다.	동일한 진로경로 없음
집단 4: 주로 학습장애를 가지고 있는 낮은 성취도를 보이는 학생이 대학 입학 혹은 고용을 위한 계획하기. 일반적으로 서비스는 부분통합 혹은 완전통합 과정 작업과 높은 수준의 진로/기술교육을 포함한다.	진로 3: 부분통합된 고등학교 교과과정은 지역의 평가시험(필요하다면 차별화된 기준 적용) 및 졸업시험 통과를 가능하게 한다. 서비스는 진로 탐색, 유급의 작업 경험, 직업교육 등을 포함한다.
집단 5: 비교적 높은 성취도를 보이는 학생이 2년제 대학 입학을 위한 계획하기. 일반적으로 서비스는 정규 학습, 몇 가지 진로 및 기술교육, 빈번한 작업교육 등을 포함한다.	진로 2: 부분통합된 고등학교 교과과정, 지역사회에 있는 대학 또는 직업학교 입학을 위한 졸업 요구 사항의 완성. 서비스는 유급의 작업 경험을 포함한다.
집단 6: 매우 높은 성취도를 보이는 학생은 4년제 대학 입학을 계획한다. 서비스는 정규 학습 과정을 포함한다. 작업교육 혹은 진로/기술교육을 포함할 가능성이 적다.	진로 1: 완전통합된 고등학교 대학 준비 교과과정과 4년제 대학을 위한 요구 사항. 서비스는 진로 탐색과 유급의 작업 경험을 포함한다.
집단 7: 높은 성취도를 보이는 학생은 기술학교 입학을 계획한다. 서비스는 매우 높은 수준의 진로/기술교육을 포함한다.	경로 2: 부분통합된 고등학교 교과과정, 지역사회에 있는 대학 또는 직업학교 입학을 위한 졸업 요구 사항의 완성. 서비스는 유급의 작업 경험을 포함한다.

적어도 우등상(honors) 또는 대학 과목 선이수 과정 또는 시험 점수

좀 더 구체적이고 체계적인 학습을 위해 많은 주(state)들은 학위 취득에 필요한 수많은 강좌들을 개설해 놓았다. 이는 직업/기술교육 프로그램 같은 다른 교육과정에 영향을 미쳤을 뿐만 아니라 많은 학생들이 2년 또는 4년제 대학에 들어갔다(Wagner et al., 2005; Baer et al., 출간 중).

Greene(2003)은 진로 1과 진로 2라고 불리는 두 가지 주요한 직업 진로로 분류하였다. Greene은 4년제 재학에 가기 위한 주류화된 학업모형은 진로 1로 분류하였다. 이 단계는 학업과 대학 준비를 위해 완전통합된 것으로 주의 졸업시험과 대학 입학시험에 중점을 둔다. Greene의 진로 1에 속한 학생들은 국가교육향상위원회의 기준인 구체화된 또는 적어도 중간 수준의 교육과정에 응할 수 있어야 한다. 오하이오에서 Baer 등은 4년제 대학에 가기 위해 학업에서 완전통합된 21%의 특수교육 졸업생이 정규적인 학위 취득에 필요한 조건들을 충족시키고 합격하였다고 보고하였다. 그들은 또한 이러한 학생들이 특수교육 지원이나 전환 서비스를 거의 받지 않았다고 보고하였다.

Greene(2003)은 진로 2를 설명하면서, 학생들이 지역사회 대학 또는 직업/기술대학이나 학교에 들어가기 위해 완전통합 또는 부분적으로 통합된 대학 준비를 하는 단계라고 하였다. 이러한 학생들은 중간 수준 교육과정에 참여할 필요가 있으나 중핵 교육과정으로 2년제 대학에 입학할 수 있다. 만약 필요하다면, 진로 2는 다른 기준에서 각각 졸업에 필요한 조건들에 중점을 두게 된다. Baer 등은 이 진로와 관련하여 두 그룹을 발견하였다. 학업적으로 완전통합되어 2년제 대학을 준비하던 15%의 오하이오 학생들은 정규적인 조건으로 졸업하였다. 학업적으로 부분통합되어 2년제 대학을 준비하던 10%의 학생들은 차별된 기준으로 졸업하였다. 학업적으로 부분통합된 학생들은 전형적으로 완전통합된 학생들보다 더욱 많이 공부하였다(Baer et al.).

> **요점** 장애 학생을 위한 교육의 학습 모델은 4년제 혹은 2년제 대학 진학으로 이어지는 것이 두드러진 진로경로이다.

진로와 기술교육 모형

직업교육은 대략 25% 정도의 중등교육 인구를 위한 중등교육에서 집중되고 있다(Gray, 2002). 일반적으로 학생들은 직업학교, 직업/기술센터에 합류되거나 다음과 같은 훈련을 제공하는 종합고등학교의 훈련을 제공받는다. (a) 외식산업, (b) 자동차 정비, (c) 컴퓨터, (d) 건설, (e) 제조업, (f) 마케팅, (g) 사무원, (h) 건물 관리, (i) 농업, (j) 보육, (k) 미용업, (l) 의료, (m) 복지사업. Cobb과 Neubert(1992)는 **그림 6-2**에 제시된 직업교육을 위한 모형을 개발하였다. 직업교육 모형에서 중학교 때는 고용되기에 적합한 기술을 개발하고 직업 선택의 범위를 인식한다. 그리고 중등학교 때는 직업 준비와 업무 경험에 중점을 둔다. 이러한 경험은 중등교육 이후의 선택과 지속적인 지원의 필요를 결정하는 근거가 된다

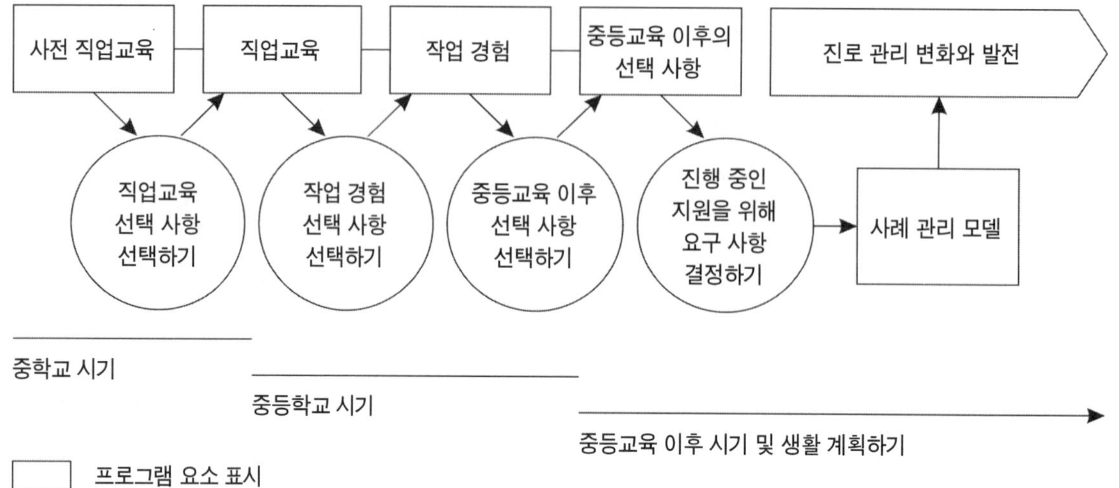

그림 6-2 직업교육의 모델

출처: Greene, G. (2003). Best practices in transition in Greene, G. S., Kochhar-Bryant, C. A. (Eds.), *Pathways to successful transition for youth with disabilities.* (pp. 154-196), Upper Saddle River, NJ: Pearson Education. Copyright 2003 by Pearson Education. Reprinted with permission.

(Cobb & Neubert).

직업교육보다 더 넓은 영역의 학습이 일어난 1970년대 진로교육 모형이 나타나면서 진로와 기술교육 프로그램은 직업 프로그램으로 대체되었다(Halpern, 1985). 1971년, 미국의 교육국장인 Sidney Marland는 "생활을 위해 배움", "생활을 위해 돈을 벌음" 과정이라고 직업교육을 정의하였다(Brolin, 1997; Clark & Kolstoe, 1995). Kokaska와 Brolin(1985)은 후에 이 정의를 다음과 같이 확장시켰다. "직업교육은 경제적·사회적·개인적인 부분에서 각 개인의 가능성을 촉진시키기 위해 모든 학교와 가정, 공동체 요소들을 체계적으로 조정하는 것이다."(p. 43).

이러한 추세로, 1990년대에는 직업 프로그램을 '직업과 기술교육'이라고 새롭게 이름 지었으며, 직업교사들은 특정한 작업훈련 프로그램보다 다양한 부분으로 접근하였다(Gray, 2002). 중등 직업/기술 프로그램들은 점차 고도의 기술과 학생들이 중등교육을 받는 데 집중되었다. 1990년의 Carl D. Perkins 법(P.L. 98-524)에서 상위 중등 과정 이후의 기술교육을 위한 특별한 훈련을 제공하기 위해 기술 준비(tech prep) 프로그램(이따금 2+2 프로그램으로 불림)에 기금이 모였다. 직업과 기술교육 모형은 지역에서 고용에 필요한 것과 일반적으로 필요한 부분을 충족시키기 위해 설계되었다.

1990년 Carl D. Perkins 법은 직업과 기술교육 기준의 개발을 요구했다. 이러한 노력 중에서 예를 하나 들면, 노동부 산하의 '노동시장에서 요구되는 능력을 연구하는 위원회(Secretary's Commission on Achieving Necessary Skills, SCANS)'는 직업 세계에서 성공하기 위해 중등교육을 받고 있는 학생들에게 필요한 기술과 지식을 분류하여 조직하였다. SCANS의 전반적인 목표는 '경제적인 특성인 고도의 기술, 고임금을 받는 고도의 수행 능력'에 중점을 두었다(미국 노동부, 1991). 이러한 결과로, SCANS는 작업 현장에서 고도의 수행 능력을 발휘하기 위해 일을 하는 사람들은 확실하게 읽고 쓸 줄 알아야 하며, 컴퓨터나 사고 능력, 긍정적인 태도를 가져야 한다고 요구하였다. 그들의 보고서인 『학교에서 요구되는 과업: 2000년도 미국의 SCANS 보고서』에서 위원회는 세 부분의 토대를 마련하였는데, 여기에는 각 개인이 고도의 수행 능력을 발휘하기 위해 필요한 것들을 학교에서 가르쳐야 한다고 하였다. 전체적인 개요는 **표 6-2**를 참조한다.

> **요점** 직업적으로 구체화된 직업교육은 폭넓은 작업자의 기술과 좀 더 기술적인 기술에 초점을 맞춘 진로 및 기술교육에 대한 방법을 제공해 왔다.

Greene(2003)은 두 가지 직업 진로로 분류하였는데, 직업과 기술교육에 중점을 두어야 함을 강조했다—진로 2와 진로 3. 진로 2에 속한 학생들은 '전문적인 직업교육을 받기 위해' 계획되는 첫 번째 그룹이다. 직업 진로는 학생들을 포함하는데, 이들은 졸업에 필요한 정규적인 필수조건과 졸업에 필요한 차별화된 필수조건을 갖춘 학생들이다(Greene). Baer 등(출간 중)은 10% 정도의 학생들이 직업과 기술교육(CTE)에 중점을 두었고, 정규적인 필요조건을 충족시켜 졸업하였으며, 기술학교에 입학할 계획을 가지고 있다고 하였다.

Greene(2003)은 진로 3을 논의하면서 고용을 위해 어느 정도 학업적으로 통합된 것을 강조한다고 하였다. Baer 등은 진로 3에 속한 학생들은 좀 더 직업과 기술교육에 중점을 두는 경향이 있다고 하였다. 13% 정도의 학생들은 직업과 기술교육에 중점을 두었으며, 정규적인 필수조건에 통과하였고, 고등학교 졸업 후에 고용을 계획하고 있다고 하였다. 다른 18%의 학생들은 고용 진로를 위해 차별화된 필수조건으로 졸업하여 직업과 기술교육을 받고 있었다.

> **요점** 장애 학생들을 위한 진로 및 기술교육 모형은 학생이 졸업 후 기술학교 입학이나 혹은 고용을 위해서 중요한 진로 과정이다.

생활 기술 교육과정

Gray(2002)에 의하면, 생활 기술 교육과정을 1~5%의 학생들에게 제공하고 있다고 한다. 이러한 종류의 교육은 전형적으로 대학에 가지 않는 학생들을 위한 것이며(Edgar & Polloway, 1994; Hanley-Maxwell & Collet-Klingenberg, 1994), 포괄적으로 생애 전반에 걸친 접근을 강조한다. 1970년대와 1980년대에 생활 기술 교육과정은 중증의 장애(1975년 전장애인교육법에 앞서), 즉 교육을 할 수 없는 학생들에게 우선적으로 교육되었다. 생활 기술 교육과정은 때때로 특수교육 대상자를 위한 분리된 학교나 일반학교 내의 특수학급에서 적용된다. 중등학교 수준에서 이러한 프로그램에는 기능적인 일과 관련된 기술, 일상생활 기술, 사회적 기술이 포함된다(Edgar & Polloway; Hanley-Maxwell & Collet-Klingenberg).

표 6-2 SCANS(Secretary's Commission on Achieving Necessary Skills) 기본 기술

기술	기술에 대한 설명
기본 기술	읽기, 쓰기, 산수와 수학적 계산, 듣기와 말하기
A. 읽기	위치 말하기, 이해하기, 또한 입문서나 그래프, 일정표 등과 같은 서류 혹은 산문으로 쓰인 정보 해석하기
B. 쓰기	쓰기로 생각, 아이디어, 정보, 메시지 의사소통하기: 편지, 지시서, 입문서, 보고서, 그래프, 공정도와 같은 문서 만들기
C. 산수와 수학 계산	기본적인 계산을 수행한다. 여러 가지 수학적 기술 중에 적절한 선택을 통해 실제적 문제에 접근하기
D. 듣기	받아들이기, 주의 기울이기, 해석하기, 음성 메시지나 다른 단서에 반응하기
E. 말하기	생각을 조직하고, 말로 의사소통하기
생각하기 기술	창조적으로 생각하기, 결정하기, 문제해결하기, 구상화하기, 학습방법 알기, 합리화하기
A. 창조적인 생각하기	새로운 아이디어 만들어 내기
B. 결정하기	목표와 제한점 구체화하기, 대안 만들어 내기, 위험성 고려하기, 최상의 대안을 평가하고 선택하기
C. 문제해결하기	문제를 인식하고, 행동계획을 궁리하고 실행하기
D. 마음의 눈으로 사물 보기	상징, 그림, 그래프, 사물, 기타 정보를 조직하고 처리하기
E. 학습방법 알기	새로운 지식과 기술을 습득하고 적용하기 위해 효과적인 학습 기술 이용하기
F. 합리화하기	둘 또는 그 이상 사물 사이의 관계성에 기초한 규칙 또는 원칙을 발견하고, 문제를 해결할 때 그것을 적용하기
개인 성향	책임감, 자존감, 사회성, 자기관리, 성실과 정직성 표현하기
A. 책임감	목표 달성을 위해 고도의 노력을 하고 참아내기
B. 자존감	자신의 가치를 믿고 자신에 대한 긍정적인 측면 유지하기
C. 사회성	그룹 내에서 이해하기, 우정·수용성·동정·겸손성 드러내기
D. 자기관리	자기에 대해 정확히 평가하기, 개인적인 목표 세우기, 과정 모니터하기, 자기통제력 보이기
E. 성실/정직성	행동의 도덕적 방식 선택하기

출처: U.S. Department of Labor. (1993) *Learning a living: A blueprint for high performance* (SCANS report). Washington, DC: US Government Printing Office.

장애 영역에서 생활 중심 직업교육(Life Centered Career Education, LCCE)은 사회 일반에서 통용되는 기술 교육과정이고, Greene(2003)에 의해 특별히 제안된 진로 4에 속한 학생들, 지원 생활과 고용에 들어가기 위한 학생들을 위한 것이다. LCCE는 초등학교에서 고등학교까지 초점을 맞춰 광범위한 영역의 기술과 경험을 망라하게 된다. 직업교육 모형으로서 LCCE는 직업

표 6-3 생활 중심 진로교육 능력

교과과정 영역	능력
일상생활 기술	1. 개인 재정 관리하기 2. 가정부 선택하고 관리하기 3. 개인적 요구 사항 다루기 4. 아이들 양육하기와 결혼 책임에 부합하기 5. 음식물 구입하고 준비하고 소비하기 6. 의복 구입하고 관리하기 7. 책임성 있는 시민상 보이기 8. 레크리에이션 시설 이용하고 레저에 참가하기 9. 지역사회 방문하기
개인적·사회적 기술	10. 자기인식 하기 11. 자신감 갖기 12. 사회적으로 책임감 있는 행동(공동체) 갖기 13. 좋은 대인관계 기술 유지하기 14. 독립성 갖기 15. 적절한 결정 하기 16. 타인과 의사소통하기
직업 준비	17. 직업의 책임성을 탐구하고 알기 18. 직업적 선택을 계획하고 선택하기 19. 올바른 작업 습관과 행동 갖기 20. 고용 구하고, 안전하게 하고, 관리하기 21. 충분한 신체적 매뉴얼 기술 갖기 22. 구체적인 직업 기술 습득하기

출처: Brolin, 1989, 1996, 1997; Kokaska & Brolin, 1985.

교육에서 서로 관련되어 있는 네 가지 범주가 조직화되어 있는 생활 기술 수행 능력으로 구분되어 있다. 생태학적 모델에서 1985년 Halpern이 설명한 것과 유사한 세 가지 전환 환경에서의 핵심적인 기술들이 묘사되어 있다. (a) 일상생활 기술, (b) 개인·사회적 기술, (c) 작업지도와 준비. 이러한 세 영역의 하위 요소로 스물두 가지의 수행 능력과 97개의 하위 수행 능력이 분류되어 있다(Brolin, 1966). **표 6-3**의 목록표는 LCCE에 의해 제출된 수행 능력과 교육과정 영역들이다.

생활 기술 훈련에 참여하는 특수교육 대상자는 전형적으로 미리 언급했던 미국 교육국(National Commission on Education, 1983)에 의해 분류된 중핵 교육과정에 참여했다. 이 중에 일부 학생들은 어느 정도 독립적인 생활에 초점을 둔 진로 3에 속하고, 나머지는 지원고용과 지원 생활에 중점을 둔 진로 4에 속한다. Baer 등에 의하면, 이러한 샘플의 17% 정도가 학업적인 통합이나 직업/기술교육과 거의 상관없이 생활 기술과 전환 서비스에 중점을 둔 교육과정에 속한다.

> **요점** 장애 학생들을 위한 생활 기술교육 모형은 학생들이 지원고용과 지원 생활에 들어가기 위한 일차적인 진로경로이다.

4. 표준화 중심 교육과정의 구성요소

표준화된 교육과정에서는 학생들이 반드시 무엇을 알아야 하며, 무엇을 할 수 있는지 표준화되어야 한다. 표준화된 교육과정 프로그램들은 다음의 요소들을 포함하여 개발되었다. (a) 내용의 표준화, (b) 일반적인 기준점, (c) 수행 수준의 표준화. 내용의 표준화는 학생들이 무엇을 할 수 있는지에 대해 설명하고 있으며, 여기에는 수많은 지표들이 포함되어 있다. 내용의 표준화와 관련하여 특정 학년 수준의 단계에 대해 설명하는 일반적인 기준점은 종종 수업지도안과 교과서에 근거를 둔다. 수행 수준의 표준화는 학생들이 어떻게 그들이 알고 있는 것과 기술을 증명해 내는지에 대한 것이며, 이는 종종 특정한 평가와 연관된다(Nolet & McLaughlin, 2005; Tomlinson & McTighe, 2006).

> **요점** 표준화된 교과과정은 세 가지 중요한 요소를 가지고 있다—내용 표준, 척도, 수행 표준.

내용의 표준화

표준화된 교육은 학교로 하여금 특정한 학과에서 실질적인 내용을 가르치도록 한다(Nolet & McLaughlin, 2005). 내용의 표준화에서 각각의 하위 지식들은 교육자들이 수업 내용의 학점에 중점을 둔 것으로부터 필수적인 지식과 기술에 중점을 두도록 설계되었다. 예를 들어, 오하이오에서 사용하는 내용의 표준화는 열두 가지 하위 내용으로 나누어져 있다(http://ims.ode.state.oh.us/ODE/IMS/ACS/).

1. 예술-무용
2. 예술-드라마/연극
3. 예술-음악
4. 예술-시각예술
5. 영어-읽기
6. 영어-쓰기
7. 외국어
8. 유치원부터 고등학교까지 과학
9. 유치원부터 고등학교까지 사회
10. 도서관
11. 수학
12. 기술

오하이오에서 이러한 하위 내용은 5~7번의 하위 내용을 포함하고 있다(http://www.ohiorc.org/content_stds/ohio_stds/standards). 예를

> **요점** 내용 표준은 특정 분야 혹은 내용 요소와 관련이 있는 중요한 지식에 대한 광범위한 것 중에서 소수였다.

표 6-4 국어(영어-읽기)에 대한 내용 표준 샘플

내용 영역: **국어(English language Arts)–읽기** 표준: 02 **어휘의 습득** **지시:** 학생들은 책이나 다른 교과서를 읽고, 성인 혹은 동료와 대화를 나누는 것과 같은 용어가 풍부한 상황에 노출됨으로써 어휘를 습득한다. 학생들은 새로운 단어들을 얻는 데 타인에 의해 제공되는 직접적인 설명뿐만 아니라 문맥의 실마리를 이용한다. 학생들은 자기 자신의 어휘를 확장하고 구축하기 위해 단어 분석 기술을 적용하는 방법을 배운다. 학생들은 학년이 올라감에 따라 이해를 돕는 구체화된 어휘를 습득하기 위해 단어에 대한 그들의 지식(원형, 요소, 관계, 의미)을 적용함에 있어 더 효율적이게 된다. http://www.ohiorc.org/content_stds/standards/?type=2&std=35&disc=3

들어 **표 6-4**에서 보여 주고 있는 다섯 가지 하위 내용들 중 한 가지인 영어-읽기 내용이다. 이러한 경우, 하위 내용은 '어휘 습득'이다.

일반적인 기준점

일반적인 기준점을 정의하면, "학업적인 내용의 표준화에 의해 구분지어진 특정한 지식과 기술 요소… 각 학년을 거치면서 축적된 지식과 기술의 체크포인트"(http://ims.ode.state.oh.us/ODE/IMS/ACS/FAQ/)이다. 일반적인 기준점은 내용의 표준화보다 특수성을 강조하고, 학년 수준에 따라 나누어진다(종종 유치원부터 유치원에 들어가기 전 어린이까지 포함). 예를 들어, 오하이오에서 '어휘 습득' 내용의 표준화는 **표 6-5**에서 보여 주고 있는 대로 여섯 개의 9학년 수준의 기준점으로 설명된다.

교사들은 전통적으로 교과서에 의존하여 지도안을 작성하고, 후에 표준화된 교육과정을 채택하며, 출판사들은 각 주에서 내세운 학년 수준 기준점에 의존하여 교과서를 개발한다. 그러나 이러한 교과서들은 종종 교육과정의 과부하를 창출한다. 왜냐하면 다수의 주들에서 제출한 내용의 표준화에 의거하여 설계되었기 때문이다. 이는 교사들이 종종 '폭은 매우 넓지만 깊이는 매우 얕은' 자료에 의존함을 의미한다(Tomlinson & McTighe, 2006). 이러한 문제는 국가와 주 수준의 160개 내용 표준화, 255개의 표준화, 3,968개의 일반적인 기준점으로부터 추정한 연구자들에 의해 설명되었다(Marzano & Kendall, 1998). 진술된 모든 표준화와 기준점들은 대략 9년 이상의 학교교육을 요구한다(Marzano & Kendall).

> **요점** 기준점은 내용 표준보다 더 구체적이다. 그리고 학생들이 각 학년 수준에서 무엇을 해야 하는지를 설명하고 있다.

수행 수준의 표준화

수행 수준의 표준화는 학생들이 일반적인 기준점과 관련하여 얼마나 잘 수행했는지를 알아보기

표 6-5 '어휘 습득' 내용 표준에 대한 9학년 기준점

1. 문맥의 실마리와 필자의 비교/대조, 원인과 결과 등의 사용을 통하여 모르는 단어를 정의한다(ORC Resources).
2. 유추의 문장에서 단어 짝의 관계를 분석하고(예: 비슷한 말과 반대말, 내연과 외연), 이러한 관계를 통해 단어의 의미를 추론한다(ORC Resources).
3. 단어와 숙어의 사실적·비유적 의미를 추론하다. 그리고 은유, 직유, 작자의 개성적 표현 방식, 풍유 등을 포함한 비유적 언어의 기능을 논의한다(ORC Resources).
4. 역사적 사전이 영어라는 언어에 영향을 준 방법들을 조사하고 논의해 본다(ORC Resources).
5. 복잡한 단어들과 새로운 주제 영역 어휘(예: 과학, 수학, 사회학 연구에서 잘 알려지지 않은 단어)들을 이해하기 위해서 그리스, 라틴, 앵글로·색슨의 어근, 접두사, 접미사에 대한 지식을 활용한다(ORC Resources).
6. 알려지지 않은 단어의 발음과 의미를 사전, 동의어 반의어 사전, 용어풀이 사전, 기술과 책 내용 특성(예: 정의를 위한 각주나 측면 해설) 등을 활용하여 결정한다(ORC Resources). (http://www.ohiorc.org/content_stds/ohio_stds/standards)

위해 설계되었으며, 여기에는 내용의 표준화가 포함되어 있다. 수행 수준의 표준화는 주와 지역 수준의 평가 유형들과 밀접하게 연관되어 있다. 예를 들어, 오하이오 졸업시험의 입문서 영어-읽기에서 다음과 같이 진술하였다.

> 일반적으로 읽기 검사의 각 형식은 한 개의 긴 문장(900~1200단어), 두 개의 중간 길이 문장(500~900단어), 그리고 두 개의 짧은 문장(500단어 이하)으로 구성된다. 읽기 검사에서 약 35% 정도의 점수는 허구에 근거하고, 약 65%는 실제에 근거한다. 읽기 시험의 각 형식은 다음과 같은 문항 형태의 조합으로 구성될 것이다. 즉, 선택형, 단답형, 확장 응답형 등이다. 여기서는 31개의 선택형 문항, 6개의 단답형 문항, 2개의 확장 응답형으로 구성될 것이다. 선택형 문항의 전체 점수는 31점, 단답형 문항의 점수는 12점, 확장 응답형 문항의 전체 점수는 8점이다. 본 검사의 총 문항은 39문항에 해당 전체 점수는 51점으로 구성되어 있다(오하이오 읽기 졸업 검사—Test Sampler, November 2002 retrieved from http://www.ode.state.oh.us/proficiency/PDF/OGT%20Reading%20Test%20Sampler.pdf).

수행 수준의 표준화는 정부가 학생들의 진급과 졸업을 결정하기 위해 실시하는 중요한 시험으로 점점 더 자리매김하고 있다. 이렇게 중요한 시험을 통해 지식의 깊이를 알아볼 수 있으나, 연구자들에 의하면 이러한 시험들이 '낙오자 방지법(No Child Left Behind Act)' 아래 단답형이나 사지선다형의 질문만을 강조하고 있다고 보고되고 있다. Thurlow(2002)에 의하면,

> 최근 각 주에서 실시하는 시험들은 글로 답을 써야 하는 부분과 함께 사지선다형으로 이루

어져 있으나, 때때로 어떤 과목들은 글을 쓰는 부분이 전혀 배제되어 있다. 모든 주들은 영어와 수학에 중점을 두고 있으나 평가에는 사회와 과학 또한 포함되어 있다. 표준화된 평가에 대한 변화는 다분히 관습적이며, 장애를 가진 특수교육 대상자들에게는 적당하지 않다(p. 197).

내용의 표준화는 또한 대안적 평가를 사용하는 수행 수준의 표준화를 근거로 이루어지는데, 이는 정규적인 시험에 참여하지 못하는 학생들을 위해 개발되었다. 2000년 8월 24일 특수교육 관청 프로그램(Office of Special Education Programs, OSEP)에 의하면, "대안적 평가는 모든 학생들을 위한 일반 교육과정에서 이루어져야 한다."고 되어 있다(2000, 질문 10). Tompson과 Thurlow(2000)가 지적한 바에 따르면, 비록 학생들이 자신이 아는 것을 표현하는 데 있어 다른 방법을 사용하도록 하고 있으나, 대부분의 주들에서는 대안적 평가를 일반 교육과정과 동일하게 여긴다고 한다(Tompson & Thurlow, 2000).

요점 수행 수준의 표준화는 학생이 내용 표준과 관련 기준의 숙달을 표현해야 하는지를 설명한다.

5. 교육과정 계획과 전환

표준화된 교육과정은 엄격한 기준 아래 학업, 직업/기술, 생활 기술교육을 성취시키기 위해 설계되었다. 여기에서 교육의 체계는 더 이상 분리되어 있지 않으나 학생들을 돕기 위해 학업, 직업/기술, 생활 기술 내용을 계속 사용하게 된다. 예를 들어, 내용 중에서 덧셈을 배우게 된다면 덧셈 문제를 풀기 위해 덧셈의 규칙과 덧셈 부호를 익히고 있어야 한다. 이는 직업/기술에서도 동일하게 적용될 수 있는데, 작업 현장에서 문제를 해결하기 위해 덧셈을 활용할 수 있다. 생활 기술에서 학생들은 수표장을 사용하거나 잔돈을 세면서 문제를 해결할 수 있다. 학생들은 그들의 독특한 필요와 흥미, 선호도와 강점에 적합한 방법을 선택하여 같은 내용을 숙달할 수 있다.

요점 표준화된 교육은 동일한 표준을 성취하기 위한 세 가지 교육 모델 결합의 결과를 도출했다.

교육과정의 세 수준

학생들을 위해 가장 적합한 교육과정을 선택하기 위해 교육과정에 대한 이해와 어떻게 이것을 학생들에게 적용할지에 대한 설명이 필요하다. **그림 6-3**에서 보여 주고 있는 세 개의 원은 무엇을 가르치고, 학생들은 무엇을 배우는지에 대해 교육과정을 개념적으로 설명하고 있다. 이러한 세 개 영역의 교육과정은 (a) 의도된 교육과정, (b) 교수된 교육과정, (c) 학습된 교육과정(Cuban, 1993; Nolet & McLaughlin, 2005)으로 나누어지는데, 먼저 의도된 교육과정에는 철학과 기준, 자료, 내용, 기준점, 학생들이 성취해야 하는 목표들이 포함되어 있다(Nolet & McLaughlin, 2005). 더하여 여기에는 학생들이 졸업을 위해 반드시 이수해야 하는 학과와 학점들

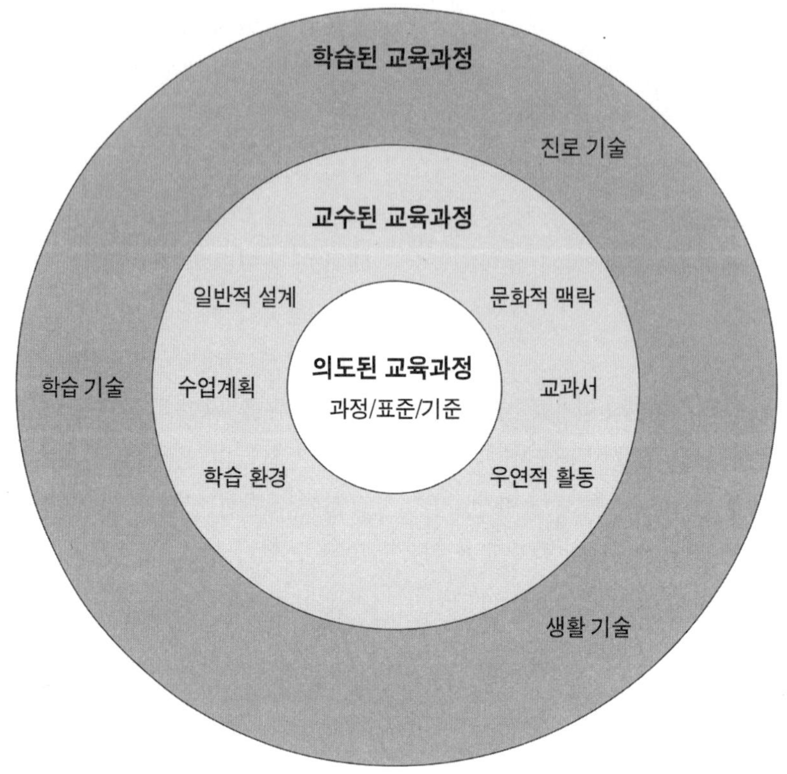

그림 6-3 교육과정의 세 가지 수준

이 포함되어 있다. IDEA와 학생낙오방지법 하에, 이러한 교육과정들은 반드시 모든 학생들을 위한 교육에 근거한 것이며, 학생들의 필요에 따른 개별화된 교육과정에서 사용된다(Nolet & McLaughlin, p. 17).

교수된 교육과정에는 내용의 기준과 지표, 기준점이 교수 활동에서 어떻게 이루어져야 하는지가 나타나 있다(Cuban, 1993). 교수된 교육과정에는 교사들이 교과서와 학습지, 지도안, 전자 미디어를 어떻게 활용하는지와 아울러 어떤 주제를 어떻게 가르쳐야 하는지, 문화적 영역에 대한 교수, 시간 배당, 교수 활동들이 포함된다(Nolet & McLaughlin, 2005). 교수된 교육과정이 만약 보편적인 설계와 문맥에 따른 학습, 차별화된 교수 접근법을 활용한다면 특수교육 대상자에게는 점점 더 활용 가능하다.

학습된 교육과정은 학생들이 배운 것을 어떻게 실제 생활이나 교육, 사회적인 상황에서 적용하는지에 대한 것이다(Cuban, 1993). 학습된 교육과정은 학생들이 학업이나 직업/기술, 생활 기술 문제들을 어떻게 풀어 가야 하는지를 강조한다. 학습된 교육과정은 또한 모든 학생들의 학교 졸업 후의 성공을 위한 태도와 행동도 포함한다(Nolet & McLaughlin, 2005). 학습된 교육과정은 장애를 가진 특수교육 대상자들이 학교 졸업 후의 목표를 성취할 수 있는 학습을 제공할 수 있다.

요점 교육과정은 세 가지의 관점에서 볼 수 있다. 교육과정 개발자의 의도가 무엇인가? 학생들에게 무엇을 가르칠 것인가? 학생들에 의해 무엇이 학습되는가?

전환 교육과정 계획

전환 교육과정 계획은 전환계획에서 점점 더 중요한 자리를 차지하고 있다. 1990년의 IDEA에서 전환과 관련된 교육 활동은 법령의 여섯 가지 전환 서비스에서 단지 하나에 불과했다. 1997년의 IDEA에서 전환과 관련된 교육 활동은 학생들의 수업 연한과 필요에 따른 지원은 점점 더 14세나 그 이전 연령대의 학생들에게 초점을 맞추고 있다. 2004년의 IDEA에서 모든 전환 서비스는 학교 졸업 후의 상황에서 필요한 학업과 기능적인 기술을 개발하는 데 중점을 두고 있다. 학업과 기능적인 기술 성취로 변화되는, 전환에 대한 이러한 변화는 표준화된 교육과정 안에 전환 서비스가 큰 부분을 차지하게 하였고, 이는 어떻게 전환모형들이 학교 졸업 후의 결과를 조정하고, 전환모형들은 학교의 성취와 정부의 기준에 중점을 두었다.

전환계획에 관한 문헌에서 2004년의 IDEA에 나타난 이러한 변화, 즉 성과 중심의 과정에서 결과 중심의 과정으로 변화된 부분은 언급되지 않고 있다. 과거 전환에 관한 문헌은 전형적으로 전환계획과 교육과정 계획을 두 개의 변화된 활동으로 설명하였다. 이는 더 이상 2004년의 IDEA 아래 가능하지 않으며, 여기에서 전환 서비스는 학업과 기능 결과에 초점이 맞추어졌다. 반면에, 전환 서비스가 단순히 학교 졸업 후의 결과를 고려하지 않고 학생의 성취를 증진시키기 위해 설계되었다면 중도 장애 학생들의 옹호자들은 이러한 부족함을 고려해야 한다(Turnbull et al., 2003). 이러한 논쟁과 관련하여, 저자들은 전환과 교육과정 계획을 연관시키기 위한 모델을 개발하고자 하였다. 이 모델은 직업교육 모형인 Greene(2003)의 전환 진로 모델과 유사하다.

그림 6-4에서 3 수준의 교육과정은 전환 교육과정 계획이 네 개의 주요한 전환 요소와 표준화된 교육 조건으로 어떻게 개념화되는지를 보여 주고 있다. 교육과정과 관련된 전환계획의 단계는 체계적이고 표준화된 교육과정 영역을 강조하고 있다. 일반적으로 단계 1~4는 리더십 역할 안에서 특수교육을 포함하고 있는 반면, 단계 5~7은 자문 역할로서 특수교육자를 포함하고 있다.

단계 1은 학교 졸업 후 자신이 설정한 목표에 관한 것인데, 이는 학생 선택에 의해 자기결정으로 이루어지게 된다. 이 단계에서 전환계획이란 학생의 필요와 흥미, 선호도와 강점을 바탕으로 시작되어야 하며, 전환목표를 측정할 수 있는 내용들이 IEP 안에 포함되어야 한다. 단계 2는 1997년과 2004년의 IDEA에서 요구한, 학생에게 필요한 학습 과정들을 개발하는 것이다. 단계 3은 결과 또는 결과 중심 과정에서 중요한 부분으로 역행에 관한 계획이다. 단계 4는 학생들의 학업과 학교 졸업 후의 활동을 위해 필요한 요소들을 지원하기 위한 전환 서비스이다(IDEA 1990, 1997, 2004). 단계 5는 1997년과 2004년의 IDEA

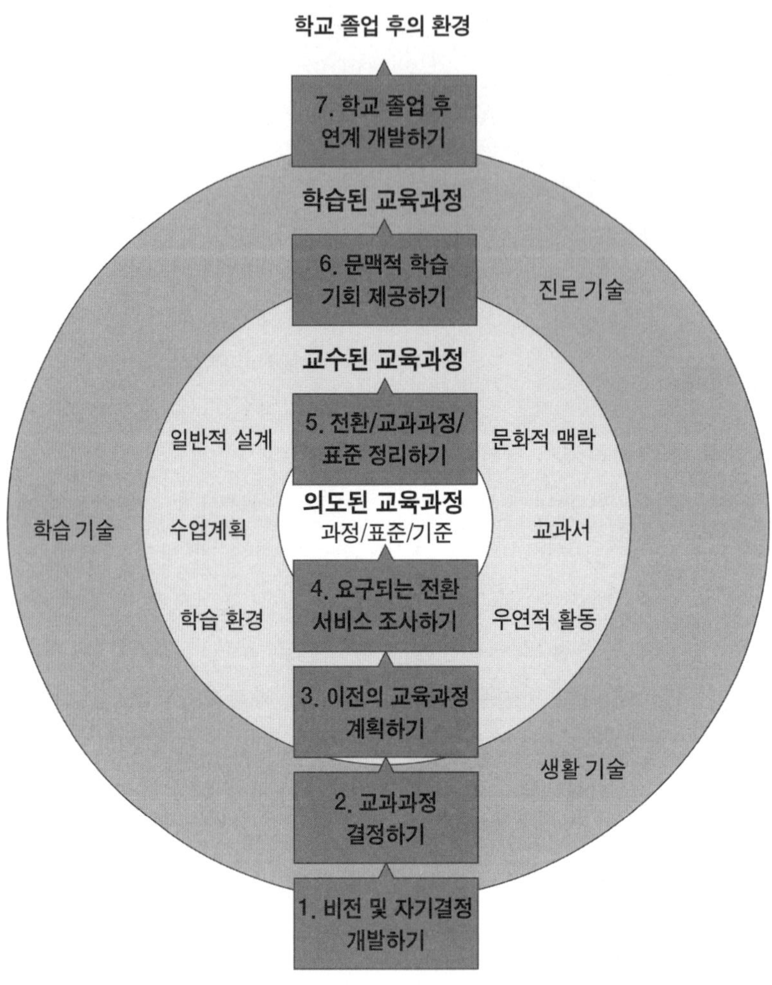

그림 6-4 전환 교육과정 계획하기 모델

에서 요구한 일반 교육과정에 학생들을 참여시키기 위해 학생의 학업과 전환활동을 조정하는 것이다. 단계 6은 2004년의 IDEA에서 요구한 대로 아동의 학업과 기능 성취를 증진시키기 위해 설계된 일반 교육과정 안에서 배움의 기회를 개발하는 것이다. 마지막으로, 단계 7은 1990년과 1997년의 IDEA에서 요구한 연계 시스템을 개발하는 것이다.

> **요점** 전환 교육과정 계획하기에서는 IDEA의 결과 지향 중심을 일반교육 교육과정에 대한 표준화 기반의 중심으로 정리해야 한다.

6. 교육과정 계획 단계

단계 1—학생의 자기결정과 목표 개발. 첫 번째 단계에서 학생들은 **자기결정력**과 미래를 위한 목표를 설정하게 된다. 이를 위해서는 많은 기술이 필요하며, 이 기술들은 학생들의 교육의 시작이나 전환계획의 주요 목표에 포함되어야 한다. 그러나 자기결정 목표는 특수교육 대상자의 IEP에 포함되지는 않고 있다(Wehmeyer & Schwartz, 1998; Test et al., 2001). Agran, Snow, Swaner(1999)에 의하면, 75% 정도의 중·고등학교 교사들은 자기결정 기술을 매우 중요하게 여기고 있는 반면, 55%의 교사들은 자기결정에 대한 부분을 학생들의 IEP에 포함시키지 않거나 약간만 포함시키고 있다. 관련된 연구는 다음과 같다.

1. 895명을 대상으로 한 조사에 의하면 IEP 전환목표에 자기결정 목표가 포함되어 있지 않았다(Wehmeyer & Schwartz, 1998).
2. 50% 정도의 교사들은 어떤 학생들을 위해 자기결정 목표를 설정하였다고 보고하고 있으나, 3분의 1 정도 되는 교사들은 IEP에 자기결정 목표를 포함시키지 않았다고 하였다(Wehmeyer, Argan, & Hughes, 2000).
3. 10% 이하의 교사들과 행정가들은 자기결정에 관한 자신의 접근법에 만족하고 있다(Mason, Field, & Sawilowsky, 2004).

이렇듯 IEP에 자기결정 목표에 관한 부분이 심히 부족함에도 불구하고, 연구자들은 자기결정에 관한 긍정적인 결과를 끊임없이 제출하고 있다. 학생들의 자기결정은 동기 부여의 증가, 탈락 가능성의 감소라는 것과 관계가 있다(Benz et al., 2000; Karvonen, Test, Wood, Browder, & Algozzine, 2004). Algozzine 등(2001)은 9편의 그룹 연구와 13편의 단일대상 연구를 메타분석하였는데, 여기에서 그들은 자기결정 프로그램들은 다음과 같이 학교에서 사용된다고 보고하였다. (a) 중도·중등도 정신지체 학생들에게 교수 선택 기회를 제공, (b) 학습장애 또는 경도 정신지체 학생들에게 자기옹호 기술 교수. Test Fowler, Wood, Brewer(2005)에 의하면, 자기결정 활동에 참여한 대부분의 참가자가 학습장애를 가지고 있다고 하더라도, 다양한 연령과 장애를 가진 개인들은 자기옹호 기술을 배울 수 있다고 하였다. 자기결정 훈련에 관한 교육과정은 학생에 따라 차이가 있다. Karvonen 등(2004)에 의하면 자기결정 교육과정은 다음과 같다는 것을 밝혀냈다. (a) 교사가 제작하거나 출판된 교육과정 포함, (b) 전형적인 진보는 정보 제공으로부터 모델링까지, 역할 활동에서부터 일반화, (c) 다양한 영역, 예를 들어 숙박, 구직, 인터뷰, 교육계획에의 참여를 요구, (d) 전형적으로 학생 주최 교육 또는 개인적인 계획 활용. Wehmeyer(2001)는 다음과 같이 자기결정 요소들을 분류하였다.

1. 선택 기술
2. 자기결정 기술
3. 문제해결 기술
4. 목표 설정과 달성 기술
5. 자기관리 기술
6. 독립, 위험 감수, 안전 기술
7. 자기옹호와 리더십 기술
8. 내부적 통제
9. 긍정적인 효능감과 결과에 대한 기대
10. 자기인지
11. 자기 지식

전환 교육과정 계획에서 자기결정 기술의 사용은 학생들이 미래의 긍정적인 목표를 설정하는 데 도움이 된다. Lombard, Hazelkorn, Neubert(1992)는 특수교육 대상자의 IEP 전환계획을 조사하였는데, 여기에서 18%의 학습장애 학생들, 17%의 정서장애 학생들, 21%의 경도 정신지체 학생들만이 학교 졸업 후의 의미 있는 전환목표를 가지고 있었다. 이러한 문제와 관련하여, 1980년대 후반부터 **사람 중심의 계획 수립** 관점에서 전환계획이 실시되기 시작하였다. 이러한 접근은 장애의 정도가 심하거나 자신의 선호도를 표현하기 어려워하는 학생들의 직업 목표를 설정하기 위해 사용되었다(Menchetti & Piland, 1998). 사람 중심의 계획 수립은 전형적으로 촉진자, 기록자, 학생, 가족, 친구, 급우, 협력자들이 학생에 대한 다음과 같은 질문에 답할 수 있도록 한다. (a) 배경, (b) 꿈, (c) 악몽 같은 경험, (d) 관계, (e) 능력, (f) 활동 계획(Pumpian, Fisher, Certo, & Smalley, 1997).

요점 전환 교육과정 계획하기는 미래에 대한 비전을 개발하기 위해 사람 중심 계획하기와 학생 자기결정 개발로 시작한다.

단계 2—학습 과정 결정하기. 종종 학생들은 자신의 학교 졸업 후의 목표를 생각하기보다 그들의 장애를 고려하여 학습 과정을 선택한다. 예를 들어, 4년제 대학에 가기를 원하는 학생이 자신의 장애 때문에 필요한 학과를 이수하지 않았다. 그 결과 학생은 4년제 대학에 입학하기 위해서 필요한 학점을 이수하지 못하고 졸업하였다. 1997년 IDEA에서는 학생들의 학과와 관련된 전환 서비스에 관한 사항들을 포함하여 **전환계획**에 필요내용을 다루면서 위의 이슈를 논의하였다. 2004년의 IDEA에서는 측정 가능한 전환목표를 계획하였으며, 나아가 학생의 학과와 학교 졸업 후의 목표를 좀 더 깊이 연계하도록 하였다. 다음은 학교 졸업 후의 목표와 전형적인 학과를 보여 준다.

- 4년제 대학 = 학업에서 상급 과정과 4년제 대학 수준의 학습
- 2년제 대학 = 정규적인 학업 과정과 2년제 대학 수준의 학습
- 기술학교 = 직업/기술 훈련과 전문대학 수준의 학습
- 고용 = 정규적인 또는 직업/기술 훈련과 지역사회 업무 경험
- 지원고용 = 기능적인 학습, 생활 기술 훈련, 지역사회 업무 경험

단일 학업 과정은 학생의 전환진로에 중점을 두고 실시되나, 전형적으로 학생들은 그들의 학교 졸업 후 목적과 관련된 일반 교육과정을 위해 다양한 학업 과정을 필요로 한다. **그림 6-5**는 어떻게 세 가지 전통적인 교육 시스템(예: 학업, 직업/기술, 생활 기술)이 표준화된 교육을 위해 어떻게 연계되는지를 보여 주고 있다. 이 세 가지 교육 시스템은 모든 학생들에게 일반적인 교육 기준에서 숙달된 모습으로 성취해낼 것을 기대하기에 부분적으로 겹치는 부분이 생긴다(Baudaer, Simmons, Baer, 2005). 교사들은 학생들 각자가 가지고 있는 교육적 요구와 학교 졸업 후의 목표 성취를 위해 각 교육 시스템을 교육과정 안에서 조절해야 한다. 예를 들어, 학

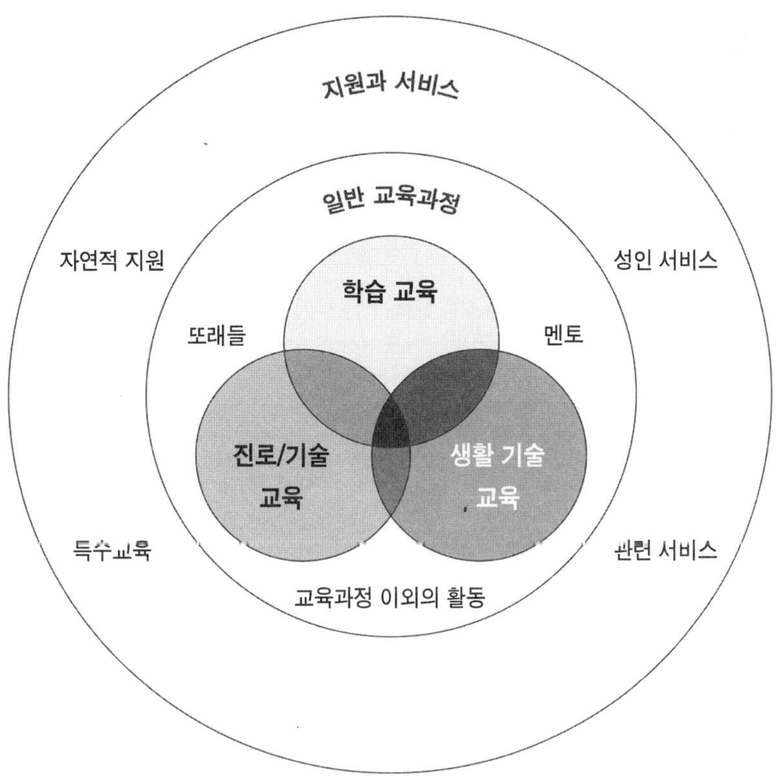

그림 6-5 표준화 중심의 교육과정 모델

업과 직업/기술 간의 겹치는 부분에 대해서는 학업을 가르치는 교사들이 직업/기술을 조절할 필요가 있다. 반면에 직업/기술 교사들은 학생들, 특히 중등교육 이후의 교육을 준비하는 학생들을 위해 엄격한 학업적 접근을 할 필요가 있다. 비슷하게, 학업을 가르치는 교사는 학업을 생활 기술 문제들에 적용해야 하고(예를 들어, 수표장의 수지 맞추기), 생활 기술 교사는 학생의 고용과 삶을 지원하고 준비시키기 위해 읽고 쓰는 능력과 수학 같은 학업적인 영역에 반드시 중점을 두어야 한다. 생활 기술과 직업/기술은 상호 지원해 줄 수 있을 때 결합시킨다(예: 사회성 발달과 일터에서의 행동).

세 원에서 겹쳐지지 않는 부분들은 주(state)에서 정하는 표준화에 포함되지는 않는다. 그러나 학생의 발달이나 학교 졸업 후의 성공에 중요하다. 전형적으로 학업적인 내용은 학생들의 4년제 대학 학위 취득률을 증대시키는 반면, 직업/기술 내용은 학생들의 2년제 대학, 기술학교, 졸업 후의 경쟁고용의 성공률을 증대시킨다. 생활 기술 내용은 중도 장애 학생들이 졸업 후에 지원을 받아 고용되고, 지원을 받아 생활

요점 학생의 교과과정은 학생의 학교 졸업 후 목표와 연관성이 있어야 하고, 여러 교육적 접근 방법의 복합적인 면을 포함하고 있어야 한다.

표 6-6 기술 사전 훈련과 직업 결과에 대한 실례

고등학교	
고등학교 졸업장 받기와 고등학교 교과과정 이수하기	**초보적인 직업을 위한 훈련하기**
사업적 의사소통, 회계 1·2, 응용회계, 재정수학, 수학, 영어	출납원, 야간 회계감사관/부기계원, 중개/진술 서기, 청구서 서기, 종업원 관리/시간 기록 서기
상기 과정 중 A 또는 B를 받고, 단과대학과 종합대학에서 잘 짜인 프로그램에서 대학 학점을 획득한다.	
지역사회 대학	
기술 훈련	**숙련된 직업**
단과 기술대학 및 지역대학에서 관련 학위를 받고, 요구되는 교과과정을 이수하기 • 컴퓨터와 워드프로세스 • 회계 • 국제 상거래 • 상법과 경제학 • 마케팅과 경영	회계 서기, 세금 담당계, 내부감사, 부기책임자. 점원 관리자, 사업 관리자, 소규모 사업 소유자, 호텔 감사. 전산화된 임금대장회계원

하도록 한다(Greene, 2003).

초기 학습은 학교 졸업 후의 목표, 예를 들어 고용이나 중등교육 이후의 교육과 같이 개괄적으로 계획한다. 학생이 졸업할 때가 가까워질수록 학습은 좀 더 구체화된다. 예를 들어, 직업/기술교육에 있는 학생은 해당 영역에서 실질적으로 필요한 자격증을 취득하기 위해 좀 더 구체적인 학습 과정을 필요로 하게 된다. **표 6-6**은 특정 직업 결과와 관련하여 '기술 준비(tech-prep)' 훈련을 보여 주고 있다.

이미 언급했듯이, 표준화된 교육과정에서 학생들은 다음 학년으로 진급하기 위해 학년 수준에 적절한 학과 교육을 받게 된다. Clarke와 Kolstoe(1995)는 초등과 중등, 학교 졸업 후 수준을 위한 프로그램과 서비스를 제안했다. 이 모델에는 교수방법, 자료, 실행을 위한 지침서가 포함되어 있으며, 또한 다른 기관들과의 연계는 **그림 6-6**에서 보여 주고 있다.

> **요점** 졸업이 가까워짐에 따라 학생의 교과과정은 직업적으로 구체적인 결과 또는 졸업 후 환경과 중요한 연계성 등에 좀 더 초점이 맞추어질 수 있다.

단계 3—역행에 관한 계획. Steere, Wood, Panscofar, Butterworth(1990)는 **'역행에 관한 계획'**으로 전환계획의 주요한 요소들을 제안하였는데, 여기에는 학생들의 학교 졸업 후 목표가 전환계획의 개발을 시작하는 근거가 된다고 하였다. 여기에는 학생의 중등학교 졸업 후 목표로부터 중요한 단계와 이 단계들을 학생의 졸업에 맞게

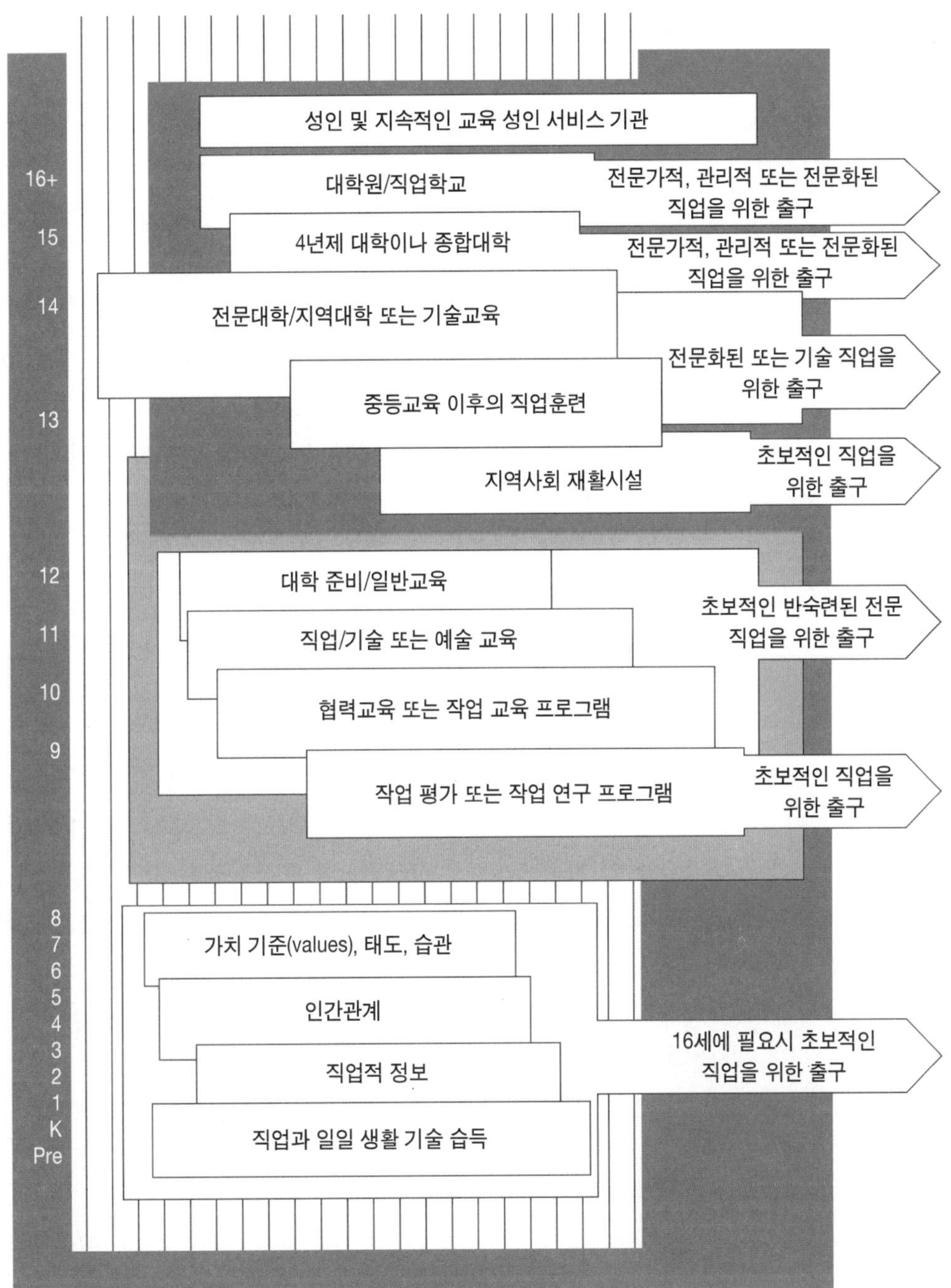

그림 6-6 장애 청소년을 위한 학교 중심의 진로 개발과 전환교육 모형

출처: Clark, G. M., & Kolstoe, O. P (1995). *Career development and transition education*. Copyright (1995) by Allyn & Bacon, Reprinted with permission.

연차적으로 세분화하는 모든 역행에 관한 계획이 포함된다. 교육과정을 계획할 때, 이수해야 하는 학습과 각 학년에서 졸업을 위해 필요한 지원, 다음 학년도에 해야 하는 중요한 활동에 대한 계획과 연관된 역행에 관한 계획을 세워야 한다(Steere et al., 1990). 교육과정에서 역행에 관한 계획은 다음과 같은 부분에 영향을 미친다. (a) 의도된 교육과정을 완수할 수 있도록 학생들을 도움, (b) 관련된 부분을 제공함으로써 교육과정 학습에 대한 동기 부여, (c) 사회, 작업, 학업, 생활환경에 교육과정을 적용하도록 촉진함(Kohler, 1998).

역행에 관한 계획은 교육자나 부모, 학생들로 하여금 중등 교육과정에 관한 어려운 선택을 하도록 한다. 이는 학생에게 적합해야 하고, 교육과정에 적합해야 하며, 필요한 모든 이수 학점을 획득하기 위한 전환 서비스와의 균형을 맞추어야 한다. 예를 들어, Baer 등은 장애 학생들이 전환 진로에서 매우 적은 전환활동 안에서 4년제 대학을 준비하기 위한 엄격한 학업을 받고 있는 것을 알아냈다. Greene(2003)은 중등교육 전환 진로가 어떻게 영향을 미치는지 설명하였다. (a) 평가, (b) 필요한 학과 공부, (c) 교수 환경, (d) 관련된 서비스와 지원, (e) 전환계획, (f) 전환 시기. 다음에 나오는 예들은 중등 학습 과정에 필요한 수업 내용을 평가나 학습 영역과 관련된 Greene의 네 가지 진로경로에서 보여 주고 있다.

진로 1

Sarah는 4년제 대학을 준비하고 있다. 그녀는 4년 이상의 영어, 3년 이상의 외국어, 4년 이상의 수학(미적분을 위한 준비 단계 또는 이상), 3년 이상의 과학(생물학, 화학, 물리학), 3년 이상의 사회, 1개 이상의 우등생 자격을 획득하거나, 또는 대학 과목 선이수 코스나 시험 점수. 역행에 관한 계획을 활용하여 그녀의 학업 과정과 평가는 다음과 같이 나타난다.

1. 학업 과정(선택과목에는 자기결정 훈련과 학업 기술 훈련이 포함될 것임).
   a. 영어, 미적분을 위한 준비 단계, 물리학, 우등생 코스, 사회—12학년
   b. 영어, 외국어, 대수학, 화학, 사회—11학년
   c. 영어, 외국어, 기하학, 생물학, 사회, 건강—10학년
   d. 영어, 외국어, 수학, 과학, 소비학—9학년
2. 평가(관련된 서비스, 테크놀로지, 학업 기술과 필요한 지원에 대한 평가가 포함될 것임)
   a. 경력 포트폴리오와 성취 과업에 대한 요약본—12학년
   b. 성공적인 SAT, ACT 완수
   c. 고등학교 졸업시험 이수
   d. PSAT와 학력검사—중학교

진로 2

Fred는 전문대를 준비하고 있다. 그는 1년 이상의 외국어가 포함된 중간 수준의 학문적 교육과정을 필요로 하고 있으며, 대수학과 기하학이 포함된 수학, 생물학·화학·물리학이 포함된 과학을 이수해야 한다. 그를 위한 교육과정은 전환 서비스와 직업/기술교육을 강조하고 있다.

역행에 관한 교육과정을 활용하여 그의 학업 수행 과정과 평가는 다음과 같을 수 있다.

1. 필요한 이수 과목(자기결정 훈련, 작업 연구 또는 직업 연수, 2년제 대학 과정, 학업 기술 훈련을 포함될 것임).
   a. 영어, CTE 이수 과목, 사회-12학년
   b. 영어, CTE 이수 과목, 대수학, 물리학, 사회-11학년
   c. 영어, 직업교육 수업, 기하학, 화학, 사회, 건강-10학년
   d. 영어, 외국어, 수학, 생물학, 소비학-9학년
2. 필수 평가(관련된 서비스, 테크놀로지, 학업 기술에 대한 평가와 필요한 지원에 대한 평가가 포함될 것임)
   a. 경력 포트폴리오와 성취 과업에 대한 요약본-12학년
   b. 고등학교 졸업시험-11학년
   c. 기능적인 직업 적성 검사-10학년
   d. 직업에 대한 흥미와 적성 목록 일람-중학교

진로 3

Cindy는 졸업 후에 직장을 구하기 위한 준비를 하고 있으며, 이에 따라 고용 기술과 필요한 학위를 준비하고 있다. 그녀는 4년 동안의 영어, 3년 동안의 수학, 3년 동안의 과학, 3년 동안의 사회 과목이 포함된 중핵 교육과정이 필요하다. 역행에 관한 계획을 활용하여 그녀의 학업 수행 과정과 평가는 다음과 같다.

1. 필요한 이수 과목(자기결정 훈련, 생활 기술 과정, 지역사회 직업 경험이 포함될 것임). 만약 필요하다면, Cindy는 직장을 구하기 위해 졸업을 늦추고 직업 박람에 참석하려고 한다.
   a. 영어, CTE 이수 과목, 작업 연구, 사회-12학년
   b. 영어, CTE 이수 과목, 작업 연구, 과학, 사회-11학년
   c. 영어, 직업교육 수업, 수학, 과학, 사회, 건강-10학년
   d. 영어, 직업교육 수업, 응용수학, 과학, 소비학-9학년
2. 필수 평가(관련된 서비스, 테크놀로지, 작업과 필요한 지원에 대한 평가가 포함될 것임)
   a. 경력 포트폴리오와 성취 과업에 대한 요약본-12학년
   b. 고등학교 졸업시험-11학년
   c. 기능적인 직업 적성 검사-10학년
   d. 직업에 대한 흥미와 적성 목록 일람-중학교

진로 4

Jeremy는 지원고용과 지원 생활, 대안적으로 보호 고용을 받으려고 하며, 차별적인 필요조건이나 자격으로 졸업하려고 한다. 그는 4년 동안의 영어, 3년 동안 수학, 3년 동안의 과학, 3년 동안의 사회를 포함하는 중핵 교육과정이 삽입되어 있는 생활 기술 교육과정을 필요로 한다. 역행에 관한 계획을 활용하여 그의 학업 수행 과정과 평가는 다음과 같다.

1. 필요한 이수 과목(자기결정 훈련, 생활 기술 과정, 지역사회 직업 경험이 포함될 것임). Jeremy는 지원고용과 지원 생활을 위해 부가적인 전환 서비스를 획득하고자 하며, 이를 위해 졸업을 늦추려고 한다.
   a. 작업 연구, CTE 이수 과목, 지원고용, 생활 기술—18~22세
   b. 영어, 지역사회 작업, 생활 기술, 과학, 사회—12학년
   c. 영어, 교내 작업, 수학, 과학, 사회—11학년
   d. 영어, 직업교육 수업, 수학, 과학, 사회, 건강—10학년
   e. 영어, 직업교육 수업, 수학, 과학, 소비학—9학년
2. 필수 평가(관련된 서비스, 테크놀로지, 작업과 필요한 지원에 대한 평가가 포함될 것임)
   a. 경력 포트폴리오와 성취 과업에 대한 요약본—12학년
   b. 졸업을 위한 대안 평가—11학년
   c. 상황에 따른 직업평가—10학년
   d. 직업에 대한 흥미와 적성 목록 일람—중학교

> **요점** 역행 계획은 중요 교과과정, 전환활동, 평가 등이 매년 학생의 스케줄에 적합한지를 확인하는 데 사용되어야 한다.

단계 4—전환 서비스와 지원 결정하기. 학생들의 학령기 이후 목표를 지원하는 학업 과정과 평가를 정의한 후에는, 학생들을 다음 사항에 따라 지원하고 준비시키기 위한 전환 서비스를 판별할 필요가 있다. (a) 그들의 학업 과정 참여, (b) 그들의 학령기 목표 달성. 2004년 IDEA에 의해 언급된 전환 서비스의 형태는 다음을 포함한다. (a) 교수, (b) 지역사회 경험, (c) 경력 개발, (d) 관련 서비스, (e) 일상생활 기술훈련, (f) 기능적 직업평가, (g) 성인 서비스와의 연계. 예를 들어, 지원고용을 이끄는 학업 과정에 참여하는 학생들은 지역사회 경험과 직업적 치료 같은 관련 서비스를 필요로 하는 반면, 학업을 강조하는 학업 과정에 참여하는 학생들은 전략과 학업 기술을 학습하는 광범위한 교수를 필요로 한다.

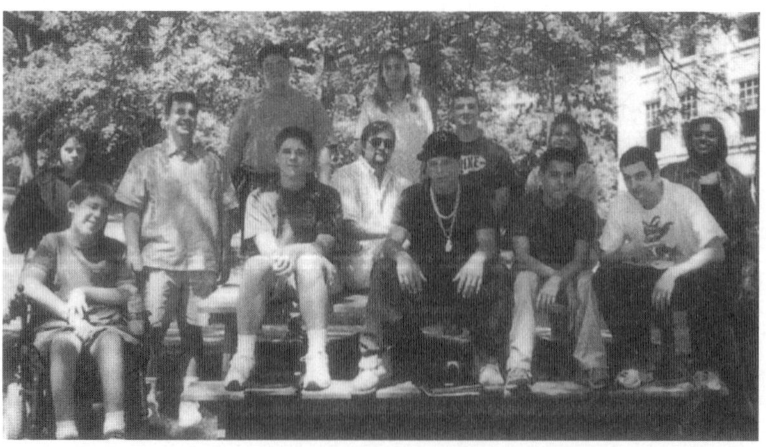

Kent 주에서 실시하는 대학 진학을 위한 예비 프로그램에 참여한 참가자들

IDEA는 전환 서비스가 학생들의 학업 과정을 어떻게 지원할지를 판별할 IEP팀을 필요로 한다. 이 필요들을 다루기 위해 IEP/전환계획에 포함될 수 있는 진술의 예는 다음과 같다.

- 4년제 대학으로 가는 고등 학업에 참여하기 위해, John은 학업 기술과 전략 중재 모델에 대한 교육을 필요로 한다.
- 지원고용으로 가는 지역사회 기반의 기능적인 학업에 참여하기 위해서 Susan은 직업지도(coaching), 기술들의 대안적 평가, 직업적 치료를 필요로 할 것이다.

전환 서비스와 학생들의 학업 과정을 위한 지원은 가능한 한 일반 교육과정 내에서 제공되어야 한다. 미국 교육부에 의해 개발된 모든 학생들을 위한 통합된 시스템 모델에서 지원은 학생 필요의 약 70%를 위해 일반 교육과정 내에서 제공되어야 하고, 학생 필요의 약 25~30%는 목표된(targeted) '위기 상태' 서비스를 통해, 학생 필요의 단지 약 1~3%는 집중적인 개별화된 서비스를 통해 제공되어야 한다고 제시했다. 뿐만 아니라 2004년 IDEA 아래에서 학생들은 '위기 상태' 학생들을 위한 독서와 학업 보충 프로그램의 참여가 허용되어야 하며, 2004년 IDEA는 특수교육 비용의 15%까지 그 비용에 사용되는 것을 허용한다. 이렇게 목표 중재들은 아프리카계 미국 학생들과 같이 특수교육에서 과도하게 표현되는 듯한 학생들의 요구를 설명하는 수단으로서도 제공될 수 있다.

학업 과정의 지원에 더하여 IEP팀은 학령기 이후 상황으로 학생들이 나아가도록 촉진할 전환활동을 통합된 상황으로 판별할 필요가 있다. 일반적으로 이것들은 전환교육, 지역사회 경험, 경력 개발 활동을 포함하며, 1990년 IDEA에서는 IEP팀이 하나 이상의 활동이 필요 없다고 말하지 않는다면 이러한 활동들이 요구되었다. 이 요구는 1997년 IDEA에서 철회되었지만, 이 활동들은 여전히 장애 학생들의 다수를 위해 추천되었다. 관련 서비스들도 그것이 학령기 이후 상황으로 나아가는 것을 촉진한다면 이 영역에서의 전환활동으로 고려될지도 모른다.

IDEA는 또한 '적합하다면' 학생들을 위해 고려되어야 하는 세 가지 형태의 전환 서비스들을 판별했다. 이것들은 일상생활 기술훈련, 기능적 직업평가, 성인 서비스와의 연계였다. 일상생활 기술훈련은 독립적 생활로 나아갈 때 지원과 기술을 필요로 하는 학생에게 중요할 것이다. 기능적 직업평가는 학령기 이후 목표를 명료화하고 그 목표들을 성취할 수단을 필요로 하는 학생들에게 고려되어야 한다. 성인 서비스와의 연계는 중등교육 이후의 환경으로 나아가는 것을 촉진하는 성인 서비스를 필요로 하는, 자격이 있는 학생들에게 필요할 것이다. 많은 교육과정은 또한 학생의 학업 과정을 지원하도록 고려되며, 이는 다음 장에서 세부적으로 토의될 것이다.

요점 전환 서비스는 학생의 학교 졸업 후 결과 및 학습 과정에 대한 참석을 지원할 필요가 있다.

단계 5—전환활동과 교육과정 표준 조정하기. 학과 과정, 평가, 필요한 전환활동을 판별한 후에 그들에게 내용의 성취와 수행 표준, 기준을 적용하는 것이 중요해진다. IEP팀, 다양한 학과

과정, 프로그램, 실험적 옵션에 의해 만들어진 직업 선택에 의존하는 것은 학생의 학년 수준의 내용 표준을 다루는 데 적합할 것 같다. 이전에 언급한 대로 학업 내용 표준은 전 학년이 함께 묶여져 있기 때문에, 교사들은 모든 학년 수준의 표준이 학생의 전환활동에 의해 혹은 일반 교육과정을 통해 다루어진다는 것을 확실히 해야 한다. 졸업 이후 고용 상황에 들어가는 학생들은 일반적으로 그들이 작업 상황에 적응하기 위한 내용 표준을 다루는 전환활동으로부터 효과를 얻는다. 중등교육 이후의 교육으로 들어가는 학생들은, 전형적으로 그들이 중등교육 이후의 학업 상황에 적응하기 위한 내용 표준을 다루는 전환활동으로부터 효과를 얻는다. 그러나 팀은 가능할 때마다 학년 수준 내용이 얼마나 학습되는지에 대한 학생 선택을 존중해야 한다. 다음 예시는 '지원서 쓰기' 내용 표준이 학생의 지역사회를 기반으로 한 직업 경험의 일부로 언급될 수 있음을 보여 준다.

배운 것이 무엇인지, 어떻게 평가될 것인지를 판별하라.

✔ 그 학생은 타이핑을 할 때 통상적으로 마이크로소프트 워드를 사용한다. 학생은 연말까지 연속적으로 열 번을 오류 없이 수행하는 것을 목표로 학년 수준 어휘와 문법을 사용하여 영어 수업 시간에 업무 편지 쓰는 방법을 배울 필요가 있다. 이 기술은 영어 교사와 학년 수준의 학급 테스트를 사용하는 학생들의 작업 학습의 고용주, 그리고 고용주의 코멘트가 있는 경력 포트폴리오에서 학생 작업의 샘플을 수집하는 것으로 평가될 것이다.

적절하고 확실한 상황에서 학생이 기술들을 어떻게 사용할 것인지 판별하라.

✔ 학생은 사무 보조로 일하는 작업 학습과 대학 지원서에서 이 기술들을 사용할 것이다.

예-학년 수준 표준, 기준, 지침이 언급되도록 판별하라.

a. 영역-8~10학년 영어와 언어 과목
b. 하위 영역-지원서를 쓰는 것
c. 학년 수준-8~10학년
d. 지침-학생은 주제에 적합하게 전형적인 형식에 따라 편지를 쓸 것이다.

사용된 평가 형식은 학생이 어떤 지원이 필요한지에 영향을 줄 수 있다. 통상적으로 2004년 IDEA는 평가를 위한 다음과 같은 네 개의 옵션을 제공한다(Browder, Courtade-Little, Davis, Fallin, Karvonen, 2005).

1. 일반적 평가/학년 수준 성취 표준
2. 대안적 평가들/학년 수준 성취 표준(학생 2%에 제한된다)
3. 대안적 평가/수정된 성취 표준
4. 대안적 평가들/대안적 성취 표준(학생 1%에 제한된다)

이미 설명한 대로, 학습 테스트에 기초한 평가는 학습 문제 해 결과 밀접한 교수적 접근이 필요하다. 반면에 경력 포트폴리오 평가는 학생들이 사회적으로 가치 있는 일, 교육, 지역사회, 사회적 역할에 성공적으로 참여하고 있음을 보여 주는 교수적 접근이 필요하다. 최고의 실습 연구자들은 심오한 학습을 발전시키기 위해 복합적인 교수 접근과 평가가 사용되어야 한다고 제안한다(Wiggins & McTighe, 1998).

요점 학생의 학습 과정, 전환활동, 기타 전환 서비스는 학년 수준의 기준과 수행 표준에 역점을 둘 필요가 있다.

단계 6—상황 맥락적인 학습 기회 제공. 전환활동은 학생이 학업적인 내용을 이해하고 적용하도록 돕는 데 효과적일 수 있다(Kazdin, 1989; Menchetti & Piland, 1998; Patton & Poloway, 1990). 다양한 접근의 발달로 의미 있고 확실한 교육적 활동의 내용 기준을 바꾸었다. Tomlinson과 McTighe(2006)는 일반적인 교육 모형을 제시했는데, 그것은 '설계에 의한 이해'라고 불리는 전환계획과 모순되지 않는 것이다. 이 모형에서 계획 보기는 역행 계획을 사용한다. 그것은 기대하는 결과를 가지고 시작하며 수용 가능한 실행 증거를 결정한다. 그리고 학습 경험과 교수를 계획한다. Tomlinson과 McTighe는 특별한 내용을 확인하는 데에 있어서 '여과기'의 사용을 제안한다.

1. 내용은 교실 상황을 넘어서 지속적인 가치를 가지고 있는가?
2. 내용은 훈련의 핵심에 있는가?
3. 내용은 적용 범위를 필요로 하는가?
4. 내용은 학생에게 매력적일 가능성을 제공하는가?

Tomlinson과 McTighe(2006) 모형하에서 각각의 내용 기준을 위해 학생이 알기 원하는 것이 무엇인지, 학생이 할 수 있어야 하는 것이 무엇인지를 교사가 결정한다. 전환활동은 일련의 수행 과제와 경력 포트폴리오 같은 증거로 평가된다. 왜냐하면 교육과정은 학생이 실제 생활 문제를 풀어 나가기 위해 실제적으로 사용할 수 있는 것과 관련되어 있기 때문이다. 그것은 다음 단계에서 전환활동의 초점이다. Halpern (1985)은 장애를 가진 졸업생은 다음의 세 가지 일반적인 영역을 수행해야 한다고 했다. 장애학생의 기대 향상으로 인해 중등교육 이후의 교육을 증가시키기 위해 일의 수행, 주거에 적합한 수행, 사회적인 수행을 해야 한다는 것이다. 이 영역에서 학생의 준비를 평가하는 방법으로는 공식적 또는 비공식적인 방법이 있다. 그리고 평가는 학생이 중등교육 이후의 일, 주거, 사회적, 그리고 교육 환경의 요구에 관하여 무엇을 할 수 있는지에 대한 묘사로 기능적이다.

상황 맥락적인 학습 기회의 발전에 있어서 몇몇 중요한 고려 사항은 (a) 사회적 타당성, (b) 문화적 내용, (c) 평가도구를 포함한다. 몇몇 학생을 위해 내용 교육은 지식과 매우 밀접해야 하며, 기술은 학생이 수행하도록 기대되는 상황에 필요해야 한다. 이 접근 단계는 종종 교육의 사회적 타당성으로 불린다. 예를 들어 중등교육 이후의 교육에 포함시키기 위한 학생 계획은 교실에서 중요한 기술이 많이 교육될 수 있지만 그것은 몇몇 대학 수준의 코스에 유용할 수 있다. 고등학교 이후 직장에 들어가는 학생은 기술적인 교육에서 직업의 특별한 기술

요점 학생의 학습 과정, 전환활동, 기타 전환 서비스는 학생이 적절한 환경에서 지식과 기술을 적용시킬 수 있는 기회를 제공할 필요가 있다.

을 배울지도 모른다. 그러나 지역사회의 일 경험에 참여함으로써 더 큰 사회적 타당성을 얻을지도 모른다.

단계 7—전환 성취와 연계. Greene(2003)은 전환계획에서 중요한 고려점으로 전환 최고점을 설명했다. 학교 이후 환경의 성공적인 전환을 보장하기 위해 성인 교육 프로그램을 가진 연계를 포함한 다양한 활동이 요구되었을 것이다. 이것은 전환계획에 있어서 더 자세히 논의되었다. 이 장에서는 성인 생활을 위해 장애 학생이 준비해야 하는 교육과정의 마지막 결과와 그것의 중요성에 대하여 살펴볼 것이다.

7. 학교 졸업 후를 위한 문서

수행의 요약

2004년의 IDEA에 의하면 학교는 졸업한 학생들에게 수행한 내용 요약(SOP)을 IEP와 함께 제공하도록 요구한다. 이는 무엇보다도 졸업 사정을 위한 근거 자료로 활용되었고, 그 다음으로 학생들의 능력을 알아보기 위해 사용되었다. 그리고 여기에 학생들의 자기결정력과 관련된 내용을 첨부시켜야 함을 의미한다. 이 기록은 학생들의 발달과 수행, 중등교육 이후의 목표, 학생들의 졸업 후의 목표를 지원하기 위한 권고 사항에 대한 정보를 제공한다. 이것은 또한 일반적으로 학생의 장애와 학교로부터 제공되는 도움들을 기록하기 위한 전문적인 평가를 포함한다. CEC와 DCDT는 SOP를 위한 형식을 만들어 왔다. 수행의 요약의 주요 구성은 (a) 학생의 강점에 초점을 맞춘 기능 수준, (b) 학생의 졸업 후 목표, (c) 도움을 위한 권고 사항과 지원, (d) 기술 지원, (e) 학생의 전망을 포함한다.

SOP의 일부에서 학생의 기능 수준은 학생의 장애가 학업과 기능적 수행에 얼마나 영향을 미치는지에 대한 기술을 포함해야 한다. 이것은 또한 학생의 최근 상태와 영역 평가, 대학 입학시험 결과, 그리고 학생의 가장 최근의 특수교육 평가 결과를 포함해야 한다. SOP의 이 영역은 학생의 강점을 강조해야 하고 다른 자랑거리, 특별한 상, 직업적인 그리고 교과 이외의 수행에 대한 기술을 포함해야 한다.

학생들의 졸업 후 목표에 대한 서술에서 SOP는 학생의 최근 IEP에 따른 측정 가능한 변화의 목표를 포함해야 한다. 이미 설명한 대로, 2004년의 IDEA에서는 이 목표들이 측정 가능하게 되는 것과 졸업 후 고용 및 교육과 관련 있는 목표를 포함할 것을 요구한다. 측정 가능한 목표는 (a) 전임 또는 시간제 고용, (b) 4년제 대학에서의 전임 또는 시간제 고용, (c) 2년제 대학이나 기술학교에서의 전임 또는 시간제 고용, (d) 직업적 증명 프로그램에의 등록을 포함한다.

또한 SOP는 학생을 돕기 위한 권고 사항을 포함한다. 이 권고 사항은 학생의 졸업 후 목표에서 보이는 환경에 맞추어져야 한다. 그것은 일터와 졸업 후의 교육에서 학생들의 장애에 대한 조정을 위한 권고 사항을 포함할 것이다. 만약 학생들이 살 곳을 지원받아 들어간다면, 그것은 주거지에서의 학생들의 장애에 대한 조정을 위한 권고 사항도 포함할 것이다. 이 부분은 교사가 요약을 완성하기 위한 정보와의 연결도 포함해야 한다.

이러한 구술적인 정보 외에도, SOP에는 평가와 보고서의 복사본도 포함될 것이다. 이 평가와 보고서들에는 하나 혹은 두 개의 목적이 포함되어 있을 것이다. 첫 번째 목적은 조정하고 지원하는 환경에 있는 학생들을 돕는 것이다. 이 보고서들은 규범적이기보다는 기능적이어야 한다. SOP에서 보고서와 평가 첨부의 두 번째 목적은 학생이 서비스를 받기 위한 자격이 되도록 돕는 것이다. 이 보고서와 평가는 학생의 장애에 대해 규범적이거나 서술적일 것이다. 여기에 따르는 목록은 학생의 SOP가 포함될 보고서와 평가의 유형을 포함한다.

- 심리적/인지적
- 중재에 대한 반응
- 신경심리학적
- 언어의 숙달 평가
- 의학적/신체적
- 읽기 평가
- 성취/학업
- 의사소통
- 적응 행동
- 행동 분석
- 사회적/대인관계 기술
- 교실 관찰(또는 다른 환경)
- 지역사회에 근거한 평가
- 진로/직업/전환 평가
- 자기결정
- 보조공학
- 비공식 평가

다섯째로, SOP는 학생의 의견을 포함하도록 하고 있다. 학생은 자신의 장애가 학교에서의 일, 활동, 그리고 고등학교에 다니는 동안 일할 직업에 얼마나 영향을 미치는가를 자신의 말로 이야기할 수 있어야 한다. 또한 그들은 학교에 다니는 동안 성공적으로 도움이 된 것과 그렇지 않았던 조정, 기술, 지원을 설명할 수 있어야 한다. 마지막으로, 그들은 그들의 강점과 졸업 후의 교육, 고용, 그리고 지역사회에서의 삶에 대한 지원에 얼마나 익숙해져 있는지를 설명할 수 있어야 한다. 대부분의 학생들을 위한 자기결정 훈련은 장기적으로 실행되어야 하며, SOP에서는 그들의 장애가 고용자, 졸업 후의 교육자, 그리고 성인 서비스 프로그램과의 관계를 발달시키기 위한 중요 내용을 제공할 것이다.

졸업 증명서와 성적표

SOP 외에 학생은 언제 어떻게 그들의 졸업장과 성적표를 사용할 것인지에 대한 이해가 필요할 것이다. 졸업장은 학생이 계획된 교육과정에서 배우고 졸업을 위한 표준 단계를 거쳤다는 공식적인 증거물이다. 또한 졸업장은 졸업 후의 교육과 여러 종류의 고용을 위한 결정적인 자격이 된다. 그러나 모든 졸업장이 같지만은 않다. 몇몇 주에서는 학생들이 국가시험이나 학업 과정을 이수하지 않았음에도 수업에 참여했다는 의미로 졸업장을 수여하기도 한다.

학생 성적표 또한 배운 교육과정에 대한 증거로 사용된다. 성적표는 주어진 학습과제(교과과제)에서의 등급과 성적 평균(GPAs)을 포함한다. 4년제 대학에서는 대체로 대학에서 대학으로 이동하는 데에 요구되는 성적 평균과 학습과제가 있다. 2년제 대학에서는 주로 성적 평균이 낮은 학생들을 받고, 개인적으로 G.E.D를 찾아가도록 학습과제를 제공한다.

진로 포트폴리오

진로 포트폴리오는 학생들이 고용되고 졸업 후의 교육을 받게 되는 데에 있어 매우 결정적이다. 진로 포트폴리오는 대체로 학생의 최고 수행에 대한 샘플을 포함하도록 계획된다. 이것은 졸업 또는 성적표로 평가할 수 없는 영역을 강조한다. 그것은 졸업생들에게 이력서를 채우고 직업을 찾기 위한 마케팅 수단과 참고 수단으로서 사용될 수 있다. 그것은 활자 표현의 제한을 받지 않으며, 학생이 일하는 모습의 비디오와 학생의 일에 대한 샘플, 그리고 교사, 친구, 고용주가 추천하는 비디오나 오디오를 포함할 수 있다.

진로 포트폴리오는 배운 교육과정을 평가하는 방법이 될 수도 있다. **진로 포트폴리오 평가**는 전형적으로 진술된 내용과 표준에 도달한 수준을 증명하기 위한 세 가지 자료의 제출을 포함한다. 표준에 기초를 둔 교육에서 포트폴리오 평가는 전체 학력 평가에 참여하지 못하는 학생들을 위해 사용되었다.

> **요점** 학생들에게는 그들의 수행 관련 요약 정보, 그리고 학교 졸업 후 참여할 환경과 관련하여 그들의 요구 사항, 취미, 선호도, 장점 등에 대한 개략적인 정보가 제공될 필요성이 있다.

8. 결론

1997년의 IDEA는 이 법령하에 특수교육 대상자들을 위한 교육이 일반 또래들과 같은 교육과정 안에서 어떻게 이루어져야 하는지 특수교육자들로 하여금 진지한 고민을 하도록 하였다. 앞으로 특수교사와 전환 전문가들은 표준화된 교육과정의 변화가 급속히 이루어지는 일반교육 시스템에서 과학적인 기반을 둔 전환의 실제를 어떻게 주입할 것인지에 대한 이해가 필요할 것이다. 계속적으로 계획하는 졸업 후 교육의 몇몇 형태에서 60%가 넘는 장애 학생들은 이 과정에서 치명적인 위협을 겪게 된다. 그러나 졸업 후 교육, 특히 4년제 대학은 장애 학생의 여러 직업의 길 중 유일함을 기억하는 것이 중요하다. 직업 및 기술교육과 생활 기술교육은 비판적으로 보여지나 일반 교육과정에 반드시 포함된다. 전환 전문가는 장애 학생을 보다 쉽게 이끌어 갈 수 있도록 일관적인 체계를 위한 학업, 직업/기술, 그리고 생활 기술 지도 과정에서 도움이 필요하다.

특수교육자는 표준화된 교육의 구성요소와 일반 기준을 따르는 평가의 중요성에 대한 이해도 가지고 있어야 한다. 그들은 표준, 연령 수준의 기준, 그리고 수행 평가 사이의 관계와 전환 활동 또는 일반 교육과정 모두에서 생활 연령에 따른 내용의 중요성에 대해 이해해야 한다. 한편, 전환교육자들은 학업 부분의 교육과정이나 학생들의 요구에 대한 고려, 학습을 위한 기회로 발전시키는 검사 과정에 있어서 이러한 기준이 얼마나 잘못 적용되고 있는가에 대해서도 이해해야 한다.

이 장에서는 저자가 교육과정의 여러 수준에서의 관점과 표준화된 교육, 결정적인 구성요소—내용의 기준, 지표, 기준, 수행 기준—가 연관되는 방법에 대해 알려 주고 있다. 의도된 교육과정에서 참 학습, 교육, 그리고 생활 상황에서 적용되는 교육과정으로의 이동에서 일반교육의 목적을 설명한다. 이 단원에서는 전환계획이 어떻게 운영되고 일반 교육과정으로부터 지원받을 수 있는지에 대한 개관을 제공한다. 저자는 전환계획이 학생의 졸업 후 목표를 학습 과정을 결정하는 데에 사용하도록 교육과정을 어떻게 운영하는가를 보여 주었다. 마지막으로, 문맥상의 교육이 학업적인 지식을 실생활의 문제와 실제 생활에서 적용하도록 학생을 위해 기회를 제공함으로써 어떻게 일반 교육과정의 학습을 지원할 수 있는지에 대해 설명한다.

9. 연구문제

1. 전통적인 과정 중심의 교육과정과 표준 중심의 교육과정을 비교 및 대조하시오.
2. 표준 중심의 교육과정에서 장애 학생을 포함시키는 법률에 대하여 설명하시오.
3. 표준 중심의 교육과정이 장애 학생에 미칠 긍정적 영향과 부정적 영향에 대하여 설명하시오.
4. 세 가지의 전통적인 교육 모형을 비교 및 대조하시오.
5. 장애 학생의 진로가 세 가지의 교육 모형과 어떻게 관련이 있는지를 설명하시오.
6. 교육과정의 세 개의 수준과 이것들이 표준 중심의 교육과정과 어떻게 관련이 되는지에 대하여 설명하시오.
7. 전환이 표준 중심의 교육과정을 어떻게 도출해 낼 수 있는 지를 설명하시오.
8. 학생의 졸업 후 목표들이 학습의 적절한 교과과정을 결정하는 데 어떻게 사용될 수 있는지를 설명하시오.
9. 교육과정에 대한 역행 계획은 학생이 매년 선택을 하는 데 있어 어떻게 도움을 줄 수 있으며, 졸업 후 목표의 실행 가능성을 시험하는 데 어떻게 도움을 줄 수 있는지 설명하시오.
10. 전환 서비스는 일반교육 교육과정에서 진행을 지원하는 데 어떻게 사용될 수도 있는지 설명하시오.
11. 문맥적인 학습 활동을 통해 학생의 학습과 졸업 후 목표를 지원하기 위해 일반교육 교육과정이 어떻게 활용될 수 있는지 설명하시오.
12. 2004년 IDEA에 의해 요구된 수행성에 대한 다섯 가지의 요소에 대하여 설명하시오.
13. 학생이 고등학교를 떠난 후에 동반하는 데 필요한 기본적인 정보에 대하여 설명하시오. 또한 이러한 정보는 학생이 졸업 후 다른 환경에 참여하는 데 있어 어떻게 달라질 수 있는지 설명하시오.

10. 참고 웹사이트

CAST
http://www.cast.org/

Closing the Gap
http://www.closingthegap.com/

EASI (Equal Access to Software and Information)
http://www.rit.edu/~easi/

Disability Resources, Inc.
http://www.disabilityresources.org/

National Council of Teachers of Mathematics
http://standards.nctm.org/

National Science Teachers Association
http://www.nsta.org/index.html

State Online Standards Database
http://www.aligntoachieve.org/AchievePhaseII/basic-search.cfm

Gutenberg Project
http://www.gutenberg.org/

High Tide Project
http://www.ccpo.odu.edu/~arnoldo/hightide/hightide.htm

Access Standards
http://www.ed.gov/G2K/standard.html

Creating Graphic Organizers
http://www.teach-nology.com/web_tools/graphic_org/

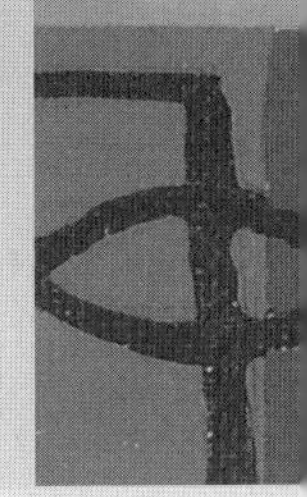

제 7 장 전환교육을 위한 교수 계획

Pamela Luft & Robert W. Flexer

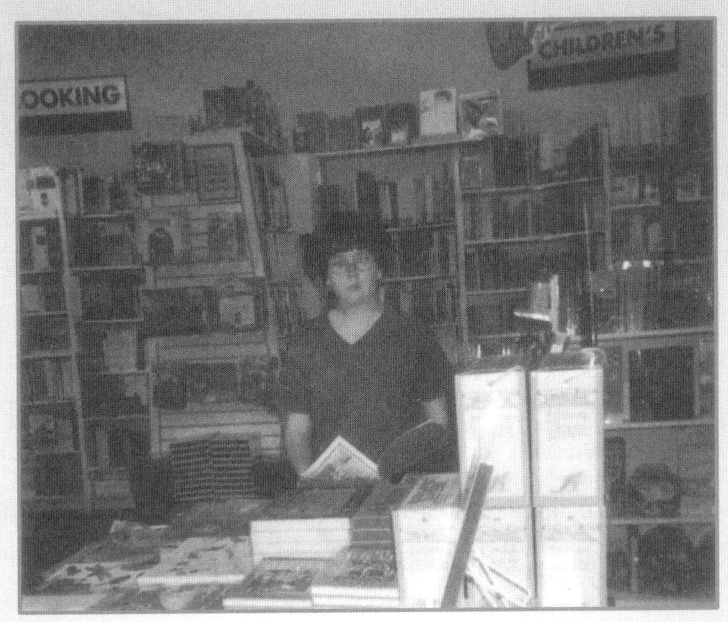

학습목표

1. 다양한 장애를 가진 학생들에게 적절한 교수 환경과 교육과정을 기술한다.
2. 수업의 기술(art)와 과학(science)의 차이를 설명한다.
3. 교수 환경의 네 가지 특성을 설명하고 학생들의 학습에 미치는 영향을 효과적으로 조정할 수 있는 방안을 기술한다.
4. 네 가지 교수·학습 집단 유형의 특성을 설명하고, 학생들의 학습에 미치는 영향을 효과적으로 조정할 수 있는 방안을 기술한다.
5. 네 가지 교수 자료 유형의 특성을 설명하고 학생들의 학습에 미치는 영향을 효과적으로 조정할 수 있는 방안을 기술한다.

1. 서론

제6장에서는 수업의 '내용'이라고 할 수 있는 '교육과정'에 대해 기술하였다. 여기에서는 중핵 교육과정의 기준이 학습 및 일상생활 기술, 직업 지식과 기술 등의 세 가지 전환교육 교육과정에서 간학문적인 적절한 조화를 이룰 수 있는 방법에 대해 논의하였다. 이 세 가지 영역은 특수학급 혹은 시설, 학교 등과 같은 교수의 물리적 환경이라고 할 수 있는 '장소'와도 연관되어 있다. 모든 수업은 학생들이 앞으로 생활하고 직업을 갖고자 원하는 중요한 '장소'인 지역사회에서 학생들의 목적을 달성할 수 있도록 준비되어야 한다. 이 세 가지 영역의 목표는 정부 혹은 지역 연계 교육과정과도 연관되어 있으며, 이 교육과정은 일반적으로 수업의 '시기'와도 관련되어 있다. 어떤 프로그램은 중·고등학교 시기에 권장되기도 하며, 혹은 '특정 시기'에 권장되기도 한다.

이 장에서는 수업의 '방법'에 관해 논의할 것이다. 즉, 정부의 중핵 교육과정 기준을 포함하는 세 영역의 학습목표를 도달할 수 있는 방법에 대해 논의하고자 한다. 제8장에서는 교사 중심 방법에서 학생 중심 학습방법에 이르는 기본적인 네 가지 중요한 교수방법에 대해 제시할 것이다. 그에 앞서 이 장에서는 교수 환경과 교사의 교수방법 선택에 영향을 미치는 요소, 즉 교수 환경, 교수·학습 집단, 교수 자료 등 다양한 요인에 대해 논의하고자 한다. 또한 이 장에서는 경도 장애, 중등도 장애, 중도 장애, 감각 및 신체/건강 장애 등 교수의 '대상자'에 대해서도 논의할 것이다. 교육과정과 수업 단원 운영에 있어서 '대상자', '내용', '장소', '시기', '방법' 등 모든 주요 교수 요인들이 포함된다.

이 장에서는 수업에 영향을 미칠 수 있는 요인으로 학생의 관심사, 능력과 요구, 선호도 등과 같은 요인들을 매우 중요한 요소로 강조하고 있으며, 학생들을 위한 명확한 전환의 목적과 동기, 그리고 전환의 타당성을 바탕으로 한 전환교육을 강조하고 있다. 뿐만 아니라 결과 중심의 과정에서 학생과 가족이 계획하고 있는 졸업 이후의 목표가 바로 전환교육의 핵심 요소임을 강조한다. 또한 전환교육에서는 개별화 교육목표에 대한 구조화된 계획과 단계별 학습에 필요한 준비를 위해서 적절한 환경 내에서의 충분한 반복과 연습을 바탕으로 하는 협력적 활동이 중요한 요소임을 강조한다. 전환교육은 학생들에게 책임감 있는 성인으로 성장할 수 있도록 이에 필요한 지식과 기술을 제공하고, 졸업 후 성공적으로 전환될 수 있도록 촉진할 뿐만 아니라, 이들을 위한 학교 내 수업에 영향을 미치는 요인들을 검토하여 이에 필요한 다양한 방법들을 제공한다.

2. 효과적인 교육과정 운영과 교수계획

효과적인 수업이 이루어지기 위해서는 학생들이 교수 환경(교실, 실험실, 작업실, 지역사회 등)과 교육과정(프로그램과 자료)에 쉽게 접근할 수 있도록 해야 한다. 특수교육에서는 학생들 간의 능력과 요구에 대한 개인차를 강조하고 있으며, 특수교육 대상 학생들 또한 그들에게 적절한 교수 환경과 교육과정에 대한 문제를 제기하고 있다. 다행히 그동안 축적된 임상 혹은 연구 결과나 창의적 교수방법의 개발, 보조공학 혹은 기타 공학의 발달로 인해서 지체장애와 건강장애, 감각장애, 지적장애, 행동장애와 학습장애 학생들에게 환경적으로나 교육과정적으로 접근이 용이한 새로운 수준의 접근방법이 개발되고 있다. 모니터 휠체어나 엘리베이터 혹은 환경 관련 공학과 같은 고기능의 기술공학뿐만 아니라 교실환경의 재구조화, 의자와 조명의 조정, 재배치 등과 같은 간단한 기술을 이용한 방법에 의해서도 이러한 문제를 해결할 수 있다.

교육과정 접근(curriculum access)은 간단한 공학적 기술로도 가능하며, 때로는 고도의 기술적인 수정을 통해 제공될 수 있다. Wehmeyer (2002)는 학생들에게 제공될 일련의 선택 사항으로 고려할 수 있는 세 가지 수준의 수정에 대해 제시하였다(**그림 7-1**). 만일 학생들이 (때로는 물리적 환경에 접근이 용이하도록 해 주는 보조 장치로 인해서) 일반학교 교육과정에 성공적으로 접근한다면 교육과정의 수정은 필요치 않을 것이다. 만일 그렇지 못한 경우에 교사는 먼저 현재 진행하고 있는 교육과정을 보완할 수 있는 지원이나 다른 기술적인 부분, 다시 고려

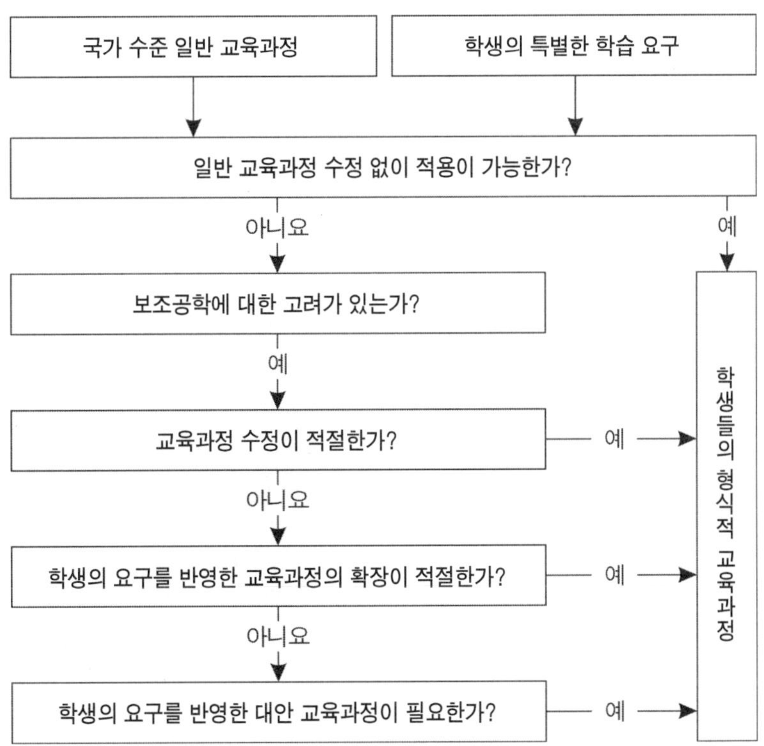

그림 7-1 일반 교육과정 접근 모형

출처: Wehmeyer, M. L., Agran, M. & Lattin, D. Achieving access to the general curriculum for students with mental retardation: A curriculum decision-making model. *Education and Training in Mental retardation and Developmental Disabilities*, *36*(4), p. 335. Copyright 2001 by Council for Exceptional Children. Reprinted with permission.

해야 하거나 재평가해야 하는 부분을 생각해 보아야 한다. 예를 들면 학생들을 위한 개별 보호 지원(personal care assistants, PCAs)이나 건강장애 학생들을 위한 의료적 중재, 수화를 사용하는 청각장애 학생들을 위한 수화 통역 지원 등을 통해 교육과정을 보완할 수 있을 것이다.

> **요점** 지체장애와 건강장애, 감각 및 지적장애, 행동 및 학습장애 학생들에게 필요한 교수 환경과 교육과정은 학생들이 가지고 있는 다양한 지식과 기술, 그리고 장애를 고려한 일반적인 혹은 특별한 수정을 통해 제공될 수 있다.

그러나 학생들의 학습 결과로 여전히 만족할 만한 성과가 잘 나타나지 않는다면 공학이나 보조 장치의 지원을 고려해야 하며, 교사들은 교육과정을 학생들의 요구에 따라 수정해야 한다. 교육과정 수정의 첫 번째 단계는 교육과정을 학생들에게 전달하는 교수방법의 수정 단계가 될 것이다. 디지털 공학(컴퓨터 매체 등)은 학생들이 주어진 교육과정을 잘 수용하고 적절히 반응할 수 있도록 교육과정 수준을 개선시킬 수 있을 것이다. 예를 들면 영상 자료를 학생들의 요구에 맞게 조정하거나 수정할 수 있으며, 음성 장치를 추가하거나 활용할 수 있다. 그리고 학생들은 자신의 개인적인 요구와 선호도에 따라 조이스틱이나 마우스, 키보드 등으로 조작해서 자신의 의사를 표현할 수 있다.

만일 교수방법의 수정으로 충분하지 않다면, 두 번째 단계는 학생들에게 제공되는 교육과정 내에서 학습 경험이나 활동을 추가하는 교육과정의 확장(curriculum augmentation)이라고 할 수 있다. 장애 학생들은 일반적으로 발달상의 문제와 건강, 그리고 의사소통의 문제를 겪게 되는데, 이러한 장애로 인해 일반 학생들과 같은 아동기의 경험이나 활동을 할 수 있는 기회나 경험이 제한될 수 있다. 바람직한 수업은 학생의 선행 경험을 바탕으로 학생이 알고 있고 친숙한 과제로부터 시작해서 새롭고 친숙하지 않은 과제로 점점 발전시켜 나가는 것이다. 특수교육 대상 학생들은 중요한 사전 경험을 못하거나 또래들과 같은 수준의 기술을 발달시키는 것이 매우 어려울 수 있다. 교육과정 내용의 확장은 이와 같은 선행 기술과 경험을 제공하는 데 중요한 의의가 있다.

그러나 두 번째 단계인 교육과정의 확장으로도 성공할 수 없다면, Wehmeyer(2002)가 제안한 학생들의 요구와 특성을 반영한 대안적 교육과정(curriculum alteration)을 적용해야 한다. 이 제안의 초점은 표준 교육과정의 목표가 그와 같은 방향으로 수정되어야 함을 의미한다. IEP 팀에 의해 개발된, 학생들이 성공할 것이라고 확신하고 있는 대안적 교육과정 혹은 기능적 교육과정을 적용하는 것이다.

> **요점** 교육과정의 수정과 확장, 그리고 대안 교육과정의 적용은 교육과정의 내용과 부가적인 학습 경험 혹은 실제적인 내용 자체를 제공하는 방법을 수정하는 것이다.

응용특수교육공학센터(Center for Applied Special Technology, CAST, 1998-1999)에서 개발한 보편적 학습 설계(Universal Design for Learning, UDL)는 학생들의 요구와 능력에 상관없이 모든 학생들에게 성공적으로 사용될 수 있도록 자료를 설계한 것이다. 이 프로그램의 기본은 모든 사람들이 물리적으로 접근이 가능하도록 한 건축학의 원리를 바탕으로 하고 있다. UDL은 먼저 Wehmeyer가 제안한 교육과정 수정과 확대라고 하는 두 가지 교육과정 수정 방법을 활용할 수 있다. 학생들을 위한 교육과정 수정(adaptation)은 학생들이 교재를 읽기 어려운 경우 그 교재를 디지털 북으로 대체할 수 있도록 하거나 음성 또는 수화로 전환될 수 있도록 버튼을 눌러 교재 속 정보를 얻을 수 있도록 하는 것을 말한다. 교육과정의 확장(augmentation)은 기초학습 기술(읽기, 수학, 사회나 과학적인 원리)을 반복해 주거나 연습하는 것 혹은 배경 경험(기하학적 도형들 간의 관계나 규칙, 중요한 역사적·과학적 사건에 관한 미디어 자료, 시민법이나 수학적·과학적 원리 발달에 관한 사례)을 제공하는 것을 말한다. 혹은 그림이나 문장, 전자사전에 중요 단어를 연결하는 간단한 방법도 포함될 수 있다.

> **요점** 좋은 수업의 가장 필수적인 조건은 학생들이 수업 장소에 쉽게 접근할 수 있는 환경을 제공하고, 수업 내용을 쉽게 수용할 수 있는 교육과정을 제공하는 것이다.

3. 교수의 질 관리

다음으로 수업의 질 관리를 위한 '교수방법'에 대해 자세히 다루고자 한다. 즉, 교육과정은 교육의 '내용'을 의미하며, 세 가지 교육 경로는 교육의 '장소'를, 학습의 과정은 교수의 '시기'를 제공한다. 그리고 이 절에서는 다양한 사례를 통해서 교육의 대상자인 학생의 다양한 능력에 따른 교육과정의 수정에 대해서 다루며, 교육과정의 접근성을 다른 형태로 수정하여 제공하는 방법에 대해 제시된다. 이러한 접근 가능성은 내용과 장소, 시기에 의해 결정되어야 한다.

수업의 '방법'은 기술과 과학적인 요소의 복잡하고 다양한 형태로 이루어진다. 여기에서 과학적 요소란 교사가 교수 과정에 영향을 주는 많은 변인에 대해 철저하게 파악하고 연구해야 한다는 것을 말한다. 대개 교사들은 학생의 강점과 요구를 파악하기 위해서 학생의 가족, 전 학년 교사들과 관계자들의 기록물이나 인터뷰 기록, 대화를 통해서 파악하거나 다양한 상황에서 학생을 관찰해야 한다. 그리고 그들은 IEP팀이나 전환교육팀이 적절하다고 추천한 다양한 교육과정으로 학생들에게 접근해야 한다. 교사가 학생을 위한 교육계획을 구성하기 위해서는 학생의 프로파일(강점, 약점, 흥미, 연령, 성별, 가족과 문화 등), 교육과정 내용과 IEP 목표(연간 교육목적 및 목표)를 조정해야 한다. 그리고 교사들은 이것을 교육 내용뿐만 아니라 교수방법, 자료, 단계, 그리고 학생들의 성취를 극대화하는 데 영향을 주는 관련 요인들을 평가하는 데 활용한다. 한 학생을 관리하는 것도 매우 힘든 일이지만 동일 집단 내의 다양한 특성을 가진 학생들을 이렇게 관리하는 것은 매우 어려운 일이 될 것이다. 그렇기 때문에 교사의 경험은 매우 중요하다. 그렇지만 모든 과정과 마찬가지로 이와 같은 종합적인 평가 과정은 경험을 통해서

> **요점** 과학으로서의 교수는 교사들로 하여금 교육과정, IEP 목표와 함께 학생들의 학습 프로파일을 조정하도록 하는 것이다.

기계적으로 이루어질 수 있기 때문에 쉽게 이루어질 수가 있다.

교수의 '기술(art)'적 요소는 교사와 학생들의 실제적인 상호작용 과정에서 나타난다. 학생들의 상호작용은 그들의 행동에 영향을 주는 절친한 친구나 이성 친구, 부모와 주로 이루어진다. 전환교육의 대상은 10대 청소년도 해당된다고 할 수 있으며, 이들은 신체적으로나 정신적으로 발달이 매우 빠르고 급격하게 이루어진다. 교사들이 수업을 할 때마다 그러한 상황에 직면하게 된다. 이것이 바로 교수의 '기술'이 필요한 시점이다. 교사들은 인격, 외모, 지적인 능력을 모두 이용해서 학생들이 지식과 기술을 시도하고 연습하고 숙달할 수 있도록 동기를 부여하고 수행할 수 있도록 해야 한다.

> **요점** 교수의 '기술'은 학생들의 수행에 동기를 부여하는 데 교사들의 인격이 반영될 수 있도록 하는 것과 같이 간접적인 측면을 강조한다.

능숙한 교사들은 자신의 감정과 수업의 강도, 언어적 혹은 비언어적 행동을 조정해서 학생들의 학습에 자극을 주고, 학습이 지속될 수 있도록 한다. 이러한 교수의 '기술'을 조성하는 구성원 간의 상호작용과 환경의 특성은 교수의 과학적 측면에서의 효과적인 전달과 수업 기술의 실행이라 할 수 있다. 이러한 교수의 기술은 교수활동을 창의적이며 혁신적으로 계획하고 실행하는 능력을 포함한다. 이에 비해 과학적 교수는 수업의 결과를 비판적으로 분석하고 평가하는 과정이 포함된다.

수업의 과학과 수업의 기술 모두 지식과 기술, 태도가 중요한 요소가 된다. 효과적인 수업이 이루어지기 위해서 교사는 다음과 같은 '과학'적인 배경을 갖추고 있어야 한다.

지식: 교육과정, 교수 전략, 학생들의 장단점, 단원 개발 등에 대한 지식

기술: 학생 프로파일과 교육과정을 연계하는 기술, 적절한 교육과정과 교수 전략을 계획하고 사용하는 기술

태도: 학문적 지식과 기술에 영향을 주는 감정과 믿음

이러한 과학적 교수의 배경은 교수의 '기술'적 측면과 연계된다.

지식: 교사로서 자신의 개인적인 장단점을 이해하고, 이를 학생 지도에 활용하는 능력

기술: 효과적인 수행 능력과 수업의 효과를 점검하고 수정하고 조정하는 능력

태도: 효과적인 수행과 수정을 지원하는 교사와 학생들의 교수·학습 태도를 활용하는 능력

표 7-1은 교수의 기술과 과학을 비교해 놓은 것이다.

바람직한 수업은 넓은 의미에서 교사로서 긍정적이고 전문가적인 태도로 기술(arts)과 과학(science)적 측면을 적절히 적용하여 효과적으로 수업을 할 수 있는 지식과 기술을 활용하는 수업이라고 할 수 있다. 그러나 이러한 수업을 실제로 진행하는 것은 매우 어렵기 때문에 훌륭한 교사들은 항상 수업 개선을 위해 연구하고 노력한다. 매일 수업을 연습하는 것은 이러한

표 7-1 교수의 기술과 교수의 과학

	교수의 과학	교수의 기술
지식	• 교육과정 • 교수방법 • 학생의 장단점 • 수업 단원 계획	• 교사 자신의 장단점 이해 • 학생들의 학습 향상을 위한 교사의 장점 활용 및 약점 점검
기술	• 학생 개인 프로파일과 교육과정 연계 • 적절한 교육과정 계획 및 적용 • 교수방법의 선정	• 효과적인 수업 • 수업의 효과에 대한 점검 능력 • 수업 중 조정 능력
태도	• 수업 내용과 기술에 대한 감정과 신념	• 학생들의 성공에 영향을 줄 수 있도록 자신의 태도를 활용하는 능력 • 학생들의 학습 태도를 평가하는 능력

부분을 효과적으로 관리할 수 있는 복합적인 과제 수행 능력을 개발하는 데 효과적이다. 좋은 수업을 하는 것은 매우 두렵고 부담스러운 일일 것이다. 그러나 초임 교사들은 처음 운전석에 앉았던 때를 상기하면 이러한 두려움이 사라질 것이다. 차를 운전할 때처럼 수업의 여러 가지 상황이 시간이 지날수록 점점 일상적이 될 것이며, 자동적으로 수업을 진행할 수 있게 된다. 그러므로 능숙한 교사들은 지나치게 정신적인 스트레스를 받지 않고 복합적인 과제를 처리할 수

수업 Tip: 수업과 자동화

연습을 통해서 수업도 자동적으로 진행할 수 있게 된다. 하지만 여기에는 위험이 존재한다. 즉, 교사들이 습관적으로 수업을 하게 되면 자동차를 운전할 때와 마찬가지로 아무런 고민을 하지 않고 자동적으로 수업을 진행하게 된다. 예를 들면, 부주의하게 운전하는 많은 사람들이 운전에 대한 생각을 전혀 하지 않거나 운전 중에 다른 문제를 생각하는 경우가 있지 않은가? 심지어는 숙련된 운전자라고 하더라도 내비게이션에 맡기고 운전하다가 사고 직전에 정신이 나기도 하는 경험을 많이 하게 될 것이다. 또는 운전 중 새 CD 플레이어를 찾을 때나 휴대전화를 받을 때, 신곡을 연습할 때, 인생에 관한 꿈을 꿀 때 그럴 것이다. 교사들도 운전 중 내비게이션에 맡기거나 앞으로의 인생의 꿈을 꿀 때, 정년퇴임할 때까지의 남은 날 수를 세어 보는 것과 같이 아무 생각 없이 일과를 보내는 경험을 모두가 하게 될 것이다. 그렇다 하더라도 교사들은 정열적이고 열정적으로 생활을 하도록 많은 도전을 받게 된다. 그러므로 지겨울 정도로 틀에 박힌 생활을 하게 되리라는 두려움을 가질 필요는 없다.

표 7-2 교수 변인

교수 환경	교수·학습 집단	교수 자료	교수방법
물리적 위치	전체 집단	인쇄 자료	교사 중심 교수법
물리적 조직	소집단	비인쇄 자료 조작 혹은 모형 자료	교사 지원 교수법
정서적 조직	2인 혹은 3인	공학적 자원	학생 지원 교수법
행동적 조직	개별 지도	인적 자원	학생 중심 교수법

있는 능력을 갖게 될 것이다.

다음의 두 절에서 기술하고 있는 교수의 필수 요소는 Friend와 Bursuck(2002), Wood(1998)의 이론을 바탕으로 부분적으로 수정한 교수의 네 영역과 요소들에 대해 다루고 있다. 교수의 기본적인 네 영역은 교수 환경, 교수·학습 집단, 교수 자료, 교수방법(**표 7-2**)이다. 여기서는 첫 세 영역(이 장의 주요 내용)에 대한 목록을 제시하고 자세한 설명은 다음 절에서 기술하였다(교수방법에 대해서는 다음 장에서 설명하고 있다). 이 영역들의 중요한 측면은 많은 요소들이 수정되고 조정될 수 있다는 점이다.

그러므로 만일 이러한 요소들 중 한 가지 혹은 그 이상의 요소들이 학생들의 학습에 방해가 된다면 교사들과 IEP팀은 그 상황을 개선하기 위해 변화를 주어야 한다. 다음 절에서는 먼저 교수 환경을 시작으로 수업에 직간접적으로 영향을 주는 변인들에 대해 기술할 것이다.

표 7-3은 교수 환경에 대한 간단한 틀을 설명하고 있으며, 이 교수 환경 영역 내에서의 각 주제별 구성방법을 보여 주고 있다. 표에서 제시한 틀은 학습자가 새로운 자료를 조직할 수 있

수업 Tip: 학습의 변화

일상생활 수업을 15년 이상 해 오면서 성인들의 선호나 흥미가 변화한다는 점에 주목하게 되었다. 매 순간 그렇게 변하는 것은 아니라 할지라도 끊임없이 변화하는 것은 사실이다. 심지어 우리는 초등학생과 중·고등학생, 대학생으로 변화함에 따라 친구 관계나 경력, 생활 방식 등의 선호도에서 많은 변화를 겪게 된다. 학생들은 연령에 따라, 그리고 동료들에 따라 다양한 환경이 필요하다. 교사들이 이와 같은 변화의 흐름을 파악하지 못하고 학생들의 전환계획을 세우게 된다면 그 계획이 성공하기는 쉽지 않을 것이다. 대신 학생들이 향후 성인 생활에 여유를 가질 수 있게 필요한 기술을 학습할 수 있는 기회를 갖도록 하기 위해서 그들의 변화에 적응하고 대비해서 계획하게 도와줄 수 있도록 해야 한다.

표 7-3 교수 환경의 관리

- 물리적 위치
  - 학교
    - 학문-실내/실외
    - 교실
    - 연구실(과학실)
    - 활동 중심
    - 비학문-실내/실외
    - 강당
    - 연구실(과학실)
    - 활동 중심
  - 지역사회-실내/실외
    - 일상생활 장면
    - 지역사회 자원
    - 직업 관련 시설 및 자원
- 물리적 구조
  - 공간: 벽, 조명, 복도, 창고
  - 수업 관련 디자인: 장식, 정보
- 정서적 구조
  - 학급 동료
  - 태도와 수용
  - 역할과 책임
- 행동적 구조
  - 규칙과 문제해결
  - 일과
    - 학문적
    - 비학문적
  - 일과 시간
    - 학문적
    - 수업 시간
    - 전환 시간
    - 비학문적
    - 쉬는 시간
    - 전환 시간

도록 도움을 주며, 더 나은 이해와 기억에 도움을 줄 수 있도록 한다.

4. 교수 환경의 관리

물리적 위치

전통적으로 수업은 학교의 교실에서 학생들이 일렬로 혹은 반원 형태로 책상에 앉아 이루어져 왔다. 그렇지만 학생들에게는 교과 영역을 학습하거나 교과 기술을 적용하는 것뿐만 아니라 직업 기술 영역과 생활 기술 영역을 학습하고 그 기술을 적용하는 것도 필요하다. 그러므로 수업은 학교의 교실에서만이 아니라 지역사회의 여러 장소에서 이루어져야 할 것이다. 교사들은 수업 환경에 대한 다양성을 인식하고, '전통적인 교실' 상황을 벗어나서 수업할 수 있는 유연한 사고를 가져야 한다. 예를 들면 전통적인 교실보다는 과학실이나 컴퓨터실이 더욱 더 좋은 수업환경이 될 수도 있다. 일상생활 기술은 생활실(home-economics classroom)이나 학교 식당에서 수업하는 것이 더 효과적일 수 있다. 때에 따라서는 넓은 강당이나 체육관을 사용할 수도 있다. 이러한 모든 시설이 수업에 효과적인 영향을 주는 자원이 될 수 있다. 분명히 교수 환경에 변화를 주려는 노력은 교사들에게 보다 효율적이고 바람직한 수업을 하려는 태도와 동기에 영향을 주게 될 것이다.

학생들에게 적용하는 교육과정은 이미 정해져 있기는 하지만, 모든 학생들은 그들의 성인 생활에 대한 정보, 즉 지역사회의 생활(의식주, 가족관계, 의료, 법규, 대인관계, 여가 활동, 시민의식 등), 경력과 직업(지역사회 고용 문제, 구직 정보, 인적 자원 및 서비스 정보), 교육 기회 등을 습득할 수 있는 장소와 방법들에 대해 알고 있어야 한다. 학생들은 현장의 경험이나 활동을 통해 가장 큰 도움을 얻을 수 있기 때문에 교사들은 '교실과 지역사회'를 통합함으로써 학습 기술과 직업 기술, 일상생활 기술을 지도할 수 있도록 협력 관계를 구축해야 한다.

물리적 구조

물리적인 측면에서 학교 환경과 지역사회 환경은 교사와 학생들에게 영향을 줄 수 있다. 학교가 도심에 위치하고 있어서 소음이 많은 경우 혹은 도시 외곽에 위치해서 조용하거나 소음이 없는 경우 모두 장단점이 있을 수 있다. 다양한 환경의 문제를 극복할 수 있는 교사들과 학생들의 능력은 차이가 있을 것이다. 교사들과 학생들은 각 환경의 특별한 면에 잘 반응할 수도 있지만 그렇지 않을 수도 있다. 교사들은 다른 환경에서 다르게 반응하는 것과 같은, 드러나지 않는 환경의 영향을 파악하고 이를 최대한 고려해서 수업할 필요가 있다.

어떤 면에서 수업의 공간은 교사들이 변화시킬 수 없을 수도 있다. 그렇지만 보관함이나 책상, 공간 분리, 사물함, 작은 공간, 센터, 활동 코너 등의 물리적인 환경을 교사들이 창의적으로 구성해서 학생들에게 정서적 혹은 신체적인 접근이 확대될 수 있도록 지원할 수 있을 것이다. 만일 가능하다면 페인트칠을 하거나 장식을 해서 벽이나 창문을 활용할 수도 있다.

그러나 교실 내의 색상과 외형은 매우 개인적인 것이다. 교사로는 개인적으로 화려하며 생동감 있고 활기찬 교실 분위기를 만들 수도 있고, 아주 단순하거나 불교풍의 분위기를 선호할 수도 있다. 그러나 학생들은 교사의 이와 같은 취향에 적응할 수도 있지만 그렇지 않을 수도 있다. 특히 학생들의 학습에 방해가 된다면 교실 환경은 변화되어야 할 것이다(Friend & Bursuck, 2002; Wood, 2002).

예를 들어 물리적 위치와 구조를 교통 서비스 수업에 적용하는 경우, 교사가 매우 혼잡한 4차선 도로를 건너는 방법에 대해서 이와 같은 문제를 해결하는 데 어려움을 가진 학생을 지도하는 상황을 가정해 보자. 교사는 한 가지 물리적 구조, 즉 먼저 조용한 교실에서 이 문제를 해결하기 위한 기본적인 절차를 지도하는 것으로 수업을 시작하게 될 것이다. 그러고 나서 교사는 더욱 더 실제적인 상황(지역사회 중심의)과 더 복잡한 환경(혼잡한 도로)으로 환경을 점점 변화시켜 나간다. 학생은 점차적으로 여러 가지 도로 상황에서 문제를 해결할 수 있는 지식과 기술을 발전시켜 나갈 수 있도록 도움을 받게 될 것이다. 그리고 반드시 필수적인 것은 아니라 할지라도 매우 복잡한 환경에서의 문제도 해결하는 전략을 얻게 될 것이다.

> **요점** 학교 환경과 지역사회 환경 간의 물리적인 측면을 분석할 필요가 있으며, 미래 학습을 위한 환경을 구성하는 데 활용해야 한다.

이론적인 영역의 경우, 즉 기하학이나 도형의 각을 지도할 때, 초기에는 주로 교실에서 수업이 이루어진다. 이후 학습한 이론을 적용하기 위해, 예를 들면 교실에서 배운 각을 조사하기 위해 학교 운동장에 있는 나무를 이용하여 교실 밖에서 수업이 이루어지게 된다. 어쩌면 그 나무를 옮겨야 하는 경우가 있을 수 있으며, 학교에서는 대략적인 높이를 바탕으로 측정 결과가 필요할 수도 있다. 학생들은 나무의 그림자와 피타고라스의 정리, 그리고 근처에 있는 높이가 낮고 측정이 가능하며 합동인 나무를 이용해서 높이를 측정하게 된다. 그러고 나서 학생들은 그 이론에 대한 적용 결과를 제시하게 된다.

정서적 구조

학급의 정서적 구조는 학생들의 정서적 안정에 매우 중요한 역할을 하게 된다. 긍정적으로 수용되지 못하는 학급 분위기에서는 학생들이 새로운 학습이나 실수에 대해서 두려움을 갖게 될 것이다. 놀림을 받거나 억울한 일을 당했을 때 도움을 받지 못하는 학급 분위기에서는 특별한 요구를 가진 장애 학생들이 진정으로 통합되는 것이 매우 어려워진다. 이러한 통합을 위해서는 먼저 교사가 차이에 대한 긍정적인 수용 태도와 성실한 학습 태도에 대한 이해, 그리고 최선의 답이 나올 때까지 참을성 있게 기다려 주는 학생에 대한 신뢰를 보여 주는 것을 시작으로 정서적 구조를 긍정적으로 변화시켜야 한다.

또 한 가지 예는 균형의 필요성에 관한 것이다. 교사는 자신의 학급 내에서 정서적인 안정과 안전을 보장할 수 있도록 통제할 수 있는 권한을 갖고 있어야 한다. 이것은 교사들의 역할이자 책임이라고 할 수 있다. 그러나 이때 학생들의 요구에 대해 심각한 토론을 하거나 비판 혹은 무시하거나 지역사회의 현안 과제 해결을 이유로 억눌러서는 안 된다. 궁극적으로 교사의 역할은 지역사회의 긍정적 태도가 중요한 것과 같이 학교에서도 긍정적이고 수용적인 학급 분위기를 조성하기 위해서 학생이 역할과 책임을 다할 수 있도록 도와주는 것이라고 할 수 있다. 다시 말하면 교사는 학급에서 활동을 어려워하거나 능숙하게 하지 못하는 학생들에게 더 관심을 가질 필요가 있다. 최근에 이주한 외국인 학생들은 상호작용 방식이나 정서적으로 문화에 적응하지 못하는 경우가 있다. 교사들은 이 학생들이 새로운 환경에 적응하고 가정과 학교 환경 사이에서 이중 문화를 병행하는 데 적응할 수 있도록 학급 환경을 수정하고 이들을 지원하는 노력을 해야 할 것이다.

요점 긍정적으로 수용되는 학급 분위기에서는 학생들이 새로운 학습이나 실수에 대해서 두려움을 갖지 않게 될 것이다.

교사들은 어떤 학생들은 그 학급의 기대나 상호작용 양식에 대해서 적응하지 못하고 불만을 나타내거나 힘들어할 수 있다는 것을 예상해야 한다. 그러나 그 학생이 자신의 어려움을 표현할 수 있다는 것은 그 학급의 분위기를 더욱 발전시킬 수 있다. 학급 분위기는 교사가 인종과 성별, 개성 등에 대한 다양성을 인정하는가 혹은 그렇지 않은가와도 관계가 있다. 권위에 저항하고 도전하는 학생들이 자신의 권위를 주장할 수 있다.

행동적 구조

규칙과 문제해결 방안

교사의 행동은 바람직한 정서적 구조를 지원하고 바람직한 행동을 강화해 주어야 한다. 예를 들면, 어떤 학생이 놀림을 받거나 억울한 피해를 당하는 경우 그로 인해서 부정적인 결과가 발생해서 학급 회의의 주제가 되기도 한다. 이 문제에 대한 최선의 해결책은 긍정적인 결과가 나타나도록 하는 것이다. 궁극적으로 행동 문제의 긍정적인 해결책은 학생 자신의 자기관리 능력과 의사결정 능력을 기르도록 하는 것이다. 이때 학생들이 자신의 요구와 동기를 통찰할 수 있도록 해야 하는데, 자신의 문제를 더 긍정적인 방법으로 해결하는 방법을 개발할 수 있도록 해야 한다는 것이다.

학교생활 중 교사가 학생들에게 지속적으로 강조하고 지도하는 학급규칙은 학급 관리(통제)나 원활한 수업을 위해서 가장 기본적인 요소이다. 이러한 학급규칙이 계획적으로 잘 운영된다면 학교나 지역사회에서도 효과적으로 적용될 수 있을 것이다(예를 들면 다른 사람의 소유에 대한 존중, 주어진 일에 최선을 다하는 것 등 보편적으로 적용될 수 있다). 학급규칙이 확실하고 효과적으로 시행된다면 긍정적인 학급 분위기를 조성할 수 있을 것이다. 교사가 새 학급에서 이러한 규칙을 만들어 나가기 위해서는 시간과 노력이 필요하지만, 이러한 규칙이 안정적으로 지켜지기만 한다면 교사는 수업에 정열을 쏟을 수 있게 될 것이다.

행동 관리 프로그램

여기에서는 긍정적인 행동을 촉진하고 강화하기 위한 여러 가지 잠재적인 효과가 증명된 행동 관리 프로그램에 대해 다루고자 하는 것은 아니다. 행동 관리 프로그램을 선택하는 경우 교사의 요구와 선호뿐만 아니라 학생들의 요구와 능력을 고려해야 한다. 이러한 부분을 고려하지 않게 되면 효과적인 프로그램이라 하더라도 제대로 운영되기가 쉽지 않을 것이다. 교사가 학급에서 행동 관리, 토큰경제, 행동 계약서, 긍정적 행동 지원 시스템 등을 원활하게 적용하지 못한다면 일관되지 못한 생활지도와 학급 관리로 인해 문제가 바로 발생하게 될 것이다. 그리고 학생들의 문제를 해결하기 위해서 벌을 주거나 질책하는 것은 학생들이 교사가 피곤해하거나 화를 내거나 혹은 불편하게 여기는 것을 고려하지 않고 지속적으로 과도한 문제 행동을 할 때에만 하는 것이 바람직하다.

행동 관리 프로그램을 계획할 때, 교사는 다

수업 Tip: 공정한 기준과 개별 학생

모든 교사들은 학급의 크기나 동질성 여부에 관계없이 학생들의 다양한 능력과 배경, 학습 동기 등을 고려한 '공정한' 기준을 만들어야 한다. 학생들은 노력에 대한 성취도의 모순에 대해서는 아주 빨리 알게 되지만, 개별적으로 명확하고 공정한 기준에 대해서는 쉽게 수용하게 된다(교사는 이 부분에 대한 일관성을 유지해야 한다). 거의 동일한 행동을 했을 때 어떤 교사가 아주 산만한 학생이 혼잡한 교차로를 횡단한 것은 매우 크게 칭찬하지만, 아주 조용하고 사려 깊은 학생이 갑자기 산만해진 것을 크게 야단쳤을 경우, 이때 교사의 태도는 '공정'하다고 볼 수 있다. 왜냐하면 더 차분한 학생은 주의집중에 대해서는 좀 더 높은 기준을 적용해도 성취할 수 있기 때문이다.

른 교과 수업을 계획할 때와 마찬가지로 과학적인 요소(분석)와 기술적인 요소(실행)를 모두 고려해야 한다. 이때 기능적 사정(Smith et al., 2001)의 경우와 같이 먼저 철저한 행동 분석을 통해서 문제 행동이 영향을 주는 대상과 내용, 발생 원인 등 문제 행동의 정확한 요인을 결정해야 한다. 다른 일에서는 적응력이 매우 뛰어나고 바람직한 행동을 하지만 학급에서는 그렇지 않은 학생은 교사에게 무언가 표현하고 있다고 해석할 수 있다. 이 경우 교사가 해야 할 일은 바로 적절한 행동을 지원하는 환경을 결정하는 것이다. 분석적이면서 긍정적인 형식(소위 바람직한 행동이 발생하는 장소와 시기를 찾는)은 '긍정적 행동지원'을 활용한 전략의 일부라고 할 수 있다.

효과적이고 긍정적인 행동 관리 프로그램은 긍정적인 규칙, 긍정적이면서 수용적인 학급 분위기와 같은 행동적 구조의 또 다른 측면을 강조한다. 행동 관리 프로그램의 주요 목표는 좀 더 일반화된 접근(예: 언어적 칭찬, 경고, 질책 등에 대한 신뢰)으로 돌아가려는 것이다. 특정한 행동이 긍정적이며 안정화되어 가고 있다면, 교사는 관리 시스템을 적용하는 빈도나 강도를 체계적이고 점진적으로 줄여 나가야 할 것이다(이것은 대개 학생들의 연령과 요구, 능력, 학교 안팎에서의 사전 경험에 달려 있다). 학생들이 학교를 졸업할 때쯤 되면 행동 관리 프로그램은 성인의 상황으로 재구조화되어야 한다. 학생들의 자기점검과 동료나 감독자로부터 정기적인 관리(그리고 칭찬)가 가능한 체제가 마련된다면 학생들이 여러 환경에서 성공적으로 적응할 수 있도록 하는 데 많은 도움이 될 것이다.

시간표와 일과

또 다른 중요한 행동적 구조는 학생의 스케줄과 일과이다. 모든 학생들에게는 어느 정도 정해진 일과가 도움이 되기도 하며, 변화(일상적인 일이 아닌 사건)에 적응하는 법을 학습하는 것도 중요하다. 학생들 중에는 오전에 작업 효율이 높은 학생이 있는가 하면 저녁에 작업 효율이 더 좋은 경우도 있다. 특히 의학적으로 허약하고 매일 약을 먹어야 하는 만성질환을 가진 학생들에게는 더욱 더 시간 관리가 중요하다. 교사들이 이러한 점을 인식하게 되면 어려운 과제를 학생들에게 가장 적절한 학습 시간에 맞춰 계획함으로써 학생들의 학습에 적절한 지원을 할 수 있을 것이다.

학생들은 정해진 일과의 변화에도 대처할 수 있어야 한다. 이러한 경우 당일 아침 일찍 혹은 변경된 일과를 알게 되었을 때 학생들에게 변경된 일과를 미리 알려 주는 것이 가장 좋다. 학생들이 그러한 변화가 자신의 일정에 어떠한 영향을 주는지, 수업을 어떻게 준비하고 변경된 부분을 어떻게 실행해야 하는지, 그리고 원래의 일정으로 다시 돌아오는 시기와 방법에 대해 알고 있는 것은 매우 중요하다. 일정이 변경되었을 때 그 이유를 알려 주는 것은 학생들에게 인과 관계, 문제해결 방법, 추후에 의사결정 및 선택 능력을 발달시키는 데 매우 도움이 될 것이다. 그러므로 학생들은 일상적인 생활 속에서 기대하지 않았던 상황이나 변화에 준비할 수 있도록 해야 한다.

일련의 규칙들과 함께 매일 혹은 매주 정해진 일과가 정해지면 교사들은 수업 시간을 효율적으로 활용할 수 있는 구조를 갖추게 되는 것이

수업 Tip: 긍정적인 행동 관리의 유지

긍정적인 학급 분위기를 지속적으로 유지하는 것이나 징벌의 분위기를 피하는 것은 매우 어려운 일이다. TV나 라디오의 '방송'에서와 같이 사람들은 긍정적인 사건보다는 문제가 되는 '사건'에 더 많이 집중하려 한다. 그러나 우리가 순응을 할 수 있도록 설교를 들어야 하는 결정적인 시기가 언제인지에 대하여 우리 스스로에게 질문해야 한다. 학생들에게 문제가 있을 수 있지만 긍정적인 습관이나 분위기, 규칙을 유지하고 실행해 나가는 일은 매우 중요하다. 긍정적인 학급 분위기는 학생들을 칭찬해 주고 바람직한 행동에 관심을 기울이며, 경고에 대한 확실한 절차와 규칙을 무시할 때의 분명한 결과를 보여 주는 것이 중요하다. 가장 효과적인 방법은 교사의 지속적인 관심과 긍정적인 행동에 대해 많은 관심을 보여 주는 것이다.

다. 많은 연구들은 좋은 학습 결과를 얻기 위해서 정해진 과제 시간이 매우 중요함을 보여 주고 있다. 효과적으로 관리가 이루어지는 학급은 수업 시간과 이동 시간(교과 수업과 활동 시간 사이의) 동안 시간을 효율적으로 사용한다. 정해진 일과와 규칙이 지속적으로 시행이 되었을 때 시간의 낭비는 많이 줄어들 것이다. 물론 한 교사가 이 모든 측면을 잘 구성해서 수업에 활용하는 것은 쉽지 않을 것이다.

정해진 일정 내에서 수업 시간과 이동 시간(활동 전환 시간)을 잘 계획하는 것은 매우 중요하다(Friend & Bursuck, 2002). 학생들은 과제를 적절한 시간에 시작해서 끝내는 것과 정해진 시간에 따라 활동 장소로 이동하고 다시 돌아오는 것을 배우고 연습해야 한다. 그리고 그러한 활동에 대한 자기점검 활동이 점차적으로 강화되어야 하며, 자신의 일정 관리에 대한 책임감을 더 강조해야 한다. 공부를 잘하는 학생들에게도 이러한 일정 관리에 관한 지도나 연습이 매우 중요하고 필요하다. 일단 학습된 '시간 관리 기술'은 쉽게 일반화된다. 예를 들면 작업 환경(심지어 티타임이나 점심시간까지도)이나 중등 과정 이후의 과정(집에서 숙제하는 시간을 계획하거나 수업을 준비하거나 수업에 참여하는 시간을 계획하는 것), 이후 성인이 되었을 때 여러 가지 과제를 해결하는 과정에서도 이러한 시간 관리 기술에 대한 학습은 매우 중요한 영향을 줄 것이다.

요점 교수 환경의 요소들은 학습에 도움을 주기도 하지만 방해가 되기도 한다. 교사들은 이와 같은 방해 요소를 줄이고 긍정적인 측면이 부각되도록 주의해야 한다.

요약하면 이 절에서는 수업을 지원하는 교수 환경의 네 가지 요소—즉 물리적 위치, 물리적 구조, 정서적 구조, 행동적 구조—와 긍정적으로 학급과 지역사회의 환경을 활용하는 방법, 그리고 물리적 위치와 구조가 학습에 어떠한 영향을 주는지, 정서적 분위기와 행동적 구조가 학생들의 수행을 능률적으로 하는 데 어떻게 활용될 수 있는지에 대하여 기술하였다(**표 7-4** 참조).

표 7-4 교수 집단 구성의 관리

- 전체 집단
- 소집단
    - 동질 집단
    - 이질 집단
    - 혼합 연령 집단
    - 협력학습
- 2인 혹은 3인 1조
    - 또래교수
    - 교수적 혹은 사회적 '동료'
- 개별 학습

5. 학습 집단 계획

전체 학습 혹은 대집단 학습

전체 학습 활동, 모둠 활동, 또래 활동, 개별 활동 중 무엇이 가장 효과적일까? 그것은 교사와 학생, 교실 환경, 학습 내용과 재료, 교수법 등에 따라 달라진다. 일반교육 상황에서는 더 다양한 집단 활동을 할 수 있다. 왜냐하면 규모가 큰 학급일 경우 학생들의 학습 집단 배치가 더 용이하기 때문이다. 그러나 특수학급에서는 학생들의 학습 수준이 다양하기 때문에 일반 학급에 비해 다양한 집단 활동을 하기가 더 어려워진다. 그렇지만 집단 활동은 장애 학생의 모든 교수·학습 계획에서 반드시 고려되어야 한다. 장애 아동이나 비장애 아동 모두 2~3인 조별 활동, 소집단·대집단 활동을 통하여 아동 스스로 학습하고 실행하는 기회를 갖도록 해야 한다(Freind & Bursuck, 2002; Wood, 2002). 왜냐하면 향후 이 학생들이 부모의 보호에서 벗어날 경우 한두 명의 룸메이트와 함께 생활하게 될 것이기 때문이다.

> **요점** 학생들은 중등 교육과정 이후와 취업을 한 이후에 특별한 프로젝트를 하거나 회의를 할 때에는 이와 같은 집단 구성 과정을 통해서 독립적으로 혹은 동료들과 함께 과제를 수행하는 것이 요구될 것이다.

특수교육을 받고 있는 학생들은 보다 많은 개별화 교육과 추후 지도를 받게 된다. 특수교육 대상 학생들은 적절한 학습 기술 지도가 개별 학습 등을 통해서 이루어지지만 의사소통이나 인간관계 기술을 발전시킬 수 있는 기회는 집단 학습 활동을 통해 이루어진다. 동료들과 활동하는 학생들은 서로 간에 피드백을 주고받을 수 있는 방법을 학습해야 한다. 예를 들면 문제해결이나 갈등 해소를 위해서 적절히 양보하거나 주장하는 방법, 또는 도움을 요청하는 시기 등에 대해 학습해야 한다(Tileston, 2000 참조).

전체 학습은 학습 내용이나 정보 전달에 가장 효과적인 방법이다. 이 방법은 학급 전체에게 기본적인 정보를 안내하거나 특별한 학습 활동 단계 혹은 과정을 안내할 때 가장 효과적인 방법이다. 전체 학습은 주의가 산만해진다면 학습 효과가 떨어질 수 있다. 일반 학생들조차도 혼란스럽거나 낙오되는 경우가 많다. 주의력이 있고 학습 의욕이 강한 학생조차도 주의가 산만한 교실에서는 교사에게 집중하기가 힘들어진다.

소집단 학습

전체 학습에 어려움을 겪고 있는 학생을 위해서

수업 Tip: 집단 활동

집단 활동이 어려워 보이는 학생이라도 집단 학습은 반드시 필요하다. 문제를 분석하고 해결하는 과학 시간이나 도구를 기술적으로 사용해야 하는 미술 활동도 가능한 집단 활동을 이용하라. 중요한 것은 통합 상황이나 중등교육 이후, 미래의 직업이나 일상생활에서 필요로 하는 상호작용 기술이나 학습 전략을 학생들에게 여러 가지 다양한 집단 활동을 통해서 지도하고 학습할 수 있는 기회를 제공하는 것이다. 만약 학생들이 특수학급에 있다면 교사들은 일반 학급에서도 집단 활동을 할 수 있는 기회를 제공하기 위해 서로 협력해야 한다.

차별화된 유형의 학습이 필요하다면 소집단 학습이 효과적이다. 특별히 필요한 학습 요소를 지도해야 하는 학습목표가 있다면 같은 수준의 소집단(same-skill grouping)으로 구성하는 것이 효과적이다. 그렇지만 항상 '열등한 능력' 집단 학생들은 학습 동기와 학습에 주의를 집중하는 능력이 낮다고 알려져 있다. 그러므로 교사는 소집단 구성을 다양화하고 모든 학생이 학급 전체 학생들과 학습할 수 있도록 창의적인 집단 구성을 해야 한다. 다양한 수준(mixed-skill)과 다양한 연령(mixed-age)으로 구성된 집단 활동은 학생들이 동료들과 함께 학습을 하면서 상호작용 기술이나 의사소통 방법을 습득할 수 있는 기회가 된다. 이 경우 좀 더 적극적인 교사는 학생의 특별한 장점을 다른 학생들에게 알려 주기 위해서 모든 학생들의 장점과 요구에 관한 프로파일을 활용할 것이다. 다양한 연령층으로 구성된 소집단 활동(mixed-age grouping)은 상급 학생이 하급 학생에게 자신이 알고 있는 지식을 나타낼 수 있고 훌륭한 본보기가 될 수 있어 매우 효과적인 방법이기도 한다(Friend & Bursuck, 2002; Wood, 2002).

협동학습은 탐구(발견)학습 활동이나 다면적 연구 과제 학습에 효과적인 소집단 교수 전략이다. 각 학생의 장점에 따라 특별한 역할을 배정하는 이질 집단(mixed-skill)으로 구성된 소집단 활동에서 효과적으로 활용된다. 그러나 교사들은 성공적인 소집단 활동을 위해서 학생들에게 반드시 집단 학습에 필요한 기술을 지도해 주어야 한다. 예를 들면 의사소통 기술과 피드백 기술, 조사 항목(상대방의 의견에 동의하지 않는 경우와 관련된)뿐만 아니라 연구 과제의 각 단계에 대한 교수 단계나 과정을 알려 주어야 한다. 전환기 학생들은 동료들에게 관심이 집중되는 청소년 시기이다. 그렇기 때문에 학생들은 자신과 다르거나 어울리지 않는다는 이유로 친구를 놀리거나 배척(특히 아무도 모르게)하기도 한다(Heaven, 2001 참조). 하지만 오히려 이런 현상이 집단 과제나 연구 과제 수행을 용이하게 만들 수도 있다. 교사들은 집단을 관리 감독해야 하며 적절한 집단을 선택하도록 해야 한다. 무엇보다도 교사는 집단의 성향을 조정하고 긍정적인 상호작용이 활발하게 이루어지도록 해야 한다. 친한 친구들간에는 보다 개방적이고 서로 신뢰하기 때문에 이를 통해서 개선된 학습 효과를 얻을 수 있다는 연구 결과가 있다. 그러므로 교사들은 친구들과 함께 공부하는 것을 막기보다는 학습 개선을 위해 이러한 상호작용을 활용하는 것이 좋다.

2인 또는 3인 1조

2인 또는 3인 1조의 학습은 동료 교수 혹은 특정 기술 연습이나 숙달을 위해 사용되는 방법이다. 2인 1조 학습 구조가 학생들에게 더 많이 적용되지만, 3인 1조 학습은 학생들에게 다양한 역할을 체험할 수 있도록 하며, 특히 다양한 역할을 필요로 하는 소규모 집단의 협력 활동에 도움을 준다. 3인 1조의 경우 학생들은 교사와 학생, 관찰자(교사와 학생에게 피드백을 줄 수 있는) 역할을 경험할 수 있다(Mosston & Ashwurth, 1990). 2인 또는 3인 1조의 학습에서는 효과적인 협동학습을 위해 특별한 기술, 피드백, 의사소통 과정, 문제해결력, 지원 요청 전략 등에 관한 준비가 필요하다. 매우 효과적인 조별 학습 프로그램들에서는 정형화되어 있는 학습방법 유형을 먼저 지도한다. 이를 이용하여 학생들은 효과적인 피드백, 의사결정, 평가를 위한 과정들을 배울 수 있다. 이와 같은 프로그램 중 하나가 교실 내 또래교수(Class-wide Peer Tutoring, CWPT) 프로그램이다(Salend, 2005 참조).

전환기 학생들은 독립생활 기술, 즉 식료품 구입과 음식 준비, 주택 보수와 관리, 문제해결, 의사결정 등과 관련된 자신과 친구들의 능력을 평가해 보는 다양한 과정을 통해서 이에 대한 많은 지식을 얻는다. 또 다른 효과적인 조별 학습 프로그램인 다양한 '친구(buddy)' 프로그램은 학생들의 사회적 상호작용과 학습 개선에 도움을 줄 수 있으며, 학교에서뿐만 아니라 사회생활에서도 활용해 볼 수 있는 프로그램이다. '자연스러운 지원'을 제공하는 직업 프로그램은 학생들에게는 직업을 제공하고 때로는 사회적인 지원까지도 제공하는 중요한 동료로서의 역할을 하게 된다.

요점 교육 장소나 직장에서 집단 중심이나 문제해결 중심의 관계가 강조되는 경우, 학급의 집단 구성은 학생이 성인이 되었을 때 필요한 전략들을 학습할 수 있도록 중요한 발달적 측면의 과제를 수행할 수 있는 기회를 제공한다.

개별 학습

전통적으로 개별 학습은 병원 치료를 받아야 하는 학생이나 지식 또는 기술 면에서 심각한 차이를 나타내는 학생들을 대상으로 한다(Friend & Bursuck, 2002). 학급의 다른 친구들과 여러 가지 기술 면에서 개인차가 많은 학생에게 가장 효과적이다. 교사의 개입이 많은 교사 중심 교수방법보다는 자기감독 전략을 함께 사용한다면 자신의 학습 진도에 대해 훨씬 책임감 있는 태도를 취하게 될 것이다. 특수학급에서는 학생들의 요구가 독특하고 다양하기 때문에 전통적으로 이와 같은 교수방법을 사용해 왔다. 어떠한 배치든 학습의 궁극적인 목표는 학생이 좀 더 평범한 집단, 즉 일반 학급으로 배치되도록 하는 것이다.

넓은 관점에서 보면 모든 교수방법을 적용하는 과정에서 개별적으로 주의집중이나 기술을 훈련하는 과정이 포함된다. 일반 학급에서도 교사들은 소집단으로 구성하여 학생들에게 필요한 기술을 지도하거나 평가하기 위해서 이와 같은 개별 지도 형태의 수업을 하기도 한다. 예를 들어, '글쓰기 훈련' 프로그램에서 각 학생들의 작문 능력에 대해서 교사가 개별적인 피드백을 줄 수가 있다. 각 학생들의 작문 능력에 대해 구체적으로 피드백을 주게 된다. 작업장에서는 관리자가 개별 작업자들 사이를 다니면서 작업자에 대해 평가하기도 하고 피드백을 주거나 문제점을 교정해 주기도 한다.

결론적으로 교사들은 학생들의 집단 구성 형태가 학습 능력 향상의 중요한 변수가 된다는 점을 명심해야 한다. 적절한 집단 구성은 교사의 수업과 학생들의 학습 능력이나 기술을 모두 향상시킬 수 있다. 모든 학생들은 반드시 동료들에게 지도를 받기도 하고 동료들을 지도하기도 하며, 집단을 이끌기도 하고 집단 활동에 따르기도 하며, 다양한 학습 역할을 담당하는 기회를 가져야 한다. 직장에서는 집단 내에서 다른 동료들과 함께 성공적으로 상호작용할 수 있는 능력이 필요하다. 또래교수와 협력학습 활동은 학생들에게 학습뿐만 아니라 사회적 상호작용 기술과 문제해결 기술을 개선하는 데 도움을 준다(Tileston, 2000).

요점 모든 학생들은 다양한 형태의 집단 형태로 수업을 받을 수 있도록 기회를 주어야 한다.

특수교사와 일반 교사는 학생들이 통합 환경과 성인 사회에 적응할 수 있도록 준비시켜야 한다. IEP 담당자들 모두 학교와 지역사회 내의 많은 교수 환경 속에서 학생들이 자신의 강점과 기술을 보여 줄 수 있는 상황과 기회를 찾아야 한다. 그들은 이러한 기회를 통해 모든 학생들이 집단의 구성원으로서의 기본적인 역할을 할 수 있도록 도움을 줄 수 있다.

이 장에서는 집단 구성에 대해 제시하고 있다. 다양한 집단 구성은 학생들에게 교수 환경을 활용하는 데 도움이 되는 정보를 제공할 수 있다. 요약하면, 교사들은 학생들의 학습에 도움을 줄 수 있는 이와 같은 집단 구성에 관한 방법과 시기에 대해 고려(전체 학습, 소집단, 2인 혹은 3인 1조, 개별 학습)해야 한다. 그리고 이와 같은 집단 구성에 필요한 물리적인 위치나 구조를 생각해야 한다. 또한 긍정적인 학습 경험에 영향을 줄 수 있는 정서적·행동적 구조도 고려해야 한다(다음 절에서는 **표 7-5**에 제시한

표 7-5 교수 자료의 관리

- 인쇄 자료
  - 교과서와 기초서
  - 일반 교재
  - 정기 간행물
- 비인쇄 자료
  - 구체적인 조작물
  - 모형
- 공학 자료
  - 시청각 자료
  - 전자통신
  - 컴퓨터
  - 보조공학
- 인적 자원
  - 부모와 자원봉사자
  - 사업기관
  - 지역사회 기관과 지역의 유명인사

교수 자료에 대해 설명할 것이다).

6. 교수 자료

문서 자료

교수 자료는 일반적으로 수업에서 매우 중요한 지원 요소이다. 교육과정은 장기간의 교수·학습 구성과 목표를 제시한다. 그러나 교육과정에 제시한 기준은 너무 광범위하고 포괄적이기 때문에 특정한 일일 계획 혹은 주간 계획을 구성하기에는 다소 어려움이 있다(Wiggins & McTighe, 1998; Popham, 2001). 대다수의 학교에서는 교육과정 내용 중 학교의 특별한 요구를 반영한 내용을 학생들에게 제공하기 위해서 교과서를 지정하여 사용하고 있다. 과거에는 특수교육 교육과정의 내용, 즉 일반 교육과정을 적용할 수 없는 학생들을 위한 내용에 대해서는 크게 언급하지 않았다. 교육과정 수정에 대한 논의를 다시 되짚어 기억해 보면, 교육과정을 조정(curriculum adaptation)할 경우 학습이 가능한 학생은 학습과 행동 욕구를 조절하기 위한 최소한의 수정을 거친 후 일반학교의 교과서와 학습 자료를 활용할 수 있다. 교육과정을 확대(curriculum augmentation)해야만 하는 학생은 일반 학교 교과서와 학습 자료를 활용하면서 학습 내용을 보충해 줄 수 있는 부가적인 자료가 필요하다. 대안적 교육과정(curriculum alteration)이 필요한 학생은 일반 학교의 교과서와 학습 자료가 그들의 요구에 적합하지 않기 때문에 학습에 아무런 효과가 없으므로 사용이 불가능하다(Wehmeyer et al., 2001 참조).

교사는 특수학급 학생들을 위해서 학생들의 현재 기술 수준이나 발달 연령 등에 상관없이 그들의 생활 연령에 적합한 자료를 사용하는 것을 고려해야 한다. 국가 수준의 표준 교육과정을 확대하거나 대안 교육과정을 위한 자료를 구해야 하는 교사들은 특히 이 부분을 고려해야 한다. 예를 들면, 고등학교 학생이 2학년 수준의 읽기 능력을 가지고 있다고 해서 2학년 수준의 책(낱자 읽기 책, 〈토끼와 거북이〉 동화책)을 읽어야 하는 것은 아니다. 가장 중요한 것은 모든 자료는 학생들의 현재 생활과 그들의 성인으로서의 삶의 목적을 달성하는 데 적합해야 한다는 것이다. 대부분의 특수교사들은 학생들에게 적합한 자료를 만들고 준비하는 데 대부분의 시간을 보낸다. Vaughn, Bos, Schumm(2000, p. 474-475) 등은 교과서를 검토하는 데 필요한 몇 가지 기준을 제시했다.

일반 학급에서는 학생들이 교과서를 읽고 이해하고 학습하는 능력이 필요하다. 대부분의 일

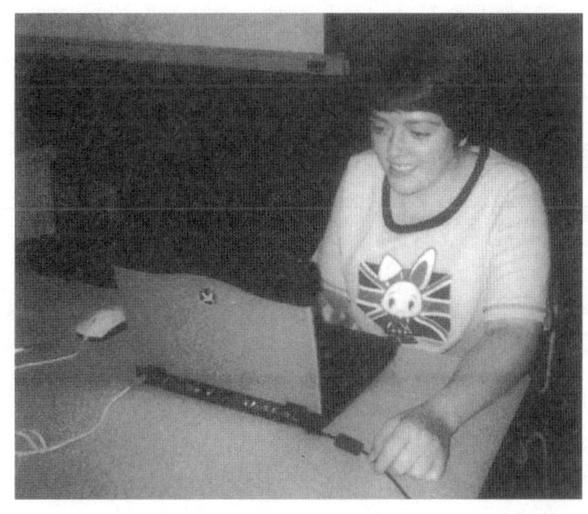

PC는 장애 학생들이 일반 교육과정에 접근할 수 있도록 해 준다.

반 학급에서는 교과서 중심의 수업이 이루어진다. Gunning(2003)은 교사가 제공하는 학습 내용의 75~90%가 교과서에서 비롯된다고 하였다. 그러므로 장애 학생들에게는 교과서를 효과적으로 활용하기 위한 전략이 필요하다. 학교에서는 대부분 학생들이 산문이나 교과서를 읽기 위한 준비 활동이 이루어진다. 예를 들어, 학생이 작문을 하기 위해서는 시간 흐름 순서, 목차, 원인과 결과, 문제해결, 비교라는 다섯 가지 전략이 요구된다(Cooter & Flynt, 1996; Schirmer, 2000). 특수교사들은 학생들이 이와 같은 다섯 가지 전략을 활용하여 교과서나 산문(연구논문이나 전기문)을 읽고, 이해하고, 적절하게 반응할 수 있는 능력을 습득할 수 있도록 연습할 수 있는 기회를 제공하고 지도해야 한다.

기초학습 교재(basal textbooks)는 읽고 쓰는 문해 교육의 기준이 된다. 그러나 대부분의 교사들은 읽기를 위한 학습 자료로 시중에서 판매되고 있는 보급판이나 문학책, 간행물을 사용하는 것을 더 선호한다. 이러한 교재는 몇 가지 부가 혜택이 있는데, 교사들이 사용할 수 있는 워크북이나 활동 자료가 함께 포함되어 있기도 한다(Schirmer, 2000). 비슷한 수준의 읽기 능력을 가진 학생들을 지도하는 교사들은 그 집단을 중재하고 관리하는 동안 다른 집단에게는 이 워크북이나 추가 활동을 하도록 지시할 수 있다.

교사들은 학생들에게 읽기 학습의 동기를 유발할 수 있는, 능력 있는 작가의 전문적이고 시사적인 글을 읽도록 하기 위해서 기본 교과서를 포기하기도 한다. 학생들이 필요한 책을 스스로 선택하거나 여러 범주의 문해 기술을 갖도록 하기 위해서는 구성 능력과 자신감이 요구된다. 일반적으로 교사들은 학생들이 흥미나 기술에 따라 다양한 형태로 집단을 구성해서 자신의 발전 과정을 점검하고 독립적으로 학습센터에서 활동을 할 수 있도록 하거나 학생들에게 소집단 학습을 할 수 있는 과제를 주기도 한다.

시사적인 글의 장점은 교사가 쉽게 학생들의 관심을 끌 수 있는 주제를 선정할 수 있다는 것이다. 예를 들면 도시 환경, 가출, 가족 학대 등과 같이 학생들과 깊숙이 연관되는 현실적인 주제로 자신의 개인적인 관심사(읽기의 중요한 목적인 개인적인 성장)를 깊이 생각해 보는 데 도움을 줄 수 있다. 교사들은 이와 같은 글에서 다루고 있는 내용(고난 극복, 의사결정, 독립적인 삶에 대한 이야기)을 활용해서 쉽게 전환교육 주제와 연관시킬 수 있다. 한 가지 주의할 점은 기본 교과서만 접하던 장애 학생이 타인의 경험을 다루는 저널과 간행물을 다루게 될 경우 세심한 준비가 필요하다는 것이다. 그렇지 않을 경우 장애 학생들은 기본 교과서와 시사 간행물을 오가면서 상실감이나 불안감을 느끼고 산만한 행동을 하게 된다. 교사들은 장애 학생들이 새로운 환경에 적응할 수 있도록 준비시켜 주어야 한다.

내용 중심 교과서(사회과나 과학과와 같은)는 장애 학생들이 이해하는 데 많은 어려움을 겪게 한다. 앞서 제시한 바와 같이 학교에서는 다섯 가지 읽기 전략을 사용해서 학생들에게 읽기를 지도한다. 대부분의 장애 학생은 읽고 쓰는 기본적인 능력이 부족하므로 논픽션 이해 전략(시간 순서, 열거, 원인·결과, 문제해결, 비교)을 사용하는 것이 매우 어렵다. 읽기 능력이 부족한 학생은 '학습을 위해서' 읽기 능력이 필요하며,

새로운 정보를 얻기 위해서 읽기 능력이 요구되는 내용 중심 수업에서는 더 어려움을 겪게 된다. 그렇기 때문에 학생의 상태에 따라 교육과정을 수정, 확대, 대체해야 할지 결정해야 하고, 그에 따라 교재를 활용하고 선택해야 한다. 교육과정 수정이 필요한 학생은 기본적인 문장 이해 전략을 활용할 수는 있지만 글자 크기, 색깔, 청각적 지원과 관계된 수정이 필요하게 된다. 교육과정 확대가 필요한 학생은 교실에서 교과서를 사용하여 학습하기 전에 점차적으로 다섯 가지 전략들을 사용하도록 해서 개념과 새로운 정보를 확대시킬 수 있도록 다섯 가지 전략을 연습하기 위한 특별하고 구체적인 수업이 필요하다. 그리고 대안 교육과정이 필요한 학생들에게는 일반적인 교육과정을 대체할 새로운 교육자료를 찾아야 한다. 즉, 교재를 사용하기 위한 전략 중 확장된 교수는 교실에서 사용하는 교재를 성공적으로 학습하기에는 그들에게 적절하지 않다.

학생들에게 수학이나 과학 교과서는 다른 교과에 비해 개념상 더 난해하고 읽기가 어렵다(Gunning, 2003). Mastropieri와 Scruggs(2002)는 과학 교과서는 일반학생의 경우에도 해당 학년이 읽고 이해하기가 힘든 경우가 많다고 하였다. 그러므로 장애 학생들이 수학이나 과학 교과서를 이해하기 위해서는 내용 중심 교과 교재에 관한 다양한 읽기 전략을 학습하거나 읽기 이해 전략을 열심히 학습해야 한다. 내용 중심 교과의 담당 교사들이 학생들에게 주제에 맞는 읽기 연습을 시키는 경우는 거의 없다. 읽기를 가르치는 교사에게 모든책임이 있을 뿐이다. 전문적인 정기 간행물들은 주로 연구나 다른 교재들의 참고를 위해 사용될 것이다. 교사들은 이러한 간행물들의 구성이나 특성들이 학생들이 이해하는데 더 쉬울 것이라고 가정하지만, 반드시 그렇지만은 않다. 이러한 과제를 제시하기 전에 먼저 학생들의 읽기 기술을 확인하는 것이 더 중요하다.

요점 교육과정을 수정하고 확장하고 대체하는 전략은 효과적인 교재를 사용하고 선택함으로써 이루어질 것이다.

다양한 문서 자료를 읽기 위해서 학생들은 먼저 자신의 이해 능력을 점검할 수 있어야 하고, 이해력을 높이기 위해 자신에게 맞는 전략(항상 교사나 부모가 도움을 줄 수 없으며, 사전에 나

수업 Tip: 책과 독서-도서관 사서에게 요청하라

학생들이 흥미로운 주제와 관련된 책을 찾고자 할 때에는 학생 도서관 사서가 반드시 필요하다. 하루 이틀 안으로 그들은 교사가 검토할 수 있도록 적당한 책을 선정해 줄 것이다. 어떤 사서들은 학급에 와서 책을 읽어 주기도 한다. 중·고등학교에서는 필요치 않겠지만, 읽기 이해에 어려움이 있는 학생들에게 책을 읽어 주는 것은 책의 주제와 개념에 대해서 다른 학생들과 함께 토론할 수 있는 기회를 준다. 교재의 구성을 말로 설명해 주는 것은 차후에 학생들이 혼자 읽어야 할 때 도움을 줄 수 있는 전략이다.

와 있는 정의가 단어 자체를 이해하는 것보다 더 복잡할 수 있다)을 스스로 선택해야 한다. 예를 들어 학생들에게 (a) 문맥의 핵심 단어를 반복해서 읽게 하고, (b) 단어의 앞부분과 뒷부분을 살펴 추측하고, (c) 단어의 형태를 조사하고 (통사론과 의미론), (d) 주제를 근거로 추측하고, (e) 확실한 의미를 파악하기 위해 다시 읽어 보는 다섯 가지 전략을 지도하면, 학생들은 스스로 정확한 단어의 의미에 좀 더 근접하게 파악할 수 있게 된다. 이러한 학습 전략은 주제를 설정하고 단원의 구조를 파악할 수 있도록 하며, 혼란스럽고 애매한 의문 사항들을 스스로 점검할 수 있도록 하는 데 도움이 된다.

요점 학생들은 자신이 읽기 자료 이해 전략을 선택할 수 있을 때 독립적으로 읽기를 더욱 잘할 수 있다.

직장을 갖게 되거나 중등학교 이상 과정으로 전환하는 학생들은 일상적인 자료들, 즉 서적(교재나 핸드북), 공유해야 할 정보(이메일, 공고판, 전단 광고), 일반 서식(결근, 보험, 휴가) 등을 읽고 적절히 대처하는 학습을 해야 한다. 전환교육팀은 졸업 후의 환경을 준비하기 위한 다양한 자료를 선정해서 지도해야 하며, 학생들이 이러한 자료를 읽고 도움을 요청할 수 있도록 전략을 지도해야 한다. 학생들은 작업장에서 자주 접하고 사용해야 하는 수요자 조사 서식이나 생산 서식을 받게 될 수 있다. 이러한 많은 서식들은 컴퓨터를 통해 작업 환경을 이동하면서 사용해야 하며, 작업자들은 이러한 서식을 읽고 이해해야 한다.

비문서 자료: 구체적인 조작물과 모형

손으로 직접 만지고 조작하는 구체적인 조작물이나 모형 자료는 추상적인 원리나 개념에 대한 초기 학습에 많은 도움이 된다(Friend & Bursuck, 2002). 이와 같은 자료는 문서 자료에 제시되어 있는 핵심 개념을 이해하는 데 매우 중요한 자료가 된다. 최근 정부의 기준과 전문 학술협회(미국수학교사협의회)에서는 교육과정의 원리를 바탕으로 의도와 중심 개념을 파악하는 것이 오늘날 학생들에게 매우 중요한 과제라고 주장했다. 어떤 개념은 경험과 관련된 문화적 배경을 바탕으로 하며, 각 개인들의 독특한 세계관이 반영되는 것이다. 그러므로 개념을 학습하는 것은 기억할 수 있는 지식을 학습하는 것보다 더 복잡한 일이다. 사실 개념이란 '후천적으로 습득되는' 것이다. 이것은 교사의 설명만으로는 충분하지 않기 때문에 학생들이 직접 구체적인 경험을 할 수 있는 기회를 주어야 하며, 특히 개념을 완벽하게 설명할 수 있는 능력뿐만 아니라 능숙하게 활용할 수 있는 능력을 갖추는 것이 중요하다(Friend & Bursuck, 2002).

학생들의 효과적인 개념 학습을 위해 조작물이나 모형은 개념에 대한 이해나 발달 상태에 적절해야 한다. 구체적인 조작물은 어떤 개념을 완전히 습득할 수 있도록 하는 중요한 경험을 할 수 있는 기회를 제공한다. 예를 들어, 태양계에서 지구의 위치를 학습하는 경우 쉽게 이해가 되지 않는다면 태양과 지구 모형을 활용해서 낮과 밤을 이해시키고 해의 움직임과 관련된 학생들의 경험과 연결시킬 때 학생들은 완벽하게 개념을 습득하게 된다.

조작물과 모형은 반드시 그런 것은 아니지만 개념 형성에 큰 도움이 된다. 학생의 학습 요구에 따라서 조작물은 수정되거나 확대되거나 대체될 수 있다. 지체장애, 지적장애, 감각장애 학생들은 접근성을 높이기 위해 수정된 자료가 필요할 것이고, 학생의 상태에 따라 전면 수정된 대체 자료가 필요한 경우도 있을 것이다. 주로 태양에 비해 지구는 작은 구슬 모형을 사용하는데, 학생이 잘 인식하지 못한다면 학생의 수준에 맞게 공 모형으로 지구를 표현하고 점점 크기를 줄여 나가는 방법을 택할 수도 있을 것이다. 추상적인 모델을 이해하는 것이 어려운 학생들에게는 실제의 구체적 상황에 접근할 수 있도록 하거나 대체 자료를 찾아 주어야 한다.

많은 교사들은 성교육 수업을 해야 할 것이다. 이 주제에 대해서 언어적인 설명이나 원색적인 화보는 적절치 않을 수 있다(예를 들면 학생들은 자신의 내부 구조에 대해 잘 알 수 없으며, 그 의미를 해석하는 데 어려움이 있을 것이다). 교사들은 학생들이 이것이 자신의 현재 혹은 미래의 신체 상태라는 것을 이해하고 있는지 확인해 보아야 한다. 분명히 교사들은 위생학적인 내용에 대해 모형을 통해서 노골적인 표현을 하기가 난처해질 수 있다. 그럼에도 불구하고 교사들은 정확하게 설명할 필요가 있다.

교육공학 자료

공학의 발달로 인해서 교사들은 다양하고도 새로운 교육방법을 접하게 되었다. 그러나 공학의 발달은 학습 능력을 강화하고 개선하는 데 사용되어야 할 뿐 그 자체가 목표가 되어서는 안 된다. 교사들에게 공학의 신선함과 매력은 매우 유혹적이지만 공학의 지원만으로 열악한 교육이 개선되는 것은 아니다.

시청각 자료는 오랜 기간 동안 사용되어 왔지만 여전히 학습에 유용하게 이용되고 있으며 이해력을 높이는 대리 경험에도 매우 유용하다. 영화나 비디오 자료(오래된 영화 자료나 사진을 을 포함해서)는 다른 나라, 민족, 환경, 동식물에 대해서 시각적으로 자세히 설명할 수 있다. 시각 자료(프로젝터)와 청각 자료(테이프 레코더)는 학생들이 핵심적인 개념을 파악하는 데 큰 도움이 되고 있다. 과잉 행동이나 자극에 민감한 학생들(자폐 혹은 학습장애, 주의집중장애, 지적장애)은 멀티미디어 자료에 크게 반응하지 않는다. 그들을 한 가지 감각에 집중시켜 과도한 감각을 진정시킬 경우 멀티미디어 교구의 활용이 훨씬 용이해진다. 운동감각과 자기자극적인 경험 역시 학습에 도움이 된다(조작물이나 모형, 운동과 춤 등). 성인이 될 장애 학생들이 자신의 학습 능력과 선호도, 약점을 정확하게 파악하는 것은 너무나 중요하다. 향후 관리자, 장애인 시설 담당자, 그리고 중등교육 이후에 그들이 생활하게 될 시설에 그들에 대한 정확한 정보를 제공해 줄 수 있기 때문이다.

전자통신의 발달로 인해 교사, 학급, 학생은 폭넓은 학습, 탐구, 연구 활동에 집중할 수 있게 되었으며, 전 세계적인 이슈를 학생들이 간편하게 실시간으로 탐색해 볼 수 있게 되었다. VTEL은 학생들의 특별한 수업도 가능하게 해 준다(예를 들면 오하이오 청각장애 학교에서 오하이오의 몇몇 공립학교에 수화 수업을 할 수 있다). 전자통신은 주로 인터넷과 연결되어 학생들에게 온라인을 통해 각 주제의 전문가, 전 세계의 다양한 수업, 그리고 수많은 자료에 손쉽게 접근할 수 있도록 한다. 전환기 학생들은 인터넷에서 직업 관련 자료를 찾아 활용하고, 구직에 관련된 이메일을 보낼 수 있도록 컴퓨터 활용 기술을 습득해야 한다. 인터넷을 통해 지역사회와 직업에 관한 많은 정보를 접할 수 있기 때문에 학생들은 이러한 정보를 효과적으로 찾아서 활용하는 능력을 길러야 한다.

컴퓨터는 수업 내용과 관련된 새로운 자료를 지속적으로 제공한다(Friend & Bursuck, 2002). 훈련과 연습, 학습 소프트웨어는 혼란스러움이나 안타까움 등 인간적인 감정의 개입 없이 끊임없이 연습을 할 수 있으며, 적절한 강화를 지속적으로 제공할 수 있다. 시뮬레이션은 미래의 생활에 필요한 지식과 기술을 지도하기 위한 실제 환경을 제공해 줄 수 있는 독특한 방법이다. 많은 교실에서 가상현실이 활용됨으로써 학생들이 다양한 직업이나 작업 환경을 경험해 볼 수 있게 되었으며, 특별한 직업과 독립적인 생활 기술을 '가상적으로' 연습해 볼 수 있는 기회가 생겼다. 교과서나 수업 자료가 디지털화되면서 학습을 위한 보편적 설계(universal design)의 기초가 마련되었다. 컴퓨터에는 모두가 서로 간에 소통할 수 있고, 능력의 차이를 극복하고 동등한 접근을 할 수 있는 수많은 입출력 장치(점자, 확대 프린터, 음성 안내 장치, 조이스틱, 터치포인터 등)가 있다. 하이퍼텍스트와 하이퍼링크는 교과서에 제시된 특별한 개념, 사상과 관련된 추가적인 지원과 다양한 자료들을 제공한다.

고도의 기술공학 자료는 단지 효과적인 학습을 위한 도구, 즉 학습목표 달성을 위한 교수방법에 불과하다. 예를 들어, 특별한 길(목표에 적절한 교수방법)은 차를 이용해 가로질러 가는 것이 빠르고 효과적이겠지만 교사들은 때로는 걷고 헤엄치고 보트를 타야만 한다. 이와 마찬가지로 컴퓨터가 항상 모든 교수방법에 적절한 것은 아니다. 신중하게 잘 계획된 보조공학 자료를 사용하는 것은 효과적인 교육 성과를 달성하는 데 매우 중요하다(예를 들어 학생들에게 단지 행동 강화를 주기 위해서 컴퓨터로 게임을 하도록 하는 것은 경제적으로 매우 비효율적이라 할 수 있다. 단순히 자유 시간을 주는 것만으로도 학생들은 행복해하며, 얼마든지 효율적으로 강화를 줄 수 있다)(Gillingham & Topper, 1999). 훌륭한 교사는 특별한 도구에 상관없이 긍정적인 교육 성과를 이루어 낸다. 불행하게도 집과 학교에서 최신 공학 자료를 접할 수 있는 학생들은 부유한 학생이거나 도시에 위치한 학교를 다니는 학생들이다. 가난한 학생들은 집에서도 접하기 어렵고 학교에서 접한다 하더라도 그 기회가 아주 미미하다. 학생이 처한 학습 환경에 상관없이 교사들은 정부에서 정한 동일한 학습 성취 결과를 이끌어 내도록 강요받고 있다.

보조공학도구(AT)는 IDEA나 ADA의 법적인 근거에 의해 교육과정과 교육 환경에 접목되고 있다. 만일 교사들이 교재교구를 구입해서 사용하지 않는다면 보조공학을 활용한 수업은 이루어지지 않을 것이다(Gillingham & Topper, 1999). 보조공학은 장애 학생들의 통합 교육 지원 체제 개선에 있어서도 많은 영향을 주었다. 수업을 통해서 학습목표를 달성하고자 하지만 수업

수업 Tip: 교수 자료 관리

수업을 위한 조형물이나 '장난감(학생들의 입장에서)'을 제시할 때 반드시 기억해야 할 것은 학생들은 그것의 높은 가격이나 교사가 주문하기 위한 노력(반대에도 무릅쓰고 구하기 위해 애쓴 노력)에 대해서 상관하지 않는다는 것이다. 먼저 자료의 사용법에 대한 계획과 안내를 분명하게 해 주어야 한다. 이 사용법에 대한 안내는 자료를 제시하기 전에 먼저 해 주어야 하며, 그런 다음 모든 지시 사항에 대해 직접 확인하면서 나누어 주어야 한다. 일단 여러분의 자랑스러운 자료들이 방 안을 이리저리 날아다니고 벽에 부딪혀서 다시 되돌아오는 상황이 되면 지시하기에는 이미 때가 늦은 것이다.

에 참여하지 못하거나 걷거나 수영을 하지 못했던 학생들이 이제 특별한 매체(음성 합성 장치 혹은 전자 의사소통 장치, 음성 인식 시스템, 특수 키보드 혹은 입력 장치, 전동 휠체어, 확대 프린터나 점자 프린터와 번역 장치, 컴퓨터 수화 통역 장치 등)를 통해서 수업에 참여할 수 있게 되었다. 앞서 언급한 바와 같이 컴퓨터 보조공학은 교육과정을 수정하는 데 활용할 수 있는 교수 매체로서 컴퓨터를 활용할 수 있게 하였다. 디지털 공학은 단순히 접속 장치를 변화시킴으로써 입출력 장치에 대한 선택의 다양성을 보장해 주었다(PACER Center, 2002 참고). 음성 인식 장치는 단어 학습의 속도와 양을 확장하고 개선하는 데 많은 영향을 주었다. 워드 프로세서와 철자 및 문법 검색기는 학습자들이 가지고 있는 다른 능력들을 충분히 활용하여 자신의 생각을 다른 사람들과 공유할 수 있도록 해 주었다. 또한 단어 제시 기능(word-prediction)*은 영어나 쓰기의 문제를 해결하는 데 많은 도움을 주고 있다.

보조공학 매체가 항상 모든 문제를 해결해 주는 것은 아니다. 보조공학으로 인해서 교실 환경이 더 복잡해지기도 하고, 많은 IEP팀이 사용하지 못하는 경우도 있다(Todis, 1996). 그리고 정신지체 학생들은 이와 같은 보조 장치를 사용하는 데 어려움이 있다(Wehmeyer, 1999). 적당한 보조공학 매체를 선택하는 것도 어려운 일이다. 이 분야는 변화가 빠르고(최신 전동 휠체어는 계단도 올라간다), 선택 사항이 너무 많다. 적절한 선택을 하기 위해서는 장애에 대한 해박한 지식을 가진 전문가의 조언이 반드시 필요하다. 휠체어가 고장 났을 때 학생과 교사는 매우 곤란해지고 수리하는 데도 수일 혹은

요점 교수 자료와 공학은 교육과정을 운영하고 학습목표를 달성하기 위해서 신중하게 선택해야 하며, 학생 개개인의 요구와 능력에 적합해야 한다.

*역자 주: 사용자가 '가'를 입력하면 '가'로 시작하는 단어들이 쭉 나열되고, 한 단어를 선택하면 그 단어를 자동으로 입력해 주는 것이다. 이 기능을 사용하면 글자 입력이 빠르고 또 정확하다는 장점이 있다.

수주가 걸리기 때문에 학교 차원에서 보조공학 매체 사용에 대한 교육을 반드시 해야 한다.

인적 자원

우리는 대개 우리가 속한 지역에 살고 있는 인적 자원을 잘 활용하지 못한다. 그러나 그들은 학생들에게 인간관계에 관한 방법이나 중요한 정보를 전달해 줄 수 있다. 부모나 학교 자원 봉사자는 매우 독특한 경험을 가지고 있고 다양한 관점을 표명할 수도 있으며, 기꺼이 그러한 경험을 공유할 준비도 되어 있다. 다른 사람들의 또 다른 관점은 학생들이 함께 살았던 사람들을 통해서 그들이 했던 경험을 다시 해 보기 전에는 평범하고 무의미한 것이다. 일부 학교에서는 학문 중심의 매우 강력한 산학협력 관계를 맺고 있다. 이러한 관계는 초청 강사뿐만 아니라 계속적인 학교 활동에 참여할 수 있는 자원을 확보할 수 있는 것이다. 그렇지만 그 이외 지역사회의 많은 사업체는 모두 중요한 자원을 제공해 줄 수 있으며, 큰 조직에서는 일반적으로 지역사회와 관련된 인적 자원을 보유하고 있다.

지역사회 기관은 서비스 차원에서 미래의 소비자인 학생이나 학교와 강력한 유대 관계를 맺기를 원한다. 기관의 사명은 지역사회 봉사이기 때문에 교사들은 이러한 기관의 목표와 학생들의 학습목표를 잘 연결시킬 수 있다. 앞에서 언급했듯이 어린이 도서관 사서는 훌륭한 인적 자원이며 교실에서 책을 읽어 주거나 다양한 주제에 대해서 토론을 이끌어 낼 수도 있다. 지역사회 기관은 그 지역의 유명 인사를 잘 알고 있다. 예를 들어, 장애인 기구를 통해 장애와 차별을 극복하는 전략을 설명해 줄 훌륭한 역할 모델을 소개받을 수 있을 것이다. 교사들은 때로 교육과정의 내용 개선에 도움을 줄 수 있는 지역사회 인사를 관리해야 한다.

7. 결론

이 장에서는 교수적 변인의 네 영역 중 세 가지, 즉 교수 자료와 교수 집단화, 교수 환경에 대해서 다루었다. 나머지 교수방법에 대해서는 다음 장에서 다루어지게 될 것이다. 이 장에서 제시한 바와 같이 학습자들이 개념 중심 학습에 필요한 인쇄 자료와 비인쇄 자료를 사용하는 것의 장점과 단점에 대해 다시 한 번 생각해 볼 필요가 있다. 그리고 AV 시스템이나 컴퓨터 자료, 전자통신, 보조공학 등을 통해서 학습을 개선하고 필요한 자료들을 학생들이 접할 수 있도록 공학 매체를 추가해야 한다. 그리고 다양한 교수 집단화 방식을 구상하고 효과적인 교수 환경을 통해서 이를 지원할 수 있는 방안을 구상해야 한다. 이처럼 교수와 교수 계획은 단순하지 않다는 것을 명심해야 한다.

8. 연구문제

1. 보조공학과 교육과정 수정을 통해서 다양한 장애를 가진 학생들을 위한 교수 환경과 교육과정을 구성할 수 있는 방안을 기술하시오. 그리고 보조공학의 예를 두 가지 이상 들고 교육과정 수정(adaptation), 확대(aug-

mentation), 대체(alteration)에 해당하는 예를 각각 한 가지씩 기술하시오.

2. 이 장에서 설명한 교수 상황 중 한 가지를 선택해서(혹은 자신의 상황을 선택해서) 그 사례에서 나타난 교수의 기술(art)과 과학(science)의 차이를 설명하시오.

3. 교수 환경의 네 가지 측면을 설명하고, 지역사회와 학교, 도심과 외곽 지역에서 학생들의 학습에 미치는 영향을 관리할 수 있는 방안에 대해 기술하시오.

4. 교수 집단화 유형 네 가지를 설명하고, 학생들의 학습을 개선하기 위해서 학문 영역과 진로교육, 일상생활 기술 수업에서 이것을 구성하고 관리할 수 있는 방법을 설명하시오.

5. 교수 자료의 네 가지 형태를 기술하고, 이와 같은 교수 자료를 학생들의 학습에 활용할 수 있는 다양한 자료 제시 방법과 활용 방법을 자료의 수정과 확대, 대체하기 위한 방법으로 나누어 설명하시오.

6. 당신은 경도 장애, 중등도 장애, 중도 장애, 감각장애, 지체·건강 장애 등 다양한 강점과 요구를 가진 학생들의 교사이다. 이때 (a) 교수 환경과 (b) 교수 집단, (c) 교수 자료를 (1) 장애를 극복하기 위해서, 그리고 (2) 학생들의 학습 효과를 최대화하기 위해서 수정하기 위한 방법은 무엇인가?

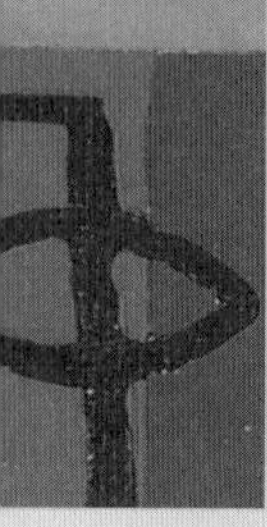

제 8 장 전환교육을 위한 교수방법

Pamela Luft

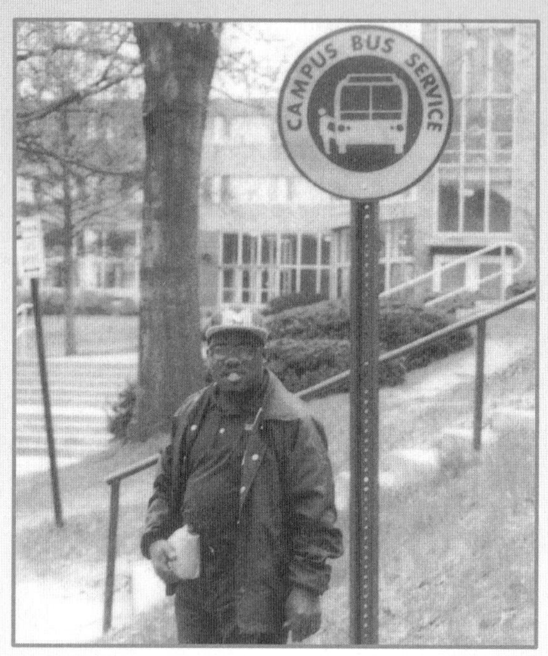

학습목표

1. 직접 교수법의 기본적인 요소에 대한 목록을 만들어 설명하거나 예(특별한 과제)를 들어 설명한다.
2. 문제해결 교수·학습 방법의 기본적인 적용 단계의 목록을 만들어 설명하거나 예(특별한 문제와 갈등, 선택)를 들어 설명한다.
3. 직접 교수법과 비 직접적인 교수법의 차이를 내용과 접근방법, 학습 능력과 요구 등에 따라 설명한다.
4. 학습목표를 달성하기 위한 직접적인 교수법과 비직접적인 교수법의 활용 방안을 설명한다.
5. 전환기와 지역사회 환경 속에서 학생 안내 학습과 학생 주도 학습의 역할을 설명한다.
6. 수업계획의 절차를 설명한다.
7. 전환교육에 초점을 둔 간학문적 주제 단원을 개발하는 방법을 설명한다.

1. 서론

수업은 매우 복합적인 과정이다. 그리고 수업은 교수·학습 과정의 핵심이라고 할 수 있다. 제6장에서는 전환교육 전문가팀의 전환교육 계획을 구안하기 위한 교육과정의 선정과 학습의 세 가지 과정에 대해 기술하였다. 그리고 제7장에서는 다양한 교수 환경과 환경에 적합한 교수적 구조, 교수 자료의 배치방법에 대해 기술하였다. 이 장에서는 실제 가르치는 것에 초점을 두고 교수의 '방법'에 대해 기술하고자 한다. 이 장에서는 교사 주도의 학습방법부터 학생 안내 학습방법에 이르는 네 가지 주요 교수방법 내의 모든 교수적 변인들, 즉 다양한 환경과 학급 구조, 학생 집단, 자료와 자원들을 통합하여 기술하고자 한다.

제7장에서는 교수의 '과학'적 측면, 즉 교수 환경, 교수 집단, 교수 자료의 특징을 중점적으로 다루고 있다. 그러나 교수방법은 실제로 수업이 진행되는 가운데 이루어지는 과정이기 때문에 종종 교수의 '기술'적인 측면을 강조하게 된다. 실제로는 학생들에게 전달되는 수업 내용과 학생들이 학습한 지식, 기술을 활용하는 것 사이에는 서로 영향력을 주기 때문에 교수방법을 교수 환경과 구조(예를 들어 불행하게도 너무 지루한 수업은 아무리 좋은 행동 통제 시스템을 갖추고 있다 하더라도 심각한 문제 행동을 초래할 수 있다), 교수 집단(수업이 너무 빠르게 진행된다면 학생들은 집단 내에서의 담당 역할을 잊을 수 있다), 교수 자료(근사한 수업 자료라 하더라도 교사가 자료의 사용에 너무 소극적이면 오히려 욕구 불만을 일으킬 수 있다)의 효과와 완전히 분리시키기는 쉽지 않다.

교수방법의 선택은 교사가 특정한 교육의 목표와 성과를 가장 효과적으로 이루어 낼 수 있는 방법에 따라 결정된다. 이러한 선택은 대부분 학생들의 능력과 요구를 평가하는 교사의 능력과 학생들의 학습 내용의 복합성 및 구조를 적절히 평가하고 검토하는 교사의 능력(교수의 과학적 측면)에 의해 좌우된다. 교사들은 각자 자신만의 독특한 성격을 지니고 있는데, 이것은 교사 자신의 교수 스타일이나 선호하는 상호작용 방식에 영향을 주게 된다(교수의 기술적 측면). 복잡한 교수 과정을 완전히 이해하는 데 필요한 정보나 자료의 양이 부담스러울 정도로 많아 보이지만 이것을 이해하는 것은 매우 중요하다.

교수·학습 방법에는 네 가지 기본적인 유형이 있다. 이 네 가지 방법은 교사 주도적인 방법에서 점차 학생 중심의 방법으로 이동한다. 궁

수업 Tip: 평생학습

수업을 수년간 계속하다 보면 능숙한 교사가 될 수 있지만, 훌륭한 교사는 항상 배우려고 하고 학생들뿐만 아니라 자신의 교수법, 교수 환경의 변화와 개선을 위해 노력한다. 그리고 학생을 위한 목표가 평생학습자(lifelong learners)라고 한다면, 교사 자신이 학생들에게 이와 같은 태도와 기술의 모델이 되는 것이 중요하지 않을까?

극적으로 사회에서는 모든 학생들이 독립적으로 학습할 수 있고 평생교육의 대상자가 되기를 요구한다. 실제로 빠르게 변화하고 있는 세계 경제시장에서는 점차적으로 모든 인력들이 새로운 기술을 배우고, 새로운 직업에 적응하도록 요구하고 있다. 이 장에서는 먼저 교사의 주도적인 역할에 대해 다루고자 한다.

2. 교사 주도적 교수법

내용과 방법

이 방법은 학생들의 전체 학습 과정에서 특정한 단계를 교사가 주도적으로 제공한다는 의미에서 직접 교수법(direct instruction)이라 불린다. 이 방법은 기계적으로 학습 내용을 숙달시키는 데 가장 효과적인 방법이다. 즉, 기본적 사실(철자, 문법, 수학적 사실, 동물의 이름이나 분류법, 정부의 의회 등)이나 기초적인 기술(잘못된 글자 수정하기, 긴 분수, 분수의 계산, 측정, 관찰 결과의 기록, 국가나 대륙의 분류) 등을 학습하는 데 효과적인 방법이다. 이 교수법은 학생들이 길을 건너거나 자동차를 운전하는 방법과 같은 교통법규나 일상생활 기술이 숙달될 때까지 지속적으로 특정한 기술을 반복해서 학습하도록 지도한다.

이 교수법은 다양한 방법으로 학생들이 기술을 습득하도록 한다. 예를 들면 거리에서 양쪽 방향을 보는 방법이나 차에서 시동을 거는 방법을 시범 보이며 설명하는 방법, 걷거나 교통이 혼잡한 곳에서 나오려고 할 때의 기준에 대해 모델(설명을 하면서)이 되어 주는 것, 거리나 간격에 대한 판단이 서지 않을 때 발생할 수 있는 일에 대해서 설명하거나 강의해 주는 방법 등과 같은 다양한 방법으로 학생들에게 필요한 기술을 지도할 수 있다.

교사는 학생들이 중요한 내용을 인지하고, 학습방법을 효과적으로 이해할 수 있도록 부가적인 전략들을 사용할 수 있다. 예를 들면 정보를 잘 기억할 수 있도록 첫 글자를 사용하거나 그림이 있는 신호 카드를 이용할 수 있으며, 학생들이 스스로 상호작용하며 놀이를 할 수 있는 교육 내용이 녹음된 테이프(연령에 적합한 mp3 장치) 등을 사용할 수 있다. 다음은 학생들이 기억을 잘할 수 있도록 도와줄 수 있는 기억 전략(mnemonic device)의 한 가지 예(CROSS)이다.

Come up	길의 끝에 다다르면
Reach	도착해서 통행 버튼을 누르고
Observe	신호등을 관찰한다.
Start	통행 신호가 켜지면 횡단보도를 건너기 시작하고
Stop	건넌 후에 멈춘다.

이 교수법에서 적용해야 하는 전략의 유형이나 수는 학생들의 능력이나 개별적 요구, 적절한 연령, 교육적 환경, 학습 과정에서 교사의 창의성에 의해 좌우된다.

> **요점** 직접 교수 전략(시범, 모델링, 설명)은 학생들이 과제의 수행 단계를 잘 기억할 수 있도록 도움을 줄 수 있는 부가적인 전략들에 의해 보다 효과적으로 사용할 수 있다.

교사는 지도한 기술들을 학생들이 단계적으로 수행하면, 수행을 점검한 후 피드백을 한다. 때로는 교사가 학생들의 요구나 특성을 바탕으로 과제를 분석한 후 전체 과정 중 한 부분을 제시해 주기도 한다. 과제 분석은 교사가 학생들이 더 쉽게 성공할 수 있도록 하기 위해서 크고 복잡한 일련의 과정을 더 작은 부분으로 나누어 제시하는 계획적인 전략이다. 과제 분석은 학생들의 개인적인 요구와 경험을 반영하는 것이 매우 중요하다. 학생들은 일련의 과정 속에서 더 작은 부분이나 더 큰 부분 또는 체계적인 단계가 필요할 수 있다. 예를 들어 신호등이 있는 횡단보도를 건너서 혼자 상점에 갈 수 있는 학생에게는 그렇지 못한 학생보다 더 적은 횟수의 단계로 구분하여 제시하면 된다. 청소기를 이미 다루어 보았거나 자신의 침실을 청소할 줄 아는 학생에게 청소기를 다루는 방법이나 식당을 정리하는 방법에 대한 과제 분석은 그에게 알맞게 조정되어야 한다. 청소기를 다루어 본 적이 전혀 없는 학생이라면 같은 과제라 하더라도 더 구체적인 단계로 구분하는 것이 필요하다. 시각장애 학생에게는 휠체어를 사용하도록 하거나, 청각장애 학생과는 또 다른 단계가 요구될 것이다. 교사는 학생들의 학습 능력과 요구, 과제의 복잡성 및 크기 등을 생각하고, 적절한 신호와 안내 체계를 만들고, 학생들의 특성 및 학습을 위한 행동 특성을 고려해야 하며 과제 수행 방법도 순연쇄법(forward chaining)을 적용할 것인지 역연쇄법(backward chaining)을 적용할 것인지를 결정해야 된다.

> **요점** 과제 분석을 할 경우 더 큰 범위로 혹은 더 적은 횟수의 단계로 학습해야 할 학생들도 있지만, 더 작은 범위로 더 많은 횟수의 단계가 필요한 학생들도 있다.

교사가 과제 수행의 시작 시점과 단계를 순연쇄법으로 정하게 되면 한 번에 한 단계씩 시작 단계에서부터 순차적으로 과제를 수행할 수 있도록 지도하게 된다. 반대로 역연쇄법에서는 마지막 단계부터 역으로 한 단계씩 지도하게 된다. 수학에서 긴 나눗셈을 학습할 때에는 많은 학생들이 순연쇄법으로 학습하게 된다. 만일 재킷의 지퍼를 잠그는 것을 아동에게 지도할 때 역연쇄법을 적용한다면 부모들은 먼저 가장 마지막 단계인 지퍼를 올리는 것부터 시도하도록 지도하고 나서 한쪽을 다른 쪽에 끼우는 것을 연습하도록 할 것이다. 그런 다음 아동이 점점 더 많은 단계를 수행할 수 있도록 지도한다.

학생들이 각 단계를 수행할 때 단계마다 단서를 제공받는 것과 같은 교사의 피드백을 받게 된다. 일반적으로 교사들은 학생들의 능력으로 할 수 있는 수준을 파악하고 이를 기초로 최소한 혹은 최대한의 신호 나 단서를 준다. 교사는 필요에 따라 문자 신호(메모나 지시문 등), 신체적 단서(손으로 가리키기, 중요한 물건에 접촉하기), 또는 직접 손으로 전달해 주는 방법 등을 사용할 수 있다. 교사는 학생이 교사의 도움 없이 독립적으로 각 단계 혹은 전체 단계를 모두 완수할 수 있을 때까지 점차적으로 이러한 신호나 단서를 줄여 나가게 된다. 어떤 학생들은 언어적으로 혹은 인지적으로 자기 자신이 만든 메

> **요점** 직접 교수법은 기본적인 사실이나 기초적인 기술을 습득하는 데 가장 효과적이다.

표 8-1 세탁을 위한 과제 분석

요소	설명	적용
1. 목적이나 목표를 설명함으로써 수업의 취지를 확립한다.	선행하는 일련의 활동: 내용에 대한 안내, 수업에 대한 필요성 및 학습에 대한 동기 부여, 개관 및 계획 안내	학생들에게 세탁기를 사용하는 방법에 대해 배울 것이라고 말한다. 가정학과 교실에 가게 될 것이며, 빨래방에 갈 것이라고 설명한다.
2. 전제 조건이 되는 기술을 복습한다.	계속 진행할 준비가 되어 있는지 확인하기 위해 선수 학습 내용 및 관련된 기술을 복습한다.	학생들에게 빨래할 때 필요한 것이 무엇인지, 빨래하는 사람이 해야 할 일들이 무엇인지 설명해 보라고 한다.
3. 과제 분석을 완성하고, 연습에 의해 따라 할 수 있는 단계를 분리하여 내용을 소개한다.	작게, 순차적인 단계로 요점을 설명한다.	과제 분석: 빨래를 하도록 조작한다—빨래를 하기 위해 옷을 집어넣고, 작동시키고, 옷을 꺼내는 단계.
4. 분명한 지시와 설명, 관련된 예를 제공한다.	학생들이 이해할 수 있는 용어를 사용하여 분명하고 명백하게 설명한다. 설명의 비율은 학생의 기술 및 과제의 복잡성을 고려하여 결정한다.	각각 분리된 과제와 그것이 연속된 일련의 과정 속에서 얼마나 적절한지 설명한다. 학생들은 필요하다면 그들 자신의 신호 체계를 따라 할 수 있다.
5. 안내된 연습이나 활동할 시간을 제공한다.	약간이라도 어렵거나 새로운 사물에 대한 보상 이후에 연습을 위한 시간을 허락한다. 어려움의 단계를 구분하여 다양한 활동을 포함시킨다.	self-talk로 각 과제의 예를 따라 한다. 학생들은 교사가 하는 것을 반복하면서 과제를 반복 수행한다.
6. 반응을 활발하게 하도록 증진시키고, 정확한 이해를 위해 확인한다.	모든 학생들이 활발히 반응하고, 질문하도록 한다.	학생은 각자 지도자의 과제 수행을 따라하고, 번갈아 가며 연습한다. 그리고 다른 학생들은 self-talk로 참여한다.
7. 신속하고 분명한 피드백을 제공한다.	수업 시간, 수업한 내용의 확인, 연습 시간에 신속하고 즉각적이고 분명한 체계적인 피드백을 제공한다. 격려와 칭찬을 한다.	단서를 점점 줄여 가면서 학생들이 성공할 수 있도록 바로 피드백을 한다. 성공에 대해서는 즉시 보상한다.
8. 독립적인 활동을 위한 시간을 제공한다.	지식이나 기술의 자동성을 개발시킨다. 이전에 학습한 내용을 토대로 예시를 제시하고 핵심 지시 내용이나 요점 등을 기준으로 내용을 나눈다.	학생들이 혼자서 빨래를 할 수 있도록 하고, 빨래를 하기 위한 옷을 매주 가져오게 한다. 실수에 대해 설명을 해 주고, 계속 감독을 하면서 피드백을 한다.
9. 요점을 정리하고, 숙달 정도를 평가한다.	중요한 요점을 정리하고, 1~5분 정도 간략한 시험을 본다. 매주 또는 매달 중심 내용에 대한 시험으로 기술을 유지하도록 한다.	한 번이라도 과제 수행이 성공적으로 이루어지면 건조기를 사용하는 것을 추가한다. 두 가지가 모두 학습되었을 때 공동 세탁소에서 매달 한 번씩 빨래를 하도록 과제를 줄여 준다.

Mastropieri & Scruggs(2002), Salend(1998, 2001)를 기초하여 구성

모나 관찰 신호로 교사의 안내를 대신하기도 한다. 일부 학생이나 과제에 따라서는 문자 단서를 대신해서 글자나 그림이 있는 검목표를 계속 사용할 수 있다.

표 8-1은 특정한 학생들의 능력이나 요구를 반영하지 않은 일반적인 과제 분석 자료이기는 하지만, 직접 교수법을 적용하는 교사가 사용할 수 있는 일련의 단계들을 설명하고 있다. 표는 세탁 기술 지도법에 대한 예이다. 그러나 이 예시의 기본적인 틀은 다양한 영역에 적용하여 사용될 수 있다. 예를 들면, 학생들이 수학의 절차나 기본적인 원리를 학습할 때, 단어를 읽고 발음하고 쓸 때, 사전 이용법 주요 도시나 주의 이름 또는 과학 분류 체계를 배우는 경우 등과 같이 다양한 영역에 적용될 수 있다. 교사들이 모든 학생들에게 그와 같은 수많은 시범, 시연이나 설명, 단계별 연습 등을 지도하는 것은 아니다. 때로는 학생들이 이러한 요소들의 일부 또는 전체, 그 이상을 필요로 하기 때문에 어려울 수도 있다. 이러한 직접 교수법은 전환기 학생들에게 특정한 사실이나 기술, 예를 들면 길을 찾거나, 집을 고치는 일 또는 관리하는 방법을 지도하는 데 매우 효과적인 방법이다. 이러한 과제나 기술은 어른이 되어서도 기억하거나 수행해야 할 필요가 있는 것이다.

점검과 평가

직접 교수법에서 점검이나 평가는 교사의 고유의 권한이라고 할 수 있다. 일반적으로 철자 쓰기, 기본 수학 원리, 동물 이름이나 범주, 씻고 말리는 것, 횡단보도 건너는 것 등의 과제의 정답은 한 가지뿐이다. 그러므로 교사 주도의 교수법에서는 이러한 기술이나 원리가 습득되고 유지되기 위한 특정한 정보를 직접 제공한다. 그러나 학생들이 이러한 기본적인 원리나 기술을 학습하는 데 어려움을 느낀다면 어떻게 될까? 교사가 최선의 노력을 했음에도 불구하고 간혹 학습에 실패하는 학생들이 있다. 다음은 이러한 경우 지도 교사들에게 도움을 줄 수 있는 단계이다.

1. 배경 지식을 활용하라.
2. 선행 학습 기술들을 다시 점검하고 지도하라(본시 수업에 필요한 선행 학습).
3. 아직 부족한 선행 기술들에 대해서는 개별적으로 직접 지도하고 충분한 연습과 복습할 수 있는 기회를 주어라.
4. 학생들의 흥미와 요구에 적합한 교육적 예시 자료를 선정하라.
5. 새로운 기술을 도입하여 지도하는 과정을 적절히 조절하라. 처음 접하는 경우는 천천히 하고, 흥미를 가지고 복습할 때는 좀 더 빠르게 진행하라.

이러한 단계가 모든 경우에 적용될 수 있는 것은 아니다. 이 외에도 많은 책에서 장애 학생들에게 적용할 수 있는 목록들을 제공하고 있다(Friend & Bursuck, 2002; Mastropieri & Scruggs, 2000; Smith, Polloway, Patton, & Dowdy, 2001; Vaughn, Bos, & Schumm, 2000; Wood, 1998). 학생들이 어떤 기술이나 지식을 학습하는 것을 어려워한다면 교사는 그들이 지닌 배경 지식과 경험을 확인해 보아야 한다(이는 교사와 학생이 동일한 문화나 언어, 사회경제적 배경을 가지고 있지 않다면 더욱 중요하다).

1. 배경 지식을 활용하라. 학생들이 기존에 알고 있는 지식과 본 수업의 목표를 연결하기 위해서는 논의나 질문 과정이 필요하다. 예를 들면, 우리는 왜 빨래는 해야 하는가? 그것에 대해 알고 있는 것이 무엇인가? 다른 사람들이 어떻게 하는 것을 보았는가? 어떤 경우에는 교사가 추가적인 배경 지식이나 경험을 제공해야 할 필요가 생기기도 한다. 비디오나 영화 자료를 통해서 학생들이 추후에 가족들이 빨래하는 것을 잘 관찰할 수 있도록 도와줄 수 있다. 때로는 현장 체험이 필요할 수도 있다. 혹은 학생들에게 세탁기나 건조기를 보여 주기 위해 가사실습실(home ec room)에 데리고 가서 그것들의 용도에 대해 질문해 볼 수도 있다. 학생들이 지식이나 기술을 습득하기 위해 이전 경험이나 기억을 활용하는 것은 아는 것에서 모르는 것으로의 전환을 의미한다. 이러한 관점에서 학생들이 잊어버리거나 혼란스러워하는 모습을 보인다면 이것은 교사가 너무 빨리 전환시켰음을 의미한다. 배경 지식이 충분하다고 판단된다면 선수기술을 확실히 숙지하고 있는지 확인해 보아야 한다.

2. 선행 학습 기술을 지도하고 검토하라. 학생들이 본 수업의 전제 조건이 되는 선행 기술을 실제로 습득했는지 여부는 매우 중요하기 때문에 학습 계획에 있어서 필요한 선행 기술을 명확히 규정해 두는 것이 필요하다. 예를 들어 학생들이 분수의 뺄셈을 학습할 때 뺄셈의 기본 원리를 기억해 내는 데 매달리게 된다면 분수의 뺄셈을 지도하는 교사의 설명에 주의집중을 하지 못할 것이다. 왜냐하면 학생들이 뺄셈의 방법을 기억하는 동안 분수의 계산 과정을 이해하지 못하기 때문이다. 전화번호부 책의 사용법이나 알파벳순으로 된 인터넷 자료를 가르친다면 학생들은 알파벳 철자를 기억하느라 정작 수행해야 하는 본 과제에는 실패하기 쉽다. 학생들의 기본 학습 기술이 결여되어 있다면 특별한 보충 시간이 필요하거나 학습 진도가 뒤처지는 경우가 있다. 예를 들어 학생들이 타이핑 기술이 매우 서툴다면 컴퓨터나 인터넷을 사용할 때 자판의 문자를 찾는 데 많은 시간을 보내야 한다. 선수 기술을 가르치는 것과 마찬가지로 부족한 기초적인 학습 기술에 대해 더 많은 지도가 필요하다.

3. 아직 부족한 선행 학습 기술들에 대해서 교사가 직접 교수법으로 개별적으로 지도하며, 학생들이 충분히 연습할 수 있도록 기회를 주고, 이를 점검하라.

4. 학생들의 흥미와 요구에 적합한 교육적 예시 자료를 선택하고 발달 단계에 맞추어 적용하라. 선행 학습 기술을 연습할 수 있는 예시 자료를 선정할 때에는 학생들에게 충분히 동기 부여가 가능한 예시 자료를 찾도록 해야 한다. 기계적인 학습의 경우에는 이것이 어려울 수도 있다(기본적인 수학 원리, 단어 목록, 집을 정리하는 단계 등). 그러나 실제 연습의 일부분으로서 그들의 집이나 생활, 친구, 가족들과 관련된 내용은 학생들에게 더 흥미를 유발할 수 있다. 또 다른 전략은 학생의 발달 단계에 맞는 활동, 예를 들면 협동학습이나 수표장 결산과 같은 활동을 스스로 점검할 수 있도록 자기점검표를 작성하는 것

이다.

5. 새로운 학습 기술을 지도하는 과정을 적절히 조정하라. 학생들이 새롭게 학습한 기술을 자신의 생활양식(자신의 학습 양식)에 맞추기 위해서는 더 많은 시간이 필요할 수도 있다. 또한 다른 문화권의 학생들은 전체 학습과 분석적인 학습, 시각적인 학습, 청각적인 학습 등에 관한 선호도에 있어서 다양한 차이를 나타낸다. 그러므로 교사는 학생들이 선호하는 학습 양식에 따라 지도 방법을 수정할 필요가 있다. 그리고 학생들이 문화적 배경에 따라 차이가 나는 학습 선호도를 수정하거나 조정할 수 있도록 충분한 기회와 시간을 주어야 한다(분석적이고 선형적이고 시각적인 경향성은 미국적인 것이다). 일부 학생들은 처음 기술을 습득하기 위해 더 많은 시간이 필요할 수도 있지만 그 이후에는 연습을 통해 매우 빠르게 적응할 수 있을 것이다. 변화를 위한 계획이나 과정을 조절하는 것은 바람직하다. 교사는 수업을 더욱 생동감 넘치고 흥미있도록 하기 위해 학생들이 기본적인 학습 기술을 능숙하게 습득한 이후에는 수업 진행 과정의 속도를 조절할 필요가 있다.

요점 공동체 내에서의 기술과 지식의 차이에 관하여 구성원들은 전제 조건이나 배경 지식과 같은 기본적인 전략에 대해 의사소통할 필요가 있다.

이러한 다섯 가지 단계는 학교생활이나 직장생활, 혹은 독립적인 일상생활에서 갖추어야 하는 기술이나 지식을 학생들에게 지도하는 데 활용될 수 있다. 모든 관리자는 직업 기술이나 사회 기술, 기본적인 가정생활 관련 기술을 가르치기 위해서 이와 같은 기본적인 단계에 대해 알고 있는 것이 매우 중요하다는 것을 인정할 것이다. 그렇지만 이것은 기민하고 예민하며 분석적인 팀원 또는 학생들의 학습을 긍정적으로 지켜볼 수 있는 관자가 반드시 협력하여 참여해야 한다.

요점 학생이 독립적으로 학습(혹은 실습)을 하기 위해서는 기본적인 지식과 기술을 갖추고 있어야 한다. 그렇지만 먼저 학습 자료를 사용하는 것에 대해 더 익숙해야 하며, 학습은 더 특별하고 체계적으로 이루어져야 한다.

이 장에서는 교사들에게 직접 교수법을 수행하는 기본적인 절차에 대해 정확하게 제시하고 있다. 그러나 이것을 어떻게 전환 교육과정에 적용할 수 있을까? 학습 기술(단원 정리, 수학의 기초적인 사칙연산 수행, 과학적 방법의 활용)과 마찬가지로 많은 직업 관련 기술(파일 관리, 자료 입력, 음식점 테이블 정리)과 독립적인 생활 기술(음식 만들기, 단순한 집안일, 빨래하기 등)은 직접 교수법을 이용하여 매우 효과적으로 지도할 수 있다. 교사는 과제를 명확히 규정하고, 더 작은 기술과 구성요소로 과제를 분석한다. 즉, 교수의 기본 과정으로서 과제 분석을 통하여 어떤 과제를 지도하기 위해서는 단서를 제공하고 반복적인 연습을 하게 하여 능숙하게 할 수 있도록 해야 하며, 이후 지역사회 생활이나 성인 생활에 일반화될 수 있도록 해야 한다.

직접 교수법은 보통 전체 학급을 대상으로 하는 수업에 주로 활용되지만, 개별 지도나 또래 교수법 혹은 소집단 지도에도 충분히 적용할 수 있다. 예를 들어 대부분의 수업, 즉 어떤 활동을 완성할 수 있는 방법, 학습에 대한 보상이나 포인트를 얻는 방법, 집단에서 협력하여 과제를 수행하는 방법, 과제를 위해 개개인의 역할 분담을 결정하는 방법을 지도할 때 직접 교수법이 적용된다. 강의와 설명, 정의, 목록화, 시연하기에서도 이 교수법을 사용한다. 또한 학습 자료를 바꾸거나 새로운 도구를 사용해야 할 때에도 이 교수법을 사용한다. 그리고 학생들에게 신속하고 명확한 지시를 해야 할 때, 선수 학습의 개요를 빠르게 안내해야 할 때, 교과서의 새로운 장에 대해 논의할 때, 집단에게 피드백을 통해 특별히 수정하고 안내해 줄 필요가 있을 때 직접 교수법을 사용한다.

학급 운영이 잘 이루어지고 있는 학급에서는 직접 교수법이 다양한 방법으로 적용된다. 그렇지만 운전을 하거나 거리를 횡단할 경우 학습자 자신이 시간과 속도를 조절하고 판단하며, 다양한 주변 상황에 따라 진행 과정을 결정하는 것이 중요하다. 이 단계에서 학생에게 피드백 과정이 필요하고 보호와 교육이 필요하지만, 결국 교사들은 자신의 영향력을 줄여야 한다는 것을 알아야 한다. 그래서 더욱 강력한 직접 교수법을 사용한다 하더라도 학생들이 기본적인 기술이나 원리를 습득한 이후에는 학생들이 직접 조사하고 발견하는 학습을 중심으로 이루어지는 교수방법이 더 효과적이다. 학생들이 실제로 접하게 되는 상황에 지식과 기술을 정확하게 활용하기 위해서 학생들에게 주어지는 많은 과제나 활동들을 지도할 때 직접 교수법과 안내된 교수 두 가지 모두가 필요할 것이다. 교수목표가 특정한 지식이나 기술을 익히는 것이 아니라 고도의 사고 능력을 개발하는 것이라거나 문제해결 능력을 적절히 활용하는 것이라면, 교사는 가능한 먼저 비직접적이고 탐구 중심의 교수방법을 사용할 필요가 있다.

3. 비지시적 안내된 교수법

내용 및 방법

교사가 어떤 과제를 수행하는 방법에 대해 실제로 보여 주거나 설명해 주려 할 때에는 직접 교수법을 사용한다. 그와는 반대로 안내된 교수법(teacher-guided instruction)은 특정한 교육목

수업 Tip: 변화를 통한 학습

우리는 모두 다른 교사들과 비교해 볼 때 어떤 면에서는 뛰어난 교수 전략을 가지고 있지만 그렇지 않은 경우도 있을 것이다. 간혹 실제로 해 보지 않았거나 소위 '자동화'가 되지 않아서 어색하기 때문에 우리에게 잘 맞지 않는다고 생각되는 교수 전략을 경험하기도 한다. 이런 경우 의문이 생길 것이다. "왜 매년 아무런 변화가 없을까?" 그에 대한 답은 어떤 새로운 것을 시도할 경우에 일감이 늘어난다고 생각하거나 잘못될 것이라는 불안감 때문에 어떠한 것도 새로 시도하지 않으려 한다는 것이다. 그래서 역에서 제시하는 것이 바로 '개선하기 위해서는 변화가 있어야 한다'는 것이다. 그리고 성장하기 위해서는 변화가 있어야 하며, 이러한 변화는 처음에는 항상 어색할 것이다.

표에 도달하기 위해 교사가 학생들에게 필요한 정보를 제공할 때, 학생들의 인지적 사고 과정에 대한 발판을 제공하거나 사고 과정을 위한 안내가 필요할 때 활용하게 된다. 이 교수법에서 교사의 역할이나 접근방법은 '주변에서의 안내'로 묘사될 수 있다. 직접 교수법에서 교사의 역할은 '각 단계에 능통한 사람'으로서의 역할이라고 할 수 있다. 직접 교수법은 아이디어를 전달하고자 할 때 매우 효과적이고 신속하게 할 수 있다.이에 반해 안내된 교수법은 탐색하고 구성하는 학습 과정을 이끌어 내기 위해 더 많은 시간이 걸리기도 한다. 이러한 교수법은 '탐구학습' 또는 '발견학습'이라고도 한다(Salend, 2005; Mosston, 1972; Mosston & Ashworth, 1990). 일반 학급에서는 이러한 안내된 교수법을 더 자주 사용한다. 반면 특수학급에서는 보통 직접 교수법(개별 교육 및 치료 교육, 특정한 원리나 기술 지도를 위해)이 더 많이 사용된다. 특수학급에서 일반 학급으로 이동해 온 학생들과 통합학급에 통합된 학생들은 기초적인 학습 기술을 가지고 있어야 하며, 탐구 중심의 학습 활동을 연습해야 한다(기본적인 정보에 대해서는 직접 교수법을 통해서, 그리고 이후에는 그들 자신의 탐구 활동과 정보의 활용을 통해서). 학생들은 이러한 학습 유형에 대한 사전 준비가 필요하며 더 주도적인 학습을 할 수 있어야 한다.

직접 교수법과 안내된 교수법은 어떤 유형의 학습에 더 효과적일까? 직접 교수법은 기본 적인 원리나 기초 학습 기술 지도에 특히 효과적이다. 안내된 교수법은 더 높은 수준의 학습(원리나 법칙의 적용, 문제해결, 분쟁 해결, 가치 평가나 합성)에 더 효과적이다. 이러한 높은 수준의 학습에서는 학습 과제를 수행하는 과정에서 특정한 사실이나 단계를 기억하는 것 이상의 수준이 요구된다. 이러한 학습은 기본적인 원리나 기술을 바탕으로 절차나 과정에 영향을 주는 정보의 결합이나 주변 상황에 대한 가치 판단 능력이 필요하다. 학생들은 연구와 탐구 활동을 통해 여러 가지 관점에 대해 탐색해 나가야 한다. 이 교수법에서는 직접 교수법에서처럼 한 가지 정확한 정답이란 있을 수 없다. 학생들이 연구하고, 발견하고, 구성주의적인 활동을 하는 동안 교사는 지도하고 안내하는 역할을 하며 학생들이 더욱 복합적인 인지적 관계를 학습할 수 있도록 격려해 주고 과제를 해결할 수 있도록 촉구한다. 이것은 Vygotsky '근접발달의 원리'와 매우 밀접한 관계가 있다.

요점 학생들이 탐구하고 발견하고 구성주의적 활동(안내된 교수법)을 하는 동안 교사들은 학생들의 성취 의욕을 고취시키고 더 높은 수준의 사고를 촉진하는 역할을 해야 한다.

직접 교수법과 안내된 교수법은 학생들이 특정한 원리나 기술을 이해하는 것에서부터 새로운 환경과 상황에 이해한 기술을 적용하고 사용하는 것(일반화라 할 수 있는)으로 전환해 가는 과정에서 서로 상호 보완적인 교수방법으로 활용될 수 있다. 예를 들어 대중교통 이용과 같은 일상생활 기술을 지도할 때, 학생들에게 길을 건너거나 차를 운전하는 방법을 가르쳐야 할 때에는 교사가 반드시 직접 특정 단계의 기술을 설명해서 지도해야 한다. 이 과정에서 안내된 교수법을 사용하는 것은 적절하지 않다. 이와 같은 경우에 학생들이 자신이 알고 있는 지식과 기술을 바탕으로 탐구하여 주어진 상황을 정리하도록 하는 것은 그들의 신체적 안전에 위험을 초래할 수 있다. 예를 들어 학생들에게 가장 가까운 건널목을 알려 주고 학생들의 발견학습 과정을 통해서 문제를 해결하도록 하고 단지 자동차 키를 넘겨주기만 한다면 학생들의 안전에 위험을 초래할 수 있으며, 교사 자신의 경력에도 치명적인 문제가 될 수 있다.

학생들이 기본적인 원리나 기술을 학습한 이후에라도 다양한 상황에서 그들이 학습한 기술을 연습할 기회를 반드시 주어야 한다. 이것은 교사가 특정한 길을 횡단하는 방법을 가르치거나 지방 도로에서만 운전하는 것을 연습시키면 안 되는 것과 마찬가지 이유이다. 학생들이 자신이 배운 사실이나 기술을 언제 어떻게 적용해야 하는지 판단할 수 있도록 지도해야 한다. 그래서 그들이 직면한 상황에서 적절한 환경적 요인들을 종합적으로 판단할 수 있도록 해야 한다. 즉, 신호등이 없는 횡단보도를 언제 건너는 것이 안전한가, 신호등이 노란 불이 되었을 때 속도를 줄이기 위해 어느 정도의 정지거리가 필요한가 등의 종합적인 판단 능력을 갖추도록 해야 한다. 교육에서 중요한 점은 지식을 제공해주는 것뿐만 아니라 이러한 지식을 적절히 활용하고 적용할 수 있도록 안내하고 구조화된 경험을 제공하는 것이다.

요점 안내된 교수법은 보다 수준 높은 학습 내용을 가르칠 때 가장 유용하며, 교사 주도의 직접 교수법에 의해 학습한 원리나 기술을 사용하거나 적용하는 것이 포함된다.

표 8-2(Mosston, 1972; Mosston & Ashworth, 1990)는 학급에서 적용할 수 있는 탐구 학습의 여러 가지 유형을 범주화해서 제시하고 있다.

일반적으로 협동학습은 안내된 교수법의 구조화된 접근방법이다. 교사는 목표를 달성하기 위해 소집단이나 학급 전체 학생들에게 과제나 프로젝트를 제시한다(Friend & Bursuck, 2002; Wood, 2002). 학생들은 각자 자신이 속한 집단 내에서 자신이 속한 집단 또는 학급 전체 프로젝트와 관련된 특정한 과제를 할당받게 된다. 집단의 과제는 적절하게 구조화되기도 한다(예: 탐구 과정에서의 수학 문제 해결, 복합적으로 구성되어 있는 탐구 프로젝트의 완성, 연구조사, 식물 성장에 영향을 미치는 환경 비교를 위한 과학적 방법의 사용 등). 또는 덜 구조화되거나 제한이 없는 경우도 있다(예: 지역 주민들의 관계 정립을 위한 지역 공동사회 프로젝트의 설계 및 정의, 연못에서 날씨와 개구리 수의 관계 실험, 지역 고용주와 인터뷰하기 혹은 가장 접근성이 높은 독립생활 편의시설 구축하기). 이 책의 제3장에서는 복합적인 문화의 기능에 대해 논의하고, 협력학습이 대다수의 비유럽 문화권에서 어느 정도 선호되고 있는지에 대해서 기술하고 있다—대다수의 학생들은 이러한 활동을 선호한다. 또한 SCANS 보고서(1991)는 작업장에서 필요한 가장 핵심적인 기술은 팀원과 함께 작업하는 능력임을 밝히고 있다. 협력학습은 개별 학습 또는 경쟁학습보다 장애 학생들의 적극적인 참여를 더 유도할 수 있다(Stevens & Slavin, 1995; Reutzel & Cooter, 1999).

안내된 교수법에서는 반드시 특정한 집단을

표 8-2 비지시적/탐구 중심 교수방법의 예

사실의 발견	• 역사적 시대에 대한, 스포츠·직업·생활양식 등에 대한
사실에서 관계의 발견	• 결과를 설명하는 사실(원인과 결과: 직업과 역할의 관계) • 전체 사실 사이의 유사성(평등권과 장애인 원리 운동의 비교)
개념의 발견	• 시민권과 의무 • 윤리 • 자기결정(self-determination)
인지적 행동 기술의 발견	• 문제해결 과정의 적용(직장에서, 집에서 친구들과 함께) • 정보의 합성(직업, 경제적 실리, 잠재적 직업 환경에 대해) • 결론 도출(예산 결정, 제공 가능한 삶에 대해) • 비교와 대조(아파트, 직업 선택, 우정 중에서) • 전례 법규에 따른 평가(실제 소득 수준에 알맞은 생활양식의 선택)

구성하는 것은 아니다. 교사들은 학급 중앙에서 개별적인 설명을 하기도 하고, 학생 주도적인 안내 학습 활동을 진행할 수도 있다. 이 방법은 수업 설계와 구성에 많은 시간이 필요하며, 중앙 혹은 특정 지역에서 진행 과정을 학생과 교사가 점검할 수 있도록 구조화된 체제가 필요하다. 중앙에서 설명하는 방식은 관련 주제나 영역에 관한 주제 중심 교수에 효과적인 방법이 될 수 있다. 예를 들면, '직업'과 관련된 주제에 대해 학생들에게 정해진 학습 지역에서 개별적으로 설명해 줄 수 있으며, 성인 수준의 단어, 즉 교육, 봉급, 이익, 작업표 등에 관해서도 설명해 줄 수 있다.

경쟁학습 방법을 사용하든 협력학습 방법을 사용하든 교사는 안내된 교수법을 활용하여 개념 및 원리를 지도하여 학생들이 그것을 적용하며, 대인관계 능력을 개발하고, 학생들이 가지고 있는 문제와 갈등을 해결하는 데 도움이 될 수 있도록 지도해야 한다(Salend, 2005; Schirmer, 2000). 이때 학생들이 학습한 기본적인 지식과 기술을 적절한 상황에서 적용하고, 그 결과를 종합하고 평가할 수 있어야 한다. 교사는 특정한 인지적 과정과 기술을 이끌어 내기 위한 발견학습 및 구성주의 학습을 계획하고 구성한다. 이러한 활동과 경험은 학생 평가 기준과 지침에 따라야 한다.

요점 교사들은 안내된 토론 및 역할놀이, 인지적 사고를 위한 연구조사 및 새로운 개념을 도입하고 구조화하기 위해 종종 대화식 접근방법을 사용한다.

교사가 학생들에게 독립적인 생활을 위한 예산 계획을 지도하는 상황을 가정해 보자. 교사는 학생들이 살고 있는 지역의 아파트 가격이 얼마나 되는지 고려해서 토론을 진행할 것이다. 그리고 학생들이 선호하는 생활양식과는 차이가 있지만 적절한 선택 사항에 대해 인식할 수 있도록 안내한다. 이후에 교사는 학생들이 실제 졸업 후 그들이 선호하는 직장에 취직하여 실제로 받게 되는 봉급에 대해 알아보도록 지도한다. 학생들이 복잡한 예산을 세우는 데 도움이 될 수 있도록 매월 지출 내역과 급여, 공제내용 등에 대해 안내한다. 교사는 학생들에게 이에 대한 개념을 더욱 확실하게 알 수 있도록 역할놀이나 드라마를 활용할 수 있다(Schirmer, 2000).

이와 같은 탐구 활동 과정에서 교사는 학생들에게 중요 개념을 인식하는 데 필요한 힌트나 단서를 제공하여 도움을 줄 수 있다. 예를 들어 교사는 학생들에게 다음과 같은 개념을 지도하여 예산에 대해 지도할 수 있다.

> 총수입 ≠ 순수입 (너의 사장이 너에게서 빼앗은 것은 아니다.)
> 순수입 ≠ 유동 금액 (너의 순수 수입액의 대부분은 매달 지출금에 달려 있다.)

교사는 먼저 이러한 개념들에 관한 학생들의 현재 이해 수준을 점검한다. 그리고 여러 가지 탐구 중심 교수·학습 과정을 유도하는 질문과 토론 과정을 통해서 학생들에게 개념을 이해할 수 있도록 과제 분석을 하고, 이를 통해서 세분화된 단계의 교수·학습 과정을 계획한다. 이러한 두 가지 개념(총수입과 순수입)에 대해서 단계적인 나선형 교육과정을 적용하여 학생들이 점차적으로 높은 수준의 개념을 이해하고 적용할 수 있도록 한다.

앞의 사례와 같은 경우 많은 학생들은 '고급스러운 환경'에서 생활하기를 원하기 때문에 사례에서와 같이 아파트 가격을 도입하는 것은 매우 효과적일 수 있다. 이것은 '고급화'에 대한 개념을 지도함으로써 그들의 요구나 흥미, 선호도 등이 반영된 적절한 동기 유발의 탐구 요소가 된다. 이때 교사는 초기 취업 단계의 실제 수입원과 일반적인 아파트 가격을 비교하면서 지도할 수 있다. 토론 과정을 통해 집값만이 중요한 요인이 아니라는 것을 이해할 수 있도록 해야 한다. 다음에는 봉급(순수입과 총수입)과 아파트의 효용가치를 비교해야 한다. 전체 예산을 바탕으로 이러한 개념들 간의 관계를 적절히 조정하면서 교사는 학생들이 '풍요로운 생활'을 영위하기 위한 방법에 대해 계속 탐색해 보도록 한다.

이와는 대조적으로, 직접 교수법을 적용하는 교사는 학생들이 가지고 있는 아파트와 봉급에 대한 환상이 비현실적이라는 것을 직접 말해 줄 것이다. 그러고 나서 구체적인 방법이나 이유를 설명할 것이다. 또는 학생들에게 교사의 제안이 더 현실적인 이유를 간단히 설명해 주고 학생들

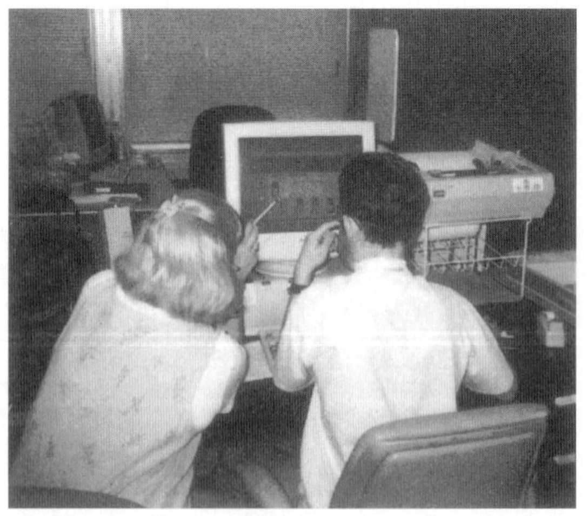

전환 기술은 교실에서뿐만 아니라 지역사회 내에서도 지도할 수 있다.

에게 현실적인 예산안을 제공할 것이다. 분명 탐구 학습에서는 학생 중심의 학습을 더 선호할 수 있다. 학생들은 냉혹한 '현실'을 접하게 되면서 그동안 학습한 내용들이 부정되고 방해받는 결과가 초래되기도 한다. 그러나 안내된 학습을 시작하기에 앞서 직접 교수법을 통해 학생들은 반드시 필요한 원리와 기술을 습득하고 있어야만 한다. 그렇게 함으로써 학생들이 수행해야 할 활동들을 완수할 수 있다. 만약 그렇지 않으면 그들은 기본적인 활동에서 실패하고 좌절하게 되고 판단하고 결정하는 데 필요한 초점을 놓치고 말 것이다. 안내된 교수법을 적용하는 교사는 이러한 프로젝트를 성공적으로 완성하기 위해 필요한 요소를 신중하게 설계하고 각 단계들을 구성해야 한다.

다음은 안내된 학습에서 학생들에게 필요한 인지적 과정을 지도하는 일련의 단계이다. 여기에서는 문제해결 기술을 중심으로 예를 들고 있다. 문제해결 기술을 지도할 때 교사는 다음과 같은 단계로 진행할 수 있다.

1. 새로운 인지 전략을 제시하라.
2. 안내된 학습을 할 때 어려운 문제점을 조정하라.
3. 학생들의 학습에 필요한 다양한 내용을 제공해라.
4. 피드백을 하라.
5. 학생들에게 책임감을 강조하라.
6. 독립적인 학습을 할 수 있는 기회를 제공하라.

문제해결 과정의 단계를 소개하는 가장 효과적인 방법은 직접 교수법을 활용하는 것이다. 첫 번째 단계는 새로운 전략을 제시하는 것이다. 교사는 먼저 문제해결 과정의 각 단계를 설명할 필요가 있다. 가능한 한 교사가 주도적으로 이야기를 하여 특정한 문제에 대한 예와 시범을 보이는 단계이다. 다음 단계는 안내된 학습 활동을 하는 동안 문제점이 발생하면 조정해 주는 단계이다. 이후의 네 가지 단계들, 즉 다양한 내용과 피드백의 제공, 학생들의 책임감 고취, 독립적인 학습 활동의 기회 제공을 통해서 학생들이 학습한 내용을 일반화할 수 있도록 능력을 증진시키며 독립적인 활용과 능숙한 수행 능력을 증진시킬 수 있다. 다시 말하면, 초기의 시행 과정과 연습 과정에서는 직접 교수법에 의해 충분히 학습될 수 있도록 할 필요가 있다.

학생들이 기본적인 기술을 능숙하게 익힌 후 전체적으로 활용 능력이 향상되었다면 교사는 안내된 교수법을 시도해도 좋을 것이다. 교사는 학생들의 성취 수준을 점검하고 개인 또는 집단별로 교사가 안내하는 토론이나 대화를 통해 수행 능력을 더욱 촉진시킬 수 있다. 그리고 최종적으로는 학생들이 독립적으로 문제를 해결할 수 있도록 집단 활동에서 개별 활동으로 활동의 방향을 전환할 것이다.

요점 문제해결 기술은 직접 교수법으로 지도될 수 있으며 그 이후에는 다양한 상황에 적용될 수 있다.

아래에 제시한 것은 교사가 학생들에게 조사와 탐구 활동을 통해서 안내된 교수법을 적용할 수 있는 문제해결 과정이다. 이 문제해결 모형은 쉽게 갈등 상황을 해결하고 의사결정 과정 등에 적용될 수 있다. 이것은 모형이 교사 주도의 직접 교수법을 통해서 학생들에게 어떻게 가르쳐질 수 있는지를 보여 준다. 그리고 이것을 활용해서 안내된 교수법에 의해 다양한 선택 상황이나 갈등 대립 상황에 일반화하여 적용할 수 있다.

문제해결 모형의 단계는 다음과 같다.

1. 문제를 규정한다.
2. 가능한 모든 해결 방안을 생각한다.
3. 각 해결 방안의 찬반을 명확히 한다.
4. 실행 계획을 수립한다.
5. 계획에 따라 결과가 도출되도록 실행한다.
6. 계획의 성공 여부를 평가한다.
7. 필요하다면 5단계로 다시 돌아가 계획을 수정한다.

(Downing, 1996; Hobbs & Westling, 1998; Jayanthi & Friend, 1992; Nezu & D'Zurilla, 1981; Salisbury, Evans, & Palombaro, 1997; Wood, 2002)

학생들은 여러 가지 유사한 문제에 적용할 수 있도록 이와 같은 기본적인 문제해결 모형의 단계들을 학습해야 한다. 사실 이것은 가설을 설정하고, 그 가설은 주어진 자료를 근거로 평가하는 과학적인 방법과 유사하다. **표 8-3**은 갈등의 해결 및 선택의 결정, 문제해결을 통해 이러한 과정이 어떻게 활용될 수 있는지를 제시하고 있다.

생활 속에서 직면하게 되는 어려운 상황을 전환 기술을 통해서 해결하기 위해 문제해결 기술(정시에 일어나기, 가장 좋은 버스 노선 찾기, 더 좋은 친구 사귀기), 의사결정 기술(좋은 친구와 좋지 않은 친구 결정하기, 좋은 직업이나 직장 선택하기, 취미 활동 선택하기), 갈등 해결 기술(부모, 친구, 동료, 혹은 상사나 직장 동료들과 논쟁하기) 등이 필요한 경우가 매우 많다.

점검과 평가

안내된 교수법의 점검과 평가 과정은 여러 가지 측면에서 직접 교수법에 비해 더 복잡하다고 생각할 수 있다. 직접 교수법은 일반적으로 한 가지 문제에 한 가지 해답이 있지만, 안내된 교수법에서는 한 가지 해답보다는 여러 가지 다양한 해답을 요구하게 된다. 그렇다고 하더라도 정해진 규정에 따라서 정확하게 점검하고 평가하는 것은 매우 중요하다. 다양한 정답이 가능하다고 하더라도 교사들은 정해진 규정에 따라 성취 수준을 정확하게 설정하는 과정이 필요하다. 정확한 평가 결과가 나오면 교사는 평가 과정을 통해서 목표 설정과 중재 시기를 결정하기 위한 확실한 점검을 할 수 있다. 예를 들어, 결과가 정확하게 나오면 학생들이 습득한 개념과 기술을 적용할 때 중요한 요소를 파악하고 있는지 혹은 그렇지 못한지를 알 수 있게 된다.

안내된 교수법은 문제를 조사하고 해결 방안을 계획하며, 토론을 해야 하는 시기와 방법을 결정하기 위해 개별적 혹은 집단별 진행 과정을 계속 관찰하고 점검해야 한다. 이와 같은 점검 과정에서 학생 개인 혹은 집단별로 상이한 결과가 나오게 된다면 이 시기가 바로 '지도해야 할 순간'이 되는 것이다. 이 순간은 바로 교사가 수업의 주제에 대해서 학생들이 보이는 특별한 관

표 8-3 문제해결 과정의 예

단계	문제해결: 친구들과의 논쟁	갈등 해결: 동료 간의 갈등	의사결정: 직업 선택
1	친구가 가족들과 여름 여행을 가길 원하지만, 학생은 친구가 집에 있기를 원한다.	동료가 그/그녀를 게으르다고 놀리며 그것에 대해 다른 동료들과 함께 비웃는다.	두 가지 가능성에 대해 관심을 갖는다.
2	친구에게 집에 있기를 간청한다. 친구가 집에 머문다면 선물을 준다. 혹은 다른 활동 또는 다른 친구를 찾아본다. 학생에게 필요한 여름 놀이(일)를 찾아본다.	무엇을 해야 하는지 목록을 만든다. 지도자에게 알린다. 동료들과 이야기해 본다. 무시한다. 등등	중요한 요인들을 목록으로 작성해 보라–10년 동안의 급여, 이득, 승진. 그리고 예상하는 라이프스타일에 맞춰라.
3	성공 가능성을 알아보기 위해서 각각의 선택을 비교하고, 동료에게 적용하거나 자기 자신에게 적용해 본다.	성공 가능성을 알아보기 위해서 각각의 선택을 비교하여, 동료에게 적용하거나 자기 자신에게 적용해 본다.	각각의 직업을 비교하라.
4	원하는 문제해결을 위해 짧게 또는 길게 기간을 정해 일련의 계획을 세운다.	원하는 문제해결을 위해 짧게 또는 길게 기간을 정해 일련의 계획을 세운다.	원하는 작업을 선택하기 위한 계획을 세운다. 그리고 시간에 따라 변화되는 요인에 대해 고려한다(승진, 상승).
5	원하는 계획을 선택하여 친구들이 어떻게 반응하는지 확인한다.	원하는 계획을 선택하여 동료들이 어떻게 반응하는지 확인한다.	선호하는 직업을 선택하고 핵심 요인을 중심으로 고려한다.
6	실제 생활 속에서 계획을 비교한다.	실제 생활 속에서 계획을 비교한다.	핵심 요인이나 계획에 따라 그들이 얼마나 잘 조절했는지 판단을 한다.
7	가능하거나 필요하다면 계획을 수정하고 다시 시도한다.	가능하거나 필요하다면 계획을 수정하고 다시 시도한다.	필요하다면 계획을 수정하고 다시 시도한다.

심과 질문 내용에 주의를 기울일 때 파악할 수 있다. 이 시기는 새로운 개념을 설명해 주고 개념 간의 관계를 보다 쉽게 정립해 줄 수 있는 기회가 되는 것이다. 그리고 이것은 교사들에게 특별 사례를 제공하고 비교할 수 있도록 해 주며, 관계(인과, 문제해결, 시간 순서 등)를 탐구할 수 있도록 하고, 학생들이 보다 높은 수준의

요점 안내된 교수법을 적용하기 전에 학생들은 활동을 수행하는 데 필요한 필수적인 기초 기술을 갖추고 있어야 하며, 이것은 대개 직접 교수법을 통해서 지도된다.

통찰력을 기를 수 있는 발판을 마련해 줄 수 있는 기회가 된다.

지식(사실과 기술)을 습득하기 위해서는 주로 교사 주도의 직접 교수법이 활용되지만, 다양한 상황이나 환경에 그 지식을 적용하는 것은 조사와 탐구 중심의 안내된 교수법을 통해서 효과적으로 지도될 수 있다. 이때 교사의 역할은 학생들이 통찰력을 개발하도록 이끌고 안내해 주며, 개별적 혹은 집단별 탐구 활동이나 토론 중에 나타나는 상황을 해석해 주는 일이다. 학생들이 탐구 활동 및 조사 활동을 완벽하게 할 수 있도록 하기 위해서는 사전에 (a) 실제적인 지식에 대해 완벽하게 기초를 갖추고 있어야 하며, (b) 전체적인 맥락에서 개념적인 틀에 대한 사실과 아이디어를 이해하고, (c) 자신의 지식을 개선하고 적용하는 것을 용이하게 하는 방법을 체계적으로 알고 있어야 한다(Donovan, Bransford, & Pellegrino, 1999). 이것은 Bloom의 분류 체계—지식, 이해, 적용, 분석, 종합, 평가—에 관한 이론과 연구를 바탕으로 한다. 학생들은 '직업'의 의미와 직업의 다양성(직업 환경, 교육적 요구 등)에 대한 이해가 없이는 직업 표준에 대한 탐구나 연구가 불가능하다.

요점 직접 교수법과 안내된 교수법은 학생들의 성공적인 학습 성과를 위해서 밀접하게 연결되어야 한다.

탐구학습 혹은 발견학습 과정에서 교사는 각 구성원과 학급 전체에게 활동의 절차와 학생들이 평가받게 될 요소, 항목에 대해 설명해야 한다. 이 과정에서는 의사결정 과정이나 중요한 개념을 설명하는 복잡한 절차에 대해 교사가 주도적으로 설명하는 방법이나 모델링 같은 교사 중심의 방법이 더 효과적이다. 그러므로 직접 교수법과 안내된 교수법은 상호 보완적으로 진행되어야 한다. 직접 교수법으로는 기초적인 기술과 절차를 지도하고, 안내된 교수법은 이러한 지식을 적용하는 중요한 경험을 제공하는 데 사용하는 것이 바람직하다고 할 수 있다.

4. 학생 안내 혹은 프로젝트 중심 학습

이 학습방법은 최근 점차적으로 학교 현장에서 많이 사용되고 있다. 이 방법은 교사에 의해 유

수업 Tip: 적용의 중요성

학생들이 수학 과제는 잘하지만 실제 생활에서 저축을 하기 위해 자신의 재정을 잘 관리하지 못하는 경우에 주목해야 한다. 우리는 개인적인 상황에서 지도한 학생들의 기술과 과정이 항상 외부에서 혹은 실제 생활 장면에서 일반화되지는 않는다는 사실을 잊고 있다. 그러므로 학생들은 학습한 지식을 일반화하기 위한 연습이 매우 필요하다. 그렇기 때문에 실제적이고 적절한 사례가 매우 중요하다. 학생들이 학습한 기술을 실제 생활 장면에서 활용할 수 없다면 결국 교사들은 실제로 아무것도 가르친 것이 없다고 할 수 있기 때문이다.

도되는 통찰력이 아니라 일상생활 장면에서 좀 더 고차원적인 사고를 적용하도록 하는 또 다른 '실행(훈련)' 과정이다. 이 방법은 교사 주도의 탐구 활동과 발견학습에서 학생 주도로 전환되는 중간 단계이며, 완전한 자기 주도적 학습을 하기 위한 매우 중요한 단계이다. 학교 교육과정에서 점차적으로 중요한 학습으로 다루어지고 있으며, 졸업 요건으로 학생 중심 프로젝트를 요구하기도 한다. 상급 과정 프로젝트에서는 종종 학생들에게 여러 가지 방법으로 지역사회에 기여할 수 있는 활동을 계획하고 실행하도록 요구하기도 한다. 이와 같은 과정이나 연구보고서는 또 다른 형태의 학생 주도적인 학습 유형이라고 할 수 있다.

내용 및 방법

이 학습방법에서 교사는 주로 학생의 요구나 질문에 따라 지원해 주고 안내하는 역할을 한다. 이때 교사는 기존의 교사 주도적 방법에서와 같이 학생들의 활동을 계획하는 것이 아니라, 학생들이 주도적으로 학습의 한 요소로서 프로젝트를 계획하고 수행해야 한다. 이와 같은 중심 역할의 변화는 학습의 기본적인 책임감을 교사보다 학생이 갖게 됨을 의미한다. 그렇지만 이 학생 중심 프로젝트나 활동들은 교육체계 내에서 이루어지기 때문에 교사들은 여전히 학생들이 과제를 완수할 수 있도록 적절한 주제를 설정하는 것에 대해 부분적으로 관리 감독은 하게 된다.

학생 안내 학습법으로 다루는 내용은 다양하지만 학교나 지역 교육청에서는 이 활동에 정확한 지침을 제시하고 있다. 기본적으로 여기에는 앞서 제시한 문제해결 모델을 적용한다. **표 8-4**는 문제해결 모델의 한 예이다.

표 8-4 문제해결 모델 혹은 탐구학습 모델

1. 문제를 확인(탐구 문제 혹은 과제)하라.
2. 모든 가능한 해결책을 고려하라.
3. 해결 목록 각각의 가능성을 확인하라.
4. 활동 계획을 수립하라.
5. 효과적인 계획을 적용하라.
6. 계획 달성 여부를 평가하라.
7. 필요에 따라 계획을 변경하고 5단계부터 다시 시작하라.

출처: Downing, 1996; Hobbs & Westling, 1998; Jayanthia & Friend, 1992; Nezu & D'Zurilla; Salisbury, Evans, & Palombaro, 1997; Wood, 2002

이 활동은 학생들이 목표를 달성하기 위해서 스스로 자신들의 프로젝트를 구성하는 능력을 신장시키는 데 도움을 줄 수 있을 것이다. 이 과정에서는 해결(혹은 조사)해야 하는 문제(혹은 주제)를 확인하는 것부터 실현 가능한 해결 방안(혹은 논쟁거리)을 확인하고, 찬반 의견을 고려하며, 학습 계획을 세워 이에 필요한 실행, 평가, 수정의 과정을 거친다. 교사들은 학생들이 목표를 달성하기 위해 위와 같은 단계를 실행하기 위한 선택과 방법을 일정 부분 안내하게 된다. 그렇지만 결국 그 프로젝트를 완성해야 하는 사람은 바로 학생 자신인 것이다.

학생 안내 학습법은 구성원들 간의 토론과 대화가 기본이 된다. 교사들은 제공할 지원의 빈도와 형태에 대해서 학생들과 논의한다. 그러나 교사들은 일반적인 진행 과정을 점검하고, 관심 영역, 어려운 점, 그리고 일반적인 프로젝트 성과에 대해 학생들과 토론한다. 교사들의 관리 감독과 안내 수준은 학교 내에서 자체적으로 정한 기대 수준에 따라 정해진다.

> **요점** 학생들의 가장 큰 책임은 교사가 설정한 학습 단계와 활동을 통해서 효과적으로 과제를 수행하는 것이 아니라 더욱 높은 수준의 통찰력과 이해를 할 수 있도록 계획하는 것이다. 학생들에게 중요한 책임을 맡기는 것은 자기지시나 자기점검 등을 통해서 학생들에게 보다 많은 권한을 부여하도록 하는 것이다. 교사의 지원은 주제와 관련되어 부각될 수 있는 문제를 중심으로 다루어 주고 학생들이 자기 주도로 기술을 개발하는 데 도움을 줄 수 있다.

점검과 평가

이 학습 과정에 대한 평가 절차는 직접 교수법 혹은 안내된 교수법보다 더 실제적이며, 실제 생활 장면에 더 유용하다. 학생들은 성인들이 기대하고 있는 그들의 직업 생활과 사회적인 상호작용, 그리고 독립적인 생활에 대해서 그들 자신에 대한 점검과 평가에 좀 더 많은 책임감을 갖게 된다. 그렇지만 교사들은 학생들의 활동을 지속적으로 지원하며, 만일 진전이 없다고 판단되면 개입하게 될 것이다. 학습 프로젝트의 특정한 부분이 반드시 완성되어야 하는 시기를 정하기 위해서 시간 계획을 철저히 하고 이를 바탕으로 프로젝트 진행 과정에 대한 '점검' 시점을 확실하게 정해 놓는 것이 필요할 것이다.

프로젝트를 시작하는 학생들은 과제를 해결할 수 있는 기초적인 기술을 갖추고 있어야 한다. 기존의 다양한 상황의 문제해결 과정을 통해서 갖추어진 경험과 실행 기술은 중요한 선행 기술 중 한 가지가 될 수 있다. 탐구 중심 혹은 발견 학습 활동 경험이 부족한 학생들은 학생 안내 학습 활동에서 다른 학생에 비해 더 많은 교사의 참여가 필요하다. 그러므로 학생 안내 학습이 잘 운영되도록 하기 위해서 각 학생은 직접 교수법을 통해 필수적인 기초 기술을 모두 익힐 수 있어야 하며, 안내된 교수법을 통해 문제해결 기술과 고도의 사고 능력을 가지고 있어야 한다.

> **요점** 만약 모든 학생들이 일생 동안 학습해야 하고, 이러한 학습의 대부분이 자기 주도적인 능력과 성인 생활의 '문제' 해결을 필요로 한다면 학생 안내 학습은 학생들에게 자기 주도적인 학습을 할 수 있도록 지도할 수 있는 중요한 중간 단계라고 할 수 있다.

학생 안내 학습에서 우리가 참고할 수 있는 한 가지 예는 학생 혹은 성인이 직업을 구할 때 '직업소개소(job club)'에서 일어나는 것과 같은 과정이다. 이곳에서는 직업을 찾는 사람들이 성공적으로 고용될 때까지 일정 기간 동안 지속적으로 활동 과정을 안내한다는 정해진 목표가 있다. 교사나 관리자는 참가자들이 새로운 통찰력이나 이해력을 갖출 수 있도록 이에 필요한 주제를 선정하여 토의를 진행하도록 하고, 전략을 사용할 수 있는 안목을 가질 수 있도록 지원해 주어야 한다. 그렇지만 성공적인 취업에 대한 책임은 궁극적으로 학생 각자에게 주어지는 것이다.

또 특수교육 프로그램에서는 학생들이 최소

한의 지원을 받으며 독립적인 일상생활 기술을 학습할 수 있도록 한다. 교사의 관리와 지원을 받으며 학생들은 성공적인 과제 완수에 대한 책임감을 가지고 과제를 수행해 나간다. 특수교육 프로그램에 참여하는 동안 학생들은 정해진 목표를 달성해야 한다. 즉, 이 프로그램은 완전히 독립적이고 자기 주도적인 생활을 하기 전의 중간 단계라고 할 수 있다. 이것은 '실제 생활'과 관련된 경험을 지원하는 다음 단계인 것이다. 이와 같은 기술을 갖추지 못한 학생들은 이 방법을 성공적으로 수행하기 위해서 선행 학습 경험을 다시 반복해야 한다.

다른 교수법에서와 같이 학생들은 연습(훈련)을 통해서 이와 같은 통제된 '실제 생활' 경험을 능숙하게 할 수 있도록 한다. 일부 학생들은 다른 학생들에 비해서 생활 장면이나 직업소개소와 같은 상황에서 연습할 수 있는 시간이 더 많이 필요할 수 있다. 그러므로 안내된 교수법을 통해서 학생들에게 다양한 상황에 필요한 문제해결 기술을 연습하도록 지도하는 것은 기초적인 학습 기술과 고도의 사고 기술, 점검 기술을 학습할 수 있는 기회를 제공하는 것이며, 이것은 학생 안내 프로젝트의 기본이 된다. 학급이나 학교에서 진행되는 프로그램에서는 교사가 활동을 지원해서 학생들의 개인적인 책임감을 높여 주고 그들이 주도적으로 과제를 완수할 수 있도록 수정할 수 있다. 예를 들면, 교사들은 학생이 시간을 정해서 세탁실을 사용할 수 있도록 지도한다. 그러나 특별한 빨랫감을 세탁하거나 녹을 제거하는 방법을 알도록 하기 위해서 교사는 학생들이 이 문제를 해결하기 위해서 자기평가를 하고 또래들과 의논을 하도록 지원해 줄 수 있다. 직업과 관련된 사회적 상호작용 기술은 먼저 교사 주도의 교육과정을 통해서 지도하고, 이후에 안내된 교수법을 통해 문제해결, 갈등 해소와 관련된 현장의 실제적인 경험 등을 통해서 지도할 수 있다. 교사의 지원이 덜 필요한 학생들은 교사의 지원을 최소한으로 받고 학생 안내 학습법을 통해서 문제 상황을 해결하는 단계로 전환될 수 있다.

학생 안내 학습 활동에 대한 평가는 학교 내에서 이루어지기 때문에 이미 사전에 결정된 지침에 따라 계획된다. 비록 활동에 대한 책임이 학생에게 있다고 하더라도, 결국은 활동의 성공적인 수행과 최종 성과에 대한 평가는 교사, 교사 전문 위원단, 전문가가 해야 하는 것이다. 평가등급을 숫자나 문자로 정하기도 하지만 때로는 평가 결과를 합격/불합격(P/F)으로 나타내기도 한다. 이것은 학생의 등급이 정해지는 것이 아니라 해당 프로그램을 수료하고 다음 단계로의 진급을 결정하는 단계이다. 이것은 교육과정이나 프로그램을 확실히 활용할 수 있는 기술이나 능력을 보유했음을 나타내는 일종의 관문 역할을 한다. 한 학생이 D라는 등급을 받았다면 과정을 통과할 수 있을 것이다. 하지만 '불합격'이라는 평가를 받는다면 수료(졸업)가 허락되지 않을 것이다. 때로는 그 과제가 평가 기준과는 상관없는 또 다른 부가적인 성과를 요구할 수 있다. 예를 들면, 지역사회 프로젝트는 지역사회 프로그램의 긍정적인 참여를 요구하기도 한다. 이와 같은 '현실적인 요구'는 평가 기준에는 포함되지 않는 것이다.

5. 학생 자기 주도 학습

마지막으로 제시하는 방법은 교육의 궁극적인 목표라 할 수 있는 자기 주도적인 학습자들을 만들기 위한 것이다. 오늘날 글로벌 취업시장에서는 노동자들에게 새로운 기술 또는 직업을 배우는 데 있어서 유연성을 갖도록 기대하고 있다. 시장의 압력, 그리고 기술공학의 발달로 인해서 오늘날의 직업은 미래 존재 가능성을 보장하기가 어려워졌다. 사람들은 이제 이러한 변화가 정부 기능의 변화에 미치는 영향과 우리의 생활 방식에 미치는 영향에 대해 스스로 인식해야 한다. 지구 온난화, 환경오염의 영향은 모든 사람들에게 매우 중요한 사건으로 부각되고 있다. 오늘날의 성인들은 이러한 주제들에 대해 스스로 학습해야 한다.

많은 성인 학습자들은 자기 주도적인 학습자들이다. 교사들은 학생들이 책임감을 갖고 충분히 준비하고 있다는 데 확신을 가질 필요가 있다. 그러므로 우리의 과제는 특수교육 대상 학생들이 일반 학급 학생들과 같이 필요할 때 도움을 요청하는 법 등과 같은 여러 가지 과제들에 대해 효과적으로 수행할 수 있도록 다양한 경험과 기술을 갖도록 하는 것이다. 장애 학생들은 보통 어른들의 도움을 받는 것이 더 낫다고 생각하기도 한다. 그러나 이러한 경우에는 성인이 된 이후에도 지원에 의존하게 되어 성인으로서의 기능이나 역할을 하는 데 어려움을 겪게 될 것이다. 이 학습법은 교사들이 학생들에게 성공적이고 자기 주도적인 평생학습자가 되기 위해 필요한 기초 기술을 지도하는 데에 도움을 줄 것이다.

내용과 방법

이 학습법에서 가장 중요한 개념은 '자기결정'이다. 그러므로 학생들은 자신의 문제점이나 요구를 알 고 있어야 하며, 이러한 요구를 해결할 수 있는 전략들을 갖추고 있어야 한다. 앞서 언급한 바와 같이 문제해결 학습 방식을 적용할 경우 먼저 문제를 확인하고 계획, 실행, 평가의 단계를 거치게 된다. 전환과정에서는 모든 사람들이 각기 다른 삶 속에서 강점과 요구를 가지고 있기 때문에 다양한 사례가 존재한다. 자기 주도적 학습은 새로운 전자제품을 설치하는 방법, 아이의 장난감을 만드는 방법, 새로운 DVR 또는 휴대전화를 작동하는 방법을 이해하는 데에도 필요한 학습방법이다. 어떤 사람들은 전체 매뉴얼(지시문)을 읽고 공부하기도 하고, 일단 시도해 보기도 하며, 어떤 사람들은 즉시 똑똑한 친구들에게 도움을 요청한다. 아무튼 모든 사람들은 어떤 내용을 이해하기 위한 문제해결 전략이나 나름대로 다양한 학습 전략을 사용하고 있다. 그들은 매뉴얼(지시문)을 읽고 이해하기 위해서 충분히 알고 있는가? 그들 중 누군가 이런 일을 하는 것을 좋아하는가? 그리고 똑똑한 친구들이 있는가? 자기 주도적 전략과 문제해결 전략은 잘못된 공과금을 해결하는 것에도 사용되며, 사람들이 만족스럽고 믿을 만한 건강 전문가의 서비스를 찾을 때에도 필요하게 된다(종종 이런 일들은 전화로 간단히 해결되지 않곤 한다).

이 학습방법은 가능한 한 학생 스스로 결정하도록 하는 것이다. 그러므로 학생들은 자신의 학습방법의 강점과 약점을 이해하는 것이 중요하다. 그리고 어떠한 종류의 자료가 도움이 되는지 혹은 그렇지 않는지, 그리고 그 시기는 언제인지를 인식하는 것도 매우 중요하다. 왜냐하면 이 방법은 학생 주도적인 방법이기 때문에 다른 교수방법들과는 달리 교사의 조언이나 도움을 받아들일지에 대한 결정을 학생이 하기 때문이다. 또한 필요하다면 학생이 추가로 특별 수업 또는 훈련을 스스로 등록할 수 있으나 더 이상 필요치 않다면 그만둘 수 있다. 교사들은 학생들이 학습 과정을 계획함에 있어 도움을 필요로 할 때 일종의 자원으로서 역할을 할 수 있으며, 그 학생의 학습 과정 중 부분적으로 도움을 주기 위해 한 과목을 지도할 수도 있다.

점검과 평가

이 영역에서도 학생의 자기결정이 중심 개념이다. 학생들은 자신의 학습목표 달성 여부를 스스로 점검하고 평가해야 하며, 과제 지속 여부를 결정해야 한다. 점검과 평가의 범위와 내용은 매우 유동적이다. 학생들은 자신의 발전에 대한 점검과 평가를 가족이나 친구들에게 요청하기도 하지만 주로 자기 혼자 해야 하는 경우가 많다.

이 학습방법은 정확한 자각 능력과 자기평가 능력이 필요하다. 기초 기술에는 이러한 자기결정 기술이 포함될 수 있으며, 직장이나 사회 관계, 독립적인 생활과 지역사회 생활에서의 목표를 성취하기 위한 특별한 능력이 필요하다. 이와 같은 기초 기술을 갖추지 못한 사람이나 그 중요성에 대해 인식하지 못한 사람들은 독립적인 생활이 어려울 수 있으며, 결국에는 이 기술을 학습하기 위해 교사나 기관을 찾게 될 것이다.

학생들뿐만 아니라 성인들도 다양한 환경에서 자기 주도적으로 학습목표를 설정하고 실행하여 달성해 봄으로써 능숙하게 과제를 완성할 수 있게 된다. 그렇지만 그것만으로 확실하게 독립성을 갖추었다고 말하기는 어려운 일이다. 학교에서는 능숙하고 유창하게 자기 주도적인 학습을 실행할 수 있는 연습 기회를 주지 않는다. 많은 학생들은 실제로 과정을 수료하는 것에 대해서 두려움을 가지고 있다. 교사들은 학생들에게 완전한 자기 주도적인 학습 활동을 요구하지 않는다. 교사들은 학생들을 관리하고 지원해 주는 것이 자신이 해야 하는 역할이라고 생각한다.

> **요점** 학생 주도적 혹은 자기 주도적 학습은 교육의 궁극적인 목표라고 할 수 있다. 성인들과 같이 장애 학생과 일반 학생의 학습 형태에서도 자주 사용되기도 한다.

특수교육이나 전환교육 서비스에서 교사들은 '자기결정'을 중요한 토론 주제로 자주 선정하고, 이와 관련된 다양한 요인와 특정한 활동들을 결정한다(Field, Hoffman, & Spezia, 1998; Loyd & Wehmeyer, 2004 참조). 이것은 교사 주도적인 방법(기초적인 사실과 기술을 제공), 안내된 교수법(학생들에게 사실과 기술에 대한 탐구와 적용에 대해 안내해 주는 것), 학생 안내 학습 활동(학생들의 학습 초기에 안내하는 방법) 등 일련의 교수방법들 중 최고의 교수법이라 할 수 있다. 이 교수법이 성공하기 위해서는 정확한 자기평가, 점검, 그리고 평가에 초점을 맞추어야 한다. 자기 주도적 학습은 이전의 학습자 유형들을 모두 포함하기 때문에 그것은 바로 학생들의 학습 과정에 대한 성공의 시험대라고 할 수 있다. 학생들이 오늘날과 같이 복잡한 생활 속에서의 도전 과정에서 이와 같은 자기 주도적 학습방법을 성공적으로 그들의 삶에 활용할 수 있는가? 그것은 한 학생, 그리고 한 과목, 특정한 하루 혹은 어느 시점에서 전환의 성공 척도이며 교사들의 최종적인 목표이자 결과이다.

제6장에서는 교육과정의 방향과 선택, 제7장에서는 교수·학습 환경, 집단 구성 형태, 교수자료에 대해 논의하였으며, 이 장에서는 교사가 조직하고 활용하는 데 필요한 네 가지의 다른 교수방법에 대해 기술했다. 그리고 중요한 다음 단계는 이 정보들을 종합하는 것이다. 즉, 이 모든 것을 종합하고 조직해서 학생들을 지도하는 것이다. 비록 이 장에서는 교실 상황에 대해 독자들에게 전달하지는 못했지만 교실 환경을 관리할 수 있는 몇 가지 방법들에 대한 정보와 이론을 앞으로 제공할 수 있을 것이다. 다음 절에서는 이와 같은 모든 정보들을 조직하고 종합하는 과정에 대해 안내할 것이다.

6. 수업을 위한 준비

학급은 조직적으로 잘 갖추어져 있다. 학급에서는 이미 나름대로 정해진 규칙과 관습이 있다. 그리고 교사는 교육과정에 따라 교과 내용을 선정하고 학생들을 다양한 형태로 조직하고 있다. 교사들은 학생들의 학습 활동을 지원하기 위해서 적절한 자료를 찾거나 제작하며, 학생 모두에게 적절하고 다양한 실습 기회를 제공하여 효과적인 수업이 될 수 있도록 자신의 교수방법을 선정한다. 교사는 학생 개개인의 포트폴리오뿐만 아니라 여러 가지 특별한 학생 자료들을 통해서 학생들을 관찰하고 점검하며, 학생들의 과제를 채점하고 평가하게 된다. 교사들이 수업을 위해 기초적인 자료를 갖추는 것은 수업 결과에 매우 중요한 영향을 미칠 수 있다.

교사들에게 있어서 가장 도전적인 과제는 학급 앞에 섰을 때 매일 매일의 학급 운영(수업을 포함한)에 대한 중요한 계획을 세우고 필요한 정보를 갖추어야 한다는 것이다. 여기에는 일상적인 수업계획과 다양한 수업도구(자료)들에 관한 것들도 포함된다. 수업계획은 네 가지 교수변인을 통해서 이에 대한 핵심 정보를 요약하고 종합하는 일이다. 그렇게 함으로써 교사는 수업을 통한 의도된 결과를 달성하게 되는 것이다. 필수적으로 과학적인 분석이 이루어지고 네 가지 수업 유형에 따라서 필요에 의해 수정이 이루어진다 하더라도, 담당 교사는 자신의 수업을 확실하게 분석하고 수업에 대한 뚜렷한 관점을 가지고 있어야 할 것이다. 이러한 과정이 잘 진행되었을 경우, 교사들은 수업계획에 맞추어 성공적으로 수업을 진행했는지 혹은 부분적인 점검이나 재교육이 필요한지(사용한 교수방법이 효과적이었는지를 평가하는 것을 포함해서)에 대한 분명한 기준을 인식하게 된다.

수업계획

수업계획(lesson plan)은 교사들이 수업에 있

어서 가장 핵심적인 부분을 이해할 수 있도록 도움을 주는 일종의 도구라고 할 수 있다. 대부분의 교사들은 수업 단원의 주제 목록을 생각하면서 교수 계획을 구상한다. 그러나 일부 교사들은 학생들의 학습 활동, 그리고 그와 관련된 강화 활동을 하기보다 학습 주제와 관련된 자료나 학습 주제만을 쭉 나열하는 식의 수업을 하기도 한다. 이와 같이 자료나 주제만을 나열하는 것은 진정한 수업이라 할 수 없다.

수업계획은 초임 교사들에게는 매우 특별한 과정이며, 오히려 복잡하고 장황하게 느껴지기도 한다. 초임 교사들은 많은 훈련과 연습 과정(이때 연습은 개별화되고 특별하고 체계적이어야 한다)을 통해서 수업계획 과정이 자연스럽고 자동적으로 이루어질 수 있을 것이다. 경험이 풍부하고 능숙한 교사는 자신의 수업 목표와 수업의 계열, 적용, 선수 학습 등에 관한 계획을 구상하는 데 정신적 '매크로'를 이용한다. 그러나 경험이 많은 교사들도 새로운 수업 전략을 배우고 새로운 유형의 단원을 계획할 때에는 마찬가지로 수업계획안을 구상하고 작성해야 한다.

수업계획안의 형식은 다음과 같다.

1. 단원 또는 주제와 수업과의 관계. 본 수업이 다른 요소들과 어떻게 연결이 되는지 분명히 하는 것은 매우 중요하다. 수업이 주제 혹은 단원과 전혀 관계가 없이 분절된 활동처럼 이루어지는 것 같은 느낌을 경험해 본 적이 있는가? 이것은 좋은 수업이 아니다. 첫 단계는 우리에게 이와 같은 오류를 방지하도록 한다.

- 학생들은 아파트에서 생활하는 데 필요한 생활 준비 기술로서 몸을 씻고 드라이어를 사용하는 방법을 배우게 될 것이다.

2. 행동목표. 특수교육에서는 일반교육에 비해 매우 명확하고 구체적인 목표들을 더 선호한다. 관찰이 가능하고 측정이 가능한 간결하고 분명한 행동목표를 작성하는 훈련은 매우 중요하다(Mager, 1962). 분명한 행동목표란 분명하고 관찰 가능한 도착점 행동을 의미하며, 이때 이 행동에 대한 조건(학생들이 자료나 노트, 시간, 교사나 동료들로부터의 지원 등에 대해 사용할 수 있는지 혹은 그렇지 않은지에 관한 것)과 준거(과제의 양과 정확성-숫자나 %)가 포함된다. 행동목표 진술 방식을 기억할 수 있도록 ABCD로 나타내면 다음과 같이 설명할 수 있다.

A = 청중: 일반적으로 대상 학생들
B = 도착점 행동: 측정할 수 있고, 관찰 가능한 의도된 결과에 대한 진술
C = 조건: 시간, 자원, 사람 등 학생에게 유용하거나 혹은 그렇지 않은 것
D = 정도 또는 기준: 수행의 양, 정도, % 정확도

이와 같은 형식에 따라 목표를 진술하는 방법을 예를 통해 알아보자.

- 학생(청중)은 옷을 분류해서 확인하고 세제를 넣은 다음, 세탁기에 빨랫감을 넣고 세탁기를 작동할 수 있으며, 세탁기에서 다시 빨래를 뺄 수 있다(도착점 행동-각 단계를 적는 것이 중요하다), 그리고 이때 자신이 정리한 노트를 보거나(혹은 보지 않거나)(조건 1), 교사의 지원을 받지 않으며(조건 2), 가전제

품 활용 수업 시간에(조건 3) 5번 중 4번을(준거) 수행할 수 있다.

목표는 모든 필요조건을 포함하고 있어야 하며, 실제적이고 중요한 행동과 준거를 포함하고 있어야 한다는 것이다. 왜냐하면 이것은 학생들이 독립적으로 생활하는 데 있어서 매우 중요한 영향을 주기 때문이다.

행동목표 진술이 중요한 또 다른 이유는 새로운 행동 지도에 중점을 두고자 한다는 것이다. 실제로 교사가 훈련한 내용을 점검하고자 하는 경우에 수업계획 전체를 점검하지는 않는다. 단지 교사는 자신이 지도한 기술을 학생이 적절한 수준에서 능숙하고 유창하게 할 수 있는지에 대해 확인하고, 이를 바탕으로 더 철저하게 수업계획을 개선시켜 나가고자 하는 것이다. 그러므로 항상 교사는 행동목표를 진술하기 전에 이를 지도하기 위한 새로운 내용과 기술을 먼저 확인하는 것이 선행되어야 한다. 그런 다음 앞서 이야기한 ABCD 혹은 다른 방법으로 행동목표를 진술하며, 그 목표는 수업에 대한 평가의 중요한 기준이 되기도 한다. 교사는 학생들의 활동이 목표에 맞는지 혹은 그렇지 않은지를 점검한다.

3. 수업 자료. 교사가 수업에 들어가기 전에 수업 준비 상황과 필요한 자료를 확인하는 것은 매우 중요하다. 특히 다른 자료실의 자료가 몇 가지 필요한 경우(예를 들어 실습실 사용을 예약하는 경우 필요한 자료요구서를 1주일 전에 작성하도록 요구한다), 교사는 필요한 자료에 관한 체크리스트를 작성해야 한다. 이렇게 하면 교사가 수업의 차시를 누락시키거나 중요한 수업 자료를 빠뜨리는 것을 예방해 줄 것이다. 그리고 수업 중 중요한 핵심 단어나 내용(그림이나 큐 카드, 동영상 자료와 함께)에 대한 목록을 작성할 필요가 있다. 수업의 선행 조건으로서 이러한 자료들의 기능은 교사가 학생들을 지도하기 전에 학생들에게 수업에 필요한 단서를 제공할 수 있다는 점이다.

- 학생들은 매주 자신의 빨랫감을 가져오고, 학급에서는 세제를 준비한다. 가사실습실(이미 10월부터 11월까지 시간표가 정해져 있다)을 이용하고 선택한 카드(색인 목록 카드 혹은 그보다 더 작은 것)와 가사실습실 칠판에 각 단계들을 기록한다.

4. 주요 교수방법과 개념적 연결. 이 단계는 교사가 수업에 적용할 교수방법을 확인하는 단계로, 수업 목표를 달성하는 데 필요한 학생의 기초 기술과 고차원적인 사고를 바탕으로 교수방법을 결정하게 된다. 교사는 수업에서 의도한 교수방법 목록을 작성한 후 수업의 6단계에 따라 계획안을 작성하고 검토한다. 교사는 처음에 예상했던 방법을 사용하지 않을 수도 있다. 교사는 이 단계에서는 행동목표와 교수방법, 교수단계 등을 점검하게 된다. 이 단계에서는 개념적인 연결(1단계에서 언급한 다른 수업과의 관계) 목록을 작성하는 것이 중요하다. 수업에서 교사는 학생들이 여러 가지 유형의 기계를 다루거나 여러 상황에 대처하도록 하기 위해서 자기주도적이며 독립적인 기능을 강조하는 것이 필요하다. 이것은 계속적으로 학생들이 지역사회에서 일반화된 활동을 할 수 있도록 하기 위한 기초적인 계획을 수립하고자 할 때, 교사들이

수업 내용의 주요 성격에 초점을 맞추도록 상기시키는 데 도움을 준다.

- 교사 주도적 교수법: 원리와 단계, 결과, 시간 계획에 대해 설명한다. 학생 자신이 결정해야 하는 내용에 대해 설명하고 시범을 보인다 (빨랫감 분류, 수온과 물의 양, 세제의 양). 교사는 학생들에게 말이나 행동으로 안내를 해주고 학생들이 점점 능숙하게 되면 안내를 차츰 줄여 나간다.
- 안내된 교수법: 전체적인 강의 이후에 학생들에게 훈련 내용을 안내하며, 학생들이 자신의 옷을 분류하고 세탁하도록 하기 위해서 짝을 이루어 함께 작업하게 한다. 이후 교사는 점검과 추수 지도를 한다. 학생들이 자동세탁기(laundromat)를 사용하기에 앞서 먼저 유사점과 차이점에 대해 토론할 수 있도록 지도(안내)하고 자동세탁기를 사용하는 방법을 점검해 준다. 학생들이 세탁기 사용에 대한 경험을 계속할 수 있도록 기회를 주며, '특별한 세탁물'을 통해서 그들이 적절하게 세탁할 수 있는지에 대해 평가한다.
- 개념적 연결: 학생들은 이후 지역사회 통합을 위한 일반화와 독립적인 생활에 도움이 되도록 하기 위해서 가정에서 사용하는 세탁 방법과 다양한 세탁시설을 비교하고 대조한다. 이때 학생들은 중요한 특성, 즉 세탁기와 탈수기, 세탁기 전면 또는 상부 탑재 방식, 물의 순환 방식, 비용 등에 대해 주목한다.

5. 선행 학습 기술과 지식, 그리고 경험. 이것은 수업에서의 또 다른 실수와 오류를 방지하는 단계이다. 우리는 과거에 경험했거나 학습한 것을 학생들이 말할 수 있고 알고 있다고 가정한다. 이것은 가끔 수업 실패의 중요한 원인이 되기도 한다. 우리가 가정하는 내용을 학생들은 가지고 있지 않을 수 있다. 그러므로 학생들의 선행 기술을 확인하는 것은 매우 중요한 일이다. 이것은 우리가 수업을 시작할 때 과제를 분석하고 해석하는 과정과 유사하다. 수업 실패의 원인이라 할 수 있는 선행 기술의 부재를 확인할 수만 있다면 더 나은 수업을 할 수 있을 것이다.

- 가족의 옷을 세탁해 본 적이 있는가? 따뜻한 물과 찬물 중 어느 것이 옷에 더 효과적인지 알고 있는가? 계량컵을 사용할 수 있는가? 세탁기의 사용 안내서에 적혀 있는 중요한 단어를 이해하고 있는가?

6. 절차. 이것은 수업의 주요 교수·학습 과정이며 도입 단계와 지도 단계로 구성된다.

6a: 지도 단계는 학생들의 학습에 대한 동기를 부여하고 사고하도록 하며, 학생들에게 선수 학습 내용을 확인할 수 있도록 하기 위해서 선행 학습 내용을 상기시키고 본시 수업 내용을 이에 연결시키는 단계이다. 교사가 주의해야 하는 것은 항상 학생들이 기존에 알고 있는 것에서부터 시작하여 모르는 것으로 진행해야 한다는 것이다. 이러한 것을 '복습(재검토)'이라고 하는데 이미 알고 있는 것으로부터 출발하는 것을 의미하는 것이다. 이것은 학생들에게 흥미를 유발하고, 적당한 과제나 도전적인 어려운 과제를 제시할 때 동기를 유발하도록 하는 좋은 방법이다. 예를 들어, 학생에게 옷과 관련된 문제들을 생각하도록 요구한다. 교사는 재미있는 상황으로 만들 수도 있다. 학생에게 과거에 냄새 나는 옷을 가지고 있

었는지, 그리고 앞으로는 이것을 어떻게 처리할 지 질문한다.

- 독립적인 생활에 대해서 우리가 학습한 단원을 기억하는가? 빨랫감에 대한 문제는 무엇인가? 현재는 누가 더러운 옷을 관리하는가? 많은 도움을 받고 있는가? 무엇이 어렵고 무엇이 쉬운가?(물건을 잃어버려서 혼란스러웠거나, 정리하는 방법을 몰랐거나, 이와 관련된 실수를 했었던 경험)
- 내일은 세탁실습장에 갈 것이다. 전에 집에서 가져온 더러운 옷을 기억하는가? 지금은 우선 그것을 분류해야 한다.

6b: 목표행동과 기술들을 발달시키기 위한 교수 전략과 단계는 교사가 행동목표를 달성하기 위해 사용할 일련의 단계와 활동들을 의미한다. 이 단계는 교사의 도입 과정으로부터 시작되어 학생이 목표행동을 수행하는 것으로 끝나게 된다. 이 과정에서 교사는 4단계의 교수방법을 적용하게 될 것이다. 학생들은 먼저 지식과 기술에 관한 기초적인 학습부터 시작해서 안내된 학습으로, 그리고 지식과 기술을 능숙하게 숙달하고 끝으로 능숙하고 유창하게 수행하는 단계로 학습해 나갈 것이다. 이러한 과정은 해당 기술에 대한 과제 분석에도 도움을 줄 수 있으며, 교사의 교수 단계가 될 수 있다.

- 왜 우리는 옷감을 분류하는가? 그것을 하지 않는다면 어떻게 될까? 어떻게 빨랫감을 분류해야 하는가(과거의 경험을 상기하라)? 검은색 옷은 물에 젖었을 때 다른 밝은 색 옷을 물들일 수 있다. 그렇기 때문에 검은색과 밝은 색 옷을 구분할 필요가 있다. 학생들은 밝은 색 옷과 어두운 색 옷을 분리해서 제시해 주어야 한다. 그리고 이제 각각 분리함에 넣고 나머지 빨래도 이와 같이 분류한다.
- 다음 날: 검은색 옷과 밝은 색 옷을 누가 가져왔는가? 어느 것이 세탁기이고 어느 것이 건조기인가? 이 버튼과 다이얼의 의미는 무엇인가?(과거의 경험을 상기하라) 다이얼(버튼)은 여러 가지 세탁 유형을 나타내어 보여 준다. 세탁기에는 세탁, 동작, 세제, 정지 등의 글이 써 있다. 이런 용어들의 의미를 알고 있는가?
- 이러한 세탁 관련 용어들을 다른 곳에서도 찾아보아라. 아랫부분에서 대형, 보통, 회전 전용 등의 낱말을 보게 될 것이다. 우리는 '보통'으로 할 것이다. 만일 세제를 사용하지 않고 유연제를 사용하거나 비에 젖은 옷을 세탁하려 한다면 '회전 전용'으로 해야 할 것이다. 이불이나 물세탁이 가능한 코트, 흙이 묻어 아주 더러워진 옷감을 세탁하려면 '대형' 코스를 이용해야 한다. 자 이제 세탁기를 작동시켜야 한다(선택 버튼 혹은 다이얼 사용법을 보라. 그리고 세제와 빨랫감을 넣고 세탁기를 동작시켜 빨래를 하고 빨래가 끝나면 빨랫감을 꺼낸다).

7. 수업을 요약하고 정리하기 위한 교수적 평가 및 교육적 촉구. 이 과정은 교사가 수업을 정리(종결)하는 단계이다. 교사는 학생들이 그동안 학습했던 것을 다시 검토해 보고, 다른 학습과 관련시킬 수 있는지 점검한다. 이 단계에서는 학생들이 그동안 학습한 내용과 성취 목표와의 관련성에 대해 인식하고, 목표를 달성하기 위해 필요한 것을 미리 준비하는 방법을 이해하는지

확인하는 것도 필요하다. 또한 이 단계에서는 교실 상황에서는 가능하나 실제 생활에서는 불가능해지는 것과 같은 학생들의 일반화 문제를 해결할 수 있도록 도움을 주어야 한다. 예를 들면, 학생들은 본시 수업 내용을 검토하는 것과 마찬가지로 스스로 점검하고 단서 카드를 만들 수 있어야 된다.

- 우리가 지금까지 공부한 각 단계들을 누가 기억하고 있을까? 나는 두 가지 종류의 카드를 가지고 있다. 여러분은 이 카드에 그 단계들을 써야 한다. 아니면 다른 종이를 사용할 수도 있다. 우선 분명히 기억나는 것을 칠판에 적어 보자. 첫 번째 단계를 알 수 있는 사람은?(모든 단계를 계속해서 적고, 학생들에게 모든 단계에 관한 질문에 답을 하도록 함으로써 각 단계를 평가한다. 혹시 필요한 경우에는 각 단계를 보고 적거나 그림으로 그린다.)
- 오늘 우리는 옷감을 넣고 세탁을 해 보았다. 내일은 다른 옷감을 세탁할 것이다. 옷감을 분류하는 중요한 이유를 알고 있는 사람은? 다이얼과 버튼에 대해서 무엇을 알고 있는 것이 필요한가? 우리는 이번 한 달 간 매주 옷을 세탁하는 방법에 대해 배웠다. 다음 주에는 세탁물을 실제 세탁하고 탈수하는 과정을 배울 것이다. 다음 달에는 실제 세탁소에 가야 할 것이기 때문에 이 과정을 충분히 연습하고 확실히 기억할 수 있어야 한다.

8. 자기평가. 이것은 교사가 효과적으로 수업을 계획하고 실행하는 모든 과정에 관해 재검토해 보는 것으로 '과학'과 '예술' 중심 수업 기술의 조합이라고 할 수 있다. 교사가 수업계획을 문서로 작성해야 할 경우 자신이 직접 작성해야 한다. 경력이 많은 교사들은 학교에서 바로 수업계획안을 작성할 것이다. 그러나 많은 교사들의 자기평가 과정은 수업 시간이 아닌 여유 시간에 자료를 찾거나 점심시간, 학교 버스 근무시간 등 자유로운 시간에 수업의 장단점을 생각하는 시간을 갖게 되는 것 같다.

- 무엇이 잘되고 무엇이 어려운지 써 보자. 어떤 학생은 분명히 이해하고 어떤 학생은 추가적인 실습이 필요하다. 단계가 적당한지 그렇지 않은지 등도 생각한다.

교사들은 능숙해질 때까지 수업계획의 여러 가지 측면을 수차례 적고 검토해 볼 필요가 있다. 그러나 계획은 무언가 잘못되어 가고 있을 때 도움이 되고자 하는 것이다. 예를 들면 학생들의 선행 기술과 선수 학습 경험에 대해 잘못 판단하는 것은 어떤 학급에서나 수업 실패의 가장 중요한 원인이 된다. 그리고 수업이 잘 계획되고 실행되었다면 교사들은 실패가 확인되기 전까지는 계속 수업을 진행할 것이다. 훌륭한 교사는 학생들이 수업에서 실수하는 모습을 보일 때, 자신의 수업계획에 학생들의 선수 학습 유무를 충분히 검토하게 될 것이다.

주제 통합 단원

아주 잘 계획된 수업이라고 하더라도 전체적인 부분과 연결이 되지 않는다면 혼란스럽거나 단편적으로 이루어질 수 있다. 물론 수업은 기본적인 성취 기준을 제시한 국가 수준의 교육과정을 바탕으로 해야 한다. 그러나 일반적인 기준

수업 Tip: 교수방법 – 수업계획 짜기

'야채가게에서 물건 사기' 수업을 할 경우 학생들이 전에 익힌 가게의 통로를 기억하지 못한다면 매우 어려워질 것이다. 어떻게 그럴 수 있지? 어쩌면 아이들은 가게에 자주 가지 못할 수도 있다. 그리고 작년에 로드리게스 선생님과 야채 가게에 물건 사기를 공부했지만 이번 수업에는 로드리게스 선생님이 아닐 수도 있다. 또한 일부 어머니들은 (시간을 절약하기 위해) 혼자서 쇼핑하는 것이 낫다고 말하기도 한다. 그렇기 때문에 아마도 학생들은 가게에서 물건을 사는 경험이 없을 수도 있다.

모범답안: 우리는 가설에 대해 알아야 한다. 필요한 선수 학습 기술과 필수 조건을 명확히 하는 것은 학습을 위해서 기본적으로 조사해야 하는 필수 항목을 제공한다. 또한 후속 학습에 기초가 된다면 이와 같은 중요한 경험을 할 수 있도록 기회를 주어야 한다. 예를 들면 현장 학습의 카메라와 비디오 자료는 학생들이 또다시 실수하기 시작하면 과거의 실수를 상기할 수 있도록 하는 데 도움을 줄 수 있을 것이다.

만을 따르게 되면 교사들이나 학생들 모두에게 비생산적일 수 있다. 선행 연구에 따르면 지식과 기술을 통합된 교수 단원 속에서 조직하여 지도하는 것이 더 효과적이라고 한다(Schirmer, 2000; Siu-Runyan & Faircloth, 1995; Tomlinson & McTighe, 2006; Wiggins & McTighe, 1998). 단원은 중심 주제에 따라 조직되며, 반복과 연습을 통해서 사상과 개념이 자연스럽게 반복된다. 주제 통합 단원을 바탕으로 한 교육은 모든 학생들(문화적으로 다양한 배경을 가진 학생들을 포함해서)이 높은 수준의 개념, 어휘, 지식, 고도의 기술을 익힐 수 있도록 한다(Mastropieri & Scruggs, 2002). 이 방법을 통해서 학생들은 특정 교육과정 범위를 넘어서 보다 '큰 사상'을 학습할 수 있으며 성인기에 필요한 기술들 간의 관계를 학습할 수 있게 한다. 좀 더 앞선 연구에서는 문제해결 단계에서 의사결정과 갈등 해소, 연구/프로젝트 계획을 수정할 수 있는 방법에 대해 제시하였다.

통합된 수업 단원을 개발하는 것은 쉬운 일이 아니다. 즉, 다양한 기준과 교육과정 활동을 조직하고 종합하는 것은 매우 복잡하고 고차원적인 사고 과정이 필요한 일이다. 같은 학년 내에서 교과 교육 연구팀을 구성하는 것은 특정한 교과 수업을 진행해야 하는 중·고등학교 교사들에게 큰 도움을 줄 것이다(Siu-Runyan & Faircloth, 1995). 특수학급 교사들(다양한 교과 수업을 하는)은 그렇게 협력해서 단원을 구성하는 것이 더 좋다고 생각하게 될 것이다. 왜냐하면 특수학급 교사들은 지도하는 학생들에 따라 원하는 것을 협력하여 지도할 수 있기 때문이다. 일반 교사와 특수교사들 간의 협력이 잘 이루어지면 전문가들 간의 협력과 주제 통합 단원을 계획하고 자료를 공유하는 것이 매우 용이해질 것이다. 학교에서 교사들이 일과 중 이와 같은 복잡한 스케줄을 구성하기는 쉽지 않을 것이다. 그러나 통합된 단원을 지도하는 것은 장애학생들의 통합 준비에 매우 좋은 방법이 될 것이다. 학생들은 일반 학급 활동 중 선택 활동에 참여하고, 새로운 협력학습이나 집단 학습 활동에 필요한 지원을 받기 위해 특수학급으로 다시 돌아가게 된다.

많은 전환 관련 주제는 주제 중심 수업 단원으로 쉽게 통합하여 지도할 수 있다. 모든 단원에서 성취해야 할 확실하고 적절한 성취 결과를 포함함으로써(Tomlinson & McTighe, 2006; Wiggins & McTighe, 1998) 단원은 이론적으로 항상 전환의 성과를 지원하게 될 것이다. 학생들에게 필요한 성취 결과를 통합하는 것은 후에 일반 학교 1학년에서 12학년에 이르는 진로교육을 통합하는 Brolin의 LCCE의 아이디어이다. **그림 8-1**에서 두 통합 주제 단원의 예는 전환의 요구를 기반으로 하고 있다.

두 단원의 구성은 핵심 주제와 이 주제를 중심으로 각각의 핵심 내용 영역이 연결되어 있다. 이 간단한 다이어그램에는 기준이나 척도가 명확하게 진술되어 있지는 않다. 이것은 학생의 상태, 장애, 강점과 요구에 따라 매우 다양해질 수 있다. 기준이 범위가 너무 광범위하거나 혹은 너무 특별하기 때문에 적용하는 데 어려움이 있다고 하더라도(Popham, 2001; Wiggins & McTighe, 2005) 과제 분석한 기술들은 광범위한 기준으로 중요 요소들을 분석하는 것을 도와줄 수 있으며, 특별한 기준들 중 몇몇과 연결될 수 있을 것이다. Wiggins와 McTighe(1998)은 성취 결과를 규정하는 것에서부터 시작하는 단원을 개발하기 위해 '역설계' 3단계 과정을 개발했다.

요약하면, 수업 중 중요한 전략과 성과에 초점을 맞추기 위해서는 수업을 잘 계획해야 한다. 가르치는 일은 매우 복잡한 과정이기 때문에 생각하고 조정하고 시도하는 데 너무나 많은 부담을 주는 경우가 있다. 최근 교육과정의 한 '영역'으로서 일종의 '지도'라 할 수 있는 '주제 중심 단원'을 계획하는 것은 교사들이 장기적인 교육과정 목표를 달성하기 위해 다양한 수업 목표를 설정하고 내용과 교육과정 기준을 바탕으로 구조화된 과정을 창조하는 것이다.

7. 결론

궁극적으로 바람직한 교육의 결과는 학생들이 속한 사회 공동체 안에서, 그리고 집이나 직장의 일상생활 속에서 필요한 기술과 지식을 능숙하게 숙달하는 것으로 나타난다. 학생이 속한 지역사회 구성원들은 사회생활에 필요한 기술과 지식을 성취하는 것을 매우 중요하게 생각하고 있다. 그러므로 교사들은 점점 더 막중한 책임감을 느끼게 된다. 학생들이 습득한 기술과 지식을 어떻게 증명해야 할 것인가에 대해 다양한 관점들이 있다는 것이다. 예를 들면 일생 동안의 광범위한 성과를 요구하는 전환교육법에서부터 특정한 지식이나 기술의 실력을 평가하는 교육법 제정에 이르기까지 다양하다. IEP팀 구성원들은 학생들이 중요한 지역사회 중심 기술과 전환 기술(동전을 넣는 전기세탁기 또는 현금 입출금기를 사용하는 것)을 익히고 교육과정과 국가 수준의 수행 평가에서 좀 더 진보된 수준에 도달할 수 있도록 해야 하는 막중한 책임감에 부담을 느낄 수 있다.

그러나 교사들이 해야 하는 것, 그리고 최선

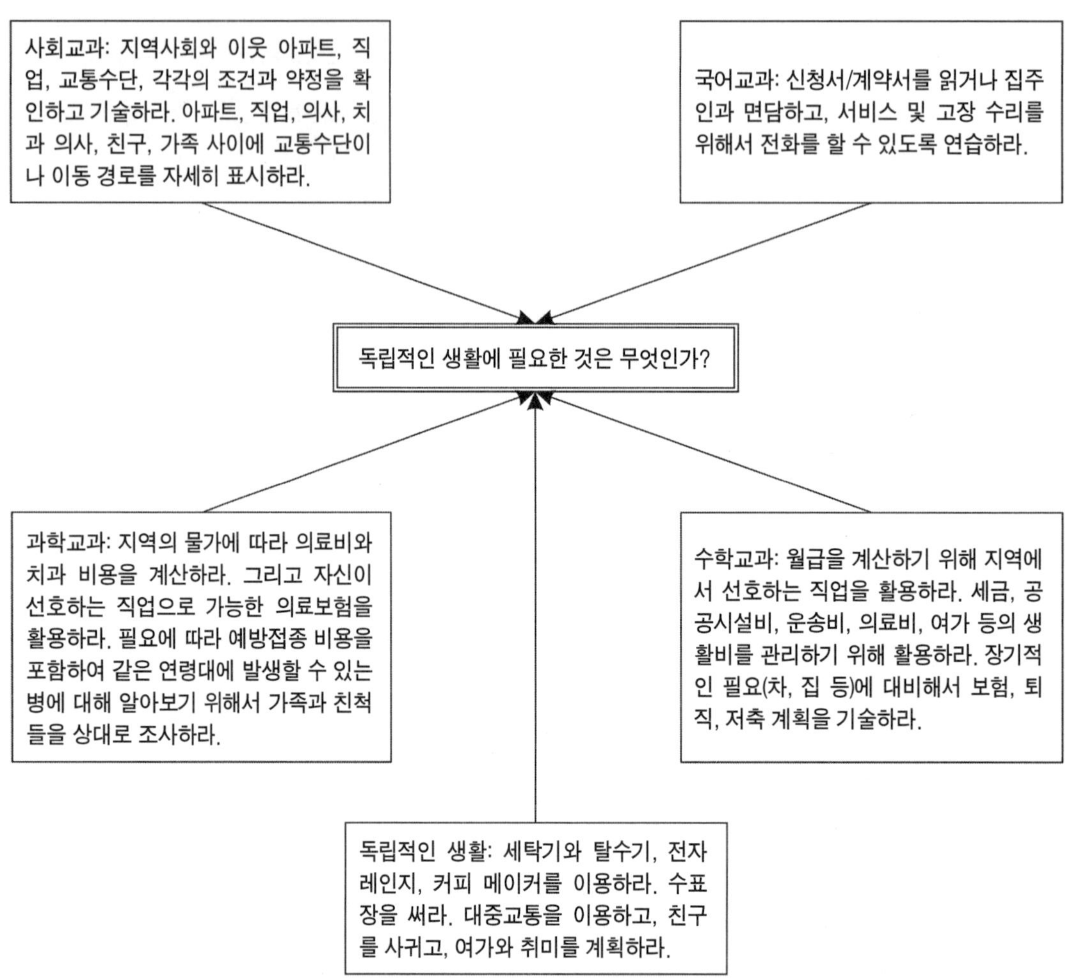

그림 8-1 주제 중심 전환교육 단원

을 다해야 하는 과제는 바로 학생들에게 양질의 교육을 제공하는 것이다. 교수는 전문가가 아닌 사람들에 의해서 수행되기에는 너무나 복잡한 일이다. 교사들은 교수 환경, 집단 구성, 교수 자료, 교수방법을 능숙하게 사용하고 이해해야 한다. 그리고 교사의 선택에 대해서 연구 중심의 이론을 바탕으로 명확하게 설명할 수 있어야 한다. 또한 교사들은 학생들의 성과 혹은 성취에 대해 단순한 설명이 아닌 자료를 기초로 한 증거들(예를 들면, 교수 계획의 바탕이 되고 국가에서 제시한 기준이나 목표 달성을 나타내는 행동목표에 대한 자료)을 제시할 수 있는 능력을 갖추고 있어야 한다.

제7장과 제8장에서는 '교수'라고 일컬어지는 활동에 속한 다양한 변인들을 제시하고자 하였으며, 수업에 대한 이해에 도움을 주고자 하였

2단원: 직업이란?

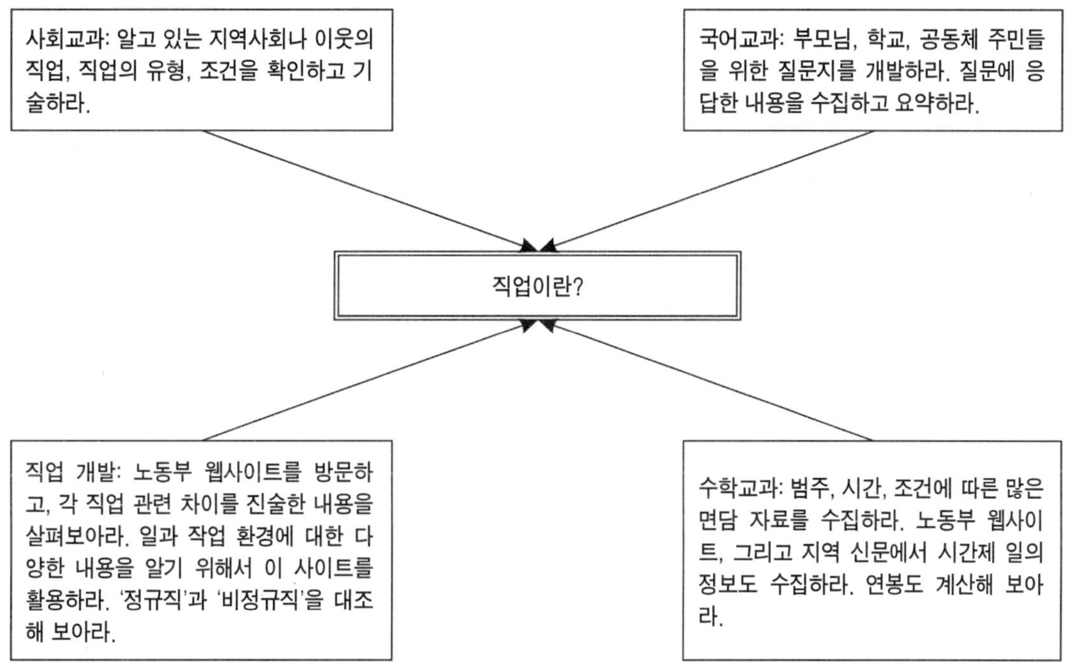

그림 8-1 주제 중심 전환교육 단원 (계속)

다. 그리고 궁극적으로는 훈련과 안내된 교수를 통한 좀 더 나은 교수 활동에 도움을 주고자 하는 것이다. 목적은 교사와 전환교육 전문가팀 구성원들이 앞으로 하게 될 역할을 준비하고자 하는 것이다. 특수교사들은 일반 교사들과 점차적으로 협력교수를 해야 할 상황에 놓이게 된다. 이와 같은 경우 교사들은 특정 학생들을 위한 적절한 학습 전략을 선정하는 것뿐만 아니라 자기 자신의 수업 양식을 고집하기보다는 다른 사람의 교수방법으로 조정해야 하며, 동료 교사들과 효과적으로 서로 간의 전문적인 교수방법에 관한 의사소통을 해야 한다. 교사들은 자신이 무엇을 하는지, 자신이 선택한 결정이 무엇인지, 그러한 선택을 왜 하게 되었는지에 대해서 다른 팀원들에게 전달하고 설명할 준비를 해야 한다. 교사들은 그들 자신과 다른 전문가들을 위해서 교수방법과 환경, 교수 집단화 전략, 그리고 교수 자료를 효과적으로 수정하는 방법에 대해 이해하고 있어야 하며, 교육과정을 어떻게 수정할지에 대한 전략을 가지고 있어야 한다. 그리고 교사들은 직장이나 지역사회에서 학생들의 역할을 고려한 '교수 언어'를 수정할 준비를 해야 한다. 교사들은 숙련된 통역자가 되어야 하기 때문에 교수방법, 교수 자료, 집단화 전략, 교수 환경의 중요한 특성들을 협력해야 할 동료나 관리자, 학생들을 훈련하고 관리할 자원 인사들에게 효과적으로 적용할 수 있을 것이다.

수업 Tip: 계획 실천하기

학생의 행동이 다소 문제가 있어 보이더라도 단계적 접근 원리를 기억해야 한다. 왜냐하면 교사에게는 학생들의 문제 행동을 지도할 수 있는 1년 정도의 시간이 있기 때문이다. 나의 경우를 예로 들면, 나는 학급규칙이나 일상생활, 상벌 제도(예를 들면 규칙 준수나 주의집중)를 지도하고 유지하는 데 한 달 중 첫 2주를 늘 할애한다. 학생들이 자주 '나쁜' 행동을 하더라도 이와 같은 나의 지도 계획은 학생들을 한 해 동안 지도하는 데 놀라울 정도의 도움을 준다. 나는 '훌륭하고 순종적인 학생들'이 상습적으로 실수하는 것을 보며 화를 내고 좌절하는 선생님들의 이야기를 들으면 웃음이 나온다. 왜냐하면 나의 '특별한' 학생들은 자신의 일에 늘 전념하기 때문이다.

그러므로 교사들은 그들의 교수법에 대해서도 능숙해야 할 뿐만 아니라 다양한 교수 관련 변인 선택에 관하여 다른 사람에게 조언과 충고를 할 수 있어야 한다. 교사들은 필요할 때 적절한 교수방법 및 교육과정을 결정하고 수정과 조정에 관한 중요한 정보 및 선택 사항을 제공한다는 측면에서 IEP팀 내에서 매우 중요한 역할을 맡고 있는 것이다.

이 장에서 제시한 네 가지 교수법은 학생들이 기초적인 지식과 기술을 학습하는 것에서부터 자기 주도적인 평생학습자가 되는 것에 이르기까지 학생들을 변화시키는 일련의 연속된 과정을 제시하고 있다. 이 장에서는 또한 학생들의 성공에 영향을 주는 중요한 교수 변인을 종합하는 데 도움을 줄 수 있는 수업계획과 단원 개발 체제를 제시하였다. 잘 계획된 수업 및 단원과 학생들이 자기 주도적 학습을 할 수 있도록 준비된 수업과의 통합을 통해서 우리는 성공적인 전환교육의 목표 달성을 위한 체제를 갖추게 된다.

8. 연구문제

1. 여러분은 다양한 요구와 다양한 문화, 그리고 자신에게 여러 가지 어려움을 줄 수 있는 학생들을 지도해야 하는 교사이다. 이와 같은 여러 가지 장애를 극복하고 학습 효과를 최대화하기 위해서 교수 환경, 교수적 집단화 전략, 교수 자료, 교수 방법을 어떻게 수정할 것인가?
2. 여러분은 학급에서 네 가지 교수법을 함께 사용하게 될 것이다. 학생들에게 최소한 두 가지 전환활동을 수업한다면 그 교수법들 중 무엇을 적용할 것인가? 이러한 활동들을 지도할 때 교사인 자신은 어떤 역할을 할 것인가? 그리고 학생들에게는 학습자로서 어떤 준비를 시킬 것인가? 학생들을 어떻게 준비시킬 것이며, 각 활동에서 학생들이 갖추어야 할 준비 기술은 무엇인가?
3. 여러분의 학급에 고빈도 장애나 저빈도 장애, 감각장애 등 다양한 장애를 가진 학생들이 포함되어 있다. 두 가지 전환교육 활동을 지도할 때 이러한 다양한 특성을 가진 학생

들에게 적용할 수 있도록 수업계획, 즉 교수적 접근(개별 학습, 경쟁학습, 협력학습 등), 교수 전략(지시적·비지시적 교수), 기초 기술, 학생들의 독립적인 연습 활동, 평가 활동 등을 어떻게 구성할 것인가? 이러한 내용들을 모두 포함하도록 교수·학습 계획서를 작성하시오.

4. 이에 대한 아이디어와 교육과정 구성에 대해 다른 사람들과 충분히 토론하고, 가능하면 위 2번과 3번 문항에서 사용한 전환활동 중 한 가지 혹은 두 가지 활동 모두 전문가팀 중심으로 주제 단원을 재구성하시오.

제 3 부 학교 졸업 후의 환경을 위한 지원 활동

제3부에서는 학교 졸업 후의 다양한 환경에서 이루어지는 지원, 즉 고용, 중등 이후 교육, 지역 사회 참여, 그리고 독립생활 등에 관하여 검토하게 된다.

제9장 '협력적 전환 서비스'에서는 교육 전문가와 성인 서비스 전문가의 역할을 살펴보고, 이러한 전문가들에 의해 보편적으로 이루어지는 학제 간 접근방법을 설명하게 된다. 이 장은 독자들이 전환 서비스 제공자에 대하여 일반적으로 개관할 수 있도록 설계되었으며, 아울러 어떻게 이들 전문가들이 장애 학생들에게 종합적으로 비전을 제시할 수 있는지를 설명하게 된다.

제10장 '고용을 위한 전환'에서는 장애를 가진 졸업생의 진로가 되는 다양한 고용 상황들, 즉 경쟁적 고용, 개별적 지원고용, 소집단, 이동 작업반, 보호 작업장 등에 대하여 알아보고 이를 위한 전반적인 요구 사

항, 그리고 이러한 배치를 위한 지원들에 대하여 토의하게 된다. 이 장은 이러한 고용 상황들의 장단점, 서비스에 대하여 적격성을 갖춘 학생들, 그리고 서비스를 제공하는 하나 또는 그 이상의 기관들을 독자들이 이해할 수 있도록 설계되었다.

제11장 '중등 이후 교육으로의 전환'에서는 여러 가지 중등 이후의 교육 옵션들, 즉 2년제 또는 4년제 대학, 기술학교, 그리고 그 외의 평생교육 옵션에 대하여 알아보고 아울러 그에 대한 전반적인 요구와 지원 특징들에 대하여 논의한다. 이러한 논의에는 학생이 가진 장애에 대한 서비스의 역할과 장애 학생의 요구에 대한 이해, 중등 이후에 제공되는 프로그램들에 대한 조사, 그리고 중등 이후의 교육과정에서 필요한 자기옹호에 대한 내용들이 포함된다.

제12장 '독립생활과 지역사회 참여'에서는 독립생활, 공동생활 가정, 지원된 거주 생활(supported living)과 같은 성인 거주 옵션에 대하여 개관한다. 이 장에서는 거주 서비스의 역사를 간단하게 살펴보고, 장애인이 생활능력을 갖추어야 하는 것의 가치와 자신의 가정과 지역사회에서 활기차게 생활하는 것의 가치를 강조한다. 마지막으로 레크리에이션과 여가 활동이 지역사회 생활을 완성하는 결정적 요소임을 감안하여 레크리에이션의 필요성과 선택, 학생이 지역사회와 연계될 수 있는 방법들을 묘사한다.

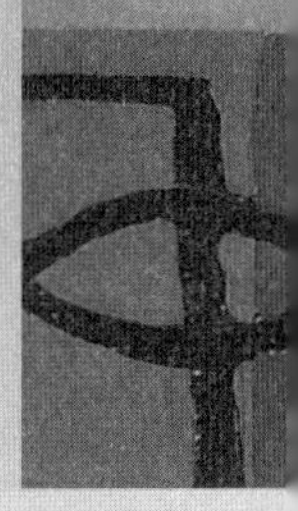

제 9 장 협력적 전환 서비스

Thomas Simmons, Robert W. Flexer, & Debra Bauder

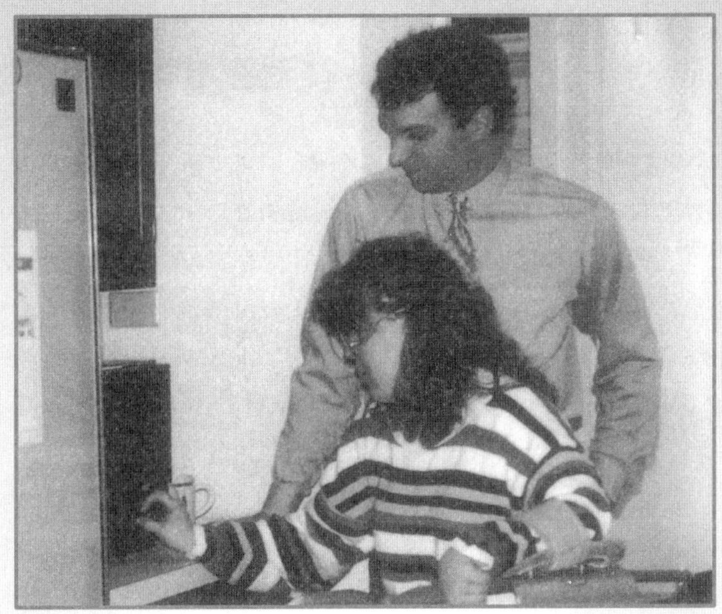

학습목표

1. 전환 전문가와 기관 서비스, 그리고 현장 간 협력의 중요성을 서술한다.
2. 전환훈련과 전환 서비스의 차이를 기술한다.
3. 전환훈련에서 의사소통이 전환 서비스 전달에 미치는 영향들을 설명한다.
4. 전환팀이 제공하는 전환 서비스와 팀의 학교 전문가들의 역할을 서술한다.
5. 전환팀이 제공하는 전환 서비스와 팀의 성인 서비스 및 중등 이후 과정의 전문가 역할을 서술한다.
6. 초학문적인 팀들과 기관 간 연계의 중요성을 서술한다.

1. 서론

제2부에서는 중등 전환교육의 기초를 이루는 평가와 교육과정, 그리고 교수에 대하여 설명하였다. 그와 함께 고등학교에서의 전환 서비스 전달 체계와 '상응하는 실습'들을 기술하였다. 이 장에서는 전환교육(특수교육, 직업교육, 그리고 직업재활)의 주된 역할과 학교와 성인 서비스 전문가들에 의해 다양하게 제공되는 전환 서비스에 대하여 다루게 된다. 개별화 전환교육 계획(ITP)에 포함된 각각의 전문 서비스는 학생과 가족이 졸업 후의 목표를 명확하게 수립할 수 있도록 지원할 필요가 있으며 전환팀은 학생들이 매년 향상될 수 있도록 도와야 한다. 개별적이고도 전체적으로 전환팀이 기여해야 하는 것은 학생들이 졸업 후의 목표를 향하여 정진하도록 하는 것이다.

IDEA 개정안(1990, 1997, 2004)에 따르면 다양한 전환 서비스가 이용 가능해야 하고, 조절된 형태로 제공되어야 한다고 명시하고 있다. 제공된 서비스는 학생이 전환목표를 세울 수 있도록 지원하고, 그 목표를 향해 나아갈 수 있도록 촉진한다. 전환 서비스의 활동 범위는 광범위하다. 예를 들어, 전환 서비스는 학생들이 학급에서나 또는 지역사회 활동 안에서 지식과 기술들을 배우도록 돕는다. 따라서 교수 활동들은 명확해야 하고 학생들의 전환목표를 구체화시키는 것이어야 하며, 목표 달성을 위해 없어서는 안 될 구체적인 학습에 기인한 것이어야 한다. 다른 전환 서비스에는 지역사회 경험, 고용개발, 졸업 후 생활의 목표 수립, 그리고 관련 서비스들이 포함된다. 필요에 따라 세 가지 전환 서비스가 더 부과되는데, 기관 간 연계, 일상생활 기술훈련, 그리고 기능적 직업평가이다. 이 장에서는 각 서비스의 영역과 전문가의 역할, 그리고 활동 조절을 위한 협력적 팀 상호작용(기여)에 대하여 설명하게 된다.

2. 전환 협력의 주요 개념

전환 서비스는 전문가들 간의 광범위한 의사소통을 필요로 하므로 IDEA는 학교들 간은 물론 졸업(중등교육) 후 과정을 담당하는 교육자, 그리고 서비스 제공자들 간의 협력과 자문을 요구한다. Eber, Nelson과 Miles(1997)는 전환에는 광범위한 영역에서의 기술이 전문적으로 필요하므로 개인 혼자서는 훌륭한 전환교육의 성과를 성취할 수 없다고 판단하였다. deFur와 Taymans(1995)는 직업재활, 직업교육, 특수교육 프로그램 및 담당자 간의 의사소통, 조화, 협력의 필요성을 강조했다. 팀 구성원들은 협력자로서 공동의 가치를 개발하고, 팀 구성원의 공헌에 대한 성과를 발전시키고 학생과 가족이 추구하는, 합의를 통해 개발된 전환목표를 이끌어내게 된다(Everson & Guillory, 1998). 전환팀에는 누가 포함되고, 그들의 임무는 무엇인지를 분명히 함으로써 무수한 프로그램들의 조절과 이용이 가능하게 되고, 학교와 지역사회에서의 서비스가 가능하게 된다.

조화로운 팀 활동을 이끌어 내기 위해서는 간학문적 팀(interdisciplinary team) 접근과 팀의 합의에 의해 도출된 IEP가 중요한 요인이 된다. 더 나아가 전환의 필요조건에는 추가적으로 중등학교 이후 기관에 속한 전문가의 서비스와 팀의 노력을 지원하는 환경이 포함된다. 그러나 이 시기에 학생들 스스로가 가진 미래에 대한 불확실성은 때때로 팀의 구성원으로 하여금 빈약하고 모호한 서비스를 제공하게 하는 원인이 된다. 예를 들어, 많은 학생들이 직업재활을 통해 이익을 얻을 수 있음에도 불구하고 극소수의 학생만이 실제로 서비스를 받는다. 왜냐하면 서비스에 대한 막연한 요구가 서비스의 적격성을 위한 유일한 표준척도가 아니기 때문이다. 학교에서 직업으로 이어지는 연계 프로그램이나 직업교육과 같은 중등교육 선택에 있어서도 유사한 문제들이 있다. 학생의 전환에 대한 요구가 있게 되면, 그에 대한 적합한 서비스의 가능성과 접근방법에 대한 질문이 발생한다. 대개 가능한 선택은 간학문적 팀 연계의 기능에 달려 있다. 합의된 목표 개발에 기초하여 IEP를 개발하고 실행하는 것과 간학문적 교육 및 서비스를 제공하는 것은 전환과 마찬가지로 특수교육의 이상적인 면과 도전적인 면에 모두 존재한다.

전환 서비스의 전달은 세 가지 차원에서 진행되는 것으로 볼 수 있는데, 그 프로그램에 따라 연방, 국가, 그리고 지역 차원에서 이루어지는 것으로 볼 수 있다. 정책과 기금은 각 차원들 간의 서로 상응하는 지원 구조의 틀 내에서 한 차원에서 다른 차원으로 이어진다. 연방 구조, 주정부, 그리고 지방의 각 기관들은 업무를 행함에 있어서 전환 서비스를 접근이 용이한 서비스로 만들어야 하며, 서비스 이용의 장애 요소에 대해서 설명해야 한다.

개별화 전환팀은 서비스 대상자인 학생과 가족을 위해 일하는 각기 다른 영역의 전문가로 구성되어 있다. 주정부, 지방의 각 기관들, 그리고 개별화 팀들은 팀 차원의 일처리 과정을 진행하는데 이들 세 집단은 서로 공통점을 가진다. 팀 과정은 공동의 가치와 공동의 목적을 확립함으로써 전환 요구에 알맞은 지원이 이루어지도록 한다. 전환팀에 의해 전달되는 서비스는 개인과 다양한 전문가들의 지식 공유를 기반으로 촉진된다고 이해할 수 있다.

요점 전환 서비스는 철학을 달리하는 많은 전문가들의 협력과 서비스 전달 접근, 그리고 법적 체제로 이루어져 있다.

3. 전환 협력의 전달 장치

교육과 특수교육 전문 지식, 재활, 그리고 직업교육(진로교육과 기술교육이라고 불리기도 하는)이 결합되어 있는 통합 서비스는 다양한 장애 학생 집단에 의해 표출되는 광범위한 요구를 적절하게 반영해야 한다. 전환을 위해서는 교육과 특수교육 전문 지식, 재활, 직업교육, 이 세 가지 전환 시스템이 모두 필요하다. 그러나 이 시스템들이 조화를 이루고 학생들의 요구에 통일된 방식으로 대응하기 위해서는 세 가지 전환 시스템 사이에 작동 기구가 필요하다. 때때로 '전달 장치(interface)'라고도 불리는 작동 기구를 발전시키기 위해서는 전환 시스템 간의 이해가 필요하다.

Szymanski, Hanley-Maxwell과 Asselin(1992)은 특수교육과 직업재활, 직업교육의 연계가 완벽하지 않았으며 전환과정의 중요한 단계들을 수행하는 동안 서로 상반되게 작용하기도 했던 것을 지적하였다. 일반적으로 이 세 가지 전달 시스템의 역사와 강조점을 보면 동일한 관심사를 가지고 있었으며 교육과 상담 과정의 중점 내용 등이 공유되기도 했다. 이 세 가지 전달 시스템이 서로 상보적이기는 하지만 별개의 특징들도 가지고 있다. Szymanski 등은 다음과 같이 전달 장치의 특징을 설명했다.

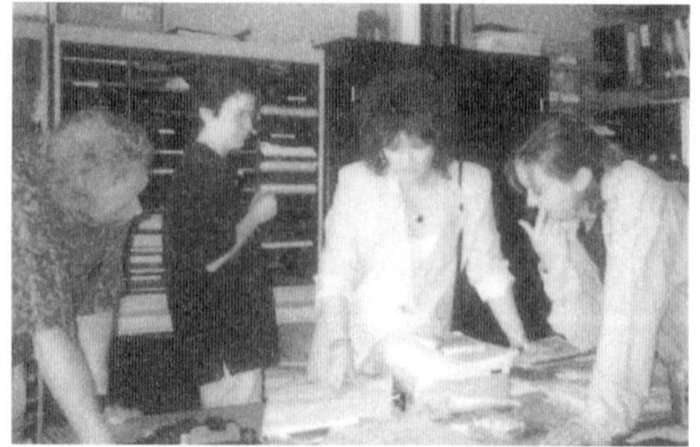
팀워크는 협력 서비스의 핵심 요소이다.

> 이 세 가지 전달 시스템은 여러 가지 공통의 관심을 공유한다. 특히 특수교육, 직업교육은 모두 교육이라는 관심사가 있다. 또 특수교육과 직업재활은 장애인들에게 서비스를 제공하는 것을 전문적으로 한다. 그리고 직업교육과 직업재활은 공통적으로 고용 준비에 대한 관심을 가지고 있다. 그러나 이 서비스 전달 시스템은 각각 다른 연방 기관에 의해 관리되고 있어서 조화로운 성과를 촉진할 수도, 그렇지 못할 수도 있다(**표 9-1** 참조).

표 9-1에서, 서로 차이를 보이는 범주(예: 자금 지원 등)는 두 시스템 간의 상호작용 시 갈등이나 방해를 일으킬 가능성을 제시하고 있다. 각 시스템의 법적 승인 과정이 다르기 때문에 각기 다른 정책, 규칙, 규정 등이 존재하며 각각 다른 목적과 다른 목표 집단을 갖는다. 예로, 직업재활은 연방정부로부터 자금 지원을 받기 때문에 연방정부의 규칙에 영향을 받는 반면, 특수교육과 직업교육은 지방과 주정부의 자금을 지원받기 때문에 지방과 주정부의 규칙에 영향을 받는다. 그래서 미 연방의 규칙을 따라야 함에도 불구하고 각각의 학군들은 더 많은 가변성을 가지고 있을 수 있다. 차이를 보이는 모든 범주들은 잠재적으로 시스템들 간 갈등의 소지를 가지고 있다. 즉, 각 시스템 사이에서 서비스 대상은 누구이며, 또는 어떤 종류의 서비스가 제공되는지, 주요 담당자의 배경, 훈련, 전문적인 서비스는 어떤지에 따라 논쟁이 일어날 가능성이 존재한다. 서로 다른 시스템에서의 업무와 상이한 배경 때문에 팀 구성원들이 의사소통에서 어려움을 경험할 수도 있고 현재 근무하고 있는 팀과 문제가 생길 수도 있다. 때문에 공동 목적을 확실히 하고 상보적인 기능을 강조하여 학생들에게 전환 서비스를 제공하고 또한 그들이 목표를 실현하는 데 도움을 줄 수 있도록 해야 할 필요가 있다.

4. 전환훈련

특수교육, 재활, 직업교육은 세 개의 주요 전환 시스템일 뿐만 아니라 이 시스템 안에서 전환 서비스를 전문적으로 이해하기 위한 주요 범학문적 기구(framework)라고 할 수 있다. 종합하

표 9-1 직업재활, 특수교육 및 직업교육 간 서비스 전달 체계의 차이점

차이의 범주	직업재활	특수교육	직업교육
법률	재활법	IDEA	Perkins 법
집행부	특수교육, 재활 서비스, 재활 서비스 집행 부처	특수교육과 재활 서비스국, 특수교육 프로그램 부처	직업교육과 성인 교육 부처
자금 지원	연방 75%, 주정부 25%/ 지방 기금 없음	연방, 주정부, 지방 기금/ 지방과 주정부가 주로 부담	연방, 주정부, 지방 기금/ 지방과 주정부가 주로 부담
적격성	장애, 잠재적 수혜자	장애, 특수교육 서비스 요구자	참여자
서비스 대상 집단	청년 장애인, 성인 장애인	0~21세까지의 장애인	성인과 청년
서비스 범위	고용과 독립적인 생활을 위한 서비스 범위	특수교육과 관련 서비스의 범위	직업 사정, 직업 교수
서비스 체계	지역 직업재활 부처/ 재활상담가	지역 학교/특수교육 교사와 관련 서비스 종사자	지역 학교, 중등 이후의 프로그램/교사 등
평가	재활된 학생의 수, 중도 장애의 비율	법적 허용, 최소 제한 환경에서의 서비스	서비스 받은 학생의 수
인적 자원의 자격	상담 영역에서 관련 교육 수료	교사 자격	교사 자격

출처: Szymanski, E. M., Hanley-Maxwell, C., Asselin, S. B. Systems interface: Vocational rehabilitation, special education and vocational education. In *Transition from school to adult life: Models, linkages, and policy* by Rusch, F. R., Destefano, L., Chadsey-Rusch, Phelps, L.A., Szymanski, F. (1992). Sycamore Publishing Company; Sycamore, IL. Reprinted with permission.

면, 두 개의 교육 시스템과 재활 서비스 시스템, 그리고 그 분야의 전문가들은 학교로부터 고용으로, 그리고 다른 중등 이후 환경으로의 이동을 포괄적으로 지원한다.

시스템과 전문가는 서로 연결되어 있다. 각각의 전문성(예: 재활상담)은 밀접하게 각각의 서비스 시스템(예: 주 연방 재활 프로그램)과 관련이 있다. 전문성과 시스템의 결합은 특수교육과 직업교육에서도 뚜렷하다. 특수교육과 특수교육 교사는 주 연방 지역 안의 공•사립학교의 장애 학생들을 교육한다. 직업교육과 직업교육 교사들은 주 연방 지역 안의 다양한 곳에서 고등학생과 성인을 대상으로 특정 직업교육을 한다. 전문가들 간의 상호작용이 범학문적 과정인 반면 서비스의 일치는 시스템 간의 조절 장치라고 할 수 있다. 특수교육, 재활, 직업교육을 전환훈련이라고 표현할 수 있으며 이 전환훈련 안에는 전문성, 훈련 범위, 그리고 서비스 전달 체계가 상호 교류하고 있다.

요점 세 가지 중요한 전환훈련(직업교육, 특수교육, 그리고 재활)이 장애 청소년을 위한 전환계획에 전형적으로 포함되어 있다.

재활상담 실제의 적용 범위

재활상담자의 역할은 일상 활동에 장애가 있는 사람들의 기능과 수행을 가르치거나 복원하는 문제에 대한 상담에 중점을 둔다. 연방정부의 직업재활(VR) 시스템은 장애인의 고용과 독립생활을 위해 적합한 서비스를 제공한다. 자격을 갖춘 재활상담가는 직접적으로 직업재활 시스템의 서비스 수준을 조절하는 전문가이다. 재활상담가는 그들의 전문적 서비스를 치료, 회복, 재활, 통합, 또는 직업과 지역사회로의 재통합 과정 중에 있는 장애인이나, 또는 비슷한 환경에 있는 장애인에게 적용할 수 있다.

직업교육 실제의 적용 범위

직업교사는 직업 기술 개발과 특정 직업 프로그램에 적용되는 교과를 가르치는 것에 중점을 두고 서비스를 제공해야 한다. 또한 직업교사는 도제제도(apprenticeships)나 지역사회에 기초를 둔 직업훈련뿐만 아니라 풍부한 정보, 상담, 직업에 관련된 평가를 제공할 수 있어야 한다. 그리고 사회적 기술 및 작업 관련 기술과 행동에 중점을 두어야 하며 무엇보다도 성공적 전환에 가장 중요한 역할을 하는 자기결정 기술을 키우는 데 교육의 중점을 두어야 한다.

특수교육 실제의 적용 범위

중등 특수교사의 준비와 실제는 자기결정 기술, 사회적 기술, 그리고 학습 전략과 교과교육 내용과 같은 특별한 기술에 장애가 있는 학생을 가르치는 데 기반을 둔다. 그러므로 그들은 전환계획에 관련된 모든 측면들을 이해해야 한다. 즉, 협응 평가, 전환목표의 평가와 배치, 학생 및 가족, 지역사회, 그리고 학교 내·외부의 서비스 제공자들과의 협력 등에 대한 이해가 필요하다.

초학문적 팀

세 가지 전환 시스템의 특성을 부분적으로 살펴보면, 먼저 직업교사는 직업 준비에 초점을 맞추고, 특수교사들은 전환 기술 교수를 강조하며, 재활상담가는 상담과 서비스의 조정을 고용촉진의 일차적 수단으로 사용한다. 각자에게 요구되는 일은 다를지라도 전환 전문가들은 서로의 수행 영역에 유사점이 있다. 예를 들어, 특수교사는 교수와 학교 배치에 초점을 맞추고, 재활상담가는 상담과 졸업 후 배치에 초점을 맞추어 각각 일하지만, 이 둘은 장애에 대한 전문 기술을 가진다는 공통점이 있다. 간학문적 전환교육은 팀 구성원들 간의 상보적인 역할과 다른 모든 팀원들과의 관계에서 기여할 것을 요구한다. 학생의 목표 실현을 촉진하기 위해 전환 서비스에 어울리는 폭넓은 지식과 전문화된 기술

표 9-2 서비스 모델 간 비교

다학문적(multidisciplinary) 팀 모델	간학문적(interdisciplinary) 팀 모델	초학문적(transdisciplinary) 팀 모델
학생의 참여는 전문가-학생관계로 제한된다.	학생은 팀의 한 구성원으로 참여한다.	학생은 팀의 한 구성원으로 참여한다.
전문가적 관점에서 개별 학생은 사정되거나 설명된다.	사정은 학생과 비전문가들을 포함하는 각 팀의 구성원이 보인 요구와 선호에 기초한다.	사정은 학생과 비전문가들을 포함하는 각 팀의 구성원이 보인 요구와 선호에 기초한다.
계획은 전문가들에 의해 제공되는 개별 중재를 위한 조직구성으로 제한된다.	계획은 전문적인 기능적 요구들과 학생과 가족의 요구를 기초로 한다.	계획은 결과를 얻기 위해 공유하게 되는 활동인 기능적 요구와 선호, 교차 훈련을 기초로 한다.
수행은 연속적인 개별 치료로 구성된다.	서비스와 활동 수행 계획은 전환 조정자에 의해 조절된다.	서비스와 활동 수행 계획은 전문가 및 팀 구성원들에 의해 협력적으로 제공된다.
평가는 전년도의 목표에 준한 진보 정도에 기초한다.	평가는 팀과 학생에 의해 설정된 중등 과정 이후의 목표와 진보 정도에 기초한다.	평가는 학생의 졸업 전후의 삶의 종합적인 질의 성취 및 진전에 기초한다.

출처: R. P. Baer, G. Goebel, & R. W. Flexer (1993). An interdisciplinary approach to rehabilitation. In R. W. Flexer & P. L. Solomon, *Psychiatric rehabilitation in practice*. Boston: Andover Publishers.

이 팀 전체에 적용되어야 한다. 그리고 팀 내에서 모든 구성원들은 동일한 언어로 말하고, 동일한 가정 및 신념을 공유하며 공통의 문화를 나누어야 한다(Flexer, Simmons & Tankersly, 1997).

팀 조정자는 학생, 가족, 그리고 전문가 사이의 장벽을 최소화할 수 있도록 협력을 촉진시켜야 하며 전문가들 사이의 협력 역시 증진되도록 해야 한다(Baer, Goebel & Flexer, 1993). 이와 관련하여 팀 리더나 조정자는 팀 구성원들을 다학문적 접근(전문가의 역할이 개별적이고 특별한)으로부터 간학문적 또는 초학문적 접근(전문가, 학생, 그리고 가족의 역할이 덜 제한되는)으로의 이동을 촉진해야 한다. 서비스 전달의 다학문적 모델은 타 학문과의 교류에 제한적인, 전형적으로 전문가/환자 관계를 유지하는 의학 분야에서 더 일반적이다. 간학문적 접근은 전문가/소비자 관계가 팀의 일부가 되는 형태를 띠는 비의학적 장애 프로그램에서 많이 볼 수 있다. **표 9-2**는 각 모델의 사정, 계획, 서비스 제공의 관계를 대조하고 비교한다.

개인에게 긍정적인 서비스 협력의 모델은 다른 어떤 접근보다 초학문적 접근이 필요함을 암시한다. 이 접근에서 전문가는 장애인의 개별적인 상담자로서, 그리고 다른 전문가의 상담자로서의 역할을 한다. 그리고 서비스와 기획 모두 협력적으로 제공된다. 역할이완(role release)*은 초학문적 모델의 중요한 특성이며 이 모델에서 팀 구성원들의 역할은 전문적인 서비스보다는 개별적 필요에 의해 조직되는, 서비스와 지원을 제공하는 통합 프로그램의 일부로서 작용한다(Baer, Goebel, & Flexer, 1993). 이 모델에서 학생, 가족 구성원, 전문가들은 물리치료, 행동 프로그램, 그리고 개인적 목표에 초점을 맞춘 지역사회 프로그램 통합 훈련에 참여하게 된다.

요점 전환 조정자(transition coordinator)는 가족과 전문가의 관계를 동등하게 하며 훈련 간의 장벽을 최소화하는 팀 접근 과정을 개발해야 한다.

역할이완에 기초한 통합 서비스는 각각의 전문가들이 다른 팀 구성원들의 노력을 지지하는 방식으로 기여하도록 요구한다. 예를 들어 직업교사와 특수교사, 생활지도 상담자(일반교육자 출신의 전환 전문가), 그리고 재활상담자는 요리사로 일하고자 하는 학생의 비전을 지지해 주는 역할들을 고려하게 된다. 특수교사는 교수적 전략의 일환으로 직업교사에게 요리법을 배울 수 있을 것이다. 재활상담자는 실제 또는 가상의 음식점 환경에서 학생을 사정하고 잠재적인 고용이나 직업을 수행하는 데 필요한 정보들을 제공할 수 있다. 생활지도 상담가는 학생의 흥미와 능력이 요리사라는 직업 기술과 요구에 일치하는지를 결정하기 위해 진로 사정을 제공할 수 있다. 역할 분담의 수준은, 요리 강좌 수업 진행은 특수교육 교사의 전문적 의견에 의존하며, 직업교사는 학생을 직접 가르치는 일을 맡게 된다. 생활지도 상담자와 재활상담자의 전문적 의견은 학생의 수행이 직업 프로그램과 장래의 직업 환경에서 어느 정도 적절한 것인지에 대한 타당성을 제공해 준다.

협력을 촉진하기 위해 노력하는 과정에서 전환 조정자는 갈등에 부딪히는 경우가 있다. 대개는 이러한 갈등 상황에서 이들은 협력을 다짐할 것이고, 가치를 공유할 것이며, 갈등 없이 일치를 이끌어 내게 될 것이다(Koch & Rumrill, 1998b). 전환팀들과의 강화된 관계성은 그러한 갈등을 관리할 수 있어야 한다. Koch와 Rumrill (1998b)은 갈등을 해결할 수 있는 4단계 과정을 (a) 갈등에 대한 명확한 정의, (b) 오해에 대한 명확한 설명, (c) 선택의 도출, 그리고 (d) 수단과 평가의 결정으로 정의했다. 이것은 그들에게 발생하는 팀의 의사결정 과정에서의 혼란과 관계의 와해를 피하고 갈등을 확인하며 해결하는 데 중요하다. 전환 조정자들은 되도록이면 외부의 학생이나 대리인과의 만남을 통해 갈등을 보다 신중하게 다루어야 한다. 만약 갈등이 IEP/전환팀의 회의를 혼란시킨다면 조정자는 갈등이 해결될 때까지 회의를 중단시키거나 연기해야 한다. 전환 조정자는 구성원들의 대립 상황을 되도록 원만한 상태로 이끌어야 하고, 분쟁해결을 위한 4단계 과정을 따르도록 한다. 분쟁해결에 있어서 조정자는 능숙한 작업 협조 속에서 통상적인 분쟁의 매개자의 역할을 하며 간헐적으로 참가자들을 고무시켜야 한다(Koch & Rumrill, 1998b). 조정자가 분쟁에 직접적으로 연관될 경우에 외부인을 중재인으로 섭외할 수

*역자 주: 자신의 전문적인 역할을 다른 사람들이 할 수 있도록 수용하는 것.

도 있다.

전환계획의 수립 과정과 활동의 조화로운 설정 과정에는 수많은 전환 서비스 제공자의 역할이 있다는 것을 제안한다. 전환 설계(transition coordination)와 팀 과정은 모든 **전환계획**(transition plan)의 구성요소들을 협력적으로 아우르는 프로그램 개발과 모니터링을 요구한다. 수많은 개별 팀 구성원들과 프로그램들은 전환 서비스의 일부가 될 것이다. 그리고 그렇게 많은 활동가들과 프로그램, 팀워크와 협력은 일관성 있는 프로그램을 지속적으로 수행하기 위해 필요한 것이다. 팀 접근 과정은 지금까지 논의되었던 협력, 조정 및 상호 의사소통을 육성하는 절차를 제공해 준다. 그리고 팀 활동은 다양한 전환 서비스와 기능들, 즉 직업 경험, 성인 서비스 기관 소개, 각 부처 간 조정, 조절된 학생 사정, 자원 개발 및 훈련 설계 등의 활동에서 잘 드러난다. 전환을 위한 협력 활동이 학급 내 활동 영역을 벗어나기 때문에 전환팀은 개별화 전환계획과 학교 차원의 전환을 주도할 때 직접적으로 다양한 활동들을 수행해야 한다.

요점 전환 협력의 기능은 특수교육 교사의 전형적 역할 범위를 벗어나며, 협력 활동과 시스템의 변화를 위한 활동들이 이 기능에 포함된다.

전환팀의 역할에서 보듯 전환팀의 주요 활동은 장애 학생을 위해 활동 내용을 조화롭게 설정하도록 활동 계획을 개발하는 것이다. 이러한 역할은 각 시스템과 전문가들의 강점과 그들의 기여를 이끌어 내며 전환 서비스의 성과에 의미 있는 영향을 미친다. 그리고 전환팀은 가족과 학생이 적절한 결과를 가져오도록 인도하기 위한 리더십을 제공한다.

5. 전환 서비스의 개요

교수와 지역사회 경험, 목표 개발 및 관련 서비스는 최소한의 전환 서비스이다. 이러한 전환 서비스는 지역사회 생활을 준비하기 위해 다양한 학교 프로그램에 참여하는 학생을 직접 지원한다. 학생의 전환교육 요구와 목적에 적합하게 기관 간의 연계, 기능적 직업평가, 그리고 일상생활 기술 지도가 제공된다. 요구되는 전환 서비스의 예는 다음과 같다.

1. 교수: 개인교수, 고용 기술 훈련, 직업교육, 대학 입학시험 준비
2. 지역사회 경험: 직업 탐방, 지역사회 직업 경험, 중등 이후 과정 견학
3. 고용 개발과 졸업 후 성인 생활 목표 개발: 진로계획, 관심사 재고, 자기결정 훈련
4. 관련 서비스: 직업 및 물리치료, 언어치료, 심리학적 서비스
5. 일상생활 기술훈련: 자기관리 훈련, 집 수리, 건강 관리, 금전 관리
6. 성인 서비스 연계: 직업재활 위탁, 하계 청년 고용 프로그램, 발달장애와 정신건강위원회, 독립생활센터
7. 기능적 직업평가: 상황에 맞는 작업 사정, 작업 견본, 적성 검사, 구직

중등학교와 중등 이후 과정에서의 다양한 협력은 학생들이 그들의 다양한 요구와 흥미에 따

라 모든 서비스와 프로그램을 적절히 선택하도록 돕는 데 중요하다. 이러한 협력은 교육과 서비스를 직접 전달하는 사람(예: 교사들, 재활상담자들)에서부터 프로그램 개발에 책임이 있는 사람들(예: 행정관)에 이르기까지 모두에게 중요하다. 그리고 다양한 영역의 담당 직원들이 고등학교 차원에서의 전환 요구를 충족시키기 위해 함께 일한다.

deFur와 Patton(1999)은 학교 내의 전환과 관련된 많은 전문 영역에 대해 서술하면서, 학교 내의 많은 전환 관련 전문 자료 및 지식들이 성인 서비스를 위한 기관 간의 협력을 간과할 수도 있다는 것을 지적하였다. 고등학교에서는 다양한 프로그램과 서비스를 전달한다. 그러므로 장애 학생들에게 전환 서비스를 성공적으로 전달하기 위해 없어서는 안 되는 중요한 교육기관이다(Wehman, 1992). 오늘날 학교는 교과를 배우고 레크리에이션과 운동을 하는 장소이자 학생과 사회에 유익한 모든 종류의 프로그램들이 제공되는 장소이다. 학교가 가진 광범위한 목표를 완수하기 위해 학교 관계자는 효과적인 프로그램 이행을 위한 다양한 기술과 전문성을 보여야 한다.

예를 들어 전형적인 사례가 학급 교사인데, 교사의 역할은 학교의 지역과 담당 업무에 따라 매우 광범위하게 바뀔 수 있다(deFur & Taymans, 1995). 하지만 Foley와 Mundschenck (1997)는 중등교육의 전문가들이 다른 전문가들과의 협력 부족과 지역사회 중심의 서비스에 대한 지식 부족 때문에 전환의 성공률이 떨어지는 것 같다고 하였다. 다양한 역할과 책임감에 대한 팀 구성원들의 바른 이해는 학교 내 인력들의 능력을 결정짓는 기초가 되며 장애 학생의 전환 서비스 실행에 어떤 형태로 참여할지를 결정하도록 한다.

요점 중등교육자들은 종종 전환의 결정적 요소인 지역사회 서비스와 협력 전략에 대한 지식의 결핍을 보인다.

대다수의 성인과 학교생활 이후의 서비스 공급자들은 학교 내 인력들과 짝을 이루는 상대역이라고 볼 수 있다. 그들은 학교 이후의 과정, 지역사회와 전체 환경과 같은 다양한 상황 안에서 지원과 서비스, 그리고 교수를 제공할 것이다. 흔히 전환의 목표는 고등학교 졸업 후에 달성된다. 중등 이후의 교육 전문가들이 제공하는 유용한 상담과 교육적 지원 또는 지역사회 서비스를 통하여 학생들은 그들의 목적에 맞는 진로를 발달시킨다.

6. 교수

교수(instruction)는 전환 서비스로서 학교 교육과정을 통하여 개인을 발전시키는 교육적 활동이고 학생의 전환 목적을 실현하기 위한 활동이다. 교육과정은 교과과목, 진로 및 기술 수업, 그리고 생활 기술, 또한 개인의 독특한 요구에 맞는 적응 및 순응 과정을 포함한다. 교육적 활동들은 광범위한 영역에 있어서 전환과 관련이 있다. 여기에 해당하는 활동들로는 교수, 대학입학시험을 위한 준비, 숙련도 테스트를 위한 준비, 진로와 기술교육, 교과 교육, 고용 기술과 사회적 기술 훈련, 그리고 다른 사람들과의 또래 학습이 있을 것이다. 일상생활 기술의 습득을 위한 전환 서비스는 장애가 있는 모든 학생들에게 요구되는 것은 아니고, 특별한 일상 기술의 준비가 필요한 사람들에게 해당되는 것이다(예: 자기보호, 금전 관리).

교과학문과 진로 기술의 개발

학교의 교과학문과 진로/직업 능력의 발달을 지원하는 전환 서비스는 중등교육 이후의 목표를 달성하는 데 중요하다. 학업 기술을 달성하는 것은 학생의 전환 성과에 기본적으로 중요하며 전환계획 수립 과정에 반드시 고려되어야 한다. **중등 이후의 교육**, 특히 2년제 또는 4년제 대학에서 학업을 계속하려는 학생들에게는 높은 수준의 학업 기술이 요구될 것이다. 학생들을 통합적 환경에 배치하고 지원해야 하며 학업 기반 프로그램에서 성공을 입증할 수 있어야 한다. 대학이나 전문 자격증 또는 졸업 증명서를 위한 학업 과정의 필수 요건들을 지원해 주는 것은 목표를 향해 노력하는 학생을 장려하는 전환 서비스일 것이다. 어떤 직업 기술 프로그램은 특별히 문서화된 능력 수준을 요구한다. 이러한 능력들은 기술적 기반 위에서 형성되는 것이지만 어느 정도는 학문 기술의 수준이 일정 자격을 갖춰 가는 데 필수적이다. 어떤 점에서는 중등 이후의 교육기관이나 전문 자격증 단체들이 제공하는 정보들은 전환팀이 이들이 요구하는 모든 것들을 다루고 있다는 것을 증명하기를 원한다.

진로와 기술 프로그램은 전환 교수적 서비스의 주 학업 과정이다. **표 9-3**은 전환교육의 목표를 실현시키는 대표적인 진로 및 기술교육들이다. 영역별로 나열된 모든 진로군들은 학생들이 자신의 목표 실현을 위해 기술교육 및 교수를 선택할 수 있도록 제공된다. 각각의 영역들은 학생의 필요에 의해 수용, 변경되거나 또는 수정될 수 있다. 대부분의 직업 현장에서는 높은 수준의 입사 기준을 가지고 있다. 그러나 이 과정을 통과하여 입사에 한 번 성공한 경험이 있는 학생은 자신이 좀 더 독립적이 되도록 하고 진로를 발전시킬 수 있도록 하는 결정적인 기술을 획득할 수 있을 것이다.

장애 학생을 지도하는 일반 교사들은 학생의

표 9-3 직업 진로 및 기술교육을 대표하는 프로그램

1. **농업교육**: 원예, 농업경제, 선별된 식품과 농산물 산업에 필요한 업무
2. **경제교육**: 비서, 행정, 사무와 경영 관리 업무
3. **마케팅교육**: 소매업 종사, 마케팅, 판매 촉진, 부동산, 접객 산업, 금융과 같은 서비스 업무
4. **가정과 소비자 과학**: 주간 보호, 숙박시설, 음식 서비스와 같은 소비자의 요구에 부응하는 업무나 가정 관리 업무
5. **수공업 및 산업교육**: 그래픽아트, 금속 세공, 자동차 기술, 제조업과 같은 광범위한 수공업 범위의 업무
6. **보건 관련 업무**: 간병, 의료보조나 치과보조, 간호보조, 방사선과, 다른 의료 영역의 업무
7. **기술교육**: 제조업, 건설, 수송, 그리고 다른 생산업과 관련된 광범위한 기술 관련 업무 준비

전환을 위해 적극적인 팀의 일원이 되어야 한다. 학생들을 위한 전환모임에서 적극적인 역할 수행을 통하여, 만족스러운 경험을 한 교사들은 그들의 전환에 대한 이해를 증가시킬 것이고 학생들의 강점과 능력을 향한 가치 있는 통찰을 제공할 수 있을 것이다. 그들은 또한 장애 학생의 성인 생활로의 성공적인 전환에 필요한 연계를 위해 지역사회 자원의 통합망을 구축할 것이다.

학생들이 생활 기술교육과 특수교육, 기능 중심 교육과정의 수업을 받은 경우라면, 이들은 진로 및 직업 과정의 내용과 더 직접적으로 관련을 가진 교육이라고 할 수 있다. 예를 들어 언어 수업을 통해 학생들은 그들의 작업장에서 사용하는 단어를 연습하고, 동료나 상사와의 상호작용 및 의사소통 기술을 익히고, 그들의 업무 선택 및 성취에 대한 자기평가서 작성을 연습할 수 있을 것이다. 학생들은 수학 수업에서 스스로 자기평가 검사지의 합계와 평균을 내고, 계량컵을 사용하기 위한 분수(1/2, 1/3, 1/4)를 연습할 것이며, 과학 수업에서는 업무에 관한 안전규칙과 진행 절차를 연습하고, 레스토랑 주방에서 사용되는 위생 절차를 숙달하며, 여러 다른 세탁 약품을 가지고 어떻게 사용하고 적용하는지를 배울 것이다.

> **요점** 기능적 교과교육은 진로교육과 직업교육의 내용에 더욱 직접적인 관련이 있다.

이러한 수준의 학생들에게 기본적인 대인관계 기술의 습득을 위한 전환교육과 일상생활 기술훈련을 제공하는 것은 그들이 사용할 수 있는 기술이라는 측면에서 더욱 중요하다.

기능적 능력을 강조하는 수업에서는 단어를 바른 순서로 읽는 것, 시간을 제대로 말하는 것, 지시를 따르는 것과 같은 학업 기술과 물건을 고르고 사는 것, 건강을 유지하는 것, 지시를 따르고 지정된 규칙과 법을 지키는 것과 같은 생활 기술을 포함한다. 이러한 능력들은 생활 경험들을 강화시키며, 이 과정에서의 실패 경험은 직업 세계에서 성공 여부와 관련이 있다.

학급 중심의 진로 개발

기능 중심 교육과정과 일반 교육과정에는 학생들의 성공적인 직무 수행을 위해 필요한 많은 업무 관련 내용, 즉 읽기와 쓰기, 수학적 기술 등을 포함시킬 수 있다. 그러나 모든 중요한 정보가 단지 교육과정을 통해서 다 다루어질 수는 없다. 모든 학생들은 그들의 진로 준비를 위해서 몇몇 종류의 진로수업이 필요할 것이다. 이러한 진로수업은 각 단계에 알맞게 그 필요성과 관련 정보를 반영할 수 있도록 변화 가능한 수준으로 진행되어야 한다. 진로 인식과 진로 탐색 단계에서의 수업은 피고용인의 가치를 향상시킬 수 있도록 가치, 태도, 행동에 초점을 맞추어야 한다. 또한 수업은 학생들이 초기에 직업 선택의 방향을 잡을 수 있도록 격려하고, 다른 직업 영역을 조사할 수 있도록 하는 것이 좋을 것이다. 이러한 수업은 직업 탐색과 직업 탐방 경험이 통합적으로 이루어져야 되고, 그렇게 함으로써 학생들이 이러한 경험을 바탕으로 성공적인 업무 평가 및 수행에 도움이 되는 중요한 작업과 일상생활 기술 관련 용어를 습득할 수 있도록 해야 한다.

진로 준비 단계의 수업에서는 학생의 진로 선

호도와 부합하는 학생의 적성과 흥미를 서술하는 데 초점이 맞추어져야 한다. 수업에서는 학생들의 학업 기술 수준에 맞게 고용과 관련된 특별한 용어와 개념을 사용하도록 구성되어야 한다. 임금대장, 공제, 세금, 사회보장, 세금 면제 등의 개념들이 예가 될 수 있다. 그리고 중요한 대인관계 기술을 포함함으로써 면접 보기, 상사와 동료로부터의 의견을 받아들이고 좋은 관계 유지하기와 같은 기술을 교육하여 결국에는 적절하게 고용되는 것을 추구해야 한다.

진로 적응 단계의 수업은 다른 형식으로 이루어지는데 학생들은 작업장에서 대부분의 시간을 보내고 나머지는 중등 이후 환경에서 보낸다. 이 과정에서는 직업 유지와 유지 기술, 대인관계의 문제들을 처리하고 해결하는 것, 그리고 직업과 생활의 만족, 발달을 위한 자기옹호 기술과 자기결정 기술의 성취에 대한 것을 배운다. 일반적인 학급 수업 과정과는 달리 이 과정은 학교 사이트, 성인 기관, 또는 가까운 지역사회 시설에서 직업 클럽의 형태로 진행된다.

요점 장애인은 직업 유지를 위해 정보와 전략 및 지원을 필요로 한다. 왜냐하면 그들은 이러한 정보에 접근하기가 어렵고 성장기 동안에 지원이 결핍되었기 때문이다.

7. 지역사회 경험

지역사회 경험은 다양한 활동과 환경을 수반한다. 고용, 진로, 직업 영역에서의 지역사회 체험 활동은 단시일 동안 이루어지는 직업 탐방에서부터 직업 탐색, 지역사회에서의 직업 체험 또는 협력교육이 있는데 이러한 경험은 직업을 얻는 데 필수적으로 요구되는 지식과 기술들을 내포하고 있다. 중등 이후의 교육을 위한 지역사회 경험 역시 그 목적과 강도, 그리고 구성에 따라 다양성을 보인다. 중등 이후의 교육을 생각하는 학생들은 여러 학교를 견학(탐방)하게 되는데 어떤 곳은 여름방학을 이용한 학교 체험을 제공하거나 대학 생활 맛보기와 대학 생활 오리엔테이션을 하는 곳도 있다.

요점 지역사회 경험은 학교에 많은 기회를 제공한다. 학생들에게 성인 생활에 필요한 기술을 가르치고 탐색 활동을 제공한다.

대부분의 기술 습득이 지역사회 안에서 더욱 효과적으로 이루어진다. 그 예로는 수송 작업, 지역사회 편의시설 이용(가게, 자동세탁기, 공공 서비스), 개인 생활공간의 유지 및 관리 방법 학습, 취미와 여가 생활, 그리고 사회적 상호작용 기술, 고용 관련 작업장 이용 기술 등이다. 지역사회는 학생이 생활하고 일하는 공간을 제공하고 기술을 증진시킬 수 있는 중요한 환경을 제공한다.

요점 지역사회 중심의 직업 경험 활동은 학생이 학교를 벗어나서 하게 되는 첫 번째 경험이 될 것이다.

지역사회 활동은 때때로 중학교 시절에 시작되며 학생들이 성장함에 따라 선호하는 직업군에 더욱 더 집중하게 된다(Brolin, 1995). 대개 다양한 직업 현장을 견학해 보는 것으로 경험은 시작된다. 직업 탐방 체험은 학생들이 근무자의

사 례 연 구 Durmond

지역사회 경험의 역할

Durmond는 이제 막 고등학교에 입학한 경도 정신지체 청년이다. 그는 진로 인식이나 진로 탐색의 경험이 없으며 진로교육 또한 받지 않았다. 교사들과 상담 관계자들은 그에게 자신의 관심 분야를 나열하도록 시도하기로 결정했다. 그러나 그가 잠재적 진로나 고용의 가능성에 대한 이해가 없기 때문에 별 소득이 없을 수도 있다. 교사들과 상담 관계자들은 IEP 모임에 직업학교의 특수직업 교사를 초빙하여 가능성이 있는 다양한 직업들에 대해 의논하였다. 또한 Durmond의 직업 세계에 대한 이해를 다루기 위해 직업에 대한 그의 인식과 준비 정도를 조직적으로 사정하는 것도 논의하였다. 교사와 상담 관계자, 그리고 특수직업 교사로 이뤄진 전환팀은 잠재적인 직업 기술과 그 기술을 시도할 수 있는 곳을 항목별로 작성했다. 여러 노력들이 다양한 환경에서 시도되었고 요구되는 기술을 실행할 수 있도록 하기 위해 시도되었다.

그 다음 해에 Durmond는 지역 라디오 방송국, 금속 회사, 자동차 수리점, 우체국, 여러 사무실과 행정 사무실, 그리고 지역 공항을 방문했다. Durmond는 메모를 하기도 하며 일에 대해 질문할 만큼 고무되었다. 전환팀은 Durmond가 관심을 표현한 곳에서 긴 시간을 보낼 수 있도록 하는 계획을 세웠다. 그 다음 해에 그에게 적합한 직업 환경과 기술이 결정되었고 팀은 선별된 직업 환경에서 직업 탐방을 해 보도록 하였다. 수퍼바이저와 직장 동료들로부터 수집된 정보에 따라 Durmond의 성과가 체계적인 자료로 정리되었다. IEP팀의 도움을 받은 초기 2년이 지나고 그는 금속 도금으로 진로를 결정하였다.

나중 2년 동안 Durmond는 이해하기 힘들었던 화학적 산(acid), 동판용액, 세척액 같은 주제를 이해하기 위해 기초 과정을 다루는 직업교육 수업에 참여하였다. 게다가 그는 여러 도금회사를 찾아 조사하기 시작하더니 실제로 Wayne Metal Works라는 회사를 찾아냈다. Durmond는 그 회사에서 일하기를 원했고 결국 카드뮴 도금 작업장에 배정받았다. 3년 후, 작업과 근무 환경이 그에게 적합한지에 대한 검토 작업을 하기로 결정되었다. Durmond는 그 직업을 좋아하는 것 같았고 기술 습득에 있어 발전을 보였으며 관리자는 그를 크롬 도금 견습 과정에 지원하는 것과 방학이나 학교가 쉬는 동안 전일제로 근무하는 것을 고려하였다. 고등학교를 졸업한 후 Durmond는 전일제 고용인이 되었다. 그리고 크롬 도금 견습생의 위치로 격상되었다.

업무를 관찰하고 따라 해 보는 것이다. 고등학교 수준에서의 지역사회 체험은 종종 특정 직업에 대한 적응과 직업 기술의 개발을 제공하는데 초점이 맞추어진다. 이러한 체험은 교실 수업 과정의 연장선에서 잘 활용될 수 있으며, 학교 수업 활동을 통해 보충될 수 있다. 학교 중심 활동에서는 학생들이 회사 운영을 구상해 보고 다양한 역할을 해 보는 모의 사업이나 모의 작업을 실시해 볼 수 있다.

전문적으로 지역사회의 직업 체험을 개발하기 위해서 부가적으로 주의해야 할 것은 이러한 것들이 미국 노동부의 작업 기준 안에서 올바르

표 9-4 훈련생의 지위 보장을 위한 미국 노동부의 적정 근로 기준 조건

1. 훈련 시 사업체에서 실제로 작업을 하더라도 직업학교의 환경과 유사해야 한다.
2. 훈련은 사업체의 이익이 아닌 훈련생이나 학생의 이익을 위한 것이어야 한다.
3. 훈련생이나 학생을 정규직 직원에 대신해서는 안 되며, 책임자의 감독하에서 일해야 한다.
4. 사업체는 학생이나 훈련생의 활동으로 직접적인 이익을 내지 않으며, 경우에 따라서는 업체의 작업이 지연될 수 있다.
5. 훈련생이나 학생은 훈련 기간을 마친 후에 그곳에서 직업을 얻을 권리가 주어지는 것은 아니다.
6. 사업체와 훈련생은 지역사회 중심의 직업 실습 기간에 임금을 지불할 필요가 없음을 서로 이해한다.

출처: Fair Labor Standards Act.

게 조직, 운영되어야 한다는 것이다. 이 법은 장애 학생들이 '훈련생' 자격으로 학교의 직업교육 목표를 위해 지역사회 중심 경험에 무급으로 참여하는 것을 허락한다. **표 9-4**에 인용된 여섯 가지 조건은 학생들이 훈련생으로 참여하기 위해서 반드시 충족되어야 하는 것들이다.

8. 고용 개발과 성인 생활 목표

이 장에서 다루어지는 전환 서비스는 학생들의 개발, 평가, 그리고 그들의 목적을 완성하는 과정을 다루는 **진로계획**(career planning)이다. 간단하게 설명하자면, 진로계획 전환 서비스는 학생이 경험을 쌓을 수 있도록 해 주고, 목표를 구체화하기 위한 자원을 얻을 수 있게 해 주며, 나아가 목표를 더욱 구체적이고 상세하게 만드는 데 도움을 준다. 다시 말해서, 전환의 모든 영역은 개인의 직업과 학교, 생활, 그리고 개인의 지역사회 참여 목적에 부합하는 것이다. 목표 설정 과정에서 생기는 개인 활동들과 사용 가능한 자원은 수없이 많으며, 여타 학교나 중등교육 이후 서비스 제공자뿐 아니라 모든 전환 전문가들(특수교육, 직업교육, 재활) 역시 이러한 전환 서비스 과정에 포함되어 있다.

> **요점** 사정 및 활동 계획은 학생들이 전환목표를 정확하고도 명백하게 수립하도록 돕는 활동이다.

전환팀은 장애 학생들이 8학년에 진로 사정을 받을 수 있도록 하고, 대학 2년차와 3년차에 다시 한 번 반복하도록 해야 한다. 진로사정센터는 정규 교육을 받는 학생들과 경도 장애를 지니고 있는 학생들을 위한 평가를 제공할 것이다. 심각한 인지적 장애를 가진 학생의 경우에는 직업, 여가, 지역사회 관련 환경이 포함된 기능적인 접근을 통한 평가를 해야 한다.

전환팀의 구성원들은 학생들과 학부모에게 이 평가의 결과를 설명할 책임이 있다. 이 평가로부터 얻어진 정보는 교육과정에 반영함으로써 학생들이 관심을 가지는 특정 직업의 다양한 면을 탐색하도록 도와줄 뿐만 아니라 선택 가능한 직업의 폭이 넓어지도록 도와준다. 이것을 위해서는 다음과 같은 다양한 방법이 있다. (1) 다양한 직업군에 속한 사람들의 이야기를 듣게 한다. (2) 직업 탐색을 위해서 학생에게 직업 현장을 경험하게 한다. (3) 멘토링 체험 및 직업 탐방을 제공한다. 직업교육 혹은 기술교육이 적절한 것일 경우, 특수교사는 학생의 사회적응력을 개발하기 위해 직업교사나 기술교사와 협력해야 할 책임이 있으며 개별 학생의 성공을 위해 특별히 설계된 교수를 마련해야 한다.

요점 팀 구성원들은 전환계획을 성공시키기 위해 다른 전문가들과 함께 협력해야 한다.

성공적인 진로계획은 자기인식과 직업 세계에 대한 이해 모두를 요구한다. 진로계획 수립의 중요한 부분은 정보 수집 과정에 전환팀이 참여하는 것인데, 이 정보는 학생과 팀이 실제적인 전환 성과에 대하여 적절하게 판단을 하도록 지지해 준다. 학생들은 각자의 능력에 따라 자신들의 흥미와 능력에 대한 정보 모으기, 노동시장에 대해 배우기, 장·단기 직업 목표 세우기, 그리고 목표 성취를 위한 계획 세우기에 적극적으로 참여할 필요가 있다(Szymanski, Hershenson, Enright, & Ettinger, 1996). 전환팀은 이 과제를 수행하는 학생들을 돕기 위한 다양한 차원의 지원을 제공해야 한다.

학생의 진로 정보에 대한 모니터링

학생에 대한 진로 관련 정보는 인터뷰, 흥미 조사, 적성 검사, 작업 표본, 직업평가, 포트폴리오 평가를 포함한 다양한 근거를 통하여 수집해야 한다. 조사는 학생들의 직업 선택의 범위를 제공해 주고, 또한 학생들의 선택 양식은 진로 특성을 추측하게 한다. 작업 표본은 정확하고 신뢰할 수 있는 관찰 기술을 이용하여 실생활 작업 환경에서의 학생 수행에 관한 중요한 정보를 제공한다. 교육과정 중심의 직업평가는 학생들이 직업·기술교육 또는 다른 훈련 프로그램에 참여하고 있는 동안 그들로부터 직접 수집한 정보를 제공해 준다. 포트폴리오에는 학생의 직업 흥미, 학업 성취, 직업 기술 등을 첨부한다. 진로지도 상담자, 재활상담자, 전환 협력자들, 그리고 직업평가자 등은 학생과 진로에 대한 정보를 모으는 활동에 참여하게 된다.

직업 환경에 대한 정보를 얻기 위해서는 관심 있는 직업과 연관된 업무, 그 직업에서 요구되는 기술과 직무 특성, 그리고 지역 내에서 고용 가능한 직업을 조사해야 한다. 주와 지역의 직업 분류 자료, 직업 분석, 정보 수집을 위한 면접, 직업 탐방 등은 모두 전환목표의 설정 및 개선에 도움이 필요한 학생과 팀 구성원에게 직업에 대한 정보를 제공할 수 있다. **표 9-5**에 제시된 정보 수집 인터뷰는 학생들이 구체적인 자료들을 수집하여 활용하고, 자신의 정보를 개선하고, 특정 직업에 대한 관점을 개별화하는 전략으로 사용할 수 있다.

이 전략에서 학생은 가능성이 있는 직업(자기 결정과 역량 강화 전략을 지원하는) 위주로 인터뷰를 실시한다. 면접을 이끄는 질문 목록은 교육이나 훈련의 요구 조건, 고용 전망, 일상 업무에 대한 설명, 직업에 대한 기호, 적절한 훈련 프로그램, 월급 수준, 직업 종사를 위한 조언, 그리고 관련 직업들에 초점을 맞춰야 한다. 전환팀의 구성원 또는 교사들은 이런 종류의 인터뷰에 대비하기 위해 지침서를 제공하여 학생을 도울 수 있다. 직업 탐방은 정보 수집을 위한 인

표 9-5 정보 수집을 위한 학생의 인터뷰 단계

1. 관심 있는 직업에서 일하는 관계자와 약속을 정하라.
2. 인터뷰를 위해 질문 목록을 작성하라.
3. 인터뷰를 하고 인터뷰한 내용을 기록하라.
4. 가능하다면 간단하게라도 출장 형식을 취하라.
5. 인터뷰에 응해 준 사람에게 감사의 말을 남기도록 하라.

터뷰의 확장된 개념이며 자신의 일을 제3자의 입장에서 관찰하는 과정이다. 이런 식의 진로 탐색 활동은 장애 학생들이 자신에게 필요한 구체적인 업무와 작업 기술 조건이 무엇인지를 직접 체험하여 지식을 습득할 수 있도록 해 준다.

상황에 따른 평가나 **직업 체험 시도**와 같은 중재는 팀 구성원들에게 (1) 학생들이 다른 직무 상황에서 어떻게 하는가를 직접 관찰할 기회를 마련하고, (2) 직업의 적합성과 생활환경을 결정하기 위한 기회를 제공하고, (3) 학생의 성취를 위한 최적의 건강 상태를 알게 하고, (4) 적응의 효율성이나 적응 전략을 평가하는 기회를 제공한다.

상황 평가는 실제 작업장이나 실습실, 또는 실제 생활에서 학생을 직접 관찰함으로써 학생이나 환경의 '적합성'을 평가하는 방법이다. 이 방법은 전환팀이 학생의 포괄적인 생활양식 전반을 고려하여 계획을 세우는 데 특히 유용하다.

지역사회와 직업 현장 정보 모니터링하기

전환팀 구성원들이 학생들과 더불어 선택 가능한 여러 고용 형태를 탐색할 때, 지역사회와의 비공식적이면서도 전문적인 연계, 그리고 고용주와의 연계 등을 확고히 하는 것이 특히 중요하다. 고용주와의 연계는 학생들의 요구에 맞는 적합한 일자리 배치를 위해 결정적으로 중요하다. 학교의 전환교육 시스템은 모든 전환 연령기 학생에게 직업 알선을 지원할 수 있는 중추적인 정보센터의 역할을 담당해야 할 것이다 (Baer, Martonyi, Simmons, Flexer, & Goebel, 1994). 이러한 연계 체계의 확립은 고등학교나 중등 과정 후의 시설에서 직업 설명회 개최를 통해서도 가능할 수 있다. 또한 지역사회 서비스 기관이라 할 수 있는 상공회의소나 키와니스(Kiwanis)* 클럽과의 연계 프로그램을 개발할 수 있다. 고용주권고위원회(employer advisory boards)는 지역 고용주들로부터 어떻게 해야 장애 학생들을 위한 직업교육 프로그램을 더 잘 활용할 것인가에 대한 고민을 이끌어 내는 중요한 수단이 될 수 있다.

직업 개발은 장애 학생들의 고용 기회와 고용 보장을 증대하기 위해 전환 전문가들이 사용하는 중요한 전략이다. 전환 전문가들은 특정 학생들의 흥미와 요구, 능력에 맞는 고용 기회를 제공하기 위해 중재하는 일을 한다. 이론적으로는 학생들이 직업에서 요구하는 모든 것들을 수행할 수 있다고 할지라도 실제에서는 그들의 장애 때문에 수행할 수 없게 되는 경우가 많다. 이러한 경우에는 전문가가 학생과 기관의 요구에 맞는 자리를 새롭게 창출하거나 적응을 위해 고

*역자 주: 1915년 미국 디트로이트에서 결성된 국제 민간 봉사 단체.

사례연구 Katya I

미래 환경의 사정과 탐색

Katya는 태어날 때 뇌성마비 진단을 받았고 휠체어를 사용하고 있지만 팔은 사용할 수 있다. Katya는 학교에 들어간 후 경도 정신지체를 가졌다는 것을 알게 되었고 일반 교육과정을 약간 수정하여 교육을 받을 수 있었다. Katya의 부모는 그녀가 집에만 있어야 하는 것에 대해 많은 걱정을 하였으나 전환팀의 특수교사는 ADA(미국 장애인차별 금지법)에 따라 다양한 선택 가능성과 주변 환경으로의 접근성을 증가시킬 수 있다는 것을 보여 주었다. Katya의 팀은 기초 기술을 수업 상황과 가정생활에 통합하기 시작했다. 일반학급 교사는 Katya가 부끄러움을 많이 탔기 때문에 그녀에게 관심을 보이는 두 명의 학생을 소개해 주었다. Katya의 부모는 두 친구 중 한 친구를 한 달에 한 번 집에 초대하도록 하였다. 그들은 또한 지체장애인 출입이 가능한 극장과 여가공간을 찾기 시작했다. 교사와 Katya의 부모는 Katya에게 장래 직업인으로서의 자신감을 키워 주기 위해서 직업에 대하여, 그리고 직업의 장래성에 대하여 이야기해 주기 시작했다. Katya의 전환팀은 잠재적 역할 모델로서 휠체어를 타면서 일하는 사람들의 목록을 만들었다. Katya의 팀은 Katya가 초등학교에서 진로 인식 교육을 받은 것을 확인하고는 중학교에 입학했을 때, Katya가 수행했던 기본적인 기술들을 그녀의 교사들 모두에게 알려 주었다. Katya는 수업에서 B나 C학점을 받았으며 IEP팀은 현재까지 제공된 프로그램이 그녀에게 유익한 것이었다고 확신했다. 8학년까지 재학하는 동안 전환팀은 Katya를 진로 탐색 수업에 등록시켰는데, 그 수업에는 지역사회의 노동자들을 방문하고, 일의 가치와 습관, 그리고 직업 세계를 알기 위한 활동이 포함되어 있었다. Katya는 이 수업을 통해 컴퓨터에 대하여 큰 흥미를 갖게 되었다. 고등학교 상담자는 Katya가 관심을 가질 만한 여러 가지 직업목록을 제공했고, Katya는 그중 사무직을 선택했다. 전환팀은 Katya를 경영 수업에 배치했고 그녀는 워드프로세서와 데이터 접속에 대한 학습에 두각을 나타냈다. Katya의 부모는 그녀가 하루 종일 컴퓨터를 할 수 있을지 염려했다. 왜냐하면 그녀가 집에서 컴퓨터를 사용할 때는 피곤하다고 불평을 했기 때문이다.

용주와 협의를 할 수도 있다. **직무 상세 분석**(job carving) 역시 마찬가지로 자리를 창출하고 학생과 기관 양쪽의 요구를 적합화하는 것이다. 차이점이라면 전환 전문가는 학생의 능력에 맞는 여러 직업들에 대한 자료들을 축적하고 동시에 조직의 효율성을 향상시킨다는 점이다.

직업 및 경력 유지 클럽(job and career maintenance club)은 직장이나 일거리를 찾고 있는 장애 학생들과 장애 성인들을 지원한다. 직업 클럽은 안내를 맡은 상담자, 재활상담자, 교사(일반교육·직업교육·특수교육)나 또는 이들 개개인이 속해 있는 팀들에 의해 발전될 수 있다. 직업 클럽은 소규모 형태로 운영되는데, 상담자를 지원하고, 다른 클럽 구성원들로부터 격려를 이끌어 내며 적극적 구직자들에게는 직업지도를 한다(Azrin & Phillips, 1979). 구직자들은 고

사례연구 Katya II

미래 환경에 대한 계획과 준비

Katya는 지방 직업 기술 고등학교에서 가르치는 사무교육 수업에 등록했다. 그녀는 변화된 환경으로 인해 매우 예민해졌고 팀은 그녀에게 건물에서 편리하게 다닐 수 있는 곳과 시설들을 보여 주기 위해 임시 면담 일정을 잡았다. 팀은 Katya의 기술이 경쟁력 있는 수준까지는 발전할 수 없다는 것을 알았다. 졸업 후 그녀는 지역의 대학에 입학할 수 있는 요건들을 만족시켰고, 거기에서 그녀의 능력대로 일을 계속했다. 직업재활 상담원은 지난 2년간 고등학교 모임에 참석해 왔으며 Katya가 지역의 대학에 다니는 동안에도 함께 일했다. Katya는 사무를 함께하는 동료와 분업을 통해 사무를 분담할 수 있는 선택권을 갖게 되었다. 또한 고용 전문가는 직무 개발/직무 분석을 함으로써 그녀가 과로하지 않으면서 그녀의 타이핑과 자료 입력 기술을 발휘할 수 있도록 하였다. Katya는 지역의 대학을 마치고, 사촌과 함께 접근이 용이한 아파트로 이사했다. 그녀의 직업 상담원은 그녀를 위해 시간제 직업을 구했고, 정규직으로 채용될 수 있도록 계속 준비를 했다. Katya는 고등학교에서 준비했음에도 불구하고 환경에 적응해 가는 것은 힘든 일과였다. 그녀는 과로하면 병이 나고 하루나 이틀 동안 일을 할 수 없었다. Katya는 건강유지 방법을 배우는 데 도움이 되는 직업 유지 클럽에 가입하기로 결심했다. 그래서 그녀는 어느 정도 자신감을 가지게 되었고, 주변 환경에서 부딪치는 여러 가지 장벽들에 대해 다른 사람들과 이야기할 수 있게 되었다. 1년 반이 지나고 Katya는 정규직으로 고용되었다. 고용 전문가는 그 사무실에 지원을 받는 일자리들이 있다는 것을 깨달았다(예: 우편 업무실이나 월말 보고 서류 정리). Katya는 타이핑 업무를 중단하고, 회사는 그녀에게 맞는 우편 업무와 파일 정리하는 일을 하게 하였다. 몇 년 후, Katya는 사장에게 네트워크 시스템의 소프트웨어 패키지를 배우기 위한 훈련을 받을 수 있느냐고 물었다. 그녀는 그것을 매니저가 사용하는 것을 본 적이 있었기 때문이다. 사장은 처음에 꺼렸으며 그녀가 성공할지에 대한 확신을 갖지 못했다. 그녀는 몇 권의 책을 가져가 보여 주면서 자신의 진지한 관심과 함께 사장을 설득시켰다. Katya는 매니저가 되는 것이 어렵다는 것을 알지만 그것이 그녀의 기술과 업무 능력을 향상시키고, 틀림없이 자격을 상승시킬 것이라는 것을 알고 있다.

용이 이루어질 때까지 8~12명의 그룹으로 매일 약 2시간 30분 동안 모임을 갖는다. 직업 클럽의 운영 방식은 클럽 회원들이 서로 친분을 쌓고 직업지도에 따를 수 있도록 하기 위해 그룹 지원 형식을 강조한다. Lindstrom, Benz, Johnson(1996)은 적극적으로 직업을 구한 적도 없고 아직 고용되어 본 적도 없는 16~21세의 특수교육 대상 학생들을 위해 직업 클럽 모델에 대해 서술했다. 이 모델이 중점을 두는 것은 '학교 환경의 구조로부터 예측 불가능하고 혼란스러운 성인 세계로의 전환'을 위해 학생을 준비시키는 것이다(Lindstrom et al., 1996, p. 19).

직업 클럽이 구직 과정에 참여하는 학생들에 대한 지속적인 지원을 강조하는 반면, 직업 유지 클럽은 이미 보장된 직장을 가지고 있지만 직업을 유지하기 위한 추가적인 도움을 필요로 하는 학생들을 지원해 주는 것을 강조한다. 클럽에 속한 멤버들은 새 직장에서의 초기 적응, 고용주의 기대 부응, 올바른 노동 습관, 문제해결, 시간 관리, 사회적 기술, 동료와의 관계, 교통수단을 이용한 이동 문제, 합리적인 타협과 같은 직업 유지와 관련된 것들을 서로 의논하기 위해 1주나 2주에 한 번씩 모임을 갖는다.

학생들과 그들의 대변자들은 미국 장애인법(ADA)에서 보장하는 그들의 합법적인 권리에 대한 정확한 정보를 취하여 자신들의 요구를 고용주들에게 강력하게 전달할 수 있어야 한다. 전환팀은 이런 학생들을 돕는 데 중요한 역할을 하며 장애 학생을 합법적으로 보호하기 위한 정보를 입수하고 고용주들에게 장애인과 관련된 정보를 알리고 편의를 위해 필요한 것이 무엇인지를 확인하여 요청하기도 하고 또한 제공하기도 해야 한다(Luft & Koch, 1998). 역할극 활동이나 비디오 녹화를 통한 진로수업, 또는 구직 워크숍 등은 학생들이 이러한 중요한 주제들에 대하여 이상적으로 대처하는 능력을 기를 수 있도록 해 준다.

9. 관련 서비스와 보조공학

1997년 개정 IDEA의 1401(22)항은 관련 서비스를 다음과 같이 정의하였다. 관련 서비스는 이동수단 및 발달적, 교정적, 또는 여타 지원 서비스들로서 장애 아동이 특수교육으로부터 혜택을 받도록 도움을 주고 장애 아동의 조기 판별 및 평가를 포함한다. 여타 지원 서비스로는 언어치료 및 청능학 서비스, 심리학 서비스, 물리 및 작업치료, 레크리에이션(치료적인 레크리에이션 포함), 사회사업 서비스, 재활상담을 포함한 상담 서비스, 오리엔테이션과 이동 서비스, 그리고 의학적 서비스가 포함되며 진단과 평가만을 목적으로 하는 의학적 서비스는 제외한다.

관련 서비스가 전환 서비스 목록에 추가되었을 때 정책입안자들은 학생들이 전환 서비스의 혜택을 필요로 할 수 있다는 것을 전환팀에서 고려해 주길 원했다. 이러한 요구 사항과 함께 전환팀과 관련 서비스 제공자들은 이런 유형의 지원이 좀 더 통합된 직장이나 교육, 주거 환경을 제공하는지, 향상된 기술 수준을 증명하는지, 또는 객관적으로 전환목표 성취를 제공하는지를 평가할 필요가 있었다. 이것은 학생들에게 일반 교육과정과 통합적 환경을 제공하려는 IDEA의 입법 철학을 그 내용으로 한다.

관련 서비스

다양한 관련 서비스들이 평가와 상담, 또는 직접적인 서비스를 통하여 IEP와 전환 서비스를 지원한다. 국립학교심리학자협회(National Association of school Psychologists)는 직업학교 심리학과 전환 서비스에 대한 초기 모형을 제공하였다. 그러나 실제로 직업평가와 중재 모두는 〈학교 심리학적 서비스 규정에 대한 기준(Standards for the Provision of School Psychological Services)〉으로 통합되었다(Thomas & Grimes, 1995).

학교 **심리학자**들이 지원하는 서비스는 진로

와 직업 개발·적성·흥미에 중점을 둔 심리학적·심리교육적 평가(평가), 학습·발달·행동과 관련한 교직원·부모·지역사회 구성원들의 기술 향상 활동(상담), 인지적·사회적·직업적 발달을 강화하는 프로그램(직접적인 서비스) 등이 있다.

학교 심리학자는 평가, 상담 또는 직접적인 서비스를 통하여 전환교육과 지역사회 체험, 목표 개발과 같은 지원적 서비스를 제공할 수 있다. 학교 심리학자는 매우 높은 수준으로 평가에 대하여 해석하고, 서비스를 제공하며, 직업 및 전환목표의 개발과 성취에 직접적으로 관련이 있

표 9-6 IEP 전환 서비스 언어

전환 서비스 언어(TSL)	내용 영역	IEP 목표 예시	예시 활동
교수	영어/언어 미술, 작문, 수학	Tommy는 그의 이력서를 완성하기 위한 적절한 어휘를 식별할 것이다(교육, 직업 경험, 홍미).	이력서 샘플이나 지원서의 어휘를 선택한다. 홍미를 탐색한다.
		Johnny는 일상 그림 스케줄에서 일의 순서를 인식하고 식별할 것이다.	그림 스케줄의 활동을 선택하고 따라 한다.
지역사회 경험	영어/언어 미술, 작문, 사회과학, 건강	Tommy는 지역사회와 고용 자원을 확인하고 이용할 것이다.	직업 지원서를 받아 완성한다.
		Johnny는 안전수칙과 교통 지침을 따라서 학교 외 장소로 걸어갈 수 있다.	여행과 안전에 관한 어휘와 개념을 사용한다.
고용/졸업 후 성인 생활	영어/언어 미술, 사회과학	Tommy는 사전 직업 인터뷰에 참여할 것이다.	직업 인터뷰를 위한 적절한 대본을 통해 의사소통 언어를 발달시킨다—가상의 인터뷰 역할극, 토론
		Johnny는 지도를 받으며 일터까지 대중교통을 이용할 것이다.	사회적 인사와 교통 어휘를 연습한다.
일상생활 기술과 기능적 평가	가족생활, 건강 영어/언어 미술	Tommy는 적절하게 몸짓언어를 해석하고 그 사회에서의 또래나 어른의 사회적 단서를 해석할 것이다.	상황극, 가상 인터뷰, 학교 사무실, 기타
		Johnny는 개인 위생을 유지할 것이다.	일상 스케줄을 참조한다. 일상적 위생 책임에 대한 점검표를 세운다.

출처: Harrell, P Speech & language services. In deFur, S. H., & Patton, J. R. (Eds.). *Transition and school-based services: Interdisciplinary perspectives for enhancing the transition process.* (pp. 77-115). Austin: PROED. Reprinted with permission.

는 활동들을 분석한다. 그러나 Staab(1996)의 설문조사에서 학교 심리학자들의 거의 절반 정도가 자신들의 기술을 전환활동에 충분히 활용하지 못한다는 느낌을 받았다고 답하였다.

언어 및 말치료(Speech and Language Therapy, SLP) 서비스 또한 평가, 상담, 직접적인 치료를 포함할 수 있다. 전환목표 실현을 위해서 SLP 관련 서비스는 교육, 지역사회 체험, 목표 개발, 일상생활 기술, 지역사회 연계, 그리고 기능적 직업평가 등의 전환 서비스와 밀접하게 연결되어야 한다. **표 9-6**은 교육과정 내용 영역에 있는 전환 서비스 언어가 어떻게 SLP를 통해 작성된 IEP에 표현될 수 있는지를 보여 주는 목표와 활동들의 예시이다. 이러한 목표와 활동들의 예시는 언어의 전문적 지식과 언어 발달이 전환 기술의 교수적 상황에 적용된다는 증거가 된다.

언어 및 말치료와 더불어 작업치료사나 **물리치료사**들 또한 다양한 환경(학교, 집, 직장, 지역사회 등)에서 참여를 원하는 학생들과 함께 활동한다. 물리치료사들은 학생들의 강점과 인내심, 그리고 자세 유지를 위한 능력을 증가시키기 위한 활동을 제시하고 평가한다. 물리치료사들과 함께 일하는 **작업치료사**들은 학생들이 일상생활 활동의 접근에 필요한 기술과 적응 기술을 가르친다(식사, 착·탈의, 화장실 가기).

Wehman, Wood, Everson, Goodwyn과 Conley(1988)는 치료사들은 학생의 신체에 조작을 가하고 생활 활동을 수정하거나 설계함으로써 전환과정에서 역할을 한다고 시사했다. Sowers와 Powers(1991)는 특히 직장에서 작업치료사들은 직장과 업무 분석을 지도하고 직업-설계 전략을 발전시키며 먹는 것, 마시는 것, 화장실 사용하는 것과 같은 직업 관련 활동을 위한 지원을 발전시키는 데 도움을 줘야 한다고 제안하였다. **표 9-7**과 **표 9-8**은 전환과정에서 작업치료사와 물리치료사들의 역할에 대해 설명한다.

피트니스, 여가, 오락은 특수교육을 받는 많은 학생들에게 매우 중요하다. 적절한 체육 교육과 치료 레크리에이션 활동이 기여하는 바와 간학문적 노력이 제공하는 전체적인 이점을 깨닫지 못하면, 학생의 전인적 발달과 환경 참여는 심각하게 손상된다. 장애 학생을 위한 체육수업이 특수교육의 일부분으로 IDEA에 특별히 정의되어 있음에도 불구하고 미국 전체 공립학교의 대다수 정규 과정에서는 체육 수업을 통한 중재접근이 간과되고 있는 것이 현실이다. 장애학생 상당수가 신체적 활동과 운동 기술에서 현저한 결핍을 갖고 있으며, 이러한 결핍은 그들의 생활개선에 부정적인 영향을 미칠 수 있다는 점이 특히 문제가 된다(Dattilo, 1987; Jansma & French, 1994). 신체적 활동과 운동 기술을 향상시키는 것은 건강을 증진시켜 줄 뿐만 아니라 지역사회의 오락·스포츠 프로그램 참여와 더불어 평생 스포츠 기술을 익히도록 이끌어 준다. 체육교육과 치료 레크리에이션에 숙달된 전문가는 피트니스, 오락, 여가와 같은 생애 기술에 초점을 맞춤으로써 장애 학생의 성공적인 전환을 위한 중요 제공자가 된다.

이처럼 전환 서비스들은 장애 청소년들의 삶의 질을 결정하는 중요한 요소가 된다. 전환과 관련된 모든 서비스가 여기서 다 논의될 수는 없다. 그러나 논의되지 않았다고 중요하지 않다는 것을 의미하지는 않는다. 과거에는 대부분의

표 9-7 평가, 서비스 계획, 전환 서비스 전달을 위해 작업치료사가 할 수 있는 역할

1. 시제적(temporal) 관점과 연관된 기능적 과제 교수(나이, 성숙, 능력/장애, 생활 단계)
   a. 일상생활 활동
      i. 자기 보살핌(예: 옷 입기, 먹기, 위생, 화장실 가기)
      ii. 의사소통
      iii. 사회화
      iv. 집, 학교, 지역사회 안에서의 이동성
   b. 가정 관리(예: 요리, 청소, 금전 관리)
   c. 작업 습관 및 건강습관
   d. 작업 기술
   e. 여가
2. 환경 지원과 장애물을 평가하고 필요하다면 수정 권장
   a. 신체적 특성
      i. 접근 용이성(지역, 가구, 물건들)
      ii. 감각적 자극(예: 촉각, 시·청각적 단서 또는 주의분산)
      iii. 물건, 도구, 비품들의 형태
      iv. 시제적 단서(예: 알람시계, 세면대 위에 쓰다 남은 치약)
   b. 사회적 특성
      i. 활동성(개인 또는 집단)
      ii. 사람
      iii. 역할 기대
   c. 문화적 특성
      i. 관습, 기대
      ii. 가치
      iii. 신념
3. 과제 수정
   a. 신체적 특성 변경하기 과제(예: 서기 대신 앉기)
   b. 사회적 특성 변경하기 과제(예: 참여자의 수 증가 또는 감소)
   c. 요구 변경하기(예: 과제의 일부 하기, 체크리스트)
   d. 작업 단순화(예: 샤워 전에 모든 용품을 다 가져오기, 물건을 찾을 수 있도록 부엌을 재조직하기)
   e. 교수적 기법 사용하기(예: 과제 분석, 전진적 및 후진적 움직임 변화, 부분 참여, 긍정적 지원, 체계적 교수, 자연적 단서)
   f. 보상 기법 가르치기
4. 재료 조절 또는 보조공학 추천
   a. 크기, 모양, 길이, 또는 사용 중인 재료와 사물의 감각적 특성을 증가 또는 축소시키기
   b. 적응을 위한 보조도구(예: 단추걸이, 집게, 랩 보드, 음성시계, 기억 보조 장치 음성 전자계산기, 북 홀더)
   c. 스위치, 컴퓨터, 가정용 전기 기구, 의사소통 증진 장치, 전화, 휠체어, 환경 제어 장치, 자세 교정 장치, 경비 시스템
5. 학교, 지역사회, 가정 또는 직장에서의 참여를 촉진하기 위해 대인관계 및 사회적 기술 개발
   a. 흥미에 대한 인식
   b. 스트레스 관리
   c. 시간 관리
   d. 자기관리/대처 기술
   e. 사회화를 촉진시키고 우정을 키우기 위한 여가 활동
   f. 자기주장 훈련
   g. 의사결정과 문제해결 능력
6. 다른 사람을 교육하고 가정, 교실, 지역사회 또는 직장의 다른 사람으로부터 학습하기
   a. 학생 훈련
   b. 가족 훈련
   c. 직원 훈련
   d. 또래 훈련
7. 자기 권리 옹호, 예방 및 건강 유지 장려
   a. 법적인 권리와 책임
   b. 장애와 건강에 대한 인식
   c. 다른 사람에게 자신의 장애와 요구에 대해 말하기
   d. 건강 유지를 위한 습관 장려하기(예: 위생, 약 복용, 억압 해소, 산아 제한, 설비 관리 등)

출처: Shepherd, J., & Inge, K. J. (1999) *Occupational & physical therapy*. In deFur, S. H., & Patton, J. R. (Eds.). Transition and schoolservices: Interdisciplinary perspectives for enhancing the transition process. (pp. 117-165) Austin: PROED. Reprinted by permission.

표 9-8 평가, 서비스 계획, 전환 서비스 전달을 위해 물리치료사가 할 수 있는 역할

1. 학교, 지역사회, 작업 환경에 참여할 수 있는 기술 개발 또는 보상
   a. 체력
   b. 지구력(인내심)
   c. 동작 패턴
   d. 자세 취하기 및 유지하기
2. 가정, 학교, 직장, 지역사회 내 학생의 이동 개선
   a. 보행
   b. 휠체어 이동
   c. 계단 오르기
   d. 문 열기
   e. 갈아타기
   f. 물품 나르기
   g. 대중교통과 개인 교통수단
3. 자기권익 옹호, 예방 및 건강유지 장려
   a. 운동
   b. 영양
   c. 신체 작동/자세 유지
   d. 장애 이해 및 사전 예방
   e. 법적 권한
4. 학생의 참여가 수월하도록 과제와 환경을 수정
   a. 접근성
   b. 학생의 위치와 활동
   c. 작업 환경 분석
5. 보조공학의 권유 또는 수정
   a. 이동 보조 기구(예: 워커, 지팡이, 휠체어, 스탠딩테이블)
   b. 컴퓨터 활용과 자세
   c. 보완대체 의사소통 기구
   d. 운동 장비
   e. 접근성
6. 가정, 교실, 지역사회, 또는 직장에서의 교육 및 상담
   a. 학생 훈련
   b. 가족 훈련
   c. 직원 훈련
   d. 또래 학생 훈련

출처: Shepherd, J., & Inge, K. J.(1999) *Occupational & physical therapy*. In deFur, S. H., & Patton, J. R.(Eds.). Transition and school-based services: Interdisciplinary perspectives for enhancing the transition process.(pp. 117-165) Austin: PROED. Reprinted with permission.

전환 서비스가 풀아웃 프로그램(pull-out program)으로 제공되었다. 그러나 학생들이 전환과정에 활발하게 참여하게 되면서, 그들이 지역사회에서 생활하고, 일하며, 여가를 보낼 수 있도록 하기 위한 생활지도 서비스가 필수적인 것이 되었다. 장애 학생의 전환과정에 참여하는 사람들은 이러한 지도 방법을 이해해야 하고 지원해야 한다. 예를 들어, 언어치료를 받은 학생은 작업장에서 일을 이해하는 방법을 배우는 데 도움이 될 것이다. 언어치료사와 직업훈련가, 특수교육 교사, 고용주 간의 상호 협력적인 노력 여부는 작업장에서의 성공 또는 실패에 영향을 줄 것이다. 관련 서비스 제공자들은 전환팀에 통합된 한 부분을 이룬다. 그들은 학생들의 강점에 대한 정보를 제공하고, 필요한 영역에 대한 효과적인 교수를 제공하며 장애 학생이 종종 직면하는 장벽을 극복할 수 있도록 결정적인 자원을 제공한다. 앞서 언급한 관련 서비스 제

요점 관련 서비스 제공자들은 전환계획과 평가를 반드시 제공해야 하며 학생이 겪는 다양한 환경에서의 중재도 제공해야 한다.

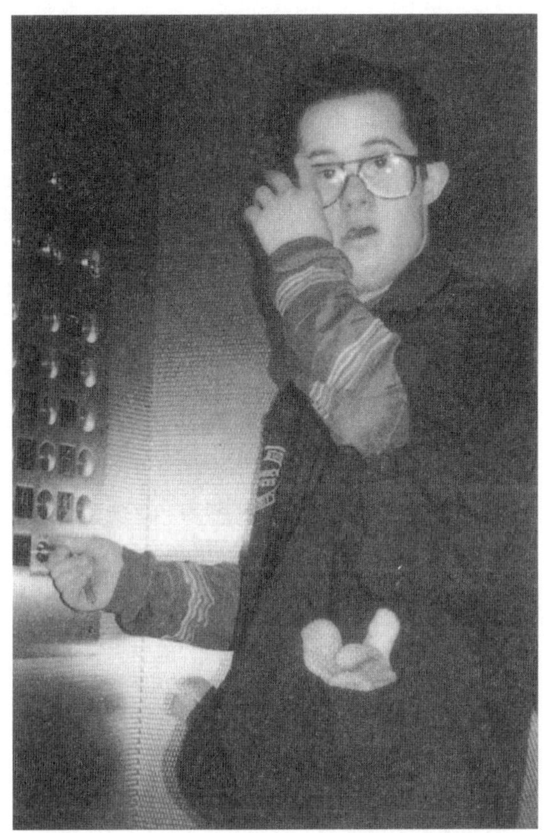

학생들은 지역사회에서 기능 중심의 학업 기술을 배운다.

공자는 제공되는 서비스 유형을 지칭하는 용어 그 자체에서 서비스의 특징이 설명된다(예: 언어치료—학생들의 언어적 표현 증진을 위한 언어 임상 중재).

그러나 점차 학교와 지역사회를 통합하는 중재가 늘어나면서 직업 활동이 중재의 기초가 되도록 요구하고 있다. 직장 동료와의 관계에서 학생들의 모순 행동을 감소시키기 위해, 또는 일상적인 작업에서 일어날 수 있는 약간의 혼란에 대하여 대처할 수 있도록 서비스들이 통합되어야 할 것이다. 결론적으로 관련 서비스는 중재가 수월하게 이루어지도록 개발되어야 하며 교사나 동료 직원의 일상에 효과적으로 통합되도록 개발되어야 한다.

전환 회의에서 관련 서비스 구성원들이 실제로 많은 내용들을 제시하며 자문할 것이다. 관련 서비스 전문가는 (1) 학생들이 작업장 밖으로 나와 있는 낮 시간 동안 서비스를 제공하며, (2) 학생에게 일대일 훈련을 제공하는 훈련자에게 기술적 지원을 제공하거나 또는 몇몇 상황에서 기술지원을 하고, (3) 필요한 훈련 기술을 서비스 제공자나 동료 직원에게 직접 설명하면서 직업 현장에서 서비스를 제공한다. 앞서 말한 전략들 중 어떤 것들은 학생의 요구와 가능성 또는 일터 내 자율성에 기초하여 실행되어야 한다.

보조공학

작업치료, 물리치료와 더불어 보조공학(AT) 서비스와 보조공학 기기는 또 다른 관련 서비스로 간주되고 있다. 보조공학 서비스와 보조공학 기기는 대개 보조공학 전문가(ATP)에 의해 IEP와 학생의 환경에 통합된다. 보조공학 전문가는 학생의 요청이 있을 시 필요한 보조공학 사정과 적절한 기기를 공급한다. 작업치료사와 물리치료사는 주로 자세 유지, 교정, 이동 서비스를 제공한다. 이들 두 전문가 집단은 지역사회에서 제공하는 서비스와 직업 배치에 포함될 필요가 있다. 이러한 상호작용의 예로 이분척추(spina bifida)를 가진 Casey의 경우를 들 수 있다. 작업치료사와 물리치료사는 Casey가 모든 작업 환경에서 적절한 자세, 보행, 걸음걸이를 가질 수 있도록 지도한다. 보조공학 전문가는 Casey의 작업 환경을 관찰하고 학생과 그 업무 사이의 최상의 접점을 정하여 선택된 공학을 학생의 직업에 통합시킨다. 관련된 사람들은 그들의 전문적 지식을 직업 배치에 활용하거나 직업 전문가와 연계하면서 자신의 역할을 수행한다. 또한 대부분의 보조공학 전문가들은 자세 유지와 각종 치료 관련 문제들에 대해 훈련받았으므로 전 영역에 대한 환경적 수정을 다루는 것이 가능하다.

여기서 이해해야 할 중요한 점은 학습을 위한 보편적 설계(universal design for learning, UDL)와 보조공학(AT)이 같지 않다는 점이다. UDL과 보조공학은 상호 보완적이다. 예를 들면 UDL은 공학의 유무와 상관없이 교육과정을 설계하고 개발하는 방법이다. 보조공학은 이렇게 보편적으로 구상된 교육과정에 접근하도록 해준다. 보조공학은 장애인이 더 효과적으로 의사소통하고, 그들의 환경을 조절하고, 보다 더 향상된 이동 능력을 가질 수 있도록 돕기 위해 설계된 무수한 장치들을 포함한다(Blackhurst & Shuping, 1990; Raskind, 1997/1998). 무경험자나 초보 서비스 제공자에게 있어서 보조공학에 대한 견해라는 것은 고작 굉장하다는 정도의 생각뿐일 것이다. 보조공학 기기에 대한 이해를 돕기 위해 일곱 가지 주요 기능적 영역이 개발되었다. 즉, (1) 생활, (2) 의사소통, (3) 이동과 기동력, (4) 신체 지원, 보호, 자세 유지, (5) 환경과의 상호작용, (6) 교육과 전환, (7) 스포츠, 건강, 레크리에이션(Blackhurst et al., 1999)과 같은 영역이다. 기능적 범주와 활용 가능한 보조공학 기기, 그리고 서비스에 대한 설명은 **표 9-9**에 나와 있다.

> **요점** 공학의 범주에는 공학 기기의 정교화 수준에 따라 노테크(no technology), 기초공학(low tech.), 일반공학(medium tech.), 첨단공학(high tech.)이 있다.

보조공학은 연필잡이처럼 간단한 것에서부터 음성 출력 능력이 있는 컴퓨터와 같은 복잡한 것까지 다양하다. 나아가 기초공학적 수준을 요구하는 것에서부터 첨단 기술을 요구하는 공학에 이르기까지 그 연속성의 밀접한 관계를 이해하는 것이 중요하다. 보편적인 원칙은 개인의 필요를 충족시켜 줄 수 있는 가장 단순한 수준의 기술이 우선적으로 고려되어야 한다는 것이다. 일반적으로 장애인은 자신의 환경(예: 학교, 가정, 지역사회)에 보다 잘 접근하게 해 줄 것을 원한다. 첨단 고가 장비가 반드시 가장 적합한 것은 아니며 개인의 필요를 충족시켜 주지 못할 수도 있다. 공학 기기의 정교화 수준은 결국 개인의 필요에 의해 결정된다.

보조공학에 대한 선택 과정은 사정(査定)과 함께 시작된다. 개인에게 적합한 보조공학 기기를 결정하기 위해 팀이 평가를 하게 되는데 이 평가를 도울 수 있는 여러 가지 모델(예: Blackhurst & Cross, 1993; Reed, 1997; Zabala, 1994)이 개발되었다. 이 모든 모델에 포함되어 있는 중요한 세 가지 특징은 다음과 같다. (1) 개인에게 주어진 환경적 요구, (2) 개인의 필요, 능력, 그리고 선호(Chambers, 1997), (3) 기술 특성

> **요점** 학교 팀은 지역사회와 직업적 요구뿐만 아니라 학생의 교육적 요구에 근거해 보조공학의 사용을 판단한다.

표 9-9 기능적 범주에 의한 보조공학의 예

기능적 범주	보조공학의 예
생활. 기초 기능 영역에서 생활을 유지하기 위해 필요한 도움을 제공하는 공학	인공호흡 장치, 음식물 급이 장치, 개조한 의자들
의사소통. 주로 보완대체 의사소통 체계(AAC)로 되어 있다. 보완대체 의사소통은 의사소통을 강화하거나 증가시키는 일종의 기법을 말한다.	몸짓언어, 수화, 전자공학을 사용하지 않은 보조 의사소통 체계(예: 다이얼 스캔, 의사소통판), 음성출력 의사소통 보조 장치, 촉각언어 보조 장치, 화상 초인종, 경보 장치 및 알림 시스템
신체 유지 및 보호, 자세 유지. 신체를 안정시키거나 유지시키고 보호하는 장치	버팀대, 목발, 보행 보조기, 부목
이동과 기동성. 개인이 수평 또는 수직으로 이동할 수 있도록 움직임을 돕는 장치	휠체어, 승강기, 장애물 발견 표시기가 부착된 전자 이동 보조 기구, 개조된 버스와 밴(van)
환경과의 상호작용. 개인이 집 안팎에서 일상생활 기술을 수행하는 것을 돕기 위해 설계된 장치와 부속품	전화기, 전등, 텔레비전, 믹서 등과 같은 작동 기기 조절 환경
교육과 전환. 교육 및 직업상의 요구를 지원하는 장치	컴퓨터 보조교수 소프트웨어, 작업장 적응, 전자 스테이플러 같은 것, 스위치형 서류철 정리 시스템, 조절되는 책상
운동, 체력, 여가. 개인 혹은 단체 운동, 놀이 활동, 취미생활, 동업조합 등에 참여하는 것을 장려하는 보조공학	볼링공 슈트, 청능 야구, 스노 레저에 적합한 장비(예: 적합한 스키 장비와 적합한 썰매 등)

(Thorkildsen, 1994). 이 모델들의 목표는 개인의 기능을 그들의 환경적 요구에 비추어 준비시키는 것이다.

학교 중심의 평가팀은 학생을 위해 무엇이 작동되고 있는지 평가할 수 있고, 아동의 특별한 요구에 적합한 특정 보조공학 기기와 서비스의 필요 여부를 평가하고, 어떻게 보조공학을 적용시킬지 그 방법을 정한다(Reed, 1997; Scherer, 1997). 그러나 IEP팀은 그들 스스로가 정보도 지니지 못하고 있으며 보조공학에 대한 요구를 평가할 지식이 없다고 판단할 수도 있을 것이다 (Chambers, 1997). 이런 상황에서 IEP팀은 보조공학에 대한 학생의 독특한 교육적 요구를 평가하고자 할 때, 필요한 수준의 정보나 지식을 지닌 사람에게 추가로 지원을 구하게 될 것이다. 적절한 보조공학을 결정하기 위한 평가는 교육과정의 전 영역을 통하여 학교 활동에 미치는 영향을 결정하기 위해 다양한 환경, 즉 직업현장, 지역사회, 가정 등에서 행해져야 한다 (Bauder et al., 1997).

개별화 전환계획 동안에 전환팀은 고등학교부터 성인기까지 개인 삶의 모든 면을 고려할 필요가 있다. 그리고 어떤 보조공학이 직업의 일부로서 요구되는지, 보조공학의 적용 또는 수정, 그리고 결정이 무엇인지를 이해하는 것이 계획 과정의 한 부분이 되어야 한다(Fisher & Gardner, 1999). 또한 공학과 관련되는 졸업 후 환경에 대한 지각을 갖는 것이 필요하다. 전환팀들은 학교 이후의 배치에서 개인의 기능에 필요한 요구들에 대하여 살펴보아야 하며 각각의 환경에 적합한 개인의 보조공학적 요구들을 고려해야 한다.

요점 기관 간의 연계팀은 원하는 배치를 위해 개인 및 보조공학의 접근을 책임지며 또한 각 기관에서 무엇을 어떻게 기여해야 하는지 선별한다.

10. 기관 간 연계

졸업 이후 서비스 제공자의 전환 서비스

공공 부문(정부 기관과 지역사회의 비영리 조직들)은 장애 학생들의 전환 요구에 많은 양의 지원을 제공할 수 있다. 전환과정에서 제공되는 주된 서비스들은 아래의 서비스 제공자들에 의해 이루어진다.

1. 주정부의 직업재활국
2. 주립 고용 서비스
3. 원스톱 고용과 훈련('노동인력투자법'하에서 기금조달)
4. 지역의 정신지체 성인과 발달장애 지원자
5. 지역의 정신건강 제공자

전환 서비스는 특수교육, 재활, 직업교육, 지속적인 평생지원, 고등교육, 고용과 훈련, 그리고 일반교육에 관련된 법에 기초하고 있다. 특수교육과 전환은 IDEA에 정의된 것처럼 기본적인 권리이다. 만약 어떤 학생이 IDEA에 정의된 장애를 가졌다면, 그 학생은 적당한 교육과 전환 서비스를 받을 권리가 있다. IDEA에 규정되지 않은 서비스나 졸업 후 과정에 제공되는 서비스를 위해서는 부가적인 기준이 적격성의 기반 위에서 만들어져야 한다.

적격성을 기반으로 한 전환 관련 법률이 다루는 내용은 재활, 지속적인 지원 영역, 졸업 후의 주요 서비스 전달 체계, 전환 서비스 수혜 학생 지원과 관련된 법에 대한 것들이다. 성인기로 접어드는 학생들에게 있어서 가장 큰 변화는 지원과 서비스가 예전에는 권리이던 것이 성인기에는 **적격성** 기준에 기초하게 된다는 것이다. 이것은 학생의 서비스 수혜 가능 여부가 특정한 기준에 부합하는가에 의해 결정된다는 것을 의미한다. 어떤 경우에는 장애 종류와 장애 정도가 적격성의 기준을 구성하기도 한다.

재활 서비스는 재활 법률에 근거하여 제공되며, 노동시장으로 진입 또는 재진입하기 위한 지원과 서비스를 제공하고, 재활에 대한 요구와 목표를 충족시킨다. 서비스는 일반적으로 한 개인을 새롭고도 향상된 역할과 상태(예: 비고용 상태에서 고용 상태로)로 진행시키기 위한 일회성 투자처럼 보인다. 때문에 재활 서비스는 흔히 시간 제한적인 서비스로 일컬어지기도 한다.

전환과정에 있는 성인 및 학생을 위한 또 다

른 법적 지원책은 성인기나 중등 이후에 이루어지는 지속적 서비스이다. 이러한 기관 서비스를 받기 위한 적격성에는 장애의 정도와 서비스의 요구 기간, 그리고 지속적 지원(때로는 평생에 걸친) 등과 관련된 특별한 기준이 있다. 그러나 여타 서비스들과 지원은 아직도 단지 참여 가능하고 접근 가능한 경우에만 우선적으로 제공하고 있을 뿐 개인의 장애와 그의 특별한 요구에 맞는 중등 이후 교육, 또는 고용 및 훈련 프로그램과 같은 지역사회 서비스 제공은 미흡한 실정이다.

각각의 법적 영역으로 이루어진 법령은 장애에 대한 특수성을 고려하지는 않지만 장애인의 권익을 보호하는 조항들이 있다. 예를 들어 **노동인력투자법**(Workforce Investment Act, WIA)에 의해 행해지는 고용과 훈련은 고용 창출이나 준비를 위한 전달 체계이므로 장애 학생이 전환을 성취하거나 유지하는 데 있어서 중요한 법이라고 할 수 있다. WIA는 장애 청소년이 프로그램을 선택함에 있어 심층적이고도 다양하게 접근할 수 있도록 보장한다(즉, 자격을 갖출 경우). 또한 장애 학생들의 전환 서비스가 WIA에 언급되어 있지 않은 경우에도, 학생의 참여와 프로그램 수료를 지원하도록 추가적 도움과 서비스가 제공될 수도 있다. 특정 법률 조항들을 이해하고 이 법조항과 전환 요구들 사이의 관계를

요점 전환 요구 및 수행에 관련되는 필수적 요소들과 학교 졸업 후의 목표들은 특수교육, 정규교육, 그리고 학교 이후 교육 관련자들 간의 조정이 필요하므로 특수교육의 범위를 벗어나는 프로그램을 요구할 수도 있다.

이해하는 것은 전환팀들이 그들의 역할을 수행함에 있어서 통합적 활동을 제공하기 위해 알아야 하는 부분이다.

전환 서비스는 다양한 법조항들 안에서 다음의 세 가지 범주 가운데 하나에 해당된다. (1) 교육받을 권리를 가진 21세 이하의 장애 학생에게 특수교육을 제공한다. (2) 특정 기준을 충족하고 특수한 서비스를 받을 자격이 있는 성인에게 제공된다. (3) 차별받지 않으면서 쉽게 접근할 수 있는 활동들과 프로그램을 필요로 하는 장애인 누구에게나 제공된다. 학교 졸업 후의 환경에서 제공되는 전환 서비스는 법적 기반 위에서 두 세 개 이상의 적격성 틀을 기초로 한다.

미 연방/주의 직업재활 프로그램

활동지역과 명칭이 각기 다른 직업재활(VR) 기관들은 연방/주의 프로그램에서 운용하는 자금을 이용한다. 거의 모든 성인 복지 서비스와 마찬가지로 주립 직업재활 기관들의 서비스 역시 수용이 항상 보장되는 것은 아니다. 지원자들이 서비스를 제공받기 위해서는 특별한 기준을 충족시켜야 하는데 직업재활 기관들이 준수하는 기준은 (1) 정신 혹은 신체장애가 최근 12개월 이상 관찰되는 경우, (2) 이러한 장애의 결과로 고용에 상당한 어려움이 발생할 경우이다. 또 주(state) 직업재활 재정으로 모든 장애인들에게 서비스를 제공하는 것이 가능하지 않기 때문에 담당 기관은 최중도 장애인과 주의 개별화된 요구에 상응하는 대상에게 초점을 맞춘 기준을 설정하는 것이 필요하다. 이처럼 개별화되고 차별화된 기준을 '선발규칙(order of selection)'이

라고 부른다.

> **요점** 직업재활 제공자들은 장애의 정의를 달리 할 수도 있고, 서비스에 적격성을 가진 학생의 일부분만을 관습적으로 지원할 가능성도 있다.

일반적으로 서비스의 법적 조항들을 다루며 감독하는 상담자들은 직업재활 기관을 대표한다. 직업재활 상담자들은 면접을 하고 개인의 고용계획 개발을 도우며 서비스를 위한 재정 지출을 감독하며 상담한다. 비록 직업재활 기관과 직업재활 상담자는 주마다 상이하게 일하지만 상담자가 제공하는 서비스는 일반적으로 직업평가, 진로/재활상담, 직업 준비 활동, 직업 개발, 보조공학과 보조공학 기기들, 사후지도 서비스, 그리고 고용 후 서비스 등이다. 상담자가 제공하는 또 다른 서비스로는 운전면허 교육, 상용 면허 교육(commercial license instruction) 또는 중장비 조작, 대학 수업, 그리고 신체건강 및 정신건강 서비스가 있다. 또한 직업재활 상담자는 고용 가능성을 향상시킬 수 있는 서비스를 제공해야 한다. 서비스를 받기 위한 우선적인 방법은 개별화 고용계획(individualized plan for employment, IPE)을 개발하는 것이며 이 작업은 직업재활 상담자와 개인의 공동작업이다.

직업재활 시스템이 공립학교에서 효과적으로 실행되도록 하기 위해서 학교 관계자들은 직업재활 기관 직원들의 참여 필요성을 강조하면서 접촉을 시도해야 한다. 일반적으로 직업재활은 졸업 2년 전에 실행되는데 이 시기는 직업재활 기관과 접촉하거나 위탁하기에 적절한 시기라 할 수 있다. 그러나 이러한 접촉은 장애의 중증 여부와 개인의 재활 요구에 따라 유동적이기도 하다. 어떤 경우에는 직업재활 상담자가 전환 서비스를 위한 IEP 모임에 참여하지 못할 수도 있다. 그러나 직업재활 상담자는 서면 의견서를 제출할 수도 있고, IEP팀 리더와 구두로 의견을 나누거나 그 외 다른 방법을 취할 수도 있다.

> **요점** 직업재활 상담자는 수행해야 하는 많은 업무들이 있기 때문에 시간을 규모 있게 사용해야 하고 서비스 제공을 위해 유연한 방법들을 사용하는 것이 중요하다.

연방/주의 고용 훈련

고용 관련 전환 프로그램 개발에 포함되어 있는 서비스들은 각 주에서 실시하는 고용과 훈련 프로그램(employment and training programs, ETP)들이다. 각 주의 고용과 훈련 시스템은 현재 비고용 상태에 있으면서 고용을 기대하는 모든 사람들을 도울 수 있도록 설계되었다. 직업재활 기관과 마찬가지로 개인은 상담자를 통하여 고용과 훈련 프로그램(ETP) 기관 서비스에 접근할 수 있다. 고용 서비스상담자들은 일반적으로 이력서 작성을 지원하고 직업을 안내한다. 또한 상담자는 서비스나 다른 훈련 프로그램을 제공하여 테스트할 수 있도록 하는데 이는 주정부의 서비스의 발전 정도에 의존한다. 상담자는 직업재활 상담자들과 함께 고용과 관련된 혜택들을 위해, 그리고 장애인 고용을 촉진시킬 수 있도록 장려하기 위해 서로 협력하게 된다.

노동인력투자법(WIA)에 따른 진로 원스톱 숍(one-stop-shop) 프로그램은 저소득층이나 또는 고용되기에는 많은 불리한 조건을 가진 사람들에게 서비스들을 제공하도록 초점이 맞추어져 있다. 다른 서비스들과 마찬가지로, 상담자의 역할은 서비스 획득의 통로가 되는 것이다. 서비스는 직업 기술 훈련에서부터 시작하여 고용 준비 훈련 또는 학력검정고시(GED) 훈련까지 제공한다. 일반적으로 기관의 기능은 그들이 다른 서비스 제공 기관들이나 프로그램에 자금을 제공한다는 점에서 직업재활 프로그램과 매우 유사하다. **표 9-10**은 전환교육 연령대의 청년들이 이용할 수 있는 서비스의 유형들을 기술하고 있다.

요점 고용 훈련 프로그램들은 대개 저소득층의 학생들과 성인에 초점이 맞추어져 있지만, 상황에 따라서는 장애 학생들에게도 도움이 될 것이다.

장기간 지원 기관

전환과정의 또 다른 잠재적 협력 기관들로는 지역 정신건강 및 발달장애(MH/DD) 서비스 공급자를 들 수 있다. 이 두 기관은 상호 보완적 기능을 가지는데 이는 많은 지역에서 이들 기관이 둘 중 하나만 있거나 아니면 동일한 기관으로 활동하기 때문이다. 게다가 두 기관은 대부분의 경우에 동일한 방식으로 재정 지원을 받는다.

표 9-10 원스톱 전달 센터에서 제공하는 서비스

청년(14~21세)과 성인(18세 이상)이 이용할 수 있는 서비스
• 지방이나 국가 차원의 직업 공지, 진로 조사를 위한 자료실 지원 • 이력서 작성 및 송고를 위한 컴퓨터, 복사기, 팩스 • 고용주의 전화번호나 웹사이트의 전자(컴퓨터) 링크 • 기술, 흥미, 학문적 수준을 측정하기 위한 사정도구 • 직업 상담, 직업 배치 지원, 구직, 그리고 워크숍 유치
성인(18세 이상)이 이용할 수 있는 서비스
핵심 서비스 • 기술 수준, 기질, 능력, 그리고 지원 서비스의 요구에 대한 초기 사정 • 훈련과 교육 프로그램을 위한 재정 지원책 **집중적 서비스** • 기술 수준과 서비스 요구에 대한 포괄적인 사정, 그룹 또는 개인상담, 진로계획과 사례 관리 • 직업학교 입학 전의 단기간 기술들, 여기에는 의사소통 및 인터뷰 기술, 시간 엄수, 전문적 관리, 기타 '비기술적 자질(soft skill)'들이 포함됨 **훈련 서비스** • 직업 준비 훈련, 직업 현장 훈련, 기업가 훈련, 성인 교육, 읽고 쓰기 활동, 협력교육 프로그램 • 개인 훈련의 성공적 완성을 위해 고용주 또는 고용주 그룹의 위탁으로 이루어지는 주문식 훈련

주와 지역에 있는 정신건강/발달장애 기관들은 일반적으로 주와 연방 양쪽으로부터 자금을 지원받는다.

최근 몇 년간 정신건강/발달장애 기관들은 의뢰된 환자들에게 적합한 정신적·신체적 건강 서비스를 제공하기 위해 관리의료기관(managed care agencies)과 계약했다. 정신건강/발달장애 프로그램으로부터 자금이 지원되는 서비스 형태로는 고용 프로그램, 더욱 세심하게 관리되는 독립생활 프로그램, 사례 관리, 상담 및 지원 프로그램, 신체 또는 정신건강 서비스, 그리고 잠재적인 법적 지원들이 포함된다. 더 나아가 정신건강/발달장애 기관에 있는 서비스 대상자들에 대한 서비스는 적격성 판정을 받은 순간부터 적격성이 사라지는 순간까지, 또는 죽을 때까지 제공된다. 따라서 장애 학생은 출생 순간부터 서비스를 받게 될 수도 있다.

정신건강 기관들은 일반적으로 강박신경증, 정신분열증, 양극성 장애 등과 같은 심각하고도 지속적으로 정신건강상의 문제를 보이는 사람들을 지원한다. 정신건강 기관에서 서비스를 받거나 자금 지원을 받는 서비스 수혜자들을 진단하고 그들의 요구를 기초로 서비스를 제공하는 일은 보통 일반 의사나 정신과 의사가 한다. 정신건강 기관들에 의해 제공되는 전환 서비스로는 사례 관리, 재가/독립생활, 직업 배치 또는 고용 프로그램, 그리고 상담/약물 관리 서비스가 있다.

정신건강의 문제를 가진 학생은 각 학생에게 선정된 **사례 관리자**와 상담을 해야 하며 각 개인은 각자의 전환 서비스 계획에 참가해야 한다. 사례 관리자는 거의 모든 전환 모임에 참여해야 하며, 다른 기관과 접촉을 통해 이루어지는 재활 서비스, 고용 서비스, 훈련 서비스 등도 제공해야 한다. 사례 관리자는 정신건강상의 문제를 가진 학생에 대한 광범위한 책임을 맡고 있다. 그러나 학생으로 하여금 꼭 필요한 행동을 이행하게끔 하는 힘이나 그 것의 동기를 이끌어 낼 수 있는 어떤 특정한 법적 권한을 가지고 있지는 않다. 정신건강 기관과 발달장애 기관에 의해 제공된 서비스는 보통 자발적으로 이루어진다. 만약 학생이 잠재적으로 정신건강 문제를 갖게 될 경우 지방의 정신건강 기관은 학생의 정신건강 서비스 관계자와 접촉하여 서비스에 포함될 수 있도록 요청해야 한다.

요점 정신건강 기관은 일반적으로 정신건강 서비스를 제공하는 정신건강 전문가나 상담자를 통해 서비스를 제공한다.

발달장애 기관은 정신건강 기관과 같은 역할을 한다. 적격성은 다양한 사정을 통하여 결정되지만 초기 적격성은 학생이 일곱 가지 주요한 생활 활동(의사소통, 독립생활, 고용, 자기관리, 이동, 학습, 자기보호) 중에서 세 개 또는 그 이상에 심각한 장애를 가지고 있는지 여부로 결정한다. 이 장애는 신체적 또는 정신적 손상의 결과로 22세 전에 발생한 것이어야 하고 일생 동안 지속되는 것으로 판단되어야 한다(Beirne-Smith, Ittenbach & Patton, 1998). 발달장애 기관은 적격성을 결정해야 하는 책임이 있으며 목표를 결정하고 서비스 활동에 참여해야 한다. 많은 경우 발달장애 기관은 직업재활센터의 자금을 지원받기 위해 **지원고용** 프로그램을 가지고 있으며 지속적인 서비스를 하게 된다. 지원고용은 "직업 배치와 훈련 모델로서 일반 지역 사회 구조 안에서 중도 장애인을 경쟁적 고용에 준비시키기 위해 설계된 것"이다(Reed & Rumrill, 1997, p. 238).

그 외에 발달장애 기관이 제공하거나 주관하는 또 다른 서비스는 독립생활, 그룹 홈 등이다. 역사적으로 발달장애 기관은 보호고용 프로그램을 위해 최소한의 자금을 제공해 왔다. 따라서 가족들이 진정으로 보호고용으로의 배치를 원하는 경우 발달장애 기관은 실질적으로 서비스를 요청할 수 있는 기관이다. 학교는 가능한 한 속히 학생이 정신건강 기관이나 발달장애 기관 중에 어느 쪽 서비스 기관의 적격성에 해당하는지를 감지해야 한다. 행동장애를 가진 학생의 경우 반드시 정신건강 서비스를 받기 위한 자격을 갖추어야 할 필요는 없다는 것을 기억할 필요가 있다. 이 두 프로그램의 서비스에 대한 적격성은 제한적인데, 이는 직업재활과 마찬가지로 자금의 제한으로 인해 그 적격성이 장애의 중증 정도에 초점이 맞춰지기 때문이다. 학교의 대표자는 정신건강/발달장애 기관들이 정보를 요구할 때, 학생의 장애와 행동 경향 전반에 대한 내용을 제공함으로써 그 학생의 서비스 수용 기회를 높일 수 있을 것이다. 더불어 학급에서의 행동 기록이나 중재 자료 역시 유용할 것이다.

요점 발달장애 기관들은 주로 최중도 장애 학생을 지원하지만, 경도 발달장애 학생이나 성인에게도 서비스(예: 사례 관리)를 지원한다.

졸업 후 교육 협력자의 전환 서비스

중등교육 이후의 프로그램을 위한 협력자는 직업/기술학교, 지방 단과대학, 종합대학교의 관계자들이다(Gajar, 1998). 직업교육 서비스는 일종의 도제 프로그램 형식으로서 이는 동업자 조합이나 직업 준비 훈련 프로그램에 의해 제공된다. 학생들의 흥미와 선호를 근거로 하여 전환팀은 학생의 요구에 적합한 프로그램을 탐색한다. 그 다음 단계는 학생과 그 부모가 기회를 탐색하게 하고 적절한 프로그램이 제공될 수 있도록 요구하게 하는 것이다. 이것은 학생의 교육과정에 대하여 탐색함과 동시에 자기주장 기술을 획득하게 함으로써 가능해지며, 또한 학생과 부모가 졸업 이후의 협력자들과 접촉하고 다음에 있을 전환계획 모임을 위해 협력자들을 방문함으로써 가능해진다. 모든 중등교육 이후 서비스 기관은 연방정부의 자금 지원을 받으며 장애 학생에게 서비스와 편의를 공급해야만 한다(Osborne, 1996). 지역사회의 많은 단과대학과 종합대학은 장애센터 운영을 통하여 이러한 서비스를 제공한다. 그러나 고등학교 수준에서 제공하는 서비스와 단과대학 및 종합대학에서의 서비스는 많은 차이점이 존재한다. 대부분의 경우, 중등 이후 교육기관은 요구되는 서비스 외에는 다른 서비스를 제공하지 않는다.

요점 중등 이후의 교육과 훈련 프로그램은 학교의 전환 프로그램 개발에 포함되어야 하며, 경우에 따라서는 개인의 IEP 모임에서 소개되어야 한다.

장애 학생은 설비에 대하여 요구할 수 있어야 하고 자신의 장애를 증명할 수 있는 증거를 제시할 수 있어야 한다. 장애 학생은 대학의 학업 수행 유지 능력을 보여 주기 위해 상당 정도의 독립성과 적극성을 증명해야 한다. 따라서 고등학교 졸업 이후 학생들은 (1) 중등 이후 교육기관의 장애 서비스 부서와 접촉할 수 있어야 하고, (2) 관련 서류들을 제시할 수 있어야 하며(일반적으로 최근의 심리 테스트 결과와 IEP), (3) 자신의 장애를 증명하는 기록과, 요구되는 설비 수정에 대한 기록을 유지할 수 있어야 하고, (4) 자기옹호(self-advocacy)가 가능해야 된다. 명백한 것은, 장애 학생들이 단과대학이나 종합대학 수준에서 성공하기 위해서는 강한 자기옹호 전략과 기술을 가져야 한다는 것이다. 특수교육 교사는 학생이 이러한 기술을 기를 수 있도록 일찍이 초등학교에서부터 교육을 시작한다. 만약 장애 학생이 강한 자기옹호 기술을 가지지 못한 채 고등학교를 떠난다면, 성인 생활의 모든 면에서 그들의 성공 기회는 급격히 감소할 것이다.

요점 장애 학생들은 고등학교를 떠나기 전 자신의 권리를 옹호하는 것을 배울 필요가 있다. 왜냐하면 졸업 후, 학생이 서비스를 스스로 요구하지 않는 한, 어떠한 필요도 그들에게 공급되지 않기 때문이다.

서비스 및 기관 중재 전달의 모체

표 9-11은 장애 학생들의 중등교육 이후 고용을 지원하는 일반적인 서비스들에 대한 개요이다. 표의 가장 윗줄은 기관들에 대한 소개이며, 세로 첫째 칸은 제공되는 서비스들을 나타낸 것이다. 표 아래의 명칭은 전달되는 서비스 과정에서 나타나는 장애의 일반적 영역을 설명하기 위해 제시된 것이다. 비록 이러한 영역들이 IDEA에 서술된 영역과 일치하지 않더라도 이 용어들은 진단 영역을 표시할 때 전 국가적으로 사용되었다.

표 9-11의 목적은 특정 장애를 가진 개인이 신뢰할 수 있는 서비스를 어디에서 받을 수 있는지를 독자가 신속하게 파악할 수 있도록 하는 것이다. 이 장의 앞부분에서 언급한 것과 같이, 모든 서비스는 유효하지만 잠재적 가능성을 가졌다고 해서 모든 사람이 서비스에 참여할 자격을 갖춘 것은 아니다. 예를 들어, 두 번째 줄의 '진로계획'에서 모든 기관이 진로 서비스를 제공하는 것을 보여 준다. 그러나 각 기관은 서비스 수용자에 따라 각각 다른 제한들을 둘 것이다. 게다가 사례 관리나 고용주의 혜택(예를 들어, 고용 감세나 제한된 임금 선택권)의 경우는 매우 소수의 기관들로만 제한된다. 또 다른 접근상의 문제는 서비스를 제공에 대한 특정 기관들의 현재 상황들이다. 즉, 직업재활 기관은 다양한 훈련과 고용 프로그램 제공을 요구받을 것이며, 개인은 이런 서비스 받을 수 있는 자격을 얻게 될 것이다. 그러나 개인이 직업재활 기관의 주요 서비스 범주에 적합하지 않을 수도 있으며, 결과적으로는 서비스를 받지 못할 수도 있을 것이다. **표 9-11**은 서비스 요구에 대한 가이드로서 활용될 수 있다. 그러나 서비스 수용자들의 실제적 적용에 있어서는 차이가 날 수도 있다.

표 9-11 고용 전환 서비스 제공자들

서비스 \ 공급자	지역사회 고용 기관	공립학교	직업교육	직업, 특수교육 협력 기관	일자리/총노동력 투자법/국가고용 기관	직업재활/시각 장애재활 기관	정신보건국	정신지체/ 발달장애 기관	중등 이후 교육 기관	성인 직업 기술 기관
기능적 직업평가		모두	모두	모두		모두	PD	MD, OH		
진로계획	모두	모두	모두	모두	모두	모두	PD	MD, OH	모두	모두
직업 탐방	모두	모두	모두	모두		모두	PD	MD, OH		모두
직업조사 훈련	모두	모두	모두	모두	모두	모두	PD	MD, OH		모두
직업 배치	모두	모두	모두	모두	모두	모두	PD	MD, OH		모두
공학/보조공학		모두		모두		모두	PD	MD, OH		
수송		모두	모두	모두		모두	PD	MD, OH		
직업 훈련	모두	모두	모두	모두	모두	모두	PD	MD, OH		
모방							PD	MD, OH		
고용주 혜택					모두	모두	PD	MD, OH		
사례 관리						모두	PD	MD, OH		
독립생활 기술		모두					PD	MD, OH		
주거 서비스							PD	MD, OH		
재정적 지원							PD	MD, OH	모두	모두
여가 서비스		모두					PD	MD, OH	모두	모두

범례: LD = 학습장애, BD = 행동장애, OH = 정형외과적 손상, MD = 중복장애, PD = 정신장애, SI = 감각장애.

출처: 허가에 의해 수정하였음. Baer, Simmons & Flexer, 1996.

11. 결론

많은 전문가와 기관들이 전환계획 수립과 서비스에 참여할 것이다. 전환팀의 각 구성원들은 특별한 지식을 갖추고 있으며 전환과정에 적용될 수 있는 전문적인 기술을 가지고 있다. 학교중심의 협력가들은 교육과 전환 서비스가 효과적이면서도 학생들의 목표와 관련되도록 함께 작업해야 한다. 일반적으로 직업, 진로 및 전환 교육과정은 관리자의 지원 아래 특수교육자, 관련 서비스 교육자, 그리고 직업교육자와 일반교육자에 의해 조절된 방식으로 고등학교 프로그램에서 제공된다. 학교교육 이후의 협력자들은 전환과정에 포함되어 미래 환경 조성을 위해 기여하게 된다. 그들이 미래에 대한 지식과 목표 개발에 기여하게 되면 그들의 기여는 지속성을 띠게 되고, 학생들이 졸업 후의 활동에 대하여 전환을 성취하게 되면 그들은 만족감을 얻게 될 것이다. 가장 중요한 것은 학생 가족이 정한 목표를 지원할 수 있도록 팀 구성원이 자신의 자질을 이끌어 내는 것이다. 이를 위해 팀 구성원들은 그들의 능력을 일관되게 협력적 방식으로 사용해야 한다. 목표를 일치·발달시키고자 하는 팀 과정은 학생을 목표한 방향으로 이끌어 가는, 전환 서비스에 있어서 없어서는 안 될 필수조건이다. 팀의 모든 구성원들은 최고의 결과를 성취하기 위해 각 구성원들의 역할과 책임을 알아야 한다. 팀원들의 기술이나, 팀의 리더십이 팀의 단결을 위해 필수적이다. 이것은 목표를 일치시키는 기초가 되며 생산적인 팀 상호작용의 과정이다.

12. 연구문제

1. 전환팀에 포함시켜야 하는 사람들은 누구인가? 적어도 다섯 가지 예를 제시하시오.
2. 간학문적 서비스를 통하여 무엇을 성취할 수 있는가?
3. 장애인은 직업재활 상담자로부터 어떤 유형의 서비스를 받을 수 있는가?
4. 전환 조정자의 조정 기능은 무엇인가?
5. 학생이 성인 서비스를 받게 되는 시기는 언제인가?
6. 장애 학생을 위한 전환 프로그램에 어떤 관련 서비스를 포함시켜야 하는가?
7. 중등 이후 과정에 초점을 맞추는 팀의 유일한 목적이 고용이라고 할 수 있는가?
8. 전환 촉진자가 보여 줄 수 있는 기술은 무엇인가?
9. 재학 중 관리자 또는 졸업 후의 관리자들은 전환실습을 어떻게 촉진하거나 방해할 수 있는가?

13. 참고 웹사이트

The Federal Resource Center for Special Education
www.aed.org/special.ed/frc.html

Transition Research Institute
www.ed.vivc.edu/sped/tri/institute.html

School to Work Outreach Project (Exemplary Model/Practice/Strategy)
www.ici.coled.umn.edu/schooltowork/profiles.html

The Office of Vocational and Adult Education
www.ed.gov/about/offices/list/ovae/index.html

National Institute on Disability and Rehabilitation Research
www.ncddr.org

Administration on Developmental Disabilities
www.acf.dhhs.gov/programs/add/

Office of Special Education Programs
www.ed.gov/about/offices/list/OSERS/OSEP/index.html

Rehabilitation Services Commission
www.ed.gov/about/offices/list/osers/rsa/index.html

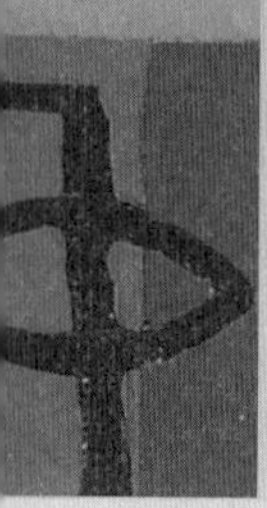

제 10 장 고용으로의 전환

Thomas J. Simmons & Robert W. Flexer

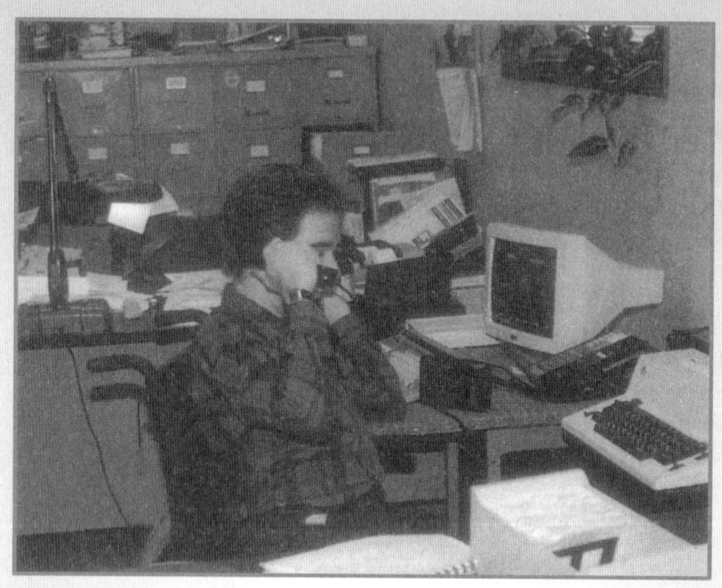

학습목표

1. 전환 학생의 진로와 직업 경험을 서술한다.
2. 고용 준비 및 고용 획득을 위한 노동시장의 역할을 설명한다.
3. 선택할 수 있는 고용의 주된 종류를 알아본다.
4. 학생과 가족에게 비전을 제시할 수 있는 진로 가능성을 설명한다.
5. 고용 준비를 위한 학교 및 학교 이후의 서비스 프로그램을 설명한다.
6. 고용을 위한 지원 중재에 접근하는 주요 과정들의 차이를 설명한다.
7. 고용 획득을 위한 학생 지원 실습 모델을 서술한다.

1. 서론

대부분의 청소년들은 직업의 세계로 진입하여 직업을 구하고 진로를 개척하기 시작한다. 최근 경향을 보면 한 개인이 전 생애 동안 자신의 진로를 일곱 차례 정도 바꾼다고 한다. 그러나 장애 청소년의 경우 개인의 흥미, 지원 요구, 그리고 학교교육 기간 동안의 실습 및 고용 경험 정도에 따라 직업을 갖게 될 가능성은 다양하게 변한다. 어떤 학생들은 공립학교 프로그램을 이수하고 경쟁고용에 성공하는 반면, 다른 학생들은 중등학교 이후 교육과 훈련을 밟아 가는 경우도 있다. 일부 청소년들은 공공 노동시장에서 생산 활동에 참여할 능력을 갖추지 못하는 경우도 있다. 이처럼 개인 차원의 자원봉사 활동, 지역사회 활동, 그리고(또는) 소득 활동 등은 전환팀에 의해 개발된 전환 전망의 결과물일 수 있다. 학교 교육과정 이후에 나타나는 특정 성과와는 별개로 학생들이 참여하는 노동과 생산 활동은 그 지역사회와 경제에 기여하는 것이어야 하며 사회적으로 통합된 것이어야 한다.

이 장에서 강조하는 성과 중심 과정은 어떻게 학생과 가족, 그리고 전환팀이 그들의 가치에 맞는 만족스러운 진로와 전환목표를 가지고 미래를 구상하는지를 설명한다. 이 장에서는 고용 준비 프로그램인 진로 개발 활동을 통해서 학생의 고용 전환목표가 개발되고 개선되는 과정이 다루어진다. 또한 전환팀원들과 서비스 제공자들이 사용하는 전환계획과 지원의 다양한 전략들이 묘사된다. 고등학교의 각 학년에서 이루어지는 전환교육 활동은 학생이 자기결정에 의해 취업 목표를 세울 수 있도록 지식과 기술을 가르친다.

이 장의 목표는 장애를 가진 개인의 취업을 비롯하여 장애인의 생산적인 사회 참여가 가능하도록 대안을 제시하는 것이다. 또한 고용 전환을 위한 준비를 포함하여 직업 개발, 배치, 훈련 프로그램과 같은 서비스 및 지원의 종류에 대하여 설명하게 된다. 많은 직업교육 프로그램과 서비스가 1960년에 보급되어 현재까지 이르고 있으나 최근의 장애인 고용 프로그램은 맞춤형 고용 서비스에 초점을 맞추고 있다. 맞춤형 고용은 고용인과 고용주 간의 고용 관계에 초점을 맞추어 양측의 요구를 지원할 수 있는 방법을 찾는 것이다. 장애인들의 목표 실현을 위한 종합적인 고용 준비와 지원고용에 대한 설명이 이 장에서 제공된다. 학교교육 및 졸업 이후의 준비를 위한 모델 제시, 기관 중재, 사무 중재, 정부 중재, 학생 및 가족 중재를 위한 지원들이 여기에 포함된다. 독자는 이 장에서 장애인의 고용을 촉진하고 유지하기 위한 다양한 서비스와 지원에 관련된 지식을 얻게 될 것이다.

2. 고용 성과와 선택권

고용 성과

중등 특수교육 프로그램을 마친 장애 학생을 대상으로 한 추적 연구들을 보면 고용과 연계한 전환교육 계획 및 프로그램의 중요성에 대하여 입증해 주고 있다. 포괄적 국가 전환교육 종단

연구(National Longitudinal Transition Study II)는 장애를 가진 졸업생의 취업률이 비장애 또래 졸업생보다 낮다고 밝혔다(Cameto & Levine, 2005). 전국 종단적 전환 연구(NLTS) 보고에 따르면 2003년에 일반 고등학교 졸업생의 경우 55%가 취업이 된 반면(Bureau of Labor Statistics, 2004) 장애를 가진 졸업생은 46%만이 졸업 후 1~2년 내에 취업되었다. 이전에 행해진 Fabian, Lent와 Willis(1998)의 연구에서도 비슷한 결과를 보고했는데, 장애 학생이 졸업 후 3~5년 내에 취업에 성공한 비율은 50%를 조금 넘는 정도인 데 반해 일반 학생의 경우에는 69%의 취업률을 보였다. 장애 영역에 따라서도 학습장애와 언어장애의 경우에는 각각 46%와 58%의 취업률을 기록했으나 정신지체의 경우에는 단지 25%만이 취업되었다(Cameto & Levine, 2005).

개인이 가진 장애 정도의 심각성 역시 낮은 취업률과 연동되어 있다. 예를 들면, 고등학교를 졸업한 중도 장애 학생 398명을 설문조사한 결과 48%의 학생들이 고용되지 못하였거나 중등 이후 교육을 받고 있었다. 고용된 학생들 중에서도 3분의 1이 조금 넘는 학생들(34%)만이 경쟁적 고용 상태에 있었다(Johnson, McGrew, Bloomberg, Bruininks & Lin, 1997). 실제로 소수의 중도 장애인만이 지역사회에서 경쟁적으로 일을 하고 있다. 몇몇 횡단 연구의 결과를 보면 지역사회에 기반을 둔 취업률은 0~20%까지 다양하게 보고되고 있다(Benz, Lindstrom & Yovanoff, 2000; Edgar & Levine, 1986; Edgar, Levin, Levine & Debey, 1988; Haring, Lovett & Smith, 1990).

불완전 고용 또는 장기간의 실업은 많은 미국 장애인들에게 심각한 문제로 남아 있다. 최근 전미장애인 기구(National Organization on Disability, 2004)에서는 대략 3명 중 2명의 장애인이 일을 하지 않는 것으로 보고하고 있다. 취업 전망에 있어서는 18~29세의 청년 장애인이 일반 장애인보다 더 긍정적으로 나타난다. 최근 몇 년 동안의 취업률을 보면 장애 청년의 취업률이 57%인 데 반해 비장애 청년의 취업률은 72%에 이른다.

고용 선택권

성인 활동과 보호 작업장

금세기 초 장애인 서비스가 출현한 후, 장애인에 대한 고용 선택권은 격리된 배치(예: 성인활동센터와 보호 작업장)에서부터 지역사회 중심의 경쟁고용까지 다양하게 분류되어 있다. 전문가들의 주요 업무는 장애인들이 노동인력으로서 경쟁력을 가지도록 준비시키는 것이었다. 이 모델하에서 서비스의 소비자들은 분리가 최소화된 고용 환경에서 일할 권리를 얻기 위해서 그들이 가진 기술과 필요한 능력을 보여 주어야만 했다. 그러나 많은 장애인들이 '(보호 작업장을)떠날 준비가 되지 않았다'는 이유로 종일 격리된 환경에서 근무해야 했다.

> **요점** 실제로 소수의 사람들만이 제한적이고 분리된 고용 환경에서 최소 제한적 환경인 경쟁적 고용으로 느리게 전환된다.

1960, 1970, 1980년대에는 중도 장애인들이 선택할 수 있는 고용 프로그램으로 성인 주간 프

로그램이 많았다. 여기서 제공되는 프로그램들에는 일상생활 훈련, 직업 전 훈련(prevocational training), '취로사업(make-work)'* 직업교육 활동, 현장 견학, 레크리에이션 활동, 그리고 특수교육 교육과정의 기타 유형들이 있었다(Wehman, 2001). 중도 장애인이 선택할 수 있는 또 다른 프로그램으로 '보호고용'이라 불리는 특별한 작업훈련이 있다(Whitehead, 1977). 보호 작업장의 목표는 장애인이 장기간 작업 기술을 배울 수 있도록 개별화된 작업 환경을 제공함으로써 '재활(habilitate: habilitate가 훈련 또는 교육을 의미하는 train인 반면, rehabilitate는 재훈련 또는 재교육을 뜻하는 retrain이다)'을 위해 훈련시키는 것이다.

보호고용의 주요 특징으로는 최저 임금에도 미치지 못하는 임금을 들 수 있는데, 이는 완성된 제품에 대한 성과급으로 지급되는 금액이다. 그리고 이 보호고용 프로그램은 시설에서 일하는 비장애인 직원을 제외하고는 비장애인과 접촉할 수 있는 기회가 제한된다는 특징이 있다. 마지막으로 보호 작업장의 특징은 지역사회 사업장에서 실제로 수행하는 작업으로 전환하기 위한 교육과 훈련이 제한되어 있다는 것이다. 대부분의 보호 작업장에서는 최저 임금에 못 미치게 임금이 지급되거나 또는 지역 사업체와 확실한 계약에 기초하여 성과급이 지급된다. 그러나 이러한 환경에서 수행되는 작업은 오늘날의 노동력에 준하도록 개인을 준비시키기에는 적절하지 못하다.

*역자 주: 노동자를 놀리지 않기 위해 일시적으로 만드는, 또는 실업 대책으로서 제공되는 불요불급한 일.

성인활동센터(adult activity centers)와 보호 작업장은 중도 장애인이 선택할 수 있는 프로그램이다. 중요한 점은 개인과 가족이 전문가 팀의 계획 수립 과정에 적극적으로 참여하느냐, 그리고 이 선택이 개인의 비전과 일치하느냐 하는 것이다. 장애인 고용 프로그램들(예: 보호 작업장, 경쟁고용 등)의 고용 성과를 비교 연구한 결과, 장애인들은 지역사회 사업체 내에 고용되어 있는 동안에 더 많은 돈을 벌었으며 비장애인 동료나 고객과 상호작용할 수 있는 기회도 더 많았다(Gilmore & Butterworth, 1996; McCaughrin, Ellis, Rusch & Heal, 1993; Rogan, Grossi, Mank, Haynes, Thomas & Majad, 2002; Wehman, Revell & Kregel, 1998).

요점 성인 주간 프로그램과 보호고용의 가장 큰 실패는 장애인들이 분리된 프로그램에서 실제 고용으로 전환되지 않는다는 것이다.

고용 관련 전환 서비스와 지원고용이 전반적으로 발달하게 됨으로써 집중적인 지원을 필요로 하는 많은 장애 청년들이 통합된 직업과 중등 이후 교육과정으로 전환할 수 있었다. 중등학교를 다니는 동안 지역사회 직업 경험에 참여했던 많은 중도 장애 학생들은 분리된 고용 환경에 배치하기보다는 그들의 능력에 맞게 지역사회 내 공동체로 전환되는 것이 바람직하다. 장애인들은 그들이 종사할 직업의 종류나 작업시간, 휴식 시간 등을 선택할 수 있는 기회가 좀처럼 주어지지 않을 뿐 아니라 분리된 작업장에서 필요한 지원을 선택하기도 쉽지 않다. 이것은 학생과 소비자의 선택권에 대한 원칙를 규정한 1992년, 1997년에 개정된 IDEA나 1992년의 개정재활법(RAA)의 본질에 직접적으로 어긋나는 것이다.

지원고용

지원고용(supported employment, SE)은 주간 활동센터나 보호 작업장과 같은 분리된 고용 형태에 대한 불만에서 생겨난 고용 서비스 형태이다. 1986년 개정재활법(Rehabilitation Act Amendments, RAA)에 따라 연방 프로그램이 시작된 이래로, 미국에서 지원고용에 참여하고 있는 사람들의 수는 9,800명에서 140,000명 이상으로 증가했다(Wehman, Revell & Kregel, 1998b). 지원고용은 중도 장애인을 위한 효과적인 직업 서비스 전달 옵션으로 증명되고 있다. 이들 중도 장애인에는 정신지체(Rusch, 1986; Wehman & Hill, 1985; Wehman, Hill, Brooke, Pendleton & Britt, 1985), 외상성 뇌손상(Wehman et al., 1993), 지체장애(Baer, Simmons, Flexer & Smith, 1994), 정신과적 장애(Bond, Dietzen, McGrew & Miller, 1995; Collignon, Noble & Toms-Barker, 1987; MacDonald-Wilson, Revell, Nguyen & Peterson, 1991) 등이 포함된다.

1992년과 1998년의 개정재활법(P.L. 102-569)은 지원고용을 다음과 같이 정의한다.

> (i) 지원고용은 통합된 작업장에서 경쟁적인 작업에 참여하거나, 경쟁고용을 지향하는 개인이 통합된 작업장에 고용되는 것, 개인의 강점, 자원, 우선순위, 관심, 능력, 역량, 흥미, 그리고 개인의 선택과 일치하는, 최중도 장애인을 위한 지속적인 서비스가 제공되는 것을 의미한다.
>
> (A) 지원고용은 한 개인이 경쟁고용이 불가능한 상태에 있거나, 혹은 심한 장애로 인하여 고용이 때때로 중단되거나 방해받게 되는 경우에 필요하며,
>
> (B) 장애의 심각성과 특성 때문에 집중적인 지원고용 서비스가 필요하며, 작업 수행을 위해 확장된 서비스가 필요한 사람을 대상으로 한다.(706[18][A & B])

지원고용은 장애인과 함께 일할 직업훈련사나 고용 전문가의 서비스를 활용하여 개인에게 맞는 직장 내 교육, 장기 직업 알선, 또는 지속적 지원 등을 제공함으로써 장애인이 고용 상태를 유지하도록 돕는다. 고용 전문가는 장애인의 고용 유지를 위해 날마다 훈련이나 도움을 제공하지는 않지만 고용인이 직업 수행을 몸에 익힐 수 있도록 교육한다. 그런 다음 체계적으로 서서히 작업 현장에서 전문가의 역할을 줄여 나간다. 지원고용에서 제공하는 장기 지원은 다른 직업재활 서비스나 진로 및 기술교육 서비스와는 구별되는 특징 가운데 하나이다. 가장 광범위하게 실현되고 있는 지원고용 모델은 고용 전문인이 장애인에게 일대일로 전환 서비스를 제공하는 것이다. 비록 지원고용 서비스 전달에서 장애인은 집단 배치(예: 분리된 장소, 이동 작업반, 집단 작업 배치)의 형태로 고용에 포함되지만 공정하고도 한결같은 지원과 지도를 받는다. 오늘날, 지원고용은 더욱 광범위하게 정의되고 있는데, 정의에서 전문 재활 중재만을 포함하는데 그치지 않고 (1) 가족과 친구, (2) 지역사회 조직과 서비스 집단, (3) 협력자, 그리고 멘토,

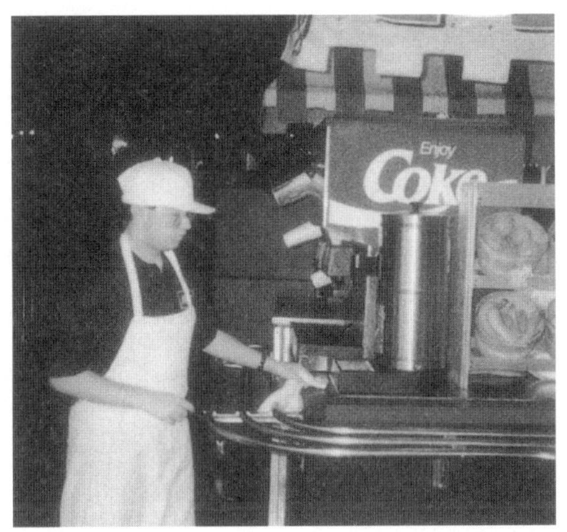

환경은 강력한 교사이다.

지도자, 지속적 지원 제공자로서의 관리자, (4) 현재의 인적 자원과 회사 내의 고용인 지원 프로그램, 그리고 (5) 사업체 내 법인의 지원고용 운영 모델이 제공하는 훈련과 지원까지도 폭넓게 포함한다.

사회 통합, 임금, 그리고 직업 선택 기회의 증대 외에도 지원고용 옵션과 분리 작업장 옵션 사이의 중요한 차이점은 '직업 준비 과정'과 장기 지원 또는 지속적 지원에 대한 관점들이다. 지원고용 서비스 전달은 '배치 후 훈련(place and train)'적 접근에 근거를 두고 이루어지는데, 이는 장애인 개개인이 가진 독특한 능력, 필요, 관심에 기초하여 고용이 이루어진다는 것을 의미하며, 또한 업무가 직접적으로 이루어지는 실제 장소에서 직업훈련이 행해진다는 것을 뜻하기도 한다. 고용인은 직업 수행을 위한 훈련을 받은 날부터 자신의 작업 일수에 따라 보수를 받기 시작한다.

앞서 논의했듯이 분리 작업장은 '훈련 후 배치'식 접근방법이다. 따라서 각 개인들은 지역사회에 고용되기 전에 확실한 직업 숙련도를 증명해야만 한다. 지원고용 참여자들의 긍정적 고용 성과가 여러 주요 영역에서 보고되고 있다. 특히 고용인의 만족도(Test, Hinson, Solow & Keul, 1993), 직업 배치(Mank et al., 1997), 임금 및 혜택(Kregel, Wehman & Banks, 1989), 고용주의 우호적 인식(Kregel & Unger, 1993), 효과적인 지원 전략(Parent, Unger, Gibson & Clements, 1994)의 영역에서 긍정적으로 보고되고 있다.

> **요점** 지원고용 참여자들은 통합된 작업장에서 지원을 계속 받으면서 의미 있는 업무를 실제적으로 수행한다.

전통적으로 장애를 가진 사람들이 자영업이나 소규모 사업장의 사업주로서 역할을 수행할 수 있다고 보지 않았다. 그러나 장애인들에 대한 지원이 이루어지면서 자영업은 전 국가적으로 장애인의 직업 선택으로서 인기를 얻고 있다(Doyel, 2000; Griffin & Hammis, 2001). 지원고용과 지원 자영업(supported self-employment) 운영의 결과, 새로운 지역사회 파트너의 도움을 지원고용 체제에 편입시킬 수 있게 되었는데, 정부의 발달장애계획위원회, 소규모 사업 담당 행정부서, 재정 지원 기관들이 지역사회 파트너에 해당된다.

지원 경쟁고용

상당수의 학생들이 사회에 참여할 수 있는 능력을 충분히 갖추지 못한 채 특수교육과 중등교육을 마친다. 장애를 가진 사람들은 무시되기 일쓰고 그들의 고용 자질은 개발되지 못한 채로 있게 되는 경우가 많다. 많은 학생들이 직업을 구할 수 있을 만큼의 기본 기술을 갖추지 못하고 있으며 자신의 구직에 도움을 줄 수 있는 자원이나 장려금에 대한 기본적 지식도 부족하다. 설령 일거리를 구했거나 경쟁시장에 고용되었다 하더라도 역시 불완전 고용 상태에 있게 된다.

지원 경쟁고용은 정식 영역이나 명칭으로 인정된 것은 아니지만 우수한 맞춤식 고용(customized employment)으로서 새로운 시도라고 할 수 있다. 장애를 가진 많은 학생들이 독립적으로 작업을 수행할 수 있는 능력은 가지고 있으면서도 구직을 위한 기술은 제대로 갖추지 못한 경우가 많다. 전환 기술과 같은 이러한 결정적 기술의 부족이 그들의 진로 개발을 제한하곤 한다. 대부분의 경우, 다른 방법으로 훈련을 받거나 도움을 받지 않는 한, 학생들은 경쟁고용에 필요한 구직 기술이나 인터뷰 기술, 또는 자신의 기술을 표현하는 능력을 기르지 못한다. 이러한 부수적인 결과들이 결국은 진로 개발을 제한하고 저임금 상태에 머무르게 한다. 진로목표에 따라 중점적인 훈련을 필요로 하는 장애 학생을 위해 고용서비스국(Office of Employment Service)과 일괄처리창구(One-Stop-Shops)와 같은 전통적인 고용구조가 역사적으로 발전되어 왔다(Simmons & Whaley, 2001). 여기서 알아야 할 중요한 사실은, 만약 학생들에게 중등 이후 교육계획을 비롯하여 적절한 지도와 진로계획을 세울 수 있도록 도움이 제공된다면 학생들은 보다 더 도전적인 직업을 위해 효율적으로 준비하게 된다는 것이다. 시간 제한적 지원이 요구되는 학생들의 경우, 고용을 획득하고 유지하기 위해서 전통적 고용구조 외에도 안전 고용을 위한 개별화된 영역에서의 지원이나 그룹 지원 제도의 혜택을 받을 수도 있다.

요약

전환기에 있는 청소년과 부모에게 장애인의 고용 옵션 유형 간의 차이를 설명해 주고 그들과 상호 의사소통할 수 있는 특수교육 교사와 전환교육 전문가가 필요한 이유는 여러 가지가 있다. 성인 서비스 기관에 대한 학생과 부모들의 경험 부족 및 인식 부족, 특수교육 서비스 전달체계(교육권)와 성인 서비스 프로그램(적격성) 사이의 차이에 대한 인식 부족, 그리고 장애인의 높은 실업률 등과 같은 요소들이 바로 그러한 이유에 해당된다. 많은 장애 학생들이 직업생활을 시작하기 전에 더 많은 교육을 받고자 한다. 그러나 그에 못지않게 중요한 것은 중등 이후 교육을 완료하도록 지원하는 것이며, 뿐만 아니라 대학 학위 과정을 이수하고 직업을 갖게 되거나 또는 고등학교 졸업 후에 교육목표나 진로목표에 대한 수정이 이루어질 수 있도록 지원과 고용 서비스를 실현하는 것도 중요하다.

3. 고용 개발 기회

새로운 노동시장의 전망

최근의 노동시장은 크게 바뀌었다. 일반적으로 미국의 노동시장에서는 매달 약 75,000개에서

200,000개의 일자리가 창출된다(U.S. Department of Labor, 2005). 2006년 5월 현재 미국 내 실업률은 4.6%로 1974년 이래 최저이다. 노동시장의 추세는 교육, 의료 서비스, 도매업, 전문업 및 영업 서비스, 그리고 광산업 분야에서 증가되고 있다. 건강 관리 영역에서는 해마다 약 250,000개의 새로운 고용을 창출하며 직종 분야에서 중요한 공헌자 역할을 이어 가고 있다. 그러나 소매와 제조 분야에서의 고용은 지속적으로 감소하고 있다.

기존 직업의 유형 자체도 변하고 있으며 요구되는 직업의 유형들도 변하였다. 미국 노동부는 2004~2014년까지 수적으로 가장 급성장(직업 수의 증가)하는 30개의 직업 중 22개의 직업에서 장·단기 훈련 또는 직업 현장 훈련과 같은 특정 훈련 형태를 요구할 것이며, 그 나머지의 직업에서는 준학사, 학사 또는 고급 학위를 요구하게 될 것이라고 보고하였다. 그러나 2004~2014년 기간에 가장 빨리 성장(성장률의 증가)하는 30개의 직업 중에서는 단지 네 개의 직업만이 직업 현장 훈련이 필요하고 나머지는 적어도 준학사(8), 학사(10) 또는 석사나 박사(8)를 요구하게 될 것이다. 가장 빠른 성장 범주에 속하는 직업 중 16개의 직업은 의료나 의료 관련 분야의 직종이다.

요점 미래에는 직업 현장 훈련을 요구하는 직종이 증가할 것이며 중등 이후 교육에 대한 요구도 커질 것이다.

고도의 경쟁시장은 재택근무, 인터넷 사용, 컴퓨터 개발, 자동화 설비와 같은 과학 기술의 사용에 의해 영향을 받아 왔다. 자영업과 임시직은 시장의 하청업 분야에서 증가하였으며 이런 영향 아래서 소규모 영세업들이 증가하고 있다. 지난 10년간 새로운 직업망의 60~80%가 소규모 사업장으로 양산되었다. 그들은 사기업 부문 전체 취업인의 절반을 고용하며 그중 53%는 자택을 본거지로 삼아 사업을 한다. 그들은 비농업 분야 민간 국내총생산의 50% 이상을 창출하고 미국 민간 임금 지급 총액의 45% 이상을 지불한다. 이러한 영향들 아래서 더 효율적이고 지속 가능한 고용을 위한 혁신적인 새로운 방법의 필요성이 증대되었다.

오늘날의 고용 현실: 고용으로의 입문

이처럼 새롭게 변하는 기업환경에서 확실한 전략과 방법을 갖는다는 것은 장애인을 포함한 모든 노동자들의 고용 시도에 효과적으로 작용할 것이다. 다양한 방법들이 새롭게 시도되고 있을 뿐 아니라 계속 수정되고 있다. 이 과정에서 중요한 것은 고용주와의 접촉과 관계를 발전시키고 유지하는 것이다. 바람직한 고용 상황에 이른다는 것은 결국 고용주와 고용인 간에 최상의 적합성을 찾아가는 것이며 어떻게 그것을 구조변화를 통하여 완성해 갈 것인가를 발견해 가는 것이다. 그러나 최상의 적합성을 찾아내기 위한 구조가 마케팅에만 국한되는 것을 의미하지는 않으며 직접적인 접촉, 경제자문위원회, 멘토링 프로그램 지원을 포함하는 것을 의미한다.

최근 들어 장애 청년이 마케팅을 하거나 직업을 구하기 위해 직접적으로 접촉을 시도하는 것이 어느 정도 수월해지고 있다. 그리고 새롭게 개선된 훈련방법의 발달과 취업을 위한 노력으로 구직 현황도 향상되었다. 고용주과 장애인 모두를 위한 입법적, 재정적 지원은 고용 전망에 대한 관점을 변화시켰다. 또 하나의 중대한 성과라면 장애인의 관심이 폭넓게 수용되고 있다는 것이다(Louis Harris and Associates, 2000).

Blanck(1999)는 고용주가 미국 장애인법(ADA)의 의무를 이행하기 위해서라기보다는 작업장 문화, 태도, 사업 전략 때문에라도 장애인 고용을 더 선호할 것이라고 강조했다. 나아가 그는 숙련 노동자의 대체원가*가 작업장의 설비 조절 비용의 40배에 달한다고 말한다. 그에 따르면 미국의 세계적 유통업체 시어스 로벅(Sears, Roebuck and Company)의 대체원가는 1,800~2,400달러이며, 이는 설비 조절 비용의 평균에 해당하는 40~60달러보다 훨씬 비싼 것이다. 결과적으로 Blanck(1999)는 주목할 만한 경제적 이익이 설비 조절의 결과로 발생할 수 있다는 것을 발견했다. 그는 보편적 설계 기술(universally designed technology, UDT)에 의한 작업장 설비 조절은 장애인이나 비장애인 모두에게 생산적이고도 경제적이며 안전한 작업 수행(예를 들면, 산업재해 가능성 차단)을 가능하게 한다고 지적한다. 나아가 이러한 변화는 '기업체 파급 효과'를 가지는데, 이는 보편적 설계 기술(UDT)이 고용주의 생산비용을 줄여 주고 비장애 고용인의 생산성도 효과적으로 증진시켜 줌으로써 가능하다.

*역자 주: 대체원가(replacement cost)란 현재 보유하고 있는 자산과 동일한 자산을 시장에서 구입할 때 지불해야 하는 금액으로, 여기서는 노동자가 작업장에서 요구하는 숙련도에 이르기까지 소요되는 비용을 의미한다.

4. 고용을 위한 준비와 계획

고용에 대한 비전 개발

고용이 된다는 것과 생산력을 갖는다는 것은 성인기의 매우 가치 있는 성취라고 할 수 있다. 또한 우리 사회 구성원 대부분에게 있어서 만족스러운 진로를 영위한다는 것은 가장 중요한 삶의 질을 획득하게 되는 성과를 의미한다. 개인과 사회라는 관점에서 볼 때 가장 이상적인 상황은 사업장이 성공적으로 운영되는 것과 그곳에서 일하는 노동자가 만족스러울 때이다. 고용으로의 전환은 개인의 진로 개발 과정과 성과에 영향을 미칠 뿐만 아니라 사업체의 노동력 요구를 충족시켜 준다.

성공적인 사업장과 만족스러운 노동자 사이의 관계를 결정하는 열쇠는 성과에 초점을 맞춘 결과 중심의 과정(outcome-oriented process)과, 개인의 강점, 요구, 흥미, 선호도를 파악하는 것이다. 결과 중심의 과정은 첫째로 미래에 대한 계획을 요구한다. 이 계획 안에서 학생들은 개인의 요구와 선호, 원하는 삶의 질을 고려하여 직업에 고용된다. 직업의 질은 고도의 개별화된 과정에 의해 정의된다. 비전은 한 개인이 꿈꾸는 여러 가지 작업 환경을 탐색하기 위한 출발점이 된다. 개인이 지식을 갖추기 위해서는 충분한 시간이 필요할 뿐만 아니라 개인이 목표를 세우고 거기에 집중하는 과

사례연구 Tim

배경

Tim은 대도시 변두리 지역에 위치한 Halibut 고등학교에 다니는 19세의 상급생이다. Tim의 집 10마일 내에는 제조업체, 소매업체, 두 개의 병원, 큰 대학, 그리고 큰 군사시설이 있어 크고 작은 고용주들이 많이 있다. Tim은 경도 인지장애(moderate cognitive disability)로 진단받았으며 소근육 운동 기술과 학교교육 전반에 지체를 보인다. Tim의 학교교육은 '실기(hands-on)'와 직업 경험에 진전을 보이면서 꾸준히 발전해 왔다. Tim은 부드러운 말씨를 가졌으나 말더듬과 낱말 찾기(word-finding) 능력장애로 인하여 회화가 약간 부자연스러운 청년이다. Tim은 빨리 말하려고 할 때 당황하곤 한다. Tim은 몇몇 친한 학교 친구들과 비디오게임과 농구를 즐기며 영화도 보러 간다. Tim은 운전을 배웠고 동네 레스토랑에서 접시를 닦아 번 돈으로 자동차도 구입하였다. Tim은 집안일을 하기는 하지만 요리나 세탁일은 배우지 않았다.

현재 학업 생활

Tim은 지난 2년간 직업센터에서 건축 및 리모델링 과정을 이수하였다. 그는 다양한 관련 기술들을 숙달하였고 능력도 갖추었다. 그의 학교생활은 오전에는 주로 수학, 영어, 생활 기술 수업과 같은 학교교육에서 요구하는 과목들로 이루어져 있다. Tim은 소집단 반에서 수업을 받으며 보충 지도를 받는다. 그는 학교 수업과 직업 관련 교육과정에서 평균 C학점을 유지하였다. Tim의 오후 일정은 다음과 같다. 1학기에는 건축과 리모델링 수업을 수강하고, 2학기에는 취업 분야에서 실습을 하거나 취업을 경험하게 된다. Tim의 전환팀은 직업 배치와 전환 협력을 위해 직업연구사에게 도움을 요청하였다. 직업연구사는 직무 지도를 위해 직업재활사무국에 Tim을 위탁하는 한편 사후 관리 고용을 위해서는 정신지체/발달장애 위원회에 위탁하는 것을 동의하였다. Tim은 현재 언어치료사에게 언어 유창성 치료를 받고 있다. 또한 소근육 운동 기술을 위해 작업치료도 받고 있다.

사정

학력평가 결과 Tim은 읽기 이해와 어휘력에서 6학년 수준이다. 수학에서는 8학년 수준으로 비교적 강세를 보인다. Tim은 줄자를 32인치까지 읽을 수 있다. 그는 계산기를 사용하여 정수, 십진법, 분수를 활용한 수리연산들을 수행할 수 있다. Tim은 말을 이해하는 데 상대적으로 약하다. Tim은 두 가지 이상의 단계나 구성요소로 된 정보나 지시를 처리하는 데 어려움을 가지고 있다.

그는 실물 조작 학습이나 현장 실습에 강점을 보인다. 10단계 진로평가를 실시해 본 결과 Tim은 실내나 실외, 어느 곳에서나 일하고 싶어 하는 것으로 나타났다. Tim은 특히 손으로 일하는 것을 선호한다. 그는 또한 사람들과 원만하게 일하는 능력이 있으며 그런 일에 욕구와 흥미를 보인다. Tim은 고객 서비스 업무에 흥미를 보이지만 계산기나 컴퓨터를 사용하는 업무에는 흥미를 보이지 않는다.

사례연구 Tim (계속)

전망

Tim은 이상적인 직업으로 로우즈(Lowe's)나 홈디포(Home Depot) 같은 곳에서 재고 정리 일을 하기 바라며 가능하다면 부모님이 사는 동네에서 룸메이트와 함께 거주하기를 바란다. 그는 지역사회 활동을 위해 자기 소유의 자동차를 가지고 싶어 한다. Tim과 그의 가족은 가족회의에서 Tim의 진로와 관련하여 다양한 의견을 제시하였다.

Tim: "저는 삼촌이 집을 리모델링할 때나 차고를 만들 때 돕는 것이 즐거웠어요. 저는 지금 하고 있는 설거지 일을 정말 좋아하지 않지만 그 일은 지금 제 보험금을 부담해 주고 있죠. 저는 2학년 때는 경비원으로 일했어요. 비디오게임이랑 클리블랜드 인디언들을 좋아하고요."

아빠: "Tim은 건축 일에 대해 많이 알고 있지요. Tim이 리모델링 일을 도왔을 때 그는 정말 조심스럽게 일을 했어요. 그는 실수하는 것을 원하지 않았기 때문이지요. 다소 시간이 걸리더라도 Tim을 구직 사이트에 올려 놓은 이유가 그것이에요. Tim은 기재나 설비 가게에서 일을 잘할 거라 믿어요. Tim 덕분에 아파트가 더욱 잘 유지될지도 모르죠. 그는 좋은 생산품이 어떤 것인지 잘 알고, 사람들과 잘 사귈 수 있으며 도움이 되려고도 합니다."

Tim의 부모: "우리는 Tim이 아파트나 개인주택에서 혼자서 살 수 있을 뿐만 아니라 그의 룸메이트와도 함께 살 수 있을 거라 생각해요. 처음에 그에게 일정한 절차를 알려 주거나 약간의 지원만 해 준다면 말이죠."

Tim은 또한 자신이 참여하고 싶은 지역사회 활동에 대하여 덧붙여 이야기했다.

- 지역사회의 오락 활동: "퇴근하면 YMCA의 레크리에이션센터를 이용하고 싶어요."
- 종교와 문화 활동: "교회에 다니고 싶어요."
- 직장생활과 여가 활동을 위한 교통수단: "제 차를 가지고 출근하고, 쇼핑도 하고, 데이트도 하며 즐기고 싶어요."
- 계속 교육: "저는 요리를 좀 더 배우고 싶어요."
- 정치 참여: "저는 투표권을 갖고 싶어요."
- 고용: "저는 대형 기자재 판매 마트, 또는 로우즈나 홈디포와 같은 집수리 및 장식 전문 대형 유통업체에서 일하고 싶어요."

Tim에 대한 전망에서 확인되는 것은, 대상 학생의 현재 현황(강점, 필요성, 선호도)과 학생 및 부모 면담에서 진술된 가치들이 미래의 긍정적인 관점을 만들어 내게 되고 이러한 긍정적 관점은 적극적인 전략을 개발하게 한다는 것이다. 전환교육 책임자와 팀에 의해 지원을 받는 각 학생은 Tim의 사례와 같이 개별화되고 긍정적인 중재를 당연히 받아야 한다.

성취의 개요

그림 10-1은 Tim의 수행 결과를 요약한 것이다. 그의 고용 목표는 경쟁고용인데 그러기 위해서 그의 현재 성취 수준이 인지 및 기능적인 부분에서 필수적으로 조절되어야 하는 것으로 묘사되고 있다.

고용과 중등교육 이후 목표/성과: 경쟁고용
평가: 지역사회 기반 평가, 수업 관찰, 직업평가, 대상의 요구나 수행 관련 설문지

인지 영역	**현재 수행 수준** (학년, 표준점수, 강점, 요구)	**조절 또는 수정되어야 할 기본 요소들, 고등학교에서 사용된 보조공학과 그 필요성**
주의집중과 실행 기능 (에너지 수준, 집중력 유지, 기억 기능, 처리 속도, 충동 통제, 활동 수준)	Tim은 자신의 감정을 통제해야 할 때, 단어 구사에 어려움을 느낄 때 대화에 집중하기 힘들어하는 것 같다. 그는 충동을 적절하게 통제하지만, 그의 반응을 이끌어 내기 위해 때로는 적절한 언어적 촉진이 필요하다.	Tim은 사회적 사건에 직면하게 되거나 낯선 사람(예: 작업 관리원)을 만나기 전에 사회적 상황을 미리 연습하거나 숙지하는 것이 더 유리하다.
기능 영역	**현재 수행 수준** (강점과 약점)	**조절 또는 수정되어야 할 기본 요소들, 고등학교에서 사용된 보조공학과 그 필요성**
진로-직업교육/전환/고용 (직업 흥미, 직업 탐색, 직업훈련, 고용 경험과 지원)	Tim은 현재 재고 정리 일이나 소비자 서비스직에서 일하기를 원하고 있다. 그는 로우즈나 홈디포에서 일하고 싶다는 의사를 밝혔다. 그는 고용을 목적으로 일하고 있다.	Tim은 직업재활사무국 또는 국립정신지체/발달장애위원회로부터 지원을 필요로 할 것이다. 그들은 Tim에게 작업 보상금이나 직업지도와 관련된 지원을 통해서 도움을 줄 수 있다.
추가 주요 고려 사항 장애 판별과 수정(조절)의 필요성에 대한 결정(예: 의료적 문제, 가족 관심사, 수면장애)	Tim의 가족은 그가 돈을 효과적으로 관리한다든가 여가 시간을 활용하는 능력에 대해 관심을 가진다. Tim은 과하게 비디오게임에 빠지거나 다른 매체 오락에 집착하는 경향이 있다. 이런 집착들은 Tim의 고용 동기 유발에 악영향을 미칠 것이다.	Tim의 가족은 그의 선택에 대한 대안적인 활동들을 찾기 위해 Tim과 함께 노력할 것이다. 또한 Tim은 지역사회의 취업 장애 학생 직업 클럽에 참여하여 유익한 도움을 받을 것이다.

그림 10-1 수행 결과 요약—Tim(사례 연구)

출처: 이 모형은 the Association on Higher Education and Disability(AHEAD), the Council for Exceptional Children's Division on Career Development and Transition(DCDT), and Division on Learning Disabilities(DLD), the National Joint Committee on Learning Disabilities(NJCLD), the Learning Disability Association(LDA) and the National Center on Learning Disabilities(NCLD)의 진술을 종합한 '국가 전환교육 문서 책임자 회의 2005'에 의해 개발되었다. 이는 Stan Show, Carol Kochhar-Bryant, Margo Izzo, Ken Benedict, 그리고 David Parker의 초기 작업을 기초로 삼고 있다. 그리고 다수의 전문조직, 학교, 대학, 특히 Connecticut Interagency Transition Task Force 이해관계자들의 투고와 제언들이 반영되었다. 교육목적의 복제나 편집이 가능하다.

정이 필요하다. 생태학적 과정을 통하여 실제 작업 환경에서 목표를 점검하게 되면 개인에 대한 정보와 잠재적인 환경 정보를 부수적으로 얻게 된다.

고용을 계획하고 경험하는 과정 뒤에는 얻고자 하는 고용 결과를 구체화하고 개선하기 위한 숙고 과정과 전환 요구에 대한 확인 과정이 따른다. 잠재적 고용 환경에 대해서는 분석이 필요하며, 학생들에게는 다양한 경험들이 제공되어야 한다. 그래야 어떤 직업이 그들의 삶의 질에 영향을 미칠 수 있는지, 어떻게 직업에 대한 열망을 충족시킬 수 있는지를 배울 수 있게 된다. 학생의 지역사회 연결을 돕기 위해 어떤 선택과 기회가 학생에게 주어질 수 있으며, 그러

한 것들이 지역사회에서 개발될 수 있는지를 아는 것이 필요하다. 학교 교육과정, 또는 학교 졸업 후의 기관 및 프로그램들은 학생들의 목표를 위해 협력적 노력을 기울여야 한다.

다음 장에서는 고용 실현을 위해 활용할 수 있는 다양한 학교 내 프로그램과 지역사회 프로그램을 다루게 된다. 특히 학교에서 직업으로의 연계 프로그램에 대하여 설명하게 된다.

학교에서 직업으로의 연계 프로그램

학교-직업 연계 프로그램(school-to-work program)이란 용어는 고용 준비를 위해 학교와 지역사회를 중심으로 이루어지는 많은 교수 프로그램에서 흔히 사용되는 일반적인 용어이다. 학교-직업 연계 프로그램의 경우, 작업장에서 이루어지는 프로그램은 교육이라는 측면이 고려되고, 학교에서 이루어지는 학습 프로그램은 직업 실습 프로그램이 강조되는 형식으로 실시된다. 그러므로 예를 들어, 경력 있고 능숙한 교육기관의 교사는 직업적 능력을 구비하도록 요구되며, 작업장에서의 지도자는 직업지도를 교육적으로 제공하도록 요청된다.

Benz, Yovanoff와 Doren(1997)은 학교-직업 연계 프로그램에서 동료와 협력 관계에서 일해야 하는 특수교사의 역할이 중요함을 강조하였다.

여타의 관련자들, 특수교사, 전환 전문가들의 협력 안에서 다양한 진로 및 기간의 선택이 지역 프로그램에 참여하는 모든 사람을 위해 제공될 수 있다. 제공되는 프로그램의 내용은 진로 및 기술 프로그램, 적절한 적응 서비스와 지원서비스, 관련성과에 대한 지표, 충분한 훈련 지원 및 기술 지원 등이 있다.

> **요점** 장애 청소년들이 참여하는 학교-직장 연계 프로그램의 대표적 유형은 진로 및 기술교육 프로그램(일반 요구 및 특수 요구)과 지역사회 기반의 직업훈련이다.

진로 및 기술교육

진로 및 기술교육에서는 다양한 프로그램과 작업 옵션이 제공되는데 이때 학교 작업장이나 지역사회의 여러 작업장을 선택할 수 있다. 미국 국립직업교육 평가원(NAVE)(U.S. Department of Education, 2004a)은 진로 및 기술교육이 제공되는 경로를 세 가지 형태로 분류했다. (1) 특정 노동시장 준비 교육(직업교육): 특정 직업으로 배치되기 위해 필요한 기술과 지식을 가르친다. (2) 일반 노동시장 준비 교육(예: 타이핑 기술): 특정 직업 영역을 위한 것이 아닌, 일반적인 고용 기술들을 가르친다. (3) 가족교육과 소비자 과학교육: 노동 현장을 벗어나서 학생이 가족의 일원으로서, 그리고 소비자로서의 역할을 준비할 수 있도록 소비와 가정경제 문제 등을 교육한다.

흔히 직업을 갖기 위한 프로그램은 직업센터 프로그램이든 종합고등학교 프로그램이든 2년 동안의 특별 준비 기간이 필요하다. 이 프로그램들은 특정 사업장과 연결되어 학과 공부와 유급 노동이 결합된 형식의 협력적 교육으로 진행될 수 있고, 또는 중등 이후 교육 프로그램으로 연결될 수도 있다. 직업 기술교육의 핵심 요소는 고등학교와 중등 이후 교육기관 간의 협력 형태가 명확해야 한다는 것이다. 직업 기술교육

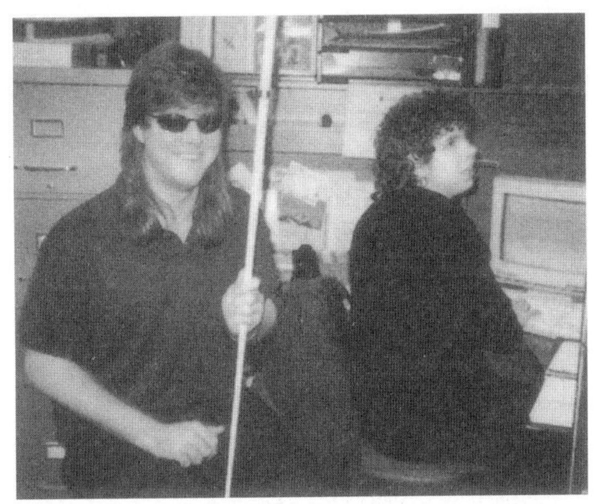
고용주를 참여시키는 것은 사회적으로 유용한 교육과정을 운용하기 위해 필수적이다.

의 원형은 '2+2' 체계로서 11~12학년의 2년 과정과 중등 이후 교육기관(2년제 대학)을 연계해 놓은 직업교육 프로그램이다.

그 밖에 진로 및 기술교육 프로그램으로는 수습제도, 도제제도, 학교 기반 기업과 같은 학교-직업 연계 프로그램들이 있다. 『학교-직업 연계 용어 사전(The School-to-Work Glossary of Terms)』에 따르면 학생 수습제(student internships)가 다음과 같이 정의된다(National School-to-Work Office, 1996). "학생이 특정 기간 업체의 실질적인 업무를 배우기 위해 일하는 상태이다. 학생의 작업장 활동에는 특별 프로젝트, 서로 다른 직종에서의 표집 직무, 단일 직종에서의 직무 등이 포함된다. 이러한 활동들에 대한 보수는 지급될 수도 있고 그렇지 않을 수도 있다."(p. 31). 국립 학교-직업 연계 사무국(The National School-to-Work Office, 1996)은 등록 도제제도(registered apprenticeship)를 다음과 같이 정의하였다.

> 연방정부로부터 특별히 공인된 이 프로그램은 도제(徒弟)의 복리를 보호하기 위해 설계되었다. 이 프로그램은 미국 노동부의 견습 및 훈련 사무국(Bureau of Apprenticeship and Training, BAT)에 등록되어 있거나, 또는 미국 27개 주의 도제 교육기관들 또는 자문위원회들 중 한곳으로 등록되어 있다. 도제제도는 노동자나 도제가 구조화된 프로그램 속에서 작업을 배우는 동안에 이루어지는 고용주와 고용인 사이의 교류 관계로서, 이는 고용주와 노동연합이 공동으로 지원하기도 하고 또는 고용주와 고용인협회에 의해 조정되기도 한다(p. 3).

학교 기반 기업(school-based enterprise)은 학교가 후원하며, 작업 중심의 학습 기회를 제공한다. 학교 기반 기업을 통하여 학생 집단은 (1) 판매를 위해 상품과 서비스를 생산하고 사용자에 의해 고용되며, (2) 기업의 다양한 상황에 참여하고, (3) 서비스와 생산 활동을 학급 내 학습 활동에 결부시킨다.

국립직업교육 평가원(National Assessment of Vocational Education, NAVE)(U.S. Department of Education, 2004a)은 학생들이 중·단기간에 거쳐 교육의 효과를 얻기 위해서는 진로 및 기술교육이 중요하다는 것을 발견했다. 또한 학교 개혁이 이루어진 지난 10년 내내 진로 및 기술교육(CTE)에 참여한 학생들의 교육과정 참여와 성취가 증가했고 대학과 진로 두 영역에서 모두 그들의 비교집단보다 더욱 향상된 준비를 보였다.

특수한 진로 및 기술교육의 요구

장애 학생들은 흔히 특수하게 설계된 곳에 배치되는데 그 이유는 (1) 일반교육현장에서는 장애 학생들을 위한 프로그램 제공이 어렵거나, (2) 다양한 도움에도 불구하고 장애 학생이 일반교육 프로그램으로는 성공할 수 없기 때문이다.

Evers와 Elksnin(1998)은 최근 몇 년 동안 '특별히 설계된' 다양한 직업 프로그램들이 개발되고 있다는 것을 관찰하였다.

1. 진로 탐색
2. 협력적 직업훈련(직업 연구)
3. 학생 또는 학교 기반 사업
4. 직업 탐방
5. 지역사회 내에서의 자원봉사 학습 경험
6. 작업장으로서의 교실과 학교

그 외에도 일반적인 교육 내용을 다시 설계하여 직종에 적합한 작업 내용으로 가르칠 수 있다(예: 자동차 관련 내용을 오일 교환 또는 타이어 교체 프로그램으로 다시 설계).

그림 10-2는 오하이오 주 직업교육부에서 개

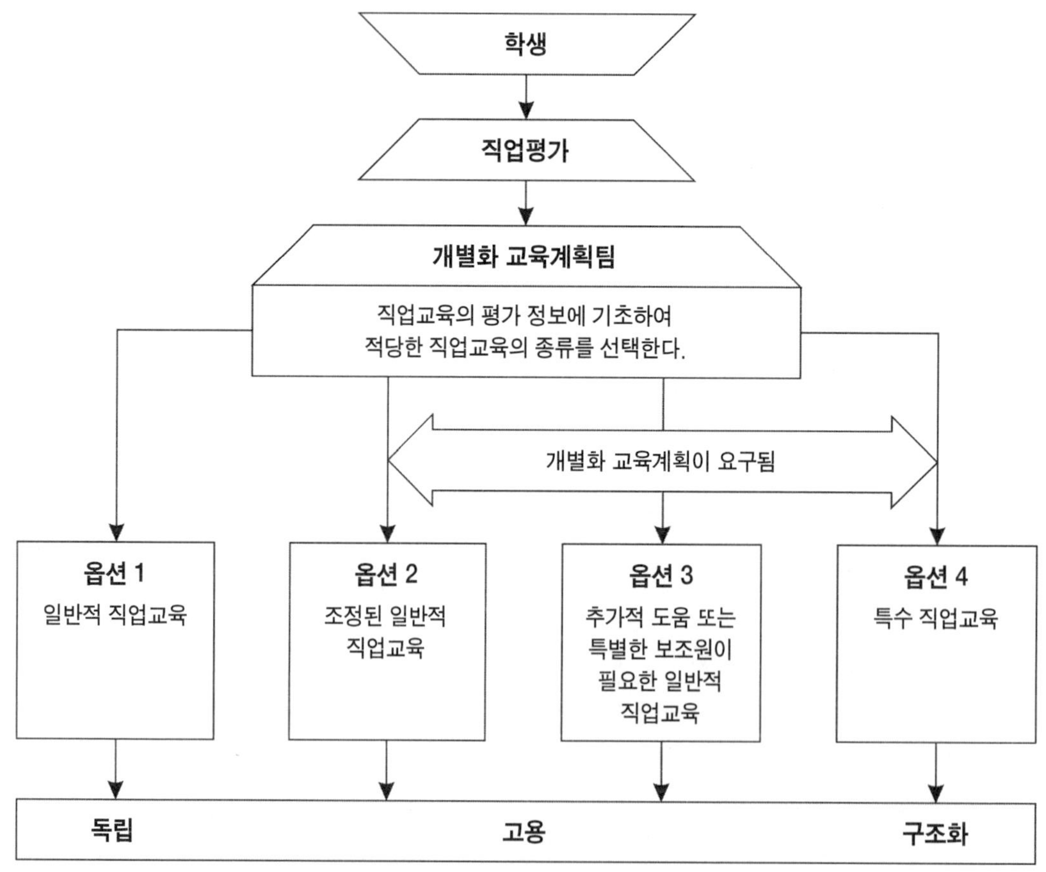

그림 10-2 장애 학생을 위한 직업 배치 옵션의 연속성

출처: *Vocational education for Ohio's handicapped children*, by Ohio of Career and Vocational Education, N.D.

발한 직업 및 진로교육에 대한 접근을 제공하는 모델 가운데 하나이다. 직업 접근 방식의 첫 번째 수준은 특별한 적응 과정이 필요하지 않는 학생에게 적용되는 것이다. 두 번째 수준에서는 학생들에게 지원이나 개별 교수가 포함된 표준 교육과정의 일반 직업교육 프로그램이 제공된다. 위에 언급한 두 옵션은 이미 앞서 설명한 모든 진로 및 기술교육(CTE) 프로그램을 적용한다. 세 번째 수준의 접근은 교육과정의 수정과 지원을 조합함으로써 이루어진다. 마지막으로 네 번째 수준은, 학생에게 단지 교육과정 수정과 지원만 필요한 것이 아니고 대안적인 훈련이나 고용지원과 같은 지역사회가 기반이 되는 지원이 필요하다는 것을 인식한다. 오하이오 주에서는 이러한 직업 서비스의 연속적 지원을 위해 두 가지의 직위, 즉 직업교육 협력자와 직업훈련 협력자가 생겼다. 먼저 특별한 도움을 필요로 하는 직업교육 협력자는 교육과정 수정과 직업 기술교육 프로그램을 지원하는 특수교사였다. 그리고 직업훈련 협력자는 지역사회 안에서 훈련을 이끌고 개발하는 특수 직업교사였다.

지역사회 중심의 고용 준비

Wehman의 지역사회 중심 직업훈련 모델(Wehman et al., 1985)은 전통적으로 오하이오 주의 직업훈련을 받아 온 학생들에게 초점이 맞춰져 있다. Wehman의 모델은 중도 장애 학생들을 위한 전환지원과 관련된 특수교육, 직업교육, 재활에 관한 직업 준비의 예시이다(**그림 10-3**). Wehman 모델의 원리는 다음과 같다.

1. 훈련과 서비스 전달 체제 내에 있는 구성원들은 반드시 참여해야 한다.
2. 부모는 필수적으로 포함되어야 한다.
3. 직업 전환계획은 반드시 21세 이전에 수립되어야 한다.
4. 과정은 반드시 계획적이고 체계적이어야 한다.
5. 양질의 직업교육 서비스가 제공되어야 한다(p. 26).

Wehman의 모델은 세 가지 단계, 즉 (a) 학교교육, (b) 전환과정을 위한 계획, (c) 의미 있는 고용 배치에 따라 진행할 것을 요구했다. 첫 단계의 중요성은, 국·공립학교의 교수 과정이 장애 학생들의 기능적 교육과정, 통합적 학교 환경, 지역사회 중심의 훈련을 포함하는 학교 이후 과정의 목표들을 지원해 준다는 데 있다. Wehman 모델의 두 번째 단계인 전환과정 계획에서 Wehman은 학생과 학생의 가족은 졸업 후 전환 조정자의 역할을 이어받기 때문에 핵심 멤버임에 틀림없다고 주장한다. 또한 Wehman은 성인 서비스 제공자들이 전환교육 계획 과정에 포함되어야 한다는 것을 인식했는데, 이는 서비스 제공자들이 연계망을 확립해야 하고 그와 함께 서비스 제공에 장애가 발생하지 않아야 하기 때문이었다. Wehman 모델의 마지막 단계는 경쟁고용, 지원고용, 분리된 보호 작업과 같은 직업교육의 결과를 보여 주는 것이다.

요점 학생들은 성인기로의 원활한 전환을 위해 학교 환경을 떠나기 전에 고용 배치가 이루어져야 한다.

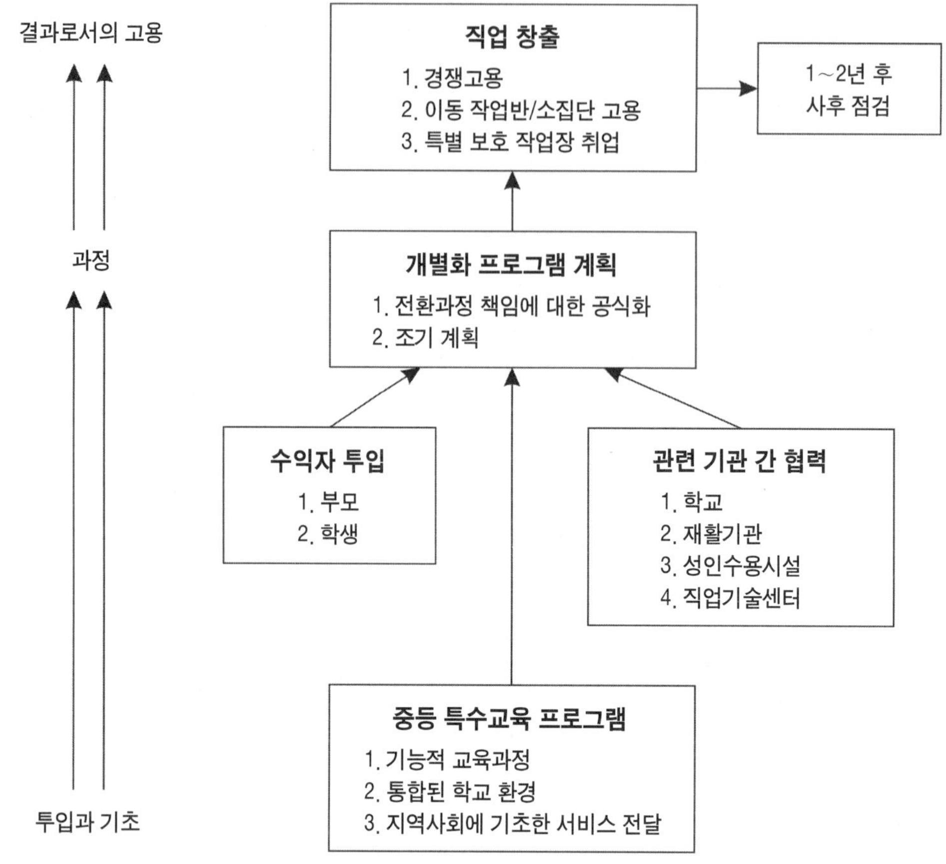

그림 10-3 장애 학생을 위한 3단계 직업 전환 모델

출처: School to work: A vocational transition model, by R Wehman, J. Kregal, & J. M. Barcus, *Exceptional Children*, *52*(I), I 985, 28. Copyright (1985) by the Council for Exceptional Children. Reprinted with permission.

5. 맞춤 고용을 위한 자원

직업 개발, 배치, 훈련

표 10-1은 고용 서비스 전달의 구성요소를 보여주고 있다. 팀, 기관, 장애 당사자 및 지원자는 서비스 전달의 모든 국면에서 서로 협력적으로 일한다. 즉, 장애인은 지역 신문을 통해 직업을 소개받을 수 있고 또는 가족과 친구의 관계망을 통해서 고용 기회에 접근할 수도 있다. 함께 일하는 동료에 의해 지원받을 수도 있고 또는 다른 고용지원이 작업장에 제공될 수도 있다.

요점 지역사회 중심의 고용이 주는 이점 가운데 하나는 장애인 자신이 활동하고 일하게 될 환경에서 훈련하게 된다는 것이다.

고용지원의 유형

오늘날 노동시장에서는 '맞춤 고용 서비스'가 청

표 10-1 고용 서비스 전달의 구성요소

구성요소	설 명
개인 특성 개발	개발을 위한 설계 도구는 개인의 강점, 흥미, 요구, 예상되는 성과와 같은 정보를 제공한다. 정보는 집, 학교, 여가 상황, 공적 사정 기록과 같은 복합적인 환경을 비롯하여 다양한 출처로부터 수집된다.
직업 개발	직업 개발은 장애인과 주변의 주요 인물들(즉 가족 구성원, 교사, 친구) 간의 협력적 연계와 관계 있으며, 학생의 취향, 선호, 능력 중심으로 고용 기회가 제공되어야 한다.
직업 배치	직업 배치에서는 고용 전의 질문이나 관심사, 즉 고용주 세제 지원, 장애인 생활보조금/사회보장장애보험(SSI/SSDI) 관련, 고용 전 서류절차(예: 1-9 양식, 지원서 등) 완성 등을 위한 지원을 한다.
직업 현장 훈련과 지원 개발	고용인을 훈련하고 개발시키기 위해 고용주와 협력한다. 장애 고용인을 위해 필요할 경우 체계적인 교수 절차를 제공하여 적응을 돕는다. 고용인에게 필요한 지원을 결정하고 적응 절차를 준비하도록 돕는다. 장애 고용인의 사회 통합을 촉진한다.
사후 점검	사후 점검은 장애 고용인의 고용 이후의 지원을 촉진한다. 고용 이후의 지원계획 개발을 돕는다. 고용주의 만족도를 평가한다.

년기 전환 준비를 위해 중요한 방향을 제시하고 있다. 맞춤 고용의 의미는 다음과 같다.

> 맞춤 고용은 고용주와 고용인 간의 개별적 고용 관계에서 양측의 필요가 서로 일치하는 것을 의미한다. 이것은 장애인 개인의 강점, 필요, 흥미에 기초하여 고용주 측의 특정 요구에 맞게 설계되는 고용 관계이다. 직무 상세 분석, 자영업, 기업 주도 또는 구조 수정 전략 등을 통해서 개발된 다양한 고용들이 여기에 속한다. 이러한 고용은 직무에 따라 맞추어진 것이며, 장애인 개인의 요구에 맞게 개별적 협의를 통하여 이루어진 결과라고 할 수 있다. 맞춤 고용은 개인이 적절하게 고용에 적응할 수 있는 조건을 만들고 개별적으로 개발된 직업 기능을 수행할 수 있도록 지원한다(Federal Register, June 26, 2002, Vol. 67, No. 123, pp. 43154-43190).

고용 전환 서비스는 맞춤 고용 서비스 전달을 위한 증명된 접근방법으로 확실히 알려져 있다. 많은 특수교육자들과 전환 전문가들은 고용 서비스에 대하여 정통하며 학생들과 학생 가족에게 서비스 관련 정보를 전달하기에 가장 적합한 사람들이다. 더욱이 지역사회 중심의 직업 전환 프로그램 개발에 관여했던 많은 특수교육자들은 학생들의 지식, 기술, 능력에 적합한 일자리를 창출하기 위해 그들의 경험을 통하여 현행 직업들을 수정하거나 또는 한 사업체 내의 다양한 직업에서 직무를 만들어 내기도 하였다. 그러나 이러한 접근방법은 장애 학생들이 선택하고 싶어 하는 자영업 또는 창업 등을 지원해 주던 맞춤형 고용 접근방법 같은 고용 형태와는 달리 친숙한 접근방법은 아니다. 다음은 다양한 고용지원 구조에 대한 간단한 설명이다.

장애 청소년들을 위한 학교-직업 연계(school-to-work) 전환교육 서비스의 경우, 대부분의 특수교육자들과 전환교육 제공자들은 지역 기반 훈련이나 고용 개발을 위해 단지 자신들의 소속 학교나 자체 프로그램 자료에만 의존하거나, 또는 젊은 성인들에게 제공했던 프로그램 자료에만 의존하는 경향을 갖고 있다. 마찬가지로 사회복지 기관들도 경쟁고용을 원하는 개인을 위해 유급 직업훈련사나 직장 내에서 이루어지는 자연스런 지원에만 의존해 왔다. 또 어떤 경우에는 특수교육자들과 사회복지 전문가들이 다양한 지원들에 대해 잘 모르거나 접근방법을 못 찾기도 하며, 때로는 정책 및 행정적 장벽들(예를 들면, 관계 부처 간의 협력 부족)이 효과적인 작업장 지원을 제한하기도 한다. 개별 장애인에 대한 광범위한 고용지원은 전형적으로 네 가지 범주로 나뉜다. 즉, 기관 중재 지원, 사업체 중재 지원, 정부 중재 지원, 고용 소비자와 가족 중재 지원이 그것이다(**표 10-2** 참고; Wehman & Bricout, 2001).

> **요점** 교육자들과 복지 전문가들은 장애 청소년의 지역사회 고용 촉진을 위해 존재하는 직업 선택의 다양성과 고용지원책을 제대로 이용해 오지 못했다.

이 장에서 각각의 고용지원 범주를 상세하게 다룰 수는 없다. 고용지원에 대한 광범위하고도 상세한 분석은 Wehman과 Bricout(2001)의 연구에 명시되어 있다. 특수교육자들과 전환교육 전문가들이 경쟁적 고용을 촉진시키는 다양한 고용지원에 대해 잘 아는 것은 매우 중요하다. 여기에서는 가장 일반적으로 이용되는 고용지원들을 알아볼 것이다.

표 10-2 장애인을 위한 광범위한 고용지원

고용지원	종류와 예
사업체 중재 지원	직무 조정, 작업장 조정(환경 조절, 보조공학, 직무 수정, 일정 조절 포함), 동료 멘토링, 일자리 창출, 고용인 지원 프로그램
고용 소비자/가족/공동체 중재 지원	개인 간호인, 또래 멘토, 직업 개발자로서 가족 구성원, 친구, 이동을 도울 이웃
정부 중재 지원	사회보장 노동기금, 고용주에 대한 세제 지원, 저소득층 의료보험제도, 취업 티켓, 근로장려증진법
기관 중재 지원	직업지도 지원, 특수 지원, 배상 전략, 보조공학, 상담, 약물 중독자를 위한 서비스, 직업재활 상담

사업체 중재 지원

Griffin과 Targett(2001)는 지원 실행을 위한 계획 속에는 고용주와 고용인 간의 만남과 면접을 위한 체계적인 구조 개발이 포함되어야 한다고 보고했다. 이 방법은 고용주를 하나의 자원으로 간주하며 관계를 형성하도록 한다. 여기에서 개인은 현재의 접촉을 수행하는 한편 다음의 새로운 접촉을 물색하는 '비망록(tickler file)' 개발을 수반한다. 이 자료를 통해 그동안의 행보와 언제 어디에서 만남이 있었으며 고용주가 무슨 쟁점들을 제기했는지 쉽게 알 수 있다. 이러한 방식은 지속적으로 데이터베이스(고용주와 직업군의 모음 자료)의 개발과 유지가 이루어지도록 하여 결과적으로 고용주 또는 직업군과의 소통을 가능하게 한다. 또한 이것은 각 개인에게 무계획적 접근이 아닌 구직계획과 전략을 개발하여 접근하도록 이끈다.

후원인의 추천을 통한 접근 방식은 장애인 고용을 지원하는 동시에 업계에 영향을 미칠 수 있는 개인을 활용하는 방법이다(Griffin & Targett, 2001). 후원인으로는 지역의 공정거래협회(BBB)장이나 지역사회 자선조직의 회장이 될 수도 있을 것이다. 지역사회의 인사는 일반인이나 장애인들을 위해 일반적인, 또는 특별한 접촉을 가질 수 있다. 이들 인사들은 장애인들을 변호해 줄 수 있거나 또는 직접적으로 고용에 관여할 수 있으며 동기를 자극할 격려자가 되어야 한다. 어찌되었든 지원이나 지지는 장애인의 고용에 큰 영향을 미칠 수 있다.

구인광고를 지속적으로 살펴보는 것도 구직의 또 다른 중요한 요소이다. 광고는 신문이나 인터넷, 게시판 등에서 볼 수 있다. 광고에 제시된 직무의 특수성을 특히 주의해서 살펴보아야 하며 개인의 능력이 직업 특성과 부분적으로, 또는 완전히 일치하는지에 대해서도 살펴봐야 한다. 사업체에서 필요로 하는 일과 직무의 일반적인 특성을 연구함으로써 직업 배치 가능성을 높일 수 있다. 특정 직업명을 살펴보고 그 직업의 이직률을 관찰하는 것 역시 고용 설계를 위한 실질적인 과정이다.

마지막으로, 사원모집 공고를 별도로 하지 않는 고용주들과 접촉하는 것이 중요하다. 이것은 사업체의 인사 담당자 또는 사업주와 직접 접촉하여 직업 배치에 대한 확답을 받아내는 과정을 의미한다. 이 과정은 관계를 발전시키면서 장애인에 대하여 또는 장애인 스스로 자신에 대하여 정보를 제공하는 것을 포함한다. 이 방법은 흔히 고용주에 대한 '예고 없는 방문(cold calls)'이라고 불린다. 이 과정 자체는 특별하다거나 예외적인 일이라고 할 수는 없다. 그럼에도 불구하고 결과적으로 이 과정은 목표를 분명하게 설정하여 접근하는 하나의 과정이다. 경우에 따라서는 사업체 및 사업체에서 요구하는 일에 대한 특정 정보를 철저히 찾아내야 하고 사업체 내에 있는 적합한 일을 찾아내야 하며, 개인의 능력과 고용주의 필요에 맞는 방법을 구체적으로 설계해야 한다. 사업체와의 접촉을 위한 중요한 방법으로는 이력서 보내기, 사전 통보 없이 직접 방문하기, 전화로 고용주와 접촉하기 등을 들 수 있다. Nietupski, Verstegen, Reilly, Hutson, Hamre-Neitupski(1997)는 앞에서 언급한 고용 진행 절차를 연구한 결과, 모든 방법들이 효과적이었다고 밝혔다. 그러나 후원인의 추천에 의한 방법을 활용하는 것이 예고 없이 방문하는 방법보다 더 많은 고용을 창출했다고 밝혔다. 고용주가 고용 중재 과정에 참여하게 되는 직접적 또는 간접적인 방법은 무수히 많다.

미국 경제자문위원회(Business Advisory Councils, BACs)는 20년 넘게(Rusch, 1990) 사업주가 고용 과정의 지원자로서 참여할 수 있도록 활용해 오고 있다. 실제로 BACs는 1980년 초부터 재활 서비스국의 산업협력 프로젝트(projects with industry, PWI) 프로그램에 의해 위탁되었다(P.L. 93-112). 배치 및 고용 프로그램으로서 BACs에는 이 프로그램을 개발하고 감독하는 일을 위해 고용주들이 다양한 방식으로 관여한다. 즉, 경제자문위원회(BACs)가 프로그램 및 서비스의 실제적 수행에 참여함으로써 고용주와 긴밀한 관계를 형성하게 된다는 것이다. BACs가 오랜 기간 산업협력 프로젝트(PWI) 프로그램 안에서 위탁 운영되는 동안, BACs의 관여 정도에도 확실히 큰 변화가 있었다(Hagner & Vander-Sande, 1998).

요점 직업 활동을 수행하기 위한 수많은 마케팅과 관계망 형성 방법은 장애인의 고용 기회 확대를 위해 활용될 수 있다.

예를 들어 Baer, Martonyi, Simmons, Flexer와 Goebel(1994)은 특별 프로그램에 중점을 둔 경제자문위원회(BACs)를 수행한 반면, 여기에 참여한 고용주들은 마케팅을 맡고 장애인에게 서비스를 제공하는 일을 하도록 활용되었다. Baer, Martonyi 등(1994)은 장애인 고용과 관련하여 지역사회의 요구가 제시되었을 때 고용주가 관여할 수 있는 정도를 선택할 수 있는 권한을 부여하도록 하는 체계적인 접근에 중점을 두었다. 그리고 팀 개발 단계에 중점을 둔 전통적 팀 과정 접근을 활용하였다. 이때 각 단계들은 구성 단계, 추진 단계, 표준화 단계, 실행 단계, 종료 단계로 이루어진다. 각 단계들은 과정을 이해하고, 과정이 발전적으로 진행되도록 촉진하는 것 둘 다에 이용되었다. Baer, Martonyi 등(1994)은 그들의 경제자문위원회(BAC)가 노동시장의 발달 및 직업 연계를 가능하게 했고 이것이 장애인 고용에 중요한 영향을 미쳤다는 것을 발견했다. 나아가, 마케팅 활동이 장애인 고용 관련 기관의 발전에 드는 비용을 줄였다는 것을 알았다. 뿐만 아니라 경제자문위원회(BAC)는 고용주의 서비스 개발에도 참여하게 되었는데, 경제자문위원회가 발족되기 전에는 이러한 고용주의 서비스 개발이 존재하지 않았다. 그러나 경제자문위원회는 결국 권리를 이양했고 가동 수년 후에는 존립이 중단되었다.

요점 BACs와 같은 모든 위원회 또는 단체들은 반드시 구성 단계, 추진 단계, 표준화 단계, 실행 단계, 종료 단계와 같은 발달 단계를 따른다.

고용 소비자 및 가족 중재 지원

고용 과정에서는 구직자의 인간관계망이 매우 중요하다. 개인이 어떤 인간관계망을 형성하고 있는가를 조사하는 일은 개인이나 가족 지원의 구조를 결정하고, 나아가 지역사회와의 연계를 결정하기 위해서 첫 번째로 수행되어야 한다. 고용주를 찾아 나서고자 할 때 개인 접촉 또는 가족 접촉은 매우 유용하게 활용될 수 있다. 이끌어 줄 사람을 발견하는 것은 직업을 구하고 고용되는 과정에서 가장 중요한 수단이 된다. 많은 연구와 논문은 가족 연계의 중요성을 강조하며 지지한다. 친구나 가족 구성원 또는 아는 사람을 통하여 일자리를 얻게 되는 경우가 여전히 높은 비율로 나타난다.

직업 클럽(job club)은 하나의 프로그램으로서 집단을 활용하여 역동적이고 상호적으로 고용 가능성을 강화하는 지원 프로그램이다(Malone, 1996). Azrin과 Besalel(1979)은 구직 기술 훈련에 초점을 맞춘 직업 클럽 프로그램을 개발하였는데, 이 프로그램은 클럽 내 참가자들이 적극적으로 직업정보를 찾고 요구하기를 기대하는 프로그램이다. 실제로 직업 클럽 접근법은 참가자들에게 구직을 위한 노력을 일상적으로 해 줄 것을 요구한다. 직업 클럽 프로그램 접근법의 핵심 요점은 적극성이다(Azrin & Philip, 1980). Baer, Martonyi 등(1994)은 지적장애와 지체장애 둘 다를 가진 중복장애인의 요구에 적합한 직업 클럽 프로그램을 두 가지 개발하였다. 각각의 프로그램은 구직 기술을 개발할 뿐만 아니라 친구나 가족 구성원, 미래의 고용주와 접촉하고 관계를 형성하는 기술 등을 매일 촉진시켰다. 더욱이 직업 클럽은 개인적인 직업 소개를 넘어서 지속적으로 지원이 가능하도록 하였다. Baer, Martonyi 등(1994)은 직업 클럽 프로그램이 다른 지역사회 고용 프로그램과 비교하여 직업 배치와 고용 유지 비율이 높은 것을 발견하였다.

요점 직업 클럽 프로그램은 취업 기술을 훈련하고 집단 차원의 지원을 진행함으로써 고용을 개발하고 유지하는 유용한 프로그램으로 알려져 있다.

멘토링 프로그램 역시 최근 몇 년 동안 체계적으로 시도되어 왔다(Siegel, 1998). 멘토링은 한 장애인에게 전문 지식을 갖춘, 직무 기술과 직업 유지 전략이 뛰어난 개인을 연계해 주는 과정이다(Hagner & Vander-Sande, 1998). 한 개인이 멘토로서의 역할을 수행하기 위한 실질적인 방법이 몇 가지 있다. 빅브라더나 빅시스터 프로그램(Big Brother and Big Sister programs)*처럼 개인을 위해 논의하고 자문해 줄 수 있는 사람은 멘토가 될 수 있다. 또 어떤 사람은 작업장에서 멘토가 될 수도 있다(Hagner & Dileo, 1993; Smith & Rojewski, 1993). 장애인에게 있어서는 직장 동료 멘토링 역할이 가장 널리 활용되어 왔다(Mank, Oorthuys, Rhodes, Sandow, & Weyer, 1992). Hagner와 Dileo(1993)는 멘토로 선발되는 사람은 최소한 몇 달 동안은 기존의 고용 장소에서 일한 사람이어야 하고, 사내 동료들로부터 호감을 받는 사람이어야 하며, 작업 스케줄이 장애인과 동일한 시간대에 배치된 사람이어야 하고, 멘토로서의 일을 좋아하는 사람이어야 한다고 제안하였다.

요점 멘토의 활용은 장애인의 직업훈련과 지속적인 지원을 위한 전형적인 접근방법이다.

*역자 주: 미국의 청소년 서비스 단체로, 부모 가운데 한쪽이 없이 성장하는 수많은 학생들에게 성인 지도자를 제공하는 프로그램이다.

정부 중재 지원

사회복지, 사회보장, 근로장려금

대부분의 중도 장애인들은 사회보조금이나 보장기금을 받기 위해 사회보장국이 관리하는 프로그램에 의지한다. 중요한 것은 이 프로그램이 저소득층 의료보험과 장애인 의료보험 수당을 제공한다는 것이다. 지원고용을 통해 취업한 중도 장애인들은 대부분 시간제 근무를 한다. Parent(1996)는 지원고용자의 67%가 고용주로부터 보건의료 지원을 받지 못하고 있다고 밝혔다. Johnson 등(1997)의 보고에 의하면 공립학교 특수교육 프로그램을 마친 학생의 75% 정도가 생활보조금(Supplemental Security Income, SSI)을 지원받았고, 그 결과로 저소득층 의료보험(Medicaid) 혜택도 받았다. 16% 정도는 **장애인 사회보장기금**(Social Security Disability Income, SSDI)과 장애인 의료보험(Medicare) 혜택을 받았다.

사회보장/장애보험

장애인 사회보장기금(SSDI) 프로그램은 장애인 수급자에게 보조금 지급을 매달 700달러로 엄격히 제한한다(1999. 1. 발효). 책정된 이 금액은 수습기간에 받게 되는 금액이다. 사회보장 규정에는 수습기간을 9개월로 제한하지만 자격기간의 연장을 허용한다. 수습기간이 지나면 사회보장국은 **정규직 소득 활동**(Substantial Gainful Activity, SGA)이 가능한 것으로 결정을 내린다. 이것은 장애인이 고용주에게 경제적 이익을 제공한 것에 대하여 급여를 받게 된다는 것을 암시한다. 장애인이 장애에도 불구하고 일을 할 수 있다는 판정을 받게 되면 사회보장기금 혜택은 중단된다.

생활보조보험

생활보조보험(SSI) 프로그램은 연방 차원의 복지보조금이며 노동자에게 근로장려금을 지원하는 프로그램이다. P.L. 99-643에 따라 수령인에게 지급되는 생활보조 보험금(현금수당)은 산정 가능한 수입에 근거하여 유동적으로 결정된다. 수입이 늘어나게 되면 현금수당은 줄어들게 된다. 1619b항에 따르면, 현금수당이 제로가 될 경우, 사회보장등록 상태를 유지하면서 계속적으로 근로 활동을 할 수 있다. 저소득층의료보험(Medicaid) 혜택 역시 1619b항(저소득층의료보험 확대 조항)에 따라 계속 유지된다. 저소득층의료보험 혜택은 개인의 소득 정도가 연방이 정한 최저치 이하인 동안에는 지속된다. 수많은 사람들이 이러한 장려제도로 인해 일을 할 수 있게 된다. 그러나 불행하게도 이러한 혜택을 이용하는 방법에 대해서는 많은 혼란이 있다. 일하러 갈 수 있는 많은 사람들이 이러한 노동장려제도에 대하여 무지하거나 또는 서비스 제공자로부터 잘못된 정보를 갖게 됨으로써 일을 하지 않게 된다.

부가적인 근로장려책

부가적인 근로장려 방안 중 효과적인 것으로 보고되고 있는 두 가지 장려책은 자기지원 성취계획(Plans for Achieving Self Support, PASS)과 장애인 근로장려금(Impairment Related Work Incentives, IRWE)이다. 이 프로그램들은 근로자의 '가산소득(countable income)'을 줄이고 사회보장 자격을 유지하도록 하기 위해 근로자가 벌어들인 소득을 지급 유보하도록 기획된다. 이 프로그램들은 개인의 작업 활동에 필요한 설비나 서비스를 구입하는 것을 가능하게 한다. West, Wehman, Revell(1996)에 의하면 지원고용 프로그램의 57%가 프로그램 참여자를 돕기 위해 PASS와 IRWE를 이용한다고 밝혔다. 가장 자주 구매되는 서비스는 작업을 위한 이동 서비스, 작업 코치 서비스, 작업장 수정 서비스였다.

소규모 기업 지원

세 가지 핵심적인 장애 고용 프로그램, 즉 연방/주 직업재활 체계, 사회보장국, 노동인력 투자법 부처를 통하여 소기업 창업 또는 기업 설립 융자를 위한 금융 자원을 확보할 수 있다. 이들 프로그램은 장애인을 위한 소규모 기업 창업에 대가 없이 개인적 지원 형식으로 투자할 수 있는 정도의 수용력을 가지고 있으며, 장애를 가진 유망한 사업가가 사업계획을 개발할 수 있도록 사업 상담가에게 상담료의 일부를 지원하기도 한다(Griffin & Hammis, 2001). 이러한 투자들은 무상 원조이며 돈을 되갚아야 하는 대여가 아니라는 것에 주목하는 것이 중요하다. 장애인 자영업이나 장애인 기업의 예를 보면 다음과 같은 일들을 수행했다. 예를 들어 자동세탁 사업의 경우, 개인이 자동세탁기를 구매하여 회사나 학교, 기관 등에 설치하고 계속해서 재료를 공급하면서 운영 유지를 위한 책임만 지면된다. 그 외에도 케틀 콘(Kettle Korn)™ 가맹점, 창문 청소 용역과 같은 일들이 있다. 중요한 것은 개인이 전환계획과 프로그램을 통해서 지원을 받는 것이다. 그리고 지원이 이루어지는 자영업 같은 경우 실질적인 고용 창출 옵션이 될 수 있다는 것을 장애인들에게 인식시키는 것이 중요하다.

노동인력 보충 프로그램

장애인 대학생들을 위한 노동인력 보충 프로그램(Workforce Recruitment Program, WRP)은 자격을 갖춘 기간제 또는 정규직 고용 인력을 다양한 분야에서 찾고자 하는 국가 전반에 걸친 사업이다. 지원 대상은 노동인력으로서 자신들의 능력을 증명하고자 하는 높은 동기를 가진 중등 과정 후의 학생과 현재 졸업생들이다. 사업장에 필요한 기술을 가진 지원자의 성명, 출신학교, 연락처를 입수하기 위해 기업들은 직업조정 네트워크(Job Accommodation Network, JAN)에 연락한다.

고용 프로젝트

대통령 장애인고용위원회(President's Committee on Employment of People with Disabilities)는 고용 프로젝트(Project EMPLOY)를 통해 정신지체를 가진 사람에게 고용 기회를 확대하고자 한다. 고용 프로젝트는 직무 활동에 대한 각별한 연구 결과로 시작되었다. 연구를 통하여 발견할 수 있었던 것은 고용에 방해가 되는 선천적인 장애 행동이 기술적인 도움이 주어질 경우 검증된 프로그램과 봉사 활동, 교육을 통해 제거될 수 있다는 것이었다.

기관 중재 지원

기관 중재 지원은 정부의 직업재활 프로그램과

같은 사회복지 서비스 기관을 통하여 시작되었다. **표 10-2**에 나타나 있는 것처럼 기관 중재 지원은 직업훈련사와 같은 유급 전문가에게 직접적으로 도움을 받는 형태가 될 수도 있고, 사회복지 기관이 직접 수행하는 서비스, 또는 기관으로부터 공인된 서비스 형태일 수도 있다. 이들 중재는 직장에서 이루어지는 검증된 지원 기술이나 개발된 보완적 지원 방법과 같은 것들이다. 기관 중재 지원이 폭넓게 활성화된 이래로 장애인 고용 촉진을 위해 가장 빈번하게 활용되던 성인 서비스 프로그램의 심의가 간결해졌다.

중등 과정 이후의 고용 성과를 촉진시키기 위해서 학교 관계자는 고용 촉진 성과와 관련되는 성인 서비스 기관의 일반적인 구조와 기능을 알아야만 한다. 기관들은 일반적으로 일곱 가지 정도의 서로 다른 지원 과정을 제공한다. 그러나 몇몇 경우에는 그 이상으로 관련 기관들이 지원 과정을 제공한다. 성인 서비스 기관들의 예를 보면, 직업재활(VR) 프로그램, 발달장애(DD) 기관, 정신건강(MH) 프로그램, 고용과 훈련 프로그램, 그리고 지역사회 프로그램과 사회복지 서비스 프로그램이 있다.

일반적으로, 서비스를 요청하는 모든 사람들에게 중등학교 이후의 고용 기관을 권하지는 않으며 또 그렇게 요구하지도 않는다. 장애인의 고용 획득을 돕는 기관에서는 대개 선별 과정을 거치거나 우선권에 기초하여 서비스를 제공한다. 특수교육 서비스와는 반대로 성인 서비스 프로그램들은 적격성에 기초한다.

> **요점** 지원자는 서비스 제공 기관의 기준을 만족시키거나 또는 기관의 우선순위 목록에서 상위에 속할 경우 서비스를 제공받는다.

개인의 성인 서비스 접근이 항상 보장되는 것은 아니라는 것을 주목하는 것이 중요하다. 직업재활(VR), 발달장애(DD), 정신건강(MH) 프로그램의 경우 그들이 고용을 창출하기 위해서 기초자금을 투자하거나 제공한다는 점에서 1차 프로그램이다. 고용이나 훈련 프로그램, 그리고 지역사회나 인간복지 프로그램 같은 2차 프로그램은 일반적으로 1차 프로그램으로부터 자금을 받는다. 1차 프로그램의 지원 위에서 2차 프로그램은 서비스를 제공할 수 있다. 어떤 경우에라도 모든 서비스 제공 기관이나 서비스 프로그램은 각 기관이 설정한 요건에 해당하는 학생을 위해 고용 서비스를 개발해야 한다. 학생을 서비스 기관으로 위탁하는 문제에 대해서는 가능한 한 빨리, 프로그램을 계획하는 초기 팀 미팅 과정에서 논의해야 하며 팀의 대표자는 초기의 접촉 과정과 위탁 과정에 대하여 책임을 진다.

직업재활 서비스 기관

이 책 제1장과 제2장에서 설명했듯이, 직업재활(VR)은 정부 차원에서 설계된 프로그램이다. 직업재활 프로그램은 정부의 입법 과정, 특히 1998년의 개정 재활법을 통하여 공인되었다(현재는 노동인력 투자법 제5조에 포함됨). 직업재활 프로그램의 1차적 주안점은 고용이다. 따라서 서비스를 받게 되는 모든 사람은 직무 수행에 장애를 가진 사람이어야 한다. 서비스를 신청하기 위해서는 누구에 의해 위탁되든지, 아니면 스스로 위탁을 의뢰해야 한다. 일단 위탁된 의뢰인(장애를 가진 사람)은 직업재활 상담자를 만나고 신청서를 제출하면 처리된다. 상담자는 의뢰인의 요구와 앞으로 받게 될 서비스에 대하여 대략적인 승인 여부를 결정해야 한다. 서비스 받을 자격을 얻기 위해 의뢰인은 법적으로 고용될 수 있는 나이여야 하며 다음과 같은 특성을 가지고 있어야 한다. 육체적 또는 정신적 손상이 고용에 실질적인 장애가 되어야 한다. 만약 개인이 이 기준에 해당된다면 개인은 적절한 판정을 받게 될 것이다. 그러나 **직업재활 서비스**(vocational rehabilitation service)로부터 아무런 이익을 누릴 수 없거나 서비스 자체가 필요하지 않다는 명백하고도 확실한 증거가 있으면 제외된다(Wehman, 1997). 많은 직업재활 프로그램들이 제안하는 것은 학생들이 공립학교를 떠나기 2년 전에 프로그램에 맡겨져야 한다는 것이다. 하지만 이것은 고용에 대한 장애 정도와 학생의 개인적인 요구에 따라서 변해 왔다(Wehman, 1997). 그리고 학교 졸업 전의 전환기 청소년을 위해 재활상담원의 더욱 적극적인 활동의 필요성에 대하여 학부모와 전환교육 전문가, 재활 전문가들의 관심과 요구가 커지고 있다.

프로그램 참여의 적격성을 결정하기 위해, 그리고 협력 관계 부분을 만족시키기 위해 의뢰자는 자신의 장애를 증명하고, 고용지원의 필요를 확인하기 위한 테스트를 받아야 하며, 재활 훈련 과정에 참가해야 하고, 활동적으로 훈련과 구직에 참여해야 한다. 일반적으로 최초의 평가로부터 수용 결정은 30일을 넘겨서는 안 된다. 일단 수용된 의뢰인과 직업재활 상담자는 함께 개별화 고용계획(Individual Plan of Employment, IPE)을 작성하고 이에 동의해야 한다. 이 계획은 의뢰인이 지향하는 고용 목표가 무엇인지, 상담자와 의뢰인이 고용 목표에 도달하기 위해 무엇을 할 것인지를 상세히 설명해야 한다.

직업재활 기관이 제공하는 서비스 유형에는 직업 및 진로상담, 고용 훈련, 직업 기술 훈련, 직업 코칭, 고용 관련 비용에 대한 지원금, 그리고 기타 고용 관련 서비스가 있다. 모든 서비스는 상담자가 개별화 계획에서 합의하고 공식화한 것을 기초로 하여 제공한다. 서비스는 개별화 계획을 기초로 하여 제공되는 반면, 축적된 성과와 의뢰인의 재활은 직업재활 체계와 고용 획득을 통한 의뢰인의 활동에 기반한다. 상담자는 시스템을 따라 이동하는 그의 의뢰자들 숫자에 기초하여 평가된다.

이러한 성과를 얻기 위해 상담자는 일반적으로 그들이 담당하는 의뢰 건수에 해당하는 자금을 가지고 있다. 상담자 각자가 확보하게 되는 자금의 양에 대한 결정은, 담당 건수에 해당하는 의뢰인의 숫자와 의뢰인의 상태, 주정부로 들어오는 달러의 총액을 기초로 이루어진다. 상담자는 어떤 서비스를 제공할 것인지, 그리고 각각의 의뢰인에게 얼마의 비용이 사용될 것인지를 결정할 때 최고의 객관적 판단으로 해야 한다.

요점 특수교육자와 재활 제공자는 서비스가 프로그램 자격 요건을 갖춘 직업재활 프로그램을 통하여 제공된다는 것을 수요자에게 인식시키는 것이 중요하다. 왜냐하면 서비스를 받을 자격을 갖춘 학생들이 서비스를 무상으로 받을 것이라는 확신을 가지고 있지 않기 때문이다.

시각장애 재활 프로그램

시각장애(visual impairment, VI)를 가진 사람에게 제공하는 프로그램은 정부의 직업재활 시스템에 속한 것일 수도 있고 그렇지 않을 수도 있는 또 다른 중개 프로그램이다. 어떤 주에서는 시각장애인 서비스 기관이 1차 직업재활 기관과 분리되어 있으며 사용하는 용어도 맹인부서 또는 시각장애인을 위한 재활부서와 같이 서로 다르다. 이러한 시각장애 기관 프로그램이나 서비스는 동일한 개정-직업재활법 조항 아래 있지만 서비스는 오로지 시각장애인들에게만 제공된다. 이 서비스는 초등학교나 중학교에서 조기에 실시될 수 있다. 고용에 초점을 둔 것 외에도 시각장애 기관은 독립생활 및 이동과 관련된 서비스 제공에 중점을 두고 있다. 그 외에는 시각장애 기관에서 제공하는 서비스와 직업재활 기관에서 제공하는 서비스가 본질적으로 차이가 없다.

발달장애 기관

주정부가 보유하고 있는 발달장애(DD) 프로그램은 별개의 지원을 받는 조직 구조로 되어 있다. 다른 프로그램(예: 국민의료보험이나 사회보장제도 등과 같은)과 마찬가지로 발달장애 프로그램은 심각한 장애나 발달상의 장애를 가지고 있는 사람들을 위한 발달 프로그램과 서비스이며, 전국 단위로 활발하게 제공되고 있을 뿐만 아니라 그 권한도 법적으로 인정받고 있다(Scheerenberger, 1983). 서비스와 재원은 일반적으로 각 주정부의 인구규모와 발달장애인의 수에 기초하여 주정부별로 균등하게 배분되어 있다. 각 주정부는 이러한 자원들을 전달하기 위해 각기 다른 방법들을 발전시키고 있다. 일부 주정부에서는 이따금 정신지체와 발달장애 프로그램을 구분하여 부르기도 한다. 또 어떤 주정부에서는 정신보건 서비스를 발달장애 기관과 결합시키고 있다. 어떠한 방식이든 각각의 주정부와 지방은 발달장애인들을 위한 서비스 전달 체계와 지원체계를 가지고 있다.

일반적으로 발달장애 학생의 지원 서비스는 학생들이 주정부나 지역기관과 접촉함으로써 제공받을 수 있게 된다. 발달장애인을 위한 지원은 장애를 가지고 있는 사람들의 요구 전체를 반영하는 방식으로 고안되어 있다. 지역기관의 사례 관리자, 실무 서비스 담당자, 상담자들은 고유한 지원 방식을 개발하여 도움을 줄 수 있다(Braddock, 1987). 학교에서 제공되는 교육 프로그램과 마찬가지로 발달장애 학생들의 요구를 충족시키기 위해 개발된 개별 재활계획(Individual Habilitation Plans, IHP)이 있다. 각각의 개별 재활계획(IHP)은 개별화 교육 프로그램(IEP), 개별화 고용 프로그램(IPE), 개별화 전환 프로그램(ITP)과 유사한 방식으로 개발되었다. 발달장애 아동의 지원은 팀협력 방식으로 주어지며, 개인의 일상생활, 오락, 인간관계, 의사소통, 개인 기술과 같은 영역에 대한 장애 아동의 요구를 고려하여 지원된다. 발달장애법에 따라 서비스를 제공받기 위해서는 22세 이전에 장애가 나타나야 하고 생활의 주요 활동 일곱 가지 중 세 가지 이상이 크게 손상되어야만 한다. 생활의 주요 활동 일곱 가지는 언어, 독립생

요점 진단과 관련하여 주목해야 할 점은 발달장애 기관이 개인에게 서비스를 제공할 때 진단된 장애가 아닌 개인의 능력에 기초하고 있다는 것이다.

활 능력, 경제적 자립, 자기지시, 자기보호, 학습, 이동 능력이다(Wehman, 1997).

지원 서비스의 종류는 프로그램을 감독하는 지역 또는 지방 정부 기관에 따라 다양하다. 각각의 기관 서비스는 주정부의 감독을 받는 비영리 목적의 자기관리 프로그램이거나 또는 주정부를 대표하는 기관 서비스들이다. 지원 서비스를 분류해 보면 서비스 담당직원 배치, 독립생활 준비 서비스, 잘 구획된 주거(시설들) 서비스, 생활 지원을 위한 자원 제공, 다양한 고용유형 프로그램 지원, 여가와 지역사회 경험 프로그램, 상담 서비스 등이 있다. 이들 서비스는 지역사회, 또는 사회사업 지원 서비스와 협력하여 이루어진다. 학교는 기관의 직원들이 개별화교육 프로그램(IEP) 회의에 참석하도록 요구할 수 있다. 발달장애 프로그램은 지원 목록에 올라와 있는 범위 내에서 다량의 지원을 제공할 수 있으며 이를 통하여 발달장애 학교는 학생들의 성과를 보다 더 촉진할 수 있을 것이다. **직업지도**(job coach)나 멘토링은 지원고용 프로그램 운영에 유용할 것이며, 가정 관리자(house supervisor)는 장애인의 독립생활을 위해 유용할 것이다.

정신보건국

정신보건국(Mental Health Agency)에서도 정신건강상의 문제가 있는 사람들을 위해 고용지원을 하고 있다. 정신건강 관련 기관에서는 앞서 설명한 발달장애 기관과 비슷하게 서비스를 제공한다. 이들 기관에는 주립 기관과 지방의 지역 기관들이 있다. 지방 기관은 감독 기능을 가진 비영리 사립 기관이 될 수도 있고 또는 주정부가 직원을 고용해서 사무소를 운영하는 형식의 주립기관이 될 수도 있다. 정신보건국의 기금은 여러 적립조합을 통해서 마련된다. 국민의료보장제도, 사회보장제도, 건강보험, 그리고 주정부 또는 연방정부의 각종 정신보건기금 체계는 주정부의 정신보건 서비스를 지원한다(Baer, Goebel, & Flexer, 1993; Cook & Hoffschmidt, 1993; Stroul, 1993).

정신건강 지원 서비스를 받기 위해서는 임상전문의로부터 중증 만성 정신질환 진단을 받아야 한다. 일반적으로 '중증 만성 정신질환(severe and persistent mental illness, SPMI)'이라는 용어는 장애를 묘사하기 위한 개념으로 사용되어 왔다. 중증 만성 정신질환(SPMI) 진단은 다음과 같이 정의된다.

> 개인 위생, 자기보호, 자기관리, 대인관계, 사회적 상호관계, 학습, 레크리에이션과 같은 기본적 일상 생활양식 가운데 세 가지와 관련하여 기능적 능력의 발달을 저해하고 방해하는 명확한 정신적 또는 정서적 장애(기질적 뇌증후군, 정신분열증, 우울증 및 조울장애, 편집증과 정신질환, 만성적 기타 장애)(Goldman & Manderscheid, 1987, p. 13).

이 외에도 더 많은 특정 척도가 미국정신의학협회(APA)의 DSM-IV 정신의학 진단 편람에 나와 있다. 그러나 무엇보다도 진단의 핵심이 되는 발달장애와의 차이점은 세 가지의 주요 일상활동이 정신과적 원인에 의해 지체된다는 사실이다(Lawn & Meyerson, 1993).

중증 만성 정신질환(SPMI)자는 지역의 정신

보건국을 통하여 고용지원 혜택을 받을 수 있다. Stroul(1995)은 서비스 전달을 이끄는 기본 체계를 지역사회 지원 시스템(Community Support System, CSS)이라고 불렀다. 지역사회 지원 시스템은 지역에 있는 중증 만성 정신질환(SPMI)자에게 지속적인 도움을 줄 수 있도록 설계되었다. 지원 서비스는 궁극적으로 환자가 지역사회에서 성공적이고도 독립적으로 살아갈 수 있도록 개인의 요구를 기초로 결정된다. 개인이 받을 수 있는 서비스는 정신건강 치료, 의뢰인 증명 및 접촉, 후원 및 변호, 재활 서비스, 가족과 지역사회 지원, 동료 지원, 소득지원과 사회보장 수급권 부여, 주거, 건강과 치과치료, 위기 대응 서비스 등이다(Stroul, 1993, p. 49). 이러한 지원은 전환계획에 매우 유용하게 활용될 수 있다.

> **요점** 지원계획 수립 시 사회복지 활동원과 지원 담당 직원을 참여시키는 것은 장기 지원 프로그램을 위한 초기 직업을 발전시킬 때 매우 유용하다.

일반적으로 정신건강 프로그램에서는 상시 진단 서비스를 제공한다. 그러나 대부분의 정신건강 진단은 학령기가 끝날 때까지 이루어지지 않는다. 따라서 언제가 서비스에 의뢰할 수 있는 가장 적절한 시기인지가 명확하게 드러나지 않는다. 그러나 만약 학생이 심각한 문제를 드러내거나 초기 진단을 받게 될 경우 학생은 의뢰되어야 한다.

협약기관

사설기관의 고용지원 가능성은 지역에 따라 다를 수 있다. 앞서 언급했듯이, 훈련 프로그램이나 고용 프로그램은 1차 지원 네트워크나 1차 프로그램 제공자들 중의 하나로 운영될 수 있다(직업재활, 발달장애, 정신건강). 독자적인 프로그램은 배치 및 고용 서비스를 제공하는 기관들로부터 기금을 받게 된다. 고용 및 훈련 프로그램은 일반적으로 사설 비영리기관의 서비스이며 경영상의 감독을 위해 이사장과 자문위원회를 둔다. 어떤 프로그램은 '종교재단 중심'의 부가적 지원 서비스를 제공한다. 이 프로그램들은 1차 지원 제공자의 서비스 행위별 수가제도(fee-for-service) 협약을 통하여 부분적으로 또는 전적으로 자금이 조달된다. 사설 고용 프로그램이나 훈련 프로그램은 일반적으로 담당 직원의 수가 많지 않은 소규모 조직들이다. 담당 직원은 일반적으로 지역사회 작업장/고용현장에서 특별 훈련을 받은 사람들이거나 특정 기술 영역의 전문가들이다. 사설 고용 서비스 제공자들은 장애인의 구직 기술을 도와주거나 또는 특정 직업에서 장애인의 훈련을 도와주는 일을 한다. 또한 고용 및 훈련 담당 직원은 이 두 가지 요소를 결합하여 수행할 수도 있다. 이러한 사설기관들은 장래 지원계획을 수립하는 데 유용할 것이다. 왜냐하면 그들은 장기간 구직 및 고용지원을 위한 기금을 받을 수도 있고 기금 체계를 발전시킬 수도 있기 때문이다.

그 외에 전통적 고용과 장애인 훈련 기관을 혼합한 사업으로는 커피숍이나 다른 서비스업, 또는 제조업 등이 있으며 이들 사업은 우선적으로 장애인이 수익을 얻도록 하기 위해 경영하는 사업이다. Bond와 Boyer(1988)는 이러한 고용 중재를 장애인 고용 프로그램(client-employing programs)이라고 명명하였다. 장애인 고용 프로그램에서는 서비스업이나 제조업을 경영하면서 장애인만을 고용한다. 다른 유사한 사업체의 경우 장애인과 비장애인을 함께 고용하여 사업을 경영할 수도 있을 것이다. 또 다른 고용 및 훈련 프로그램에서는 기본 기술 훈련을 위한 실습 장소로서 장애인 고용 사업체(client-employing business)를 활용할 것이다. 이러한 실습지는 추후의 유사한 다른 작업장으로의 영구 배치를 촉진하기 위해 활용된다. 비록 장애인 고용 사업체가 장애인을 위한 서비스와 혜택을 위해 수행되지만 Bond(1991)와 다른 학자들(Simmons, Selleck, Steele, & Sepetauc, 1993)은 사업의 수익성과 장애인 통합이라는 면에서는 이 모델을 비판했다.

다른 지역사회 프로그램과 복지 서비스 기관은 장애인의 고용 과정을 돕기 위해 고용 서비스를 제공한다. 그러나 이러한 프로그램들은 오로지 장애인의 독특한 요구를 충족시키는 것만을 목표로 삼지는 않는다. 이러한 프로그램들에는 정부 기관의 고용 서비스 프로그램과 인력투자법(WIA)에 의해 운영되는 직업훈련 프로그램들이 포함된다. 이들 각각의 프로그램은 비고용 상태에 있거나 또는 재고용되어야 할 개인의 요구에 맞는 기술 훈련과 고용을 제공한다.

주립 고용 서비스국

정부 사무국과 고용 서비스 사무소는 노동력 개발 프로그램으로서 1900년 초에 만들어진 것이다(Droege, 1987). 이 프로그램은 연방과 주정부의 세금으로 지원되며, 이 기관의 가장 중요한 업무는 각 주(state)의 경제발전 요구를 충족시키는 것이며 구직 희망자를 고용주와 연결시켜 주는 것이다. 직업재활(VR) 기관, 발달장애(DD) 기관, 정신보건(MH) 기관과 마찬가지로 이 서비스 기관도 주립 사무소나 지역 사무소를 두고 있다. 지역의 고용 서비스 사무소는 모든 주와 지방자치단체 인근에 설치되어 있다. 주립 고용 기관에서는 취업 가능 직장에 대한 전산화된 탐색 작업, 구인광고, 구체적인 직장 소개 등의 서비스를 제공한다. 대형 훈련 프로그램들은 고용주들의 요구를 만족시켜 주고 있으며, 고용주들의 특수학급 학생 고용을 장려하기 위해 세금 혜택을 주고, 학생들이 고등학교 학력인증서(GED: 고교졸업학력 인정 검정고시)를 취득하고 구직 기술 수업을 받을 수 있도록 지원한다. 비록 장애인이 주립 고용 사무소의 가장 주요한 대상은 아니지만 기관에서 우선적으로 서비스를 제공해야 하는 대상 중의 일부라고 할 수 있다. 따라서 주정부 차원의 고용 서비스는 장애인의 요구를 만족시키는 특별 프로그램을 제공한다. 그러나 특별 프로그램은 지방마다 그 특색을 달리한다. 서비스에 접근하는 과정은 다른 주요 서비스 제공자들의 경우와 유사하며, 각 지방에는 상담자, 프로그램 전문가, 고용 관련 연락 담당자, 그리고 훈련 전문가가 상주하고 있다. 서비스를 받기 위해서는 먼저 지원 신청을 해야 하며 자신에게 가장 적합한 직업 기술을 결정하기 위해 소정의 테스트를 받아야 한다. 테스트는 미국 고용 서비스(USES)가 개발하여 제공하는데 이는 장애인이 비장애인 중심의 주류사회에 잘 동화될 수 있게 하는 유익한 것이다. 그러나 장애인에 대한 미국 고용 서비스의 테스트에 대하여 문제점들이 제기되기도 한다(Droege, 1987).

원스톱 진로센터

1998년에 제정된 노동인력 투자법(Workforce Investment Act)의 가장 중요한 요소 가운데 하나는 원스톱 센터(One-Stop Centers, OSCs)의 팽창이다. 원스톱 센터는 지역사회 내에서 이루어지는 통합적 교육(unify education), 직업훈련, 고용 프로그램을 한 체계 안으로 모아서 효율적으로 제공하려는 목적으로 만들어졌다. 원스톱 센터(OSC)의 발전과 운영을 이끄는 몇몇 원칙으로는 서비스의 보편적 접근, 소비자의 권리 보장, 효율적 서비스, 증가된 책임성, 사업 간의 연계, 주정부와 지역 간의 유연성, 청소년 프로그램 제공 등을 들 수 있다. 원스톱 센터는 구직자들에게 제공되는 다양한 고용 서비스와 훈련 프로그램이 단일 창구, 즉 한 장소에서 이루어져야 한다는 아이디어를 기본으로 하고 있다. 따라서 예전에는 여러 장소에서 받아야 했던 다양한 고용 및 훈련 프로그램이나 서비스를 이제는 지역의 한 장소에서 받을 수 있게 되었다(예: 직업재활 서비스, 주 차원의 고용 서비스 등). 원스톱 센터(OSC)를 통해 받을 수 있는 세 가지의 서비스 수준은 다음과 같다.

- 주요 서비스(core services): 구직 기술 훈련, 인터뷰 기술 강습, 능력 개발을 위한 준비, 직업 탐색, 개업 고용주에게 소개
- 집중적 서비스(intensive services): 장애 청소년이나 장애 성인, 그리고 최저 임금 수령자와 같은 사람들을 주요 서비스 대상 집단으로 삼아 개별화 진로계획, 진로 상담, 사례 관리 등의 서비스를 제공한다.
- 훈련 서비스(training services): 주요 서비스나 집중적 서비스로는 고용이 될 수 없는 사람들을 대상으로 삼아 직업 기술 훈련, 성인 교육, 직업 현장 훈련, 그리고 고용주의 특별 주문에 따른 맞춤식 훈련 등을 제공한다.

요점 고용지원은 정부 지원금을 받는 기관에서부터 사설 종교재단의 지원 서비스에 이르기까지 매우 다양하고 폭넓게 그 통로가 제시되어 있다.

6. 고용 실습 모델

중도 및 중등도 장애인을 위한 지원고용은 수년 동안 고용 현장에서 중점적으로 다루어진 사안이었다. 학자들은 지원고용의 네 가지 특징이 장애 청소년의 고용 실습을 위한 실용적인 방법이라고 여긴다. 그래서 이 네 가지 특징에 대하여 설명하는 용어들은 장애인을 포함한 모든 사람에게 해당하는 고용방법과 실제에 관련된 용어들이 사용된다.

지원고용 서비스의 네 가지 특징으로는 개별화 평가, 직업 개발, 현장 실습, 그리고 계속적인 지원을 들 수 있다. 개별화 평가는 지원고용 제공자가 구직 희망자의 고유 기술과 능력에 대하여 알아 가는 과정이다. 이 과정은 Richard Nelson Bolles의 저서 『당신의 파라슈트는 어떤 색입니까?』(2005)*에 묘사된 과정과 비슷한 점이 있다. Bolles는 다섯 가지 효과적인 구직 방

*역자 주: Richard Nelson Bolles의 저서로, 자기개발과 인생 진로에 대한 길을 제시하는 구직과 직업 전환 안내서.

법을 거론했는데 그중에서도 특히 '창조적인 구직방법'과 비슷하다. 이 방법은 구직자가 자신이 가장 잘할 수 있는 기술이나 가장 선호하는 '지식'이 무엇인지를 찾아낼 것을 강조한다. 구직자가 자신이 무엇을 배워야 하는지를 아는 것은, 직업 선택에 필수적인 개별화된 사정 또는 사람 중심의 접근을 발전시키고자 하는 것과 같다. 사람 중심 접근방법이 전제로 삼는 것은 모든 개인은 각자의 고유한 기술과 흥미를 가진다는 것이다. 그리고 개인이 가진 기술과 흥미는 그 개인에게 어떤 직장이 적절한지를 설명해 준다. 장애인의 경우, 장애 자체로 인하여 그가 어떤 사람이며 그의 관심이 무엇인지에 대한 정보를 전달하는 데 어려움이 따를 수 있다. 그가 누구인지를 아는 것은 직무적합성(job match)을 이루어 내는 첫 단계로서 누군가를 직업 현장에 배치하는 것보다 더 중요한 일이다.

사람 중심의 직업 선택

사람 중심(person-centered) 직업 선택은 직무적합성을 결정함에 있어서 기존의 전통적 사정 과정을 이용하지 않는다. 여기서는 표준화된 검사와는 대조적으로 진단 범주를 정하도록 설계함으로써 규준 지향적 검사를 실시한다. 이처럼 개인의 요구, 흥미, 선호도를 중시하는 고용은 개인 정보를 얻기 위해 개별화된 접근을 시도한다. 표준화 검사의 경우에는 대상이 할 수 없는 것이 무엇인가를 기술하는 반면, 사람 중심 활동의 경우에는 직업 전문가가 개인이 선호하는 작업이 무엇인지를 알게 해 준다. 개인이 가진 꿈과 관심, 개인의 기술 등을 알기 위해 시간을 투자하게 되면 평가자나 평가팀은 개인의 장애 뒤에 가려져 있는 것들을 보게 되고 개별 장애인을 위한 '옳은 직업'을 개발할 수 있게 된다. 그리고 개인의 꿈과 관심, 기술을 알기 위해 시간을 투자하게 되면 평가자는 균형 잡힌, 신뢰할 수 있는, 그리고 상호 호혜적인 방법으로 평가를 수행할 수 있게 된다. 또한 개인의 환경을 알기 위해 시간을 투자하는 경우에 평가자는 개인이 직업에 성공하기 위해 어떤 것들이 고려되어야 하는지에 대한 평가를 할 수 있게 된다. 그러나 이러한 평가 형태는 개인이 직업을 구하게 되거나 직업에서 성공하게 되는 것과는 차이가 있다. 장애인이 취업할 수 있는 직업들의 경우, 대부분이 특별한 기술과 직업 선호도를 거의 고려하지 않는 초보 수준의 직업들만이 주를 이룬다. 사실, 고용 프로그램에 대한 최근의 비판들을 보면 장애인의 직업이 음식 서비스나 경비일과 같은 초급 수준의 직업들에 너무 의존한다고 지적한다. 이러한 유형의 직업들이 갖는 특징은 높은 이직률과 낮은 임금이다. 이러한 유형의 직업들은 또한 프로그램 참여자들을 위해 '좋은 직업'을 검토해 줄 시간이 없는 직업훈련진들에게는 소개하기 손쉬운 직업이기도 하다 (Mank, Cioffi, & Yovanoff, 1997). 사람 중심 접근법의 경우 직업 적합성은 개인의 특성에 따라 이루어지고 그렇게 해서 얻은 직업은 참가자들에게 좀 더 성취적인 것이 될 것이다.

요점 사람 중심의 평가와 직업 배치는 규준 지향 평가와 배치로 정의될 수 있다.

직업 선택을 위해 사람 중심의 접근을 할 경우 가장 중요하게 고려해야 할 점은 평가되는 활동들이 일상생활에서 의미 있는 활동이면서 실제 일어나는 행동이어야 한다는 것이다. 만약 평가가 인위적으로 꾸며진 직무나 환경에 대하여 이루어진다면 개인은 직무가 실제와 관련이 없다는 것을 금방 실감하게 될 것이다. 만약 직무에 목적이 없다면 이것은 전 생애 동안 항상 삶에 대한 낮은 기대를 가지고 살아야 하는 사람들에게는 슬픈 메시지일 것이다. 이러한 사실은 가족 구성원들, 고용주, 그리고 일반인들에게는 어떤 메시지를 전달하는가? 평가 과정에서 제시하는 과제는 극복할 만한 것이어야 하며, 적정한 양이어야 하고, 개인의 나이에 적절해야 한다.

직업을 선택함에 있어서 사람 중심 접근은 친구나 구직자 가족의 도움 위에서 직업 개발 접근으로 발전하게 된다. 개인적인 이해관계 속에 있는 친구나 가족들은 구직자에게 좋은 일이 일어나기를 바란다. 치료사나 유급 전문가들과는 달리 사람 중심 접근 집단에 참여하는 개인들은 자발적이다. 유급 전문가들이 계획에 포함될 수도 있지만 무급의 봉사자들과 균형을 이루는 것이 더 유익할 것이다. 이러한 유형의 설계 집단은 지식과 함께 구직자의 인적 자원망을 강조한다. 이것은 Bolles(1999)가 가장 효과적인 구직 방법으로 친구와 가족의 도움을 세 번째와 네 번째로 목록화한 것과 비슷하다. 미국 문화에서는 원하는 구인광고에서 직업을 찾게 되거나 또는 고용주에게 전화를 걸어서 직업을 찾게 되는 경우는 매우 드물다. Bolles(1999)는 구직에 있어서 가장 효과가 없는 방법으로 구인광고를 뒤지는 것을 지적했다. Bolles에 따르면, 신문 구인광고를 통해 직업을 얻는 구직자는 5~24% 정도라고 한다. 보통은 가족이나 친구, 지인 등을 통해 직장을 얻는다. 많은 사례를 통해서 볼 때 "네가 무엇을 아느냐보다 네가 누구를 아느냐가 더 중요하다"는 속담은 진실이다. 인력개발 전문가는 오랫동안 직업을 찾는 데 있어 구직자의 인적 자원망을 과소평가해 왔다. 구직에 있어 사회적 자원망에 관한 사례 연구(Mark)를 보라.

> **요점** 직업 선택을 위해 사람 중심 접근을 할 때 가장 중요하게 고려되어야 할 것은 일상생활에서 일어나는 활동들, 즉 평가에 이용되는 활동들을 확보해야 된다는 것이다.

고용 창출이 목표로 설정되면 곧 직업 개발에 착수하게 된다. 구직자의 입장에서는 잘 짜인 계획이 직업을 찾는 데 도움이 될 수 있다. 준비 단계에서 구직자와 서비스 제공자가 각각 어느 정도의 역할을 할 것인지 정할 필요가 있다. 구직 활동에서 성공하기 위한 핵심전략은 개인이 자신의 능력을 충분히 발휘하여 능동적으로 역할을 하는 것이다. 만약 너무 많은 서비스 지원이 주어지면 구직자에게 서비스 제공자가 항상 따라다닌다는 것 때문에 낙인찍힐 위험이 있다. 반대로 너무 적게 지원을 하게 되면 구직 활동이 성공을 거두지 못할 것이다. 고려할 점에 대한 예를 들어 보자.

- 고용주와 접촉하기 위해 어느 정도의 지원이 구직자에게 필요한가?
- 그는 서비스 제공자가 인터뷰에 참여하지 않아도 될 만큼 자신을 대변할 수 있는가?
- 구직자는 그의 복합적인 장애로 인해 고용주

와의 초기 접촉에 참여하기 어려운가?

- 구직자는 이력서를 작성할 수 있는가?
- 구직자는 구직 인터뷰에서 무엇을 해야 하고, 무슨 말을 해야 하는지 충분히 준비했는가? 보다 더 훈련이 필요한가?
- 진로 개발에 유용한 직업을 선택하였는가?

어떤 구직 활동의 경우에는 유급 전문가가 직업을 알선하고 고용주와의 접촉을 위해 주도적인 역할을 할 수 있다. 구직 활동을 좀 더 잘할 수 있는 장애인의 경우, 담당직원은 구직 활동을 조직하고 조언하며 상담하는 역할을 수행할 수 있다. 그 외에 직업 클럽이나 비공식적인 멘토의 지원이 필요할 수도 있다. 지원 정도에 상관없이 담당 직원과 구직자가 고용주와 접촉하는 것에 대하여 서로 협의하는 것이 반드시 필요하다. 첫 번째로 고려해야 할 질문은 "어떻게 고용주와 접촉할 것인가?"이다. 약속을 잡기 전에 이력서가 담긴 편지를 보내는 것이 좋을까? 사전 약속 없이 고용주를 방문하는 것이 결례는 아닌가? 정식약속은 누구와 잡아야 하는가? 일반적으로 보다 전통적인 접근방법이 구직자의 성공 가능성을 높인다.

직무설계

직무설계에 있어서 창의성은 반드시 필요하다. 한 가지 방법으로 모든 것을 만족시킬 수는 없다. 목표로 삼은 직업을 개발할 경우 전형적인 구직 활동보다는 더 많은 융통성과 창의성을 요구한다. 대상 직업을 개발하는 것은 한 개인에게 혜택을 주기 위해 설계된 마케팅 활동이지 대행기관이나 업체의 서비스를 팔기 위해 설계된 것은 아니다. 구직 인터뷰에서 개인의 기술과 능력이 상품화되듯이 직업 수행 시 약간의 도움을 필요로 하는 장애인들에게도 이것은 마찬가지이다. 서비스 전문가는 이들의 수행이 고용주나 지역사회로부터 평가절하될 수 있다는 사실을 분명히 인식해야 한다. 물론 궁극적인 목표는 개인의 작업 기술, 선호도, 조건들을 작업 배치, 직무, 의사결정과 같은 개별 직무와 조화시키는 것이다. 사람은 누구나 일하는 장소와 방법, 그리고 일하는 시간에 대한 개별적 요구를 가지고 있다. 직무를 설계함에 있어서 창조성은 절대

사례연구 Mark

구직에 있어서의 사회적 자원망

장애가 있는 Mark는 최근 플라스틱 공장의 일자리를 찾아보았다. 지역사회 구직 기관의 직원은 몇 번의 접촉을 시도했지만 두 달 동안 그에게 확실한 구직제안은 없었다. 어느 일요일 밤 교회 집회에서 자신의 마음속에 있는 것을 무엇이든 일어서서 말하는 시간이 있었다. Mark는 그 모임에 플라스틱 공장의 사장이 와 있다는 것을 알았다. Mark는 이 기회를 놓치지 않고 일어나서 자신은 오랫동안 실직상태이고 직장이 필요하다고 말했다. 그리고 자신이 항상 플라스틱 공장에서 일하고 싶어 했다고 말했다. Mark는 다음 주에 일하러 가게 되었다.

낮게 평가될 수 없다. 그리고 유연성은 직무 상세 분석(job carving)과 직무 분업(job sharing)을 가능하게 할 것이다.

직무 상세 분석은 둘 혹은 그 이상의 표준화된 직무 내용 설명서*(job description: 직무 분석 기록)를 토대로 새로운 직무 내용 설명서를 만들기 위해 고용주와 협의하는 것이다. 이 과정에 대한 예가 Dan의 사례 연구에서 소개되고 있다. 직무 상세 분석 과정이 시작되면 Dan의 기술과 흥미가 재조사된다. 한 차례 분석이 완료되면, 고용 탐색이 세밀하게 진행됨으로써 Dan이 주 업무를 수행할지, 또는 현재 수행 가능한 직업을 부분적으로 수행할지 택할 수 있게 된다. 고용주들은 일반적으로 직무 상세 분석 개발에 깊이 관여한다. 그리고 고용주는 지역사회 고용 전문가의 도움으로 다양한 직무 분석이 개발될 수도 있다는 것을 안다.

요점 창조성은 직업 설계의 필수적인 요소이다.

직무 분업은 장애인이 시간제 근무를 선호할 때 특히 효과적이다(Granger, 1996). 명칭이 암시하듯, 직무 분업은 두 사람이 단일 업무를 시간제로 나누어 작업할 수 있도록 하였다. 장애를 가진 두 사람이, 혹은 장애인 한 사람과 비장애인 한 사람이 서로 하나의 직무를 공유할 수 있다. 이런 직무의 조정은 생산 소득의 양이 줄어들거나, 혹은 전일제 작업으로부터 발생할 수 있는 개인의 문제나 책임 소재의 발생을 예방하는 데 가장 효과적이다.

직무 분업 혹은 직무 분석은 직업을 구하는 사람들에게 효과적인 방법이 될 수 있다. 이러한 직무의 유연성은 우리의 직업 문화 속에 이미 자리하고 있다. 사람들은 다양한 이유로 일을 하며, 각자 수행하는 직업이 자신에게 좋은 직업이 되도록 하기 위해 서로 다른 요구들을 가진다. 오로지 급여가 직업 선택에 있어서 고려하게 되는 유일한 요소는 아니다. 보육, 집으로부터의 근접성, 스케줄 조정 여부, 지리적 여건, 그리고 직무 만족도와 같은 모든 문제들이 구직의 고려 사항이 된다. 이와 같은 직무의 유연성은 직무 적합성의 질을 결정하고 직업 만족과 근무 시간의 긍정적 관련성을 결정하는 핵심 요소가 된다(Dentzer, 1992).

몇몇 구직자의 경우, 현존하는 직무 내용 설명서를 다 채운다. 그리고 나이가 어린 장애인의 경우 대다수가 직업 진로에 대하여 높은 기대를 가지고 있음을 보여 준다. 이러한 상황에서 서비스 제공자의 역할은 장애인이 목표하고 있는 최종 직업을 획득할 수 있도록 하는 직업 단계별 '로드맵'을 개별 장애인과 함께 개발하는 것이다. 직업 진로라는 것은 서로 관련된 직업들에 대한 직무 수행 능력을 육성하는 것을 포함하는데, 이러한 능력은 결국 목표로 삼은 최종 직업으로 이끈다. Jean과 Trevor의 두 가지 사례 연구를 통하여 어떻게 이러한 것들이 성취될 수 있는지 살펴보자.

자연스러운 지원

고용 서비스 분야에서 가장 의미 있는 개발은

*역자 주: 직무 내용 설명서는 직무 분석을 통하여 얻은 직무에 관한 자료와 정보를 직무의 특성에 중점을 두고 정리·기록한 문서이다.

사례연구 Dan

새로운 직무 내용 설명서(직무 분석 기록) 구성하기

Dan은 미국 지질조사연구소(U.S. Geological Survey, USGS)에서 일한다. 그의 업무는 메인 주(州)에서 미시시피 강까지 수집한 물 샘플을 현장 연구자들이 연구하고 나면 사용한 샘플병을 위생 처리하는 것이다. 병을 깨끗하게 닦는 작업은 시간이 걸리고, 어려운 작업이며 위험한 화학물질을 다루기도 한다. Dan이 고용되기 전, 이 작업은 화학자들의 직무 내용 설명에 해당하는 것이었다. Dan이 이 일을 맡음으로써, 다른 화학자들은 봄과 여름철에 업무가 과중되는 것을 피하기 위해 더 많은 시간을 물 샘플을 시험하는 일에 할애하게 된다. Dan은 지원한 직업에 고용되었고 자신의 수행 능력을 증명해 보였다. 게다가 Dan은 실험실에서 일하게 된 후부터는 좀 더 복잡한 업무 과제를 수행했다. 지역사회 고용 기관 직원은 Dan을 이미 만들어진 직업 내용 설명서에 '꼭 맞게' 하려고 노력한 것이 아니라 Dan의 기술에 적합한 직업을 설계하기 위해 미국 지질조사연구소(USGS)를 찾아갔던 것이다. 그리고 직무 분석과 관련하여 직원은 Dan을 좀 더 알고, 그가 가진 특별한 기술을 파악하기 위해 시간을 투자했다. 뿐만 아니라 고용주의 요구를 알기 위해, 그리고 Dan의 능력에 적합한 업무가 무엇인지를 파악하기 위해 노력해야 했다. 그와 함께 작업 환경, 직장 동료, 업무, 사업체의 문화에도 세심한 관심을 기울였다.

훈련하는 방법과 직무 수행을 지원하는 방법을 개발하는 것이다.

초창기 고용 프로그램에서는 신입사원을 위한 별도의 교육계획 수립 없이 직업훈련이 용인되었다. 오늘날 직업 개발자는 신입 고용인이 일을 시작하기 며칠 전에 현장에서 필요한 것들을 사전에 분석해야 한다. 이렇게 함으로써 직업 개발자는 고용인을 업무적으로 준비시키는 훈련 전략을 수립할 수 있게 된다.

지원고용에서는 직업훈련사(job coach)가 지원고용 프로그램을 위해 함께 고용된다. 그러나 이는 궁극적으로 직업 환경에서 자연스러운 것은 아니다. 직업훈련사가 너무 자주 현장에 나타나면 자칫 장애 노동자에게 현장의 관심이 모이게 되면서 개인이 낙인찍힐 수도 있다. 함께 일하는 직장 동료들이 장애인을 지원하는 직업훈련사를 주목함으로써 장애인 동료에 대한 편견을 가지게 된다. 직업훈련사의 존재는 다른 고용인들로 하여금 장애인과 함께 일하기 위해서는 특별한 기술과 지식이 필요할 것이라는 잘못된 메시지를 전달하는 결과를 낳는다.

직업훈련의 초점이 과거의 외적 직업훈련에서 오늘날에는 작업장 내에서 자연스럽게 발생하는 지원으로 바뀌었다(작업장의 자연스러운 지원). 많은 업체들은 신규 고용인을 위해 작업 현장 훈련 프로그램을 가지고 있다(Nisbet & Hagner, 1988). 그리고 모든 사업체는 신규 고용인이 직무를 배우고 작업장에 적응할 수 있도록 가르치기 위한 독특한 기업 문화를 가지고 있다. 일반적 지원(generic supports)의 강점은 장

사례연구 Jean

직업 진로 개척

Jean은 성공적으로 직업 진로를 개척한 좋은 예이다. 그녀는 1969년에 고등학교를 졸업하였고 그 이후 11년 동안 보호 작업장에서 일했다. 지나온 세월 동안 그녀는 사무실에 일하고자 하는 꿈을 결코 포기하지 않았다. Jean은 지방 대학교 도서관에서 자원봉사 경력을 쌓기 시작했다. 이 직업을 통하여 그녀는 과제를 어떻게 분류하며 서류를 어떻게 정리하는지, 그리고 직장 문화에 어떻게 적응하는지를 배웠다. 얼마 후에 그녀는 제철 공장에서 영업사원들의 문서 정리 업무를 시간제로 하게 되었다. Jean은 복잡한 서류들을 분류하고 관리하는 일을 배웠다. 그녀는 또한 전화 주문을 받고 영업사원들의 약속을 잡아 주기도 하였다. 몇 년 후 그녀는 지방의 관공서에서 일하기 위해 공장을 떠났다. 그곳은 전일제 일자리였으며 수익과 급여 면에서도 비장애 동료에 필적하는 것이었다. Jean은 자동차 등록 절차, 번호판 재생 및 차량 저당과 같은 일을 포함하여 다양한 업무를 맡았다. 현재 그녀는 자신의 직업에 매우 만족하고 있으며 15년 전 꿈꾸었던 것을 이루었다. 그녀는 사무실에서 복잡한 일을 수행한다. 그녀는 도심에 있는 사무실에서 전문가들과 업무적으로 교류하며 동료들과 우정을 쌓을 기회를 가지며 그녀의 직업적 능력은 존중되고 있다. 사무실에서 일하게 되면서 Jean은 가족 홈에서 나와 자신 소유의 아파트로 이사할 수 있게 되었다. 그녀는 활동적인 사회적 생활양식을 가지고 있으며 정년 후의 생활을 준비하고 있다.

사례연구 Trevor

직업 진로 개척

Trevor의 경험은 진로에 대한 또 다른 예이다. Trevor는 대학에 다니는 동안 뇌손상을 입었다. 몇 년 동안의 재활 훈련 후 Trevor는 직업을 가지고 싶었고 조명회사에 취업하여 자료 입력 기사로 일하게 되었다. 후에 그는 대형 유통창고에서 재고 목록을 조절하는 전문가로서 일했다. 이 사무 기술은 Trevor가 그의 희망 직업인 대도시의 법률회사 일원으로서 일할 수 있는 능력을 계발하는 데 도움이 되었다. Trevor는 법률가 보조원이 되기 위해 학교로 돌아와 준학사 과정에 재학하고 있다.

애인도 일반 고용인과 마찬가지로 사업체의 작업장 문화에 수용되어 일하게 된다는 것이다. 이때, 장애인 고용 담당 직원의 역할은 훈련 기간 동안 사업체를 위해 상담이나 자문을 하는 것이다. 그리고 고용 담당 직원은 훈련 담당 직원에게 교수 전략이나 직무 조직, 직업훈련 기간 동안 발생하는 문제 등에 대한 정보를 제공한다. 이러한 역할 수행은 **직업훈련사**가 항상 사업에 참여하는 것은 아니기 때문에 전통적으로 행하던 직업훈련 역할보다 더 어려울 수 있다. 그러나 이런 유형의 훈련은 직업을 얻고자 하는 장애인에게는 매우 유익한 결과를 가져다준다.

요점 지원고용 서비스 현장에서 가장 의미 있는 진전은 자연스러운 지원의 활용과 개발이다.

Mank, Cioffi, Yovanoff(1997)는 지원고용에 관한 대표적 연구에서 고용 유형, 지원받은 참여자의 성과, 그리고 작업장에서의 '자연스러운 지원'과의 상관관계를 조사하였다. 이 분석은 조사 자료를 응용하여 직업 현장의 통합 수준과 5개의 변수, 즉 작업의 유형, 장애의 정도, 월 급여, 시간당 급여, 비장애 동료와 비교하여 장애 고용인이 갖는 '고유한 특징' 사이의 관계를 연구하였다. Mank 등(1997)은 작업 현장에서 비장애 동료와 상호작용을 하는 것이 높은 임금, 오랜 직장생활 유지 등의 요소와 긍정적인 상관관계가 있다는 것을 발견했다. 가장 눈에 띄는 발견은 고용인의 장애 정도의 심각성에도 불구하고 상호관계가 유지된다는 것이었다. 이것은 달리 말하면, 누군가 고용의 출발이 통합 수준이 낮은 비전형적인 상태에 놓여 있으면 있을수록, 직장생활의 기간이나 과제의 복잡성에 관계없이 비전형적인 상태가 더욱 유지된다는 것이다(Mank et al., 1997).

지원고용은 지원고용 대상자들이 가진 요구와 일치하는 수준의 지원을 제공하며 개인이 최대한 독립적으로 일할 수 있도록 하기 위해 개별적으로 설계된다. 지나치게 과도한 지원은 장애인을 더욱 낙인찍히는 결과를 낳는다. 그러나 너무 적은 지원은 개인의 직업 생활을 위협할 수도 있다. 지원의 균형은 상황에 따라 변화할 수 있으므로 고정되어 있는 것이 아니라 유동적

사 례 연 구 Terry

개인적 특징의 중요성

켄터키 지역의 고용 기관에 취직한 Terry의 경우는 자연스러운 지원에 대한 좋은 예를 제시해 준다. Terry는 중도 장애를 가지고 있으며 장애로 인하여 노동인구에 포함되는 것에 어려움을 갖고 있었다. 그는 전맹, 중도의 청각장애, 그리고 선택적 함묵증을 가진 장애인이며 정신지체도 수반하는 것으로 추정된다. 켄터키 지역 고용 기관의 직원은 Terry가 라디오와 음악에 매우 큰 흥미를 가졌다는 것을 발견하였다. 그의 취미는 음악 수집이었으며 수천 개의 음반을 가지고 있었다. 처음 만났을 때 Terry는 일일 작업장에서 1주일에 4일, 검볼 머신에 장난감을 집어넣는 일을 하고 있었다. Terry의 꿈은 라디오 방송국에서 일하는 것이다. 만약 Terry가 라디오 방송국에서 일하기 위해 배워야 할 업무를 고용 기관 직원이 직접 배워서 Terry에게 훈련을 제공하고자 했다면 이것은 아마 불가능했을 것이다. 라디오 방송국에는 Terry와 같은 맹인인 Edmund가 디스크자키로 고용되어 있었다. 그는 Terry의 멘토가 되어 Terry와 함께 일하는 것에 동의했고, Edmund의 경험을 활용하면서 Terry는 업무에 종사할 수 있게 되었다. 만약 전통적인 직업훈련 기술을 활용했더라면 불가능했을 것이다.

이다. 직업 현장에서 지원을 제공하는 것은 고용주와 고용인 모두에게 효과적인 것이며 지원에는 다음과 같은 내용이 포함된다.

1. 관리 및 직장 동료 교체에 대한 검토
2. 재교육, 상담, 새로운 직무과제 소개
3. 임금 인상, 다양한 혜택, 승진에 대한 요구
4. 해직, 승급, 휴직 또는 폐업에 따른 직업 전환의 수월성 확보
5. 적절한 작업 행동에 대한 모델 제시
6. 적절한 사회적 상호작용 기술 개발

이런 중요한 서비스 없이는 지역사회 중심 직업 서비스가 성공하기 쉽지 않다. 특히 장기 정신질환, 뇌손상, 지적장애, 자폐장애를 가진 장애인들에게 있어서 이러한 서비스는 더욱 중요하다.

7. 결론

경쟁고용을 원하는 장애 학생을 지원하기 위해 전환팀은 더 효과적으로 정보를 제공하고 학생, 부모, 그리고 다른 참여자들을 전환과정에 연계시켜야 한다. 이들은 다양한 고용지원에 익숙해지면서 더 효과적으로 장애 학생의 직업 정체성을 확인하고 필요한 자료나 편의를 제공할 수 있게 된다. 이와 함께 더 많은 장애 학생이 지역사회 중심의 직업 경험을 쌓는 데 도움을 받게 될 것이고 궁극적으로는 경쟁고용이나 중등 이후 교육과 훈련, 또는 즉시 노동력으로 투입될 수 있도록 도움을 받게 될 것이다. 학생들이 중등교육이나 단과대학, 그리고 종합대학을 마치고 직업으로 전환할 수 있는 많은 지원들이 있으며 또 그들의 직업 목표 성취에 도움이 될 수 있는 많은 지원들이 있다. 지원팀은 장애 학생에게 맞는 적절한 지원들을 종합적으로 파악하여 장애 학생과 부모, 그리고 고용주에게 유용하고도 적절한 자료가 되는 정보를 제공할 수 있다. 지원팀은 지원고용을 효과적으로 알리기 위해 지역사회에서 활용할 수 있는 자원이 무엇인지를 아는 것이 중요하다. IEP 회의를 통하여 논의하고 정보를 공유함으로써 학생과 부모, 그리고 지원자는 그들이 희망하는 지원 유형과 받게 될 지원 정도에 대하여 선택할 수 있다. 이들에게 기관명, 담당자, 전화번호, 특정 직업과 관련된 중등 이후 프로그램의 참여 자격 요건 등의 정보가 주어지면 학생과 부모들은 더 많은 서비스와 지원을 받으려는 경향을 보일 것이다. 그러므로 다양한 서비스 프로그램의 대표자들이 IEP 전환계획 모임에 참여해야 한다. 그러나 아직도 많은 지역사회에서 학교로부터 성인 서비스 프로그램이나 중등 이후 교육으로 이어지는 전환이 원만하게 이루어지지 않는 것은 안타까운 현실이다.

8. 연구문제

1. 장애인의 구직에 도움이 되는 서비스 제공자들의 목록을 만들고 개인에게 필요한 서비스를 기입하시오. 학교 전환교육 관련 교사로서, 또는 전환 전문가로서 당신은 어떻게 이들 각각의 기관, 또는 서비스들과 함께 일을 할 수 있는가?

2. 장애인 고용의 역사를 기술하시오. 고용 서비스의 다양한 관점들과 관련하여 어떤 것들을 옳거나 잘못되었다고 말할 수 있는가?
3. 직업 진로란 무엇이며 어떻게 장애 학생들이 성공적으로 그런 과정을 밟을 수 있는가?
4. 사회복지 프로그램의 종류에는 어떠한 것들이 있으며 어느 정도나 장애인들이 그런 프로그램들을 이용할 수 있는가?
5. 경쟁고용에 비해 상대적으로 과다 공급된 지원고용을 어떻게 활용해야 장애인의 경쟁고용을 촉진할 수 있는가?
6. 지역사회 중심의 직업훈련이란 무엇이며 전통적인 직업훈련과의 차이점은 무엇인가?
7. 지원고용에 대하여 설명하시오. 그리고 그것은 전통적인 방법과 어떻게 다른가? 어느 쪽이 더 이점이 있는가? 어떤 모델이 당신이 만난 학생들에게 더 좋은 것처럼 보이는가? 왜 그런가?

9. 참고 웹사이트

Job Accommodations Network
http://www.jan.wvu.edu/

West Virginia Research and Training Center
http://www.icdi.wvu.edu/homepage.htm

The Association for Persons in Supported Employment (APSE)
http://www.apse.org/index.html

The U.S. Department of Labor, Office of Disability Employment Policy
http://www.dol.gov/odep/welcome.html

Career One-Stop
http://www.careeronestop.org/

U.S. Department of Labor
http://www.dol.gov/index.htm

Rehabilitation Research & Training Center on Workplace Supports
http://www.vcu.edu/rrtcweb/

Worksupports .com
http://www.worksupport.com/

Rehabilitation Research and Training Center (RRTC) on Workforce Investment and Employment Policy for Persons with Disabilities
http://www.comop.org/rrtc.htm

Training Resource Network, Inc.
http://www.trninc.com/

The Center on Education and Work
http://www.cew.wisc.edu/

Heath Resource Center-The National Clearinghouse on Postsecondary Education for Individuals with

Disabilities
http://www.heath.gwu.edu/

Employment Support for People with Disabilities
http://www.ssa.gov/work/

Ticket to Work
http://www.socialsecurity.gov/work/Ticket/ticket info.html

Mainstream Inc.
http://www.mainstreaminc.org/

National Federation of the Blind
http://www.nffi.org/

Closing the Gap
http://www.closingthegap.com/

America's Job Bank
http://www.ajb.dni.us/

Job Openings EdHIRES
http://www.ed.gov/about/jobs/open/edjobs.html?src=gu

Office of Special Education and Rehabilitative Services(OSERS)
http://www.ed.gov/about/offices/list/osers/index.html

Job Web
http://www.jobweb.com/

The ARC
http://www.thearc.org/

YAI/National Institute for People with Disabilities Network
http://www.yai.org/

Occupational Outlook Handbook and Career Guide to Industries
http://www.bls.gov/news.release/ooh.toc.htm

The Information Network (O*NET®)
http://www.doleta.gov/programs/onet/

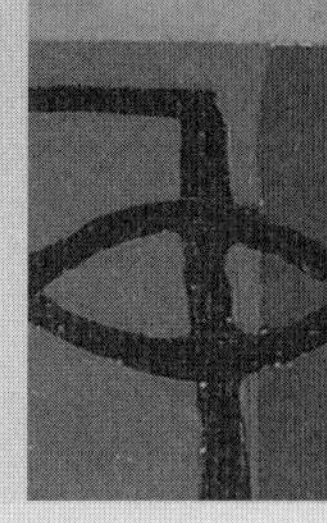

제 11 장 중등 이후 교육으로의 전환

Deborah Durham Webster & Rachel McMahan Queen

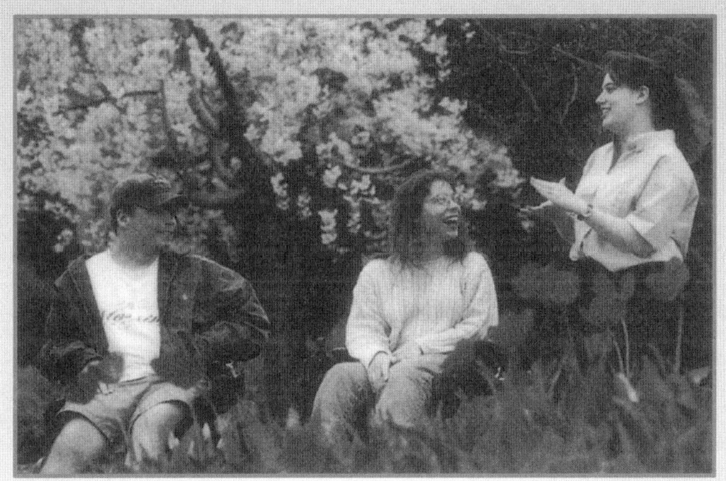

학습목표

1. 중등 이후 전환 목적을 이루기 위해 준비 기능과 이전에 세워진 계획이 무엇인지 설명한다.
2. 학교 이후의 목적을 성취하기 위해 학문적 영역과 독립생활 기술 영역이 차지하는 중요성에 대하여 설명한다.
3. 다양한 중등 이후 교육 선택과 학생들의 요구 및 특성에 따른 차이점을 확인한다.
4. 중등 이후 선택과 연계시키기 위한 방법론적 기술을 개발한다.
5. 중등 이후 선택과 관련되는 법률과 이 법률이 IDEA법과 어떻게 다른지 설명한다.
6. 중등 이후 환경에서 자신의 장애에 대한 이해와 자기 자신을 옹호할 수 있는 능력, 그리고 자신의 법적 권리에 대한 지식과 책무성을 증가시킴으로써 학생들의 역량을 배양할 수 있는 기술을 개발한다.
7. 중등 이후 교육 목적은 문화적 가치, 태도, 그리고 학생과 가족에 대한 신념 등에 영향을 받는다는 것을 안다.
8. 중등 이후 교육과 훈련 목적이 전환계획 수립과 서비스에 내재된 IDEA의 네 가지 원리들과 어떠한 관련이 있는지에 대해 설명한다.

1. 서론

마지막 장은 고용 환경으로의 전환과정과 관련된 논점들을 다룬다. 많은 학생들의 경우, 고등학교 졸업과 동시에 곧바로 일어나는 중등 이후 교육과 훈련은 고용과 진로 목적에 도달하는 데 있어 중요한 단계이다. 따라서 이 장은 중등 이후 교육 환경을 준비하는 데 있어 학생과 전환팀 구성원에게 필요한 정보에 대하여 개관한다. 고등학교에서 성인기로의 전환은 모든 청소년들에게 어려운 시기이지만, 특히 장애 학생들에게 있어 어려운 시기이다(Halpern, 1992; Rusch, DeStefano, Chadsey-Rusch, Phelps & Szymanski, 1992). 이 과정에서 장애 학생은 많은 계획 수립이 필요하다. 왜냐하면 장애 학생들은 자신감, 자기결정, 사회적 판단, 또는 자기관리 기술을(Loewen & Iaquinto, 1990) 개발시키는 데 필요한 지원과 경험을 갖지 못했기 때문이다. 이 모든 것들은 중등 이후 학습 환경에서 성공하는 데 필요한 것들이다(Webster, 2004). 사실 중등 이후에 교육을 계속한다는 것은 어떤 사람에게나 어려운 일이 될 수 있다. 장애 학생들에게 있어 중등 이후 교육은 적절한 시기에 준비를 해야 한다는 의미가 내포되어 있다. 대부분의 정보들은 고등학교를 선택해야 하는 시기인 중학교 후반이나 9학년 정도의 빠른 시기에 계획이 시작되어야 한다고 말한다(Cowen, 1993; Turner & Simmons, 1996).

고등학교 이후의 지속되는 교육은 학생이 성인기를 향한 발달 과정에서 선택할 수 있는 사항 중의 하나일 뿐이다. 그러나 이러한 평생학습을 향해 가는 더 나은 발걸음은 분명 학문적인 이유로 인한 긍정적인 선택일 것이다. 왜냐하면 중등 이후 교육과 훈련을 마칠 경우 직업 전망을 강화시키기 때문이다. 게다가 지속되는 교육은 다양한 레크리에이션과 지역사회 활동에 대한 학생의 흥미와 지식을 확대시켜 주는 사회적 기회를 제공할 수 있다. 또한 이 교육을 통해 학생에게 완전한 재정적인 독립, 결혼과 가정, 그리고 직업 수행 능력과 같은 성인이 가져야 할 의무에 대한 잠정적인 가능성을 가지도록 한다. 중등 이후 교육을 성취하는 것은 더 높은 수입과 더 낮은 비율의 실직, 그리고 더 나은 전반적인 삶의 질과 상호 관련성이 있다(Dohm & Wyatt, 2002; Francese, 2002; Stodden, 2005). 교육과 만족스러운 진로는 삶의 질과 바람직한 생활양식에 있어 중요한 수단들이다.

이 장에서는 다양한 중등 이후 선택과 학생의 역량, 필요, 흥미, 그리고 선호도를 일치시키는 방법에 대하여 설명하고, 추가적으로 문화적 가치와 신념에 기반을 둔 진로 선택을 탐색하는 특정한 방법에 대하여 설명한다. 예를 들어, 4년제 단과대학이나 종합대학은 고등학교 졸업 이후 교육이나 훈련을 더 받을 수 있는 다양한 형태 중 하나의 대안적인 방법이다. 지역사회나 전문대학과 더불어 직업, 진로/기술학교들은 향상된 삶의 질뿐만 아니라 다양한 보상적인 고용 기회를 이끌 수 있다. 중등 이후 교육과 평생교육은 어떤 특정 과정이나 훈련 프로그램보다 더 넓은 것이고 다양한 환경에서 성인기를 통해 삶의 질에 기여한다.

이전의 전환계획 수립을 통해 중등 이후 결과를 확인하고, 이 목표에 맞게 학생을 준비시킴으로써 이 과정을 조정할 수 있고, 이 과정에 필요한 도움을 주는 팀원들을 미리 확인할 수 있다. 학문적인 준비뿐만 아니라 기능적인(비학문적) 준비 모두가 세운 목적을 향해 나아가는 데 도움이 되고, 중등 이후 교육을 성공적으로 이끄는 데 중요한 것으로 간주된다. 이 장에 있는 사례 연구와 학생의 목소리는 중등 이후 교육 환경으로 성공적으로 전환하는 것과 관계 있는 계획 수립을 조명한다.

학생의 목소리

"특히 독립적으로 생활하는 장애인 대부분은 낙하산 없이 낭떠러지를 뛰어내리는 것과 같다. 왜냐하면 이것[대학]은 부모의 도움이나 교실에서의 도움 없이 진정한 독립을 실천하는 첫 번째 시기이기 때문이다…. 그리고 알람시계를 맞추고, 옷을 입고, 식사를 준비하고, 고등학교 진로의 시작 시점에서 집을 떠나기 2~3년 전 천천히 독립적으로 일하도록 요구되는 우리의 유능한 또래들과는 다르기 때문이다. 이것이 장애를 가진 딸과 아들이 결코 부모의 보호를 떠날 수 없다는 부모들이 갖고 있는 내재화된 생각이다."

2. 중등 이후 교육의 특성

중등 이후의 선택과 진로 기회

장애 학생과 전환팀은 전문대학, 종합대학, 그리고 직업·기술학교 등 다양한 형태의 학교들 간의 차이뿐만 아니라, 다양한 형태의 중등 이후 프로그램들을 인식해야 한다. 예를 들어, 4년제 대학과 종합대학은 학사, 석사, 박사 학위 과정을 이끄는 학문 프로그램을 제공하는 반면, 전문대학과 **지역사회 대학**은 규정된 학문 프로그램을 마치는 데 적어도 2년이 소요되는 몇몇 프로그램에 대해 수료증, 자격증 또는 4년제 단기 과정을 마친 사람에게 부여하는 준학사 학위를 이끄는 과정을 제공한다. 공립 지역사회 대학은 직업 전문 과정을 포함하는 다양한 수업을 제공하고, 수업료가 없거나 저렴한 반면, 사립 전문대학은 수업료가 더 비싸고 자유로운 기술 전공 프로그램을 제공한다. 기술학교는 수료증, 자격증, 그리고 준학사 학위를 제공할 수 있고 특정한 상업이나 기술을 가지도록 하는 데 초점을 둔다. 지역사회나 기술학교는 대부분 지역사회 내 또는 지역사회 근처에 있으며, 입학 조건으로 단지 고등학교 졸업장이나 그것과 동등한 인증서가 요구된다. 종합대학과 4년제 대학의 평생교육원은 학습자에게 다양한 종류의 과목을 접할 수 있는 기회를 제공하고 학습자의 삶의 질을 풍부하게 하는 이점을 가진다. 전통적인 중등 이후 프로그램 가운데 나타나는 차이점에 대한 정보를 **표 11-1**에 제시했다.

학문의 목적과 프로그램, 입학 기준과 수료 조건 등 모두가 각 형태와 배경에 따라 다양하다(HEATH Resource Center, 1995, 2003). 게다가 개인의 역량과 요구, 그리고 학생의 흥미 또한 다양할 것이며, 교육 목적도 시간에 따라 변할 수 있다. 따라서 개인의 전반적인 요구와 목

요점 자기결정 기술은 학생이 선호하는 학교 이후 전환 결과를 분명히 하는 데 필수적인 기술이다.

표 11-1 중등 이후 교육 선택

4년제 대학과 종합대학
전문대학은 기술(BA)과 과학(BS)으로 학사 학위를 수여하는 일반 학문 프로그램을 제공한다.
종합대학은 석사 학위나 박사 학위와 같은 고등 학위를 수여하는 전문 대학원 프로그램에 추가하여 학사 학위를 제공한다. 수업료, 강의실과 칠판, 그리고 책은 다른 형태의 중등 이후 프로그램보다 더 비싸다(HEATH Resource Center, 1995). 95%의 공·사립 단과대학과 종합대학은 '교정적 과정'으로 프로그램을 제공하며, 신입생의 40~70%를 차지하고 있다. 이것은 학습에 대한 보상적인 기술과 전략을 계발시키는 데 도움을 주고, 필수적인 편의시설을 인식하고 자신감을 얻는 데 도움을 준다.
지역사회 대학, 2년제 대학, 직업대학, 기술대학
지역사회 대학은 4년보다 짧고, 일반적으로 2년이나 그보다 짧은 프로그램을 제공하는 비거주적인 기관이다. 프로그램은 자격증, 수료증, 기술 준학사(AA), 과학 준학사(AS) 또는 응용과학 준학사(AAS) 학위를 수여할 수 있다. 비용은 대개 4년제 대학보다 적은 수천 달러 정도이고, 학생의 흥미 영역을 중심으로 소수의 선택한 과정을 듣도록 한다. 대부분 대학은 열린 입학 조건을 가진다. 그러나 학생에게 배치고사를 보는 것은 허락된다(예를 들어, ASSET). 학문적으로 준비되어 있지 않은 학생은 일부 '발달적' 코스를 받아야 한다. 대개 이 과정은 학생에게 미국 노동통계부서에 의해 확인된 가장 빠르게 성장하는 직업들 예를 들어 컴퓨터 기사, 기술자, 치과위생사, 의료 기술자, 그리고 법률 보조원과 같은 직업들을 준비시킨다(Kent, 1997).
기술 전문대학은 자료 처리나 사무자동화 같은 기술 분야의 특정 직업에 대한 훈련을 특별히 강조한다. 몇몇 대학은 AA나 AS 학위를 수여하는 프로그램을 제공한다. 이들 대학은 지역 산업과 사업, 그리고 공공, 그리고 기타 서비스 조직과 연계하여 일한다(Mitchell, 1997). 몇몇 프로그램은 형식적으로 고등학교 졸업이 2년 남은 학생을 대상으로 하는 프로그램과 연계된다. 이러한 협력은 기술 준비(tech-prep), 학교-직업 또는 2+2 프로그램으로 흔히 언급된다.
직업전문(proprietary) 학교는 이익을 위해 운영되는 기관으로 비서직, 부기 또는 요리 훈련과 같은 과정을 제공한다. 이 프로그램으로부터 취득한 학점은 2년이나 4년제 기관으로 전환될 수도 있고 안 될 수도 있다.

적을 적절한 학습 환경에 맞추는 것이 성공적인 결과를 향한 중요한 걸음이 된다.

다음을 고려해 보자. 비록 더욱 많은 학생이 우리나라의 중등 이후 기관에 계속해서 등록한다고 한다면, 대개 그 수의 반은 졸업하는 데 실패할 것이다(Cohen & Besharov, 2002). 그리고 학사 학위를 소지하고 졸업하는 43%는 졸업 이후 2년간 고용되지 않은 채 있다고 보고한다(Gray, 2002). 『고등 교육기관』에서 보고된 조사에 의하면(Sanoff, 2006), 대다수의 교수들은 새로 들어오는 신입생은 문어나 구두 의사소통, 그리고 수학에 있어 잘 준비되어 있지 못하다고 생각한다. 게다가 성적이나 학업 등급, 그리고 SAT/ACT 점수에 바탕을 둔 자료에 따르면 장애학생은 장애가 없는 학생과 비교될 때 훨씬 낮은 심지어 최소한으로 자격을 갖춘 것으로 보고하고 있다(Stodden, 2005).

전문대학에 등록한 고등학교 학생의 50%가

학문적인 교육과정은 수료하지 못했고, 학문과 통합된 직업적인 교육과정도 수료하지 못한 것으로 추정되는 것은 놀라운 것이 아니다(Plank, 2001). 그러므로 만일 학생이 성공에 대한 높은 동기를 가지지 못했을 뿐만 아니라 학문적·사회적으로 준비되지 않는다면, 4년제 대학이나 종합대학은 고등학교 졸업 이후의 적절한 선택이 아닐 수 있다.

요점 고급 수학 과정이 종종 대학 입학에 요구된다 할지라도, 장애가 있는 소수의 고등학생만이 이 수업에 등록한다.

장애 학생의 성공적인 결과를 향한 또 다른 중요한 진보는 사회 노동시장에 의해 요구될 수 있는 필요한 옳은 진로를 발견하는 것이다. 노동시장 프로젝트는 매 2년마다 실시할 계획을 세웠고, 이것은 학생을 위한 적절한 공부 과정의 확인과 진로 탐색을 통해 전환팀을 인도하는 데 유용할 것이다. 2014 프로젝트에 의하면, 전체 고용이 1,890만 일자리 또는 13%쯤 증가할 것으로 기대된다. 이러한 증가는 이전 10년의 1,640만 증가와 유사하다. 가장 빠르게 증가하는 두 종류의 직업군인 건강 관리와 컴퓨터 전산과학은 각각 33%와 31%씩 증가하리라고 예측된다(Bureau of Labor Statistics, 2005). 게다가 준학사나 학사학위는 가장 빠르게 성장하는 열 가지 직종 중 여섯 가지 직종을 중등 이후 교육이나 훈련에서 다루게 될 가장 중요한 자원이 될 것이다(**표 11-2** 참고). 반면, 단기 직업훈련은 가장 크게 직업 성장을 한 열 가지 직종 중 다섯

표 11-2 2004~2014년 가장 빠르게 성장하는 열 가지 직업(단위: 천)

직업	고용		변화		중등 이후 교육이나 훈련에서 가장 의미 있는 자료
	2004	2014	수	%	
① 가정 건강 보조	624	974	350	56	단기 직업훈련
② 네트워크 시스템/데이터 의사소통 분석자	231	357	126	55	학사 학위
③ 의료 보조자	387	589	202	52	중간 정도 기간의 직업훈련
④ 의사 보조자	62	93	31	50	학사 학위
⑤ 컴퓨터 소프트웨어 기술자	460	682	222	48	학사 학위
⑥ 물리치료 보조자	59	85	26	44	준학사 학위
⑦ 치과 위생사	158	226	68	43	준학사 학위
⑧ 컴퓨터 소프트웨어 기술자, 시스템 소프트웨어	340	486	146	43	학사 학위
⑨ 치과 보조자	267	382	114	43	중간 정도 기간의 직업훈련
⑩ 개인·가정 건강보호 보조	701	988	287	41	단기 직업훈련

표 11-3 2004~2014년 가장 큰 직업 성장을 가지는 열 가지 직업(단위: 천)

직업	고용		변화		중등 이후 교육이나 훈련에서 가장 의미 있는 자료
	2004	2014	수	%	
① 소매 판매원	4,256	4,992	736	17	단기 직업훈련
② 등록된 간호사	2,394	3,096	703	29	준학사 학위
③ 중등 이후 교사	1,628	2,153	524	32	박사 학위
④ 고객 서비스 대표자	2,063	2,534	471	23	중간 기간의 고용 훈련
⑤ 가정부와 가정 청소부를 제외한 수위와 청소부	2,374	2,813	440	19	단기간의 고용 훈련
⑥ 웨이터와 웨이트리스	2,252	2,627	376	17	단기간의 고용 훈련
⑦ 인스턴트 음식을 포함하는 결합된 음식 준비/서빙 노동자들	2,150	2,516	367	17	단기간의 고용 훈련
⑧ 가사 건강 보조	624	974	350	56	단기간의 고용 훈련
⑨ 간호 보조, 병원 잡역부, 그리고 안내원	1,455	1,781	325	22	중등 이후 직업 보상
⑩ 일반적/수술 매니저	1,807	2,115	308	17	노동 경험 더하기 학사 또는 고등 학위

가지 직종을 중등 이후 교육이나 훈련에서 다루게 될 가장 중요한 자원이 된다(Bureau of Labor Statistics)(**표 11-3**). 가장 빠르게 성장하는 직업과 가장 크게 성장하는 직업은 현재 존재하는 많은 직업에서 중요하다고 생각하는 요소가 다르다. 예를 들어, 2014년 빠른 성장을 한 직업인 가정 건강 보조는 35만 이상의 직업을 만들어 낼 것으로 계획된다. 그러나 가장 크게 직업 성장을 가질 것으로 기대된 소매 판매사는 다음 10년에 736,000개 직업으로 증가하리라고 기대된다. 달리 말하자면, 가장 빠르게 성장하는 직업이 이 영역에서 대부분의 직업 기회를 생산하는 것은 아니다. 많은 직업 기회는 단순한 성장과 그 분야에서 필요할 실질적인 자리 수에 의한 것보다 승진, 이동, 은퇴하는 노동자를 대치하기 위해 필요한 직업 수에 의존한다.

비록 가장 크게 직업 성장을 이룬 많은 직업이 중등 이후 교육을 요구하지 않는다 할지라도, 임금 차이의 현실은 여전히 존재한다. 예를 들어 고등학교 학위나 그것과 동등한 학위를 가진 25~40세 남성 노동자의 평균 수입은 학사 학위나 그보다 더 높은 학위를 가진 자에게 주는 42,000달러 이상과 몇몇 전문대학 학위를 가진 자에게 주는 31,000달러에 비교해서 26,842달러 정도이다. 여성에게 있어, 고등학교 학위나 이와 동등한 학위를 가진 자의 평균 임금은 몇몇 전문대학 학위 소지자에 해당되는 21,008달러와 학사 학위나 그보다 더 높은 학위를 지닌 사람에게 해당되는 32,145달러와 비교했을 때 16,770달러로 비교적 낮다(Cohen & Besharov, 2002).

중등 이후 참여와 장애 학생의 결과

중등 이후 교육의 참여는 과거 몇십 년간 계속해서 증가해 왔다. 2000년부터의 자료를 바탕으로 추정해 보면, 대학생의 9%와 대학원의 6%는 각각 일부 장애를 가지고 있는 것으로 보고하고 있다(National Center on Education Statistics, 2004). 게다가 전국 종단적 전환 연구(NLTS)의 1차와 2차 자료의 15년을 비교할 때, 장애 학생의 중등 이후 참여 비율은 1987년 15%에서 2003년 32%로 2배 이상 증가되었다(**표 11-4** 참조). 가장 많이 등록한 곳은 전문대학이나 지역사회 대학이었다. 게다가 장애를 가진 청년들이 8%가 증가한 것으로 알 수 있듯이, 4년제 기관에 더 등록하는 것으로 보인다. 다른 형태의 학교의 등록과 다르게 직업, 기술, 그리고 산업체 학교는 거의 6% 정도로, 장애 학생의 참여가 감소하였다(Newman, 2005).

표 11-4 기관 형태에 따른 장애 고등학생의 중등 이후 교육 참여의 변화

기관 형태	1987	2003	% 변화
중등 이후 교육	14.6	31.9	+17.3
2년제 전문대학	3.6	20.8	+17.2
4년제 대학	1.3	9.6	+8.3
중등 이후 직업/기술 또는 산업체 학교	11.7	5.9	−5.8

요점 중등 이후 교육을 받는 대다수의 장애 학생은 2년제나 그보다 짧은 프로그램에 등록하는 반면, 장애가 없는 학생은 4년제 프로그램에 더 등록하는 것 같다.

표 11-5에서 보듯이, 입학생의 장애 유형은 몇 년간 변화하고 있다. 학습장애는 1987년 15%에 비해 현재 장애 대학생의 대략 35% 정도가 된다(Newman, 2005). 제2차 전국 종단적 전환 연구(NLTS2)에 의하면, 대학에 입학한 장애 학생 비율은 1987년에서 2003년까지 높아졌고, 장애 범주도 지적장애의 3.2% 정도에서 시각장애의 33% 정도에 이르기까지 분포되어 있다. 2003년에는 지적장애인과 정서장애인을 제외한, 각 장애 범주의 1/3에서 2/3가 일부 중등 이

표 11-5 장애 형태에 따른 중등 이후 등록 비율(1987~2003년)

장애 형태	1987	2003	% 변화
학습장애	15.0	34.7	+19.7
말·언어장애	24.9	42.7	+17.8
지적장애	10.1	13.3	+3.2
정서장애	13.4	21.8	+8.4
청각장애	32.4	53.1	+20.7
시각장애	32.8	66.1	+33.3
지체장애	20.2	39.7	+19.5
기타 건강상의 장애	26.1	36.2	+10.1
중복장애/농·맹	—	40.1	NA

후 교육에 등록하였다(Newman, 2005).

많은 장애 학생이 중등 이후 프로그램에 참여하는 데 장애가 있음에도 불구하고, 한 연구는 몇몇 사례를 들어 학생이 스스로 성공할 수 있다는 가능성을 보여 주었다(Webster, 2004). 전문대학과 종합대학은 장애 학생에게 교육적인 접근과 기회를 촉진시키기 위해 지난 20년 이상 중요한 진보를 보였다(Rumrill, 1994). 그러나 유용성은 여전히 보장받지 못하고 있다(Getzel & Kregel, 1996). 학사 학위나 그 이상의 학위를 가지고 대학을 졸업하는 많은 장애 학생 수의 증가는 장애 학생의 입학생 수보다는 덜 극적이다(American Youth Policy Forum/Center on Education Policy, 2002). 게다가 장애 청년들은 또래보다 학위 과정이나 수료 프로그램을 지속하거나 수료하지 못하는 경우가 많아 보인다. 그리고 학위 과정이 또래보다 평균 2배의 시간이 걸린다(Stodden, 2005). 과거에서 현재에 이르기까지, 너무나 많은 장애 학생이 거의 준비하지 않거나 준비 없이 중등 이후 프로그램에 들어가고, 많은 자격을 갖춘 학생은 전혀 출석하지 않는다(*Chronicle of Higher Education*, 2006; National Center for Education Statistics, 1999a; Newman & Cameto, 1993).

예를 들어, 학생과 가족, 교사, 그리고 기관 직원은 고등학교 학생은 학문적으로 중등 이후 교육에 대해 준비되어 있기 때문에 중등 이후 기관에서 성공하기 위해 특별한 준비를 할 필요가 없다고 생각한다(deFur et al., 1996). 게다가 중등과 중등 이후 환경 간에 존재하는 차이가 크기 때문에 학생은 종종 중등 이후 기관을 위해 충분한 준비를 하지 못하고 졸업하는 경우가 많다. 즉, 효과적인 전환계획은 단지 학문에 초점을 두기보다 더 많은 것을 포함해야 한다는 뜻을 내포하고 있다.

요점 대다수의 장애 학생은 일반 또래와 비교하여 최소한의 입학 조건을 가진다.

학생의 목소리

"내가 어려서 1주일 동안 캠프에 갔을 때, 내 어머니의 안전망 없이도 독립적으로 행동할 수 있다는 것을 느꼈다. 아홉 살 때 나는 샤워하도록 요구받지 않았기 때문에 단지 1주일에 한 번 샤워를 했다. 다음 해에 그곳에서 매일 샤워를 했다. 왜냐하면 세상에서 위대한 어머니로부터의 꾸준한 압력이 있었고 어느 누구도 나 외에 나를 돌봐 주는 사람이 없다는 것을 깨달았기 때문이다. 만일 내가 집에 있을 동안 항상 응석받이로 받아지고 양육되었다면 나는 대학교에서 첫 번째 학기도 지속하지 못했을 것이다."

3. 중등 이후 교육에 대한 비전을 계발시키는 것

학생이 중등 이후 목적을 달성할 수 있도록 도움을 주는 과정은 미국 장애인교육법(IDEA)의 네 가지 원칙에 기초한다. 전환 서비스는 (1) 학생의 선호와 흥미를 고려하면서, 학생의 강점과 요구에 기반을 두어야 하고, (2) 결과 지향적인 과정으로 계획되어야 하고, (3) 일련의 조정된 활동이어야 하고, (4) 학교에서 학교 이후 활동으로의 이동을 촉진시켜야 한다. 이 원리들은 전환기 학생에 대한 중등교육의 사정, 교육과정, 교수방법, 경험적 활동과 형성평가와 종합평가에 대한 기초를 형성한다. 학생의 강점, 흥미, 요구, 선호도에 따라 안내되는 이러한 계획 과정에 의미 있게 그들의 가족을 포함시켜야 한다. 이 과정에서 가족의 참여는 진로에 대한 열망에 영향을 줄 뿐만 아니라 (Super, 1990; Szymanski, 1994) 진로 및 생활 양식 등의 선택과 관련된 미래비전을 개발하는 데 엄청난 역할을 하기 때문에 매우 중요하다 (Morningstar, Turnbull, & Turnbull, 1996). 또한 교육자는 중등 이후 교육 환경에서 성공하는 데 필요한 전략을 개발하기 위해 학생과 가족의 문화적 전망으로부터 태도, 가치, 신념 등을 인식해야 한다〔Association of Higher Education and Disability(AHEAD), 1998)〕. 예를 들어, 일부 문화들은 개인주의보다 더욱 강력한 집단 또는 집산주의(集産主義)에 가치를 둘지 모른다 (Greenfield, 1994; Kim & Choi, 1994; Luft, 2005). 그러므로 중등 이후 교육이 확대가족을 위한 생활 기준이나 상태를 향상시킬 수 있는 방법이나 집단이 개인의 유익을 강조하기보다 학생과 가족의 동기를 증가시킬 수 있는 방법에 주안점을 두어야 한다.

학생의 강점, 요구, 흥미, 선호

학생의 강점, 요구, 흥미, 그리고 선호의 결정은 조기에 시작해야 하고, 학생의 학교 진로를 통해 계속되어야 한다. 학생에 대한 관찰, 면접과 사정을 통해 학생의 기대, 선택, 그리고 기호를 효과적으로 확인하는 교사는 긍정적인 성인기로의 전환을 촉진시키는 데 성공한다(Wehmeyer, Agran, & Hughes, 1998). 더욱이, 학생은 자신의 진로 흥미를 선택하고 탐색하는 과정에 포함되어야 한다. 진로 선택과 관련하여 다음과 같은 중요한 몇 가지 요인을 알아야 한다. (a) 필요한 훈련과 교육, (b) 예상된 임금, (c) 기대되는 직업 전망, (d) 직업에서 하는 일, (e) 노동 조건. 이 내용과 관계되는 정보는 책이나 인터넷에서 찾을 수 있고(예를 들어, *Occupational Outlook Handbook*—http://www.bls.gov/oco/home.htm), 학생의 흥미와 관련된 추가적인 진로에 대한 정보를 담고 있다.

요점 진로 선택은 노출 정도에 따라 영향을 받는다. 장애 학생은 노출이 부족하기 때문에 흥미 영역이 좁아질 수 있다.

미래 진로에 대한 기대가 자신의 능력과 비교했을 때 너무 높거나 너무 낮을 경우 이러한 정보는 도움이 된다. 예를 들어, 의료나 법 분야에 흥미 있는 학생이 관련된 많은 직업(예: 의료 보조자, 법률 보조자)이 교육 연한이 짧다는 것을 알지 못하고, '의사'나 '변호사' 같은 인기 있는 진로에 친숙해질 수 있다.

비록 진로 발달이 초등학교와 같은 이른 시기부터 시작되어야 한다 할지라도(Benz & Kochhar, 1996; Clark, Carlson, Fisher, Cook, & D'Alonzo, 1991), 학생은 흥미나 진로 전공 영역뿐만 아니라 자신의 자질과 능력을 발견하기 시작하는 때인 중학교보다 이른 시기에 형식적으로 직업 세계를 탐색하기 시작해야 한다. 진로 선택을 탐색함으로써, 진로 흥미를 고려함으로써, 적합하지 않는 선택을 점차적으로 제거하는 과정을 거침으로써, 학생은 자신의 요구를 가장 잘 충족시킬 수 있는 중등 이후 프로그램에 대하여 보다 잘 이해할 수 있게 된다. 더 효과적인 진로계획 수립을 위해 전환팀은 학생, 교사(예를 들면, 진로지도 서비스나 학교 상담가), 그리고 직업재활사와 같은 지역사회 기반의 서비스 제공자와 관계를 발달시켜야 한다(deFur, Getzel & Trossi, 1996). 학생의 직업 발달과 탐색을 지원할 수 있는 활동은 다음과 같은 내용을 포함하고 있다. (a) 구직란 활용, (b) 직장 체험 및 자원봉사 경험, (c) 정보를 얻기 위한 인터뷰, (d) 진로 포트폴리오 개발, (e) 직업이나 진로 박람회 참가.

학생의 목소리

"앞을 내다보는 학생에 대한 나의 충고는 그들의 10년 계획이 어떨지 생각해 보고 검토해 보라는 것이다. 왜냐하면 직업 경로를 이해하는 시간이 짧으면 짧을수록 더 많은 돈을 벌게 된다. 결국 자신에 의해 자신을 위해 원하는 것에 대한 연구를 하게 된다. 만일 사람이 학생에게 무엇을 해야 하는지 알려 준다면, 학생은 마음을 다해 어떤 과제를 끝까지 하려고 하지 않을 것이다. 그러므로 이것은 학생을 위한 완전한 독립적인 결정이다. 일단 결정된다면, 학생은 자신의 전체 삶을 이 계획을 위해 포기할 준비를 해야 한다. 삶의 행복은 그들이 목적지에 도달하는 것과 관계없이 목적이 있어야 한다는 것이다."

중등 이후 목표와 이전 계획 확인하기

Will(1983)은 전환을 성인기를 잇는 교량으로서 처음 정의했기 때문에, 전환과정에서 중요한 목표는 긍정적인 졸업 후의 결과를 낳는 것이다(DeStefano & Wermuth, 1992; Halpern, 1992). 전환을 성공적으로 성취하기 위해서 목적을 이루는 데 도움이 되는 필요한 교수 활동, 지원, 그리고 서비스와 함께 우선 목적을 확인해야 한다. 적절한 활동을 확인하기 위해, 학생과 전환팀은 다음과 같은 질문을 해 보아야 한다. (a) 중등 이후의 학문적, 기술적/직업적 프로그램으로 성공적인 전환을 하는 데 필요한 지식과 기술은 무엇인가? (b) 학생이 현재 가지고 있는 지식과 기술은 무엇인가?(그것을 어떻게 평가할 것인가?) (c) 학생이 습득해야 할 지식과 기술은 무엇인가?(NICHCY, 1993). 중등 이후 프로그램은 보다 이른 시기에 습득된 기술과 지식 위에서 만들어지기 때문에 학생의 궁극적인 목표를 성취하기 위한 필수적인 전략을 계획하는 것은 보다 초기에 시작되어야 한다. 예를 들어, 대학 교육을 미리 계획하지 않는 학생은 4년제 단과 대학이나 종합대학에 필수적으로 요구되는 과정을 모두 수료하는 데 어려움이 있을 것이다. 게다가 학생은 대학 입학시험이나 SAT 시험에서 필요한 효과적으로 스스로 공부하는 기술이나 편의시설을 활용하는 기술을 습득해야 할 필요가 있다. 핵심은 학생과 전환팀이 학생의 필요에 최대한 맞는 중등 이후 프로그램을 첫 번째로 결정하고, 다음으로 목적 성취를 촉진시키기 위한 통합된 활동에 대한 계획을 세우는 데 있다.

요점 학생에게 주어지는 다양한 기회는 학생 중심의 의사결정 과정으로 접근해야지 중등 이후 결과에 중요한 영향을 미칠 수 있다.

사례연구 Andrew

배경. 초등학교를 다니며 수많은 장애 딱지를 받은 이후, 이것은 중학교에 와서 뜻밖의 것으로 판명되었다. 왜냐하면 그의 새로운 학교 심리학자는 Andrew가 아스퍼거 장애를 가지고 있는 것으로 의심했기 때문이다. 그녀는 Andrew를 증후군 진단을 할 수 있는 병원에 의뢰했다. 9학년이 시작될 때쯤에 항우울제 팩실(Paxil)을 받게 되었고, 학교에서 더 잘 적응하기 시작했다. 비록 그가 글을 쓰는 데 어려움이 있었고 추상적인 개념에 힘겨워했다 할지라도, 학문적으로 그는 'B' 학생이었다. 사회적 기술이 여전히 그에게는 어려운 도전으로 남아 있다. 그리고 비록 그가 학교에서 소수의 친구만을 사귀었다 할지라도 그의 부모는 그들을 친구에게서 버림받은 자로 묘사하였다. 그러나 그는 자신에게 매우 편안함을 느꼈고, 혼자서 시간을 보내는 것을 즐기는 것으로 보였다. 그는 비디오게임과 컴퓨터를 하면서 시간을 보내거나 날씨에 관한 책을 읽는 것을 좋아했다. 그가 모든 돈을 컴퓨터 소프트웨어, 날씨와 관련된 책을 구입하는 데 소비한다는 점에서 여가 시간은 또한 강박관념이 되었다.

14세 때 그의 전환 기술은 특수교육 관련 직원으로부터 글쓰기의 어려움에 대한 지원이 포함됐고, 수학 교사는 시험 시간을 확장했고, 도전적인 상황에 대해 '사회적 검사(social autopsies)'를 통해 그가 하고 싶은 말을 하도록 돕는 상담가를 지원해 주는 것을 포함시켰다. 예를 들어, Andrew는 한 여학생을 좋아했고 그 여학생으로부터 완전히 비난을 받았던 고등학교 경험을 가지고 있었다. Andrew는 망연자실하였지만 상담가의 도움으로 인해 그의 행동이 자기에게 그녀의 반응을 유도했던 부분을 보기 시작했다. Andrew의 부모는 고등학교로의 전환에서 Andrew에게 가장 도움이 되었던 것 중 하나가 학교 음악부에 있을 때라고 생각했다. 왜냐하면 Andrew는 학기가 시작하기 전 한 달 동안 매일 학교에 가야 했고 그래서 그는 학교 환경과 새로운 몇몇 친구와 익숙해졌기 때문이다.

고등학교 동안 Andrew는 전환계획에 포함되었다. 비록 그가 특별한 직업계획을 가지고 있지 않았을지라도, 대학에 가고자 하는 바람과 목표를 달성하는 데 도움을 주는 학과 과정을 따르려는 바람을 명확히 표현했다. 비록 그는 이상적인 직업이 무엇인지 알지 못했다지만, 고생물학자가 되기를 원하기 시작했다. 왜냐하면 그는 암석과 공룡화석을 찾기 위해 땅을 파는 것에 흥미가 있었기 때문이다. 고등학교 동안 직업 탐색과 검사를 통해 그는 미술을 포함하는 직업에 있어 잠재적인 강점을 드러냈고 그리는 것을 좋아했다.

Andrew는 고등학교에서 대학 준비 과정을 따랐기 때문에 직업 프로그램에 접근하지는 못했다. 그러나 전환팀은 그로 하여금 여름 동안이나 방과 후 고용 일자리를 찾도록 격려했다. 2학년 이후 여름 동안 기록은 그가 살고 있는 지역 상점의 식료품 가게에서 직업을 갖도록 도움을 주었다. 비록 Andrew가 부적절한 사회적 기술로 인해 2주 후 실직당했다 할지라도, 그의 부모는 이러한 경험이 그의 행동을 이해하는 데 긍정적인 학습 경험이라고 생각했다. 역할놀이는 여름 동안 다른 식료품 가게에서 직업을 유지함으로써 성과를 나타내었다.

하급·상급 학년 동안, 전환팀은 Andrew와 함께 대학 선택을 탐색했다. 전환팀이 Andrew를 지역사회 대학을 목표로 하도록 격려하는 반면, Andrew는 4년제 기관에 참여해야 한다는 데 있어 고집을 꺾지 않았고, 그의 부모도 그의 선택을

사례연구 Andrew (계속)

지지했다. Andrew는 4년제 지역대학에 방문했고, 집에서 30마일 떨어져 있으며 그에게 가장 적합한 작은 사립학교를 선택했다. 대학에서 성공하기 위해 필요한(예를 들어, 시험과 지필시험 등에서 시간 연장) 조절이 무엇인지, 그리고 그의 장애 증빙서류로서 가장 최근의 IEP를 대학에 제출해야 한다는 것도 알았다. 또한 그가 자신의 필요를 교수에게 알리지 않는다면, 조정(편의시설)이 자동적으로 그에게 부여되지 않는다는 것도 인식했다. 따라서 Andrew의 선생님은 고등학교에서 조정(편의시설)을 요구할 때 자기옹호 기술을 연습시킬 기회를 그에게 주었다.

비전. Andrew는 4년제 대학 진학을 위한 과정에 흥미가 있다. 장차 무슨 종류의 직업으로 나아가야 할지 확신하지는 못하지만 그의 흥미는 화석과 공룡에 있었기 때문에 고생물학이다. 게다가 Andrew는 미술에 적성을 나타내었고 그림 그리는 것을 특히 즐기는 것처럼 보였다. 그의 부모는 대학에 대한 그의 비전을 지원하고, 그가 대학 준비를 위한 사회적 상황에서 행동하길 바랐다. 그의 부모는 Andrew가 여름 동안 직업을 갖고 클럽에 참가하기를 바란다. Andrew는 비디오게임과 컴퓨터와 날씨에 흥미가 있다. 클라리넷 악기를 연주하는 방법을 배웠고, 음악 클럽에 참가해 왔다. 그의 학습 욕구는 여러 시험에서 확장된 시험 시간과 수학과 글쓰기에서 개인 교사를 포함하고, 그의 선생님은 Andrew가 고등학교 선생님으로부터 조정(편의시설)을 요구하도록 연습할 기회를 허락할 것을 계획한다.

수행 능력의 요약. Andrew가 고등학교를 졸업하기 전에 전환팀은 대학과 관련하여 중등 이후 목표에 대한 수행 능력 요약서를 개발했다. 전환팀은 Andrew의 현재 수행 능력 수준과 목표에 필요한 필수적인 조절(편의시설)을 확인하였다. **그림 11-1**에 나타난 것과 같이, 전환팀은 중등 이후 교육으로의 전환에 대한 Andrew의 조절(편의시설)의 필요성을 인식했다.

대학으로의 전환. 지역 대학 캠퍼스를 방문한 이후, 집에서 가까운 작은 사립학교에 다닐 것을 선택했다. 한때 캠퍼스에 있어, Andrew는 비록 장애 서비스국에서 개인 교수를 제공한다 할지라도, 조정(편의시설)이나 어떤 도움 없이 성공할 것이라고 느꼈다. 자기옹호에 대한 망설임과 학기 중에 개인교수를 너무 늦게 요구했다는 사실은 첫 학기에 있어 좋지 못한 성적을 초래했고, 다음 학기에 성적에 있어 낙방을 초래했다. Andrew는 대학 첫해가 표면적으로는 실패한 것 같이 보였다. 그러나 그는 룸메이트와 함께 기숙사에서 생활하고, 자신의 빨래를 하고, 돈을 저축하고, 시간을 관리하는 등 대학 생활과 연계되는 기술로 전환되는 과정을 통해 많이 성취하였다. Andrew는 독립적으로 생활할 능력을 가지고 있다는 것을 인식했을 뿐만 아니라, 자기옹호와 적절한 태도로 도움을 요청하기와 같은 영역을 인식하도록 도움을 주었다. 현재 Andrew는 학업 전략과 조직화하는 기술에 대한 성인을 위한 사립배움센터에서 한 과정을 듣고 있다. 그는 또한 지역 식료품 가게에서 일하고 있고, 그의 부모는 Andrew가 자신을 옹호해야 하는 상황에 대한 역할놀이를 하는 데 참여시킨다. Andrew는 이번 가을 지역사회 대학에서 학업을 시작할 것이고 3학년 때 4년제 기관으로 옮길 것을 계획하고 있다.

사례연구 Andrew (계속)

사례 연구 질문

1. Andrew의 강점과 필요, 그리고 선호와 흥미에 기반을 두고 Andrew의 전환계획을 세울 수 있는 방법을 나열해 보시오.
2. 전환계획의 어떤 면이 결과 지향적인 과정에서 설계된 것으로 설명할 수 있는가?
3. 학교에서 학교 이후 환경으로의 이동을 촉진하기 위한 이전 계획과 활동에 대하여 그의 전환팀에 의해 다르게 행해진 것은 무엇이라고 생각하는가?
4. Andrew의 진로 가능성을 탐색하기 위해 행해진 기타 활동은 무엇인가?
5. Andrew의 전환계획은 조정된 일련의 활동으로 학교에서 학교 이후 활동으로 이동을 촉진할 수 있는 좋은 예라고 생각하는가? 당신의 대답에 대한 이유는 무엇인가?

Andrew에 대한 사례 연구는 전환팀이 그의 흥미뿐만 아니라 강점과 필요에 서비스의 근거를 두고 최선을 다했기 때문에 대학을 가는 그의 비전이 현실화되었음을 보여 준다. 아스퍼거 증후군은 1994년까지 미국에서 장애로 인정되지 않았기 때문에 아스퍼거 증후군을 가지고 있는 많은 다른 학생과 같이 Andrew는 초기에 잘못 진단되었다. 그러나 Andrew는 중학교 때쯤 정확한 진단을 받았고, 전환팀에 의해 성과 지향적인 활동 중심의 계획을 세웠다. 그리고 이 계획은 Andrew의 목적이 성취될 가능성을 증가시켰다.

학생과 전환팀은 세운 계획을 잘 준비해 나가기 위해 학생의 중등 이후 선택에 도움이 되거나 방해가 되는 요인에 대해 잘 알고 있어야 한다. 다음 절에 제시된 주제는 성공하도록 학생을 도울 수 있는 정보와 기술에 대한 내용을 다룬다. 전환팀은 다음과 같은 것에 초점을 두고 교육과정 자원에 접근해야 하며 개별화된 중재계획을 개발시켜야 한다.

1. 활용할 만한 많은 중등 이후 대안들을 선택하기
2. 장애 학생으로서 다양한 법적 문제를 다루기
3. 대학에서 요구되는 활동에 시간을 투자하기

4. 중등 이후 교육을 위한 준비와 계획

전환팀의 가장 중요한 역할은 학생의 중등 이후 결과를 인식하고, 세련되게 하는 데 있어서 그들의 역할을 이해하는 것이다. 학생은 선택된 목적의 요구를 이해하기 위해 자신을 가르치도록 압력을 받을 필요가 있다. 많은 프로그램과 교육과정이 학생 주도적 학습을 조장하기 위해 개발되어 왔다. 특히 그것들 중 하나가 진로와 자기옹호 프로그램(CASAP)이다. 이 프로그램은 다양한 활동과 교수기법을 통해 중등 이후 교육 환경에 필요한 자원을 학생과 교사에게 제공하기 위한

고용과 중등 이후 목표/성과 : 4년제 대학
사정 : 성취/학문적 사정, 교육과정 중심 평가, 교실 관찰

학문 내용 영역	**현재 수행 수준** (학년 수준, 점수, 장점, 욕구)	**필요한 편의시설, 보조공학 또는 고등학교에서 활용한 수정사항, 그리고 필요한 이유**
읽기 (기초적 읽기/독해, 읽기 이해, 읽기 속도)	Andrew는 현재 9학년 정도의 읽기 수준이다. 그는 자료가 흥미 있을 때 이해에 어려움이 있다.	Andrew는 이해를 개선할 시험에 대해 연장된 시간이 필요하다.
수학 (계산 기술/대수학 문제해결, 양적 추론)	Andrew는 현재 수학 문제를 풀기 위해 계산기를 사용한다. 그는 이 기술을 가계부를 정리하거나 식료품과 개인적인 물품을 구매하는 것 같이 실생활 상황에 적용시킨다.	Andrew는 계산에 도움을 받기 위해 계산기를 사용한다.
문어 (문어적 표현, 철자)	Andrew의 문어 평가 점수는 평균 범위보다 떨어진다.	Andrew는 컴퓨터를 사용할 때 철자 확인 기능을 활용한다. 그는 또한 교정적 읽기 기술을 익히기 위해 지원이 필요하며 더 큰 과제를 수행하기 위해 추가적인 시간이 필요하다.
학업 기술 (수업 참여, 노트 필기, 키보드, 조직, 숙제 관리, 시간 관리, 공부 기술, 시험 치는 기술)	Andrew는 조직과 시간 관리에 약간의 어려움을 경험한다. 그는 시험을 급하게 통과하려는 경향을 갖고 있다.	Andrew는 스케줄과 과제를 관리하고, 행사를 조직하는 데 계획표를 활용한다. 그는 노트 필기와 시험에 관한 수행 능력을 향상시키기 위해 시험 치는 기술에 초점을 둔 수업을 받는다.

그림 11-1 수행 결과 요약–Andrew(사례 연구)

출처: 이 모형은 the Association on Higher Education and Disability(AHEAD), the Council for Exceptional Children's Division on Career Development and Transition(DCDT), and Division on Learning Disabilities(DLD), the National Joint Committee on Learning Disabilities(NJCLD), the Learning Disability Association(LDA) and the National Center on Learning Disabilities(NCLD)의 진술을 종합한 '국가 전환교육 문서 책임자 회의 2005'에 의해 개발되었다. 이는 Stan Show, Carol Kochhar-Bryant, Margo Izzo, Ken Benedict, 그리고 David Parker의 초기 작업을 기초로 삼고 있다. 그리고 다수의 전문조직, 학교, 대학, 특히 Connecticut Interagency Transition Task Force 이해관계자들의 투고와 제언들이 반영되었다. 교육목적의 복제나 편집이 가능하다.

시범 모델 프로젝트로서 켄트주립대학교의 전환과 고용을 위한 혁신센터를 통해 개발되었다. 이 프로그램의 내용 강화 전략은 다양한 학생 집단이 접근할 수 있는 프로그램을 만들기 위해 활용되었다. 이 프로그램에는 (a) 집단 및 개별적 필요가 충족되고, (b) 내용 통합이 유지되고, (c) 학습자의 학습을 촉진시키는 방식에 따라 내용의 중요한 특성이 선택되고 변형되며, (d) 수업은 모든 학생과의 파트너십을 통해 이루어진다(Bulgren, Schumaker & Deshler, 1994). 보다 특별한 개념 지도는 세 가지 프로그램 단위, 즉 (a) 자기인식과 옹호, (b) 중등 이후 선택, 그리고 (c) 목표 설정과 IEP 내, 그리고 그 사이의 관계를 시각적으로 설명하기 위한 기법으로 활용

된다. 개념 도형은 관계를 명료하게 표현하기 위해 라벨이 붙은 화살표를 통해 관계를 시각화한다. 각각의 단위는 특히 자기 발견에 학생을 참여시키기 위해 설계된 활동을 통해 이전에 습득된 지식 위에서 만들어진다. 왜냐하면 중등 이후 교육으로의 성공적인 전환의 핵심은 학생의 강점, 권리, 그리고 책임감, 그들이 가지고 있는 장애의 영향과 자기옹호에 대한 능력 등에 달려 있기 때문이다(http://www.ehhs.kent.edu/centers/cite/CASAP/hom.html 참조).

자기인식과 옹호

자기인식과 옹호는 학생의 강점과 필요, 장애, 시민권리법, 의사소통 기술, 옹호와 관련된 개인적 책무성을 포함한다. 이 프로그램은 다음과 같은 것에 초점이 맞추어져 있다. (a) 장애 인식이 편의시설 필요로 옮겨지는 과정, (b) 장애인으로서의 권리, (c) 자기옹호를 통해 그들의 필요를 효과적으로 표현하는 방법. 다음은 자기인식과 옹호에 대한 중요한 개념과 관련된 수업에 대한 일반적인 접근이다(CASAP의 첫 번째 단원에 대한 개념 지도인 **그림 11-2** 참조).

장애 지식

자기인식은 일반적인 장애의 개념, 장애의 범위와 종류, 그리고 장애의 발생률을 이해하는 것과 함께 시작된다. 그러나 많은 학생들은 자신이 갖고 있는 특정 장애에 대하여 여전히 알지 못하고 있고 이 장애가 그들의 교육에 어떻게 영향을 주는지에 대해 알지 못한다. 왜냐하면 이 주제와 관련된 문제는 부모, 교사, 그리고 학생들에게 불편을 주기 때문이다. 장애라는 주제에 접근하는 것은 다음과 같은 내용을 포함할 수 있는 과정이다. (1) 장애를 지닌 유명한 사람 알기, (2) 각각의 장애 범주와 이 장애 범주에 따른 장애 발생률 규정하기, (3) 각 학생의 특정 장애에 대하여 논의하기, (4) 강점에 따라 장애 라벨을 다시 맞추고, 필요와 편의시설에 대해 학습하기.

장애를 가진 많은 유명한 사람들이 그들의 이름에 의해 기억된다.

- 배우(Tom Cruise, James Earl Jones, Chris Burke)
- 여배우(Whooopie Goldberg, Cher, Patty Duke)
- 음악가(Ray Charles, John Lennon, Carly Simon)
- 작곡가(Beethoven, Handel, Tchaikovsky)
- 작가(Ernest Hemingway, Truman Capote, Emily Dickinson)
- 예술가(Leonardo da Vinci, Norman Rockwell, Claude Monet)
- 운동가(Bruce Jenner, Magic Johnson, Nolan Ryan)
- 과학자(Albert Einstein, Alexander Graham Bell, Thomas Edison)
- 정치가(Franklin Delano Roosevelt, Sir Winston Churchill, John F. Kennedy)

학생들은 그들의 장애에 관한 더욱 세부적인 것에 대해 인터넷을 통해 추가적인 정보에 접근할 수 있다(예를 들어, http://ericec.org/fact/fa

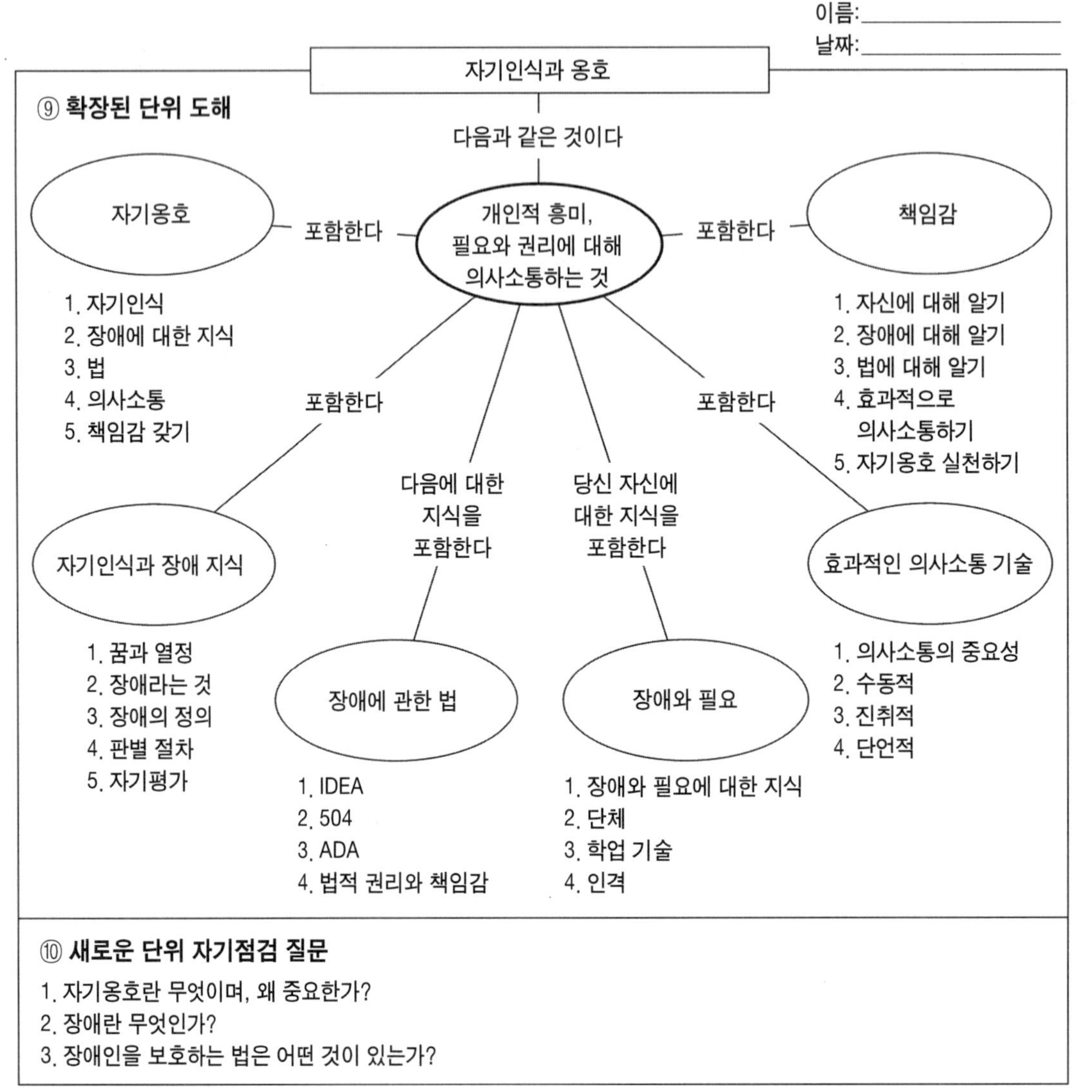

그림 11-2 자기인식과 옹호의 단위 조직도

출처: *The course organizer* by B. K. Lenz, J. B. Schumaker, D. D. Deshler, & J. A .Bulgren, 1998, Laurence, KS.: Edge Enterprises. Reprinted with permission.

mous.html와 http://www.disabilityresources.org/FAMOUS.html). 장애인에 관해 배운 후, 역사책, 기사 또는 유명 잡지를 통해 학생은 각 장애가 무엇을 의미하는지, 그리고 얼마나 많은 학생들이 미국 전역의 학교에서 서비스 받고 있는지 알 수 있다. 예를 들어, 특수교육 서비스를 받는 3~21세의 학생은 6,606,702이다. 세부적으로 학습장애 학생 2,892,694명, 말과 언어장애 학생 1,428,568명, 정서장애 학생 487,037명, 지체장애 학생 83,701명이다(2004년 IDEA 26

회 국회 연차 보고서). 일단 학생이 장애에 대한 기본적인 개념과 출현율에 대해 이해하게 되면, 학생은 장애가 자신의 교육적인 프로그램과 어떻게 관련되어 있는지 인식할 수 있다. 예를 들어, 시험 볼 때 큰 소리로 읽어 주어야 하고 녹음된 책이 필요한 학생은 자신이 시각적 처리와 이해력을 요구하는 데 있어 특정 학습장애가 있다고 인식하게 되면 자신의 필요를 더 잘 이해할 수 있게 된다. 이때 장애는 다양한 환경에서 성공하는 데 필요한 것이 무엇이고, 잘 배울 수 있는 방법이 무엇인지를 이해하는 기초가 된다.

장애 법률

자신의 장애를 이해하는 것에 더해, 학생은 자신의 권리를 보호할 입장에서 반차별법을 인식할 필요가 있다. 좋은 옹호자가 되기 위해 학생은 적어도 자신을 보호하는 권리와 법에 대해 알아야 한다. 이것을 이해하지 못한다면, 학생은 자신의 권리가 침해되었는지, 더욱이 자신을 옹호할 필요가 있는지 없는지 알 수 없을 것이다. 예를 들어, 한 학생이 교수로부터 편의시설을 요구했다가 거절당했다면, 자신의 요구에 대해 학생이 알아야 하는 세 가지 법은 IDEA와 재활법 504조, 그리고 미국 장애인법(ADA) 등이다. 장애인교육법하에서, 중등학교는 장애 학생을 선별하고, 사정하고, 적절한 교육적인 수업과 관련된 서비스를 제공할 책임이 있다. 그러나 IDEA는 중등 이후 교육을 받고 있는 학생은 포함하지 않고, 단지 중등학교에 다니는 동안만 서비스를 받을 수 있다. 학교에서는 학생이 다니는 학교에 의해 제공되는 일부 서비스에 대해 책임이 있다. 장애 학생을 위해 중등 이후 교육에 영향을 미치는 두 가지 법률은 1973년 재활법(특히 504조)과 1990년 미국 장애인법(ADA)이다(이 장 마지막의 비교표 참조). 법적 정보는 학생이 자신의 권리를 아는 데 필요한 기초를 제공한다.

학생의 목소리

"나에게 있어 옹호란 스스로의 목소리를 낼 줄 아는 것, 부여된 권리를 아는 것, 권리를 찾는 것을 의미한다. 스스로 좋은 옹호자가 되기 위해 당신의 장애에 대해, 당신의 필요에 대해 알아야 한다. 어떤 문제가 발생할 경우 그 문제에 대해 스스로 말하는 것을 두려워해서는 안 된다. 만약 어떤 사람이 권리를 찾지 않고 있다고 느낀다면, 그는 목소리를 높여 권리를 찾을 필요가 있다. 자신의 권리를 안다는 것 역시 중요하다. 만약 당신이 당신의 권리를 모른다면 어떻게 당신 스스로를 옹호할 수 있겠는가? 자기옹호주의자는 틀림없이 장애인으로서 자신의 권리에 대해 알고 있다."

1973년 재활법 504조는 장애인을 위한 첫 번째 시민권리법이었다(Jarrow, 1992). 504조는 기타 자격 있는(otherwise qualified) 장애인의 참여 배제, 연금 제외, 연방 지원 보조 프로그램의 차별 금지와 관련된 내용을 다루고 있다. 비록 전문대학과 종합대학이 특수교육과정을 제공할 필요가 없다 할지라도, E항은 명백히 고등교육에 초점을 두고 있으며, 더욱이 대학의 절차와 정책에 대한 적절한 학문적 조절과 합당한 수정을 하도록 공·사립기관에 요구한다(표 11-6 참조). 이것은 장애 학생이 비장애 학생에게 유용한 활동이나 그와 같은 프로그램에 완전히 참여할 수 있도록 보장하는 것이다(Flexer, 2005).

> **요점** 장애를 들추어내는 것은 개인적인 선택이지만, 대학 내 장애 학생 지원 센터에 알리지 않은 학생은 자기에게 부여된 편의시설과 적절한 수정에 대한 권리를 받지 못하게 된다.

학생은 자기옹호자가 될 수 있도록 특정 용어에 대한 개념을 알고 있어야 한다. 예를 들어, '기타 자격 있는'이라는 용어는 중등 이후 기관의 프로그램과 활동을 위한 입학 조건에 필요한 학문과 기술 기준이 충족되는 사람을 의미한다(Heyward, 1996). 504조는 또한 학위 수료 기간 연장과 같은 적절한 학문적 조절을 제공하는 중등 이후 기관의 장애지원 프로그램의 개발을 이끌었다(Flexer, 2005). 합당한 수정은 장애 학생이 일반 학생으로부터 배제되거나 격리되는 것을 보장할 수 있고 주거, 재정과 고용지원, 체육 교육과 운동, 상담, 배치 서비스, 그리고 사회단체와 같은 영역에 적용하는 것이 가능했다(Flexer). 미국 장애인법(ADA)은 연방 자금의 수혜에 상관없이 모든 공·사립 단과대학과 종합대학에 재활법의 시민권리보호를 지지한다(Flexer; Frank & Wade, 1993).

표 11-6 504조 E항

104.41 연방 자금 수혜자들에게 적용한다.

104.42 입학과 채용
- 허가된 인원을 제한하지 않는다.
- 비차별 기준과 시험
- 사전 입학 요구를 하지 않는다.

104.43 학생의 대우, 일반
- 전반적, 일반적인 차별을 보호한다.
- 최상의 통합된 배경에서 프로그램을 운영한다.

104.44 학문적인 조절
- 자격 있는 사람을 포함하기 위한 자격 요건에 대한 수정
- 필수적인 자격 요건을 응용하지 않는다.
- 과정 시험은 장애가 아니라 성취를 반영해야 한다.
- 접근을 보장하기 위해 보조적인 지원이 제공되어야 한다.

104.45, .46, .47
- 또한 주거 및 재정과 고용지원, 그리고 비학문적인 서비스 등이 지원되어야 한다.

출처: 1973년 미국 재활법 504조 E항.

학생의 목소리

"특별한 필요를 가진 사람이 자신의 욕구를 타인에게 알리는 것은 자신의 몫이다. 내가 무엇이 필요하고 필요하지 않은지 생각하는 것은 타인의 책임이 아니다. 이것은 문제가 될 수 있다. 비록 내가 다른 사람으로 하여금 그것을 하도록 시키는 것이 더 쉽다 할지라도 나는 나 자신을 위해 가능한 할 수 있는 많은 것을 하고 싶다. 내가 내 자신을 위해 더 많은 것을 하면 할수록 더욱 더 내 자신에 대해 좋게 느낄 것이고, 과제가 더 어려울수록 더 많은 성취감을 느낄 것이다. 나는 내 도전과 투쟁에서 성장한다. 어떤 사람이 나를 도우려고 시도할 때나, 내가 도움을 요청하지 않았을 때 나는 화가 난다. 내가 알기로 타인은 단지 도움을 주기 위해 그러한 시도를 한다고는 하나, 내 생각에는 사실상 여러 방

사례연구 Michelle

대학으로의 연계는 단지 학문보다 더 많은 것이 요구된다, Michelle의 이야기. 뇌성마비로 소위 알려진 장애인인 내 상황 때문에, 나의 계획과 삶은 항상 구조화되었다. 그래서 나는 시간 관리 기술을 개발해야 했다. 나는 일상적인 개인 위생과 식사를 할 때 지원을 필요로 한다. 내가 나의 자원봉사자와 같은 수업에 등록하지 않으면 아침 일찍 시작하는 수업과 밤늦게 시작하는 수업을 들을 수 없다. 자원봉사자는 수업 전이나 후에 나를 이동시킨다.

나는 매일 일상생활에서 나를 돕는 11명의 개인 자원봉사자가 있다. 모든 사람이 잠을 자야 하기 때문에 아침 일찍, 그리고 밤늦게 나를 이동시켜 주는 사람을 찾는 것은 매우 어렵다. 우리 모두는 우리 자신의 삶을 가지고 있고 나는 다른 사람의 생활을 방해하고 싶지 않다. 그렇기 때문에 나를 도와주는 대부분의 사람들은 나의 친구들이다. 나는 고용주로서뿐만 아니라 친구로서 그들의 생활을 돌본다. 나는 개인적인 것에 훨씬 더 많은 도움이 필요로 하기 때문에 자원봉사자들과 형성되는 특별한 유대는 그들과 많은 시간 일하거나 서로 질적으로 시간을 보내지 않는다면 형성되지 않을 것이다. 함께 보낸 시간을 통해 형성된 관계는 다음 단계로의 발전이 가능하게 한다. 그러나 좋은 관계가 형성되지 않는다면, 다음 지점까지 나를 이끌어 줄 일 관계 속에서 요금을 지불해야 한다고 느꼈다.

운 좋게도, 여태 그녀를 가까운 친구로 여기지 않았다. 내 친구를 꾸짖거나 그들의 고용을 끝내는 것은 매우 어렵다. 나는 그녀와의 고용 관계를 끝냈다. 왜냐하면 이번이 그녀가 나를 위해 일을 했던 첫 번째 학기이고, 나에게 단지 4일간의 통지를 하면서 약 6일간의 휴가를 이미 요구했기 때문이다. 그들은 모두 교외로 여행을 갔고 그래서 그녀가 먼저 그것에 대해 알고 있었다. 대개 어떤 사람이 일을 그만하고 싶을 때 할 수 있는 것은 방에 쪽지를 써서 붙이는 것이고 그런 다음 선택하는 사람이 누구든 이동을 목적으로 고용될 수 있다. 그러나 몇몇 이유로, 이 사람은 이러한 개념을 이해하지 못했다. 매 학기 초에, 나는 각각의 자원봉사자에게 나를 돕는 모든 자원봉사자의 전화번호 목록을 제공한다. 그들이 휴식을 취하고 싶을 때 쪽지를 붙이거나 서로에게 전화를 한다.

오늘 상황은 그날 나의 시간 관리 계획에 영향을 주었다. 즉, 그 상황을 설명하고, 이동을 대신 도와줄 수 있는 누군가를 찾기 위해 몇몇 자원봉사자들에게 전자 메일을 보내기 위해 전자메일로 나의 스케줄을 보냈다. 고용이 끝난 사람은 토요일과 일요일 아침에 일한다. 이동은 내가 잠자리에서 벗어날 필요가 있기 때문에 중요하다. 당분간 이동은 한 주를 기본 패턴으로 할 것이다. 수업 시간 때문에 내가 대학으로 진학할 때에도 시간을 관리하는 것에 아마도 약간 어려움이 있을 것이다. 그러나 나는 이제껏 이것을 해 왔고, 나의 모든 친구와 가족의 도움으로 내가 잘할 수 있다는 것을 느낀다.

나는 대부분의 숙제를 컴퓨터로 한다. 나는 스스로 타이핑할 수 있으나 1분에 여섯 개의 단어만 칠 수 있다. 내 시간을 더 유용하게 활용하기 위해, 대개 자원봉사자에게 불러 주어 치게 하고, 그들이 나를 위해 타이핑한다. 나는 맹인과 난독증을 가진 사람을 위한 도서관을 통해 음성 녹음된 책을 가지고 있다. 나는 또한 교재의 한 줄을 따라 갈 수 없는 것을 의미하는 시지각 문제를 지니고 있다. 이것은 뇌성마비에 의해 야기된다. 내

사례연구 Michelle (계속)

눈에 있는 근육이 약해서 교재의 줄을 따라가지 못하게 된다. 때때로 글자가 크면 도움이 되지만, 항상 그렇지는 않다. 이것은 교재에 있는 줄이 서로 서로 얼마나 가깝게 있는가에 달려 있다.

밤 시간 동안 자원봉사자의 이동 보조는 저녁 7시부터 밤 11시까지이다. 이동을 하는 동안 나는 저녁을 먹어야 하고, 타이핑을 불러 주어 치게 하고 샤워를 한다. 그래서 대개 들어야 할 한 장의 녹음된 책을 가지고 있을 때, 자원봉사자가 떠나고 그 이후 듣는다. 나는 작은 불빛을 켜 둔다. 3년 이상 켄트에 있었다. 깨어 있기 위해 내 자신을 훈련해 왔었다. 이것은 뇌성마비이면서 시간을 관리하는 사람에게 도전이다. 비록 복도에 항상 사람이 있다 할지라도 내 방에서 4시간 동안 혼자서 시간을 보낼 수 있었다. 내가 방에서 혼자 있는 시간은 녹음된 책을 들을 수 있는 기회이다.

나는 한 수업에서 다른 수업으로 이동하기 위해서는 차를 타거나, 자원봉사자들과 함께 걷는다. 나는 시지각 문제로 말미암아 혼자서 걷는 것은 좋아하지 않는다. 나는 또한 굽어진 곳이나 높낮이가 다른 땅을 보는 데 어려움이 있다. 또한 나는 일곱 살 이후로 전동휠체어를 타 왔기 때문에 전동휠체어를 잘 운전한다. 나는 건염(병의 일종)이 있어 왔다. 따라서 내가 자원봉사자와 함께 있을 때, 대개 내가 이동하기 위해 자원봉사자를 훈련시킨다. 우리 모두는 건강센터에 있는 나의 물리치료사로부터 이에 대한 지도를 받는다. 내가 내 스케줄을 맞추도록 요구되는 것은 별개의 것이다. 나는 각 회기 한 시간, 1주일에 두 번 치료를 받으러 간다. 이것은 자원봉사자들이 나를 한 장소에서 다른 장소로 이동 할 수 있도록 나를 도울 때 내가 나의 자원봉사자들을 지원하도록 돕는 것이다. 이것은 또한 나의 스트레스 수준에 도움이 된다. 뇌성마비는 소위 경련성 뇌성마비가 큰 비중을 차지한다. 이것은 근육의 수축과 이완이다. 얼마나 근육이 이완되는가는 기분과 스트레스에 달려 있다. 근육은 내가 흥분하거나 두려울 때 수축한다. 근육은 나의 위 횡경막 근육이 작동하지 않기 때문에 심지어 이야기할 때 수축한다. 그래서 호흡하는 데에도 많은 노력이 필요하다. 다시 말하자면 나는 이야기를 하기 위해 모든 근육을 사용하는 노력을 기울여야 한다. 뇌성마비는 두뇌의 산조 부족으로 야기되는 것으로 출산 과정 동안 일어난다. 뇌성마비는 몇몇 다른 병 증상이 있는데, 그러나 나의 경우는 인지적으로 영향을 받지 않는다.

캠퍼스에 뇌성마비로 영향을 받은 사람은 많다. 그리고 나는 신체적으로 가장 영향을 받는 사람들 중 한 명일 것이다. 만일 나를 돕는 계획된 시간 동안 내가 나를 위해 일하는 누군가와 함께 밖에 나가지 않는다면, 그리고 단지 친구로서 나를 배려해 함께 밖에 나가는 것은 어렵다. 나는 내가 재미있게 놀 시간 주위에 사람을 함께 계획해야 한다. 이것은 때때로 미치게 하는 것이지만, 생활의 일상적인 부분이다. 내가 몇몇 나의 친구를 이끌 수 없는 것 또한 삶의 일부분이다. 나는 이 모든 것을 느끼고 있으며 알고 있다. 왜냐하면 나는 내 삶을 살고 이것이 내 시간을 관리하는 방식에 크게 영향을 주기 때문이다.

나의 사회생활에서 시간을 관리하는 다른 부분은 절름발이 능력 연합(Gimp Power Coalition, GPC)으로 알려진 친구 집단과 함께 무엇인가를 하는 것이다. 이것은 절름발이 능력 연합을 대표한다. 절름발이는 신체적 제한을 가진 누군가에 대한 속어이다. 나는 우리가 가지는 도전과 더불어 좋은 시기나 나쁜 시기에 상관없이 나를 지원

사례연구 Michelle (계속)

하기 위해 켄트에서 나의 일상적인 삶을 통해 이 연합회에 의존한다. 한 달에 한 번, 우리 젊은발이 연합팀은 영화의 밤을 여는데, 때때로 우리는 우리가 빌린 영화를 보면서 우리의 모임을 끝내거나 때때로는 그렇지 않다. 왜냐하면 영화를 보는 것이 우리가 함께 모여 이야기하거나 감정을 발산하는 한 달에 한 번 있는 시기이기 때문이다. 두 개의 연합회에서 한 부분이라는 것을 알고 있는 일부 사람들 중 한 사람이기 때문에 나는 매우 운이 좋은 사람이라고 느낀다. 나는 신체적으로 도전을 가지는 다른 사람들과 통합된 학교를 통해 모두를 위한 가정에서 매우 강한 젊은발이 연합(GPC)을 가지고 있다. 그것이 내가 매우 운이 좋다고 느끼는 이유이다. 다른 한편으로, 나는 젊은발이 연합(GPC)의 일부분이 되지 않고는 내 인생의 이 시기에 어떤 곳에서든지 이러한 일상생활을 경험할 수 없을 것이다. 결과적으로 이들 집단 중 일부분이 되었다는 것은 삶에 있어 중요하고 일상생활의 시간 관리에 영향을 주는 하나 이상의 것이다.

사례 연구 질문

1. Michelle는 켄트주립대학교를 졸업했다. 그래서 그녀는 분명히 대학과 연계하는 데 필요한 학문적인 기술을 가지고 있었다. 중등 이후 환경에서 그녀를 성공하도록 도움을 준 Michelle이 보여 준 기타 기술, 능력, 그리고 기질에 대한 예를 들어 보시오.

(Michelle Marcellus, Kent State University graduate/B.S Degree in Human Development and Family Studies)

식으로 나를 실제적으로 방해하고 있다."

자기옹호

"자기옹호(self-advocacy)는 효과적으로 의사소통하고, 전달하고, 협상하거나, 자신의 흥미, 바람, 필요, 그리고 권리를 주장할 수 있는 개인의 능력을 말한다. 그것은 선택하는 것, 선택한 것에 책임지는 것과 관계된다"(Van Reusen et al., 1994). 이때 옹호의 중요한 구성요소는 '효과적으로 의사소통하려는' 학생의 능력이다. 학생은 효과적인 의사소통이 권리와 책임을 이해하는 것과 관련이 있다는 것을 배우고 이해해야 한다. 학생이 자기옹호와 관련된 기술을 체계적으로 배웠거나, 훈련 환경이나 자연스러운 환경에서 자기옹호 기술을 연습할 수 있는 기회와 함께 즉각적이고 특정한 피드백이 주어졌을 때, 장애 학생은 이러한 기술을 습득하고, 유지하고, 일반화시킬 수 있다(Aune, 1991; Durlak, Rose, & Bursuck, 1994). 예를 들어, 학생과 전환팀이 학생이 시험을 완수하는 데 시간 연장이 필요하다고 결정했다면, 이때 학생은 적절한 일반 교사와 함께 교수적 수정이 요구된다. Roessler, Brown, 그리고 Rumrill(1998)은 학생이 고등학교와 대학 수준에서 교수적 수정을 요구할

요점 성인 생활에서 자기결정은 자기지식, 자기수용, 그리고 자기옹호와 관련된 기술에 기반을 둔다.

표 11-7 장애 학생을 위한 교실 수정

단계
1. 좋은 관계를 세우라. 자신과 교사와의 관계를 인식하라.
2. 장애를 인식하고, 기능적인 말로 장애를 설명하라(예를 들어, 교실에서 장애가 나에게 미치는 영향).
3. 효과적이고 나에게 도움이 된다고 생각되는 교수적 수정 사항에 대하여 말하라. 그런 다음 수업에서 사용하고 싶다고 교사에게 말하라.
4. 교수적 수정의 실행에 도움이 되는 활용할 만한 자원에 대하여 말하고, 나의 역할이 무엇인지 설명하라(예를 들어, 내가 해야 하는 행동).
5. 교사에게 동의를 요청하라(예를 들어, 수업에서 이러한 교수적 수정을 활용하고 싶은데, 어떻게 생각하는지?). 이때 확실하게 동의되었는지 확인하라(예를 들어, 감사합니다, 오케이, 좋아요).
6. 교수적 수정에 대해 다시 말하라. 무엇을 사용할 것이고, 교사의 관여와 책임은 어떤 것인지 말하라.
7. 마지막으로, 수업을 긍정적인 말로 마치고, 수업에 감사의 뜻을 표하라.

때 학생이 사용할 수 있는 자기옹호 모델을 개발했다(**표 11-7** 참조).

학생의 목소리

"자기옹호는 자신을 아는 것에서부터 시작되고, 자기 자신을 옹호하기 위해 위험을 무릅쓰는 어떤 것이다. 이것은 하나의 과정이며, 시간이 걸린다. 내가 생각하기에 자기옹호란 어떤 사람이 시간을 두고 성장하고 더 나아지는 어떤 것이다. 때때로 자기옹호에 있어 역할 모델로 타인을 거울 삼아 보는 것은 도움이 된다. 때때로 우리는 너무나 많은 이점을 가지고 있으면서도 자기 자신을 옹호해서라기보다는 다른 선택의 여지가 없기 때문에 지푸라기라도 잡는 심정으로 선택하게 된다. 게다가 내가 하는 것보다 누가 나를 더 잘 알 수 있는가? 자기옹호는 산뜻한 무엇이다. 그렇기 때문에 당신은 스스로 역량이 강화될 수 있다."

중등 이후 선택들

또 다른 중등 이후 성공의 척도는 활용할 만한 중등 이후 선택을 찾고, 이 선택에 접근하는 방법을 알고, 궁극적으로 학생의 강점과 필요에 가장 잘 맞는 환경을 선택하는 능력이다(**그림 11-3** 참조). 이 영역에서 학생이 생각해 볼 수 있는 질문은 다음과 같다. (a) 고등학교 졸업 후 나의 선택은 무엇이고, 내가 선택한 영역에 대하여 알아볼 수 있는 방법은 무엇인가? (b) 대학과 다른 중등 이후 교육 환경이 고등학교와 어떻게 다른가? (c) 내 직업 홍미는 무엇이고 내가 이것을 어떻게 알아볼 수 있는가?

중등 이후 선택과 자격 요건

중등 이후 프로그램을 선택하기 전에, 학생은 선택한 중등 이후 프로그램에 대해 알아보는 방법을 배워야 하고, 나아가 중등 이후 교육에서 추구하고자 하는 것이 무엇인지를 배워야 한다. 대학은 사명, 입학 요건, 비용, 접근성, 교수와 직원, 학생회, 과정과 프로그램, 단체와 재정적인 자원(재정적 지원에 대한 기회 포함), 규모, 위치, 운동, 그리고 사회적 활동 등에 따라 상당

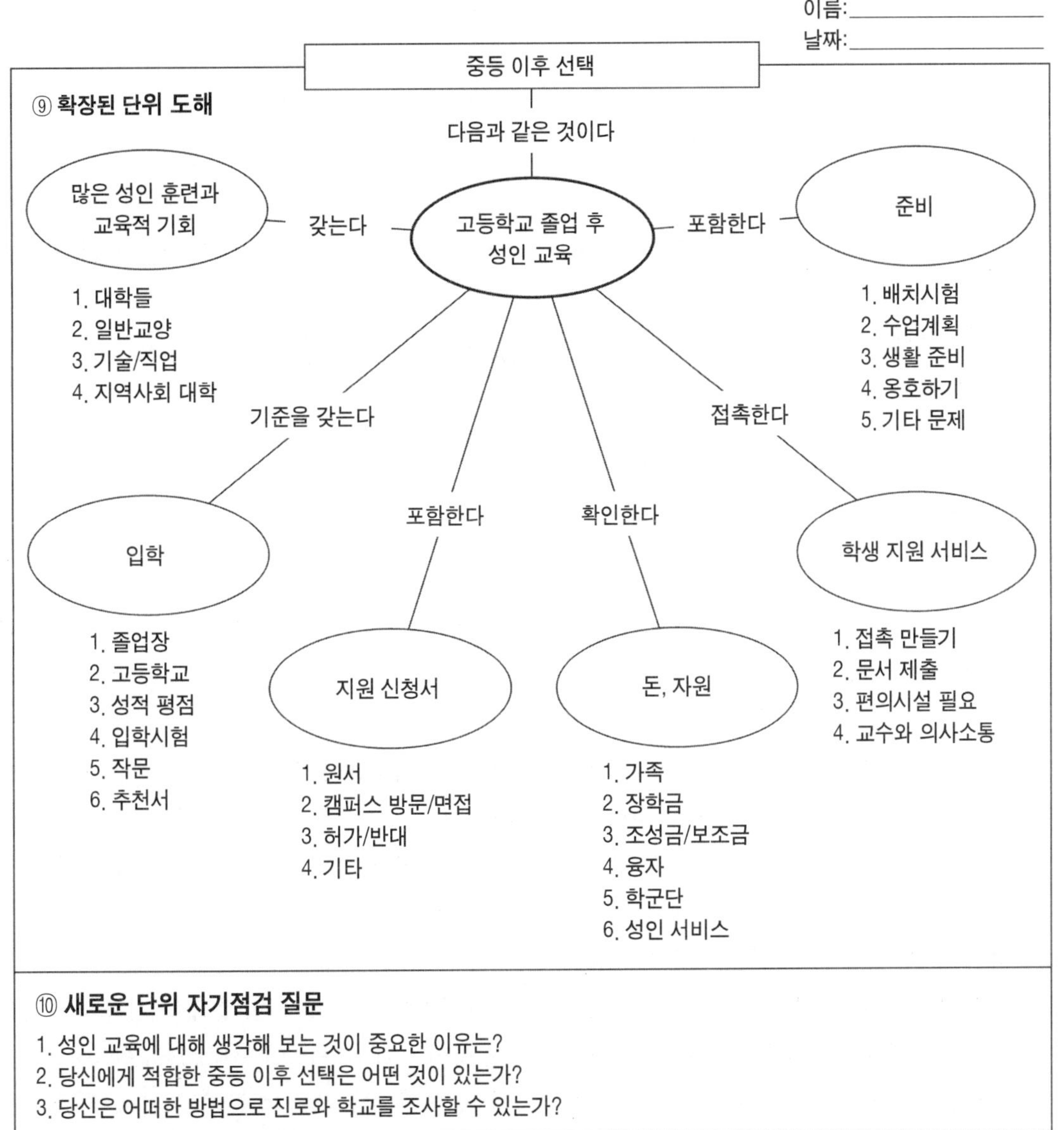

그림 11-3 중등 이후 선택의 단위 조직도

출처: *The course organizer* by B. K. Lenz, J. B. Schumaker, D. D. Deshler, & J. A. Bulgren, 1998, Laurence, KS.: Edge Enterprises. Reprinted with permission.

히 다양하다(HEATH Resource Center, 1995; Kezar, 1997a; Scott, 1996). 전통적으로, 연구 중심의 대학은 규모가 큰 공립대학에 있는 경향이 있고, 학생 개발과 대학생 교육을 덜 강조한다(Kezar, 1997b). 그러나 Kezar(1997b)에 의하면, 최근 이러한 많은 기관들은 대학생 교육과 학생 개발에 더 많은 초점을 두기 시작했다. 대학이나 전문대학의 실제적인 규모보다 더 중요한 것은 한 학생이 클럽이나 단체, 활동과 유대에 참여하는 정도이다(Pascarella & Terenzini, 1991). 중등 이후 경험을 가진 학생의 만족 지표 중 하나는 집에서 멀리 떨어져 사는 학생이 캠퍼스 활동에 더 많이 관여하는 경향이 있는 것처럼 대학을 다니기 위해 집을 떠나는 것으로 나타났다(Astin).

> **요점** 학생은 개인의 기호와 필요를 기관의 특성과 일치시킬 필요가 있다. 예를 들어, 신체장애 학생은 환경적 장벽이 없다면 캠퍼스에서 이득이 된다.

중등 이후 프로그램과 기관은 특정 입학 요건에 따라 다양하기 때문에 이것이 학생이 전망 있는 중등 이후 기관 인사팀과 초기에 관계를 맺어야 하는 중요한 이유가 된다. 게다가 학생은 중등 이후 선택 프로그램에 대해 자격을 갖추는 데 필요한 모든 필수 과정을 마치는 데 좋은 기회를 갖고 있기 위해 중학교 말에 고등학교 수업에 대한 계획을 시작하는 것이 중요하다. 그러므로 전환팀은 학생의 졸업 후 목적을 충족시키는 데 필요한 과정을 수강하도록 하기 위해 학교 진로 상담가와 더불어 긴밀한 협력을 해야 한다. 대개 4년제 기관의 입학에 요구되는 전형적인 대학 예비준비 교육과정은 4년의 영어/문학, 3년의 수학, 과학, 그리고 사회과학, 2년의 외국어, 1년이나 2년의 미술, 그리고 1년에서 3년제의 선택 중심의 과정(예를 들어, 경제학, 심리학, 통계학, 컴퓨터과학)을 포함한다(HEATH Resource Center, 1997).

고등학교와 대학의 차이

학생이 다양한 중등 이후 선택을 하고 공부를 함에 따라, 학생은 다양한 중등 이후 환경이 서로 다르며, 또한 고등학교 환경과도 다르다는 것을 알 필요가 있다. 중등 이후 환경에서 개인에게 기대되는 수행이 무엇인지 이해하는 것은 전환 목적을 세우는 기초를 형성하게 된다. 고등학교와 대학의 요구 사항에 대한 차이점이 **표 11-8**에 있다.

지원 서비스들은 유용하지만 학생은 각 학교가 무엇을 제공하고 있는지, 다양한 자원에 어떻게 접근해야 하는지에 대해 알아야 한다. 학생은 자신을 안내해 줄 팀이 더 이상 없다는 사실(비록 몇몇 대학이 개별화 교육 프로그램인 IEP를 제공한다 할지라도 IEP를 갖지 못할 것이다), 개인지도 서비스와 같은 과외적 도움에 대해 값을 지불해야 한다는 사실, 그리고 지금의 환경과 다양한 중등 이후 환경 간의 다른 차이를 모두 이해할 필요가 있다는 사실에 대해 알아야 한다.

많은 학교 체제는 학생이 일단 고등학교를 졸업하게 되면 특별한 시험에 대한 기록을 파기한다. 따라서 대학과 성인 서비스 제공자에게 학생에 관한 장애 문서를 제공하기 위해서, 학생은 IDEA에 기록된 수행 능력 기록표를 포함한 학생의 성적표와 고등학교를 졸업하기 전에 수료한 간략한 종합성적표를 제출할 필요가 있다. 시험이 적절하고 최근 것일 경우, 사적 평가의 비

> **요점** 어떤 유형의 서류가 필요한지 알기 위해서는 학생이 계획하고 있는 중등 이후 기관을 체크해 보는 것이 좋다.

표 11-8 고등학교와 대학교 간의 차이

	고등학교	대학교
책임감	교사, 상담가, 교장은 학생에게 필요한 지원 서비스 제공에 책임이 있다.	필요할 때, 학생이 보조나 지원을 요구하는 데 책임이 있다.
수업 시간	학생은 180일 동안 하루에 6시간 교실에 앉아 있다. 이는 연간 1,080시간이다.	학생은 학기당 15주, 주당 12시간에서 15시간 교실에 앉아 있다. 이는 연간 450시간이다.
시험	시험은 주당 또는 한 달의 마지막에 주어지고 퀴즈가 자주 주어진다.	학기당 2~3회의 시험이 있다. 그리고 4~6장 정도를 다루고, 더 많은 자료를 포함한다.
공부 시간	숙제는 하루 1시간에서 3시간 사이이다.	적어도 교실에서 보내는 시간의 2시간의 숙제, 매일 3~5시간의 숙제
지식 습득	정보는 교실 자료나 할당된 읽기, 그리고 교실 토론을 통해 제공되고, 그리고 교실 밖의 연구는 최소화된다.	전공 과정은 많은 자료 분석과 글쓰기를 요구한다. 많은 분량의 보고서가 연구 과제와 더불어 요구된다.
과제	과제는 단계별로 나누어진 과제로 부여된다.	수업은 덜 구체적이며, 일부 과제는 학기 초에 수업계획서에 의해 부여된다. 학생이 과제를 어떻게 마칠 것인가를 결정한다.
성적	교실 출석과 참석이 많은 퀴즈, 시험, 그리고 숙제 할당과 더불어 성적에 기여한다. 수업은 IEP를 활용하는 일부 학생을 위해 수정된다.	성적은 적은 시험과 과제에 기반을 둔다. 출석은 항상 요구되는 사항이 아니다. 학생은 진보하기 위해 특정 GPA를 필요로 한다. 모든 학생은 같은 수업 기준을 충족시킨다.
교사	교사는 출석, 교재를 체크하고 수업 내용을 칠판에 적는다. 또한 진도를 점검하고 필요할 때 조언을 제공한다. 교사는 지식과 사실에 직접적으로 영향을 준다.	교수는 수업 시간에 한정된 내용을 가르치지 않고, 항상 교재를 바탕으로 가르치지도 않는다. 학생은 기타 교실 밖의 읽기 자료와 연구로부터 배울 것을 기대한다. 학생이 자신의 진보와 도움이 필요한 부분에 대해 조정한다.
부모의 역할	부모는 옹호자이며, 교사와 상담가와 함께 협력한다.	부모는 멘토이며, 지원과 안내를 제공하기 위해 학생과 함께 협력한다.
자유	학생의 대부분의 시간은 부모, 교사, 그리고 성인에 의해 구조화된다.	학생은 학문, 일, 그리고 과외 활동 가운데 자신의 시간을 구조화한다. 학생은 스케줄과 수업 출석, 그리고 연구에 대해 스스로 결정한다.

출처: Mackillop, J. (1996). *Ladders to success: A student's guide to school after high school.* Puget Sound, WA: Puget Sound Educational Service District.

용을 절약할 수 있으므로 대학은 문서평가의 비용을 절약할 수 있으므로 대학은 문서를 수락한다.

법적으로 모든 전문대학과 종합대학이 접근성과 합당한 교수적 수정을 제공해야 한다고 규정하고 있다 할지라도 학생은 서비스가 제공되는 방식에 따라 기관들마다 크게 다를 수 있다는 점을 이해해야 한다(HEATH, 1997; Scott, 1996). 이들 서비스는 광범위하고, 포괄적인 서비스를 제공하는 캠퍼스에서부터 실제적으로 서비스가 존재하지 않는 캠퍼스까지 연속체로 나열된다(Brinckerkoff, McGuire, & Shaw, 2002; Scott, 1996). 몇몇 대학은 장애 고등학교 학생에게 '대학을 경험'할 수 있는 하계 프로그램을 제공한다(HEATH Resource Center, 2003; Serebreni, Rumrill, Mullins & Gordon, 1993). 게다가 들어오는 신입생에게는 하계 오리엔테이션도 제공한다(Scott, 1996). 중등 이후 기관과 프로그램은 개별 학생의 강점, 흥미, 그리고 필요에 따라 다를 수 있기 때문에 중등 이후 기관과 프로그램 사이에서 좋은 연관성을 발견하는 것이 중요하다.

> **요점** 공립 2년제와 4년제 대학은 보다 작은 기관과 비교해 볼 때 중간 규모나 큰 규모의 기관처럼 장애 학생에게 더 나은 서비스나 편의시설을 제공한다.

학생은 대학에서 기대하고 있는 도움이 무엇인지에 대해 보다 현실적인 기대를 가지기 위해 활용할 만한 서비스나 법적 권리에 대하여 알아야 한다. 전환계획의 목적을 이루고, 학생에게 가장 적합한 것을 지원해 주기 위해 노력하는 각 학교의 장애 학생 지원 센터와 학생이 접촉하는 것이 중요하다. 고등교육기준촉진협의회(Council for the Advancement of Standards in Higher Education)는 장애 지원 서비스 프로그램의 사명을 두 가지로 요약했다(Miller, 1997).

1. 자격 있는 장애 학생에게 모든 기관의 프로그램과 서비스에 동등하게 접근 가능하도록 보장하라.
2. 장애 학생의 필요를 지역 캠퍼스에 확실하게 옹호하라.

학생을 위한 서비스와 직원의 유형, 그리고 행정적 지원의 정도는 고등교육 프로그램에 있어서 폭넓고 다양하다. 모든 대학의 공통된 이슈 중 하나는 학생이 서비스를 요구할 때 장애 관련 서비스를 제공하기 위한 요구가 시작된다는 것이다. 특히 장애 학생을 위한 서비스나 편의시설의 유형은 (a) 하계나 학기 시작 전 전문화된 오리엔테이션 프로그램, (b) 개별화된 상담과 조언, (c) 사전 등록, 학점 과정의 분량 감소, (d) 과정 대치, 수정된 수업 자료나 프로그램, 또는 학위 요구, (e) 녹음 교재와 강의, 그리고 교실 녹음기 지급, (f) 노트 필기해 주는 사람, 교정자, 타이핑해 주는 사람, 읽어 주는 사람, 번역해 주는 사람, 이동 지원자, (g) 시간에 무제한적이고, 개별화된 구술시험과 같은 대안적인 평가, (h) 학업 기술 지원, 자기관리와 시간 관리 지원, (i) 적응 기술 지원(예를 들어 계산기, 점자 노트, 대독 장치, 컴퓨터 키보드 변형, 보완 의사소통 장치, 변형된 워드프로세서, 변형된 전화기), (j) 건축 장벽 제거, 장애인 주

차 공간, 수송 지원, 그리고 장애물 안내 시트와 같은 접근성 조정 등을 포함한다(Gajar, 1998, p. 391).

장애 학생은 모든 학생에게 유용한 자원이 장애 학생에게도 유익하다는 것을 알아야 한다. 예를 들어, 진로 서비스 부서는 인턴제나 시간제 직업, 직업 배치와 의뢰, 이력서 작성 및 캠퍼스 인터뷰 지원, 대학원 정보 제공, 장애 학생을 위한 맞춤식 프로그램과 서비스 등을 포함하는 진로 상담 및 직업 정보를 통해 개인적·학문적 목적을 성취하도록 학생을 지원할 수 있다. 게다가 학문적 조언이나 상담 서비스, 학습 지원 센터, 학생 활동 부서, 재정 지원 부서와 학생 오리엔테이션 프로그램과 같은 중요한 자원을 제공할 수 있는 많은 기타 자원 또한 캠퍼스에서 유용한 것이다.

요점 장애 학생을 등록시키는 대부분의 중등 이후 프로그램은 장애 학생이 성공할 수 있도록 지원 프로그램을 제공한다. 이러한 지원 서비스의 범위는 최소한의 지원에서 최대한의 지원에 이르기까지 연속체적으로 이루어져 있으며, 다양한 중등 이후 환경에 따라 다르다.

학생의 목소리

"나는 장애와 관련된 정보가 신입생 오리엔테이션 수업에 포함되어 있지 않아서 당황스러웠다. 비장애인은 그들의 편견과 무지에 의해 장애가 생기는 것과 마찬가지로 장애인과 비장애인 두 집단을 통합시키는 데에 두 집단이 직면하고 있는 장애물에 대한 인식을 증가시키는 것이 가장 좋은 방법이 된다. 우리 장애인은 다른 사람에 대한 부정적인 태도에 의해 쉽게 악화될 수 있는 자기존중감과 자신감 문제를 가지고 투쟁한다."

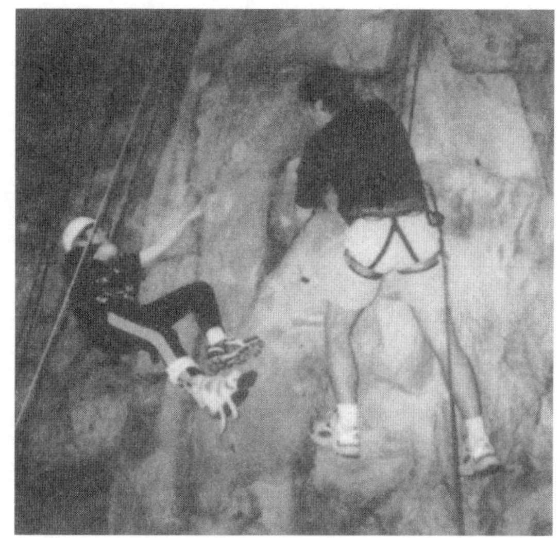

삶의 많은 기술들은 대학에서 향상된다.

알맞은 것 찾기

고등학교는 중등 이후 프로그램과 미래 고용의 연계 기회를 강화시키는 관점에서, 학문적·직업적 내용을 통합시켜 진로 전공을 결정하도록 도와주는 교수 프로그램과 진로지도 및 계획 수립을 제공하도록 요구된다(Benz & Kochhar, 1996). 학생은 다음과 같은 진로 탐색 활동과 더불어 학문을 통합시킬 기회를 가질 필요가 있다.

- 무급 자원봉사자로서 지역사회 서비스를 제공하는 서비스 학습 프로그램
- 학생이 직업 흥미 영역의 핵심 기능에 대한 현실적인 전망을 알 수 있는 현장 견학하기
- 일반적으로 2~6주 정도의 일정 기간 학생이

특정 직업에서 일하는 직업 경험 기회

- 시간제 또는 하계 직업 캠프는 저축하는 방법과 재정 관리하는 방법을 제공해 줄 뿐만 아니라 학생에게 책임감, 신뢰감, 대인관계 기술을 가르칠 수 있다.
- 학생이 흥미를 보인 진로 영역에서 일하는 사람을 만날 수 있는 정보 면접
- 학생으로 하여금 가족과 친구와 진로 선택에 대하여 의논하도록 격려하고, 지역 산업 공동체의 멘토나 네트워크를 설립하기
- 다양한 진로 흥미 검사나 직업평가를 실시해 온 학교 상담사나 진로 상담사와 협력하기
- 다양한 유형의 대학 프로그램에 대한 설명을 제공해 줄 뿐만 아니라, 다양한 진로에 대한 정보나 노동시장의 최신 동향을 제공해 줄 수 있는 인터넷과 학교와 공공 도서관을 이용하기
- 진로 포트폴리오를 개발하기
- 학생의 취미나 여가 활동을 잠재적인 진로와 연계하기
- 전통적인 교실수업에서 벗어나 제한된 집중식 학습 경험을 제공하는 인턴사원을 지원하는 중등 이후 프로그램을 탐색하거나, 진로와 학업적 목적을 분명하게 세울 수 있도록 학생, 교수, 고용주와 함께 일하거나, 유급의 실제 작업 경험에 참여함으로써 교실 연구를 확장할 수 있는 협력교육 프로그램을 탐색하기

다양한 진로 흥미 검사와 진로 탐색 전략에 추가하여, 직업평가 또한 학생의 고용을 촉진시키기 위한 적절한 중등 이후 프로그램을 결정하는 데 있어 학생을 도울 수 있다.

대학을 선택하는 것은 진로를 선택하는 과정과 유사하다. 학생은 전환 목적과 개인적인 고려 사항에 따라 선택과 대안을 생각하게 된다. 학생의 동기, 교수와 타 학생과의 상호작용, 그리고 캠퍼스 활동의 관여는 학생이 선택하는 프로그램 유형보다 교육적인 결과에 더 큰 영향을 준다(Kezar, 1997a; Tinto, 1993). 학교를 선택하는 것이 학생의 흥미, 강점, 그리고 필요에 달려 있다 할지라도, 어떤 것은 개인이 번성하고 성공하는 데 도움이 되는 환경을 훨씬 잘 제공한다. 많은 고등학교는 중등 이후 학교를 선택하는 데 있어 학생과 전환팀을 도울 수 있는 대학 상담사를 두고 있다. 핵심은 환경과 개인 간의 최선이 무엇인지를 발견하는 것이다.

장애 학생의 결과 중심의 전환 프로그램을 제공하기 위해서는 활용할 만한 중등 이후 교육을 위한 프로그램의 선택 유형과 대학 생활의 요구에 대해 아는 것이 중요하다. 이러한 정보를 이해하는 데 도움이 되는 추가적인 활동으로 중등 이후 교육을 위해 모든 학생을 준비시키는 데 기여하는 인터넷 사이트를 방문하는 것을 포함시킬 수 있다. 예를 들어, Kuder 진로계획 시스템(http://www.kuder.com)은 진로 탐색용 온라인 평가를 활용하고, 전국 전문대학과 종합대학을 연결시킨다. FastWeb(http://www.fastweb.com)은 사용자와 130만 명의 육성회와 연결시킨다. 그리고 사이버 캠퍼스 투어(http://www.ecampustours.com)는 학생이 인터넷상에서 실제적인 대학 캠퍼스와 주변 지역을 볼 수 있게 한다. 이러한 배경 지식과 더불어 학생을 포함하는 전환팀은 선택된 목적에 맞는 중등 교육과정 고안을 시작할 수 있다. 처음으로 선

택된 목적은 변화되거나 수정될 수 있으나, 팀 구성원은 어떤 선택이 유용한지 계속해서 고려해야 한다.

> **요점** 많은 중등 이후 교수와 강사는 다양한 형태의 편의시설에 익숙하지 않기 때문에, 자기옹호 능력과 지식을 갖춘 학생은 더욱 더 자신의 필요를 채울 수 있을 것이다.

학생의 목소리

"장애 학생은 그 대학에 다니는 유사한 장애를 가진 학생과 만나야 한다. 나는 고등학교 학생이 그 대학에 가는 것이 어떠한지에 관한 이해와 감명을 얻기 위해 가능한 많은 멘토와 이야기하는 것이 중요하다고 느낀다. 성공적인 전환을 하기 위해 학생은 1주일 동안 대학에 머무르고, 하루나 이틀 수업이 어떠한지 알기를 원할 것이다. 그런 다음, 학생은 대학이 장애와 관련하여 제공하는 것이 무엇이 있는지 더 잘 이해할 수 있을 것이다. 학생은 또한 SDS 책임자와 만나서 어떤 종류의 편의시설이 제공되는지에 관해 이야기할 것이다. 증빙 서류나 의사로부터 받은 의료적 진찰 기록을 가지고 있어야 한다."

목표 설정과 IEP에의 참여

특히 학생의 필요나 흥미가 고려되어야 한다면, 전환팀의 과정에 학생의 적극적인 참여는 전환계획과 의사결정의 중심이 된다(**그림 11-4** 참조). 학생은 (a) 본인의 IEP, (b) 본인의 목표, (c) 목표 도달을 위한 계획과 관련된 질문에 대답할 수 있어야 한다.

너무나 흔히 학생은 수업과 서비스의 수동적인 수령인이 되고, 학습 필요나 목표를 결정하거나 진보를 평가하는 데 아무런 역할을 하지 못한다(Van Reusen & Bos, 1994). 중등 이후 단계에서 학생은 자신의 대학 경험의 영향에 대해 책임감을 갖게 되고(Pascarella & Terenzini, 1991), 고등학교 교육에서 적극적인 역할을 보인 학생은 중등 이후 프로그램에서 성공하기에 더 나은 위치에 있을 것이다. 대부분의 중등 이후 환경에서 요구되는 다른 사회적, 학문적, 독립생활 기대(Shaw et al., 1991)는 대학생이 앞서 놓여 있는 도전을 이루기 위해 단지 학문적인 준비보다 더 많은 것이 요구된다.

적극적으로 전환과정에 관여하는 학생은 자신의 장애의 기능적인 제한에 대해 알게 되고, 독립심과 인내심이 개발되고, 자기결정과 자기옹호의 기술을 개발시키는 데 필수적인 문제해결력을 기를 수 있을 뿐만 아니라, 더 큰 자기훈련과 자기관리 기술을 함양시킬 수 있다(deFur et al,. 1996). 학생이 중등 이후 프로그램에서 성공했다면, 학생은 자기결정 기술 훈련, 졸업 후 목표 확인, 그리고 적절한 교육 경험의 선택 등을 강화시킬 수 있는 적절한 훈련을 받았음에 틀림없다(Aune, 1991; Halpern, 1994; Sitlington & Frank, 1990).

학생이 의미 있게 전환계획에 참여하거나, 학교 수업에 만족을 한다면 이 학생은 중등 이후 교육에 잘 적응할 수 있을 가능성이 아주 높다(Halpern et al., 1995). 중등 이후 목표와 관련된 흥미와 선호도를 진술할 수 있는 기회를 학

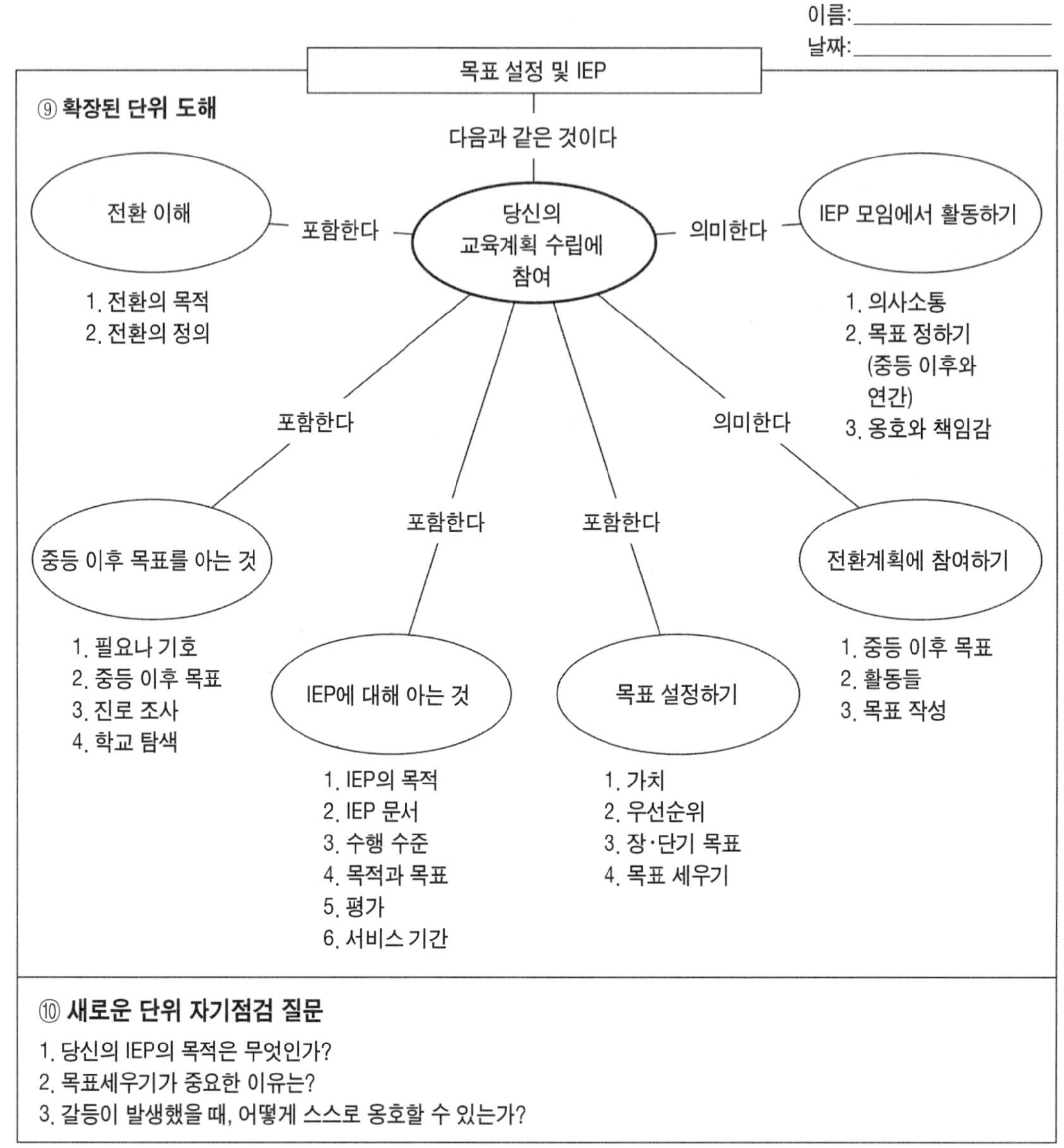

그림 11-4 목표 설정과 IEP의 단위 조직도

출처: *The course organizer* by B. K. Lenz, J. B. Schumaker, D. D. Deshler, & J. A. Bulgren, 1998, Laurence, KS.: Edge Enterprises. Reprinted with permission.

생에게 줌으로써 학생을 참여시키는 것이 중요하다. 이렇게 하기 위해서 IEP와 전환계획 과정, 목표 설정, 그리고 IEP 모임에 대한 학생의 충분한 이해가 있어야 한다. 우선, 학생은 읽기, IEP와 기타 부분(예를 들어 비전, 현재 수행 수준, 전환 결과, 연간 목적과 목표)에 관한 이해를 도모하기 위해 안내를 받아야 한다. 이때 학생은 전환팀이 고려하고 있는 학생의 강점, 필요, 목표, 편의시설이 무엇인지 이해하는데 수월한 입장에 설 수 있다.

일단 학생이 IEP 과정을 이해할 수 있는 기회를 가진다면, 최소한 이 문서가 무엇인지에 대해서라도 이해할 수 있는 기회를 가진다면, 전환팀은 중등 이후 목적을 포함해서 IEP에 학생의 입장을 기술할 수 있다. 다음 단계로 전환팀은 전환 흥미에 기초하여 본인의 목적을 작성하여 포함시켜야 한다. 전환팀은 학생에게 흥미 있는 전환 결과가 어떤 것인지 알아야 하고, 필요한 지식과 경험을 얻기 위해 필수 교육 활동을 선택하고 우선순위를 정해야 한다. 예를 들어, 대학에 진학하는 전환 결과를 가진 학생은 대학 입학시험을 치거나, 대학 학자금을 위해 돈을 저축할 수 있는 직업을 얻는 것과 관련된 활동을 선택할 것이다. 이 시점에서 학생은 자신의 장·단기 목표를 작성할 기회를 가진다. 장·단기 목표는 IEP와 전환 문서에 포함되어야 한다. 대학 입학시험에 대한 장기 목표는 ACT나 SAT를 공부하거나 시험을 잘 치는 것이다. 단기 목표의 예는 언제, 어디서 시험을 쳐야 하는지 또는 필요한 편의시설을 요청하는 방법을 찾는 것을 포함한다. 학생이 돈을 저축하기 위해 하계 시즌 동안 직업을 가질 활동을 선택한다면, 장기 목표는 돈을 저축하기 위해 직업을 갖는 것이고, 단기 목표는 지원 원서를 작성하거나, 저축 계좌를 개설하는 것이다. 학생으로 하여금 자신의 목표를 작성하도록 함으로써, 학생은 자신의 교육과 IEP 과정에 대해 더 잘 이해하게 된다. 게다가 목표 성취를 위한 스케줄을 개발하는 방법, 자기진보를 평가하는 방법, 그리고 목표를 조정하는 방법에 대해 배울 수 있다. 이러한 기술은 학생이 중등 이후 환경에 잘 적응하는 데 도움이 될 것이다.

요점 2003년 10월로, 시험에 교수적 수정을 사용한 학생이든 아니든 관계없이 SAT 시험 점수는 더 이상 지표가 될 수 없게 되었다.

학생에게 유의미한 선택을 할 수 있는 기회를 주거나, 무엇을 배우고, 어떻게 배우고, 왜 배우는지에 대해 자신의 선호를 나타낼 수 있는 기회를 제공함으로써(Aune, 1991; Halpern, 1994; Sitlington & Frank, 1990), 학생은 중등 이후 교육의 성공에 중요한 자기결정 기술을 습득할 수 있다. 예를 들어, 연구는 학습자에게 자신이 배우는 이유를 설명해 주었을 때, 학생의 동기 및 활동의 참여가 증가된다고 제안한다(Deci & Chandler, 1986). 학생의 유의적인 전환계획의 참여와 학교 수업의 만족은 중등 이후 교육 가능성을 예측할 수 있는 지표가 된다(Halpern, Yovanoff, Doren, & Benz, 1995). IEP 모임에 학생의 단순한 신체적인 출석이 IDEA의 법정 요구를 만족한다 할지라도, 이것은 가능한 폭넓게 학생 참여를 요구하는 IDEA의 정신이나 의향을 만족시키는 데는 실패한 것이다(Wehmeyer & Ward, 1995).

요약하면, 전환목표 개발을 위해 학생의 적극적인 참여와 이에 대한 책임감은 (1) 자신의 장애에 대한 기능적인 제한에 관한 지식, (2) 독립심과 인내력 개발, (3) 문제해결과 갈등 해소에 참여, (4) 자기옹호와 자기결정 기술 개발, (5) 더 큰 자기훈련과 자기관리 기술을 개발시킬 수 있는 기회를 높일 수 있다(Shaw, Brinkerhoff,

Kistler, & McGuire, 1991).

요점 인내력은 자기결정의 필수 구성요소이다.

학생을 IEP 모임에 포함시키는 다른 방법으로 전환 파워포인트 프레젠테이션(transition powerpoint presentations, TPP)를 활용할 수 있다. TPP는 IEP 모임에 학생의 다양한 단계별 참여를 유도한다. 그들은 TPP를 제공하고, 본인이 TPP를 읽도록 팀에게 나눠 주거나, 모임 전에 부모나 교사에게 보여 준다. TPP에 필요한 필수적인 내용은 다음과 같은 것을 포함한다.

- 진로 홍미(필요한 교육량, 급여, 직업 전망, 그리고 필요한 기술)
- 훈련/교육 홍미(학교명, 입학 요구 조건, 장애 서비스 정보와 수업료)
- 전환 결과(고용과 중등 이후, 독립적인 생활, 그리고 지역사회 참여 영역)
- 전환 결과와 관련된 장·단기 목표(각각의 전환 영역에 대해)
- 편의시설 필요

학생의 목소리

그녀는 파워포인트를 통해, CASAP에서 자신의 경험을 요약하는 방법을 배웠던 것을 설명했다. "나는 고등학교 졸업 이후 내가 가지게 될 많은 선택 사항에 대하여 3주 동안 배웠다. 이것은 중등 이후 선택으로 불린다. 학교에서 나의 환경을 훨씬 더 잘 이해하도록 도움을 준 IEP에 대해 배웠다. 나는 내 권리에 대해서 배웠고, 어떻게 이것이 여러 방식에서 나를 보호하는지에 대해 배웠다. 나는 내가 하고 싶어 하는 다양한 진로유형에 대해 배웠고, 직업을 갖기 위해 어떻게 해야 하고, 무엇을 해야 하는지에 대해서 배웠다. 나는 내가 생각한 것보다 훨씬 많은 장애인들이 있다는 것을 배웠고, 혼자 있다고 느낄 필요가 없다는 것을 배웠고, 내가 도움이 필요할 경우, 그곳에 있는 많은 사람들이 기꺼이 나를 도와주려고 한다는 것을 배웠다. 나는 자기옹호에 대해 많은 것을 배웠고, 내가 필요할 때 도움을 얻기 위해 이것을 잘 사용하는 방법에 대해서 배웠다. 장애인으로서 나를 보호하는 세 가지 중요한 권리에 대해서 배웠다. 이것이 내가 배웠던 모든 것은 아니지만 오랜 기간 나에게 눈에 띄는 중요한 것들이다." 파워포인트의 예는 CASAP 웹사이트에서 볼 수 있다.

학생 참여는 중등 이후 결과를 위한 성공적인 계획의 필수 사항이다. 『IEP로의 학생 안내(A Student's Guide to the IEP)』라는 책은 학생으로 하여금 IEP를 이해하는 과정을 통해 자신의 계획 모임에 참여하는 방법을 안내하는 책자이다(장애 청소년을 위한 국립정보센터, 2002; http://www.nichcy.org). 학생은 여러 해 동안 준비 없이 IEP 모임에 참가하도록 기대될 수 없다. 그러나 처음에는 단지 출석함으로써 성숙해지고, 자신의 장점과 홍미, 필요, 선호를 더욱 잘 이해함에 따라 출석단계를 증가시키는 방식으로 IEP 모임의 참석을 기대할 수 있다. 중등 이후 목표에 따라 학생을 철저하게 준비시키기 위해 장애 인식과 옹호, 그리고 목표 설정, 그리고 진로 탐색의 영역에 따른 전환계획 수립을 보다 일찍 시작하지 못했다면 중학교 동안에 시작해야 한다.

학생의 목소리

"자기옹호는 우리가 대학에 가기 전 오랫동안 우리가 배울 필요가 있는 중요한 것이다. 자기옹호는 우리가 IEP 모임에 적극적인 참가자가 되는 14세쯤에 시작되어야 한다. 불행하게도, 전문가… 부모… 포함된 학교 행정과 기타 인사들은 이상적인 상황에 대해 말로만 서비스한다. 대부분의 장애인들은 다른 사람들이 우리의 운명을 결정할 동안 모임에 앉아 있는다. 이것이 '학습된 무기력'을 조장하고 지속시키게 만든다. 대학이나… 직장에… 갈 때, 그리고 무엇을 해야 할지 알지 못하고, 어떻게 해야 할지에 대해서도 혼자 내버려 둔다!"

요점 고등학교에서 자기결정 훈련이 보다 잘된 학생은 자기결정 훈련이 보다 못 된 학생보다 고등학교 졸업 이후 더욱 취업이 잘된다(높은 급여 수준으로).

5. 다양한 학생을 위한 지원과 서비스 강화하기

전문화된 중등 이후 교육 프로그램

전통적으로 중등 이후 교육으로 가는 통로는 2년제와 4년제 프로그램과 직업/기술 프로그램을 포함한다(Payne, 2001). NLTS2는 지적장애 13%, 그리고 중복장애 또는 농·맹장애 40%가 고등학교를 졸업 후 중등 이후 교육으로 간다고 보고했다(Newman, 2005). 이는 초기 자료보다 상당한 증가를 보였다. 지역사회 대학에 다니는 지적장애 학생에 대한 연구에서, Page와 Chadsey-Ruchs(1995)는 학생이 유의미한 학문적인 성과를 내지는 못했을지라도, 학생은 자기존중과 같은 대인관계 및 사회성에서 많은 이득을 성취했다고 보고했다.

증가하는 많은 지역사회 및 기술대학은 중등과 중등 이후 과정을 섞어서 운영하여 학생들의 대학으로의 전환을 지원할 목적으로 대학 캠퍼스 내에 고등학교를 양산해 내고 있다. 많은 중간급 대학들은 장애인을 중등 이후 교육으로 성공적으로 전환하는 것을 포함하여, 장애 위험이 있는 학생을 돕는 데 초점을 두고 있다(Kazis & Liebowitz, 2003). 이러한 프로그램의 예로는 미시간 앨버에 있는 Washtenaw Technical Middle College(WTMC)이다. WTMC는 미시간의 공립학교로 와시터노 지역사회 대학 캠퍼스에 위치해 있다. 이 학교의 프로그램은 기술 중심의 교육 프로그램으로 학생은 고등학교 학점을 누적시키는 것보다 학문과 생활 경영 기술을 습득한다. WTMC를 졸업하는 학생은 와시터노 지역사회 대학으로부터 졸업장과 수료증 또는 준학위증을 받는다.

전문화된 프로그램의 예로 타프트 대학과 몽테리페닌술라대학, 캘리포니아 지역사회 대학 시스템은 발달장애 학생에 대한 과정을 제공한다(Mertz, 1997). 타프트의 독립적인 생활 전환 프로그램은 캠퍼스에서 일하는 것, 캠퍼스 활동에 참여하는 것과 더불어 22개월 동안 주거 독립생활 기술 교육과정(예를 들어, 돈 관리, 자기옹호, 관계성 세우기 및 유지하기)을 제공한다. 학생은 요구된 과정을 수료하고, 습득된 기술을 독립적으로 수행할 때 졸업 적격자로 인정받게 된다. 게다가 학생의 졸업과 프로그램을 돕는 직원은 가정 공동체로부터 학생이 독립생활을 할 수 있도록 전환을 돕는다.

버몬트 푸트니에 있는 사립 남녀 공학 기관인 랜드마크대학은 난독증과 주의력결핍과잉행동장애(ADHD)와 기타 특정 학습장애(SLD) 학생을 위해 전문화된 대학이다. 이곳은 전적으로 장애 학생을 위해 세워진 미국에 있는 공인된 학교 중 하나이다. 여기서 교양과목과 경영학에 있어 2년제 학사 학위(AA)와 함께 기본적인 비학위 과정을 제공하고, 다양한 4년제 대학과 협정 학점 협약서를 맺고 있다. 랜드마크에 입학하는 학생의 거의 절반은 한 학기에서 두 학기 이후 대부분 학위 과정으로 옮기면서 비학위 기술 발달 과정(예를 들어 쓰기, 읽기, 의사소통, 공부 기술)을 함께 시작한다.

몇몇 4년제 대학 또한 Lesley College's Threshold Program(중도 학습·인지장애 학생을 위한 캠브리지, 매사추세츠의 주거 프로그램)과 같이 장애 학생을 위한 전문화된 프로그램을 제공한다. 비학위 프로그램은 유아기 및 인간, 산업 서비스 분야의 실용적인 과정과 현장 배치를 통해 독립생활에 필요한 기술을 개발시키는 데 목표를 둔다. 리스버그와 플로리다의 베이컨대학과 같은 기타 대학도 인간 서비스와 자율 전공에서 AA와 BA 학위를 취득할 기회를 학습장애 학생에게 제공한다(Mertz, 1997).

비록 일반적인 것은 아니지만, 많은 4년제 대학과 종합대학은 인디애나에 있는 볼주립대학교, 미네소타대학교, 오하이오에 있는 라이트주립대학교, 칼본데일에 있는 서던일리노이대학교, 오하이오주립대학교는 장애 학생을 위해 설계된 종합적인 프로그램을 가지고 있다(HEATH Resource Center, 1995; Scott, 1996). 이 프로그램들은 504조나 미국 장애인법(ADA)에서 장애 학생에게 이들 기관이 제공하도록 요구되는 것 외에 학문 내용 영역이나 학업, 조직적 시간 관리 기술 등에서 개인 교수와 같은 서비스를 포함한다. 게다가, 버팔로주립대학교의 대학 캠퍼스 기반의 전환계획(College Campus Based Transition Program)처럼 인지장애 학생을 위한 많은 비학위 대학 기반 전환 프로그램이 증가하고 있다. 이 프로그램은 버팔로공립학교와 대학, 그리고 부모 집단과의 협동적인 노력의 결과이다. 그리고 이 프로그램은 고등학교를 수료했지만 21세까지 여전히 공립학교에 남아 서비스를 받을 수 있는 학생을 돕는다. 학생은 통합 환경에서 비장애 또래와 함께 교육을 받는다. 또한 비슷한 프로그램을 지역의 많은 지역사회 대학에서 발견할 수 있다.

요점 지역사회에 있는 전문화된 프로그램, 직업, 기술학교, 그리고 대학은 장애 학생을 위한 중등 이후 선택을 하는 데 있어 유용하게 활용될 수 있다.

『피터슨 대학과 학습장애 학생용 프로그램(Peterson's Colleges and Programs for Students with Learning Disabilities)』(Mangrum & Strichart, 1997), 『학습장애 학생을 위한 K & W 대학 안내 프로그램(K & W Guide to Colleges for the Learning Disabled)』(Kravets & Wax, 1999)과 같은 대학 안내서들은 전문화된 중등 이후 프로그램을 찾는 데 전환팀을 도울 수 있다.

학생의 목소리

"교사가 이해함으로써 학생은 가외 시간을 갖고, 특별 서비스를 활용함으로써 학문적으로 학생을 도울 뿐만 아니라 학생이 수업 시간에 사회적으로 통합되도록 도울 수 있다. 이러한 예로 내가 처음으로 Liberator(나를 어려움을 도와주는 사람, 사물)의 도움을 받았을 때 끊임없는 나의 '수다쟁이' 습관이 시작될 때쯤 10학년 영어 수업이었다. 그래서 나는 고전 서사시 〈베어울프(Beowulf)〉에 관한 토론에서 매번 답을 타이핑하고 있었고, 내가 손을 들기 전에 대답을 하는 데 익숙했기 때문에 질문에 완전하게 대답하는 시간을 가지는 데 어려움이 없었다. 또한 발표하는 나에게 나 자신을 포함한 모든 사람이 익숙해져야 했기 때문이다. 그리고 또 내가 지적해야 하는 500단어를 가진 모노폴리 판이 있는 블리스 판을 가지기 전이었기 때문이다. 블리스 판을 사용하는 것은 학급 토론 시간 동안 자주 좌절하게 된다. 왜냐하면 누군가가 내가 말하는 것을 보기 위해 내 가까이 와야 하기 때문이고, 이러한 것을 처음 경험하는 학생들이 내 손의 속도와 보조를 맞출 수 있다면, 이러한 일은 기적과도 같은 일이었다. 학교에서 나를 도와주는 사람의 도움으로 2주 후 나는 손을 들기 전에 대답을 타이핑하는 것을 배웠고, 나의 모든 선생님들은 대답을 하도록 나에게 요구하는 데 적응했다.

나의 Barr 선생님은 내가 타이핑할 때 좀 더 길게 주제에 대해 생각하게 함으로써 대화 흐름에 나의 새롭게 발견된 목소리를 통합시켰다. 그녀는 다른 선생님이 그러했거나, 여전히 그렇게 하는 것과 달리 나에게 질문을 두 번 이상 던졌다. 내가 선생님의 이름을 말하려고 할 때, 나는 바르게 말하기 위해 'r' 철자 하나를 사용했다. 그러나 어느 날 수업 시간에 생각지도 않고 이름에 여분의 'r'자를 붙여 "Hey, Ms. Bear"라 말했다. 순간 전체 학급은 내가 Liberator를 사용하여 그녀의 이름을 말했을 때 박장대소했다. 모든 사람이 그녀를 'Ms. Bear'라고 부르기 시작했고, 선생님을 포함해서 전체 학생이 나를 학급의 한 구성원으로 통합시키는 것처럼 느끼게 했다."

요점 장애 학생은 통합 환경에서 사회적/대인관계 활동을 배우는 데 노출되어야 한다.

첫 번째 세대와 시골 대학생

첫 번째 세대의 대학생(예를 들면 가족 중 대학을 다니는 첫 번째 사람)은 고등학교 졸업 이후 교육에 대한 필요성이 현재 노동시장에서 반영됨에 따라 증가하고 있다(Mitchell, 1997). 이 많은 학생들은 소수민족과 노동 계층 출신이다(Fox et al., 1993). 모든 학생들에게 있어 첫해를 잘 보내는 것이 대학 성공과 궁극적인 졸업에 있어 아주 중요하다. 첫 번째 세대의 장애 대학생은 대학 교육을 받은 가족이 있는 또래보다 대학 준비에 있어 심리적으로, 학문적으로 보다 준비가 덜 되어 있기 때문에 큰 도전이 된다(Mitchell, 1997). Mitchell에 따르면, 첫 번째 세대의 대학생은 학교와 일(대부분 저임금 가정 출신이며, 필요에 따라 일해야 하는 가정의 출신) 간의 시간 관리에 효과적으로 균형을 이루는 데 많은 어려움이 있다. 즉, 시간 관리, 예산 관리, 학생과 그들의 가족, 그리고 대학에 보상과 요구 사항을 이해하는 데 어려움이 있는 친구 사이의 긴장 등을 포함한다. 이 학생들의 전환을 돕기 위해 부모들은 고등교육의 학문적, 재정적, 그리고 사회적 요구에 익숙해질 필요가 있다. 게다가 전환팀은 교량 프로그램(고등학교, 지역사회 대학, 그리고 종합대학 가운데 협력을 포함하는)뿐만 아니라, 첫 번째 세대 대학생의 성공을 촉진하기 위해 설계된 특별한 개인 교수, 상담, 멘토링, 그리고 또래 지원 프로그램과 같은 기타 서비스들을 검토해야 한다. 대학들뿐만 아니라 학교 지도 상담가도 이들 학생들에게 제공될 프로그램에 대해 정보를 가져야 한다.

학생의 목소리

"멘토링 프로그램은 장애를 가지고 대학에 입학하는 많은 학생을 돕는다. 내 자신을 뒤돌아보고 말할 수 있는 것은 만일 내가 대학에 처음 왔을 때, 어떤 종류의 개인 멘토를 만났더라면, 나는 극적인 대학 첫해를 보내지 않았을 것이다. 나는 대학 생활을 더 잘 이해하고 도움을 받기 위해 멘토를 활용했다. 나는 내 가족 중에 대학에 입학한 첫 번째 사람이고, 무엇을 기대할지 몰랐다. 긴 이야기를 간략하게 말하면 나는 대학에서 길고 끔찍한 해를 보냈다. 그러나 나는 살아남았고 여전히 여기에 있다. 만일 내가 또 다른 학생이 이런 종류의 경험을 하는 것을 막기 위해 도움을 줄 수 있다면, 어떤 가능한 방식으로 도울 수 있다."

지역사회 시골 출신 학생은 첫 세대 대학생이 겪게 되는 도전과 비슷한 도전에 직면하게 되지만, 연구자들은 중등 이후 교육으로의 전환보다 일차적으로 고용과 서비스 제공 문제에 초점을 둔다(Clary, 2001). Fitcher(1991)는 다음과 같은 것을 포함하여 시골 문제에 대한 한정된 관심을 가질 수밖에 없는 이유에 대해 제안했다. (a) 도시 문제는 인구의 훨씬 더 큰 부분에 더 큰 지원을 가지는 비중 있는 문제이고, (b) 언론 매체에 의해 보도되는 미국 시골 문제들은 막연한 것처럼 보이고, 단지 미국 시골에 대해 기본적인 지식을 가지고 있는 대부분의 미국인과 관련성이 적어 보이며, (c) 시골 문제들은 흔히 특정 지역의 독특한 요인에 의해 특징지어짐으로써 시골 문제의 유사성과 상호 관련성은 흔히 간과된다.

시골의 정의는 다소 다양하지만, 모든 정의는 특정 지역에 살고 있는 소수의 사람들에 의해 특징지어진다. 또한 각 지역사회의 교육적 시스템에 영향을 주는 시골의 하위 문화와 지리적인 특성이 있다는 것을 인식하는 것이 중요하다(Helge, 1984a; Khattri, Riley, & Kane, 1997). Helge(1984b)는 교육 서비스 설계는 지형적·기후적 장벽, 언어, 인구 희소성, 문화적, 다양성, 경제적인 생활양식, 그리고 외부 자본 자원에 대한 학교 지역의 관계와 같은 요인들을 고려하는 데 달려 있다고 언급했다.

시골 지역에 있는 대다수의 직업은 대부분의 다른 직업들처럼 변화하고 있다. 현재 직업들은 고등학교 졸업생이 습득한 이상의 기술을 요구하고 있다(HEATH Resource Center, 1996). 매우 흔히 시골 고등학교 학생은 중등 이후 선택에 있어 정보 접근에 제한을 갖고 있다. 게다가 연구는 시골 지역에 있는 장애 학생은 흔히 두려움, 낮은 열망, 부모나 교사, 그리고 지역사회로부터의 낮은 기대와 같은 태도적인 장벽, 그리고 상담과 정보 부족, 가족 지원 부족, 그리고 지역적 위치, 대중교통의 필요, 중등 이후 기관에 대한 접근성, 그리고 재정적인 지원에 대한 필요와 같은 시골 지역의 생태학적 문제를 다루어야 한다고 보고한다(Clary, 2001; HEATH Resource Center, 1996).

이러한 장벽을 극복하기 위해 전환팀은 이 장의 앞에서 언급된 전환계획 수립과 같은 원리에 초점을 두어야 하고, 더불어 학생과 가족을 교육시키고 중등 이후 선택을 계속적으로 추구하도록 격려해야 한다. 예를 들어, 많은 지역사회와 기술대학은 지리적으로 떨어져 있는 지역사회 학생에게 고등학교와 대학 학점을 받을 수 있는 기술적 과정에 참여할 수 있는 기회를 제공하는 원격학습 공학 기술의 이점을 가지고 있다.

기타 추천 사항으로 다음과 같은 것을 포함한다. 즉, 부모망을 개발시키기, 적절한 객원 연설자를 초청하여 학생 전환계획 행사 갖기, 학생에게 적절한 적응/보조공학 경험을 가질 수 있는 기회 제공하기, 장애 학생에게 중등 이후 기관 현장 견학 지원하기, 그리고 시골 학생을 대학생이나 대학 졸업생과 짝짓는 멘토 프로그램 만들기(Clary, 2001; HEATH Resource Center, 1996).

요점 많은 학교들이 시골에 위치해 있다.

6. 결론

대학 진학을 위한 전환계획은 성인 생활 준비를 위한 계획의 하위 부분이다. 왜냐하면 중등 이후 교육은 그 자체에 있어 끝이 아니고 한 학생이 성인기로 준비하는 하나의 선택이기 때문이다. 만일 학생과 가족이 공식적인 선택을 할 경우, 그들은 선택 사항에 대해 알아야 하고, 다양한 선택의 찬반에 대해 인식해야 하고, 장점, 흥미, 필요에 대한 자기 지식에 기반을 둔 유의미적인 선택을 할 기회를 제공받아야 한다. 적절한 준비와 계속적인 지원과 함께, 중등 이후 교육은 사회적·대인관계적·인지적 문제해결뿐만 아니라 현대 사회에서 모든 우리 시민에게 필요한 학문적, 진로 기술을 개발하기 위해 확대된 교육 기회를 제공한다.

학생의 목소리

"우리는 우리의 장애에 대해 배우고, 우리의 특정 문화와 사회 안에서 우리의 한계를 받아들여야 한다…. 우리가 하는 일을 세상에 알리기 위해 배우고… 우리의 차이점… 굴욕 없이… 주류화에 맞추기 위해 시도하지 않고… 우리의 한 가지 한 가지 노력을 세상에 알리는 것은 역량 강화가 무엇인가 하는 것이다. 나는 결코 '정상'이 되기 위한 수술을 받아들일 수 없다…. 비장애인과 같이 생각하고 정보를 처리하는 기회를 가지면서… 나는 저 머리에 만화경을 두는 것을 좋아한다…. 차이는 아름다움에 있어 필수적이다."

마지막 사례 연구는 전환계획이 그녀를 대학

사례연구 Michelle

대학으로의 전환

유치원에서 고등학교 1학년까지, 지방협회 지부였던 우리 집 구역에서 떨어진 학교를 다녔다. 그러나 7학년 때 집 근처 학교로 돌아갈 기회를 가졌지만, 파르마에는 커다란 지원 시스템이 있기 때문에 내가 있던 곳에 머물기를 결정했다. 7학년 말에 파르마는 더 이상 구역 밖에 살고 있는 우리에게 서비스를 제공하지 않을 것이라고 결정했다. 설명은 너무나 많은 비용이 든다는 이유에서였다. 하지만 이것은 이치에 맞지 않다. 왜냐하면 각 학교 지역 교육청이 파르마에 있는 협회에 비용을 지불했기 때문이다. 이러한 악습의 근절에도 불구하고, 노스옴스테드로의 전학은 상대적으로 부드럽게 이루어졌다. 또한 나와 비슷한 어려움에 처한 몇몇 친구들이 있었는데 우리 모두는 함께 학교로 옮겼다. 나는 고등학교 4년 동안 특수교육 교사인 Roberts 선생님과 함께 있었다. 그녀는 우리 모두와 함께 전근했고 그것이 전환을 더 쉽게 이루어지게 하였다. 그녀는 내 삶에 많은 영향을 준 사람이었다.

저학년일 때, 나는 누군가가 내게 도움을 줄 필요가 있었던 수학을 제외하고는 일반 학급에 통합되었다. 상급학년 때 나는 일반 학급에서 보냈고, 교육 서비스 프로그램을 통한 국가공인학생(S.I.T.E.S)으로 선발된 학생 집단 중 한 명이었다. 이것은 일-학업 프로그램의 일종이지만, 돈을 위해 일하는 대신, 학생은 학교, 병원, 요양원, 그리고 심지어 NASA와 같은 지역사회를 통해 다양한 장소에서 자원봉사한다. 나는 내가 국가공인학생 프로그램에 참가하는 것을 말하는 데 있어 Roberts 선생님을 신뢰한다. 국가공인학생 프로그램의 교육적인 기초는 프로그램 상담가가 가르치는 영어 수업과 미국 정부 수업에 의해 지원된다.

국가공인학생을 통해, 파르마 학교의 4학년 담임인 Murphy 선생님과 함께 일할 만큼 충분히 운이 좋았다. 초등학교 학생들이었지만, 그녀는 협회와 더불어 노스옴스테드로 전환했다. 나는 그녀의 학생에게 역할 모델이 되는 것을 좋아했다. 내가 다시금 그녀의 교실에서 도움을 주는 자로서 그녀와 나란히 일하는 젊은 성인의 관점에서 Murphy 선생님을 알게 된 것은 굉장히 좋았다. 여러 해 학교생활을 통해 Murphy 선생님은 항상 내가 좋아하는 선생님이었다. 내가 선생님과 학생들과 시간을 보낼 기회를 가졌을 때, 나는 선생님이 얼마나 위대한 선생님인지 알게 되었다. 그들은 나를 무척 좋아했고 그들은 2학기 때 돌아올 것을 나에게 요청했다. 그래서 나는 그녀의 교실에서 한 주에 3일 오후를 그곳에서 보냈다.

봄 학기 동안, 국가공인 학생 프로그램에서 가장 흥미 있는 사건은 모든 상급 학생들이 오하이오 주 남부에 있는 애팔래치아 산을 여행하고, 그곳의 다양한 장소에서 서비스하는 것이었다. 이것이 내 삶을 변화시키는 한 주였고, 나는 결코 잊을 수가 없다. 내가 맡은 장소 중 한 곳은 주간 보호소였고, 주간 보호소에 있는 몇몇 아이들은 지금껏 휠체어에 앉아 있는 사람은 결코 보지 못했을 것이다. 심지어 쇼핑몰에서도 보지 못했을 것이다. 그날이 끝날 때쯤 나는 아이들로 하여금 내 무릎에서 책을 읽도록 했다.

나는 7학년부터 모든 IEP 모임에 참석했었고, 이 모임에서 적극적으로 내 목소리를 냈다. IEP 모임에 참가하면서 나는 Roberts 선생님과 서비스 프로그램이 학문적으로 개인적으로 대학에 대해 큰 준비를 하도록 도움을 주었다고 느꼈다. 나

사례연구 Michelle (계속)

는 얼마나 많은 사람들이 나로 하여금 IDEA와 504조에 대해 인식하도록 했는지 말할 수 없다. 또한 얼마나 많은 나의 동료 학생들이 국가공인 학생 정부 수업에 대한 질문을 하기 위해 나에게로 왔는지 셀 수 없다.

내 IEP팀은 BVR 서비스 상담을 위해 상담가를 만나게 했고, 현재 10년 동안 계속 BVR 상담가와 일해 오고 있다. 그는 내가 켄트주립대학교를 가겠다고 선택하기 이전에 몇몇 직업 기회를 탐색하도록 돕는 데 있어 매우 영향력이 있었고, 나 또한 데이튼에 있는 라이트주립대학교를 매우 광범위하게 여행했다. 2005년 5월에 켄트주립대학교를 졸업했고, 오하이오 주의 샌더스키에 있는 이스터 실즈에서 첫 번째 직업을 얻었다.

나의 부모는 내가 성공하는 데 중요한 역할을 했다. 나는 자기결정을 강화하는 기술을 배웠다고 생각한다. 나의 부모는 어린 나이에 부모를 잃었고, 24세까지 사업을 일으키고, 사고, 팔았다. 그리고 집을 짓는 동안에 다른 집을 구매했다. 26세부터 26년 동안 경영하면서 15~20명의 종업원을 두면서 1주일에 7일간 회사를 경영했다. 부모님에 대해 만족한다는 뜻이 아니라 삶의 모든 것을 우리가 극복해야 한다는 것이다. 인생에서 던져진 것이 무엇이든 간에 앞을 향해 나아가도록 가르친 예에 의해 배웠던 것을 의미한다. 나에게 있어 이것은 자기결정의 정의이면서, 장애인에게 가장 중요한 것은 앞으로 나아가는 것을 기억하는 것이다. 만일 당신이 당신의 장애에 대해 큰 소리로 말하고 지지하고, 필요에 대해 정확히 말할 수 있다면 당신은 결국 만족하고 행복할 것이다.

사례 연구 질문들

1. Michelle이 성공적으로 대학으로 전환하는 데 도움을 주었던 요인을 나열하시오.
2. 당신이 느끼기에 그녀의 많은 장점 중에서 그녀를 대학으로 전환하는 데 가장 중요한 것이 무엇이라고 생각하는가? 당신이 그렇게 답한 이유는 무엇인가?
3. 당신의 학생이 Michelle의 성공에 대한 이해와 이와 비슷한 성공을 보장해 주기 위해 특수교육 교사로서 역할이 무엇이라고 생각하는가?

(Michelle Marcellus, Kent University graduate/B.S Degree in Human Development and Family Studies)

으로 이끌었듯이, Michelle의 전환계획을 조명한다. 그녀는 중등 이후 교육을 준비하는 데 있어 도움이 된 다양한 활동과 사람에 대해 토론한다.

7. 연구문제

1. 중등 이후 목적과 목표를 장애 학생의 전환계획에 포함시키는 것이 왜 중요한지에 대해 설명하시오.
2. 중등 이후 교육을 위한 효과적인 계획이 단지 학문적인 목표보다 더 많은 포함해야 하

는 이유는 무엇인가?

3. 아래의 각각의 질문이 학생과 중등 이후 환경을 연계시키는 데 있어 왜 중요한지 토론해 보시오.
   a. 자신의 장애의 기능적인 제한점을 이해하는 것을 포함해서, 자신의 흥미, 필요, 그리고 선호도에 대한 자기인식
   b. 중등 이후 환경에 있어 학생의 권리나 책임감에 대한 지식과 이것이 IDEA와 어떻게 다른가?
   c. 자기옹호 능력
4. 학생의 흥미, 선호도, 그리고 필요와 잠재적인 중등 이후 기관 사이에 적절한 것을 찾으려는 학생과 가족을 교사가 어떻게 지원할 수 있는가?
5. IEP/ITP 모임을 이끄는 것을 포함해서, 학생이 자신의 전환계획을 세우는 데 있어 적극적인 역할을 하기 위해 유의미한 기회를 가지는 것이 왜 중요한지 토론하시오.
6. 학생과 가족, 첫 세대 대학생, 그리고 시골 지역의 배경을 가진 학생의 문화적인 가치와 같은 이슈가 전환계획 과정에 어떻게 영향을 끼치는가에 대해 토론하시오.
7. 중등 이후 교육 환경으로 자연스러운 전환을 위해 지역사회 중심 경험과 기타 서비스 제공자와의 적절한 연계가 필요한 이유는 무엇인가?
8. IDEA의 네 가지 원리에 의해 정의되듯이, 중등 이후 교육과 학생의 훈련 목표가 최고의 전환계획과 서비스의 기준을 만족시키기 위해 교사가 해야 할 일은 무엇인가?
9. 학생이 성공적으로 대학으로 전환되기 전에 여기에서 필요한 것이 무엇인지 목록을 작성해 보시오.

8. 참고 웹사이트

College Is Possible
http://www.CollegeIsPossible.org

Getting Ready for College Early A Handbook for Parents of Students in the Middle and Junior High School Years
http://www.ed.gov/pubs/GettingReadyCollegeEarly/index.html

Preparing Your Child for College
http://www.ed.gov/pubs/Prepare/index.html

The Student Guide Financial Aid from the U.S. Department of Education
http://studentaid.ed.gov/students/publications/studentguide/index.html

College Board Online
http://www.collegeboard.org/

The Education Testing Service Network
http://www.ets.org/

African American Global Network: Historically Black Colleges & Universities
http://edonline.com/cq/hbcu/

NICHCY (National Information Center for Children with Disabilities)
http://www.nichcy.org/

The National Center for Learning Disabilities (NCLD)
http://www.ncld.org/

Gallaudet University
http://www.gallaudet.edu/

AHEAD (Association on Higher Education and Disability)
http://ahead.org/

National Clearinghouse on Postsecondary Education for Individuals with Disabilities [HEATH Resource Center]
http://www.heath.gwu.edu/

Education Resources Information Center Clearinghouse on Disability and Gifted Education
http://cricec.org

Disability Access Information and Support (DAIS)
http://www.janejarrow.com

The Council for Opportunity in Education
http://www.trioprograms.org/

PEPNet (Postsecondary Education Programs Network for Individuals who are Deaf/Hard of Hearing
http://www.pepnet.org/

Closing the Gap: Computer Technology in Special Education and Rehabilitation
http://wwrw.closingthegap.com/

DO-IT (Disabilities, Opportunities, Internetworking, and Technology)
http://www.washington.edu/doit/

Mliance for Technology/Assistive Technology Advocates
http://www.ataccess.org

Information on Assistive Technology:
http://abledata.com

Division on Career Development and Transition (DCDT)
http://www.dcdt.org

Job Accommodation Network (JAN)
http://www.jan.wvu.edu

National Center for the Dissemination of Disability Research
http://www.ncddr.org

Independent Living, USA
http://www.ilusa.com/

Occupational Outlook Handbook
http://www.bls.gov/oco/home.htm

The Career and Self-Advocacy Program
http://www.ehhs.kent.edu/centers/cite/CASAP/hom.html

장애인 서비스 지침에 관한 연방법률 비교

	IDEA	504조	ADA
법의 목적	자금에 따른 실질적인 자격 요건을 갖춘 여러 주에 연방 자금을 통해서 최소 제한 환경에서 무상의 적절한 공교육을 제공하는 것	장애인을 차별로부터 보호하고, 자금에 대한 공인 없이 비차별을 보장하기 위해 합리적인 조절을 요구하는 시민권리법	자금에 대한 공인 없이, 모든 차별 측면에서 504조보다 더 넓은 범위를 모든 장애인에게 제공하는 시민권리법
범위와 범주	공립학교에 적용되고, 그들의 교육에 영향을 주는 장애를 가진 3세에서 21세까지의 학생을 포함한다.	연방 재정 지원을 받고 있는 프로그램이나 활동에 적용되고, 특수교육 서비스가 초등·중등·중등 이후 환경에 요구되는지에 관계없이 모든 자격 있는 장애인을 포함한다.	연방 자금 수혜와 관계없이 공기업이나 사기업의 고용, 교통, 편의시설, 그리고 통신 기술에 적용되고, 모든 자격 있는 장애인과 장애인과 관련되거나 연관된 자격 있는 비장애인을 포함한다.
정의된 장애	13개 장애 범주 목록이 법으로 규정되고, 이 장애 범주는 교육 수행에 반드시 불리한 영향을 주는 것이어야 한다.	장애 목록은 없지만, 장애 기록을 가지거나, 장애가 있어 하나 혹은 그 이상의 주요 생활 활동에 실질적인 제한을 주는 어떤 신체적 혹은 정신적 장애에 대한 포괄적인 기준	장래 목록이 제공되지 않는다. 504조에서 발견된 것과 같은 기준. HIV 상태와 전염성과 비전염성 질병이 최근에 포함된다.

Information on famous people with disabilities
http://ericec.org/fact/famous.html

http://www.disabilityresources.org/FAMOUS.html

The Kudor Career Planning System
http://www.kuder.com

FastWeb information on scholarships
http://www.fastweb.com

E-Campus Tours
http ://www.ecampustours .com

장애인 서비스 지침에 관한 연방법률 비교 (계속)

	IDEA	504조	ADA
판별 절차	'아동 발견'을 통한 판별은 학교의 책무성이며, 개별 부모의 비용 없이 평가한다.	자기 판별에 대한 책무성은 장애인에게 있으며, 증명서류를 제출한다. 평가 비용은 기관이 아닌, 개인이 해야 한다.	504조와 같다.
서비스 전달	특수교육 서비스와 보조도구는 아동 연구 팀에 의해 요구되며, IEP에서 규정된다.	서비스, 보조도구, 학문적 조정이 일반교육 환경에서 제공되고, 특수교육 코디네이터와 학생 장애 서비스에 의해 준비된다.	서비스, 보조도구, 편의시설이 지정된 ADA 조정자에 의해 준비되고, 고용주에게 '부당한 곤경'에 빠지지 않도록 편의시설을 요구하는 것
시행 기관	미 교육부의 특수교육 및 재활 서비스국	미 교육부의 시민권리국	동등한 고용기회위원회 및 연방 의사소통위원회와 더불어 일차적으로 미 사법부
구제방법	학교 관련 비용에 대한 지역 상환은 FAPE를 보장하기 위한 장애 아동 부모에게 유용하다.	사적으로 개인이 504조에 따라 연방 재정 지원의 수령자로 청구한다.	첫 번째 위반에 대한 자금 배상금 최고 5만 달러와 함께 504조와 같다. 변호사 비용, 그리고 소송비용은 되찾을 수 있다.

출처: *Handicapped requirements handbook* (January) 1993. Washington, DC: Thompson Publishing Group.

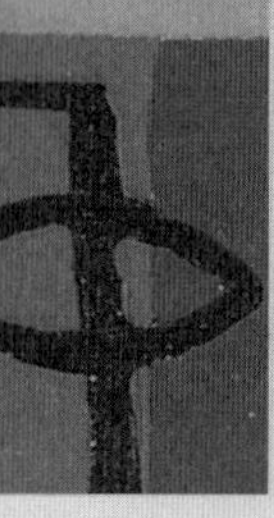

제 12 장 독립생활과 지역사회 참여

Robert M. Baer & Alfred W. Daviso III

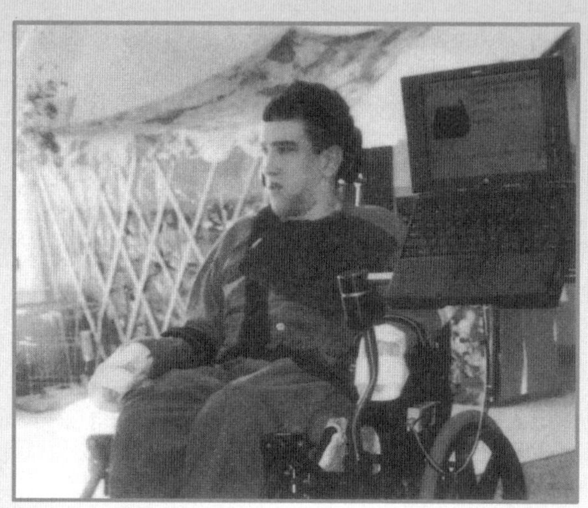

학습목표

1. 탈시설화와 시설의 개선에 기여하는 사회적인 요인을 알아본다.
2. 정상화가 탈시설화와 시설의 개선에 어떻게 기여하는지, 그리고 이 개념이 사회역할 안정책을 포함하여 개정된 이유를 알아본다.
3. 독립생활 운동이 생활 지원 선택과 의료공제 프로그램의 발전에 어떻게 기여했는지 알아본다.
4. 주거 서비스의 역사가 오늘날의 주거 체제에 어떻게 조망되는지 배운다.
5. 시설, ICF/MR 프로그램, 그리고 그룹 홈과 같은 오래된 주거 서비스 모델의 근본적인 한계를 설명한다.
6. 장애 학생을 위한 성인 주거 선택의 비전 개발에서 고려해야 할 요소를 설명한다.
7. 주거 서비스를 위한 전환계획 개발에 고려되어야 할 자격 요건, 기술, 그리고 지원에 대해 설명한다.
8. 성인 주거 서비스와 연계를 개발하는 데 있어 주요 협력 기관을 확인한다.
9. 성인 공동체의 비전을 개발하는 데 고려되어야 할 요소를 설명한다.
10. 친밀한 대인관계를 개발하는 데 중요한 기술과 지원에 대해 설명한다.
11. 장애 학생을 위한 지역사회 참여와 여가 활동을 제공하는 주요 기관과 지역사회 참여 프로그램을 설명한다.

1. 서론

많은 전환 관련 문헌은 고용과 중등 이후 교육에 맞춰져 왔다. 왜냐하면 미국에서 좋은 삶의 가장 중요한 결정 요소는 좋은 교육과 더불어 적당한 봉급을 지불하는 안정적인 직업이기 때문이다. 하지만 이러한 사실로 인해 전환계획이 이 영역에 국한되어야 한다는 것은 아니다. 많은 장애인들, 특히 중도 장애인들의 고용과 중등 이후 교육 문제는 기타 성인 생활의 측면과 연계되어야 한다. 거주지의 위치, 교통수단의 접근, 여가 활동의 기회, 관계망, 그리고 전문화된 지원과 서비스는 성인 장애인의 삶의 질과 모두 연계되어 있다. 진로교육가들은 한때 '독립생활' 준비는 교육의 중요한 기능이라고 주장한 바 있다. 그러나 불행하게도 독립생활과 지역사회 참여의 준비는 전형적으로 전환계획에서 간과되어 왔다. 일단 장애인들은 졸업하고 나면 더 이상 무상의 적절한 공교육(FAPE) 대상이 아니기 때문에, 성인장애인들과 그의 가족들은 다가오는 도전에 대비하지 못한 채 학교를 떠났다. Knoll과 Wheeler(2005)가 다음과 같이 지적했다.

> 대부분의 장애 청년들의 부모들은 미래를 내다볼 때 취업을 중요한 고려 사항으로 여긴다. 하지만 많은 부모들, 특히 중등도에서 중도 장애 학생들의 부모들에게 직업은 부차적인 고려 사항이다. 자신의 아들이나 딸을 자신이 아는 대로 알고 있는 부모들은 다음과 같은 질문에 맞닥뜨리게 된다. "내가 죽으면 누가 우리 아이들을 돌봐 줄까?"(p. 429)

이 장은 거주와 공동체생활 모델에 대한 간략한 역사로 시작하여, 어떻게 이 역사적 뿌리가 장애인들에게 유용한 주거와 공동체 서비스 지원의 현 제도(혹은 비제도)를 가져왔는지 설명한다. 이 장은 사람 중심의 계획 접근이 존경받는 시민으로서 장애인들이 정당한 권리를 받을 수 있도록 더욱 온정적이고 협력적인 공동체를 만들 수 있는지를 설명함으로써 결과 중심의 과정을 만드는 필수적인 전환 요소에 대하여 논의한다(Mount, 2002, p. xxi). 이 장은 학생이 졸업 이전에 주거와 공동체 선택을 탐색하도록 도와줌으로써, 그리고 독립생활 기술의 평가를 통하여 학생의 필요와 흥미, 선호와 장점을 결정하는 방법에 대하여 설명한다. 또한 기관간 협력의 개발과 자원 매핑(mapping)을 통해 조정된 일련의 활동(coordinated set of activities)이 어떻게 개발될 수 있는지 설명한다. 마지막으로, 이 장은 학교가 학생을 지역사회 자원과 성인 서비스 프로그램과 연계시킴으로써 어떻게 학교 이후의 환경으로 이동을 촉진시킬 수 있는지에 관해 토의한다.

2. 공동체 주거 프로그램의 역사

오늘날 제도가 어떻게 운영되고 있는지 이해하고, 장애인 자신이 선택한 집에서 살 수 있는 기회를 제공할 수 있는 기본적인 변화를 설명하기 위해서는 주거 서비스의 역사를 이해하는 것이 중요하다. 이러한 기회는 스스로 옹호해 왔던 장애인에 의해 시작되었다. 미국 장애인 참여 프로그램(Americans Disabled for Attendant

Programs Today, ADAPT)은 다음과 같이 지적했다.

> 20세기 미국과 세계의 역사는 우생학의 발생과 함께 시작하였다('우생학의 세기'로 일컬어진다). 하지만 이것이 1920년대 1930년대… 모든 지역사회 내 장애인 통합의 '합당한' 승리를 이끌 수 없게 했을 것이다. 이것으로 말미암아 이 당시 주는 단지 장애인의 생활을 격리하고 합법적으로 한정시켰을 뿐만 아니라 장애인을 위한 시설 건립을 점점 확대시켜 나갔다. 그리고 20세기는 정신장애나 발달장애인을 위한 요양시설도 점점 확대되어 갔다. 옛날에는 지역사회에서 장애인이 생활하느냐고 물었지만, 요즘에는 지역사회에 있는 장애인을 위해 우리가 어떠한 서비스를 제공할 수 있느냐고 묻게 된다(ADAPT, 1999b, p. 1).

탈시설화와 적극적 치료

1970년대 이전의 20년간, 장애 서비스는 '은근한 무시'로 특징지어졌고, 장애인은 가족과 함께 집에 남겨지거나, 큰 주의 시설이나 자선 기관에 위탁되었다(Robertson, 2006). 이러한 장애인을 위한 지역사회 서비스는 무시되었고, 그들 가족은 간호하는 데 드는 많은 비용을 모두 부담해야 했다. 종종 친척을 더 이상 돌볼 수 없는 가족의 유일한 대안은 이들을 주의 큰 시설에 위탁하는 것이었다. 이들 시설은 최소한의 보호만을 제공했으며, 전형적으로 무보수로 '주거 노동자(patient labor)'로 활용하면서 보호, 음식 제공, 세탁 관리, 청소, 심지어 농장일과 건설 서비스에 대한 일을 제공하면서 가능한 싼 운영비로 경영되었다(Noll & Trent, 2004).

1970년대 이러한 은근한 무시의 시기가 다음의 몇 가지 이유로 끝나기 시작했다. 첫째, 시설 직원의 비용이 급등함에 따라 시설에서 무보수 거주자를 이용한 노동이 1970년대에 금지되었다. 둘째, 대규모 시설의 서비스 부족으로 말미암아 이러한 프로그램에 있는 장애인들이 늘어난 반면 소수의 장애인들이 지역사회로 돌아갔다. 셋째, 시민권리 운동의 영향으로 가족과 옹호 단체는 단지 관리 보호만 제공하는 장애인 시설 프로그램을 금지하는 소송을 시작했다. 이러한 사회적 힘은 장애인을 지역사회로 환원시키 목적으로 설계된 '적극적 치료'를 요구하는 결과를 낳았다. 이 시기가 시설 개선의 시기이다(Robertson, 2006).

요점 시설 개선 운동은 시설에 있는 사람을 위한 '적극적 치료'를 요청하는 소송에서 비롯되었다.

대규모 시설의 개선은 비용이 매우 많이 들었다. 왜냐하면 이들 프로그램의 물리적 격리는 모든 서비스가 거주하는 시설 내에서 제공되어야 한다는 것을 의미했기 때문이다. 게다가 의료보호제도 및 보충적 소득보장제도(SSI) 프로그램의 출현으로 지역사회에 있는 장애인에게 지원금을 제공하기 시작했다. 이것은 정신지체인을 위한 조정보호시설(Intermediate Care Facilities)나 ICF/MR로 알려진 전환적 주거 프로그램의 발전을 이끌었다. 초기에 이 프로그램들은 요양원(혹은 조정보호시설)과 유사했다. 그리고 이곳은 주 시설을 떠났거나 시설화된 장소가 위험한 사람들에게 서비스를 제공했다.

ICF/MR 프로그램은 새롭게 만들어진 장애인을 위한 의료보호제도와 생활보호대상 지원 프로그램으로부터 자금을 제공받았다. 이러한 초기의 ICF/MR 프로그램에서 장애인은 시설 내에서 주거와 요양 보호 서비스를 받았다. 지금은 지역의 내과의사와 치과 의사, 치료사, 그리고 주간 보호 활동과 보호 작업장 프로그램을 포함한 사회 서비스를 이용할 수 있게 되었다(Noll & Trent, 2004).

ICF/MR 프로그램의 개발과 동시에, 많은 주에서 보다 덜 의료 중심적이고, 비교적 저렴하게 운영될 수 있는 **그룹 홈**(group homes)을 개발하기 시작했다. 이 기간 그룹 홈은 종종 가족이나 자선사업 기관에 의해 운영되었으며, 실질적으로 거주자의 보충적 소득보장제도(SSI) 수익과 주 및 지역 자금의 연합으로 기금을 조성했다. 일부 그룹 홈은 장애인이 가정 운영자와 함께 가정집에 맡겨진 양육 보호 프로그램처럼 운영되었다. 다른 그룹 홈은 ICF/MR 프로그램에 가까운 기능을 했다. 하지만 전형적으로 옥내에서 함께 거주하거나 훈련이 거의 되어 있지 않은 최저 임금 노동자를 직원으로 두었다. 이러한 초기의 그룹 홈은 통상 전문적인 서비스가 부족했어도, 상당히 가정적 분위기였으며, 의료보호제도와 ICF/MR의 분위기보다는 덜 제한적이었다. 이러한 가정적 분위기는 그룹 홈 거주자에게 크나큰 소속감을 주었으나, 그들을 영원한 아동의 상태로 머무르게 하는 결점을 가져왔다(Mackelsprang & Salsgiver, 1996).

요점 비용을 조절하고 서비스를 증진시키기 위해, 주들은 거대한 주 운영 기관을 개혁하고, 이 기관들을 의료보호제도와 생활보호대상 지원에서 기금을 받는 소규모 ICF/MR과 그룹 홈으로 대체하기 시작했다.

정상화와 통합

1970년대로 넘어오면서 삶의 질의 개념은 사회에서 개인 관점으로 옮겨졌다. 이러한 변화는 장애 옹호자들은 어떻게 장애인의 삶이 비장애인의 삶을 면밀히 반영하는가에 따라 장애인의 삶의 질을 정의함으로써 시작되었다(Wolfensberger, 1972). 이러한 장애 서비스의 개념을 정상화(normalization)라고 불렀다. 정상화는 장애 옹호자들로 하여금 장애인 공동체 환경에 대한 문제를 제기하도록 이끌었다. 1970년대 후반까지, 정상화 철학은 ICF/MR 프로그램의 구조에 영향을 미쳤으며, 이 프로그램은 물리적으로 요양원보다는 가정집을 닮아 가기 시작했다. 거의 동시에, 주 지원 그룹 홈에서 의료보호제도 서비스를 채택했으며, 적극적 치료를 제공하기 시작했다(Robertson, 2006).

시설들, ICF/MR 프로그램들, 그룹 홈들은 **최소 제한 환경**과 서비스의 연속체(continuum)의 개념에 따라 조직된 주거 집합체의 형태로 형성되기 시작했다. 이러한 조직적 시스템 내에서 장애인은 자신의 기능적 수준에 적합하다고 여겨지는 시설에 '배치'되었으며, 더 나은 곳으로 진보가 가능하게 되었다. 주거 제공자들은 열성적으로 이 모델을 받아들였고, 대규모 ICF/MR 프로그램에서 더 작은 가정형 그룹 홈까지 시설의 범위를 넓히기 시작했다. 그들은 똑같은 단지 내 다른 아파트에 거주하는 스태프로부터 서비스를 공유하는 형태로 2~3명의 장애인이 함께 거주할 수 있는 아파트형 집단 주거 프로그램을 개발하기 시작했다. 불행하게도, 연구는 이러한 모델은 서비스의 연속체를 통해 이동이 거의 없다고 지적한다(Knoll & Wheeler, 2005).

정상화의 원리를 통해 일어난 주거 프로그램의 개선은 장애인의 주거생활에 질적으로 중요한 진보를 가져왔지만, 여전히 장애인에게 큰 권한을 부여하지는 못하였다. 이러한 문제를 해결하기 위해, ICF/MR과 그룹 홈 제공자는 장애인들에게 그들의 권리를 알려 주어야 했으며, 이들이 그룹 홈의 일상과 규칙에서 더 큰 통제권을 가질 수 있도록 위원회를 설립해야 했다. 그러나 이러한 변화는 거의 허울뿐이었다. 여전히 중요한 결정에 대한 감독은 주거 서비스 제공자에게 달려 있었다(Knoll & Wheeler, 2005). 게다가 주에서 그룹 홈의 주 지원금 확보를 위해 의료보호제도 자금으로 대신함에 따라 전체 시스템이 더욱 의학적인 특색을 띠기 시작했다. 이것은 이러한 프로그램에 적용된 의료보호제도 규정이 요양원 규정에서 비롯되었기 때문이다. Knoll과 Wheeler는 다음과 같이 지적했다.

> 핵심적으로, 연방규정은 만약 1,000명이 안 될 경우, 100명의 입소자를 위해 만들어진 [프로그램] 시설 관리 지침이다. 그리고 16명 이하일 경우 시설을 '간이화'하고, 지역사회 환경에 만든다. 이러한 규정을 만드는 데 중요한 모델은 그 초점이 의료에 있으며, 자신을 돌보는데 '무능력자'와 의존자로서 규정에 의해 정의된 '환자'를 돌보거나 치료를 제공한다.

게다가 주거 서비스 제공자는 비용과 의도에 맞게 이러한 시설을 완전하게 갖추어야 했다. 즉, 장애인들은 주로 관리자의 결정에 따라 프로그램 내외로 옮겨 다녀야만 했다. 이것은 흔히 매우 다른 욕구와 기능적인 수준을 가진 사람들을 집단화되도록 만들었다. 인지 및 행동장애를 가진 중도 지체장애인(뇌성마비나 이분척추) 집단이 이 문제에 대해서 가장 민감한 편이다. 이 문제 때문에 그들은 더 소외되고 동료로부터 학대를 받게 되었다(Knoll & Wheeler).

대규모 통합치료시설의 효율적인 관리를 위해 만들어진 규정과 조직은 시민으로서 정당한 열망을 이루려는 사람을 거의 도울 수 없다는 것이 점점 더 명백해졌다. 일상생활에 바탕을 두고 서비스 제공자들, 옹호자들, 가족 구성원들은 장애인이 '정상적인 삶'을 살 수 있도록 주와 연방 규정의 의학 중심적인 요구 사항을 가진 장애인의 꿈을 조정하기 위해 노력했다(Knoll & Wheeler, 2005).

요점 정상화의 원리는 ICF/MR과 같은 공동체 프로그램과 초기 시설 개선에 따른 의료 중심의 문제점을 지적하기 시작했다.

사람 중심 계획 수립

1970년대, 정상화 원리에 따라 훈련된 사람들은 사람 중심 계획 수립(person-centered planning)으로 알려진 계획 접근법을 개발하기 시작했다(Holburn & Vietze, 2002). 관심을 가져야 할 초기의 두 가지 사람 중심 계획 수립 접근법은 **개인의 장래 계획 수립**(personal futures planning)(Mount, 1984)과 이전에 McGill 행동 계획 수립(McGill Action Planning)으로 알려진 **행동 계획하기**(Making Action Plans, MAPs)(Forest & Lusthaus, 1989)를 포함한다. 1980년대와 1990년대에, 이 접근법은 주거와 공동체 서비스를 개념화하는 데 영향을 주기 시작했다. Knoll과 Wheeler(2005)는 다음과 같은 사람 중심 계획 수립 접근법의 일반적인 특징을 강조했다.

1. '프로그램화된' 것이 아닌, 실제 생활. 학습은 프로그램 내에서가 아닌, 일상생활 속에서 일어나야 한다. 기술 개발이나 지원의 필요성을 결정해야 할 때 각 개인의 환경과 일상생활의 요구가 고려되어야 한다.
2. 위원회. 장애인과 가족은 자신을 지원할 위원회가 있다는 것을 알아야 한다. 이러한 사람들과 단체들은 문제 행동 기간에 이들과 함께 있어 주고, 문제해결을 위해 기꺼이 함께 노력해야 한다.
3. 개인적 옹호. 가장 의미 있는 장애인은 자신의 삶과 관련 있는 많은 기관에 속해 있다. 그리고 책임 분담은 곧 무책임이 될 수도 있다(Baer, 1996). 하나의 단체 또는 개인은 새롭고 혁신적인 서비스에 대한 옹호를 포함하여 다른 기관에까지 변화를 가져올 수 있는 장기적인 책임을 져야 한다.
4. 권한 부여와 선택권. 장애인은 자신의 인생에서 선택권이 거의 주어지지 않는 경우가 많다. 따라서 일상생활에서 실제적인 선택을 할 수 있도록 도와주어야 하며 수반되는 위험 요소로부터 안전할 수 있어야 한다.
5. 융통성과 창조성. 지원은 강점을 기반으로 이루어져야 하고, 사람들의 필요와 일치되어야 하며, 파트너로서 지역사회의 지원을 받을 수 있어야 하며, 그리고 불안정성과 변화에 적응할 수 있어야 한다. 사람 중심 프로그램에서 삶은 개인의 변화하는 상황과 더불어 변화하고, 그리고 또한 삶 자체가 변화하는 과정과 성장하는 과정이라는 사실을 인정한다.
6. 관계성. 지역사회에 소속된다는 것은 스태프 이외의 사람들과 관계성을 맺는다는 것을 의미한다. 유급의 전문적 보호를 받는 사람들은 자연스러운 사람들과의 관계를 맺는 것을 잃어버릴 수도 있다. 전문가들이 관계성을 개발할 수 있도록 기회를 제공하는 것은 중요한 일이다.
7. 전형적인 지역사회 자원에 접근하기. 사람 중심 계획 수립은 새로운 프로그램과 서비스 개발, 지역사회 자원 경로에 접근하는 것에 다소 관심이 적은 편이다. 그 이유는 기관지원 프로그램은 종종 장애인이 자신의 목표에 도달할 수 있도록 하는 데 필요한 힘이나 유연성이 모자라는 최소한의 지원 수준을 제공하기 때문이다(Holburn & Vietze, 2002). **표 12-1**을 참조하라.

> **요점** 사람 중심 계획 수립은 적극적 치료 이상으로 공동체 지원을 강조함으로써 정상화 원리를 실천으로 옮겼다.

표 12-1 사람 중심 프로그램의 일반적인 특징

특징	필 요	지 원
'프로그램화된' 것이 아닌, 실제 생활	개발과 학습은 자연스러운 일상의 과정에서 발생하는 것이지 인위적으로 프로그램으로 일어나지 않는다.	기술 개발이나 지원의 필요성을 결정해야 할 때 각 개인의 환경과 일상생활의 요구가 고려되어야 한다.
위원회	장애인과 가족은 자신을 지원할 위원회가 있다는 것을 알아야 한다.	이러한 사람들과 단체들은 문제 행동 기간에 이들과 함께 있어 주고, 문제해결을 위해 기꺼이 함께 노력해야 한다.
개인적 옹호	대부분 복잡한 요구를 가진 사람들은 자신의 삶과 관련 있는 많은 기관에 속해 있다. 그리고 책임 분담은 곧 무책임이 될 수도 있다.	하나의 단체 또는 개인은 새롭고 혁신적인 서비스 옹호를 포함하여 다른 기관의 변화를 가져올 수 있는 장기적인 책임을 져야 한다.
권한 부여와 선택권	장애인은 종종 그의 생활을 통해 심지어 작은 것 하나에 대해서도 의사결정에 대한 경험을 거의 갖지 못했다.	일상생활에서 실제적인 선택을 할 수 있도록 도와주어야 하며 수반된 위험 요소에서 편안할 수 있도록 해야 한다.
융통성과 창조성	사람 중심 프로그램은, 사람은 시간이 흐름에 따라 변한다는 것을 인식하는 것이고, 생활환경의 변화에 따라 장애인이 적응할 수 있도록 지원하는 것이다.	지원은 강점을 기반으로 이루어져야 하고, 사람들의 필요와 일치되어야 하며, 파트너로서 지역사회의 지원을 받도록 노력해야 하며, 그리고 불안정성과 변화에 적응할 수 있어야 한다.
관계성	사람이 다른 사람과 지속적인 관계성을 갖는 것으로, 지역사회의 한 부분을 의미한다.	진정한 우정은 사소한 문제를 예방할 수 있는 자연스러운 지원 체제를 만든다. 유급 전문가에 의해 둘러싸인 사람들은 자연스러운 지원을 잃게 되기 쉽다. 종종 '형식적인' 서비스 체제로 할 수 있는 최선의 것은 관계성을 개발하기 위해 사람에게 기회를 제공하는 것이다.
전형적인 지역사회 자원에 접근하기	사람 중심 계획 수립은 새로운 프로그램과 서비스 개발, 지역사회 자원 경로에 접근하는 것에 다소 관심이 적은 편이다.	이것은 기관지원 프로그램이 종종 장애인이 자신의 목표에 도달할 수 있도록 하는 데 필요한 힘이나 유연성이 모자라는 최소한의 지원 수준을 제공하기 때문이다.

독립생활 운동

독립생활 운동은 버클리 캘리포니아대학에서 서비스 받고 있는 지체장애인이 보다 많은 서비스를 통제하기를 원함으로써 시작되었다. 이러한 소비자 통제 운동(consumer-control movement)은 보조 혜택을 받은 주택, 건강 서비스, 여가, 교통 서비스 등의 접근성을 확보하기 위해 1973년 재활법(연방자금 지원 프로그램에서 차별 금지)을 활용하여, 독립생활을 위한 옹호자로서 중등 이후 교육 이외의 주거 환경으로 급속도로 퍼져 나갔다. 독립생활 운동은 다섯 가지 사회적 움직임과 연관되어 있다. (1) 탈시설화, (2) 아프리카계-미국인의 시민권리 운동, (3) 알코올 중독자 단체의 자조 운동, (4) 건강 돌봄에 대한 총체적 접근, (5) 공급자와 생산자 운동에 대한 소비자 보호 운동(Knoll & Wheeler, 2005).

지배적이었던 의료 및 치료 모델에 대한 대안인 독립생활의 개념은 DeJong(1979)에 의해 1970년대 후반에 설명되었다. DeJong의 모델에서의 장애는 비정상적인 것이 아니라 삶 속에서 언젠가 대부분의 사람들이 경험하는 인간 경험의 자연스러운 한 부분으로 여긴다. 독립생활 모델에 비춰 봤을 때, 장애로부터 생기는 문제는 사회와 지역사회에서 장애인이 시민 생활에 참여하는 데 방해가 되는 태도적 장벽이 존재하는 것으로 보인다. 독립생활 모델의 중요한 특징은 전문가에 의해 운영되는 서비스가 아닌 각 개인에 의해 운영되는 서비스라는 점이다.

1973년 재활법은 장애인의 생활 속에서 장애인을 위한 주택 제공 및 이동 지원을 시작으로 하여, 독립생활을 위한 소비자 중심 센터의 설립을 이끌었다. 그 법에 따라 이러한 **독립생활센터**(Independent Living Centers)는 장애인의 통제로 운영되었고, 장애인의 선택된 환경 속에서 지원을 제공하도록 운영되었다. 독립생활 운동은 장애인의 사회적 역할 안정 선택, 보다 큰 통제, 그리고 장애인에게 오명을 씌우는 서비스를 회피하는 장애인을 위한 사회적으로 가치 있는 역할의 달성에 있다고 논의된 사회적 역할의 안정(social role valorization)을 포함한 정상화의 개념에 대한 Wolfensberger의 노력과 일치한다(Wolfensberger, 1996).

요점 독립생활 운동은 그들의 삶을 보다 잘 통제하고 지역사회에 더 잘 접근되기를 원하는 지체 장애인들에 의해 시작되었다.

생활 지원

1986년대까지 대다수의 사람들은 지역사회 시설에서 주거 서비스를 받고 있었다(Lakin, Hill, White, & Write, 1988). 그러나 그들이 지역사회에서 현재 살고 있다 하더라도, 그들이 실제로 지역사회 생활에 적극적으로 참여하고 있다는 것을 의미하지는 않는다(Kregel, Wehman, Seyfarth, Marshall, 1986). 연구 결과에서 주거가 사회적으로 통합되지 않은 채 물리적으로만 지역사회에 위치하고 있다고 지적했다(Biklen, Knoll, 1987a). 의료보호제도 규제들은 적극적 치료를 제공하기 위한 직원들을 준비시키는 데 초점을 맞추고 있으나, 공동체 구성원에게 분명한 우선권을 주도록 하는 데는 실패했다(Biklen, Knoll, 1987b; Knoll, Ford, 1987).

1980년 후반, '사람이 먼저(People First)'라는 운동은 주거 서비스가 필요한 인지·행동장애인들에게 독립생활 모델과 사회적 역할 안정 모델이 어떻게 확대되어 가는지를 보여 준다. '사람이 먼저'라는 표어는 '내가 없이는 나에 대해 아무것도 하지 마라(Nothing about me without me)'였으며(Shapiro, 1993), 장애인이 선택한 주거를 제공해야 한다는 원칙의 성장하고 있는 '생활 지원 운동'에 추가적인 힘을 제공했다(Ferguson, Olson, 1989; Taylor, 1988; Taylor, Racino, Knoll, & Lutifyya, 1987). 생활 지원 모델에서 서비스 수혜자는 집을 얻기 위해 주거 제공자와 접촉하거나 자신의 이름으로 된 아파트를 소유하거나 임대할 수 있다. 이때 그들은 집에 대한 지원을 받거나 다른 장애 서비스 제공자와 접촉을 하기 위해 의료보호제도나 지역 자금을 사용할 수 있다. 이것은 주거 변화를 할 수 없었던 장애인들이 서비스를 받아 변화를 추구하는 데 있어 크게 역량이 강화되었다.

독립생활 모델에서처럼 생활 지원 프로그램은 장애인을 위한 서비스 조직의 방법으로 서비스 연속체 모델을 거절했다. 서비스 연속체 개념에서는 장애인에게 다음 단계의 자립 수준으로 이동하기 전에 어떤 수행 능력 수준을 성취해야 할 것이 요구되었다. 그러나 그 실체들을 보면 성인장애인의 자립은 기능적인 수준의 것보다 차라리 지역사회 지원의 수준에서 주로 이루어진다(Hasazi, Gorden, & Roe, 1985). 서비스 연속체 모델은 지원에 거의 초점을 맞추지 않기 때문에 지역사회로 돌아가는 장애인은 거의 없다. 게다가 '최소 제한 프로그램'을 통해 장애인을 이동시키려는 실천은 개인의 미세한 지역사회 지원망을 지원해 주려는 경향이 있지만, 이것이 그들을 독립생활로 옮기려는 미래의 노력을 방해한다(Knoll & Wheeler, 2005). 반대로 생활 지원 모델은 자연스러운 지원을 대체하는 것보다 차라리 보충함으로써 그들의 가정과 지역사회에 그들을 두고 지원을 그들에게 제공해 주는 것이다.

> **요점** 생활 지원 서비스는 개인이 선택한 주거 지역의 지원을 제공하는 것을 강조한다.

의료공제 프로그램

초기에, 생활 지원은 경도 장애인에게만 한정되어 있었는데 그들의 돌봄은 공공주택, 식사 쿠폰, 사회적 서비스, 공공 교통 제공 등과 함께 보충적 소득보장제도(SSI)에 의해 보충되었다. 그러나 1980~1990년대 후반에는, 많은 주에서 중도 장애인과 그들의 가족에게 그들 자신의 집에서 살 수 있도록 하기 위해 시설에 대한 자금 지원금을 상환하는 데 있어 시설 서비스에 대한 권리의 포기가 가능하도록 하는 의료공제 선택을 제공하기 시작했다. 의료공제 자금은 모든 주에서 채택된 것이 아니라 주마다 다를 수 있는 다양한 자발적인 연방 프로그램이다. 일부 주에서는 그들 가족과 함께 가정에 남아 있는 사람을 위해 보다 낮은 지원 수준이나 고정 비율(예: 연간 5,000달러)로 의료공제가 제공되었고, 가정을 떠나서 살고 있는 사람을 위해 아주 높게 측정된 개별 선택 공제(예: 연간 40,000달러)가 다른 수준에 따라 제공되었다(Braddock, 2004). 일반적으로 의료공제 프로그램은 ICF/MR 프로그램 내의 장애인을 지원하는 자금비용보다 낮았다. 대부분의 주에서는 의료공제 순위를 기다리는 대기자들이 있었고, 이러한 **대기자 명단**은 시설로 돌아오거나 시설화로 인해 절박한 위험에 처해 있는 사람에게 우선권을 부여했다. 게다가 일부 주에서는 ICF/MR과 그룹 홈과 같은 프로그램이 특색이 사라져 감에 따라 전통적인 이들 프로그램을 '전환'시키기 위해 의료공제 자금을 사용했다. 의료보호제도 자금을 위해 우선권이 부여된 대기자 명단의 궁극적인 효과는 절박한 시설화의 위험에 처해 있지 않고 지역사회에서 살고 있는 사람들이 이러한 우선권 획득이 어렵도록 만드는 것이다.

의료공제 프로그램은 24시간 보호가 필요하지만 자신이 소유한 집에서 사는 사람들에게는 반드시 허용되는 것은 아니었다. 왜냐하면 그들은 ICF/MR 자금 수준을 초과했으며, ICF/MR 프로그램은 네 명 이상의 거주자 가운데 스태프가 할당되는 경향이 있고, 의료공제를 이용하는 사람들은 종종 수지와 지출에 균형을 맞추기 위해 '룸메이트'를 찾아야 했다. 사람들과 가족들은 컨소시엄을 개최하거나, 의료보호지원금 보충을 위해 수입을 가지고 이러한 문제를 제기할 수 있었다. 컨소시엄 모델은 집을 차용하거나 구입하기 위해 비영리 단체를 만드는 2명 이상의 사람들이(또는 그들의 가족들) 관여되며, 24시간 요양원이 컨소시엄 거주자에 의해 분배된다. 또 다른 접근법은 소득보장제도에 의해 승인된 '적극적 자기충족'의 부분으로, 지원고용으로부터 거주자의 수입과 함께 의료공제 자금을 보충하는 것이다. 이러한 협정하에 거주자들은 그들의 수입에서 일부를 독립생활 비용으로 지불할 수 있었고, 그것으로 인해 의료공제 프로그램 참여를 위한 의료보호제도와 보충적 소득보장제도의 적격성을 유지할 수 있었다.

요점 의료공제 프로그램은 장애인들이 선택한 주거 지역에 살기를 원하는 중도 장애인들에게 자금을 제공했다.

오늘날 주거 서비스 체제

장애인을 위한 주거 서비스의 점진적인 변천으로 인해, 오늘날의 서비스 체제는 프로그램이자 철학이 되었다. 철학이 변화하는 동안, 초기의 서비스 전달 모델(예: 시설, 그룹 홈, 그리고 ICF/MR 프로그램)에서 발전된 시설들은 모두에게 질 좋은 거주지를 제공하지만 표면적인 변화일 수도 있다. 서비스 연속체 모델은 지역사회에서 서비스 받기에는 '자신이나 타인에게 피해를 너무 많이 입히기 때문에' 많은 주에서 중도 장애인에게 여전히 열려 있는 큰 시설과 더불어 장애 주거 체제의 부분을 지속적으로 이끌어 왔다. 큰 ICF/MR 프로그램들은 지역사회 지원이 부족한 중도 장애인에게 여전히 제공되어 왔으며, 이것은 이들의 건강이나 행동의 필요가 이들을 시설화하는 결과를 낳았다. 가족형 ICP/MR과 그룹 홈은 이러한 프로그램에 의해 제공된 구조화된 활동이 그들의 가족이나 전문가에 의해 필요하다고 생각되는 장애인들에게 서비스를 지속적으로 제공해 오고 있다. 공급자 운영의 감독형 아파트 프로그램은 의료공제 서비스에 적합하지 않은 경도 장애인을 위해 지속적으로 운영되고 있다. 이들 프로그램은 이러한 시설에 많은 비용의 투자와, 잘 조직된 서비스 제공자의 정치적 노력과, 주 시설에 고용자를 대표하는 조합과, 시설 개혁을 초래하는 도구로서 가족 옹호자들 때문에 지속적으로 운영되어 왔다. 많은 주에서 서비스 연속체 모델은 서비스 전달의 생활 지원 모델과 함께 나란히 존재한다.

주거 선택의 유효성은 또한 지역에서 지역으로 주에서 주로 매우 다양하게 이어져 왔다. 어떤 주와 지역에서는 모든 주거 모델에 대한 선택이 가능한 반면, 일부 지역은 보다 전통적인 프로그램과 오래된 프로그램을 제공했다. 심지어 거주 선택이 지역사회에 나타났을 때조차도, 자금과 서비스를 원하는 대기자 명단이 전형적으로 오랫동안 지속되어 왔다. 의료공제 프로그램을 위한 대기자 명단은 종종 10년을 초과했지만, 대부분 주와 지방 정부는 대상자가 위험에 처할 때까지 그들의 가족이 생활 지원 서비스를 활용할 수 없는, 시설화의 위험에 처해 있는 사람들에게 서비스의 우선권을 부여하였다.

서비스의 적합성은 주거 서비스 계획에 있어 또 다른 고려 사항이었다. 단지 10%의 장애 학생(중등도에서 최중도 정신지체나 인지장애, 중도 정형외과적 장애, 중복장애)만이 그룹 홈, ICF/MR, 의료공제 프로그램과 같은 주거 프로그램에 대한 자격이 있어 왔다. 경도 장애 학생은(적합성 요구 사항을 갖춘) 정부 보조 주택 프로그램(Section 8)에 적격하였고, 사회 서비스와 수송 지원 프로그램의 연합에 의해 추가 지원이 가능했다. 그러나 특수교육 서비스에 적합한 대다수의 학생들은 성인용 정부 보조 주거 지원에 적합하지 않았다. 사람 중심 계획 수립의 접근법은 가족과 지역사회망과 같은 비정부 자원으로부터 지원을 개발하는 데 초점이 맞추어져 있다.

> **요점** 현재 주거 서비스 체제는 주에 따라 다양하며, 특히 의료공제 자금을 위한 오랜 대기자 명단을 종종 갖고 있다.

3. 주거 전환계획 수립

주거 전환계획은 장애인과 주거 서비스에 대한 문화적 신념과 가족에 대한 이해가 요구된다. McNair와 Rusch(1991)는 장애인이 성인으로서의 생활이 시작될 때, 이들에 대한 전문가들의 입장은 다른 가치와 다른 우선순위를 가진다고 보았다. 그들은 독립생활에 초점을 두는 전문가보다 부모는 더 엄격하게 안정과 안전에 가치를 둔다고 했다. 부모들은 주거 서비스 장소에 시설이 세워지지 않았고, 장애 서비스 제공자들이 서로 분산되어 있어 서비스를 제대로 받지 못하기 때문에 주거 서비스에 대한 독립생활 접근을 신뢰하지 않는다. 이것은 지역사회 서비스 체제에 대한 부모들의 지식이 부족하거나, 학생의 능력에 대한 부모들의 신념 부족으로 기인된다(Carney & Orelove, 1988). 게다가 가족들은 적합성 결정, 여러 기관의 의뢰, 대기자 명단, 그리고 문서를 작성하는 일을 접할 때 주거 서비스 획득의 어려움으로 인해 위축되기 마련이다. 형제자매의 역할은 주거계획 수립을 하는 데 있어 중요한 고려 사항이 된다. 일부 가족의 형제자매들은 부모가 돌아가신 이후 지원을 제공할 것이라고 기대하고 있지만, 이 질문에 대해 형

> **요점** 부모들은 지역사회 주거 선택을 지원하기 위해 지역사회 서비스에 대한 유용성이나 그들 아동에 대한 능력에 대한 많은 정보가 필요하다.

제자매들과 상의해 본 적이 없을 것이다.

문화적 쟁점은 또한 주거생활에 대한 부모들의 관점이 어떠냐에 영향을 미친다. 어떤 문화에서는, 장애인은 친척의 보호 아래 집에 머물기를 기대되었다(Schalock, Jenaro, Wang, Jian-cheng, & Lachapelle, 2005). 그들 가족과 더불어 수립된 주거 선택은 개인이 어떻게 가족 망의 맥락 내에서 지원받을 수 있는가에 초점을 맞출 필요가 있다. 역으로, 일부 가족들은 아동이 성인처럼 가족으로부터 독립되기를 기대한다. 가족은 Section 8에 있는 주택과 의료공제 선택을 활용하여 그들 아동에게 개별화된 주거 선택을 개발하도록 지원해야 한다. 일부 가족은 특히 생활 지원 프로그램이 현실적으로 불가능하거나 획득하기 어려울 경우, 그룹 홈과 ICF/MR 프로그램의 구조와 안전을 매우 신뢰한다.

주거 서비스의 비전이 한 번의 전환 모임에서 만들어지는 것은 불가능하다. 부모들은 자녀를 시설화로 주거 서비스 계획을 수립하는 것이 공평하다고 생각하며 오해할지 모른다. 부모들은 자녀들의 나머지 인생을 위해 집에 데리고 있을 계획을 하고 있으며, 그들이 더 이상 자녀들에게 제공해 줄 것이 없을 시기에 장애 아동에게 미칠 영향에 대해 생각하지 못한다. 그들은 자신들이 더 이상 무언가를 할 수 있는 능력이 없을 때 형제자매가 돌봐 줄 것이라고 믿고 있다. 그러나 이러한 질문에 대해 형제자매와 결코 상의해 본 것이 없을 것이다. 일부 가족들은 자녀가 생활 지원을 받거나, 독립적인 생활을 계획하는 것이 불가능할지 모른다. 또한 일부 가족들은 장애 수당과 노인이나 가정에서의 돌봄을 제공하는 사람을 장애인에게 제공한다.

주거 서비스와 독립생활에 대한 오해를 바로잡기 위해, 가족들은 주거 선택의 탐색 기회와 지역사회에서 아이들이 수행하는 것을 볼 수 있는 기회가 필요하다. 게다가 가족들은 일상의 문제에 집착하게 되고, 즉각적인 행동이 요구되지 않는 결정에 대해 연기하는 자연스러운 경향을 보이지 못한다. 자녀에게 많은 주거 선택들이 활용되기 위해서는 몇 년이나 심지어 몇십 년이 요구될지도 모른다는 사실을 이해해야 하며, 조기 계획 수립이 이러한 서비스가 그들이 개별적으로 필요할 때 준비될 수 있는 유일한 방법이라는 사실을 이해해야 한다.

요점 문화와 가족의 가치는 부모의 품에서 자녀를 떠나보낼 때 장애 자녀에 대한 무언가를 결정할 때 영향을 미친다.

비전 개발하기

주거 결과에 대해 문화와 가족에 관심을 두는 것은 학생의 필요, 흥미, 선호, 그리고 강점의 확인이 요구된다. Davis와 Faw(2002)는 주거 결과를 위해 비전을 개발하는 첫 단계는 주거 선호 목록을 개발하는 것과 관련 있다고 제안했다.

그들은 **표 12-2**에 제시된 30가지 선택 대조 목록을 개발했다. 그들은 이 선택 목록을 도해적으로 제시할 수 있다고 했다.

학생이 선택 대조 목록을 통해 주거 결과의 특징을 확인한 후, 체계적으로 선택 사항에 대한 우선순위를 결정하는 것이 중요하다. 인지장애인의 경우, Davis와 Faw(2002)는 **표 12-2**에서 바람직한 목록을 선택한 다음 이 목록과 기타 바람직한 주거 목록 사이에서 개별 선택을 하도록 제안한다. 이 과정은 모든 목록이 짝을 이룰 때까지 반복한다. 이러한 과정을 통해 목록에서 계속해서 선택되는 일부 항목을 만든다. Davis와 Faw는 자주 선택되는 열 가지 항목 만들기를 제안한다.

요점 학생들은 그들이 가장 필요로 하는 주거 프로그램 양식에 대한 비전을 개발하기 위해 생활 양식 선택 사항을 확인할 필요가 있다.

비전과 관련된 주거 필요 채우기

개인이 지역사회에서 어떻게 생활할지에 관한 비전이 개발되었다면, 독립생활환경의 맥락에서 개인의 독립생활 기술의 평가와 내용에 대한 전환계획 수립이 필요하다. 일반적으로 다음과 같은 기능적 기술과 이에 따른 지원이 요구된다.

1. 건강 및 안전
2. 자조
3. 가정 관리
4. 교통
5. 예산 및 자금

생태학적인 맥락에서 이러한 문제를 사정하는 것은 동일하게 다음과 같은 내용의 사정이 요구된다. (a) 학생이 원하는 환경 요구 사항, (b) 학생의 강점, 필요, 흥미, 기호, (c) 개별화된 지원에 대한 활용 가능성. 주거 프로그램의 선

사례연구 Jennifer 1

Jennifer는 자신의 집을 옮기려고 생각하고 있는 중등도 인지장애 학생이다. 짝 선택 목록을 정하고 이에 대한 우선순위를 결정한 후, Jennifer의 열 가지 목록은 다음과 같다.

1. 애완동물 갖기
2. 개별 침실 갖기
3. 친구와 함께 살기
4. 재정 관리에 도움 받기
5. 쇼핑 도움 받기
6. 대중교통수단 이용하기
7. 스스로 식사하기
8. 스스로 세탁하기
9. 병원 예약과 건강에 도움 받기
10. 조용한 집

이때 Jennifer는 "애완동물을 키울 수 있나요?"라는 질문을 하면서 이들 항목에 대한 목록을 제출했다. Jennifer와 그녀의 가족은 많은 집과 아파트형 생활 프로그램을 방문했고, 그녀에게 가장 우선순위가 되는 열 가지 영역에 대하여 주거 서비스 제공자들과 거주인들에게 요구했다. 심사숙고를 한 후, Jennifer와 그녀의 가족은 아파트형 생활 프로그램이 그녀의 필요와 기호에 가장 적합하다고 결정했다. 이 형태의 집은 Jennifer가 애완동물을 기를 수 있고, 그녀의 친구와 함께 살 수 있으며, 자신의 침실을 가질 수 있게 했다. 비용 절감을 위해 그녀는 친구와 아파트를 공유할 수 있다.

표 12-2 생활양식과 대조 목록

생활양식	대조 목록
침실	개별 침실을 사용한다. 침실을 공유해서 사용한다.
욕실	개별 욕실을 갖는다. 욕실을 공유해서 사용한다.
애완동물	애완동물을 허용한다. 애완동물을 허용하지 않는다.
이웃	이웃 가까이 산다. 이웃과 멀리 떨어져 산다.
직업	직업을 갖는다. 직업을 갖지 않는다.
급료	유급 직업을 갖는다. 무급 직업을 갖는다.
돈 관리	자신의 돈을 운용한다. 관리인이 대신 운용한다.
수업	수업을 받는다. 수업을 받지 않는다.
방문	가족과 친구가 원할 때마다 방문할 수 있다. 특정 날짜의 방문 시간에 가족과 친구가 방문할 수 있다.
흡연	집안에서 흡연이 가능하다. 집안에서 흡연이 가능하지 않다.
주거자 수	많은 사람들이 함께 살 수 있다. 단지 몇 명만 함께 살 수 있다.
통금	통금이 있다. 통금이 없다.
기상	직원이 아침에 깨운다. 스스로 아침에 일이난다.
수면	매일 일정한 시간에 일어난다. 어떤 경우 늦잠을 잘 수 있다.
식사	직원과 함께 식사한다. 직원과 함께 식사를 하지 않는다.
외출	스스로 외출하고 돌아올 수 있다. 외출할 때 직원의 도움이 필요하다.

표 12-2 생활양식과 대조 목록 (계속)

생활양식	대조 목록
상담	상담을 활용한다. 상담을 활용하지 않는다.
열쇠	침실이나 서랍장 열쇠를 스스로 보관한다. 직원이 열쇠를 보관한다.
전화	원할 때마다 전화를 사용할 수 있다. 전화 이용에 직원이 필요하다.
대중교통	대중교통을 활용한다. 대중교통을 활용할 수 없다.
직원의 성별	대부분의 직원이 남성이다. 대부분의 직원이 여성이다. 남성과 여성 직원의 수가 비슷하게 일한다.
직원의 이직	직원의 이직률이 낮다. 직원의 이직률이 높다.
식료품 쇼핑	식료품 쇼핑을 할 수 있다. 식료품 쇼핑을 위해 직원이 필요하다.
청소	직원이 청소한다. 다른 거주자와 함께 청소한다.
세탁	세탁을 할 수 있다. 세탁을 위해 직원이 필요하다.
식사 서비스	직원이 식사를 도와준다. 다른 거주자와 함께 식사를 할 수 있다.
패스트푸드 식당	패스트푸드 식당이 근처에 있다. 패스트푸드 식당이 멀리 있다.
의료 예약	의료 예약을 위해 직원이 필요하다. 의료 예약을 할 수 있다.
타 주거자와의 관계	타 거주자들을 알고 지낸다. 타 거주자들을 모르고 지낸다.
소음	집에서 시끄럽게 생활하는 편이다. 집에서 조용히 생활하는 편이다.

출처: Davis, P and Faw, G. (2002). Residential preferences in person-centered planning. In Holburn, S., and Vietze, P. M. *Person-centered planning: Research, practice, and future directions* (p. 205), Baltimore: Paul A. Brookes. Reprinted with permission.

행 조건으로 기관이나 프로그램의 정책과 절차를 종종 눈여겨 보아야 한다. 학생의 독립생활 기술의 사정은 생활 중심 진로교육(LCCE)(Brolin & Llody, 2004)과 같은 종합적인 사정을 통해 수행된다. 지원의 사정은 사람 중심 계획(person-centered planning) 접근법을 통해 가장 잘 수행될 수 있다. 이어지는 절에서는 일반적인 용어를 중심으로 세 가지 영역에 대하여 논의하고자 했다.

주거 서비스는 급속히 빠르게 진화되어 왔으며, ICF/MR과 같은 프로그램은 이 책이 출판될 시점에 의료공제 서비스에 의해 지원되었다는 것을 알아야 한다. 그러나 의료공제 자금조차도, 이들 프로그램은 예전 모델과 같은 방식으로 자금 운영이 계속될 것이다.

건강과 안전

건강과 안전은 일반적으로 장애 학생이 특별한 환경에서 생활할 수 있는지를 가늠하는 첫 번째 고려 사항이다. ICF/MR과 그룹 홈 프로그램은 일반적으로 주거 서비스와 함께 건강과 안전이 함께 다뤄진다. 대부분 ICF/MR 프로그램은 24시간 관리감독을 제공해 왔고, 많은 직원의 간호가 요구되었거나, 예방적인 건강 돌봄, 치료, 매일 거주자 의료 모니터링을 제공이 요구된다. 그룹 홈은 일반적으로 기초건강센터에서 여러 가지 훈련을 받은 직원이 있지만, 이들 직원은 의료적으로 훈련이 잘된 직원은 아니다. 감독형 아파트 프로그램은 요구 시 함께 거주하는 직원이 배치되지만, 거주자가 전화로 도움을 요청할 수 있다. 의료공제에 의해 지원된 생활 지원 프로그램은 의료 서비스와 24시간 감독을 제공할 수 있지만, 활용 가능한 자금을 초과하는 것을 막기 위해 이러한 추가 서비스에 대한 예산을 가족들이 부담해야 한다. 거주자들은 의료보호 건강카드와 함께 건강보호 서비스를 받기는 하지만 일반적으로 이러한 서비스를 받기 위해서는 건강보호시설로 가야 한다.

> **요점** 지속적인 건강 및 안전 관리가 필요한 학생은 직원이 할당된 ICF/MR, 그룹 홈 또는 의료공제 프로그램에서 종종 서비스를 받을 수 있다.

학생 거주 선택은 학생의 중등교육 경험의 한 부분으로서 건강 및 안전 기술을 개발함으로써 발전되어 왔다. 이러한 기술은 학교 건강 교육 프로그램을 통해 발전했거나, 간호나 치료와 같은 관련 서비스 제공자의 훈련을 통해 발전되었다. 또한 가족과의 결합을 통해서 발전되었다. 일반적으로 건강과 안전 기술은 개별적 필요에 기초하여 다음의 영역에서 다뤄져야만 한다.

1. 자해 행동 피하기
2. 타인을 해치는 행동 피하기
3. 질병과 개별 의료적 필요의 인식
4. 응급 상황 시 타인의 도움을 요청하는 능력
5. 의료시설 방문 및 관리에 대한 자기관리
6. 약물치료와 의학적 처치에 대한 자기관리
7. 보조 기구와 보조공학에 대한 자기관리
8. 개별 원조 서비스의 관리

학생 지원망은 자신의 건강 및 안전 기술을 보충하는 데 활용될 수 있다. 광범위한 행동 문제를 가진 사람은 제한되고 지속적인 안내가 필요한 반면에, 인지장애와 건강상의 문제를 가진 학생은 의료적 보호나 지속적인 대리인의 힘이 필요하다. 그러나 보호는 단지 학생이 자신의 건강과 안전의 필요에 대한 자기관리 훈련을 받은 후에 활용해야 한다.

요점 자신의 건강과 안전을 관리하기 위해 학생을 가르치는 것과 주거계획 수립에 자연스러운 후원자를 포함시키는 것은 주거 선택을 매우 향상시킨다.

자기보호

자기보호의 필요를 채워 주기 위한 주거 프로그램의 방식은 매우 다양하다. ICF/MR 프로그램은 도움이 필요한 사람에게 이동, 목욕, 화장실 사용, 식사 등의 기본적인 서비스와 함께 자기보호 서비스의 모든 영역을 제공했다. 그룹 홈 프로그램은 이동과 목욕 등에서 도움이 필요한 사람에게 도움을 주는 체계를 잘 갖추지 못했다. 의료공제 프로그램은 자기보호의 모든 영역에서 서비스를 제공했다. 그러나 24시간 단위로 필요한 서비스를 제공하기 위해 비용절감 접근법(가족 콘소시엄 주택 또는 개별 아파트와 같은)을 채택할 필요가 있다. 일반적으로 자신의 집이나 보조금을 지급받은 주택에 살고 있는 사람들은 긴급 상황에서 도움 요청이 가능해야 하고, 의료 지정을 받을 수 있고, 일상적인 자기보호를 위한 서비스를 제공받을 수 있어야 한다.

요점 광범위한 자기보호 지원이 필요한 학생은 ICF/MR, 그룹 홈에서 서비스를 받거나, 직원이 할당된 의료공제 프로그램에서 서비스를 받았다.

학생의 주거 선택은 자기보호와 관련된 기술 개발과 지원을 통해서 크게 향상되었다. 때로 이러한 영역은 가족, 학교 간호, 관련 서비스 제공자와 협력함으로써 중등단계에서 다루어졌다. 중요도순에 따른 자기보호의 일반적인 영역은 다음과 같다.

1. 이동
2. 화장실 사용
3. 식사
4. 목욕
5. 착·탈의
6. 구강 위생
7. 몸단장
8. 식이요법과 운동

사례연구 Jennifer 2

Jennifer의 IEP팀은 Jennifer가 지원된 아파트 프로그램에서 생활하기 위해 긴급 상황 시 도움을 요청할 수 있고, 일반적인 병의 징후를 인식할 수 있는 능력이 필요하다고 결정했다. IEP팀은 Jennifer의 건강과 안전 기술에 대해 LCCE 평가를 추천했고, 그녀의 의료적 필요를 인식할 수 있는 능력, 도움을 요청할 수 있는 능력, 일상에서 치료를 받을 수 있는 능력과 관련된 훈련을 추천했다. 사람 중심 계획 수립을 통해, 그녀의 가족은 병원 예약과 일상적인 의료적 치료를 받을 경우 그녀를 도울 수 있다고 결정했다. 또한 긴급 상황 시 Jennifer는 휴대전화를 사용할 것을 결정했다.

이전과 마찬가지로, 개별적인 지원망은 기술을 적용하기 어려운 장소에서 사용 가능하다. 가족 구성원은 일상생활 보호와 관련하여 지원할 수 있다. 때때로 주거자의 룸메이트나 스폰서가 개별 보호에 도움이 될 수 있다. 그러나 이러한 사람들은 이러한 기능을 안전하게 수행하기 위한 훈련을 받아야 한다.

> **요점** 주거계획 수립 시 자기보호 기술을 개발하는 것과 자연스러운 후원자를 포함하는 것은 주거 선택을 매우 향상시킬 수 있다.

가정 관리

가정 관리 기술은 ICF/MR 프로그램, 그룹 홈이나 의료공제 프로그램을 위한 필수 전제조건은 아니었다. 일부 아파트 생활 프로그램에서는 음식 준비, 세탁, 청소를 할 수 있는 사람을 요구한다. 보조금을 지원받은 주택에서 생활하는 사람은 쇼핑과 개별적인 이동이나 대중교통수단을 이용하여 지역사회의 이용이 요구된다. 그리고 자신의 집에서 생활하는 사람은 집수리를 할 수 있는 능력이 있어야 한다.

능숙한 가정 관리 기술을 가지고 있는 학생은 거주지 선택의 폭이 넓어진다. 중등 수준에서 이러한 기술은 집안일을 함으로써, 가정과의 협력하에 발전시킬 수 있다. 중요도 순에 따른 가정 관리 기술의 일반적인 영역은 다음과 같다.

1. 청소
2. 음식 준비
3. 세탁
4. 식단 짜기
5. 쇼핑
6. 일상적인 가정 유지

가정 관리는 지역사회 및 가족의 지원을 바탕으로 운영할 필요가 있다. 어떤 경우에는 가족이나 지역사회 구성원이 식단 짜기, 쇼핑이나 일상적인 가정 유지를 도와주기 위해 원조한다.

> **요점** 가정 관리는 광범위한 주거 프로그램의 범위를 차지할 수 있다. 중등도 장애 학생은 이러한 서비스에 적합하지 않을 수 있지만 훈련을 받아야 한다.

사례연구 Jennifer 3

Jennifer의 IEP팀은 Jennifer가 지원된 아파트 프로그램에서 생활하기 위해 자기보호 영역에서 비교적 독립적일 필요가 있다고 결정했다. 왜냐하면 Jennifer는 대부분의 자기보호 영역에서 이미 독립적이기 때문에, 그녀의 팀은 신체교육과 건강과 관련된 수업을 통해 적절한 식이요법과 운동을 강조하는 과정을 추천했다. IEP팀은 예를 들어 적절한 작업복, 작업을 위한 적절한 머리 스타일 하기 등에 Jennifer의 자기보호 관련하여 프로그램을 맞추었다. 그녀의 부모와 함께 사람 중심 계획을 하였지만, IEP팀은 그녀의 옷차림을 감독했고, 그녀의 머리 스타일을 지정하도록 해서 그녀를 도왔다.

교통

교통 서비스는 일반적으로 ICF/MR과 그룹 홈 프로그램에 의해 가정에서 제공되어 왔고, 의료공제 프로그램에 의해 제공된 서비스에서도 제공되어 왔다. 감독형 아파트와 보조금을 지원받은 주택 프로그램은 일반적으로 대중교통 노선에 위치해 있고, 일부 감독형 아파트 생활 프로그램은 병원이나 쇼핑을 위해 보충적 교통 서비스를 제공해 오고 있다. 교통 기술과 지원은 학생이 지역사회에 통합되는 데 있어 대단히 중요하다. 이러한 기술은 가족과 협력하거나 작업훈련과 같은 지역사회 중심 훈련 프로그램의 일부로서 개발될 수 있다. 다음 영역에 대한 교통 기술로부터 독립적으로 생활하기 위한 학생의 계획 수립은 도움을 얻을 수 있다.

1. 지역 표지판 확인하기
2. 길 묻기
3. 길을 잃어버렸을 때, 개인 신분 증명서 제시하기
4. 지도 읽기
5. 버스 시간표 읽기
6. 장애인 교통 서비스 이용하기
7. 택시 이용하기
8. 대중교통 이용하기
9. 운전자 교육

사람들은 교통에서 도움을 받기 위해 지역사회 자원을 이용할 수 있다. 일부 지역사회는 장애인을 위해 출발점에서 도착지까지 대중교통 서비스를 제공하지만, 의료 서비스나 비일상적인 교통수단 이용에는 제한이 따른다. 개인이 운전을 할 수 없을 때조차도, 일부 장애인이나 가족은 보험에 가입된 대리 운전자를 구하거나, 개인적인 교통의 필요를 충족시키기 위해 자원봉사자를 구한다. 개인이 지원고용으로 인한 수입이 있을 경우, 차는 PASS 계획의 부분으로 구매할 수 있고, 이에 따라 위험 부담이 없는 보충적 소득보장제도(SSI)나 의료보호제도(Medicaid) 연금은 저축할 수 있다.

> **요점** 대중교통의 유용성은 차를 소유하고 있지 않다면, 주거 환경 선택 시 중요한 고려 사항이 된다.

예산 및 재정 관리

ICF/MR과 그룹 홈 프로그램은 일반적으로 보충적 소득보장제도(SSI) 연금을 거주자에게 할당되는 금액에서 대략 매달 35달러를 거주 서비스

사 례 연 구 Jennifer 4

Jennifer의 IEP팀은 Jennifer가 지원된 아파트 프로그램에서 생활하기 위해 스스로 식사 준비와 일상생활에서 청소를 할 수 있어야 한다고 결정했다. 그들은 그녀가 가족과 함께 매주 한 가지 음식을 준비하고, 일상생활에서 집안을 청소하면서, 집에서 이러한 기술을 하도록 권면했다. 비록 사람 중심 계획 수립이지만, IEP팀은 그녀의 가족이 세탁, 식단 짜기, 쇼핑하기, 그리고 일상적인 가정 유지를 돕도록 결정했다.

비용으로 사용할 수 있도록 요구했다. 이 점이 이 프로그램의 상당한 결점이었다. 왜냐하면 거주자들은 자금을 관리하거나 물건 구매를 할 수 없었기 때문이다.

의료공제 프로그램은 자금 관리 및 물건 구입에 대한 책임을 개인에게 주거나 개인 자금의 일부를 관리하기 위해 서비스 제공자와 계약을 함으로써 개별화가 가능하도록 했다. 보조금을 지원받은 주택 프로그램은 식료품, 세면 화장품, 의류 등에 구매 책임이 있는 사람과 함께 개인 보충적 소득보장제도(SSI)와 기타 주택 수입(일반적으로 30%)의 특정 비율을 일반적으로 사용할 수 있다.

장애 학생의 예산 관리 및 재정 영역에서 기술과 지원을 개발했을 때, 지원된 아파트, 의료공제 프로그램이나 그들이 선택한 집에서 살 수 있는 기회가 매우 향상되었다. 이러한 기술은 수학 수업의 일부, 직업훈련의 일부나 지역사회 중심 프로그램의 일부로서 가족과 함께 협력하여 개발할 수 있다. 몇 가지 중요한 기술들은 다음과 같다.

1. 지갑에 있는 돈 관리하기
2. 구매 관리하기

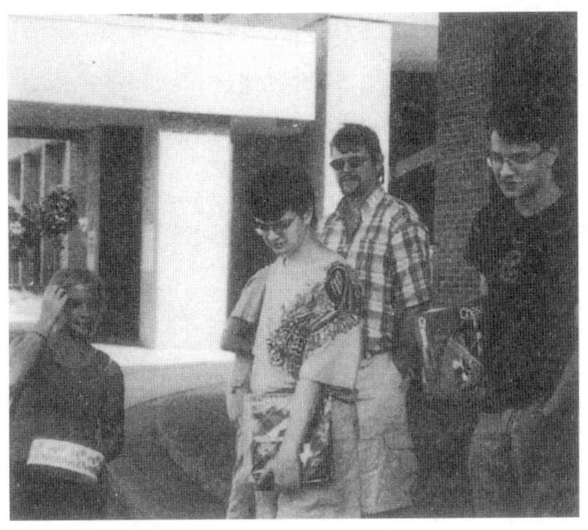

전환 기술은 교실에서만큼 의사소통의 상황에서도 배울 수 있다.

3. 쇼핑 관리하기
4. 일간, 주간, 월간에 따른 용돈 관리하기
5. 수표장 관리하기
6. 일간, 주간, 월간, 연간 예산 짜기
7. 은행계좌의 돈 예금하기 및 출금하기
8. 신용카드 관리하기
9. 주요 구매 목록 만들기

독립생활을 하는 사람은 자신의 재정을 관리할 수 있고, 가족이나 지역사회 구성원으로부터 지원을 받을 수 있다. 동의하는 사람에 대해, 대리인의 권한으로 자신의 승인과 함께 지역사회

사례연구 Jennifer 5

Jennifer의 IEP팀은 Jennifer가 지원된 아파트 프로그램에서 생활하기 위해 대중교통의 이용을 위한 훈련이 필요하다고 결정했다. IEP팀은 Jennifer가 운전면허증을 취득하는 것이 현실적인 목표가 안 된다는 데 동의했다. Jennifer는 대중교통 선택, 길 묻기, 스스로 지역 지리 익히기 등에 대한 훈련을 받을 것이다. 사람 중심 계획 수립 모임에서, 그녀의 언니가 대중교통이 없는 장소로 데리고 가는 데 그녀를 도울 수 있도록 결정했다.

구성원에게 재정을 관리할 수 있도록 할 수 있다. 심한 행동이나 인지장애를 가진 사람은 지정된 후견인을 둘 필요가 있다. 그러나 이러한 결정은 개인에게 분명한 공식적인 동의를 받을 때까지 성립되지 않는다. **표 12-3**을 참조하라.

> **요점** 장애인은 전형적으로 자신의 재정을 관리하는데 일부 지원이 필요하며, 대리인의 권한을 가진 지명된 사람이나 이러한 목적을 위해 후견인을 임명할 수 있다.

자원의 확인과 지원 개발하기

주거 비전과 학생의 훈련 및 지원의 필요에 맞추어 사정하기 위한 전략을 개발한 후, 전환 코디네이터는 학생의 주거 비전에 가장 적합한 프로그램과 서비스를 확인하기 시작한다. 이것은 지역사회 주거 서비스에 대해 최신 정보를 가지고 있는 주거 자문가의 활용뿐만 아니라 철저한 학생의 지식을 요구한다. 전환 코디네이터는 다음과 같은 기관에 대한 접촉 목록을 가지고 있어야 한다.

1. 정신지체 및 발달장애(MR/DD) 서비스
2. 알코올, 마약 중독, 정신보건(ADAMH)위원회
3. 재활 서비스와 독립생활센터
4. 미국 주택 및 도시개발국
5. 지방 및 주 주택 당국
6. 지방 지역사회사무국, 개발, 또는 재정 기관
7. 고용 및 가족 서비스부
8. 사회보장 행정기관
9. 연방국가융자협회

MR/DD를 위한 지방 기관은 통상 장애 학생의 10%(또는 전체 학생 수의 약 1%)에게 지원을 제공해 준다. MR/DD을 위한 주거 선택은 ICF/MR 프로그램, 발달장애인을 위한 그룹 홈, 감독형 아파트, 생활 지원 프로그램, 그리고 의료공제 프로그램을 포함한다. 또한 MR/DD 기관은 집을 구매하고자 하는 개인이나 가족을 지원해 준다. 비록 서비스 접근에 필요한 장애 정도에 관한 문서를 제출하는 데 도움이 필요하지만, 보통 가족이 이러한 서비스 프로그램에 의뢰를 한다. 사람이 시설 내에서 절박한 위험한 상황이나 위기에 놓여 있지 않을 경우, 의료공제 프로그램을 위한 대기자 목록은 10년을 초과할 수 있다. 하지만 자신의 가족과 함께 사는 사

사례연구 Jennifer 6

Jennifer의 IEP팀은 Jennifer가 지원된 아파트 프로그램에서 생활하기 위해 예산 관리와 구매하기 훈련을 받아야 한다고 결정했다. 그녀는 은행계좌에 돈을 입금할 수 있었고, 예산 관리 시 요구되는 것 이상의 필요한 것을 선택하는 일부 수업에 참가했다. 사람 중심 계획 수립을 위한 모임에서, Jennifer의 언니는 예산, 지출, 주요 구매 목록 만들기 등을 관리하는 데 그녀를 도울 수 있다고 결정했다. Jennifer는 이러한 것에 대한 대리인의 권한을 기꺼이 주었다.

표 12-3 독립생활 영역의 기술

독립생활 영역	개인의 필요에 기초한 기술	
건강과 안전	• 자해 행동 피하기 • 타인을 해치는 행동 피하기 • 질병과 개별 의료적 필요의 인식 • 응급 상황 시 타인의 도움을 요청하는 능력	• 의료시설 방문 및 관리에 대한 자기관리 • 약물치료와 의학적 처치에 대한 자기관리 • 보조 기구와 보조공학에 대한 자기관리 • 개별 원조 서비스의 관리
자기보호	• 이동 • 화장실 사용 • 식사 • 목욕	• 착·탈의 • 구강 위생 • 몸단장 • 식이요법과 운동
가정 관리	• 청소 • 음식 준비 • 세탁	• 식단 짜기 • 쇼핑 • 일상적인 가정 유지
교통	• 지역 표지판 확인하기 • 길 묻기 • 길을 잃어버렸을 때, 개인 신분증명서 제시하기 • 지도 읽기	• 버스 시간표 읽기 • 장애인 교통 서비스 이용하기 • 택시 이용하기 • 대중교통 이용하기 • 운전자 교육
예산 및 재정 관리	• 지갑에 있는 돈 관리하기 • 구매 관리하기 • 쇼핑 관리하기 • 일간, 주간, 월간에 따른 용돈 관리하기 • 수표장 관리하기	• 일간, 주간, 월간, 연간 예산 짜기 • 은행계좌의 돈 예금하기 및 출금하기 • 신용카드 관리하기 • 주요 구매 목록 만들기

람을 지원하기 위해 낮은 수준의 자금을 지원해 주는 의료공제 프로그램은 좀 더 쉽게 접할 수 있다.

주 및 지방 정신보건위원회는 정신분열증 환자와 같은 심한 정신병을 가진 사람을 위해 일부 주거 선택을 할 수 있도록 서비스를 제공한다. 하지만 이러한 프로그램은 위기 상황에서 주로 의뢰된다. 게다가 어린이를 위한 정신보건 프로그램은 성인을 위한 정신보건 프로그램과 반드시 협력해서 서비스가 제공되는 것이 아니기 때문에, 중등단계에서의 의뢰는 학생이 18세가 되지 전까지 불가능하다.

주 재활 서비스 프로그램과 그들의 독립생활 센터에서는 보통 신체장애인이 쉽게 접근할 수 있는 주택에 대한 정보를 가지고 있으며, 집, 아파트 또는 접근성이 좋은 교통 모델을 만들기 위해 재정을 지원할 수 있다. 일반적으로, 독립생활센터 서비스는 개인이 지원에 적합한지를 결정하는 주 직업재활 기관을 통해 접근이 가능하다. 또한 독립생활센터는 개인적인 지원 서비스와 접근 가능한 레크리에이션 기회에 접근하는 것처럼 기타 지역사회 지원 서비스를 제공한다.

미국 주택 및 도시개발국〔The U.S. Department of Housing and Urban Development(HUD)〕과 지방 및 주 주택 당국은 보증인과 임대 보증금을 제공할 수 있다. 이것은 보통 수입이 낮은 사람들에게 서비스를 제공하고, 임대나 융자 비용을 기껏해야 통상 개인 수입의 30%로 한정하고 있다. 또한 HUD는 특히 장애인에 초점을 맞춰서 Section 811 자금을 제공한다.

지방 지역사회 사무국, 개발, 또는 재정 기관들은 집을 빌려 주거나 살 수 있도록 보조해 주는 투자조합을 제공해 준다. 고용 및 가족 서비스부는 음식 및 난방이나 긴급 상황에 드는 비용을 위한 특별 보조금을 제공함으로써 생계비에 도움을 줄 수 있다. 사회안전보장부는 위험부담이 없는 보충적 소득보장제도(SSI)나 의료보호제도연금(Medicaid benefits)의 지불액을 개인의 PASS 계좌로 저축할 수 있도록 해 줌으로써 주택 구매를 돕는다. 수입으로 인해 공공주택 대상에 적합하지 않은 사람들은 장애인을 위한 연방국가융자협회(Federal National Mortgage Association Home Choice)의 프로그램을 통해 융자 원조를 받는다.

> **요점** 주거 서비스를 위해 재정을 지원하는 자원이 많이 있다. 이러한 많은 재정을 지원하는 자원은 유의미한 장애와 재정적인 필요를 가진 사람을 요구한다.

주거 전환계획 실행하기

표준 중심의 교육에 비추어, 핵심적인 내용 기준에 따라 독립생활 기술 훈련을 조절하는 것은 중요하다. 건강과 안전과 자기보호 훈련은 건강과 체육 수업으로 통합될 수 있다. 반면 교통 이용 훈련은 운전자 교육이나 작업 연구 프로그램에 포함시킬 수 있다. 가정 관리는 실과 수업으로 통합할 수 있으며, 예산과 재정 관리는 수학 시간에 포함시킬 수 있다. 학생은 요리, 집수리, 유지와 같은 진로 기술교육 프로그램을 통해 이러한 기술을 좀 더 개발할 수 있다.

주거 선택의 탐색은 가족과 연계하여 실행할 필요가 있다. 전환 코디네이터는 지역에서 활용할 수 있는 주거 선택 목록을 가족에게 제공하고, 주거 지원이나 서비스를 제공하는 기관의 연사를 초빙함으로써 전환계획 실행을 시작한다. 이때 학생은 집을 소유하는 것과 빌리는 것, 그리고 다양한 거주지 선택의 장단점에 대해 탐

사례연구 Jennifer 7

Jennifer의 IEP팀은 Jennifer가 지원된 아파트 프로그램에서 생활하기 위해 Section 8 주거에 적합하고 MR/DD 프로그램을 통해 추가적인 지원을 받도록 결정했다. IEP팀은 사람 중심 계획 수립에서, 그녀의 가족이 그녀가 가구와 관련된 물건을 구매할 수 있게 원조하도록 결정했다.

색할 수 있다. 또한 이용 가능한 알맞은 전세나 주택을 신문을 통하여 실제 부동산 가격을 조사할 수 있다. 주거 비전의 개발에서 나타난 개인의 문제에 덧붙여 가족은 거주 환경을 방문하고 싶어 하고, 다음의 기준에 따라 주거 선택을 평가하기를 원한다.

1. 주거 선택은 얼마나 안전한가?
2. 물리적 접근이 가능한가?
3. 입주하기 위한 적격성, 기술, 지원의 선행 조건은 무엇인가?
4. 현장이나 호출에 응할 수 있는 직원은 있는가?
5. 장애인과 함께 일하기 위해 훈련받은 직원은 있는가?
6. 시설은 인가받고 법에 규정되어 있는가?
7. 시설 감사 보고서는 유효한가?
8. 의료 치료 및 응급 상황 처치는 어떠한가?
9. 개인에게 바람직한 환경과 이웃인가?
10. 대중교통은 이용할 수 있는가?
11. 지역사회 자원이 근처에 있는가?
12. 이웃은 보행자와 휠체어에 우호적인가?
13. 활용 가능한 교통수단을 통하여 접근할 수 있는 지역사회 자원은 무엇인가?
14. 거주지 지역에 어떤 직업 기회가 있는가?
15. 가족, 친구, 지역사회 후원자의 방문을 위해 어떤 도움을 주는가?
16. 룸메이트, 배우자, 애완동물을 허용하는가?
17. 비용은 적절한가?
18. 임대 원조나 공공기관에 의해 구매할 수 있는 자격은 무엇인가?

주거 선택의 탐색 다음으로, 비용을 감당하기 위해 한 명 또는 그 이상의 룸메이트를 원할 것인지 고려해야 한다. 학생은 이 같은 질문을 고려해야 한다. "그렇다면, 얼마나 많은 룸메이트가 적절할까?", "누구와 집을 같이 쓰는 게 좋을까?", "어디에서 집을 같이 쓰는 사람을 찾을 수 있을까?" 이러한 문제를 해결하기 위해 가족은 집을 빌리거나 구입하기 위해 가족 컨소시엄을 구성하여 함께 노력해야 한다.

일단 특정 주거 환경이 결정되면, 학생과 가족은 매우 복잡한 주거 서비스와 지원 제도를 조정하는 데 있어 도움이 필요하다. 가끔 전환 코디네이터가 앞에서 설명한 기관을 찾거나 주거 서비스 중 한곳과 협력하여 일한다. 주거계획 수립

사례연구 Jennifer 8

지원된 아파트에서 생활하기 위해, Jennifer는 그녀의 개별적인 주거 비전을 충족시켰던 몇 가지 사항을 확인하였다. 그녀가 선택을 검토한 후, 가족은 지원된 아파트 프로그램에 가기로 결정했고, 이곳에서 아침, 저녁으로 훈련된 MR/DD 직원에 의해 도움을 받을 수 있었다. 이 프로그램은 건강과 안전에 대한 좋은 기록을 가지고 있었다. 즉, 안전한 이웃과 대중교통에 접근할 수 있었다. Jennifer는 비용 부담으로 인해 적어도 한 명 이상의 룸메이트와 비용을 나눌 필요가 있다고 결정했다.

과 실행이 학생이 성년이 될 때까지 연장할 수 있기 때문에 이것은 매우 중요하다.

> **요점** 개인의 기호에 추가하여, 가족은 직원의 훈련, 안전 점검, 이웃의 안전과 주요 서비스의 활용성에 대한 질문을 할 수 있다.

4. 지역사회 참여와 여가계획 수립

Strand와 Kreiner(2005)에 따르면, 당신이 지역사회의 친구나 동료에게 "여가 시간에 무엇을 하시나요?"라고 묻는다면, 당신은 아마도 다양한 대답을 얻을 것이다. 그들은 야구, 볼링, 영화 감상, 데이트, 배우자와 보내기, 아이들과 놀아 주기, 시 의회에 참가하기, TV 시청, 정원 가꾸기, 자전거 타기 등을 말할 것이다. 당신이 장애인들에게 같은 질문을 한다면, 아마도 거의 다른 대답을 얻을 것이다. 그들은 일터에서 집으로 가기, 가족이나 고용된 직원의 도움으로 저녁을 먹든지 아니면 혼자서 저녁을 먹고, 라디오를 듣거나 TV를 시청한다는 식의 대답을 들을 수 있을 것이다. 사람들의 거주지가 그룹홈일 경우, 저녁 식사는 이들의 도움이나 제공이 없을 수도 있다. 그리고 그 '그룹'은 그 단체 안에서의 계획된 활동에 국한될 수 있다. 그 사람이 부모와 함께 집에서 생활하면, 곧장 방으로 들어가 TV를 본다고 대답할 것이다.

지역사회 참여와 여가 기술은 삶의 질에 필수적인 인간관계를 가져다주기 때문에 전환과정의 중요한 구성요소이다. Condeluci는 자신의 책, 『상호 의존성: 지역사회에서의 일상(Interdependence: The Route to Community)』(1995)에서 모든 사람에게 필수적인 기본적인 네 가지 주제에 대해 말했다. (1) 생활을 위한 안전한 장소, (2) 해야 할 의미 있는 일, (3) 친밀감, (4) 활력. 하지만 지역사회 계획 수립은 주거 서비스의 범위를 넘지 않고, 친교나 성장을 위한 기회는 좀처럼 제공하지 않는다.

게다가 장애인을 위한 지역사회 여가 프로그램은 비장애인들과 함께하는 여가 활동에서 제외된 장애 올림픽(Special Olympics)처럼 분리된 활동을 계속해서 강조해 오고 있다. 이 특별한 여가 프로그램이 그들에게 도움이 되지 않는다는 것이 아니라 장애인에게 선택을 할 수 있도록 해야 한다는 것이다(Strand & Kreiner, 2005).

장애인을 위한 지역사회와 여가 참여 기회는 주거 서비스와 밀접하게 병행되어 왔다. 은근한 무시 기간에 장애인들은 벤치에 의존하거나 방에 갇혀서 오락이라고는 TV밖에 없는 주 공공시설에 수용되었다. 시설 개혁 기간에 활동치료사들이 자활의 방법으로 레크리에이션과 여가를 겸비한 적극적 치료를 제공했다. 다음의 정상화 기간에 장애인들은 각자의 연령에 적합한 사람들과 유사한 활동(예: 장애 올림픽)에 참여하기 시작했지만, 일반적으로 분리된 프로그램과 환경이었다. 마지막으로, 독립생활 운동 기간에 장애인들은 지원을 통해 통합된 지역사회 레크리에이션과 여가 프로그램의 요구가 점차적으로 시작되었다(Condeluci, 1995).

지역사회 참여와 여가 활동에 대한 사회적 관점 또한 시간이 지남에 따라 상당히 변해 왔다. 1950년대에, 지역사회와 여가 활동의 주요 초점은 가족이었다. 오늘날에는 또래 집단이 주요 대상이다. 1950년대에는 종교 활동이 다른 사람들을 만날 수 있는 중요한 방법이었다. 오늘날에는, 인터넷을 통해 특별한 관심사로 이루어진 사람들의 모임에 쉽게 접근할 수 있게 한다. 볼링을 하는 밤과 동물원 구경은 웹서핑이나 컴퓨터 게임, 보드 타기를 즐기는 새로운 장애인 세대에게는 매우 구시대적인 발상이다(Strand & Kreiner, 2005).

요점 지역사회 여가 선택은 주거 환경과 밀접하게 연결되어 있으며, 과거 30년 동안 유사한 방법으로 서서히 발전되었다.

지역사회의 비전과 여가 선택 개발하기

때로는 학생이 하고 싶은 일, 교육, 거주지의 성과 등을 확인할 때까지는 지역사회 참여와 여가 활동에 대한 계획을 세우기가 어렵다. 왜냐하면 지역사회 참여와 여가 선택권은 사람의 수입과 주거 환경에 따라 크게 영향을 받기 때문이다. 지역사회 참여와 여가 선택은 사람이 지금 하고 있는 일뿐만 아니라 하고 싶어 하는 일에 대한 아이디어를 개발할 수 있는 정보를 이끌어 내는 데 능숙하기 때문에 사람 중심 계획 수립 접근은 지역사회 참여와 여가 선택을 포함하여 사람의 장래에 대한 밑그림을 그리는 데 특히 유용하다(Holburn & Vietze, 2002).

지역사회 참여와 여가 활동을 개발하는 데 있어 또 다른 중요한 고려 사항은 학생의 자기결정 능력 수준과 (a) 경험과 지식에 기초하여, (b) 합리적인 결과에 대한 가능성을 가지고, (c) 타인의 억압으로부터 자유로운 선택을 할 수 있는 능력이다. 장애 학생은 종종 제한된 지역사회 참여와 여가 활동에 대한 경험을 가진다. 학생에게 자기결정된 의사결정을 하도록 하기 위해, 실내 및 실외 활동, 개인과 팀 간의 활동, 그리고 참여 활동 등과 같은 다양한 활동에 노출되어야 한다.

가족과 문화적인 기호는 지역사회 참여와 여가 활동을 위한 계획 수립에서 중요한 역할을 할 것이다. 특히 심각한 장애인을 둔 가족은 지역사회와 여가 활동에서 중요한 역할을 하기를 원할 수 있다. 어떤 가족은 이 영역에서 더 독립적이기를 바랄 수도 있다. 통합된 지역사회와 여가 환경에서 여가를 활용하는 데 두려워하는 구성원을 가진 가족은 여가 활동에 대한 위험 요소에 관심을 두고 있다.

문화적인 문제는 장애인을 위한 비전을 개발하는 데 있어 또 다른 중요한 요소이다. 종교나 윤리적인 모임과 관련된 문화 활동은 지역사회 참여와 여가 활동을 위한 아이디어를 개발하는 데 아주 중요한 자원이 된다. 종교 단체는 지역사회 참여(예: 자원봉사)와 여가 활동(예: 친목) 모두 충족할 수 있다. 게다가 종교 단체는 사회서비스 기관 이외에서는 제공할 수 없는 후원을 실질적으로 제공한다.

지역사회의 비전은 특별한 지역사회 참여와 여가 활동을 구체적으로 확인할 필요는 없다. 이것은 다음과 같은 기본적인 질문을 검토함으로써 시작할 수 있다.

1. 같이하고자 하는 사람은 누구인가?
2. 좋아하는 활동의 유형은 무엇인가?

3. 활동을 위해 가고자 하는 장소는 어디인가?
4. 활동을 위해 얼마만큼 지불해야 하는가?

심한 인지장애인의 경우 이 질문은 관찰과 가족과의 면담, 그리고 사람 중심 계획 수립의 접근을 통해서 대답을 얻어야 한다. 그들의 기호를 언어적으로 표현하도록 하기 위해, 이런 질문은 면접이나 흥미 조사를 통해 이끌어 낼 수 있다. 언어로 의사 전달을 못하는 사람을 위해 그림이 흥미를 표현하는 데 사용된다(Strand & Kreiner, 2005). 어떤 사람은 무엇을 하길 원하는지, 어떤 자원을 통해 도움을 받을 수 있는지에 대해 매우 분명한 생각을 가지고 있다. 다른 사람은 흥미를 확인하는 데 상당한 도움이 요구된다.

요점 사람 중심 계획 수립 접근과 흥미 검사의 사용은 지역사회와 여가 선택의 범위를 보다 넓게 확장시킬 수 있다.

대인관계와 관련된 필요

지역사회 비전을 충족시키기 위한 첫 번째 단계는 성인과 관계 있는 내용을 검토하는 것이다. 또래 집단에 있는 학생은 집단과 팀에서 기능하는 데 관련이 있는 기술과 지원을 필요로 한다. 개인적인 활동을 선호하는 학생은 웹 조사 실시, 흥미 집단 상담, 그리고 도서관 가기와 같은 개인의 흥미를 추구하는 기술과 지원이 필요하다. 학생은 친밀한 관계를 추구하는 데 도움이 필요하다.

일반적인 관계성과 관련된 필요

장애 학생은 자신이 들어가기를 원하는 환경 내에서 상호작용하는 방법을 배움으로써 지역사회 참여와 여가 기술을 크게 강화할 수 있다. 일반적으로 이 기술은 가족과의 연합이나 학교 활동 및 과외 활동 프로그램의 맥락에서 배울 수 있다. 다음과 같은 중요한 기술이 포함된다.

1. 다른 사람과 인사하기
2. 다른 사람에게 자기 소개하기
3. 간단한 주제로 대화 이끌기
4. 이성과 적절한 교제하기
5. 활동에 적절한 옷 입기
6. 활동에 참여하는 방법 묻기
7. 다른 사람의 언어적 단서를 듣고 반응하기
8. 활동을 나누고 순서 지키기
9. 정당하게 이기고 지는 법을 배우기
10. 집단에 감사하고 활동에 따르기

다양한 지원은 이러한 기술을 배우는 데 어려움을 겪는 사람(특히 아스퍼거 증후군을 가진 학생)을 도울 수 있다. 또래 멘토 접근은 사회적인 상황을 통해 사람을 지도하는 데 특히 도움이 될 수 있다. 이 접근법은 개인 흥미 집단에서 장애 인식 훈련을 제공하는 데 매우 도움이 된다. 개인은 자신의 장애를 설명하도록 훈련받고, 다른 참가자로부터 인내를 요구하는 훈련을 받는다.

요점 장애 학생은 사회적인 기술과 훈련이 필요하고 이들에게 통합된 지역사회 여가 활동의 길을 보여 주는 또래의 지원과 멘토링이 필요하다.

친밀한 관계성과 관계된 필요

어떤 사람은 친밀한 관계를 유지하고 개발하는 데 도움이 필요하다. 여기에는 가족과 문화적인 관습의 주의 깊은 배려가 필요하다. 어떤 가족과 문화는 장애인과 친밀한 관계를 가져서는 안 되며, 심지어는 많은 사람들이 그들은 아이를 가져서는 안 된다고 믿고 있다. 어떤 가족은 피임 조절에 반대하며 단지 금욕 훈련만을 원한다. 결과적으로, 친밀한 관계성에 대한 훈련과 기술 개발은 가족과 이 방면의 전문적인 상담자와의 협력으로 수행되어야 한다. 게다가 개인이 무엇을 알고 있는지와 지금 논의되고 있는 친밀한 관계성을 다루기 전에 무엇을 할 것인지 평가하고, 한 번에 모든 것을 제공하기보다는 필요한 정보부터 먼저 제공하는 것이 매우 중요하다. 친밀감은 앞에서 언급한 많은 사회 기술과 관련된 기초 지식을 요구한다. 친밀한 관계성의 개발과 관련된 부가적인 기술은 다음과 같은 정보를 담고 있다.

1. 개인적인 장소와 적절한 만남
2. 자신을 좋아하는 사람에게 자신을 소개하는 방법
3. 애정을 보이는 적절한 방법
4. 첫 번째 데이트 요청하기
5. 적절한 옷 입기와 태도
6. 성에 대한 이해와 관리
7. 착취당하는 것 피하기
8. 금욕과 피임
9. 성병 피하기
10. 사랑과 구혼
11. 양육에 대한 고려

지원은 학생이 다른 사람과 책임감 있는 친밀한 관계성을 갖도록 지도하는 데 매우 중요하다. 가족과 책임 있는 성인은 각 사람을 관리하고 유해한 상황을 예방하도록 매 단계마다 관여해야 한다. 각 사람이 다른 자원(동료나 미디어)으로부터 정보를 얻거나 가지기 쉬운 잘못된 성에 대한 정보를 바로잡아 주는 것이 매우 중요하다.

> **요점** 특수교육 교사와 전환 코디네이터는 가족과 긴밀하게 일하면서 친밀성과 관련된 학생의 필요를 다루는 데 있어 이들의 문화적인 가치에 대해 존중해야 한다.

특정 지역사회 활동과 관련된 필요

지역사회와 여가 활동의 형태는 매우 많아서 목록으로 만들기가 어렵다. 활동 체크리스트의 단점 중의 하나는 개인이 이용할 수 있는 모든 가능한 활동을 포함시키지 않고, 개인에게 익숙하지 않은 활동을 포함시킬 수 있다는 것이다. 게다가 많은 활동이 필수적인 조건을 가지고 있어서 각 개인의 건강, 안전, 기술 수준으로 인해 참여하기가 어렵다는 것이다. 일반적으로, 특정 지역사회 활동은 다음의 범주로 나뉠 수 있다.

1. 당신은 조용한 활동을 좋아합니까? 시끄러운 활동을 좋아합니까?
2. 당신은 팀 활동을 좋아합니까? 개인 활동을 좋아합니까?
3. 당신은 실내 활동을 좋아합니까? 실외 활동을 좋아합니까?

사례연구 Jennifer 9

Jennifer는 사회적 활동에 참여하는 소집단 모임이 있지만, 그녀는 새로운 친구들을 사귀는 데 어려움을 가진다. 그녀는 남자 친구가 있지만, 어느 누구와도 형식적인 만남을 갖지 못했다. 그녀는 데이트에 관심이 있다. 그러나 그녀는 새로운 사람을 만났을 때 부끄러움이 많고 위축된다. 그녀는 역할극 활동을 통해 그녀의 사회적 기술이 향상되었다. 사람 중심 계획 수립에서 고등학교 댄스 수업에 비장애인 친구를 참가시켰고, 사회적 상황에서 그녀를 돕도록 결정했다.

4. 당신은 참여하기를 좋아합니까? 돕거나 지켜보는 것을 좋아합니까?
5. 당신은 현재 무엇을 좋아합니까? 그리고 왜 그것을 좋아합니까?
6. 당신은 무엇을 배우고 싶어 합니까?

최초의 활동 기호 평가는 가능한 활동 목록을 두고 크로스 체크함으로써 지원할 수 있다. 활동 체크리스트를 개발할 때, 전환 코디네이터는 개인의 가족과 종교, 윤리 단체가 제공하는 활동과 학교나 지역사회 활동에 의해 제공되는 활동을 확인해야 한다. 사람 중심 계획 수립 접근은 특히 개인의 독특한 활동에 대한 아이디어를 끌어내는 데 효과가 있다. 말을 하지 못하는 학생에게는 그림을 이용하여 활동을 평가하게 할 수 있다. 이 과정을 단순하게 하기 위해서, 학생에게 다른 유형의 활동에 대한 그림을 보여 주고 선택하게 한다. 선택된 활동과 선택하지 않은 활동은 각각 따로 모아 둔다. 이 과정은 바람직한 활동의 수나 유형이 선택될 때까지 각 목록을 반복할 수 있다. Kreiner(2005) 여가 활동 개발(Developed Leisure Activities, DLA)은 휴대용 컴퓨터(랩톱)에서 관리되는 그림 홍미도 조사지이다.

활동 체크리스트와 평가는 학생의 활동 기호를 결정하기 위한 것이다. 이 활동 체크리스트는 학생이 관찰하거나 참가함으로써 활동을 탐색할 수 있다. 활동을 관찰하거나 참가한 이후 학생은 자신이 어떤 활동을 선호하는지, 선호하지 않는지에 대해 평가할 수 있다. 이러한 점에서 활동 혹은 그림 체크리스트는 학생의 그림 홍미 검사지로 더욱 형식적인 검사가 되도록 관리되어야 한다.

다음에 설명된 지역사회 참가 또는 여가 활동의 유형과 관련된 기술 개발은 앞으로 학생을 위해 개발되어야 하는 것들이다. 일반적으로, 학생은 다음의 활동과 관련된 기술과 정보를 필요로 한다.

- 용어 정의
- 규칙
- 문화와 관습
- 의복
- 필요한 기술

이러한 기술과 정보는 학생이 도서관이나 웹상

에서 활동을 조사하거나 전문적이고 지역적인 수준의 활동을 조사함으로써 개발할 수 있다. 이때 학생은 활동에 대해 잘 아는 사람과 면담을 통해 알아볼 수도 있다.

학생은 기본적인 기술을 기꺼이 가르칠 수 있는 또래와 가족 구성원을 찾아서 그 활동을 배우는 데 지원을 받을 수도 있다. 재활 전문가는 도움이 되는 활동 관련 보조공학과 및 보조 장치 등으로 지원해 줄 수 있다. 경우에 따라, 학생이 기본적인 기술 이상의 것이 필요할 때 트레이너의 지원을 받을 수 있다.

요점 장애 학생은 자신이 함께하기를 계획하는 집단의 문화에 친숙해질 필요가 있다.

활동 위치와 관련된 필요(장소)

지역사회 참여와 여가 활동은 활동이 이루어지는 장소가 매우 중요하다. 교외나 시골에 사는 사람은 시내 중심가의 YMCA의 참여가 불편할 수도 있다. 다른 사람은 교회나 집 근처와 같이 익숙한 장소를 찾을 수도 있다. 활동 목표의 최종 목록이 이러한 과정을 통해 만들어진 다음, 전환 코디네이터는 활동에 관해 조사할 필요가 있다. 일반적으로 선택되는 학교 활동으로, 전환 조정자는 다음과 같은 목록을 포함해야 한다.

1. 활동명
2. 활동을 위해 접촉하는 장소의 이름, 주소, 전화번호
3. 활동을 위한 자격과 선행되는 기술 요건
4. 지원과 편의시설의 유효성
5. 활동 의뢰와 참여를 위한 스케줄

활동을 위한 지원과 편의시설은 매우 다양하며, 미국 장애인법(ADA), 1973년의 재활법(학교 활동을 위한)과 미국 장애인교육법(IDEA)의 요구 사항에서 이에 대해 규정하고 있다. 특히 장애인이 특별한 활동에 관여해 오지 않았을 경우, 전환 코디네이터는 활동에 대한 장애법 규정이 어떻게 적용되는지 당사자에게 알릴 필요가 있다. 하지만 만약 특별한 편의시설이 필요할 경우, 활동 코디네이터는 장애인이 어떻게 참석해야 하는지 확인하는 데 훨씬 유리한 위치에 있기 때문에, 협력적 문제해결 접근이 문제

사례연구 Jennifer 10

Jennifer는 소집단 활동을 통해서 혹은 스스로 즐긴다. 그녀는 그녀의 친구와 함께 지역의 대형마트에서 시간을 보내는 것을 좋아한다. 그녀는 사회적 환경에 따라 적절하게 옷을 입을 수 있다. 그녀는 조용한 실내 활동을 좋아하고, 종종 활동적으로 참가하기보다는 오히려 활동 자체를 관찰한다. Jennifer는 또한 수영, 자전거 타기, 컴퓨터 게임에 흥미가 있다. 사람 중심 계획 수립에서 그녀를 돕기 위해 비장애인 또래 멘토를 통해 그녀에게 적합하고 바람직한 활동을 확인하도록 했다.

를 해결하는 데 유리하다.

> **요점** 특수교육자들은 초학문적 접근을 통해 장애인의 통합된 활동을 촉진시키기 위해 지역사회 여가 제공자와 함께 협력적으로 일해야 한다.

활동비용과 관련된 필요

활동비용은 많은 학생에게 장벽이 될 수 있다. 특히 집 바깥에서 성인 생활을 시작할 때 더욱 그렇다. 특별한 수입이 없을 경우, ICF/MR과 그룹 홈은 단지 한 달에 35달러를 지불한다. MRDD와 자선 단체는 종종 올림픽, 볼링, 수영과 같은 행사에서 개인이 참석할 수 있도록 후원을 제공해 주지만, 이러한 활동은 분리되고, 장애 낙인이 된다. 의료보호 자금 프로그램으로 살아가는 사람에게 레크리에이션 활동 자금을 지원하기 위해 위탁할 수 있다. 하지만 이러한 위탁 기금은 위험한 보충적 소득보장제도와 의료보호제도의 적합성을 피하기 위해 신중하게 시작할 필요가 있다. 이런 사람을 위한 다른 가능한 재정 자원은 비용을 지불해 주거나 활동을 위해 자원봉사 활동을 해 주는 지역사회 '후원자'이다.

한정된 자금을 가진 사람을 위한 다른 좋은 선택은 공공 레크리에이션 프로그램이다. 연방과 주정부의 레크리에이션 기관은 재정적으로 궁핍한 사람에게 요금을 공제해 주거나 최소 요금을 부과하는 지역사회에서 이용할 수 있는 프로그램을 가지고 있다. 공공 도서관은 학생들이 책과 컴퓨터 게임, 도서관 교양 강좌를 무료로 이용할 수 있도록 해 준다. 지역의 YMCA와 YWCA 프로그램은 한정된 재정을 가진 사람을 위해 저비용이나 무료로 수영이나 운동 프로그램을 제공해 준다. 종교단체는 회원들을 위해 단체 내에서 운동 프로그램을 제공해 준다. 이웃과 고령자 센터 또한 레크리에이션 프로그램을 제공해 준다.

장애인은 또한 시민단체의 자원봉사 및 회원과 같은 지역사회 참여의 비레크리에이션 형태를 고려해야 한다. 사람은 지역사회의 이익을 위해서뿐만 아니라 공공 서비스와 관련된 레크리에이션 활동의 문을 열기 위한 공공 서비스의 형태로 참여할 수 있도록 격려되어야 한다. 정치적 활동은 보상 경험을 제공해 주고 새로운 관계성의 문을 열 수 있도록 해 준다. 종교적인 지역사회는 실질적으로 흥미로운 활동을 제공해 주고, 때때로 여행할 수 있는 기회도 제공한다. 컴퓨터 모임 같은 인터넷 동호회는 뜻이 맞는 사람들을 엮어 주는 데 도움이 될 수 있다. **그림 12-1**과 **그림 12-2**는 Jennifer의 수행을 요약한 것이다.

> **요점** 지역사회 여가 활동에 있어 비용은 중요한 요인이 되며, 저비용 활동, 비용이나 자원봉사자 활동 지원을 제공하는 지역사회의 여가 제공자를 확인하는 것은 중요하다.

5. 결론

이 장은 주거, 지역사회 참여, 여가 기회에 대해 개관했으며, 장애인에 대한 사회적 관점에 대해 논의했다. 장애에 대한 사회적 관점의 역할 전

주거생활 목표/결과: 지원된 아파트
평가: 지역사회 중심 평가, 교실 관찰, LCCE 평가

인지 영역	**현재 수행 수준** (학년 수준, 표준 점수, 강점, 필요)	**필수 편의시설, 수정, 고등학교에서 활용한 보조공학과 필요한 이유**
일반적인 능력과 문제해결 (추론/처리)	Jennifer는 간단한 문제를 풀 수 있지만 쉽게 포기하는 편이다. 그녀는 정보처리를 위해 추가적인 시간과 언어적 촉구가 필요하다.	과제 완성과 문제해결을 위해 시각적인 단서를 활용함으로써 Jennifer를 돕는다. Jennifer는 이름과 전화번호가 적힌 위기/긴급 상황 카드가 필요하다. 이 카드는 쉽게 사용할 수 있는 그림이 삽입되어 있다.
기능적 영역	**현재 수행 수준** (강점과 필요)	**필수 편의시설, 수정, 고등학교에서 활용한 보조공학과 필요한 이유**
독립생활 기술 (자기보호, 여가 기술, 개인적 안전, 교통, 은행업무, 예산 관리)	Jennifer는 현재 은행 업무와 예산 관리를 배우고 있다. 그녀는 은행 계좌에 돈을 입금할 수 있고, 예산 범위를 넘어서는 필요에 대해 선택하는 방법을 배우는 데 참가했다. 그녀는 기본적인 식료품 목록을 완성할 수 있고, 이들 목품을 구입할 수 있다.	Jennifer는 계산서 지불과 은행 업무 절차에 도움이 필요하다. Jennifer에게 예산과 주간 용돈을 제공할 것이다. 이 절차는 Jennifer의 부모에 의해 감독될 것이다.
환경적 접근/이동 (보조공학, 이동, 교통)	Jennifer는 엄마와 언니와 함께 생활한다. 그녀는 쉽게 이동하지만 운전은 할 수 없다. Jennifer는 긴급 상황이 발생할 경우 이동하기 위해 다양한 형태의 이동 수단을 배워야 할 필요가 있다.	Jennifer는 생활 기술 수업에 참가해야 한다. 그녀는 긴급 상황이 발생할 경우 휴대전화 사용하는 방법과 다양한 이동 수단을 이용할 수 있는 방법을 배워야 한다. Jennifer는 또한 도시 지도 사용과 버스 시간표를 읽을 수 있는 방법에 대해 추가적인 지도를 받을 것이다.

그림 12-1 수행 결과 요약—Jennifer(사례 연구)

출처: 이 모형은 the Association on Higher Education and Disability (AHEAD), the Council for Exceptional Children's Division on Career Development and Transition (DCDT), and Division on Learning Disabilities (DLD), the National Joint Committee on Learning Disabilities (NJCLD), the Learning Disability Association (LDA) and the National Center on Learning Disabilities (NCLD)의 진술을 종합한 '국가 전환교육 문서 책임자 회의 2005'에 의해 개발되었다. 이는 Stan Show, Carol Kochhar-Bryant, Margo Izzo, Ken Benedict, 그리고 David Parker의 초기 작업을 기초로 삼고 있다. 그리고 다수의 전문조직, 학교, 대학, 특히 the Connecticut Interagency Transition Task Force 이해관계자들의 투고와 제언들이 반영되었다. 교육목적이 복제나 편집이 가능하다.

개가 장소마다 상당히 다양했던 지원과 비제도적인 서비스에 어떤 결과를 낳았는지 설명했다. 이 장은 활동을 실질적으로 보고 평가할 수 있는 경험의 준비와 인간 중심 계획 수립 접근을 통해 세워진 비전 가능성의 개발과 함께 거주 서비스, 지역사회 참여, 여가 활동의 시작에 대한 계획이 어떠했는지 설명했다. 일단 비전이 개발되었다면, 다음으로 이 장에서는 환경적인 전망, 개인 기술의 요구와 활용 가능한 지역사회 지원 간의 조화를 이루는 방법에 대해 제시

지역사회 참여 목표/결과: 독립적 참여
평가: 지역사회 중심 평가, 교실 관찰, 자기결정 척도, 적응 행동, 사회/대인관계 기술 평가

인지 영역	**현재 수행 수준** (학년 수준, 표준 점수, 강점, 필요)	**필수 편의시설, 수정, 고등학교에서 활용한 보조공학과 필요한 이유**
일반적인 능력과 문제해결 (말/언어, 보조적 의사소통)	Jennifer는 촉구 없이 그녀의 필요, 바람, 의견을 표현할 수 있는 언어 연령이 10대 수준이다.	Jennifer는 편의시설을 필요로 하지 않는다.
기능적 영역	**현재 수행 수준** (강점과 필요)	**필수 편의시설, 수정, 고등학교에서 활용한 보조공학과 필요한 이유**
사회적 기술과 행동 (교사/또래와의 상호작용, 도움 요청 시작단계)	최근 사회적 상호작용은 Jennifer에게 나타나는 도전적인 것이다. 그녀에게 낯선 사람이나 성인의 지시에 따라는 것을 어려워한다. Jennifer는 대부분의 그녀의 과제를 독립적으로 수행하고, 집단에서 하는 일은 내키지 않는다.	Jennifer는 관계성 개발을 위해 시간을 함께 갖는 감독에게 질문을 잘한다. 그녀는 또래와 사회적으로 상호작용을 요구하지 않는 업무나 상황에서 더욱 일을 잘한다. 피드백은 특정의 행동에 주어야 하고, 작게 나누어서 주어져야 한다. Jennifer는 또한 공공연하게 칭찬하는 것보다는 개인적이고 긍정적인 칭찬에 반응을 한다.
자기결정/자기옹호 기술 (중등 이후 목표·강점·필요를 확인하고 표현할 수 있는 능력, 학습을 통한 도움 요청 능력과 자립)	Jennifer는 고등학교 졸업장을 받고 싶고, 졸업 후 지역 상가에서의 일을 하고 싶다는 바람을 표현할 수 있다. 그녀는 학습이 지체되었고, 사회적인 어려움이 많다는 것을 안다. 그녀는 자신의 구체적인 강점과 약점을 분명히 표현할 수 없다. 그녀는 학문적, 기능적 과제에 대한 도움을 청할 수 있다. 하지만 종종 그렇게 하지 않는다.	Jennifer는 그녀가 신뢰하는 성인으로부터 특정 언어적 촉구를 받으면 스스로 옹호를 잘한다. 그리고 교사와 함께 역할놀이 활동을 통해 이러한 기술이 향상되었다.

그림 12-2 수행 결과 요약—Jennifer(사례 연구)

출처: 이 모형은 the Association on Higher Education and Disability (AHEAD), the Council for Exceptional Children's Division on Career Development and Transition (DCDT), and Division on Learning Disabilities (DLD), the National Joint Committee on Learning Disabilities (NJCLD), the Learning Disability Association (LDA) and the National Center on Learning Disabilities (NCLD)의 진술을 종합한 '국가 전환교육 문서 책임자 회의 2005'에 의해 개발되었다. 이는 Stan Show, Carol Kochhar-Bryant, Margo Izzo, Ken Benedict, 그리고 David Parker의 초기 작업을 기초로 삼고 있다. 그리고 다수의 전문조직, 학교, 대학, 특히 the Connecticut Interagency Transition Task Force 이해관계자들의 투고와 제언들이 반영되었다. 교육목적의 복제나 편집이 가능하다.

했다. 또한 이 장은 거주 서비스와 지역사회 서비스를 위한 중요한 일부 감시 기관에 대하여 설명하였고, 사람에게 기회를 확인하는 상담가로서 이들 기관을 활용하는 방법에 대해 설명하였다. 이 장에서 저자의 바람은 주거, 지역사회, 그리고 개인 생활의 여가 측면에서 질적 결과를 획득하기를 바라는 사람과 가족을 이끄는 데 필요한 기본 지식이 전환 코디네이터의 역할을 통

해 제공되는 것이다.

6. 연구문제

1. 탈시설화와 시설 개선에 기여하는 사회적 요인을 설명하시오.
2. 어떻게 정상화가 탈시설화와 시설 개선에 기여하였는지, 그리고 이 개념이 사회역할 안정책을 수반하여 개정된 이유를 설명하시오.
3. 어떻게 독립생활 운동이 생활 지원 선택과 의료공제 프로그램의 개발에 기여하였는지 설명하시오.
4. 시설, ICF/MR 프로그램, 그리고 그룹 홈과 같은 주거 서비스 등 오래된 모델의 근본적인 한계를 설명하시오.
5. 장애 학생을 위한 성인 주거 선택에 관하여 개인의 선호도를 평가하는 방법을 설명하시오.
6. 주거 서비스를 위한 전환계획을 개발할 때 고려해야 하는 필수조건, 기술, 그리고 지원 등을 설명하시오.
7. 성인 거주 서비스와의 연계 개발에 협력할 수 있는 주요 기관을 설명하시오.
8. 장애 학생을 위한 성인 지역사회 참여와 여가 선택 시 고려해야 하는 요인을 설명하시오.
9. 일반적인 대인관계와 친밀한 대인관계를 개발하는 데 중요한 기술과 지원에 대해 설명하시오.
10. 장애 학생을 위한 여가 기회와 지역사회 참여를 제공하는 주요 기관과 지역사회 프로그램은 어떤 것이 있는지 설명하시오.
11. 통합된 지역사회 활동 개발을 위한 세 가지 방법에 대하여 설명하시오.

제 4 부 반응하는 전환체계 개발

제4부는 '왜', 그리고 '누가' 주도하는 전환인가와 관련된 것을 넘어 대한 토론에서 개인과 프로그램 수준에서 전환계획이 '어떻게' 발생하는지에 대한 토론으로 발전하였다. 제4부에 속한 세 개의 장은 정책의 수립 과정과, 가장 효과적인 전환계획, 그리고 무수히 많은 프로그램과 서비스에 학생의 자기결정, 효과적인 전환계획, 서비스 협력, 그리고 가족이 포함되도록 촉진시키는 전환활동으로 구성하는지를 설명하는 기술적인 안내서다.

제13장 '전환계획'은 다양한 개별 계획전략과 전환에 대해 논의하는 IEP 회의를 위해 어떻게 진전을 준비, 실행, 평가하는지에 대해 설명한다. 이 장은 개인 중심, 자기결정, 그리고/또는 직업계획 모델을 IEP를 위한 출발점으로 이용함으로써 학생과 부모가 정보 및 의견을 제공하도록 하는 것의 중요성을 논의하고, 회의 의제, 전환계획 그리고 IEP의 실제적인 예를 제공한다.

제14장 '참여적인 의사결정: 학생의 자기결정을 위한 혁신적인 실제'는 어떻게 학생들이 자기결정 교육과정을 통해 자신들의 교육목표를 개발하는 데 참여하고 자기결정 프로그램에 대해 자세하게 논의한다.

또한 이 장은 장애 학생들과 가족의 선택과 참여의 중요성에 대해 논의하고, 어떻게 장애인이 자신들의 삶에 대해 더 많이 통제할 수 있는지에 대한 실제적인 예를 제공한다.

제15장 '전환 서비스 조정하기'는 개인과 체계의 관점을 결합하여 전환 서비스를 조화시키는 것에 대해 논의하고, 최신의 사례 관리와 서비스 조정 모델, 그리고 이러한 모델을 매우 관료적이고 단편적인 전환체계에 적용하는 데 있어서의 문제점을 검토한다. 이 장은 전환 조정자가 기관 간 협력을 이끌어 내는 데 해야 할 중요한 역할에 대해 논의하고 기관 간 협약의 예들을 제공한다.

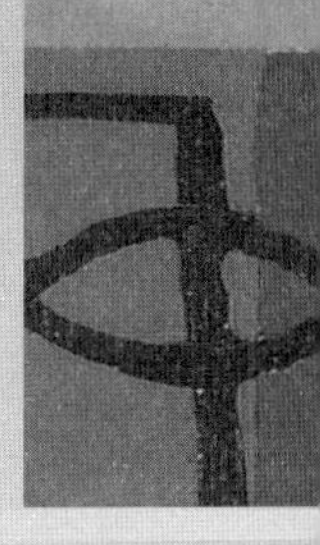

제 13 장 전환계획

Robert Baer

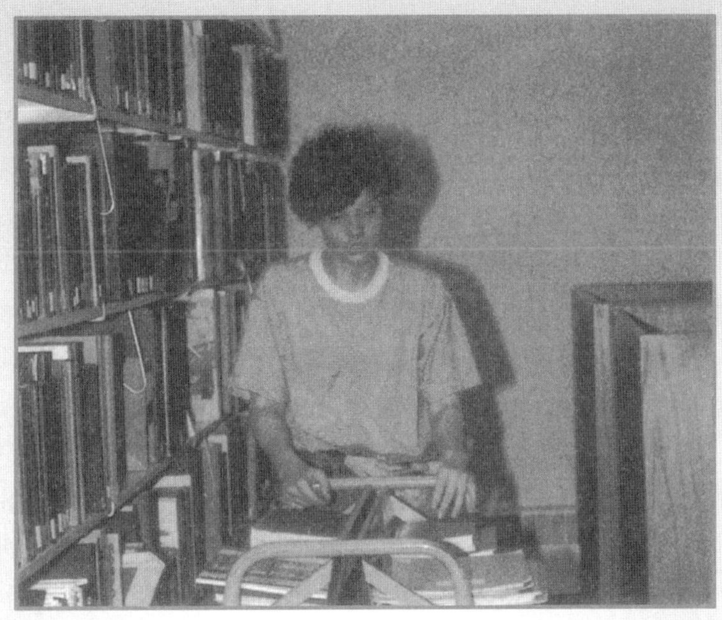

학습목표

1. 장애 청소년 및 장애인교육법(IDEA)과 관련된 전환계획의 일반적인 개념을 개발한다.
2. IDEA 정책 이후 나타난 전환계획에 관한 몇 가지 일반적인 통념을 파악한다.
3. 전환 회의를 준비하는 과정과 실제 회의를 하기 전에 검토해야 할 여러 가지 모델, 사정 및 고려 사항을 이해한다.
4. 전환계획의 개발부터 진전 사정까지 전환계획을 실행하는 과정을 이해한다.
5. 전환계획을 개발하고 실행하는 데 가족들이 공통적으로 하는 질문에 대하여 포괄적으로 이해한다.

1. 서론

전반적으로 IDEA의 전환계획 필요조건은 서비스에 대한 책무성에서 졸업 후 결과에 대한 책무성으로 발전해 왔다. 그러나 전환 서비스는 장애 학생들이 양질의 결과를 성취하도록 하기 위해 전환계획의 네 가지 필수적인 요소를 계속해서 언급해야만 된다. 이 장은 전환 평가, 계획 접근법, 교육과정, 전환활동, 그리고 성인 서비스 제공자와의 연계를 선택하는 데 어떻게 학생의 요구, 선호도, 흥미, 그리고 강점을 고려해야 하는지에 대하여 설명한다. 학업 및 기능적 결과와 장애 학생들이 졸업 후 환경으로 전환하는 데 필요한 연계에 초점을 맞춘 결과 중심 전환계획 과정을 어떻게 계획하는지 보여 준다. 또한 이 장은 일원화된 일련의 활동이 어떻게 교육적, 성인, 그리고 지역사회 서비스를 충분히 포함해야 함을 설명한다. 마지막으로 이 장은 전환 전문가가 학교에서 졸업 후 활동으로 이동을 촉진하기 위해 어떻게 역행 계획입안 접근법을 사용할 수 있는지에 대하여 설명한다.

2. 전환계획과 IDEA 1990~2004

특수교육 대상자의 고등학교 졸업 후 결과가 저조하다는 연구(Hasazi, Gordon, & Roe, 1985)에 근거하여, 1990년 IDEA는 **개별화 교육 프로그램**(Individualized Education Programs, IEPs)에 결과 중심 과정을 통하여 개발된 필요한 전환 서비스에 대한 내용을 포함하라고 요구하였다. 필요한 전환 서비스에 대한 내용(개별화 전환계획 또는 ITP로 알려진)은 학생들의 IEP에 그 학생들이 졸업 후 가고 싶어 하는 환경으로 이동을 촉진하는 활동을 포함하도록 보장하는 것이다. 1990년 IDEA는 전환계획이 16세 이전에 시작되어야 한다고 명시한 첫 번째 법이었다. 이 계획은 매년 검토되고 학생의 요구, 관심 및 선호도에 근거한 일련의 활동을 포함한다. 1990년 IDEA에 포함된 전환 서비스의 유형은 교수, 지역사회 경험, 직업개발, 일상생활 훈련, 기능적인 직업평가, 그리고 성인 서비스와 연계를 포함한다.

1997년 IDEA(P.L. 105-17)는 전환 개념을 확장하여 14세 또는 그 이전에 학생의 고등학교 교육과정에서 지원하고 있는 것과 같은 전환 서비스 요구 내용을 포함하도록 하였다. 이러한 전환 필요조건은 장애 학생들이 졸업 후 전환목표를 달성하는 데 중요한 일반교육 프로그램을 수강하는 데 어려움이 있다는 염려를 다루기 위해 첨가되었다. 또한 1997년 장애인교육법은 장애 학생들이 모든 주, 그리고 지역에서 실시하는 시험에 참여하도록 요구하였고, 그 결과 학교는 일반 교육과정에 근거하여 그 학생들의 진전에 대해 책임이 있었다. 1997년 장애인교육법의 시행규칙을 공포하는 데 있어 위원회는 "P.L. 105-17에 추가된 IEP 조항은 장애 아동들이 일반 교육과정을 더 많이 이용하는 것과 교육 개혁(학교-직업 프로그램과 같은)을 목적으로 하고 있다."고 언급하였다(p. 55091). 1997년

> **요점** 1990년과 1997년 IDEA는 모든 학생들을 위한 전환계획을 처음에는 16세 또는 16세 이전, 그 다음에는 14세 또는 14세 이전에 IEP에 포함시키도록 요구하였다.

IDEA의 전환 필요조건은 학생들을 일반 교육과정에 근거하여 가르치는 것으로부터 졸업 후 환경으로 이동을 촉진시키는 것으로 역할을 격상시켰다.

2004년 IDEA는 전환을 그것의 과정상의 필요조건을 약화시키고 결과에 대한 책무성을 강화하는 방향으로 재정의하였다. 이 정의는 적절하다면 14세 또는 그 이전에 학생의 교육과정과 관련된 전환 서비스 요구에 대한 진술을 더 이상 필요로 하지 않았다. 이 정의는 전환계획을 '결과 중심'이 아니라 '성취 중심' 과정으로 정의하였고 그 초점을 졸업 후 결과를 촉진시키는 것으로부터 졸업 후 성취를 촉진시키기 위해 학업적, 그리고 기능적 성취를 향상시키는 것으로 바꾸었다[20 U.S.C. 1401(34)(A)]. 정의에 있어서 이러한 변화는 전환 서비스의 목적이 졸업 후 결과를 촉진시키는 하나의 방법으로 학교에 있을 때 성취를 향상시키도록 제시되었다. 부가적으로 2004년 IDEA는 IEP에 있는 전환 서비스가 성인 서비스와 필요한 연계를 파악해야 한다는 조건을 제외하고, 전환계획이 필요할 때(예: 16세 이전에) 학생의 교육과정을 파악한다는 필요조건으로 바꾸었다.

2004년 IDEA가 학교에서의 조기 전환계획을 제공하고 전환 연계를 파악하는 필요조건을 약화시켰음에도 불구하고, 2004년 IDEA는 전환계획에 취업과 관련된 목표 및 졸업 후 교육과 같은 것을 포함하는 적절하게 측정할 수 있는 졸업 후 목표를 필수로 함으로써 졸업 후 결과에 대한 책무성을 강화하였다[Section 614(d)(1)(A)(VIII)(aa)]. 부가적으로 2004년 IDEA는 학교가 '아동이 졸업 후 목표를 성취하도록 어떻게 지원하는지에 대한 제안을 포함하는 아동의 학업 성취와 기능적 수행의 요약'[Section 614(c)(5)(B)(ii)]을 개발하도록 요구하였다.

학생의 요구, 강점, 흥미, 선호도 결정하기

IDEA는 회의의 목적이 학생의 전환 서비스에 대한 고려라고 하면, 그 학생을 IEP 회의에 초대해야만 한다고 일관되게 명시하고 있다. 또한 학생이 전환 회의에 참석하지 못하면 그 학생의 선호도와 흥미가 필수적으로 고려되어야 한다고 하였다. IDEA는 전환 회의는 그 학생이 회의에 참석할 수 있다는 것을 부모에게 항상 알려야 하고, 1997년부터 IDEA는 IEP에 학생들과 부모들에게 학생들이 성년이 되기 적어도 1년 전에 그 학생들에게 IDEA 권리에 대한 문서가 전달되어야 한다는 것을 포함하도록 명시하였다[Section 614(c)(5)(B)(i)]. 2004년부터 IDEA는 학생의 요구, 강점, 흥미, 그리고 선호하는 것에 대한 결정이 연령에 적합한 전환 사정을 통한 평가가 이루어져야 한다고 구체적으로 명시하였다.

결과 중심과 성과 중심의 전환계획

2004년까지 IDEA는 결과 중심 과정을 통해 만들어진 전환을 의미한다고 명시하였다. 이러한 전환은 성인 생활목표에 초점을 맞추고 졸업 후 교육, 직업교육, 경쟁고용(지원고용을 포함하여), 지속성 및 성인 교육, 성인 서비스, 자립 또는 지역사회 참여를 포함한다. 2004년 IDEA는 이러한 정의를 '결과 중심'에서 '성취 중심'으로 변화시켰고, 전환계획의 초점을 그 아동의 학교에서 졸업 후 활동으로의 이동을 촉진하기 위한 기능 및 학업 성취를 촉진하는 것으로 바꾸었다. 이러한 초점의 변화는 전환이 1983년 Madeline Will이 제안한 지원 중심 모델로부터 Kohler(1998)가 제안한 '교육에 의한 전환 관점'으로의 연장이다. 그러나 2004년 IDEA에서는 취업과 졸업 이 교육과 같은 측정 가능한 졸업 이 목표의 개발을 요구함으로써 졸업 이후 결과에 대한 책무성을 강화했다.

일련의 활동들

2004년까지 IDEA에서 개별 학생의 전환계획은 '적절하다면, 그 학생이 고등학교를 졸업하기 전에 각각의 공공기관과 참여기관의 책임 또는 연계, 또는 둘 다에 대한 진술'을 포함해야 한다. 2004년 IDEA는 이러한 요구 사항을 제외하였지만 개별 전환 회의는 '그 아동의 특수교사 또는 특수교육 분야의 행정가 외에 그 아동의 교사, 일반 교사(만일 그 학생이 일반 학급에 있다면) 그리고 공공기관의 대표'를 포함하도록 계속 요구하고 있다. 또한 2004년 IDEA는 '공공기관은… 전환 서비스를 제공하거나 비용을 지불할 책임이 있을 것 같은 다른 기관의 대표를 섭외하도록' 계속 요구하고 있다. IDEA는 전환계획을 학교와 협력하도록 책임을 부여하고 아래와 같은 사항을 요구하였다.

> 지역 교육청을 제외하고 참여하는 기관이 (1)(A)(i)(VIII)항에 있는 내용에 따라서 IEP에 진술된 전환 서비스를 제공할 수 없다면, 지역 교육청은 그 아동을 위해 IEP에 명시된 전환 목표들에 적합한 대체 전략을 찾도록 IEP팀을 재소집해야 한다(Section 300.348).

졸업 후 활동으로 학생의 이동 촉진

IDEA는 전환 서비스가 학생들이 그들이 바라는 졸업 후 활동을 할 수 있게 계획되도록 요구하였고, 학생들이 그러한 결과를 성취하기 위해 아주 일찍부터 시작하도록 제안하였다. 1997년 IDEA는 '14세에 시작하여 매년 개정되는 아동의 교육과정(대학 과정과 직업교육 프로그램에 참여와 같은)에 초점을 맞춘 그 아동의 전환 서비스 요구에 대한 문구'가 IEP에 포함되도록 요구하고 있다(Section 300.347). 2004년 IDEA는 이러한 교육과정 요구 사항을 16세에 시작하는 정규 전환계획 과정에 포함시키도록 바꿨다. 1997년과 2004년 IDEA 둘 다 '교수, 관련 서비스, 지역사회 경험, 직업과 다른 졸업 후 목표들의 개발, 그리고 적절하다면 일상생활 기술과 기능적 직업평가의 습득'을 포함하는 서비스의 필요성을 나타내는 IEP에 필요한 전환 서비스에 대해 언급하도록 계속해서 요구하였다(Section 300. 29). 2004년 IDEA는 '성공적인 졸업 후 고용을 촉진하기 위해 효과적인 전환 서비스 또는 교육이 장애 아동들에 대한 책무성의 중요한 측정인 장애 학생들의 졸업 비율이 계속해서 상승하고 있다'[Section 601(c)]는 결과를 추가하였다.

3. 전환정책 실행과 관련된 일반적인 통념

Stowitschek와 Kelso(1989)는 전환계획을 IEP에 포함시킨 것이 전환계획의 연속성이 결여되고 질 낮은 목표와 같은 부정적인 특성을 IEP에 포함되게 하는 원인이 된다고 경고하였다. 연구는 전환계획이 종종 서비스를 통합하기 위한 비전, 연계 및 방법이 부족하다고 지적하였다(Galli-van-Fenlon, 1994; Grigal, Test, Beattie, & Wood, 1997; Krom & Prater, 1993; Lombard, Hazelkorn, & Neubert, 1992; Story, Bates, & Hunter, 2002). 다음의 네 가지 일반적인 통념은 교사가 전환을 '문서화된 것'에 초점을 맞추도록 하는 학교를 가장 많게 하였다(Baer, Simmons, & Flexer, 1996).

일반적인 통념 1: 모든 학생들에게 하나의 전환계획 과정이 있다

직업계획 과정으로서 전환계획은 장애 학생 각각의 인지적·직업적 요구에 맞게 개별화되고 적절해야 한다. 몇몇 학생들은 전환계획의 부분으로서 일반교육의 직업계획 과정에 참여할 수도 있고(Clark & Kolstoe, 1995; Menchetti & Piland, 1998; Sitlington & Clark, 2006), 다른 학생들은 개인의 미래계획(Personal Futures Planning)과 같은 인간 중심 계획 접근법을 선호할 것이다(Mount, 1994; O'Brien, 1987; Story, 2005). 자기결정과 적절성의 원리들은 전환계획 접근법을 선택하는 데 있어 동시에 적용되어야만 한다. 장애 학생들은 전환계획을 하는 데 적극적인 역할을 할 수 있어야 하고, 동시에 학교와 성인 서비스 체계의 복잡성을 충분히 고려한 계획이 제공되어야 한다. 결과적으로 하나의 전환계획 과정이 모든 학생들에게 적합한 것은 아니다. 사실상 몇몇 학생들은 여러 가지 계획 접근(예: 인간 중심 계획과 직업계획)이 필요하다.

일반적인 통념 2: 계획은 전환 회의에서만 수립된다

전환계획은 IEP 회의의 시작 또는 마지막에 하는 짧은 회의보다 훨씬 이상의 것을 포함한다. 편안한 환경에서 학생과 가족들의 요구와 그들이 바라는 졸업 후 결과에 대하여 토의하고 한 번에 몇 년을 위한 활동을 계획할 수 있도록 그들에게 충분한 시간을 주어야 한다. 학생들과 가족들은 여러 전문가들과 함께하는 큰 회의에 참석해 본 경험이 적기 때문에, 일반적으로 전환 회의를 하기 전에 이러한 문제들에 대하여 논의하는 것이 필수적이다(Pumpian, Campbell, & Hesche, 1992; Whitney-Thomas, Shaw, Honey, & Butterworth, 1998). 이 계획 과정은, 아동들을 위한 선택과 수정(choosing options and accommodations for children, COACH), 학생과 가족이 의미 있는 정보를 제공하도록 보장하기 위해 초기 면담을 교사/촉진자, 가족 구성원, 그리고 학생으로 제한한다고 제시해 왔다(Giangreco, Cloninger, & Iverson, 1993).

일반적인 통념 3: 전환계획은 1년 동안 유효하다

정의에 따르면 전환계획은 졸업 후 결과에 초점을 맞추기 때문에 이 계획은 장기계획이다. IDEA는 전환계획이 매년 검토되어야 하지만, 매년 이전의 계획을 버리고 새로운 계획을 하는 것이 아니라고 명시하였다. 불행하게도 이것은 전환계획이 IEP에 포함되었을 때 논리적인 문제가 나타났다. IEP의 부분으로서 전환 서비스는 다른 IEP 서비스와 동일한 필요조건에 종속시켰고, 그것은 시간이 도래하였을 때 전환계획을 이용할 수 있도록 보장하기 위해 다년간의 전환계획은 너무 먼 미래에까지 서비스를 제공하도록 학교에 의무화했다. 그러나 IEP에 다년간의 계획 없는 전환에 대한 문장은 단지 단기적인 기능적 활동 목록에 불과하다. 많은 학교들은 매년 통과되는 IEP 계획을 하는 데 연속성을 제공하는 장기적인 전환계획을 개발하는 데 어려움을 제시해 왔다.

일반적인 통념 4: 전환팀은 매년 한 번 만난다

2004년 IDEA는 만약 부모와 학교가 IEP를 변경하는 데 동의한다면, 한 학교가 전환 서비스를 계획대로 제공할 수 없다면 가능한 한 빨리 전환팀을 재소집해야 된다고 더 이상 요구하지 않았다. 그러나 다른 참여기관이 계획한 대로 서비스를 제공하지 못한다면 그 학교는 IEP를 재

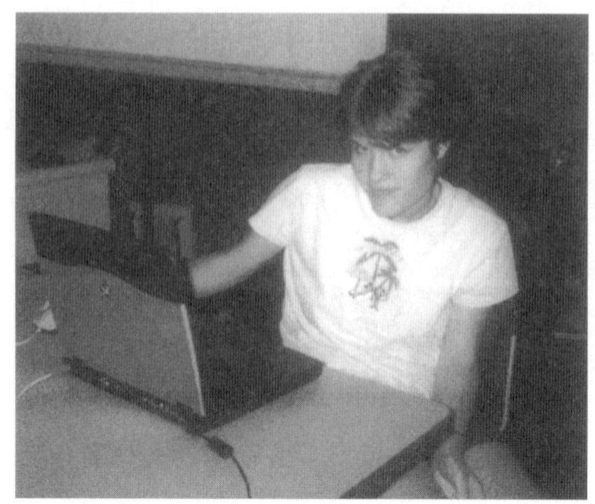

컴퓨터 보조 평가는 진로 평가의 결정을 입증한다.

소집해야 한다. 좋은 계획의 일반적인 원리는 다음과 같은 내용을 포함하는 주요한 변화가 발생할 때마다 계획을 점검, 평가 및 개정을 하도록 하였다. (a) 학생 목표의 변화, (b) 학생 수행의 문제, (c) 계획된 서비스를 받지 못할 경우, (d) 그 학생이 혜택을 받을 것 같은 새로운 기회 또는 프로그램. 그러나 연구에서는 서비스가 계획된 대로 제공되지 않을 경우 전환팀을 재소집하는 구조를 가지고 있는 중등학교는 25% 이하라고 지적하였다(Baer et al., 1996; McMahan, 2005; McMahan & Baer, 2001). 몇몇 학교는 정기적인 의사소통을 보장하기 위해 컴퓨터를 통한 계획, 기관 간 팀, 또는 회의 요청을 개발함으로써 이러한 문제에 대처하였다(McMahan & Baer, 2001).

요점 IDEA의 전환 명령을 시행하는 것은 최소한의 것 또는 '서류화된 것' 이상이다.

4. 전환 회의를 위한 준비

전환계획 과정 선택하기

전환계획은 장애 학생과 가족의 특별한 계획 능력과 요구를 포함하여야 한다. 어느 정도 모든 전환계획 접근은 (a) 인간 중심적, (b) 자기결정적, (c) 직업 지향적이어야만 한다. 인간 중심 계획을 강조하는 계획 접근들은 장애 또는 선호하는 것을 표현하기가 어렵기 때문에 직업적인 목표를 개발하는 데 어려움을 겪는 사람들을 위해 주로 사용되어 왔다(Menchetti & Piland, 1998). 일반적으로 중도 장애 학생들과 함께 사용되었음에도 불구하고, 이 계획 접근법들은 졸업 후 목표가 없는 경도 장애 학생들에게도 혜택을 줄 수 있다(Harrington, 2003; Rojewski, 1993). 인간 중심 계획 접근법들은 그 학생의 (a) 개인사, (b) 꿈, (c) 악몽, (d) 관계, (e) 능력, (f) 활동 계획에 관한 의사를 반영하기 위해 일반적으로 촉진자, 기록자, 학생, 그리고 다양한 가족, 친구, 급우, 그리고 함께 일하는 동료를 포함한다(Holburn & Vietze, 2002). 인간 중심 계획 접근법들은 아래의 다섯 가지 사항을 포함한다.

1. 인물 소개(O'Brien, 1987; O'Brien & O'Brien, 2002). 그 개인에게 (a) 중요한 사람, (b) 중요한 장소, (c) 중요한 사건, (d) 건강 문제, (e) 일상에서의 선택, (f) 존중을 받거나 받지 못하는 방법, (g) 지원 전략, (h) 기대와 공포, (i) 장애물과 기회에 관해 도표를 사용하여 결정하는 계획 접근법.
2. 개인의 미래 계획(Mount & Zwernick, 1988). 다음과 같은 영역에서의 쟁점에 초점을 맞추는 인간 중심 계획. (a) 가정, (b) 직장 또는 학교, (c) 지역사회, (d) 선택과 선호, (e) 관련된 사람.
3. 필수적인 삶의 형태 계획(Smull & Burke-Harrison, 1992). 일곱 가지 영역에 초점을 맞추는 인간 중심 계획 접근법. (a) 협의가 불가능한 것, (b) 아주 선호하는 것, (c) 매우 바람직한 것, (d) 개인의 특성, (e) 개인의 관심, (f) 필요한 지원, (g) 활동 단계.
4. COACH(Giangreco et al., 1993). 아동들을 위해 선택과 수정을 나타내는 한 가지 형태의 개인 중심 계획. 이 접근법은 IEP 계획에 가족의 가치와 희망을 포함한다.
5. 활동 계획하기(이전의 McGill Action Planning System, MAPs)(Vandercook, York, & Forest, 1989). 개인사, 정체성, 꿈, 악몽, 강점, 재능을 정의함으로써 '안내서'를 개발하는 형태의 인간 중심 계획.

자기결정은 전환계획의 중요한 초점이다. 훌륭한 인간 중심과 직업 중심 계획 과정은 학생들이 스스로 결정해야 할 필요성에 대하여 언급하지만, 자기결정 모델은 자기인식과 지도력 기술을 개발함으로써 학생 참여를 향상시킨다. 자기결정 접근법은 일반적으로 학생들이 (a) 자기옹호, (b) 결정, (c) 목표 개발, (d) 지도력 시범, (e) 전환 회의에 적극적인 역할을 할 수 있는 능력을 향상시키는 데 초점을 맞추고 있다. 자기결정 접근법은 다음과 같은 사항을 포함한다.

1. *ChoiceMaker*(Martin, Huber Marshall, Max-

son, & Jerman, 1996). (a) 목표를 선택하고, (b) 목표를 표현하고, (c) 활동하는 것에 초점을 맞춘 자기결정 접근법.

2. *Group Action Planning*(Turnbull & Turnbull, 1993). 학생들이 개인의 미래 계획에 책임감을 갖도록 도와주는 자기결정 접근법.
3. *Whose Future is It Anyway?*(Wehmeyer & Kelchner, 1995). (a) 자기인식, (b) 선택하기, (c) 지원과 전환 서비스 획득, (d) 전환목표를 기술하고 평가하기, (e) 지도력 기술 학습에 초점을 맞춰 개발된 36개의 과제로 구성된 인지장애인을 위해 설계된 자기결정 교육과정.
4. *Next S.T.E.P.*(Halpern et al., 1997). 학생 주도 전환 접근법은 16개의 학습으로 구성되어 있다. 이 수업은 다음에 제시된 네 가지 영역으로 나누어진다. (a) 시작하기, (b) 자기탐구와 평가, (c) 목표와 활동 개발, (d) 계획 실천.
5. *IPLAN*(Van Reusen & Bos, 1990; Van Reusen & Bos, 1994). 학습장애 학생을 위해 개발된 한 가지 형태의 인간 중심 계획은 목록(Inventory) 작성하기, 계획하기(Plan), 청취하기(Listen), 질문하기(Ask), 목표 명명하기(Naming)로 구성된다.
6. *TAKE CHARGE*(Powers et al., 1996). 지체장애 학생을 위해 개발된 학생 주도 협력 접근법은 청소년을 유사한 장애가 있는 동성의 성인과 짝지우고, 다음에 제시된 네 가지 주요한 전략이 사용된다. (a) 기술 촉진, (b) 멘토링, (c) 또래 지원, (d) 학생이 성취, 협력, 극복하는 기술을 개발하도록 부모 지원.

직업계획 접근은 많은 학생, 특히 고등교육 및 기술적인 직업을 시작하려고 계획하는 학생에게 효과적일 수 있다. 직업 개발 접근법은 (a) 체계적, (b) 발달적, (c) 자기인식에 초점을 두고, (d) 광범위한 직업을 지향한다. 직업계획 접근은 다음과 같은 것을 포함한다.

1. 너의 낙하산은 무슨 색(What Color Is Your Parachute)(Bolles, 1995; Bolles & Bolles, 2006). 이 출판물은 직업 개발에 대한 개관과 흥미를 파악하고, 직업을 조사하고, 이력서를 개발하고, 그리고 면접 지도와 관련된 몇 가지 유용한 연습과 예를 제공한다.
2. 생활 중심 직업교육(Life-Centered Career Education, LCCE)(Brolin, Schatzman, 1989; Brolin, 1997; Brolin & Lloyd, 2004). 이 직업 개발 접근법은 삶의 주요한 영역인 직장, 가정, 그리고 학업에 초점을 맞추기 위해 초·중등 교육과정에 포함될 수 있는 22가지 주요한 능력을 명시하였다.
3. 직업 성숙도 검사(Career Maturity Inventory)(Crites, 1978). 직업 발달검사(Career Development Inventory, 1990)와 함께 이 검사는 상담을(또는 컴퓨터 발견 프로그램을 사용하는 데) 통해 학생, 여가 활동자, 시민, 노동자, 주부의 역할과 관련된 능력에 초점을 맞춘다.
4. *Myers-Briggs*(Myers & McCauley, 1985). 이 검사는 자기인식 및 직업 인식(예: 외향성, 직관형, 감정형, 지각형, 또는 EIFP)을 개발할 때 사용될 수 있는 네 가지 성격 유형을 파악하는 데 사용된다.

5. 취업 능력 생활 기술 검사(Employability Life Skills Assessment)(Weaver & DeLuca, 1987). 이 준거 참조 체크리스트는 매년 개인, 사회 및 일상생활 습관 영역에서 24가지 주요한 고용 기술 능력의 학생 수행 수준을 평가하는 데 사용된다.
6. 자기 주도 탐색(Self-Directed Search®)(Holland, 1985b; Holland, 1996). 학생들이 자신들의 요구와 선호도를 고려하여 직업을 선택하도록 도와주기 위해, 이 도구는 여섯 가지 성격 유형을 파악하고 이러한 유형을 여섯 가지 직업 유형과 결부시키는 것이다.

자기 주도 탐색은 학생의 성격 유형에 대한 정보를 제공하고 그 성격 유형에 적합한 직업과 결부시키기 때문에 전환계획을 수립하는 데 매우 효과적이다(Simmons & Baer, 1996). LCCE는 생활 기술 요구에 초점을 맞추기 때문에 특별히 지원고용과 지원 생활을 시작하려는 학생에게 좋은 사정 및 계획 접근법이다(Greene, 2003).

> **요점** 전환계획 접근법은 학생 및 가족과 함께 선택되어야 하고 자기결정, 인간 중심, 그리고 직업 동향을 강조해야 한다.

전환계획을 위한 시간표

모든 사람들과 마찬가지로 장애인도 자신들의 삶 속에서 많은 전환기를 겪는다(Brolin & Schatzman, 1989; Repetto & Correa, 1996; Savickas, 2002). 2004년 IDEA는 IEP와 전환계획은 궁극적으로 학교로의 전환(최근에 IDEA의 C 부분에 명시된), 중학교로의 전환, 고등학교로의 전환, 그리고 졸업 후 환경으로의 전환을 포함하는, 교육을 받는 시기 동안에 발생되는 많은 전환기에 초점을 맞추어야 한다고 지적해 왔다. 이 책에서는 전환계획이 학교에서 졸업 후 환경으로의 전환에 초점이 맞추어져 있다. 그러나 중등학교에서 전환계획은 학생의 발달 경험을 그 시기까지에 바탕을 두고 세워야 하기 때문에 전환을 학생의 전체 학습 경험으로 보는 것이 중요하다. **표 13-1**은 전환 선택이 초등학교 때부터 개발되고 형성되어야만 한다는 것을 보여 주고 있다.

전환계획팀 구성

전환계획을 개발하는 데 가장 중요하게 고려해야 할 사항은 전환계획팀의 구성이다. 팀 구성원의 선택은 그 학생과 가족을 포함하여 협력적으로 노력을 해야만 한다(O'Brien, 1987). 연구가 자신-친구-가족의 연계가 그 학생이 졸업 후 직장을 얻는 데 80% 이상 차지한다고 지적했기 때문에, 이것은 매우 중요하다(Hasazi, Gordon, & Roe, 1985; SRI International, 1992). 또한 전환팀 구성원으로 고등학교와 그 학생이 바라는 졸업 후 환경 대표자를 포함해야 한다. 그래서 그 대표자들이 서로 만나서 그 학생이 들어가고자 하는 프로그램에 필요한 사항에 대하여 잘 알아야 한다.

> **요점** 전환팀은 학생 및 가족과 함께 구성되어야 하고, 가족 구성원, 생활환경에서 자발적으로 나타난 후원자, 성인 서비스 제공자, 그리고 졸업 후 환경의 대표자들이 포함되어야 한다.

표 13-1 전환계획을 위한 시간표

초등학교 수준: 1~4학년

장기 목표: 고용 가능성과 독립생활 기술과 태도

단기 목표:

1. 긍정적인 직업 태도를 개발하기
2. 모든 형태의 직업을 평가하기
3. 장애를 대처하는 방법의 이해를 발달시키기

가능한 활동 영역:

- 통합 활동
- 책임 활동
- 작업 표본 활동
- 직업 현장 견학 여행
- 직업에 대한 토론
- 관심과 적성에 대한 토론
- 공학의 탐구
- 의사결정과 문제해결 활동

중학교: 5~8학년

장기 목표: 교육과정과 관련된 직업탐구와 전환계획

단기 목표:

1. 학교와 직장의 관계를 이해하기
2. 관심, 적성, 그리고 선호도를 이해하기
3. 직업, 교육, 독립생활, 그리고 지역사회 선택권을 이해하기
4. 일반적인 중등 교육과정을 결정하기
5. 중등교육을 위해 필요한 수정과 지원을 평가하기
6. 14세 전에 원하는 교육과정에 참여하는 데 필요한 전환 서비스를 상술하기

가능한 활동 영역:

- 직업 및 기술학교 방문
- 고등학교 방문
- 완전한 관심 목록
- 기능적 직업평가
- 직업 박람회
- 전환 요구와 선호도 조사
- 고용 가능성 평가
- 일상생활 기술 수업
- 돈과 예산 수업
- 지역사회 인식수업
- 인턴제(기업체에서 반나절 정도 특정 업무를 보는 프로그램으로 job shadowing을 말함)
- 직업 안내
- 자기결정과 옹호 훈련
- 보조공학과 관련 서비스 사용 훈련
- 컴퓨터 훈련
- 이동 훈련
- 상담
- 고용 가능성 기술 훈련
- 결정과 문제해결 훈련

고등학교: 9~10학년

장기 목표: 직업 탐색과 전환계획

단기 목표:

1. 의미 있고 현실적인 졸업 후 목표 개발하기
2. 목표와 관련된 직장, 교육, 주거, 그리고 지역사회 참여 기술과 지원 개발하기
3. 보조공학 관리와 수정 요청 방법을 학습하기

가능한 활동 영역:

- 공학 평가
- 기관 의뢰하기
- 전환목표 개정하기
- 자기결정 훈련
- 전환계획 개발
- 직업교육
- 상급 수업에 배치
- 직장 경험
- 인턴제
- 직장 배치
- 직장 동아리
- 성인 서비스와의 연계

표 13-1 전환계획을 위한 시간표 (계속)

고등학교: 11학년 이상	가능한 활동 영역:
장기 목표: 학생이 원하는 졸업 후 환경으로의 전환과 중복 **단기 목표:** 1. 경험과 활동을 통해 목표를 검사하기 2. 졸업 후 교육 그리고/또는 직업을 위한 선택권 보장하기 3. 주거와 지역사회 참여 지원과 접촉 개발하기 4. 성인 서비스와 연계하기 5. 학생과 가족들이 사회 환경에서 기능하도록 허용하기	• 전환계획을 검토하고 개정하기 • 성인 서비스를 포함하기 • 자기결정 훈련 • 성인 서비스에 접수하기 • 졸업 후 교육에 접수하기 • 재정 계획하기 • 관련된 졸업 후 환경 방문하기 • 직업 탐색 기술 개발하기 • 직업 소개하기 • 지역사회 구성원 • 전환 정리 전이하기 • 후속 지원 개발하기 • 전환계획을 가족 또는 성인 서비스로 이양하기

출처: R. Baer, R. McMahan, & R. Flexer, 1999. *Transition planning: A guide for parents and professionals* (p. 9), Kent, OH: Kent State University. Copyright 1999 by Robert Baer. Reprinted with permission.

전환팀의 주요 구성원들은 전환계획을 개발하는 데 항상 참여해야 하는 사람들이다. IDEA에 따르면, 주요 구성원은 아래와 같다.

1. 장애 학생
2. 부모와 보호자
3. 특수교사
4. 일반 교육과정에 지식이 있는 지역교육청 대표
5. 평가를 해석할 수 있는 전문가
6. 일반 교사(만약 그 학생이 일반 학급 또는 직업교육 학급에 있다면)

이러한 주요 구성원에 더하여, 개별 학생은 전환에 중요한 사람을 포함시키고 싶은 특별한 요구 사항 또는 선호도가 있을 것이다. 이러한 것은 다음과 같은 사람을 포함시키지만 이러한 사람들로만 제한하지는 않는다. (a) 현장 학습 책임자 및 전환 전문가, (b) 관련 서비스 제공자, (c) 직업재활 상담자, (d) 성인 서비스 제공자, (e) 고용주, (f) 졸업 후 프로그램 대표자, (g) 지역사회 후원자 및 옹호자. 이러한 구성원과 다른 팀 구성원들은 그 학생의 직업, 교육, 지역사회 참여, 그리고 주거생활과 관련이 있는 바람직한 환경을 평가하는 과정에서 파악되어야 한다. 전환팀 구성원의 개별 역할은 **표 13-2**에 약술되었다.

전환 평가

전환 책임자는 학생들과 가족들이 학생의 졸업 후 목표, 학습 교육과정, 그리고 필수적인 전환

표 13-2 전환팀 구성원의 책임

팀 구성원	책임
학생*	요구, 강점, 선호도, 그리고 관심 파악하기 지원과 함께 계획하는 데 주도적인 역할하기 모든 계획 활동에 참여하기 친구, 가족, 그리고 전환팀의 일원이 될 수 있는 지역사회 주민 파악하기 다수의 시대에 IDEA 권리 가정하기
부모/보호자* 또한, 형제자매 친구 옹호자	학생의 요구, 강점, 선호도, 그리고 관심에 대한 정보 제공하기 전환 프로그램과 성인 서비스로 의뢰하는 데 참여하기 사회보장번호, 신분증, 그리고 승차권 받는 것 도와주기 장기적인 재정 지원, 사회보장, 신탁자금 또는 다른 지원을 위한 계획 필요하면 지역사회 및 거주 서비스를 받을 도움 요구하기 학생에게 성인의 역할과 책임을 해 볼 기회를 제공하기 전환계획을 조정할 사람을 찾기 친구, 가족, 그리고 전환팀의 구성원이 될 수 있는 지역사회 구성원 찾기
특수교사* 협력하기: 직업교사 현장 학습 관련 서비스 진로지도 교사	학생들이 졸업 후 목표를 파악하고 필요한 전환 서비스를 받도록 도와주기 전환계획에 포함될 학교 또는 지역사회 기관 인사를 파악하기 학생과 가족이 전환팀에 참여할 수 있도록 준비시키기 전환계획에 필요한 전환 서비스 작성하기 전환 서비스와 활동을 전환계획에 포함하기 가족에게 정보를 제공하고 성인 서비스에 의뢰하도록 도와주기 IEP를 학생의 교육과정과 필수적인 시험과 연결하기 학생 진전에 대한 정보를 수집하고 점검하기 모든 교육 서비스에 대한 수정과 지원을 제공하거나 받기
일반 교사*	IEP를 일반 교육과정과 연결하기 학생들이 졸업 후 목표와 필요한 전환 서비스를 찾도록 도와주기 학생의 성인 환경으로의 전환을 지원하도록 가르치기 학생 진전에 대한 정보를 수집하고 점검하기 교육과정을 수정하고 일반교육을 위한 수정을 제공하거나 받기 주 및 지역 능력시험을 위한 수정을 하거나 제공받기
평가를 해석할 수 있는 전문가*	학생의 요구, 관심, 그리고 선호도에 관한 평가정보 제공하기 학생의 강점과 적성에 대한 평가정보 제공하기 학생과 가족에 대한 평가를 해석하기 평가의 제한점과 보충적인 평가요구를 파악하기 학생과 가족과 함께 평가 선택권을 파악하기 위해 일하기

표 13-2 전환팀 구성원의 책임 (계속)

팀 구성원	책 임
교육과정을 잘 아는 지역 교육청 대표	학교를 통해 제공되는 프로그램에 대한 정보 제공하기 어떻게 장애 학생이 일반교육 프로그램에 통합될 수 있는지 파악하기 통합과 전환을 위한 공학, 수정, 그리고 지원을 받도록 도와주기 일반 교육과정과 능력에 대처할 방법을 파악하도록 도와주기 전환팀이 학생의 졸업과 주 및 지역사회 능력고사에 참여하기 위한 수정과 지원을 얻도록 도와주기
성인 서비스 제공자 포함 직업재활 서비스 정신지체/발달장애 서비스 정신건강 고용통계국 사회보장 독립생활센터 고용주 졸업 후 교사 복지사업	졸업 전후에 직업훈련을 제공하고 배치하기 사례 관리와 서비스 조정 서비스 제공하기 보충적 소득보장제도와 빈민의료보장제도를 위한 자격 결정하기(일반적으로 직업재활과 사회보장) 독립생활 서비스 제공하기 기능적 직업평가와 직업 상담 제공하기 건강 서비스와 지원 제공하기 공학과 수정 제공하기 졸업 후 교육 또는 직업훈련을 위한 재정적 지원 제공하기 오락과 여가 생활 기회 제공하기 상담과 행동지원 제공하기 또래 및 동료 지원이 개발되도록 돕기 졸업 후 환경에서 시행할 기회 제공하기 아동 지원 제공하기

*주요 구성원

출처: R. Baer, R. McMahan, & R. Flexer, 1999. *Transition planning: A guide for parents and professionals* (p. 11), Kent, OH: Kent State University. Copyright 1999 by Robert Baer. Reprinted with permission.

서비스에 관하여 잘 알고 선택할 필요가 있는 모든 정보를 제공해야만 한다. 회의 전에 교사들은 전환 회의에 필요한 사정을 파악하여 평가 결과를 수집해야 한다. 이러한 것은 학생들이 자신들의 강점, 요구, 흥미, 그리고 선호도를 파악하도록 도와줄 수 있는 일련의 직업 및 생활 기술 평가를 포함한다. 그것은 또한 그 학생의 직업 성숙도와 졸업 후 목표에 대한 가족-학생 일치 정도를 평가하는 학생과 가족 조사도 포함할 수 있다. 다음의 목록은 특정한 학생에게 유용한 몇 가지 형태의 평가를 포함한다(Clark & Patton, 1997; Miller, Lombard, & Corbey, 2007; Trainor, Patton, & Clark, 2005).

- 관심 목록(컴퓨터와 수기)
- 전환 검사
- 취업 능력 기술 목록
- 개인의 미래 계획

- 구조화된 상황(예: 가정, 지역사회, 직장) 평가
- 학생이 바라는 졸업 후 환경 평가
- 교육과정 중심 평가
- 구조화된 면접
- 사회 경력
- 적응 행동 목록
- 생활 기술 목록
- 직업교육을 위한 선행 기술 진단
- 적성 검사
- 성격 검사
- 사회적 기술 검사
- 직업 기술 사정
- 전문가 진단(예: 심리학, 의학, 시각, 언어, 운동)
- 대학 입학시험
- 공학적 요구 진단
- 직업 포트폴리오

2004년 IDEA는 연령 수준에 적절한 전환 평가의 사용을 요구하고 있다. 돌본다는 것(care)은 표준화된 평가도구가 사용되고 그 결과가 제시되어야만 한다. 평가 내용은 (a) 검사하는 학생의 형태에 유효하고, (b) 실제 및 바람직한 학생 환경과 관련되고, (c) 전환팀의 모든 구성원에 의해 이해되고, (d) 학생의 강점에 초점이 맞추어져야만 한다. 연구는 표준화된 평가 절차는 종종 장애 학생들에 대한 타당도가 부족하다고 지적하였다. 왜냐하면 그 평가 절차는 지원, 공학, 그리고 학생 수행에 대한 훈련의 영향이 고려되지 않기 때문이다(Craddock & Scherer, 2002; Menchetti & Piland, 1998). Hagner와 Dileo(1993)는 중도 장애 학생들은 자신이 수행할 환경의 중압감, 단서, 시야, 그리고 소리에 대한 정보가 부족하기 때문에 표준화된 평가 절차는 이 학생들에게 거의 사용되지 않는다고 지적하였다. 이러한 연구자들은 상황적 평가 또는 그 학생의 수행이 예상되는 실제 환경에서 수행되는 평가의 사용을 강력하게 주장하였다.

요점 전환 평가는 개별화되고, 강점에 초점을 맞추고, 기능적이고 사회 참조적이어서 검사를 받는 학생에게 유효해야 한다.

역행 계획

전환 책임자는 전환 서비스와 IEP를 개발하는 데 '역행 계획(backward planning)'으로 알려진 기법을 사용해야 한다(O'Brien & O'Brien, 2002; Steere, Wood, Panscofar, & Butterworth, 1990). **그림 13-1**은 역행 계획이 졸업 후 업무적인 상황에서 지원고용을 바라는 학생을 위해 어떻게 작용하는지 보여 주고 있다. 졸업 전에 필수적인 서비스와 지원이 실시되도록 보장하기 위해 학생이 졸업하기 1년 전에 환경을 선택―이 경우에 지원고용―하도록 하였다. 그 결과 그 학생은 성인 서비스 체계로 쉽게 이동할 수 있을 것이다. 졸업하기 2년 전에 그 학생은 직장 채용, 직장 동아리, 그리고 추후 서비스를 통하여 지원고용으로 이동한다. 졸업하기 3년 전에 전환 서비스는 지원고용으로 안내하는 지역사회 경험과 직업교육에 초점을 맞춘다. 졸업하기 4년 전에 활동의 초점은 인턴제, 안내 상담, 그리고 취업능력 기술 훈련에 중점을 둔 직업 탐색이다. 이러한 역행 계획 접근법은 개별 학생의 졸업 후 교육, 독립생활, 그리고 지역사회 참여를

졸업 후 목표: 사무직 환경에서 지원고용 현재 연령: 18세 졸업 연령: 22세				
필요한 전환 서비스	19세	20세	21세	22세
1. 사무직 환경에서 지원고용			X	X
2. 졸업 후 계속되는 지원			X	X
3. 직장배치 서비스와 직장 동우회		X	X	
4. 이동 훈련	X	X		
5. 사회보장 직장장려계획 개발		X		
6. 사무직 기술 직업교육	X	X		
7. 학령기 동안에 지역사회 직장 경험		X		
8. 여름방학 직장	X	X		
9. 인턴제	X	X		
10. 진로상담	X			
11. 고용 기술 훈련	X	X		
12. 사회안전보장혜택 지원－18세에 해야 됨				
13. 직업재활에 의뢰－16세에 해야 됨				
14. 정신지체/발달장애 서비스에 의뢰－16세에 해야 됨				

그림 13-1 역행 계획 작업표

출처: R. Baer, R. McMahan, and R. Flexer, 1999. *Transition planning: A guide for parents and professionals* (p. 17), Kent, OH: Kent State University. Copyright 1999 by Robert Baer. Reprinted with permission.

포함한 졸업 후 목표를 위해 사용된다. 일반적인 경험 법칙은 장애가 더 심하면 심할수록, 학교와 졸업 후 환경 간에 일치되는 부분이 더 많다는 것이다. **그림 13-1**은 전환고용 목표에 대한 역행 계획 작업표의 예를 보여 준다.

> **요점** 졸업 후 목표의 개발과 실행은 졸업할 때까지 매년 그 학생이 교육적 경험을 하도록 해야 한다.

학생과 가족 주도 전환 회의 준비하기

전환 회의 전에 전환 책임자는 아래에 제시된 사항에 동의를 구하기 위해 그 학생 및 가족과

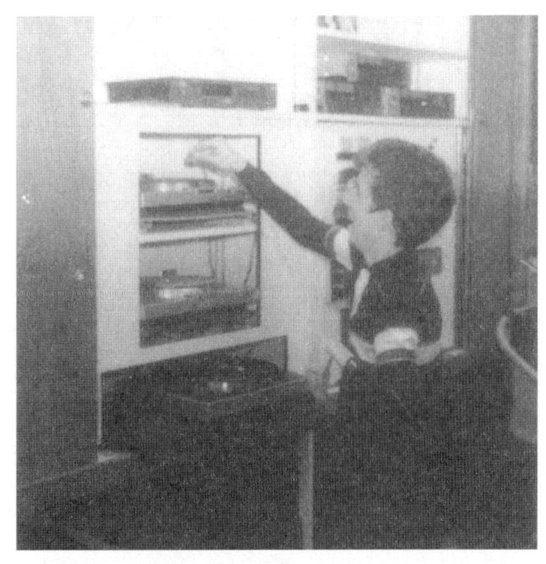

법률을 준수하기 위해 다양한 전환 서비스가 필요하다.

함께 사정을 통해 파악된 전환 서비스 요구에 대한 요약을 검토해야 한다. (a) 일반적인 졸업 후 목표, (b) 학생의 학습 과정, (c) 필요한 전환 서비스 형태, 그리고 (d) 학생의 자기결정 요구. 역행 계획은 졸업 후 목표의 가능성을 검사하고 그들이 이러한 목표들을 성취하는 데 필수적인 노력이 어느 정도 되는지 이해하도록 도와주기 위해 학생과 가족이 함께할 수 있다. 이러한 논의 결과는 요약되어야 한다. 그 결과는 학생과 가족이 전환 회의를 주도하도록 사용될 수 있다. 또한 학생과 가족은 IEP 회의에서 사용되는 용어에 익숙해져야만 하고, *ChoiceMaker* 또는 다른 학생 주도 IEP 교육과정의 사용은 이 과정에서 도움을 줄 것이다. 예가 되는 용어가 547~553쪽의 '전환계획 수립 과정에서 공통적으로 활용되는 용어 해설'에 포함되어 있다.

전환 회의 의제는 학생과 가족이 토의를 주도하도록 할당된 시간에 개발되어야 한다. 회의 의제는 회의 활동, 각 활동에 할당된 시간, 그리고 바라는 결과를 명시해야 한다. 전환 회의를 시작할 경우에 모든 전환팀 구성원이 자신들을 소개하고, 그들의 역할을 파악하고, 어떻게 그들이 그 학생을 아는지 말할 시간이 있어야 한다. 아래에 2시간 동안 진행될 전환팀 회의 의제에 대한 예가 제시되었다. 시간과 의제 항목들은 회의 참석자, 학생 전환 서비스 요구, 그리고 회의 전에 팀 구성원 간에 일치하는 수준에 따라 다양하다. 팀은 회의를 시작할 때 토론 시간을 초과하면, 구성원에게 알리도록 시간 기록원을 정하기를 원할 것이다. **그림 13-2**는 전환 회의를 위한 의제 예시를 보여 준다.

요점 교사들은 전환이 논의되는 IEP 회의에 학생과 가족 참여를 보장하기 위해 미리 계획해야만 한다.

Cindy-16세		
의 제	**시간-발표자**	**결 과**
I. 서문	5분-교사	성명과 학생과의 관계를 팀에서 공유하기
II. 의제와 회의 규칙의 개관	5분-교사	정확한 목적과 과정을 팀에서 이해하기
III. 학생/가족 졸업 후 목표와 교육과정 발표	10분-학생과 가족	학생의 졸업 후 목표와 선호하는 교육과정을 팀에서 이해하기
IV. 학생 전환 서비스와 활동 선호도 발표	10분-학생과 가족	학생의 전환 서비스와 선호하는 활동을 이해하기
V. 전환 서비스의 요구/선호에 대한 토론	15분-팀	필요한 전환 서비스에 동의
VI. 반응과 일정에 대한 진단	20분-팀	전환계획 완성
VII. IEP 개발	60분-팀	IEP 완성

그림 13-2 전환 회의 의제의 예

출처: R. Baer, R. McMahan, & R. Flexer, 1999. *Transition planning: A guide for parents and professionals* (p. 30), Kent, OH: Kent State University. Copyright 1999 by Robert Baer. Reprinted with permission.

사례연구 John

전환계획과 함께 IEP 작성하기

필요한 전환 서비스 문장이 IEP에 작성되는 방법은 IEP의 구성과 개별 학생의 요구에 따라 다양하다. 대표적으로 **IEP 전환계획**은 아래와 같은 사항을 포함해야 한다. (a) 사명선언문, (b) 학생 기능의 현재 수준, (c) 학생의 교육과정과 관련 전환 요구, (d) 직장, 졸업 후 교육, 주거생활, 그리고 지역사회 참여에 관한 학생의 졸업 후 목표, 그리고 (e) 필요한 전환 서비스와 각각 책임자.

1. 사명선언문 사명선언문은 학생과 가족이 그들의 목표와 열망을 자기 자신의 언어로 표현한 문장이다. 사명을 생각하는 데 있어서, 학생과 가족에게 바라는 목표를 설명하는 일반적으로 일간, 주간, 월간, 그리고 한 해를 생각하도록 하는 것이 도움이 될 것이다. 예를 들어, 일반적으로 매일 하는 활동은 직장 활동, 휴가와 오락 시간, 교통수단에 대한 걱정, 그리고 친구 및 가족과의 대화를 포함할 수 있다. 일반적으로 매주 하는 일은 주말 소풍, 교회, 장보기, 집안일, 그리고 친구와 가족 방문을 포함할 것이다. 일반적으로 매달 하는 활동으로는 옷, 개인적인 물품, 오락 물품 등을 구입하는 것을 포함할 것이다. 마지막으로, 일반적으로 매년 하는 일로는 휴일, 휴가, 가족과의 시간, 그리고 교육적 추구를 포함할 것이다. 다음은 사명선언문의 예이다.

> John은 졸업 후에 자동차 정비사로 일하고 싶어 한다. John은 아파트에 살고 싶어 하고, 낮에는 일하고 밤에는 친구 또는 아내와 지내고 싶어 한다. 주말에 John은 영화를 보고, 가게에 식료품을 사러 가고, 산책하고, YMCA에서 운동을 하고, 교회에 가고 싶어 한다. 주기적으로 자신의 지역에 있는 백화점에 물건을 사러 가고 약 50km 떨어져 있는 숙모 집을 방문하고 싶어 한다. John은 휴가를 갖고, 공휴일에 가족을 만나고, 여름에는 2주간 캠핑을 가고 싶어 한다.

2. 현재 수행 수준 IDEA에 따르면, 현재 수행 수준은 형식적 및 비형식적 평가에 근거해야 한다. IEP의 이 부분은 강점을 설명하는 기능적인 방법으로 적혀야만 하고, 그 학생이 주어진 영역을 잘하기 위해 무엇을 해야만 하는가에 관한 요구를 말한다. 예를 들어, 지능 검사는 학생의 교육과정을 계획하는 데 팀에게 방향을 제시해 주지 않기 때문에 비실용적이다. 부가적으로, 현재 수행 수준은 일반 교육과정에서 성과를 보이기 위해 그 학생에게 요구되는 것이 무엇인지 명시할 필요가 있다. 다음에 수행 수준 문장의 예가 제시되었다.

> 2006년 9월 재평가, 교사 보고서, 작업 표본, 그리고 부모가 제공한 정보에 따르면, John은 계산기를 사용하여 사칙연산을 잘한다. John은 여전히 미터로 변환하는 데 도움이 필요하다. John은 자동차 정비사가 되려는 목표와 관련하여 일을 더 빠르고 효과적으로 하는 것을 배워야 한다. 또한 John은 당황했을 때 도움을 청하도록 가르칠 필요가 있다. John 또래의 학년 기대 수준은 기초적인 수학 계산과 문장제 문제에 수학 계산의 적용으로 구성되어 있다. 일반 교육과정에 참여하기 위해 John은 튜터, 계산기와 단어 검사 기기의 사용, 그리고 교육과정 수정을 하여 수학과 영어는 응용수학과 기술적인 설명서를 읽는 데 중점을 두었다.

사례연구 John (계속)

3. 전환 서비스 요구 문장(또는 교육과정 진술) 사명선언문을 작성하고 그 학생의 현재 수행 수준을 파악하고 난 후에 어떤 **교육과정**이 학생을 현재 수행 수준에서 바라는 졸업 후 목표를 가장 잘 달성하게 하는지를 결정할 수 있다. 교육과정 진술에는 두 가지 요소가 필요하다. (a) 바라는 교육과정, (b) 교육과정을 대비하여 학생을 지원하는 데 필요한 전환 서비스. 교육과정을 결정하기 위한 몇 가지 지침은 다음과 같다.

1. 4년제 대학 = 고급 대학 수준 수업
2. 2년제 대학 = 정규 및 고급 수업, 대학 과정, 직업훈련
3. 직업학교 = 고급 직업훈련과 관련 과목
4. 직업 = 응용 학문, 직업훈련, 학교가 관리하는 실습
5. 지원고용 = 기능적 학문, 직업훈련, 학교가 관리하는 지원고용

제6장과 제7장에서 언급한 바와 같이, 학생들은 이러한 수업을 하는 데 다음과 같은 것을 포함하는 도움이 필요할 것이다. (a) 보조공학, (b) 교육과정 수정, (c) 교육과정 확대, 또는 (d) 교육과정 변경. 이러한 조정 또는 '전환 서비스 요구'는 전환 서비스 요구(교육과정 진술) 문장에 포함되어야 한다. 교육과정 문장의 예는 다음과 같다.

> John은 졸업 후 취업을 위해 개인교수, 교육과정 수정, 계산기, 그리고 단어 검사 기기가 필요하다.

4. 필요한 전환 서비스 문장(또는 개별화 전환계획) 필요한 전환 서비스 문장은 1990년 IDEA에 처음으로 요구되었다. 또한 이 문장은 개별화 전환계획(ITP)으로 알려졌다. 전환계획은 다음과 같은 사항을 포함해야 한다. (a) 일반적인 졸업 후 목표, (b) 이러한 목표를 달성하기 위한 전환 서비스 목록. 졸업 후 목표는 직업, 교육, 거주, 그리고 지역사회 참여 영역에의 목표를 포함할 수 있다. 그 학생이 나이가 어리면 이러한 목표는 광범위해질 것이다(예: 경쟁고용, 졸업 후 교육 등). 학생이 졸업할 때가 되면, 이러한 목표는 더 자세하게 된다(예: 자동차 실습, 4년제 대학 등). 만약 그 학생이 졸업 후 목표를 정하지 않았다면, 전환목표는 이러한 목표로 파악이 될 것이다.

전환계획의 두 번째 부분은 학생이 바라는 졸업 후 목표로 나아가도록 촉진할 수 있는 활동을 포함한다. 2004년 IDEA에 따르면, 전환 서비스는 다음과 같은 사항을 포함한다. (a) 교수, (b) 지역사회 경험, (c) 직업 및 다른 졸업 후 성인 생활 목표, (d) 관련 서비스. 적절하다면, 전환계획은 (a) 일상생활, (b) 기능적인 직업평가, (c) 기관 간 연계 영역의 전환 서비스도 포함해야 한다. 1997년 IDEA에 명시된 일곱 가지 주요한 영역이 다음에 설명되었다.

1. 교수. 개별 교수, 고용 조건에 맞는 기술 훈련, 직업교육, 사회적 기술 훈련, 대학 입학 고사 준비, 주 및 지역의 능력시험 준비, 고급과목 수강을 포함한다.
2. 지역사회 경험. 인턴제, 지역사회 직장 경험, 졸업 후 교육 환경 견학, 거주 및 지역사회 견학을 포함한다.
3. 직업과 다른 졸업 후 성인 생활목표 개발. 직업계획하기, 안내 상담, 관심 목록, 인간 중심 계획, 미래 계획, 자기결정 훈련, 직장 배치, 직장 적

사 례 연 구 John (계속)

성 검사를 포함한다.

4. 관련 서비스. 그 학생이 졸업 후 결과를 달성하도록 작업치료 및 물리치료, 언어치료, 사회적 서비스, 심리 서비스, 의학 서비스, 재활공학, 그리고 다른 전문적인 지원을 포함한다. 또한 관련 서비스는 그 학생이 일반 교육과정에 참여하도록 도와주기 위해 특수교육 서비스를 포함한다.
5. 일상생활 훈련. 자기 스스로 돌보기 훈련, 집수리, 위생 훈련, 가정 관리, 독립생활 훈련, 그리고 돈 관리를 포함한다.
6. 성인 서비스와 연계. 여름 청소년 고용 프로그램, 정신지체와 발달장애 서비스, 정신건강 서비스, 사회보장, 독립생활센터, 그리고 일련의 성인 서비스를 포함하는 기관 바자회에 추천 또는 책임 할당을 포함한다.
7. 기능적 직업평가. 상황적 작업 사정, 작업 표본, 적성 검사, 직업 능력을 포함한다.

많은 IEP 형식은 졸업 후 목표가 파악되고 그 아래에 관련 활동이 실린 전환 내용을 포함하고 있다. 예를 들어 자동차 정비공이 되고자 하는 목표를 위한 전환계획이 아래 IEP에 제시되었다.

졸업 후 목표: 자동차 정비공으로 일하기

전환 활동	책임지는 사람	기간	IEP 목표
• 자동차 정비 수업	직업교육 교사	2007.9.1~ 2008.5.1	1.1
• 정비공장 경험	체험학습	2008.1.1~ 2008.5.1	2.2
• 직무 지도자에게 직업재활 의뢰	체험학습	2007.9.1	n/a

5. 연간 목표 교육과정 진술과 전환계획이 작성되었기 때문에, IEP 속에 전환활동을 장기 목표, 단기 목표, 그리고 활동과 결합하는 것이 중요하다. 이 과정에서 첫 번째 단계는 측정 가능한 연간 목표를 개발하는 것이다. 예를 들어, 앞의 전환계획에 있는 자동차 정비 활동은 IEP 목표 2.2를 말하는 것이다. 이 연간 목표는 다음과 같이 작성될 수 있다.

2.2. 체험학습－John은 자동차 정비소에서 체험학습을 성공적으로 완수할 것이다.

6. 단기 목표 IEP 단기 목표는 측정될 수 있는 IEP 연간 목표의 특정한 요소여야 한다. 상기 연간 목표에 대하여, 다음에 제시된 단기 목표는 팀이 IEP 연간 목표 2.2가 달성되었는지를 결정하도록 도와준다.

1. John은 직장에서 자신이 해야 할 열 가지 일을 혼자서 완수할 것이다.
2. John은 직장에서 발끈 화를 내지 않았다.
3. 고용주는 John이 한 일에 대해 매우 만족해할 것이다.
4. John은 박스 스패너를 사용하면서 분수를 소수로 변환시킬 것이다.

표준교육과정에 근거한 교육하에서, 어떻게 전환활동이 주 교육과정 기준의 학습에 기여할 것인지 보여 주는 것은 중요하다. 예를 들어, 분수의 소수로의 변환은 연령 수준 수학 기준과 관계가 있을 것이다.

사례연구 John (계속)

7. 학생 진전도 평가 학생 진전도 평가는 사용될 절차, 수행할 사람, 표적행동 수준, 그리고 평가계획에 관하여 명시해야 한다. 평가는 적어도 비장애 학생을 평가하는 횟수만큼 해야만 한다. 바로 아래에 설명된 네 가지 목표를 위해 학생 진전도 평가는 다음과 같이 작성될 것이다.

- 절차—과제 분석(#1), 행동 보고서(#2), 고용주 면접(#3), 수업(#4)
- 누가—체험학습 조정자(#1~3)와 교사(#4)
- 기준
  1. John은 과제 분석에 있는 10단계를 5일 동안 연속해서 성공적으로 완수한다.
  2. John은 이틀 동안 연속해서 고용주로부터 행동 중재가 필요 없을 것이다.
  3. 고용주는 나흘 동안 연속해서 고용인의 작업 질이 수용할 만하다고 평가한다.
  4. John은 분수를 소수로, 소수를 분수로 성공적으로 변환한다.
- 일정
  1. John은 매주 그의 과제에 대한 완성도에 대하여 평가받을 것이다.
  2. John의 행동에 대하여 고용주와 매주 논의될 것이다.
  3. John의 작업 질에 대하여 고용주와 매주 논의될 것이다.
  4. John의 수학교사는 분수/소수 기술을 매주 평가할 것이다.

8. 필요한 서비스 단기 목표와 평가 절차가 파악된 후에, IEP팀은 연간 목표하에 있는 개별 단기 목표를 성취하는 데 필요한 서비스를 파악할 것이다. 이전 목록으로 작성된 단기 목표를 위해 필요한 서비스가 아래에 서술되어 있다.

1. 체험학습을 통해 2007년 1월 1일부터 2008년 1월 30일까지 직장 훈련
2. 직업재활을 통해 2008년 12월 1일부터 2008년 12월 30일까지 직업훈련
3. 체험학습을 통해 2008년 2월 1일부터 2008년 5월 1일까지 평가 및 재평가
4. 수학교사는 2007년 9월 1일부터 2008년 12월 1일까지 훈련 및 평가

9. 최소 제한 환경 학생의 교육과 지원 요구가 파악된 후, 제시된 교육과 서비스를 제공하기 위한 최소 제한 환경에 대한 논의를 한다. 최소 제한 환경은 IEP 회의 초기에 논의되어서는 안 된다. 그 이유는 학생의 교육적 요구를 고려하기 전에 결과적으로 그 학생을 프로그램에 참여시키기 때문이다. John을 위한 최소 제한 환경 문장의 한 가지 예는 다음과 같다.

> John의 자동차 정비 체험학습을 위한 최소 제한 환경은 통합학교에서 감독하는 지역사회 체험학습 장소이다. 응용수학에 있어서 John의 교실 훈련을 위한 최소 제한 환경은 일반 학급이다.

이것이 John의 직장 경험을 IEP에 작성하는 과정이다. 이 과정은 주요한 전환활동을 위해 반복되어야 하지만(예: 자동차 정비 수업) 한 번의 전환 서비스를 위해 필수적인 것은 아니다(예: 직업재활에 의뢰).

사 례 연 구 Cindy

후진형 전환계획 과정

자폐장애 학생인 Cindy는 신변처리 기술, 학습, 자기 주도, 의사소통과 관련된 광범위한 지원 요구를 가지고 있다. 그녀는 자폐장애 때문에 비이성적인 공포, 공격성, 상동행동 및 의식과 같은 행동 특성을 가지고 있다. 중학교와 고등학교 저학년에 Cindy는 이러한 환경에서 주의가 산만하고 교사나 또래에게 공격성을 보였기 때문에 전통적인 교육 접근법에 맞지 않다고 결정되었다. 14세에 그녀의 부모는 Cindy가 졸업 후 취업을 하도록 하기 위해 행동지원, 직접 교수, 그리고 정신과 상담 영역에서 전환 서비스 교육과정을 받도록 결정하였다. 이러한 내용이 Cindy가 14세 때 IEP에 적혔다.

Cindy가 올해 16세가 된 때부터 Cindy의 특수교사인 Jill은 Cindy를 위해 새로운 전환계획을 개발할 책임이 있다. Cindy의 부모와 상담을 하고 그녀의 흥미와 선호도를 관찰한 후에 그녀의 요구, 관심과 선호도를 결정하기 위해 Cindy는 개별 미래 계획, 심리평가, 그리고 다양한 상황 평가로부터 혜택을 받을 것이라고 결정하였다. 이러한 평가는 진로지도 교사, 현장 학습 조정자, 그리고 지역 대학에 근무하는 미래 계획 상담사의 도움을 받아 합의해야 한다.

> **요점** 사정방법은 그 학생과 가족과 협력하여 개발된다.

개인의 미래 계획(Personal Futures Planning) (Mount & Zwernick, 1988) 결과, Cindy와 그녀의 부모는 그녀가 졸업 후 경쟁고용 환경에서 일하고 지원받는 환경에서 살고 싶어 한다. Jill은 Cindy에게 심각한 행동 문제가 있기 때문에 이러한 졸업 후 목표가 다소 비현실적이라고 염려하였다. 그러나 Cindy의 부모는 대부분의 문제 행동은 교실에서 나타내기 때문에 졸업 후 조용하고 정신을 산만하게 하는 요인이 없는 직장 환경을 선택하면 통제될 수 있다고 지적하였다. 토의를 한 후에 Jill은 Cindy와 그녀의 어머니가 이러한 졸업 후 목표를 전환팀에게 제시하는 데 도와주기로 하였다.

심리평가 결과에 따르면, Cindy는 일상의 변화를 상당히 어려워하고 일상생활을 방해하는 의식을 행하는 전례가 있었다. 다양한 상황 평가는 Cindy가 조용하고 방해받지 않는 환경을 선호하고 사물을 맞추어 정리하는 것을 좋아한다. Cindy는 정비공이 형광등을 고칠 때 발끈 화를 낸 적이 있지만, 그녀는 병원 환자기록 보관실에서 서류 정리를 잘한다. 또한 그녀는 잡지를 가져다주거나 환자에게 편지를 보내는 것을 매우 좋아한다. 다음과 같은 전환 서비스 요구가 파악되었다.

1. 교수. Cindy는 사회 기술 훈련, 행동지원, 직업 기술 훈련, 그리고 직접 교수 접근법이 필요하다.
2. 지역사회 경험. Cindy는 방해하는 자극이 없는 사무실 환경, 버스를 타고 직장에 출퇴근하는 경험, 그리고 그녀의 부모와 떨어져 사는 경험과 관련된 지역사회 직장 경험이 필요하다.
3. 직업과 다른 졸업 후 성인 생활목표 개발. Cindy는 포괄적인 직장 배치 서비스와 지원고용과 지원 생활에 필요한 계속적인 행동지원을 위한 계획이 필요하다.
4. 관련 서비스. 평가 결과에 따르면, Cindy는 심리 서비스와 보완 의사소통공학 영역 관련 서비스가 필요하다.

사 례 연 구 Cindy (계속)

5. 일상생활 훈련. 그녀의 부모가 보고한 것과 같이, Cindy는 대중교통수단을 이용하는 데 도움이 필요하다.
6. 성인 서비스와의 연계. 평가 결과에 따르면, Cindy는 직업재활과 발달장애 서비스, 그리고 자립을 성취하기 위한 사회보장 계획을 통한 지원고용으로부터 도움을 받을 것이다.
7. 기능적 직업평가. 평가는 다양한 환경에서 상황 평가를 실시할 필요성을 강조하였다.

요점 평가는 이해할 수 있는 방법으로 요약되고, 학생의 결함보다 학생 지원 요구와 강점에 초점을 맞추어야 한다.

Jill은 Cindy와 그녀의 부모와 함께 전환팀 회의에 참여할 사람의 목록을 만들었다. Cindy는 자신을 지역사회 활동에 자주 데리고 간 자기보다 나이 많은 친구인 Jeff Plant와 자신의 미래 계획 회의의 촉진자를 선호해 왔다. 직업재활 서비스, 사회보장, 그리고 정신지체/발달장애 기관들이 지역사회 직장 경험과 지원고용을 지원해야 할 필요가 있기 때문에 Jill은 현장 학습 조정자인 Jeff Ringles가 위에 제시된 기관들을 포함하도록 제안하였다고 보고하였다. Cindy의 어머니는 보완 의사소통공학을 위해 Cindy를 평가한 물리치료사인 Jackie Speaker와 Cindy와 함께 일해 온 행동 전문가인 Leonard James를 추천하였다. IDEA에 의해 요구된 것과 같이, 또한 Jill은 일반교육과정에 정통한 지역대표, Cindy의 일반 교사, 그리고 평가를 해석할 수 있는 직업교육 교사를 초대하였다.

요점 학생과 부모가 IEP 회의에 참여하여 토론의 부분을 주도하도록 준비시킨다.

Cindy는 발성하지 못하기 때문에, Cindy의 어머니는 직장, 거주 방식 및 지역사회 환경과 관련된 Cindy의 선호도를 검토하는 회의를 시작하도록 결정되었다. 또한 그녀는 지역사회 직업 경험, (졸업 전)지원고용, 그리고 직업교육을 포함하는 Cindy의 요구와 선호하는 환경을 나타내는 전환 서비스에 대하여 토의하였다. 회의 의제가 개발되고 회의 시간은 Cindy, 그녀의 어머니, 그리고 Jeff Plant, Cindy의 친구에게 편리한 시간으로 정해졌다.

회의에서 Jill은 팀 구성원에게 Cindy와 그녀의 어머니에게 말을 걸고 자기 자신, 자신의 역할, 그리고 어떻게 Cindy를 아는지에 대하여 말하도록 하였다. Jill은 이번 IEP 회의의 첫 번째 부분의 목적은 Cindy가 바라는 형태의 결과로 졸업 후 인도하는 계획을 세우는 것이라고 강조하였다. 토론을 위한 규칙은 팀이 Cindy의 환경적인 선호에 대하여 시작한 다음, 그녀가 졸업 후 환경에 정착할 수 있게 하는 필요한 전환 서비스를 간략하게 하는 것이다. 그 다음 이러한 전환 서비스를 졸업하기 전에 연도별로 배정하는 것이다.

Jill은 기록자를 지명하고 전환팀이 방해하는 자극이 없는 직장 환경, 소수의 가족 형태 거주, 그리고 그녀의 친구와 가족과 함께 여가 활동을 할 수 있는 그녀가 선호하는 환경으로 옮겨 가는 데 필요한 전환 서비스 형태를 토론하여 최선책을 정하도록 이끌었다. 지원고용과 독립생활 선택을 개발하기 위해, 성인 서비스 대표자는 (1) 사회보장제도와 함께 PASS 계획의 개발, (2) 직업재활을 통한 직업 배치와 훈련, 그리고 (3) MR/DD로부터 진행 중인 고용과 거주 지원을 제안했다. MR/DD 대표자인 Fred Fryman는 그들의 사례 관리자가 Cindy를 위해 이러한 서비스를 조정하

사례연구 Cindy (계속)

고 거주 서비스를 얻도록 도와줄 수 있다고 제시하였다.

Cindy가 응용수학, 영어, 그리고 직업교육 영역에 흥미와 적성을 보여 주었기 때문에 학교 대표자는 Cindy가 이러한 과목들을 수강할 필요성을 파악하였다. Cindy가 여러 장소에서 직업을 체험하였을 때 일반 교사는 Cindy가 좋아할 것 같은 사무직과 도서관 환경에서 일하는 데 중요한 단어와 숫자를 파악할 수 있도록 도와주는 숙제를 내주기로 동의하였다. 직업교사는 Cindy가 행동지원 전문가와 직업치료사에게 의해 제공되는 지원과 편의와 함께 그 학교 비서 훈련 프로그램을 수강하는 것을 살펴보는 데 동의하였다. 현장 학습 조정자는 졸업 전에 지역사회 현장 학습과 지원고용을 개발하는 데 동의하였다. 지역 교육청 대표자는 직업교육에 필요한 몇 가지 기본적인 입학 조건을 철회하여 Cindy가 그 수업에 출석할 수 있도록 하는 데 동의하였다.

팀은 그녀가 졸업 후 목표를 성취하기 위해 필요한 훈련, 기술, 그리고 지원을 보장받도록 하기 위해 Cindy가 가능한 한 학교에 머물 수 있도록 제시하였고, Cindy의 어머니가 동의하였다. 그녀는 22세까지 학교에 남아 있기로 결정되었다. 역행 계획을 사용하여 전환 서비스는 다음과 같이 계획되었다.

1. 졸업하기 1년 전(21세). Cindy는 학교 및 성인 서비스 제공자로부터의 도움과 함께 지원고용에서 확립될 필요가 있다고 결정되었다. 일과의 변화에 대한 Cindy의 염려 때문에 이러한 배치가 성인기까지 계속되어야 한다고 결정되었다.
2. 졸업하기 2년 전(19세). 이 해에는 직업 배치, PASS 계획을 포함하는 계속적인 지원의 개발, 그리고 계속적인 지역사회 및 직업 탐색 영역에서 제공되는 필요한 전환 서비스와 함께 졸업 후 목표의 개발에 초점을 맞추도록 계획되었다.
3. 졸업하기 3년 전(18세). 이 해에는 Cindy가 바라는 졸업 후 환경과 관련된 지역사회 직업 경험의 개발, 상황 평가, 그리고 공학의 사용 및 오락에 초점을 맞추도록 결정되었다.
4. 졸업하기 4년 전(17세). 이 해에는 직업, 주거 및 지역사회 환경에 관해서 Cindy의 수행과 선호도의 계속적인 평가와 함께 직업교육과 학업의 성취에 초점을 맞추도록 결정되었다. 모든 중요한 성인 서비스 프로그램 서비스를 위한 채용 인원 또한 채워졌다.
5. 졸업하기 5년 전(16세). 내년을 위한 Cindy의 전환 서비스 요구는 주로 학업, 직업교육, 고용조건에 맞는 기술, 사회적 기술 훈련, 일상생활 훈련, 그리고 이동 훈련 영역으로 결정되었다. 또한 Cindy는 직업을 위해 필요한 공학과 주거 시설을 찾기 위해 가능한 한 빨리 훈련되어야 한다고 결정되었다.

이러한 토의 결과로, 다음 전환계획이 개발되었다. 정보망의 형성을 촉진하기 위해 각 구성원에게 성명, 전화번호, 주소(이메일 주소를 포함한) 목록이 주어졌다. 그 다음, 그 계획을 설명하고 만일 그들이 의문이 있다면 질문하도록 하기 위해 Jill은 Cindy와 그 어머니에게 설명할 시간을 가졌다. 이러한 계획의 결과, 다음의 전환계획(**표 13-3**)이 개발되었다.

회의가 끝나고 Cindy와 그녀의 부모에게 전환계획 사본을 제공하고, 요점을 설명하였다. 만약 어떤 문제가 발생하면 전환 회의가 다시 소집되

사례연구 Cindy (계속)

고, 어떠한 질문 또는 염려가 있으면 전환 조정자인 Jill과 대화하도록 격려되었다.

다음 해에 Jill은 전환 서비스 제공을 점검하고 필요하면 팀을 다시 소집한다. 또한 Jill은 Cindy가 얼마나 진전하고 있는지를 결정하기 위해 세 달에 한 번씩 전환 서비스 제공자와 Cindy의 부모에게 전화한다. 연말에 Jill은 다음 해 Cindy의 특수교사로 그 권한을 위임받을 Joe Lyon에게 전환계획을 보낸다.

Cindy가 고등학교를 졸업할 때, 전환계획에 많은 변화가 있었다. Cindy는 도서관 환경, 편지 배달, 그리고 은행에서 복사와 같은 다양한 환경에서 직장 경험을 하였다. 두서너 개의 직장 경험에서 성공적이었음에도 불구하고, 그녀는 계속해서 감독이 많이 필요하다. Cindy의 정신지체/발달장애 사례 담당자가 Cindy는 보호 작업장에서 더 안전하다고 느꼈기 때문에 선택적으로 전환팀은 지원고용을 제공하는 것을 옹호하였다. 그녀의 부모로부터 상당한 일과 지원을 받은 후, Cindy는 정부 기관에서 지속적인 감독하에 기관 내 우편물을 배달하는 지원고용 배치를 구할 수 있었다. 직무 지도자가 계속적으로 필요한 그녀의 요구는 부분적으로 자금이 지원되고 그녀의 장애 관련 직업비용에서 공제되었다. 그것에 의해 사회보장과 저소득층 의료보험 자격이 유지되었다. Cindy의 부모는 직무 지도자가 운전하여 Cindy를 직장에 출퇴근시킬 수 있게 하기 위해 그녀가 차를 살 수 있도록 PASS 계획을 세웠다. Cindy는 또한 지원거주 환경을 획득하고 저소득층 의료보험 자금을 받아 지역사회 활동에 참여할 수 있었다.

표 13-3 전환계획의 예

<table>
<tr><th colspan="4">필요한 전환 서비스 진술문</th></tr>
<tr><td colspan="2">성명: Cindy Doe
연령: 16세
전환 조정 책임자: Jill Smith 교사</td><td colspan="2">날짜: 2006. 1. 5
졸업 연령: 22세</td></tr>
<tr><td colspan="4">졸업 후 목표: 사무실 환경에서의 지원고용, 주된 거주지에서의 지원 생활, 통합 동아리와 종교 단체에 가입하기, 더 많은 친구 사귀기</td></tr>
<tr><td colspan="4">교육과정과 필요한 전환 서비스: 직접 교수 및 행동지원과 함께 직업교육(사무직)</td></tr>
<tr><th>전환 영역과 관련 활동</th><th>책임자</th><th>IEP 목표</th><th>시작일~종료일</th></tr>
<tr><td>1. 교수:
1. 응용수학과 영어
2. 사무직 직업교육
3. 고용 기술
4. 사회적 기술 훈련</td><td>
Pat Claire－수학교사
Joe Gonzalez－직업교사
Jill Smith－특수교사
Joe Lyon－교사</td><td>
1.1, 1.2
3.3
3.2
4.1</td><td>
6/9~7/6
6/9~7/6
6/9~7/6
6/9~7/6</td></tr>
</table>

표 13-3 전환계획의 예 (계속)

전환 영역과 관련 활동	책임자	IEP 목표	시작일~종료일
2. 지역사회 경험:			
1. 사무실 환경에서 직업 관찰	Jeff Ringles－현장 학습	3.4	6/9~7/6
2. 동아리와 교회 단체 방문	Julie Doe－부모		6/9~7/6
3. 지역사회 직업 경험	Jeff Ringles－현장 학습	3.5	7/9~9/6
4. 지원고용	Jack Point－직업 상담사		9/9~10/6
5. 여름캠프	Julie Doe－부모		6/8~10/9
3. 직업 개발과 성인 생활 목표:			
1. 직업 배치와 훈련	Jack Point－직업재활 상담사		9/5~9/9
2. PASS 계획 개발	Sally Fort－사회 안전보장		9/5~9/9
3. 거주계획 개발	Fred Fryman－정신지체/발달장애		8/9~9/5
4. 계속적인 지원 개발	Fred Fryman－정신지체/발달장애		9/5~9/9
4. 관련 서비스:			
1. 행동계획	Leonard James－행동 전문가	4.2	6/9까지
2. 보완 의사소통 훈련	Jackie Speaker－작업치료사		6/9~7/5
5. 일상생활 기술:			
1. 이동 훈련 제공	Jeff Plant－직업재활 상담사		7/4~7/5
2. 가정안전 훈련 제공	Jill Smith－특수교사	4.4	7/1~7/5
6. 성인 서비스와 연계:			
1. 직업재활 서비스	Jack Point－직업재활 상담사		16세
2. 발달장애 서비스	Fred Fryman－정신지체/발달장애		16세
3. 사회 안전보장	Sally Fort－사회 안전보장		16세
4. 거주 서비스	Fred Fryman－정신지체/발달장애		18세
5. 사례 관리 서비스	Fred Fryman－정신지체/발달장애		16세
7. 기능적 직업평가:			6/9~7/5
1. 다양한 교실, 집, 직장, 그리고 여가 환경에서 상황 평가	Jeff Ringles－현장 학습 상담사		
2. 직업 포트폴리오	Sam Smith－보호자 상담사		
의견: Cindy는 조용하고 방해받지 않는 환경과 계속적인 지원이 필요하다.			

출처: R. Baer, R. McMahan, & R. Flexer, 1999. *Transition planning: A guide for parents and professionals* (p. 30), Kent, OH: Kent State University. Copyright 1999 by Robert Baer. Reprinted with permission.

5. 가족들이 흔히 하는 질문

전환팀 회의를 조정할 책임이 있는 교사는 부모와 학생이 자주 묻는 질문에 대답할 준비가 되어 있어야 한다. 모든 기관과 서비스를 아는 것은 불가능하지만, 조정자는 학생과 가족이 전환회의에 누구를 초대하고 포함시켜야 할지를 결정하는 것을 도와줄 수 있는 기본적인 실용 지식이 있어야 한다. 다음은 전환 회의와 관련되어 부모가 자주 묻는 질문이다.

1. 지역사회에 어떤 직업 안정소가 있는가? 각 지역 내에 청년과 성인에게 직업을 찾고 유지하도록 도와주는 기관들이 있다. 이러한 기관은 다음과 같다.

- 직업재활 서비스: 직업평가, 직업 배치, 직업훈련, 졸업 후 교육, 공학, 그리고 시간이 제한된 서비스를 제공하거나 비용을 지불한다.
- 정신지체와 발달장애(MR/DD) 프로그램: 가장 중도 장애 학생에게 보호 고용, 지원고용, 주거 서비스와 사례 관리 영역에서 계속적인 지원을 제공한다.
- 인력 투자법(WIA) 프로그램: 경제적으로 소외된 학생들에게 시간 제한적인 청년고용 프로그램과 다양한 직장 프로그램을 제공한다.
- 정신건강 프로그램: 정신장애 학생에게 사례관리와 때때로 지원고용을 제공한다.
- United Cerebral Palsy, the ARC, 그리고 Goodwill Industries와 같은 비영리기관: 종종 직업재활 기관과 계약을 통해 장애 청년과 성인에게 보호고용, 지원고용, 그리고 다른 서비스를 제공한다.
- 청소년 서비스 프로그램: 직업재활 기관과 계약을 통해 법을 위반한 청년에게 제공된다.
- 직업 소개소: 일반적으로 직장을 소개할 때마다 비용을 받고 서비스를 제공한다. 때때로 이 서비스는 직업재활 기관에서 비용을 지불할 수 있다.
- 졸업 후 교육 프로그램: 종종 학생에게 직업배치와 직장 서비스를 제공한다. 직업재활 기관이 자격이 있는 학생에게 이 프로그램 비용의 부분 또는 전체를 지불한다.

2. 교육청은 장애 학생에게 어떤 직업 서비스를 제공하는가? 교육청은 장애 학생이 이용할 수 있는 많은 서비스를 제공한다. 일반, 특수 및 직업교육을 통하여 이러한 것이 제공된다. 현장 학습 또는 직업훈련을 제공하도록 설계된 몇 가지 프로그램은 (a) 현장 학습 또는 전환 조정자, (b) 현장 작업 조정 직원, (c) 직업교사, (d) 학교-현장 프로그램 직원, (e) 진로지도 교사이다.

3. 내 아이가 고등학교 졸업 후 교육을 받기 위해 무엇을 해야만 하는가? 네 가지 형태의 졸업 후 프로그램이 있다. (a) 직업/기술학교, (b) 지역사회 2년제 대학, (c) 학부 중심 4년제 대학, (d) 주립대학. 모든 졸업 후 프로그램은 입학 요건이 있다. 그러나 지역사회 대학은 주로 수학과 영어와 같은 일반과목 영역에서 어려움이 있는 학생을 위한 교정 프로그램을 운영한다. 졸업 후 선택은 고등학교에서 적절한 수업을 선택하고 난 후 그 학생에게 필요할 것 같은 서비스와 지원을 제공하는 졸업 후 프로그램을 선택하기 위해 고등학교 입학 초기에 조사되어야 한다. 또한

그 학생은 필요한 시설, 지원, 방문, 그리고/또는 원하는 학교에서 청강하는 훈련을 받아야 한다(Turner, 1996). 대학과 다른 입학시험을 조기에 치르고 고등학교 3학년 때 원서를 내야 한다.

4. 나의 아들 또는 딸이 직업을 갖도록 하기 위해 내가 무엇을 할 수 있는가? 부모들은 그들의 자녀가 직장을 잡고 유지하는 데 매우 중요한 역할을 한다. 자녀들이 자랄 때, 그 자녀들에게 그들의 자녀가 직장을 잡을 것이라는 기대를 갖고 있다는 것을 전하는 것은 매우 중요하다. 직업 준비를 제공하는 지역 교육청을 지원하는 것도 필수적이다. 부모들은 의미 있는 직업 목표가 자신들 자녀의 IEP와 전환계획에 적히도록 보장하고, 그들의 자녀에게 가사일과 책임을 주어서 그 학생들에게 중요한 직업 기술, 습관, 그리고 태도를 개발할 중요한 기회를 제공한다. 또한 부모들은 직업 배치 전문가가 주도하게 하고 자신들이 아는 고용주를 그들에게 소개시켜 줌으로써 직업 전문가를 도와줄 수 있다.

5. 어떻게 성인 서비스에 응시하는가? 일반적으로 IEP가 있는 학생은 직업재활 서비스를 이용할 자격이 있을 것이다. 그리고 학교는 부모나 학생의 요구에 의해 의뢰될 수 있으나, 일반적으로 더 중도 장애 학생은 직업재활 서비스를 받는다. MR/DD 프로그램은 종종 최중도 발달장애 학생을 위해 사용되고, 가족들은 일반적으로 의뢰를 제안한다. 여름철 청소년 직업 프로그램은 종종 일반적으로 학교에서 의뢰되는 경제적으로 취약한 경도 장애 학생을 위해 사용된다. 정신건강 직업 프로그램은 주로 정신건강 상담사를 통해 평가되고 최중도 정신장애 학생을 위해 남겨 둔다.

6. 중도 장애 학생을 위한 보호 작업장의 대안이 있는가? 지원고용은 전통적으로 보호 작업장과 일일활동센터로 가는 학생을 위해 입안되었다. 이것은 장애 때문에 그 일을 수행하는 데 계속적인 지원 서비스가 필요한 개인에 의해 실제 직장에서 수행되는 보수를 받는 경쟁고용이다. 지원고용은 네 가지 특성이 있다. (a) 보수를 받는 고용, (b) 비장애 동료와의 통합, (c) 직업훈련 후에 계속적인 지원, (d) 학생 직업 목표에 의함. 지원고용 모형은 아래와 같은 것을 포함한다.

- 개별 배치 접근은 직장배치와 직장 훈련에서 구조화된 도움을 제공한다. 직업 개발자는 그 학생이 관심이 있는 직업을 개발하고 직무 지도자는 직장 기술을 훈련시키고 고용을 유지하기 위한 다른 훈련을 제공한다(예: 사회 및 이동 기술). 직무 지도자가 단계적으로 철수하면, 전문가, 동료, 또는 가족 구성원이 직장에서 다음에 서비스를 제공한다.
- 이동 작업 대원 3~8명이 빌딩 관리와 조경 관리 서비스와 같은 계약한 일을 수행하려고 이동한다. 이러한 대원은 1명 또는 더 많은 직업 전문가의 감독하에 일을 수행한다.
- 집단 배치 또는 소집단은 직업 전문가가 3~8명을 관리하고 비장애인과 동일한 일을 하는 사업이다.

7. 고등학교에 다니는 학생도 직무 지도자에게 배울 수 있는가? 직업재활 기관 또는 학교는 집중적인 지원 요구가 있는 고등학교 학생을 위해 직무

지도자를 배정할 수 있다. 교육청은 직무 지도자를 고용할 수도 있고 자격이 있는 학생을 위해 직업재활 서비스를 이용할 수도 있다. 만일 직업재활 기관이 직무 지도자를 제공하거나 비용을 지불한다면, 자격 요건을 확립하고 전환계획에 성인 서비스 제공자를 포함시키는 것이 중요하다.

8. 진행 중인 지원 서비스와 지원이 종료된 후 계속되는 서비스는 무엇인가? 진행 중인 지원 서비스 또는 지원이 종료된 후 계속되는 서비스는 직무 지도자 서비스가 점차적으로 없어진 후 고용기간을 통해 제공된다. 이러한 서비스의 목적은 개인이 고용주가 요구하는 일을 계속 수행할 수 있도록 하는 것이다. 교통수단, 개인보호 서비스, 상담, 그리고 행동지원과 같은 직장 또는 직장 밖에서 발생하는 서비스를 포함한다. 일반적으로 정신지체/발달장애 프로그램 또는 장기적인 정신건강 프로그램을 통해 진행 중 지원 서비스가 제공된다. 또한 고용주, 가족 구성원, 또는 다른 기관도 그러한 서비스를 제공한다.

9. 보충적 소득보장제도(SSI)란 무엇인가? 보충적 소득보장은 사회보장국에서 운영하는 소득지원 프로그램이다. 만약 개인 또는 가족 소득이 특정한 수준 이하이고 장애가 심해서 적어도 12개월 동안 지속된다면, 장애 청소년 또는 성인에게 매월 일정액이 지급된다. 보충적 소득보장제도는 졸업 후 교육을 받거나 또는 하급직 일을 하는 동안 학생 소득을 보충해 주는 데 도움을 준다. 일반적으로 가족 소득이 더 이상 고려되지 않을 때 보충적 소득보장제도는 도움이 될 수 있다.

10. 보충적 소득보장제도와 사회보장제도 혜택의 차이는 무엇인가? 사회보장 장애보험(Social Security Disability Insurance, SSDI)은 사회보장보험을 낸 은퇴 부모, 장애 부모, 및 부모가 사망한 어린 장애인에게 지급되는 정부보험자금이다. 사회보장 혜택은 보충적 소득보장제도와 동일하게 적용된다. 이 혜택은 보충적 소득보장제도 이상이고, 또는 이 혜택이 보충적 소득보장제도 금액보다 적다면 보충적 소득보장제도에 의해 보충된다.

11. 보충적 소득보장제도와 사회보장 장애보험에 신청하는 데 어떤 정보가 필요한가? 사람이 지역사회보장국 사무실에 방문하여 신청할 수 있다. 사회보장국 대표는 다음과 같은 사항을 볼 필요가 있다.

- 사회보장번호
- 출생증명서
- 소득과 자산에 대한 정보: 월급내역서, 통장, 보험증권, 자동차 등록증, 장례기금, 그리고 자산에 대한 다른 정보
- 주택담보대출 서류 및 임대차 협정
- 장애 관련 정보: 그 학생이 치료를 받거나 검사를 받은 적이 있는 모든 의사, 병원 또는 병원 이름, 주소, 전화번호, 장애진단서
- 경력(사회보장 장애보험에 지원 시)

12. 언제 보충적 소득보장제도에 신청할 수 있는가? 만약 아동이 중도 장애가 있고 그 아동과 가족의 수입이 적다면 보충적 소득보장제도 수당

을 신청할 수 있다. 18세 이후 학생은 하나의 가정으로 생각되고 그들의 수입이 보충적 소득보장제도 지표 이하이고 그 학생의 전체 자산이 2000달러 이하이면 보충적 소득보장제도 수당을 받을 수 있다.

13. 나의 자녀가 빈민 의료보장제도 수당을 어떻게 받을 수 있는가? 보충적 소득보장제도의 수당 자격조건에 맞는 사람은 일반적으로 빈민의료보장제도 수당을 받을 자격이 있다. 빈민의료보장제도 수당은 미국 보건후생부 지역 사무실에서 신청할 수 있다. 개인이 직장에 다니고 건강을 유지하기 위해 빈민의료보장제도가 필요하다면, 그 사람은 빈민의료보장제도 수당은 받을 수 있지만 보충적 소득보장제도 수당은 받을 수 없을 수 있다.

14. 학생이 직장에 다니면, 보충적 소득보장제도 혜택을 받지 못하는 원인이 되는가? 보충적 소득보장제도 프로그램은 수혜자들이 많은 수당과 직장 장려금을 통해 일을 하도록 장려하고 있다. 학생들의 소득이 수천 달러가 되더라도 학생 소득 공제를 사용하여 수혜금에 영향을 받지 않도록 하는 것이다. 개인이 더 자립할 수 있도록 돕는 항목(예: 대학, 자동차 첫 지불액 등)에 더 저축할 수 있도록 하기 위해 (사회보장국의 동의를 통해) 소득이 은행계좌로 입금되는 자급자족을 성취하려는 계획(Plan to Achieve Self-Sufficiency, PASS)을 만들었다. 이러한 저축과 이러한 소득은 수혜금을 받는 데 불리한 영향을 주지 않는다.

일반적으로 보충적 소득보장제도 수령인은 2달러를 벌면 1달러를 받지 못하고, 이러한 보충적 소득보장제도 공제액을 계산하기 전에 근로소득과 불로소득 및 장애 관련 직장비용을 합쳐 85달러를 제외시켜 준다. 예를 들어, 한 달에 385달러를 버는 사람은 보충적 소득보장 수령액이 150달러 줄어든다〔(385−85)/2〕. 보충적 소득보장제도는 (a) 장애 관련 직장장려금, (b) 학생 소득공제, (c) 시각장애인 직장장려금, (d) 자기지원을 성취하려는 계획(PASS), (e) 자기지원에 필수적인 부동산, (f) 직업재활 프로그램에서는 계속적인 지불 금액에 대한 공제를 포함하는 다른 직장장려금이 있다. 이러한 사항들이 사회보장국 대표와 논의되어야 한다.

15. 저소득층 의료보험과 직장과의 관계는 어떠한가? 저소득층 의료보험 수령자가 보충적 소득보장제도에서 지급되는 액수보다 두 배에 85달러를 더한 액수 이상 벌지 못하면, 저소득층 의료보험 혜택을 계속 받을 수 있다. 저소득층 의료보험 수령자가 더 이상 보충적 소득보장제도 지불금을 받지 않더라도, 만일 그 사람이 아래의 세 가지 경우에 해당되면, 그 사람은 저소득층 의료보험을 받을 수 있다.

- 장애 조건이 계속되는 경우
- 저소득층 의료보험 혜택을 받을 필요가 있는 경우
- 의료비를 낼 수 없는 경우

16. 주거생활 선택을 위한 계획이 필요한 이유는? 학생이 집에 머무르거나 이사 가기를 원한다면, 부모는 자신들이 은퇴하거나 병이 든 후에 장애인을 돌보는 데 필수적인 주거지원을 확신해야

한다. 자격에 따라서 그 학생은 가족 지원, 저소득층 의료보험 포기, 저소득층 주택, 개인을 돌보는 사람, 지원 생활 서비스, 또는 다른 주거 프로그램을 통해 학생은 자립을 유지할 수 있다. 주거 서비스는 종종 오랫동안 대기해야 하기 때문에 실제 필요한 시간보다 훨씬 전에 신청해야 한다.

17. 왜 내가 지역사회 참여에 대한 계획을 할 필요가 있는가? 연구에 따르면 장애 학생들은 나이가 들수록 더 분리된다고 하였다. 이동성, 수입, 그리고 사회적 연계가 부족하기 때문에, 그들은 더 나은 성인기 삶의 질을 보장하기 위한 친구를 사귀거나 사람을 만나기 어렵다. 이동성, 소득, 그리고 사회적 연계가 부족하기 때문에 장애인은 좋은 성인기 삶의 질을 보장하기 위해 마음에 드는 친구를 사귀거나 만나는 데 어려움이 있다. 종교적/문화적 소속(예: 교회 또는 집회), 동호회, 그리고 오락 프로그램 회원은 장애인들이 그들의 삶을 통해 대인관계를 유지하도록 도와주는 자연적이고 계속적인 지원망을 제공한다.

18. IEP 없이도 전환계획을 가질 수 있는가? 실제 장애를 가지고 있지만 특수교육 대상자가 아닌 학생이라면, 그 학생은 모든 장애 학생에게 적절한 교육을 하도록 하는 재활법 504조에 의해 전환계획이 개발될 수 있다. 그러나 그 학생이 적절한 교육을 받는 데 필요한 영역을 위한 계획이 요구된다.

6. 결론

전환계획은 특수교육 프로그램을 졸업한 학생들의 졸업 후 결과가 나쁘다는 연구 결과에 의해 개발되었다. 1990년, 1997년, 2004년 장애인교육법은 아래에 제시된 네 가지 주요한 기준을 포함한 전환계획의 법적 정의를 개발하였다. (a) 학생의 흥미와 선호도를 고려한 요구에 근거하여, (b) 결과 중심 과정의 부분으로 개발, (c) 일련의 활동과 조화되어, (d) 고용 및 다른 졸업 후 환경으로 전환을 촉진하기 위해 설계. 전환계획에 대한 일반적인 통념은 모든 학생을 위한 과정을 표준화하고, IEP 회의의 작은 부분으로 계획을 제한하고, 매년 계획하고, 그리고 IEP 부분으로 매년 만날 필요성을 포함하는 전환계획이 IEP의 부분이 되었을 때 나타났다. 전환 조정자가 계획하는 접근을 개별화하고, 관대하고 창의적인 분위기에서 계획하고, 다년간의 계획을 하고, 정기적으로 만나기 위해 대부분의 학교에서 전환계획 과정은 IEP 회의 밖에서 만들어져야 한다. 그러므로 전환계획 과정은 IEP 전환 회의의 부분으로 전환 교육내용을 개발하는 과정을 훨씬 넘어선다. 준비는 계획과 평가, 전환계획팀 구성, 그리고 학생과 가족을 포함한 계획 방법에 대한 고려를 포함한다. 전환 서비스 계획의 실행은 전환 회의와 함께 시작하고 IEP 실행, 진전도 평가, 그리고 전환 서비스의 조정을 통해 계속된다. 이 과정에서 발생되는 많은 질문과 문제는 전환 조정자가 계속해서 성인 서비스 선택, 지원고용, 재정적 지원, 그리고 졸업 후 교육에 대한 새로운 지식을 배우도록 요구한다.

7. 연구문제

1. 전환계획을 위한 네 가지 주요한 기준이 있다. 한 가지 기준에 대하여 IDEA의 법적 필요조건과 학교에서 어떻게 이러한 영역에 대처할 것인지에 대해 개요를 말하면서 논의하시오.
2. 1999, 1997, 2000년 IDEA의 전환 필요조건을 비교하고 대조하시오.
3. 어떻게 전환계획이 IEP의 부분이 되었는지, 그리고 이것이 어떻게 전환계획을 위한 의도하지 않은 결과를 가지게 되었는지 논의하시오.
4. 학교가 어떻게 학생과 가족이 IEP 전환계획 과정에 포함되도록 도와줄 수 있는지 논의하시오.
5. 전환 회의를 준비하기 위해 교사가 무엇을 준비해야 하고, 이러한 과정이 경도 및 중도 인지장애 학생들이 어떻게 다른지 논의하시오.
6. 전환목표를 설명하고 IEP에 전환목표를 작성하시오.
7. 표준화된 접근법을 사용하여 어떻게 전환과정이 평가될 수 있는지 논의하시오.

8. 참고 웹사이트

National Center on Secondary Education and Transition
http://www.ncset.org/

Transition Planning—NICHCY
http://www.ldonline.org/ld_indepth/transition/nichy_TS10.html

What Is Person-Centered Planning?
http://www.reachoflouisville.com/person-centered/whatisperson.htm

In-Depth Discussion of Person-Centered Planning
http://soeweb.syr.edu/thechp/everyday.pdf

ERIC: Self-Determination and the Education of Students with Disabilities
http://ericec.org/digests/e632.html

National Coalition on Self-Determination
http://www.oaksgroup.org/nconsd/

Self-Determination: Position Statement of CEC
http://www.dcdt.org/pdf/selt..deter.pdf

Self-Determination: Selected Bibliography
http://wwrw.isdd.indiana.edu/cedir/selfadvobib.html

ChoiceMaker
http://www.coe.unco.edu/TRAC/choicemaker.pdf

Self-Directed Search: Web-based
http://www.self-directed-search.com/browser.html

Self-Directed Search: Overview
http://www.learning4liferesources.com/special_orders.html

Meyers-Briggs: Overview
http://www.discoveryourpersonality.com/MBTI.html?source=looksmart

ERIC Digest: SCANS Competencies
http://www.ericfacility.net/ericdigests/ed339749.html

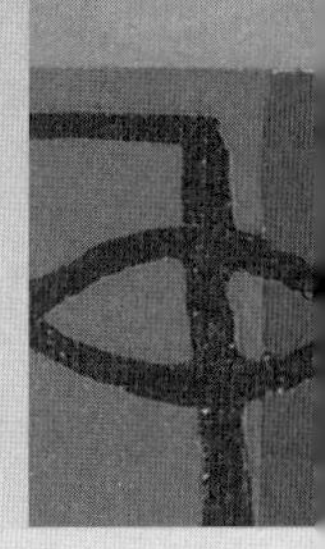

제 14 장 참여적인 의사결정: 학생의 자기결정을 위한 혁신적인 실제

James E. Martin, Laura Huber Marshall, & Randall L. De Pry

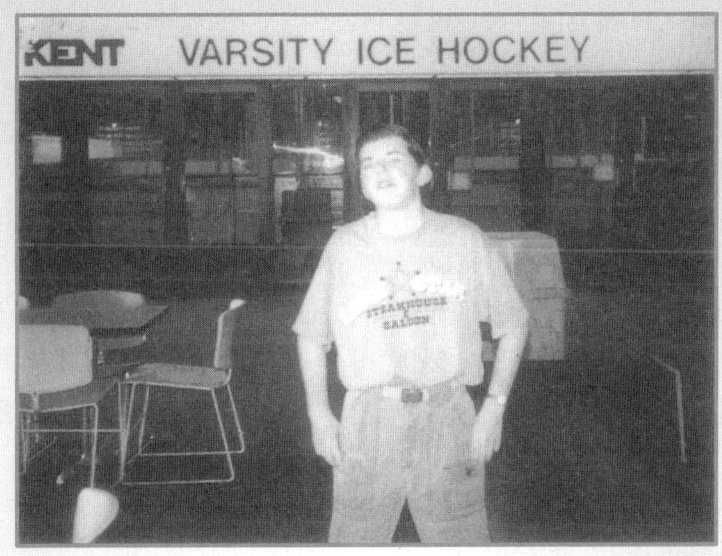

당신의 삶은 의식적, 그리고 무의식적으로 당신이 한 모든 선택의 종합적인 결과이다. 당신이 선택하는 과정을 통제할 수 있다면, 당신은 당신 삶의 모든 면을 통제할 수 있다. 당신은 당신 자신을 책임지고 있다는 사실에서 오는 자유를 발견할 수 있다.

—Robert F. Bennett

학습목표

1. 학생의 자기결정 학습의 중요성을 묘사한다.
2. 자기결정을 정의하고 요점을 설명한다.
3. 어떻게 연방법과 규정이 자기결정 지향적인 교수 실제를 지원하는지 설명한다.
4. 어떻게 자기결정을 중등 IEP 과정에 주입하는지 설명한다.
5. 어떻게 자기결정을 IEP 요구 영역에 자리 잡게 하는지 제시한다.
6. 자기결정 평가를 설명한다.
7. 어떻게 자기결정이 표준참조 IEP 형식에 적합한지 설명한다.
8. *ChoiceMaker*와 다른 연구 기반 자기결정 교육과정을 설명한다.
9. 어떻게 학생 주도 수행 요약을 실행하는지 설명한다.

1. 서론

이 장은 어떻게 학생들을 자신들의 교육과 계획 과정에 참가시키는가에 관한 쟁점에 대해 초점을 맞춘다. 저자들은 자기결정을 전환과정의 방법과 결과로 설명하였다. 자기결정은 (1) 학생의 강점, 요구, 흥미, 그리고 선호도를 결정하고, (2) 활동을 조정하고, (3) 학교에서 졸업 후 환경으로 이동을 촉진하는 것과 같은 필수적인 전환 요소를 검토하는 방법으로 설명되었다. 또한 자기결정은 결과 중심 과정을 개발하는 필수적인 요소이고 전환과정 자체의 중요한 결과로 설명되었다(Halloran, 1993; Mithaug, Mithaug, Agran, Martin, & Wehmeyer, 출판 중; Wehmeyer, 1996).

교사들은 기술을 가르치고 학생들이 배운 것을 연습할 수 있도록 의사결정에 참여할 기회를 제공하여 학생들의 자기결정을 향상시킨다(Martin, Peterson, & Goff, 출판 중). 여러 가지 일반적인 학교 기능은 학생들이 의사결정에 참여하도록 허락하지 않는다. 그러나 자기결정 결과를 염두에 두고 이러한 전형적인 역할을 살펴봄으로써, 실제적인 것이 혁신적인 교수 기회가 된다. 즉, 학생들이 의사결정에 참여할 수 있게 하는 것. 학생들이 의사결정 참여자가 될 때, 그들은 자신들이 배운 자기결정 기술을 연습하는 것이다.

요점 자기결정은 교수 과정에 포함시켜야 한다.

표 14-1에서 보여 주고 있는 네 가지 계획안은 어떻게 일반적인 학교 기능이 자기결정 기술을 배울 수 있는 혁신적인 기회로 변환하는지를 설명하고 있다. 이러한 예와 예가 아닌 것은 무엇이 가능한지 어렴풋이 보여 준다. 이제야 이 분야는 일반적인 교사 주도 학교 기능을 의사결정에 참여할 기회로 전환함으로써 항상 자기결정을 가르치는 수많은 기회로 삼을 수 있다는 것을 깨닫기 시작하였다.

2. 연방법, 규정, 주의 실천

특수교육 연방법과 규정은 중요한 자기결정 기술을 가르치고 학생에게 의사결정에 참여할 수 있는 기회를 제공하도록 계획된 다섯 가지 명시적 자기결정문을 포함한다. 첫째, 장애인교육법(IDEA)은 2차 전환기 연령대의 학생들을 IEP 회의에 참여하도록 하였다. 둘째, IEP 전환목표와 활동은 학생의 강점, 흥미, 그리고 선호도에 근거해야만 한다. IDEA의 정신은 전환기 학생들이 IEP팀의 지원과 함께 부모와 교사들이 지지하는 것이 아니라 자기 자신들이 인식한 강점, 선호도, 그리고 흥미에 근거하여 자기 자신들의 장기 목표, 단기 목표, 그리고 활동을 결정하고 수행해야 한다. 셋째, 미국 의회는 장애가 자기결정을 발휘하기 위한 개인의 권리를 감소시킬 수 없다는 것을 1992년 개정된 재활법(P.L. 102-569)에 명시하였다. 넷째, 재활법은 연방 및 주 직업재활 사무실의 지원을 받는 모든 프로그램과 활동은 자기결정 원리를 촉진해야만 한다고 명시하였다. 다섯째, 학생낙오방지법(NCLB)에서 주 지원금의 일부는 (a) 인디언 학생의 성인기 삶으로의 성공적인 전환, (b) 여학생의 공학과 관련된 직장으로의 전환, (c) 소외,

표 14-1 사례 계획안

계획안	일반적인 기능	혁신적인 기회
계획안 1: IEP 회의	특수교사는 학생을 자신의 IEP 회의에 초대한다. 그러나 그 학생에게 IEP 또는 회의에서 무엇을 하는지에 대해 가르쳐 주지 않는다. 그 학생은 IEP 회의에 참석하지 않고 회의하는 날 학교에 오지 않는다. 교사, 지원 직원, 그리고 부모들은 그 학생의 흥미, 기술, 요구, 그리고 지난해 IEP 목표 수행에 대해 이야기한다. 그들은 학생의 의견을 반영하지 않고 올해 IEP를 작성한다.	IEP 회의 전에, Sean은 IEP, 회의에 대하여 배우고, 무엇을 하고 말할 것인지에 대한 대본을 준비한다. 회의 중에, Sean은 자신의 IEP 회의에 적극적으로 참여하고 어떤 부분은 자신이 주도한다. Sean은 목적을 말하면서 시작하고, 모든 사람을 소개하고, 자신의 흥미, 기술, 그리고 작년 IEP 목표를 달성하기 위해 어떻게 했는지에 대하여 말하였다.
계획안 2: IEP 목표 달성	특수교사는 IEP 목표를 달성하기 위한 책임을 진다. 그 교사는 지원계획을 세우고, 전략을 수행하고, 자료를 수집한다.	Bekah는 자신의 IEP 목표를 달성할 책임을 공유하였다. 교사는 Bekah에게 어떻게 자신의 목표를 달성하는지를 교육시켰다. 매주 Bekah는 자신의 목표 중 일부분을 달성할 계획을 달성하였고, 그런 다음에 주말에 자신의 계획의 성공을 평가하였다.
계획안 3: 교과목 계획	특수교육팀은 다음 학기에 학생이 무슨 수업을 수강할지에 대하여 결정한다. 팀은 그 학생의 계획표를 세우는 데 학생의 기술, 제한점, 그리고 흥미에 대한 자신들의 인식을 고려한다.	학생들은 교사와 상담을 하여 자신들의 일정을 작성하였다. 학생들은 그들이 좋아하는 교실의 특성이 무엇인지 배우고 그들의 학교 기술과 범위를 배운다. 다음에 학생들은 자신들의 요구와 목표를 고려한 다음 자신들의 흥미, 기술, 그리고 범위를 필수적 및 선택적 과목과 결부시킨다.
계획안 4: 기능평가	특수교육팀은 지속적인 행동 문제 반응에 있어서 기능평가를 실시하고, 그 다음 행동 지원계획을 수립한다.	Sean은 기능평가 과정에 적극적으로 참여하고, 자료를 분석하고 해석하는 데 도움을 주고, 팀과 협력하여 지원계획을 개발한다. Sean은 자신의 행동 지원계획 목표를 달성하는 책임을 공유한다.

비행, 또는 위험에 노출된 청소년의 교육과 고용으로의 전환을 촉진하기 위해 사용되어야만 한다고 명시하였다.

> **요점** 개정 IDEA와 재활법은 자기결정 기술의 학습이 학생낙오방지법 전환 요구를 촉진하는 동안 구체적으로 자기결정을 명시하였다.

연방규정에 더하여, 각 주는 최소한 연방법과 규정에 제정된 기대에 일치하도록 특수교육 실제를 수행해야 한다. 그러나 주는 연방법에 제정된 규정을 넘어설 것이다. 예를 들면, 오하이오 주 교육부와 특수아동협회의 전환 선언은 법의 정신을 실행하는 것이다. 오하이오 주에서 특수교육실제는 단지 학생들을 IEP 회의에 초대하는 최소한의 규정을 만족시키고 있으나, 대신에 학생들은 자신의 IEP 회의에 참여하고 성인기 교육 프로그램으로 전환의 계획과 실행에 적극적으로 참여하기를 기대한다(Ohio Department of Education, Division of Special Education, 1999). 이러한 목적을 위해 오하이오 주에서 실시하는 특수교육 전환실제는 다음과 같다.

- 학생들이 자신들의 IEP 회의를 주도하도록 기대한다.
- 학생들이 자신들의 졸업 후 전환목표를 설명하고 토의하도록 기대한다.
- 학생들에게 자신들의 전환과정에 대하여 가르친다.
- 학생들이 자신들의 흥미와 선호도에 근거하여 졸업 후 목표를 개발하도록 기대한다.

이러한 전환 미래상을 문서화하기 위해, 오하이오 주 교육청은 학생이 주도한 IEP 회의의 수, 학생의 흥미와 선호도에 근거한 졸업 후 목표를 개발한 노력에 대한 서류, 졸업 후 목표를 토의한 학생 수, 그리고 학생에게 전환교육을 하는데 사용된 프로그램 또는 전략 목록을 보고해야만 한다.

뉴멕시코 주의 앨버커크 공립학교는 학생들이 IEP 회의에 적극적으로 참여하고, 학생들이 졸업하기 전에 IEP팀에 제출할 학생 주도 수행 성취 보고서를 작성하도록 한다(Martin, Van Dycke, D'Ottavio, & Nickerson, 출판 중). 중학교 3학년이 시작될 때 학생들은 자신들의 IEP 회의에서 장애와 전환 정보를 공유하기 위해 자신들의 수행 성취 보고서 일람표를 준비한다. 학생들은 자신들의 언어로 자신들의 장애를 설명하고 어떻게 장애가 자신들의 학교와 작업 수행에 영향을 미치는지 설명한다. 학생들은 자신들에게 잘 사용된 지원과 수정(accommodation)을 설명하고, 자신들이 고등학교를 졸업한 후 가고 싶은 직장, 학교, 그리고 주거 형태를 파악한다. 매년 학생들은 수행 성취 보고서 일람표에 있는 정보를 학습하고, 그 결과 학생들은 자신이 학교를 졸업하였을 때 자신들의 IEP 팀에 정보를 제출한다.

3. 자기결정 개념의 발달

1960년대 후반부터 특수교사들은 자기결정에 대하여 논의해 왔다. 자기결정을 이해하는 한 가지 방법은 자기결정을 시간에 걸쳐 발전해 온 두 가지 동향으로 본다. (1) 선택 동향과 (2) 목표 설정과 달성 동향. 두 가지 자기결정 교수·학습 모형(Wehmeyer, Palmer, Agran, Mithaug, & Martin, 2000), 그리고 자기결정 학습 이론(Mithaug, Mithaug, Agran, Martin, & Wehmeyer, 2003)은 개념에 대한 이 분야의 이해가 어떻게 성숙해 왔고 두 가지 동향이 하나로 통합되었는지를 예증하고 있다.

선택 동향

가장 초기 및 소수의 새로운 자기결정의 정의는 선택 동향으로 무리를 이루었다. 이러한 개념

안에서 선택은 장애인들이 연습하는 권리가 되었다(Ippoliti, Peppey, & Depoy, 1994). 자기결정은 선택과 함께 시작되었고 활동을 촉진시켰다(Mithaug, 2005). 이러한 정의의 몇 가지는 아래의 사항을 포함하고 있다.

- Nirje(1972): 자기결정은 정상화 원리의 중요한 요소이다. 장애인의 선택, 바람, 그리고 열망은 활동이 그들에게 영향을 미칠 때 고려되어야만 한다.
- Deci와 Ryan(1985): 자기결정은 선택하는 개인의 능력이고 후에 이러한 선택이 그들의 활동 뒤에 있는 추진력이 되었다.
- Deci와 Ryan(1994): 개인들은 자유롭게 자신들의 행동을 선택할 정도로 자기결정력이 높아졌다.
- Wehmeyer(1992, 1994): 자기결정은 자기 자신의 삶에 주요한 유발인자로 작용하고 불필요한 외부 영향으로부터 개인의 자유로운 활동을 선택하는 데 필요한 태도와 능력을 말한다.

특수교육의 동향은 학생들에게 스스로 선택할 기회를 제공하여 학생들이 자신들의 교육에 더 많이 참여하도록 하고 있다(Wood, Fowler, Uphold, & Test, 2005). 처음에는 간단하지만 점차적으로 복잡한 선택을 하도록 하는 기회가 학생들의 교육 전반에 포함되어 있다(Post & Storey, 2006). 교사가 개인에게 선택할 기회를 제공할 때, 학생들은 그들의 개성을 표현하고, 교사들은 학생들의 가치를 보고 존중할 수 있어야 한다(Test, Fowler, Wood, Brewer, & Eddy, 2005). 다음에 제시된 세 개의 예시에 설명된 바와 같이, 선택할 때의 신념은 실제에 영향을 준다. 첫째, 교사가 학생에게 과제를 선택할 기회를 제공할 때, 방해 행동이 상당히 감소하고 학습은 증가한다(Munk & Repp, 1994). 둘째, 학생에게 직업 과제를 선택할 기회를 줄 때, 생산성은 증가한다(Martin, Mithaug, Oliphint, Husch, & Frazier, 2002). 셋째, 학생이 흥미로운 과제를 읽을 때, 학생은 좋아하지 않는 과제를 읽을 때보다 과제를 보다 잘 이해하고 좋아한다(Ryan, Connell, & Plant, 1990).

요점 자기결정 연습은 학습과 생산성을 향상시킨다. 왜냐하면 학생들은 자신이 선택하고 자신에게 더 의미 있는 과제를 더 열심히 하기 때문이다.

한 주 동안 설문조사를 한 결과 특수교사들은 선택을 가장 주요한 자기결정 전략으로 인식하였다. 어떤 전략이 자기결정을 구성하는지 질문하였을 때, 91%의 특수교사가 선택하기라고 대답하였다(Agran, Snow, & Swaner, 1999). 그들은 목표 설정을 두 번째 중요한 전략으로 파악하였다.

목표 설정과 성취 동향

두 번째 자기결정 동향은 선택을 포함하지만 목표 설정과 목표 성취 과정을 강조한다. 이러한 관점을 옹호하는 Ward(1994)는 자기결정 과정의 최선의 결과는 목표를 설정하고 그것을 성취하는 것이라고 기술하였다. 다음에 몇 가지 목표 성취 정의가 제시되었다.

- Ward(1988): 자기결정력이 뛰어난 사람은 스스로 목표를 정하고, 이러한 목적을 달성하기 위해 시작한다.
- Martin, Marshall과 Maxon(1993): 자기결정력이 뛰어난 사람은 자신이 무엇을 원하고 어떻게 그것을 성취하는지에 대하여 알고 있다. 개인 요구의 인식으로부터, 자기결정력이 뛰어난 사람은 목표를 정하고 빨리 그 목적을 추구한다. 이것은 자신의 존재를 드러내고, 자신의 요구를 알게 하고, 목표에 도달하기 위한 진전을 평가하고, 필요한 수행에 적응하고, 그리고 문제해결을 위한 독특한 접근법을 만든다.
- Wolman, Campeau, DuBois, Mithaug, 그리고 Stolarski(1994): 자기결정력이 뛰어난 사람은 자기 자신의 요구, 홍미, 능력을 알고 표현할 수 있다. 그들은 적절한 목표를 설정하고, 그들의 목표를 추구하기 위해 선택하고 계획하며, 그들의 목표를 성취하는 데 필요한 것을 조절한다.
- Field와 Hoffman(1994, 1995): 자기결정력이 뛰어난 사람은 자신의 지식 수준과 가치에 근거하여 그들의 목표를 정의하고 성취한다.

목표 달성이 자기결정을 정의할 때, 특정한 실제가 나타난다. Martin과 Marshall(1995)은 학생들이 여러 가지 전환 영역에 걸쳐 그들의 요구와 홍미를 파악해야만 한다고 제시하였다. 즉, 자신들의 홍미·기술·한계와 일치하는 목표 설정, 그들의 목표를 달성하려는 계획 수립, 그들의 목표에 도달하기 위한 진전도 평가, 그리고 그들의 지원·전략 또는 목표에 있어서의 조절. 예를 들어 이러한 것이 발생할 기회는 IEP 과정(즉, 회의를 위한, 회의 자체, 그리고 부수적인 목표 달성 과정) 속에 존재한다. 일반적인 학교 기능이 참여적인 의사결정 기회가 될 때, 학생들은 목표 설정을 도와주기 위해 동등한 팀 구성원으로 적극적으로 참여한다.

> **요점** 목표 성취 전략은 장애 학생들에게 진실로 자기결정력을 갖도록 하는 데 주요하다.

동향의 통합

단지 선택하고 결정하는 기회를 갖는 것이 개인의 자기결정력을 뛰어나게 한다고 보장할 수 없다(Wehmeyer, 1997, p. 36). 자기결정력이 뛰어난 사람은 자신의 홍미, 기술, 그리고 한계와 일치하는 목표를 선택한다(Martin & Marshall, 1995). 목표 성취 동향은 선택 이상의 것을 포함한다. 목표 성취 전략은 개인이 그들의 선택을 성취할 수 있게 한다.

자기결정 교수·학습 모형(Wehmeyer et al., 2000) 또는 자기결정 직업 개발 모형(Benitez, Lattimore, & Wehmeyer, 2005)은 목표가 선택되면, 바람직한 목표를 달성하려고 적응하는 학습을 하는 것이 성공적인 전환을 위해 필요하다는 전제와 함께 두 가지 동향을 하나로 통합하였다. 자기결정 학습 이론(Mithaug et al., 2003)은 모형을 확장하고, 학습이 조절되고 목표를 성취하려는 시도가 방해받을 때 학생들이 학습한다고 추론하였다. 목표를 성취하기 위해 선택, 활동, 신념이 조절될 필요가 있다. 학생들은 적응함으로써 학습하고 학습하기 위해 적응한다. 학생들이 자신들의 선택, 활동, 평가, 조정을 자신이 파악한 요구 및 흥미와 일치시킬 때, 바라는 목표를 달성할 가능성이 증가한다(Martin, Mithaug, Cox, Peterson, Van Dycke, & Cash, 2003).

자기결정 요소

Martin과 Marshall(1996a)은 일련의 자기결정 기술을 결정하기 위해 장애인, 장애아의 부모와 면접하고, 다학문적 문헌의 재조사를 수행하고, 국가적 설문조사를 하였다. 이 연구 결과 일곱 가지 자기결정 구성 요인을 얻었다(**표 14-2** 참조). 이것들은 (1) 자기인식, (2) 자기옹호, (3)

표 14-2 ChoiceMaker 자기결정 구성요인

1. 자기인식	• 요구 파악하기 • 흥미 파악하기 • 강점 파악과 이해하기	• 제한점 파악과 이해하기 • 자신의 가치 파악하기
2. 자기옹호	• 원하는 것과 요구를 단정적으로 주장하기 • 권리를 단정적으로 주장하기 • 필요한 지원 결정하기	• 필요한 지원 추구하기 • 필요한 지원을 얻고 평가하기 • 일을 스스로 수행하기
3. 자기효능	• 목표를 성취하도록 기대하기	
4. 결정	• 상황적 요구를 평가하기 • 목표 설정하기 • 기준 설정하기 • 결정하기 위한 정보 평가하기 • 새로운 상황에서 과거 해결책 고려하기	• 새롭고 창의적인 해결책 만들기 • 선택 사항 고려하기 • 가장 좋은 선택하기 • 계획 개발하기
5. 독립수행	• 정확한 시간에 과제 수행하기 • 시간 내에 과제 완성하기 • 자기관리 전략 사용하기	• 기준에 맞게 과제 수행하기 • 자신의 계획에 따라 수행하기
6. 자기평가	• 과제 수행을 점검하기 • 수행을 기준에 비교하기 • 자기관리 전략의 효과 평가하기	• 계획이 완성되고 목표에 도달하였는지 결정하기
7. 조정	• 목표 수정하기 • 기준 수정하기 • 계속해서 조정하기	• 환경적 피드백을 사용하여 조정하도록 도와주기

출처: Martin, J. E., & Marshall, L. H. (I 996a). ChoiceMaker: Infusing self-determination instruction into the IEP and transition process. In Sands, D. J. & Wehmeyer, M. L. (Eds.), *Self-determination across the life span* (pp. 215-236). Baltimore: Paul H. Brookes. Used with permission from University Technology Corp.

자기충족, (4) 자기효능, (5) 독립적인 수행, (6) 자기평가, (7) 적응을 포함한다. 이러한 일곱 가지 요소는 37개의 보충적인 요소로 나누어진다.

자기결정의 다른 목표 달성 정의는 유사한 개념적인 해석을 포함한다. 이러한 정의들은 핵심 구성요소로 목표 설정, 계획, 평가, 그리고 조정을 고려한다. Field와 Hoffman(1994)은 다섯 영역으로 구성된 자기결정 모형을 개발하였다. (1) 자기 자신을 알기, (2) 자기 자신을 평가하기, (3) 계획하기, (4) 평가하기, (5) 결과를 경험하고 배우기. Mithaug, Wehmeyer, Agran, Martin과 Palmer(1998)의 자기결정 학습 모형은 세 단계에 걸쳐 학생이 질문하고 대답하는 문제를 제시하였다. (1) 학습목표 설정하기, (2) 학습 계획 구성하기, (3) 행동 조절하기. 또한 Mithaug 등(1998)의 모형은 질문에 대답하도록 촉구하기 위해 교사에게 목표를 제공한다. 이러한 질문과 선택된 교사 목표가 **표 14-3**에 제시되어 있다.

4. 자기결정의 중요성

자기결정 기술이 졸업 후 결과에 긍정적인 영향을 미친다는 연구가 증가해 왔다. Wehmeyer와 Schwartz(1997)는 학습장애와 정신지체 학생들의 졸업 전 자기결정 측정 결과를 수집해 왔다. 고등학교 재학 중에 자기결정 수준이 높은 학생이 낮은 학생보다 직장을 가지고 있는 비율이 더 높았다. Wehmeyer와 Palmer(2003)는 1997년 연구를 반복하였고, 또다시 고등학교 재학 중에 자기결정 수준이 높은 학습장애와 정신지체 학생들이 자기결정 수준이 낮은 학생들보다 졸업 후 더 긍정적인 결과를 보였다. 그들의 자료 역시 졸업 후 첫해부터 셋째 해까지 자기결정 수준이 높은 학생들을 낮은 학생들과 비교하였을 때 추가적인 긍정적 결과를 경험하였다.

> **요점** 자기결정은 장애인을 위한 더 나은 졸업 후 결과와 연결되어 있다.

Martin, Mithaug, Oliphint, Husch와 Frazier(2002)는 직장 선택권과 조정 지원이 직업적인 성공을 증가시켰다고 하였다. 이러한 연구자들은 체계적인 '선택과 조정' 과정을 마친 600여 명의 장애인과 그렇지 않은 200명의 노동자와의 직업 결과를 비교하였다. 자기 주도 고용 선택 과정을 마친 사람들이 마치지 않은 사람들보다 아주 더 오랫동안 직장에 다녔다.

Gerber, Ginsberg와 Reiff(1992)는 성공한 사람과 그렇지 못한 사람을 구분하기 위해 학교에 다닐 때 학습장애로 진단받은 성인과 면담을 하였다. 그들은 성공한 학습장애 성인은 아래와 같은 특성을 가지고 있었음을 발견하였다.

- 자신의 삶과 환경의 통제
- 성공하려는 열망
- 심사숙고한 목표
- 지구력
- 환경에 적응
- 성공을 촉진하는 사회적 지원망 구축

면담을 한 후, Gerber와 그의 동료들(1992)은 성공한 사람은 성공하기 오래전부터 그들이 성공할 것이라고 결심했다는 것을 알았다. 저자들

표 14-3 자기결정 학습 모형

1단계: 학습목표 설정
학생 질문 • 나는 무엇을 배우고 싶어 하는가? • 현재 나는 그것에 대해 무엇을 아는가? • 내가 모르는 것을 배우기 위해 무엇을 변화시켜야 하는가? • 그러한 변화를 위해 나는 무엇을 할 수 있는가? **선택된 교사 목표** • 학생에게 특정한 영역에서 특정한 강점과 교수적 요구를 파악할 수 있게 한다. • 학생에게 이 영역과 관계된 선호도, 흥미, 신념, 그리고 가치를 평가하고 의사소통하게 한다. • 학생을 도와 물리적 및 사회적 환경에서 기회와 장애물에 대한 정보를 수집하게 한다. • 학생에게 요구에 대한 우선순위를 정하도록 가르친다. • 학생에게 목표를 적고 그 목표를 성취하기 위한 기준을 파악하도록 가르친다.
2단계: 학습 계획 세우기
학생 질문 • 내가 모르는 것을 변화시키기 위해 현재 나는 무엇을 할 수 있는가? • 그러한 변화를 위해 현재 무엇이 내가 행동을 하지 못하게 하는가? • 이러한 장애물을 제거하기 위해 나는 무엇을 할 수 있는가? • 언제 내가 행동을 취하고 이러한 장애물을 제거할 것인가? **선택된 교사 목표** • 학생에게 목표 성취에 대한 진전도를 스스로 평가하게 한다. • 학생에게 스스로 평가한 현재 상태와 스스로 파악한 목표 상태의 차이를 보충할 활동 계획을 결정하도록 한다. • 학생에게 가장 적절한 교수 전략을 파악하도록 한다. • 학생에게 방해물을 극복할 수 있는 전략을 파악하여 실행할 수 있게 한다. • 학생이 자기 주도 학습 전략을 실행하도록 지원한다. • 학생이 활동 계획의 진전도를 자기점검하도록 한다.
3단계: 행동 적응시키기
학생 질문 • 나는 어떻게 행동해야 하는가? • 어떤 장애물이 제거되었는가? • 내가 모르는 것에 대하여 무엇이 변하였는가? • 나는 내가 알고 싶어 하는 것을 아는가? **선택된 교사 목표** • 학생이 목표에 대한 진전도를 스스로 평가하도록 한다. • 학생과 협력하여 변경된 목표에 활동 계획이 적절한지 여부를 파악한다. • 학생을 도와 목표가 동일한지 또는 변경되었는지 결정하도록 도와준다. • 필요하다면, 학생이 활동 계획을 바꾸도록 도와준다.

출처: Mithaug, D. E., Wehmeyer, M. L., Agran, M., Martin, J. E., & Palmer, S. (1998). The self-determined learning model of instruction. In Wehmeyer, M. L. & Sands, D. J. (Eds.), *Making it happen. Student involvement in education planning, decision making, and instruction* (pp. 299-328). Baltimore: Paul H. Brookes.

은 심각한 학습장애를 가졌지만 성공한 사람들은 성공하기를 원했고, 성취 가능한 목표를 설정하였으며, 학습장애와 맞섰으며, 그 결과 성공 가능성을 증가시키기 위한 적절한 측정을 할 수 있었다고 결론 내렸다. 매우 성공한 젊은 사람이 다음과 같이 설명하였다. "성공한 사람은 계획을 가지고 있다. 당신은 계획, 목표, 전략을 갖고 있어야만 한다. 그렇지 않으면, 당신은 안개 속을 날아가다 산에 부딪힐 것이다." (Gerber et al., 1992, p. 480) 다른 학문이 우리가 아는 것과 결합될 때, 이 결과는 자기결정 기술 증가의 결과라고 제시하였다.

Raskind, Goldberg, Higgins와 Herman(1999) 그리고 Goldberg, Higgins, Raskind와 Herman (2003)은 20년이 지난 추후 연구에서 성공한 학습장애인은 자기결정 기술을 사용했다는 것을 밝혀냈다. Konrad, Fowler, Walker, Test와 Wood(2005)가 수행한 분석 연구에서는 자기결정 기술의 향상이 학업 성취도를 향상시킨다는 것을 밝혀냈다.

5. 자기결정을 IEP에 포함시키기

자기결정 기술은 장애인의 졸업 후 결과에 영향을 준다. 불행하게도 장애 학생들은 IEP를 가지지 않은 중등학생보다 훨씬 적은 자기결정 기술을 갖고 있다(Wolman et al., 1994). 교사들이 자기결정 기술에 가치를 두고 있음에도 불구하고 단지 소수의 IEP만이 자기결정 목표를 포함하고 있다. 학생들이 일상생활 속에서 자기결정 행동을 배우고 사용하기 위해 자기결정 기술을 배우고 자기결정 행동을 실천할 기회가 주어져야만 한다.

> **요점** 주와 지역 교육청은 연방법에 제정되어 있는 자기결정에 대한 최소한의 필요조건 이상을 해야 할 필요가 있다.

교육적 실제는 이러한 관점을 반영한다고 나타났다. Agran과 동료들(1999)의 특수교사에 대한 조사연구에서 단지 3%의 특수교사만이 자기결정에 우선순위를 낮게 평가하였고, 77%의 특수교사는 자기결정을 중요한 교육과정 영역으로 고려하고 있다는 것을 발견하였다. 그러나 교사가 말한 중요성과 그들이 작성하는 대부분의 IEP에 자기결정을 포함하는 것 사이에는 차이가 있다. 유타 주의 교사들은 다음과 같이 말하였다.

- 14%는 자기결정 기술을 대부분의 IEP에 포함시킨다.
- 61%는 자기결정 기술을 약간의 IEP에 포함시킨다.
- 25%는 자기결정 기술을 IEP에 조금 포함시키거나 전혀 포함시키지 않는다.

인식된 중요성과 자기결정 목표를 학생의 IEP에 포함시키는 것을 더 일치시키기 위해 무엇을 해야 할까? 이 질문에 대한 대답 하나는 IEP 회의에서 자기결정을 논의해야 할 필요가 있다고 생각하면서 시작해야 한다.

6. 자기결정을 IEP 요구 영역으로 구성하기

교사와 부모는 자기결정을 가치 있는 다른 기술 영역과 같이 진지하고 체계적으로 추구해야 하는 교육의 필수 요소로 인식해야만 한다(Agran et al., 1999, p. 301). 자기결정을 교육의 필수 요소로 만드는 길은 IEP 현재 수행 수준 영역에 그것의 필요성을 작성하면서 시작한다(Sale & Martin, 2004). 형식적이든 비형식적이든 평가는 일반적으로 현재 수행 수준을 기록하고 필요성을 적는다. 자기결정 평가도구는 이러한 과정과 함께 도움을 줄 것이다.

네 가지 이용 가능한 자기결정 평가는 학생의 자기결정에 대한 강점과 요구를 결정하는 데 도움을 준다. 이러한 것은 다음을 포함한다. 「ARC의 자기결정 척도」(Wehmeyer & Kelchner, 1995), 「자기결정 지식 척도」(Hoffman, Field, & Sawilowsky, 1996), 「ChoiceMaker 자기결정 평가」(Martin & Marshall, 1996b), 그리고 「AIR 자기결정 평가」(Wolman, Campeau, DuBois, Mithaug, & Stolarski, 1994). (주: 「AIR 자기결

표 14-4 목표에 대한 문항을 포함한 ChoiceMaker 평가의 예

	학생 기술					학교에서의 기회				
영역 2: 목표 표현하기	(학생이 이것을 하는가?)					(학교는 구성된 시간을 제공하는가?)				
E. 학생 주도 회의—학생이 하기	전혀				100%	전혀				100%
E1. 회의를 시작하고 참여자들을 소개하였는가?	0	1	2	3	4	0	1	2	3	4
E2. 지난 목표와 수행을 검토하였는가?	0	1	2	3	4	0	1	2	3	4
E3. 학생이 어떤 것을 이해하지 못했다면 질문하였는가?	0	1	2	3	4	0	1	2	3	4
E4. 그룹 구성원으로부터 피드백을 요구하였는가?	0	1	2	3	4	0	1	2	3	4
E5. 의견 차이를 다루었는가?	0	1	2	3	4	0	1	2	3	4
E6. 결정을 요약하면서 회의를 마쳤는가?	0	1	2	3	4	0	1	2	3	4
	부분 합______					부분 합______				
F. 학생 보고—학생이 하기										
F1. 흥미 표현하기.	0	1	2	3	4	0	1	2	3	4
F2. 기술과 한계 표현하기.	0	1	2	3	4	0	1	2	3	4
F3. 의견과 목표 표현하기.	0	1	2	3	4	0	1	2	3	4
	부분 합______					부분 합______				
	합계(E+F)________					합계(E+F)________				

출처: Martin, J. E. & Marshall, L. H. (1996b). ChoiceMaker *self-determination assessment*. Longmont, CO: Sopris West.

정 평가」는 www.ou.edu/zarrow 에서 무료로 다운로드 받을 수 있다. 자기결정 버튼을 클릭하라.)

각 도구는 독특한 관점을 제공하고 결과를 다른 방향으로 제공한다(네 가지 평가의 자세한 설명을 보고 싶으면 Field, Martin, Miller, Ward, & Wehmeyer, 1998; Sale & Martin, 2004를 참조하라). 「ChoiceMaker 자기결정 평가」는 하나로 제시된 IEP 장기 목표와 단기 목표를 산출한다.

교육과정 중심 평가로서 「ChoiceMaker 평가」는 「ChoiceMaker」 교육과정과 일치한다(**표 14-4**의 예시 문항을 보라). 이 평가는 학교에서 이러한 기술을 연습하기 위해 학생의 자기결정 기술과 기회를 평가하는 54문항으로 구성되어 있다. 「ChoiceMaker 평가」는 세 영역으로 구성되어 있다. 즉, 목표 선택하기, 목표 표현하기, 그리고 활동하기. '목표 선택하기' 영역은 학교, 직장, 그리고 졸업 후 교육 영역에 걸쳐 학생의 흥미, 기술, 그리고 제한점에 대한 학생의 지식에 근거하여 목표 설정을 평가하는 것이다. '목표 표현하기' 영역은 IEP 회의에서 학생의 참여와 지도력을 평가한다. '활동하기' 영역은 학생의 목표 성취 기술을 측정한다.

교사들은 학교 칼럼에 있는 학생 기술과 기회에 걸쳐 5점 척도를 사용하여 54문항을 하나씩 평가한다. 이용 가능한 자기결정 기술과 기회의 퍼센트를 알기 위해 세 영역 각각의 원점수는 종합되고, 그래프로 그려지고, 이용할 수 있는 총점과 비교된다. 0, 1, 또는 2로 평가된 항목들은 가능한 IEP 장기 목표와 단기 목표가 된다.

사 례 연 구 Zeke

IEP를 위한 자기결정 평가

14세 고등학생인 Zeke는 학습장애 때문에 특수교육 서비스를 받고 있으며, 정서적인 문제가 그의 교육 수행에 영향을 미친다. Zeke의 고등학교에 있는 특수교육팀은 자기결정 기술을 가르치고 학습한 자기결정 기술을 연습할 기회를 많이 제공해야 한다고 믿고 있다. Zeke의 첫 번째 고등학교 IEP 회의를 준비하는 데 있어서, 그의 현재 교육 수행 능력을 기록하기 위해 Gomez 교사와 Zeke는 함께 「AIR 자기결정 평가」와 「ChoiceMaker 평가」를 하였다.

Zeke의 「ChoiceMaker 평가」 분석표(**그림 14-1** 참조)는 Zeke의 고등학교가 목표 기술을 선택할 기회 33%, 목표를 말할 기회 100%, 그리고 활동할 기회 99%를 제공한다고 보여 주었다. Zeke의 기술 분석표는 자기결정 기술 수준이 낮고 가변적이다. 즉, 목표 기술 수준 선택하기 30%, 목표 기술 수준 표현하기 10%, 활동 기술 수준 38%. 기술 수준은 고등학교 프로그램에서 제공되는 기회와 매우 다르다. 「AIR 자기결정 평가」(학생판)에서, Zeke는 총점 47%를 받았다.

요점 자기결정은 목표 선택하기, 목표 표현하기, 활동하기에 관하여 측정되어야 한다.

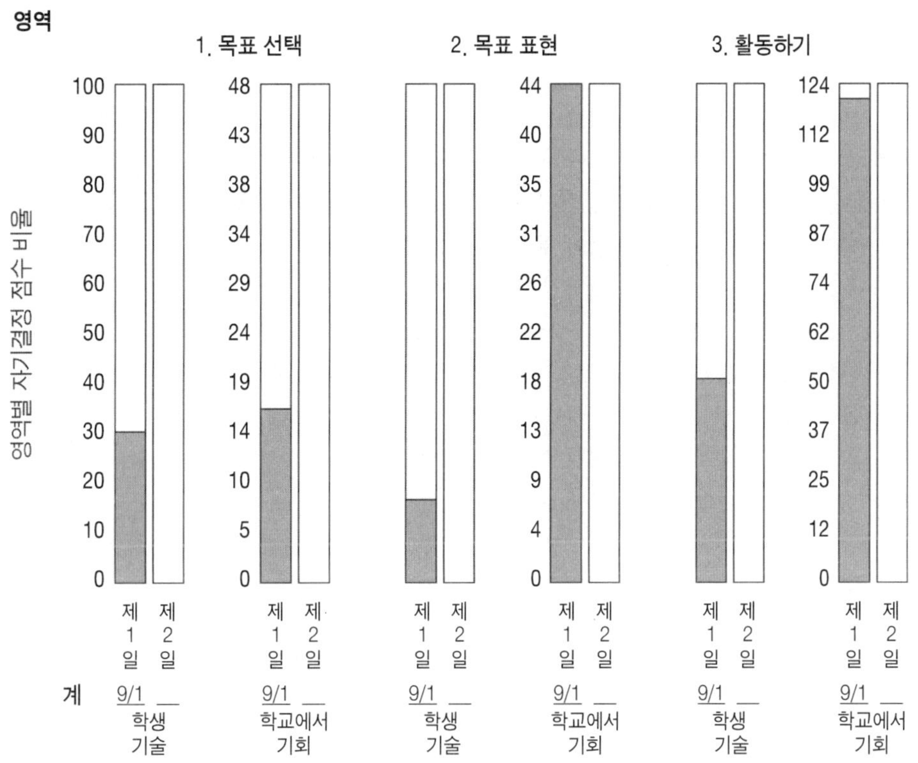

그림 14-1 Choicemaker 평가 분석표

표 14-5 Choicemaker 수업 매트릭스

영역	목표	수업	학생
목표 선택	A. 학생 이해 B. 학생 관심 C. 학생 기술과 한계 D. 학생 목표	• 고용 목표 선택 • 개인 문제 목표 선택 • 교육목표 선택	• 중등학교 일반 학생 • 중등학교 IEP와 경도에서 중도 학습 및 행동 문제를 가진 학생
목표 표현	E. 학생 주도 회의 F. 학생 보고	• 자기 주도 IEP	• 중등학교 IEP와 경도에서 중도 학습 및 행동 문제를 가진 학생
활동하기	G. 학생 계획 H. 학생 활동 I. 학생 평가 J. 학생 적응	• 활동하기	• 중등학교 일반 학생 • 중등학교 IEP와 경도에서 중도 학습 및 행동 문제를 가진 학생

출처: Martin, J. E., Marshall, L. H., Maxson, L, & Jerman, P. (1996c). *Self-directed IEP*. Longmont, CO: Sopris West. Used with permission from University Technology Corp.

사례연구 Zeke (계속)

Zeke의 1년 IEP 검토 회의 준비를 위해 Gomez 교사는 평가 결과를 IEP 용지에 있는 교육적 수행과 요구 영역의 전환 현재 수준에 작성하였다(**표 14-5** 참조). 그 다음 그녀는 Zeke와 그의 부모가 IEP 회의 전에 검토하고 논의하도록 자기결정 평가 사본과 현재 수행 수준 부분을 집으로 보냈다.

IEP 회의에서 Zeke(Gomez 교사의 가르침과 함께)는 팀에게 그의 자기결정 평가 분석표를 보여 주었다. 그 다음 학교의 자기결정 예상에 대하여 검토하였다. 팀은 자기결정 활동에 참여하기 위해 Zeke의 현재 수행과 기대 간에 차이가 크다는 것을 알았다. Zeke와 팀은 그가 다음과 같은 사항이 필요하다고 결정하였다.

- 그의 기술과 한계의 이해에 근거하여 교육, 직업, 그리고 개인의 목표를 선택하기
- 그의 교육적 회의를 주도하도록 학습하기
- 그의 IEP 목표를 결정하는 데 필요한 목표 성취 기술 학습하기

Gomez 교사는 이러한 것을 Zeke의 IEP '전환 요구' 영역에 쓰고 난 다음 자기결정 IEP 장기 목표와 관련된 단기 목표를 적었다.

장기 목표

20주 내에 Zeke는 자기결정 기술을 평균 83%까지 증가시킬 것이다.

단기 목표

10주 내에 Zeke는 ChoiceMaker 자기결정 평가로 측정하여 활동하기 기술을 90%까지 향상시킬 것이다.

15주 내에 Zeke는 ChoiceMaker 자기결정 평가로 측정하여 목표 선택하기를 70%까지 향상시킬 것이다.

20주 내에 Zeke는 ChoiceMaker 자기결정 평가로 측정하여 목표 표현하기 기술을 90%까지 향상시킬 것이다.

7. 자기결정 교수와 결정에 참여할 기회 만들기

자기결정 목표가 IEP에 기록되면, 특수교사는 자기결정 목표를 우선적으로 가르칠 필요가 있다. 학생에게 자기결정 기술을 가르치기 위해 교사는 자신의 수업을 개발하거나 이미 개발된 프로그램을 이용하거나 수정하여 사용한다(더 많은 자기결정 수업을 보려면 http://www.uncc.edu/sdsp/sd_curricula.as를 참조하라). 전국에 있는 교사는 이미 개발된 「ChoiceMaker」 자기결정 교수 프로그램을 사용하여 기본적인 자기결정 기술을 가르치고 학습한 자기결정 행동을 연습하게 한다.

「ChoiceMaker」 시리즈는 「ChoiceMaker 자기결정 평가」와 여섯 가지 교수 프로그램으로 구성되어 있다. 교수 프로그램은 다음과 같은 것을 포함하고 있다.

- 취업 목표 선택(Huber Marshall, Martin, Maxson, & Jerman, 1997)
- 선택과 활동: 당신에게 맞는 직업 찾기(Martin et

al., 2004)

- 교육목표 선택(Martin, Hughes, Huber Marshall, Jerman, & Maxson, 1999)
- 개인 목표 선택(Marshall, Martin, Hughes, Jerman, & Maxson, 1999)
- 자기 주도 IEP(Martin, Huber Marshall, Maxson, & Jerman, 1999)
- 활동하기: 목표 달성하기(Huber Marshall, Martin, Maxson, Hughes, Miller, McGill, & Jerman, 1997)

개별 교수 프로그램은 「ChoiceMaker」 교육과정의 특정한 장·단기 목표를 가르친다(**표 14-5** 참조). **표 14-2**에 제시된 자기결정 구성요인을 조작적으로 제시한 「ChoiceMaker」 교육과정은 세 가지 구성되고, 아홉 가지 광범위한 장기 목표, 그리고 54가지 단기 목표를 포함하고 있다(**표 14-6** 참조).

ChoiceMaker 수업 프로그램의 개발

개별 수업 프로그램의 개발은 동일한 과정을 따랐다. 대학교수, 공립학교 특수교사와 관리자, 부모, 특수교육 대상자, 장애인으로 구성된 팀은 공동으로 자료를 개념화, 작성, 현장 검증을 하였다. 개발팀은 특정한 「ChoiceMaker」 장·단기 목표를 달성하기 위해 수업을 개발하였다. 팀은 반복해서 수업 초안을 가지고 중·고등학교에서 현장 검증하였다. 그리고 교사와 학생들의 의견을 반영하여 여러 번 개정하였다. 그 다음 연구자들은 프로그램의 효과를 입증하기 위해 열정적으로 연구를 수행하였다. 연구 결과는 각 수업 프로그램을 설명할 때 기술할 것이다.

요점 「ChoiceMaker」는 교사, 학생, 장애인, 부모들이 협력하여 개발되었다.

ChoiceMaker 수업 프로그램의 사용

개별 「ChoiceMaker」 수업 프로그램은 현재 교육 프로그램에 흡수되었다. 목표 선택과 활동 자료는 중·고등학교 내용 영역 과목과 일치하기 때문에, 그것은 일반 학생과 특수교육 대상자에게 함께 사용될 수 있다. 교육과정의 목표 표현하기 영역을 가르치는 자기 주도 IEP 자료는 특수교육 대상자를 위해 설계되었다. 선택과 활동 공학 소프트웨어 프로그램은 읽기를 못하고, 중도 및 중증 인지장애를 가지고 있고, 직장 경력이 전혀 없는 학생과 성인을 대상으로 하급 수준의 직업 선택을 가르치고 평가하기 위해 상황 평가 안에서 반복측정설계를 사용한다. 다른 모든 「ChoiceMaker」 수업 프로그램은 적어도 최소한 읽기와 쓰기가 가능한 학생을 가르치는 데 사용된다.

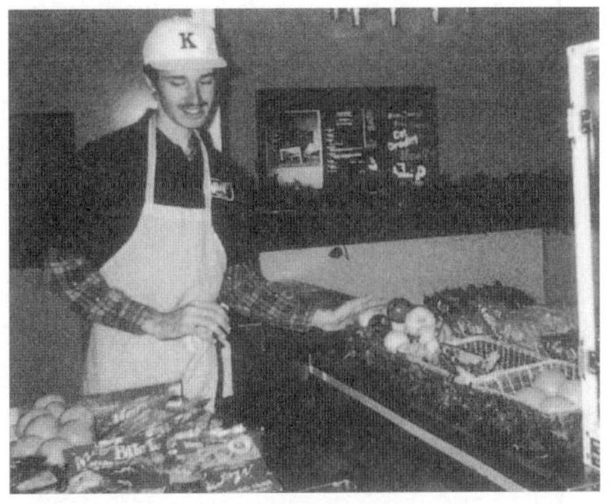

자기결정에 의한 선택은 졸업 후 결과를 향상시킨다.

표 14-6 ChoiceMaker 자기결정 교육과정 매트릭스

영역	장기 목표 가르치기	단기 목표 가르치기							
1. 목표 선택 (학교 및 지역사회 경험을 통해)	A. 학생 관심	A1. **교육** 관심 표현하기	A2. **직업** 관심 표현하기	A3. **개인적인** 관심 표현하기	A4. **일상생활**, **주택**, **지역사회** 관심 표현하기				
	B. 학생 기술과 한계	B1. **교육** 기술과 한계 표현하기	B2. **직업** 기술과 한계 표현하기	B3. **개인적인** 기술과 한계 표현하기	B4. **일상생활**, **주택**, **지역사회** 기술과 한계 표현하기				
	C. 학생 목표	C1. 선택 사항을 보여 주고 **교육** 목표 선택하기	C2. 선택 사항을 보여 주고 **직업** 목표 선택하기	C3. 선택 사항을 보여 주고 **개인적인** 목표 선택하기	C4. 선택 사항을 보여 주고 **일상생활**, **주택**, **지역사회** 목표 선택하기				
2. 목표 표현	D. 학생 주도 회의	D1. 목적을 적으며 회의 시작하기	D2. 참여자 소개하기	D3. 지난 목표와 수행 검토하기	D4. 피드백 요구하기	D5. 이해하지 못했으면, 질문하기	D6. 의견 차이에 대처하기	D7. 필요한 지원 적기	D8. 결정한 사항을 요약하면서 회의 마치기
	E. 학생 보고	E2. 관심 표현하기 (A1~A4로부터)	E2. 기술과 한계 표현하기(B1~B4로부터)	E3. 선택 사항과 목표 표현하기 (C1~C4로부터)					
3. 활동하기	F. 학생 계획	F1. 일반적 목표를 현재 완성될 수 있는 구체적인 목표로 나누기	F2. 구체적인 목표에 대한 **기준** 설정하기	F3. 어떻게 환경으로부터 **피드백**을 받을지 결정하기	F4. 구체적인 목표를 완수하기 위한 **동기** 결정하기	F5. 구체적인 목표를 완수하기 위한 **전략** 결정하기	F6. 구체적인 목표를 완수하는 데 필요한 **지원** 결정하기	F7. 구체적인 목표를 완수하기 위해 우선순위를 정하고 **예정표**를 만들기	F8. 목표가 달성될 수 있는 **신념** 표현하기
	G. 학생 활동	G1. 수행을 기록 또는 보고하기	G2. 구체적인 목표를 **기준**에 맞게 수행하기	G3. 수행에 대한 **피드백**을 받기	G4. 구체적인 목표를 완수하기 위해 자신을 **동기화**하기	G5. **전략**을 사용하여 구체적인 목표수행하기	G6. 필요한 **지원** 얻기	G7. **예정표**대로 하기	H8. **신념** 평가하기
	H. 학생 평가	H1. 목표가 성취되었는지 결정하기	H2. 수행을 **기준**과 비교하기	H3. **피드백** 평가하기	H4. **동기** 평가하기	H5. **전략**의 효과 평가하기	H6. 사용된 **지원** 평가하기	H7. **예정표** 평가하기	
	I. 학생 적응	I1. 필요하다면, 목표 조정하기	I2. 목표 **기준**을 조정하거나 반복하기	I3. **피드백**을 위한 방법을 조절하거나 반복하기	I4. **동기화**를 조절하거나 반복하기	I5. **전략**을 조절하거나 반복하기	I6. 조절하거나 반복하기	I7. **예정표**를 조절하거나 반복하기	I8. 목표가 달성될 수 있는 **신념**을 조절하거나 반복하기

출처: Martin, J. E., Marshall, L. H., Maxson, L., & Jerman, P. (1996c). *Self-directed IEP*. Longmont, CO: Sopris West. ©1996 University of Colorado. Used with permission from University Technology Corp.

8. 목표를 선택하기 위한 기회를 가르치고 만들기

「ChoiceMaker」 교육과정의 목표 영역을 선택하는 것은 학생에게 다른 전환 영역에 걸쳐 자신의 흥미, 기술, 한계, 그리고 목표를 표현하는데 필요한 기술과 지식을 제공하는 것이다. 목표 선택하기 수업 패키지는 직업 목표 선택하기, 교육목표 선택하기, 개인 목표 선택하기를 포함하고 있다.

목표 선택 과정

목표 선택하기 수업 패키지 각각은 학생들이 전환 영역에 걸쳐서 자신들의 목표를 빨리 결정할 수 있는 방법을 포함한다. 〈당신의 삶을 계획하기 위한 목표 선택하기〉라고 명명된 세 개의 수업에 포함되어 있는 학생 비디오는 실제 고등학교 학생들이 목표를 선택하고 이용하는 과정을 보여 주면서 목표를 선택하는 과정을 소개한다.

비디오를 시청하고 목표 선택하기 수업을 마친 후, 학생들은 일반적인 목표 선택하기 용지를 작성한다. **그림 14-2**는 자동차 정비공으로 일하기를 원하는 고등학생을 위한 직업 목표 선택하기 목표 수업 프로그램에 있는 일반적인 목표 선택하기 서식의 견본을 보여 준다. 학생이 어떻게 그 서식을 작성하는지 알고 난 후, 그 학생은 단순히 각 문항을 읽고 답을 적는다. 만약 그 학생이 답을 모르면, 그것이 그 학생의 목표가 된다. 이 예에서, Cal은 자동차 정비공이 되기 위한 필요조건을 모른다. 따라서 그 필요조건을 학습하는 것이 그의 목표가 된다. 목표를 학습한 후, 학생들은 전환 수업 시간, 또는 부모와 함께, 또는 IEP 회의에서 토의하기 위해 서식을 사용한다. 만약 학생들이 그들의 목표를 모른다면 수업 패키지는 학생들에게 그들의 관심, 기술 및 제한에 대한 이해에 근거하여 자신의 목표를 정하도록 한다. Cross, Cooke, Wood와 Test(1999)는 목표 선택하기 과정이 학생들이 직업과 다른 전환

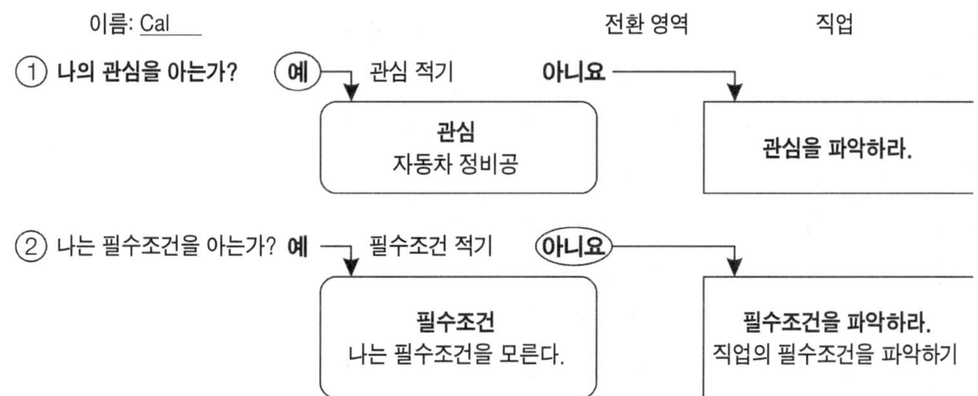

그림 14-2 일반적인 목표 선택하기

출처: Marshall, L.H., Martin, J., Maxson, L., & Jerman, P. (1997). *Choosing employment goals*. Longmont, CO: Sopris West. ©1997 University of Colorado. Used with permission from University Technology Corp.

영역에 대한 정보를 제공하게 하고, 그 결과 학생들이 자신들의 IEP 회의에 적극적으로 참여할 수 있다는 것을 발견하였다. 「McGill 활동 계획 체계」와 비교하였을 때, 결과는 「ChoiceMaker」 목표 선택 과정을 사용하는 것을 선호하였다.

직업 목표 선택하기

직업 목표 선택하기에 적힌 「ChoiceMaker」 교육과정 단기 목표(**표 14-6** 참조)는 다음과 같다.

단기 목표 A2: 관심을 갖고 있는 직업을 말한다.
단기 목표 B2: 직업에 필요한 기술과 제한점을 말한다.
단기 목표 C2: 선택할 수 있는 항목을 보여 주고 직업 목표를 선택한다.

직업 목표 선택하기 수업 순서는 융통성이 있어야 하고 현행 학교 교육과정, 수업, 그리고 수업 시간표의 내용과 기회에 혼합되고 일치되도록 계획되어야 한다.

지역사회의 직장과 교실에서 일어나는 수업 활동은 학생들 자신의 경험을 반영하고, 자신에 대하여 결론을 내리고, 지역사회 내에 있는 기회에 대하여 배우도록 가르쳐야 한다. 학생들은 오랜 시간 동안 이러한 정보를 수집하고 학습한 결과, 정보에 근거한 선택을 할 수 있다. 직업 목표 선택하기 수업 프로그램은 세 부분으로 구성되어 있다. (1) 일반적인 목표 선택하기 수업(앞에서 논의되었다), (2) 경험 중심 수업, (3) 바라던 직업 수업.

경험 중심 수업

교사들은 체험 학습, 현장 연수, 자원봉사, 또는 방과 후 직장을 통해 현장 활동을 하는 학생들에게 이 수업과 자료를 사용한다. 이러한 학생들에게 자신들의 직장 경험에 근거한 관심, 기술, 그리고 제한점에 대한 의미 있는 결론을 내리도록 수업에서 가르친다.

학생들은 「내가 좋아하는 직업 특성 서식」을 작성함으로써 자신들이 좋아하는 직업의 특성과 임무를 배운다(**그림 14-3** 참조). 그들의 직장에서의 기술과 제한점을 검토하기 위해 학생들은 「직업, 사회적 및 개인적 기술」(**그림 14-4** 참조)과 「직업 임무—나는 어떻게 했나」 과정을 완성한다. 시간에 걸쳐 반복해서 수행되었을 때, 결과는 다른 사람과 공유할 수 있는 자기 주도 직업 분석표가 만들어지게 한다(**그림 14-5** 참조). 학생들은 결과를 모아 자신들의 IEP 회의에서 보여 줄 수 있고 IEP의 현재 수행 수준 영역에 추가할 수 있는 자기 주도 직업 포트폴리오를 개발하도록 한다.

원하던 직업 수업

원하던 직업 수업과 함께, 일반교육 수업 또는 전환 수업을 택한 학생들은 다양한 직업에 대한 정보를 수집한 다음, 그들이 하고 싶다고 생각했던 직업에 대해 조사한다. 학생들은 어떻게 자신들의 관심, 기술, 그리고 제한점이 그러한 직업과 일치하는지 결정한다. 수업은 순차적으로 또는 독립적으로 사용될 수 있다. 원하던 직업 수업 영역에는 네 가지 수업이 있다. (1) 직업군, (2) 원하던 직업 조사, (3) 원하던 직업 면접, (4) 원하던 직업 체험.

성명: ____________ 직장 위치: ____________ 날짜: ____________

작성법: 내가 좋아하는 것 칼럼 – 각 칸에 당신이 좋아하는 직업 특성에 동그라미를 치시오.
여기에 무엇이 칼럼 – 이 직업에서 '무엇이'를 가장 잘 설명하는 각 네모에 있는 직업 특성에 동그라미를 치시오.
짝짓기(일치) 칼럼 – 첫 번째 두 칼럼이 동일하면, '예'에 동그라미를 치시오. 아니면, '아니요'에 동그라미를 치시오.

	내가 좋아하는 것	여기에 무엇이	일치	
1.	혼자 일하기 많은 사람과 함께 일하기	혼자 일하기 많은 사람과 함께 일하기	예	아니요
2.	조용한 작업장 시끄러운 작업장	조용한 작업장 시끄러운 작업장	예	아니요
3.	집에서 가까운 곳에서 일하기 직장과의 거리는 문제가 아니다	집에서 가까운 곳에서 일하기 직장과의 거리는 문제가 아니다	예	아니요
4.	주중에만 주말에도	주중에만 주말에도	예	아니요
5.	쉬운 직업 도전적인 직업	쉬운 직업 도전적인 직업	예	아니요

그림 14-3 내가 선호하는 직업 특성 작업표

출처: Marshall, L. H., Martin, J. E., Maxson, L., & Jerman, P. (1997). *Choosing employment goals*. Longmont, CO: Sopris West Publishers. ©1997 University of Colorado. Used with permission from University Technology Corp.

교육목표 선택하기

교육목표 선택하기 수업 패키지는 학생들에게 자신들의 관심, 기술, 제한점, 그리고 이용 가능한 기회와 일치되는 고등학교 및 졸업 후 교육목표를 선택하도록 가르친다. 교육목표 선택하기 수업에 적힌 「ChoiceMaker」 자기결정 전환 교육과정 목표는 다음과 같은 사항을 포함한다.

단기 목표 A1: 관심을 갖고 있는 교육을 말한다.
단기 목표 B1: 교육에 필요한 기술과 제한점을 말한다.
단기 목표 C1: 선택할 수 있는 항목을 보여 주고 교육목표를 선택한다.

교육목표 선택하기 수업 활동은 모두 교실에서 수행된다. 수업은 학생에게 그들의 경험을 반영하고, 자신들에 대하여 결론을 내리고, 교육 기회에 대해 배우도록 가르친다. 학생들은 그들의 중등 및 졸업 후 교육계획에 대하여 결정을 잘 내리도록 하기 위해 이러한 정보를 시간에 걸쳐 수집하고 이해할 것이다.

교육목표 선택하기 수업을 하는 동안, 학생들은 아래와 같은 사항을 도와주도록 계획된 다양한 활동을 한다.

내가 어떻게 하였나 칼럼—당신의 수행을 가장 잘 설명하는 번호(3, 2, 또는 1)에 동그라미를 치시오.
감독자 생각하기 칼럼—직업적·사회적·개인적 기술 감독자 작업용지에서, 감독자가 당신의 수행을 설명하기 위해 선택한 숫자들을 적으시오.
일치 칼럼—당신과 감독자의 평가가 동일하면, '예'에 동그라미를 치시오. 다르면, '아니요'에 동그라미를 치시오.

기술	내가 어떻게 하였나		감독자 생각하기		논평	일치	
1. 회사 규칙 준수하기	매우 적절 적절 향상이 필요함	3 2 1	매우 적절 적절 향상이 필요함	3 2 1		예	아니요
2. 정시에 출근하기 또는 늦거나 결근 시 전화하기	매우 적절 적절 향상이 필요함	3 2 1	매우 적절 적절 향상이 필요함	3 2 1		예	아니요
사회성							
8. 말 많이 하지 않기	매우 적절 적절 향상이 필요함	3 2 1	매우 적절 적절 향상이 필요함	3 2 1		예	아니요
9. 적절하게 행동하기	매우 적절 적절 향상이 필요함	3 2 1	매우 적절 적절 향상이 필요함	3 2 1		예	아니요
개인적							
12. 독립적으로 일하기	매우 적절 적절 향상이 필요함	3 2 1	매우 적절 적절 향상이 필요함	3 2 1		예	아니요
13. 몸단장 잘하기	매우 적절 적절 향상이 필요함	3 2 1	매우 적절 적절 향상이 필요함	3 2 1		예	아니요

그림 14-4 직업적, 사회적, 그리고 개인적 기술에 대한 학생 작업표

출처: Marshall, L. H., Martin, J. E., Maxson, L., & Jerman, P. (1997). *Choosing employment goals.* Longmont, CO: Sopris West Publishers. ©1997 University of Colorado. Used with permission from University Technology Corp.

- 학생들이 발달 단계에 따라 하고 싶어 하는 것을 결정하기
- 학생들이 좋아하는 교과목 파악하기
- 개별화된 졸업 체크리스트 작성하기
- 개별화된 교육 수행 일람표 개발하기
- 졸업 후 교육 용어 배우기
- 학습 습관, 작업 습관, 그리고 학습 기술 자기 평가하기
- 학습 습관 일지 계속 작성하기
- 개별화된 졸업 후 교육 선택 정보표 개발하기
- 중등 및 졸업 후 교육목표 선택하기

	특성	내가 각 특성을 선택한 횟수
1.	혼자서 일하기	
	많은 사람과 함께 일하기	
2.	조용한 작업장	
	시끄러운 작업장	
3.	주중에만	
	주말에도	
4.	쉬운 직업	
	도전적인 직업	
5.	직업을 위해 정장 입기	
	정장이 아닌 옷 입기	
	유니폼 입기	

그림 14-5 내가 좋아하는 직업 특성 그래프

출처: Marshall, L. H., Martin, J. E., Maxson, L., & Jerman, P. (1997). *Choosing employment goals*. Longmont, CO: Sopris West Publishers. ©1997 University of Colorado. Used with permission from University Technology Corp.

개인적인 목표 선택하기

개인적인 목표 선택하기 수업 패키지는 학생들에게 어떻게 개인의 만족스러운 삶을 개발하고, 어떻게 자유시간을 안전하고, 합법적이고, 건강한 방법으로 보내는지에 대해 가르친다. 「ChoiceMaker」 자기결정 전환 교육과정 목표(**표 14-6** 참조)는 다음과 같은 사항을 포함한다.

단기 목표 A3: 개인적인 관심을 말한다.
단기 목표 B4: 개인적인 기술과 제한점을 말한다.
단기 목표 C5: 선택할 수 있는 항목을 말하고 교육목표를 선택한다.

교육목표 선택하기 수업을 하는 동안, 학생들은 그들을 돕기 위해 설계된 다양한 활동을 완성한다.

- 학생들이 다른 사람과 어떻게 상호작용하는지 고려한다.
- 학생들이 포함된 그룹의 상호작용을 평가한다.
- 학생들의 관계·취미·재능·오락, 또는 건강과 복지를 촉진하기 위해 자유 시간에 학생들이 하는 활동을 파악한다.
- 학생들이 다른 사람 또는 활동에 있어서 상호작용하는 방법에 변화를 주고 싶은지 결정하고 그러한 변화를 주는 방법을 파악한다.
- 학생들이 그렇게 변화될 수 있도록 도와주기 위해 지역사회 또는 학교에서 이용할 수 있는 활동, 사건, 그리고 서비스를 조사한다(예: 수

업, 동아리, 팀, 예술 그룹 또는 활동, 스포츠, 상담, 그리고 지역사회 행사).

- 기회와 관련된 학생들의 관심, 기술, 그리고 제한점을 고려하고 그들이 하고 싶어 하는 활동의 개인적인 목표를 선택한다.
- 학생들이 선택한 활동을 하고 그 결과를 평가한다.

> **요점** 학생들이 흥미, 기술, 제한점에 근거하여 자신의 목표를 정하면, 그 다음에 학생들은 IEP 회의에서 자신의 목표를 발표하는 기술이 필요하다.

9. 학생들이 IEP 회의를 주도하도록 가르치고 기회를 만들기

첫 번째 연방 특수교육법이 제정된 지 20년 이상이 넘은 지금 학생, 부모, 그리고 일반 교사가 마침내 학생들의 IEP를 개발하기 위해 만났다. IDEA는 14세 이상 된 학생들이 자신들의 IEP 회의에 참석하도록 초대되어야만 하고, IEP 회의와 결정이 학생의 관심과 선호도를 반영해야만 한다고 명시하였다(Storms, O'Leary, & Williams, 2000). 대부분의 주에서 최소한의 수준도 준수하지 못하고 이러한 개혁의 실행은 더디게 이루어져 왔다(Grigal, Test, Beattie, & Wood, 1997; Hasazi, Furney, & DeStefano, 1999). 국가장애위원회(2000)는 "88% 또는 44개 주에서 전환 필수조건을 준수하지 않는다"(p. 89)고 보고하였다. Williams와 O'Leary(2001)는 많은 학교가 학생들을 IEP 회의에 참석시키지 않는다는 것을 발견하였다. Johnson과 동료들에 따르면(2001), 중등교육은 IEP 회의에 학생들의 참여를 향상시키고 학생들이 회의에 적극적으로 참여하도록 준비시켜야만 한다고 지적하였다. 그 결과 학생들이 자신들의 계획과 목표에 대하여 토론을 주도할 수 있다. 미국 교육부 특수교육 프로그램 전문가 전략위원회 보고서에서는, 현재 중등학교는 IEP 회의 전에 학생들이 IEP 리더십 기술을 배우고 연습할 기회를 너무 적게 제공한다고 보고하였다(U.S. Department of Education, 2001). 그렇다고 하더라도, 많은 수의 학생들이 IEP 회의에 참석한다. 미국 교육부가 후원하는 전국 주 전환체계 전환 보조금은 IEP 회의에 학생들의 참여를 장려하였다(Williams & O'Leary, 2001).

연구는 학생들이 특별한 IEP 회의에 대해 배우지 않고 IEP 회의에 참석할 때, 그 학생들은 무엇을 해야 할지 모르고, 회의의 목적이나 언어에 대한 이해가 부족하고, 그들이 말할 때 아무도 듣지 않는다고 느끼고, 그들의 목적 또는 회의의 다른 결과에 대해 모르고, IEP 회의에 참석하는 것이 의미 없는 활동이라고 생각할 것이라고 제안하였다(Lehmann, Bassett, & Sands, 1999; Lovitt, Cushing, & Stump, 1994; Morningstar, Turnbull & Turnbull, 1995). Powers(1997)는 학생들이 사전에 무엇을 해야 할 것인지에 대해 배우지 않고 IEP 회의에 참석한 경우, 그 학생들은 자신들의 IEP 회의를 즐기지 못하였고, 언어나 그 회의의 목적을 이해하지 못한다는 것을 발견하였다. 또는 그녀는 학생들(과 부모들)은 IEP팀 구성원들이 그 학생에게 말하지 않거나 학생의 발언을 요구하지도 않을 것이라고 믿는다는 것을 발견하였다.

Martin, Marshall과 Sale(2004)은 지난 3년간 중·고등학교 회의에 참석한 거의 1,770명의 IEP 팀 구성원에게 설문조사를 실시하였다. 그들은 학생들이 회의에 참석할 때, 학생들은 다른 모든 참여자들보다 회의를 소집한 이유에 대해 더 적게 발언하고 더 적게 이해한다고 밝혔다. 조사 결과를 증명하기 위해, Martin, Van Dycke와 Greene 등(출판 중)은 10초 시간 표집법을 사용하여 중등교사 주도 IEP 전환 회의를 109번 관찰하였다. 결과는 특수교사는 시간의 51%, 가족은 15%, 일반 교사와 행정가는 9%, 지원팀원은 6%, 그리고 학생은 3% 말했음을 관찰했다. 그들은 "자신의 전환 회의에 참석하는 학생은 운 좋게도 이 과정을 통해 어떻게 적극적으로 참여 및 주도하는지 배울 것—이것은 정확하게 현재 실제가 기대하는 것이 아니다—이라고 가정하는 것은 매우 판단력이 부족한 것"이라고 하였다.

요점 학생들은 자신들의 역할과 어떻게 의미 있게 참석할 것인지를 배워야만 하기 때문에, 학생들이 단지 IEP 회의에 참석하는 것만으로는 충분하지 않다.

그 과정에 대한 지식과 무엇을 해야 하는지에 대한 기술 없이 IEP 회의에 참석만 하는 것으로는 성취할 수 있는 것이 거의 없다. 명백하게 학생 주도 IEP를 의미 있는 교육 경험이 되게 하기 위해, 학생들은 IEP 과정에서 그들의 역할과 그 과정의 의미 있는 일원이 되기 위해 그들이 할 수 있는 것을 배워야만 한다.

「ChoiceMaker」 교육과정의 목표 영역을 표현하는 것은 학생들에게 자신들의 IEP 회의에 적극적으로 참여하고 주도하는 데 필요한 기술과 지식을 제공한다. 회의에 참석하는 동안 학생들은 다른 전환 영역에 대한 그들의 관심, 기술, 제한점, 그리고 목표를 어떻게 논의하는지를 배운다.

사용할 수 있는 다섯 개의 수업 프로그램은 교사들이 학생들에게 자신들의 IEP 회의에 참여하고 주도하는 데 필요한 기술을 가르친다. 이것들은 「교육과 전환계획을 위한 자기옹호 전략」(Van Reusen, Bos, Schumaker, & Deshler, 1994), 「어쨌든 그것이 누구의 미래인가?」(Wehmeyer & Kelchner, 1995b), 「IEP 학생 지침서」(McGahee-Kovac, 1995), 「다음 단계」(Halpern, Herr, Wolf, Lawson, Doren, & Johnson, 1997), 그리고 「자기 주도 IEP」(Martin, Huber Marshall, Maxon, & Jerman, 1996c)를 포함한다. 「자기 주도 IEP」는 특별히 학생들에게 「ChoiceMaker」 교육과정의 목표 영역 표현하기를 습득하도록 가르친다.

자기 주도 IEP

자기 주도 IEP는 학생들이 IEP 회의에서 적극적인 참여자가 되고 그들의 능력을 최대한 발휘하여 그 회의를 주도하도록 가르친다. 그것은 학생들에게 자신들의 교육계획 과정에 참여하는 데 중요한 두 가지 장기 목표와 11개의 단기 목표를 가르친다(**표 14-6**에 있는 목표 표현하기를 참조하라). 자기 주도 IEP 자료의 이용, 회의 전 역할놀이 연습, 그리고 실제로 자신들의 회의 참석을 통해, 학생들은 IEP 회의를 관리하는 데 필요한 지도력을 배운다. 자기 주도 IEP는 몇 가지 다른 교수 자료를 포함한다. 이 자료는 다음과 같은 것을 포함한다.

- 활동 비디오에 있는 자기 주도 IEP(7분). 이 비디오는 여러 가지 장애를 가진 학생들이 수업 시간에 자기 주도 IEP 수업을 사용하고 그들의 경험에 대해 이야기하는 것을 보여 준다. 이 비디오는 자기 주도 IEP를 학생, 부모, 교사, 그리고 행정가들에게 소개하는 데 사용된다.
- 자기 주도 IEP 비디오(17분). 이 비디오는 더 어리고 하기 꺼리는 친구에게 그 과정을 설명하면서 Zeke라는 학생이 회의를 주도하기 위해 11단계 각각을 이용하는 것을 보여 준다. Zeke의 회의는 IEP 회의를 주도하는 데 필요한 11단계 각각에 대한 본보기를 보여 준다

표 14-7 자기 주도 IEP 11단계

1. 목적을 말하면서 회의를 시작하시오.
2. 모든 사람을 소개하시오.
3. 지난 목표와 수행을 검토하시오.
4. 다른 사람의 피드백에 대해 질문하시오.
5. 학교와 전환목표를 적으시오.
6. 이해하지 못하면 질문하시오.
7. 의견차를 다루시오.
8. 필요한 지원이 무엇인지 적으시오.
9. 목표를 요약하시오.
10. 모든 사람에게 감사하다고 말하면서 회의를 종료하시오.
11. 한 해 동안 IEP 목표를 위해 일하시오.

출처: Martin, J. E., Marshall, L. H., Maxson, L., & Jerman, P. (1996c). *Self-directed IEP*. Longmont, CO: Sopris West Publishers. ©1997 University of Colorado. Used with permission from University Technology Corp.

(**표 14-7** 참조). 비디오에서 보여 준 회의는 보는 학생이 IEP 회의를 주도하는 데 필수적인 단계에 초점을 맞추고 있다는 점에서 이상적인 회의를 보여 준다.

- 교사용 지도서. 이 책은 이론적 배경, 자세한 수업계획, 그리고 쪽지시험과 활동에 대한 교사에게 정답 해설을 제공한다. 수업은 각 단계를 가르치기 위한 다양한 활동을 포함하고 있다. 이러한 활동은 기억학습 전략(mnemonic learning strategy), 어휘력 증진 연습, 역할놀이, 토의, 그리고 간단한 읽기와 작문 활동을 포함하고 있다. 수업은 모델, 지도, 평가 접근을 사용하고 있다.
- 학생 작업계획서. 소모품인 연습장은 학생들에게 각 단계를 자신의 IEP에 적용할 기회를 제공한다. 모든 단계를 요약한 스크립트는 학생들이 자신들의 IEP 회의에 사용하기 위해 수업의 마지막에 작성된다.

교수 시 고려 사항

IEP는 특수교육을 정의하는 한 가지 독특한 부분이다. 교사와 가족이 학생을 IEP 과정에 포함시키는 데 진지하게 고려하고 있다면, 학생들은 자신들의 역할을 배워야만 한다. 이것은 완전통합된 학교에서도 IEP를 가진 학생들이 IEP 과정과 그 과정에서 자신들의 역할에 대해 배워야만 한다는 것을 의미한다.

자기 주도 IEP는 45분 수업으로 여섯 번에서 열 번에 가르칠 수 있는 11개의 순차적인 수업을 포함하고 있다. 수업은 학습 도움실, 학습 기술 학급, 또는 다른 환경에서 배울 수 있다. 일반

학급에 완전통합된 학생을 가르치는 것은 자습 시간이나 다른 편리한 시간에 개인 또는 집단과 만나는 것을 포함한다. 또한 수업은 선택수업 시간에 배울 것이다.

자기 주도 IEP의 영향

Sweeney(1996)는 자기 주도 IEP의 영향이 플로리다 주의 학습장애와 정신지체 고등학생에게 미치는 영향을 측정하기 위해 사전·사후 통제집단 연구를 수행하였다. 통제집단 학생과 비교하여, Sweeney(1996)는 자기 주도 IEP 수업을 받은 학생들이 다음과 같다는 것을 밝혔다.

- IEP에 더 많은 사람이 참여한다.
- 더 많은 부모가 IEP 구성원으로 참여한다.
- 그들의 관심에 대해 더 많이 말한다.
- 미래에 대한 꿈을 더 많이 공유한다.
- 원하는 직장에 대해 더 많이 말한다.
- 자신이 IEP 회의의 주도자라고 느낀다.
- IEP 목표를 달성하는 데 자신감이 더 많다.

Snyder, Shapiro(1997)와 Snyder(2002)는 자기 주도 IEP가 정서 및 행동 문제가 있는 청소년 학생에게 그들 자신의 IEP 회의를 주도하는 데 필요한 기술을 가르친다는 것을 발견하였다. Allen, Smith, Test, Flowers와 Wood(2001)는 자기 주도 IEP와 정신지체 및 학습장애 학생의 참여가 증가 사이에 기능적 관계가 있다는 것을 보여 주었다. Arndt, Konrad와 Test(2006)는 자기 주도 IEP가 다양한 중등 장애 학생들의 IEP 회의 참여를 증가시켰다는 것을 보여 주었다. Martin과 동료들(2006)은 실험설계를 사용하여 자기 주도 IEP와 일반적인 교사 주도 IEP 회의를 비교하였다. 그들은 자기 주도 IEP를 배운 학생들이 IEP 회의를 더 자주 시작하고 주도하였고 회의를 하는 중에 말을 더 자주 한다는 것을 밝혔다. 또한 학생들은 자신들의 IEP 회의에 대한 인식을 매우 향상시켰고, 학생과 성인 둘 다 전환에 대한 논의를 더 높게 평가하였다고 보고하였다.

장·단기 목표는 IEP의 가장 중요한 교수상의 결과이다. 자기 주도 IEP 회의에서 학생들은 목표를 결정하는 데 중요한 역할을 한다. 그러나 회의 후에 어떻게 목표가 달성될까? 일반적으로 목표 달성은 교사의 의무가 되었다. 그러나 교사들은 목표 달성을 책임질 유일한 사람인가? 학생은 책임이 없는가?

10. 목표 달성을 위한 교수와 기회 조성

최근 특수교사들은 학생들의 IEP 목표 달성에 대한 책임이 자신들에게 있다고 느꼈다. 그러나 이것이 정말 가장 좋은 교육의 모습인가? 저자들에게는, 학생에게서 목표 달성 책임을 면제해 주는 현실이라는 점에서 무엇인가 잘못되었다. 결국 이것이 누구의 교육이고, IEP에 누구의 목표가 있는가? 목표 달성이 자기결정의 가장 중요한 부분이라면, 왜 학생들이 자신들의 목표에 대한 책임을 더 많이 지지 않는가? 목표 달성에 대한 책임이 전적으로 교사들에게 있다면, 교사들은 실제로 그 학생이 가장 관심 있는 것을 수행하는가?

저자들은 그렇게 생각하지 않았다. 학생들은 자신들의 IEP 목표를 성취하는 데 크든 작든 동등한 책임이 있다. 저자들의 생각은 IEP 회의를 마치면, 지난주 계획을 성취하기 위해 학생들이 이룬 성과에 대해 평가한 후에 자신들의 IEP 목표를 달성하기 위한 계획을 개발하기 위해 학생들이 매주 교사와 만나면서 목표 달성 과정이 시작되는 것이다. 저자들은 IEP 과정이 현재 사용되는 학생 중심 문서가 되게 하는 가장 좋은 방법이라고 생각한다. 활동하기: 목표 달성하기는 목표를 성취하도록 가르치는 「ChoiceMaker」 교수 프로그램이다.

요점 학생들은 자기 자신의 IEP 목표에 대한 책임을 가능한 한 많이 져야 한다고 생각한다.

활동하기 개관

활동하기 수업 패키지는 학생들에게 간단하지만 효과적인 목표 달성 과정을 가르친다. 다른 「ChoiceMaker」 수업 패키지와 함께, 이 수업 패키지는 활동하기 개념을 보여 주는 학생 중심 비디오와 함께 시작된다. 활동하기 수업은 학생들에게 아래와 같은 사항을 결정함으로써 그들이 자신들의 목표 달성에 대한 계획을 세우도록 가르친다. (1) 목표 수행에 대한 기준, (2) 수행에 대한 피드백을 받는 방법, (3) 학생들이 그것을 하도록 동기화시키는 것, (4) 사용할 전략, (5) 필요한 지원, (6) 스케줄. 이것이 학생 활동, 평가, 그리고 조정을 주도한다. 이러한 수업들은 어떤 목표나 프로젝트에 적용될 수 있고, 그래서 내용을 가르치는 수업에 사용하기 좋다.

활동하기 수업

모형주도 평가 접근을 사용하면 활동하기 수업을 학생들에게 쉽고 효과적으로 목표를 달성하는 과정을 체계적으로 가르칠 수 있다. 여기에 네 가지 수업이 논의되었다.

- 수업 1. 목표를 달성하기 위한 활동하기 과정을 소개한다. 학생들은 자신들의 목표에 대한 계획을 개발하고 그 목표를 달성하기 위해 일하는 10분짜리 활동하기 비디오를 시청한다. 비디오에 나오는 학생들은 비디오 시나리오를 쓰고 제작하는 데 도움을 준다. 비디오에 나오는 학생들이 일하는 목표는 자신들의 삶에서 나온 목표를 사용한다. 이 수업에 소개된 활동하기 과정의 네 가지 주요한 부분이다. 즉, 계획, 활동, 평가, 조정.
- 수업 2. 이 수업은 학생들에게 어떻게 장기 목표를 단기 목표로 나누는지에 대해 가르쳐 준다. 이렇게 하기 위해, 학생들은 한 여학생이 운전면허증을 따기 위해 무엇을 해야 하는지 보여 주는 과정에 참여한다.
- 수업 3. 학생들에게 계획 세우기를 소개한다. 학생들은 그들의 목표를 달성하는 데 필요한 계획의 일부분을 배운다. 각 계획의 부분을 보여 주기 위해 실제 활동이 사용된다. 종결 활동의 하나는 학생들이 질문에 대해 정확하게 답하는 것이다(**그림 14-6** 참조).
- 수업 6. 학생들은 목표 달성을 위해 평가와 조정의 중요성에 대해 배운다. 그들은 이전 계획의 평가와 조정에 대해 검사한다.
- 나머지 수업. 나머지 수업은 학생들에게 어떻

성명 ______________________ 날짜 ______________________

계획의 각 부분을 설명하는 질문을 찾으시오. 그 계획의 정확한 부분에 그것을 적으시오.

질문

나의 수행에 대한 정보를 어떻게 수집하는가?	내가 필요한 도움은 무엇인가?	언제 내가 그것을 하는가?	무엇이 나를 만족시키는가?	나는 어떤 방법을 사용해야 하는가?	나는 왜 이것을 원하는가?

계획의 구성요소

표준	동기	전략	일정표	지원	피드백

그림 14-6 활동하기 검토

출처: Marshall, L. H., Martin, J. E., Maxson, L. M., Miller, T. L., McGill, T., Hughes, W. M., & Jerman, P. A. (1997). *Taking action*. Longmont, CO: Sopris West, Inc. ©1997 University of Colorado. Used with permission from University Technology Corp.

게 자기 자신들의 계획을 개발하는지에 대한 예를 연습한 후에 실제 자신의 목표를 개발한다. 마지막 수업은 학생들에게 활동하기 목표를 다른 환경, 그리고 광범위한 목표를 가지고 사용하는 방법에 대해 가르친다.

활동하기 수업의 영향

German, Martin, Huber Marshall과 Sale(2000)은 경도와 중도 정신지체 학생 6명에게 목표 달성을 가르치는 활동하기의 효과를 알아보기 위한 연구를 수행하였다. 활동하기 수업을 마친 후, 모든 학생들의 특정한 일일 목표 성취율이 매우 증가하였다. 학생들은 기초선 동안에 일일 목표를 0~25% 성취하였으나 활동하기 수업을 받은 후에는 80~100%를 달성하였다. Walden(2002)은 학습장애 대학생들이 활동하기 목표 달성 과정을 배울 수 있었고 그 전략이 일반화되었다는 것을 보여 주었다.

11. 중도 인지장애 학생을 위한 교수와 기회 조성

이용할 수 있는 대부분의 수업 패키지는 경도 학습 및 정서장애 학생들에게 자기결정 기술을 가르친다. 교사가 최중도 인지장애 학생들에게 자기결정 기술을 가르칠 수 있도록 만들어진 자료는 소수에 불과하다(Field et al., 1998). Martin, Mithaug, Oliphint, Husch와 Frazier(2002)

는 자기 주도 직업평가를 개발하고 자기 주도 목표 달성을 성취하는 실례를 사용하였다(**그림 14-7** 참조). 그들의 자기 주도 직업 프로그램에 있어서 학생들은 선호하는 직업 특성, 과제, 그리고 위치를 결정하기 위해 반복측정 상황 평가 과정을 하였다. 둘째, 학생들은 사회적·개인적 및 직업 수행을 향상시키기 위해 작성 또는 삽화로 그려진 계약서를 사용하여 현장 문제해결 체계를 배운다. 셋째, 학생들은 직무 적응과 직업 승진제도에 관계한다. 절차들은 직장인들이 풀어야만 하는 불일치 문제를 이용한다. 평가를 하는 동안에 학생들은 자신들이 좋아하는 것과 직장에서 존재하거나 존재하지 않는 것 간의 차이를 해결할 필요가 있다. 배치에 있어서 이러한 차이는 직장인의 자기평가가 그들 관리자의 평가와 일치하지 않을 때 존재한다. 자기 주도 고용 프로그램은 학생들이 이러한 차이를 해결할 기회를 제공한다.

선택하고 활동하기 프로그램은 쌍방향 소프트웨어, 교실 수업, 그리고 지역사회 경험을 결합하여 발달장애인들이 실제적인 직업 선택을 할 수 있도록 해 준다. 학생들은 비디오의 일부분을 시청하고, 자신들의 관심과 일치하는 직업을 선택하고, 지역사회 장소에서 선택한 직업을 시도해 보고, 그 경험을 평가하고, 다음에 그들이 배운 것에 근거하여 새로운 선택을 한다. 선택하고 활동하기 교수 활동은 학생들에게 아래에 제시된 것을 포함하는 수많은 자기결정 기술을 가르치도록 고안되었다.

- 다양한 직업 선택 사항 중에서 고르기
- 그들이 그 활동을 보거나 시도해 볼 것인지 여부를 계획하기
- 지역사회 환경에서 그 계획을 마치기
- 환경, 활동, 그리고 직장 장소 특성에 대해 무엇이 좋고 나쁜지, 그리고 학생들이 그 환경에 있는 동안 학생들이 어떻게 수행하는지를 평가하기
- 다음 선택을 하기 위해 경험을 통해 습득한 정보 사용하기

선택하고 활동하기 소프트웨어 또한 학생들에게 다양한 직업과 직업 가능성을 소개하고 직업, 환경, 활동, 또는 특성 중에서 그들에게 무엇이 가장 중요한지 파악하도록 가르치는 것이다.

표적 대상

선택하고 활동하기는 발달장애 학생과 성인, 뇌손상, 그리고 읽기나 쓰기를 할 수 없는 자폐성 장애인을 위해 고안되었다. 이 프로그램이 가장 잘 사용될 학생들의 특성은 다음과 같은 사항을 포함한다.

- 중등도에서 중도 인지장애 학생
- 인쇄물로부터 정보를 습득하기 어려운 학생
- 컴퓨터 화면을 주시할 수 있는 학생
- 간단한 언어적 지시를 따를 수 있는 학생
- 중·고등학교에 재학 중인 학생
- 제한된 직장 경험이 있는 학생

___ 선택 조사 ✔ 선택 검사

성명		날짜		직장 위치		2쪽 중 1쪽
일하기 전에 내가 하고 싶은 것은?				일을 마친 후에 여기에 무엇이 있는가?		
좋아하는 것에 동그라미 하시오. ★ 최고 10개, ✔ 가장 선호 4개				여기에 해당하는 곳에 동그라미 하시오.		일치
		★	✔			
혼자 일하기	많은 사람과 일하기	★	✔	혼자 일하기	많은 사람과 일하기	예 아니요
조용한 직장	시끄러운 직장			조용한 직장	시끄러운 직장	예 아니요
시간제	전일제	★		시간제	전일제	예 아니요
주중	주말도 가능	★		주중	주말도 가능	예 아니요
힘든 일	쉬운 일			힘든 일	쉬운 일	예 아니요
실내	실외	★		실내	실외	예 아니요
적은 규칙	많은 규칙	★	✔	적은 규칙	많은 규칙	예 아니요
서서 하는 일	앉아서 하는 일	★		서서 하는 일	앉아서 하는 일	예 아니요
아침 일	오후 일			아침 일	오후 일	예 아니요

그림 14-7 내가 좋아하는 것 대 여기에 무엇이 있는가의 특성 형식 B

출처: Martin, J. E., Mithaug, D. E., Oliphint, J. V. & Husch, J. (2002). *ChoiceMaker employment A self-determination transition and supported employment handbook*. Baltimore: Paul H. Brookes.

어떻게 선택하고 활동하기가 개발되는가

선택하고 활동하기 소프트웨어 프로그램의 개발은 수많은 단계를 포함한다. 첫째, 교사, 성인 서비스 지원고용 직원, 이전 장애 학생, 부모, 장애 학생 옹호자, 그리고 대학 교원으로 구성된 그룹이 브레인스토밍을 하기 위해 만났다. 그 그룹은 중요한 자기결정 기술을 파악하였다. 둘째, 프로젝트 자문단(전환 전문가, 교사, 이전 학생, 부모, 기관 직원 및 대학 교원, 그리고 학교 관리자로 구성되어 있다)이 개별 기술 영역의 상대적인 중요성에 대해 투표한다. 셋째, 세 개의 주 대표자와 함께 개발팀은 소프트웨어 명세 사항과 기능의 초안을 작성하는 데 며칠이 걸린다. 넷째, 자문단이 소프트웨어 계획을 검토하고 마무리 짓는다. 다섯째, 소프트웨어 계획이 전국적인 사회적 검증 과정을 거친다. 전환 전문가, 자기결정 전문가, 장애인을 위한 고용 전문가, 장애인, 그리고 부모가 그 계획을 검토한다. 그 다음, 논평과 제안이 소프트웨어와 수업에 포함된다. 여섯째, 소프트웨어와 수업은 네 개 주에서 광범위한 현장 검증을 수행하고, 그 결과가 마지막 생산물에 포함된다.

Daviso, Ackerman와 Flexer(2003)는 선택하고 활동하기 프로그램을 사용한 학생들의 선택이 「Becker Reading Free Interest Inventory」의 결과와 매우 관련되어 있다는 것을 밝혔다. 학생들은 그림 평가의 결과와 유사한 형태의 직장을 선택하였다. 중등도 장애 학생은 이 학생들과 함께 선호도 평가의 가치를 지원하는 안정적인 선택을 하였다. Martin, Woods, Sylvester와 Gardner(2005)는 인지장애인과 그들 돌보미의 선택을 비교하였다. 장애인이 한 선택은 그들 돌보미의 선택과 거의 일치하지 않았다.

선택하고 활동하기의 순환기

선택하고 활동하기의 순환기는 네 단계를 포함한다. 학생들은 선택하기와 계획 개발하기의 첫 번째 두 단계를 한 회기에 마친다.

단계 1: 선택하기. 선택하기 동안에 학생들은 다른 직장 환경, 활동, 그리고 직업 특성을 보여주는 임의로 제시되는 여러 쌍의 비디오를 본다. 각 쌍으로부터 학생들은 자신들이 가장 좋아하는 하나를 선택한다. 그들이 모든 비디오를 한 번 신청한 후, 그들이 처음 선택한 것을 쌍으로 묶어 학생들이 다시 선택하게 한다. 이러한 과정은 학생들이 마지막 비디오 하나를 선택할 때까지 계속된다. 그 다음 학생들은 계획을 개발한다.

단계 2: 계획하기. 프로그램의 계획 과정 동안에 학생들은 자신들이 선택한 환경에서 다른 사람들이 활동하는 것을 보기 원하거나 그들이 실제로 그 활동을 하고 싶어 하는지를 결정한다. 계획이 유인물로 만들어지고 학생들이 선택한 그림과 함께 제시된다. 즉, 환경, 활동, 두 가지 특성, 그리고 그들이 지켜보고 싶어 하는지 아니면 활동하고 싶어 하는지. 이러한 선택에 관한 평가 문항 또한 계획에 적는다.

단계 3: 시행하기. 계획에 근거하여 학생은 선택된 환경에서 '시행하기' 위해 지역사회로 간다. 학생들은 가능한 한 그 활동을 많이 지켜보거나 실제 시행하기 위해 그 장소에서 직원과 상호작용할 것이다.

단계 4: 평가. 교사의 지도를 받아 학생들은 경험을 평가하고, 그 다음 그 정보를 컴퓨터에 입력한다.

각 단계마다 교사는 학생들이 그 단계를 스스로 수행하는 데 필요한 교육만 제공한다. 물론 교사는 '시행하기' 하는 장소를 방문하는 데 포함된 자세한 사항을 배열할 필요가 있을 것이다. 선택하기와 시행하기 소프트웨어는 제한된 직장 경험을 가진 학생들을 위해 설계되었다. 그러므로 학생들이 여러 다른 환경에서 시행하기 위해 그 과정을 반복해 보는 것이 중요하다.

비디오 클립

소프트웨어는 14개의 직장 환경과 15개의 활동을 포함한 31개의 20초 비디오 클립으로 구성되었다. 또한 각각 적어도 네 번 보여 주는 12개의 특징이 31개의 비디오 클립에 포함되어 있다. 개별 비디오 클립은 직업 환경, 초보자 수준의 활동, 그리고 직업의 두 가지 특성을 보여 준다. 각각의 환경에서 다른 활동을 보여 주는 두 가지 또는 세 가지 비디오 클립이 있고, 각 활동은 적어도 두 가지 환경에서 보여진다.

교사들은 학생들이 한 회기에 볼 수 있는 비디오 클립의 수를 제한할 것이다. 비디오 클립에서 보여지는 환경과 활동은 초급자 수준의 직장을 나타내고 『노동부 직업 전망 안내서』에 있는 대부분의 직업 영역을 포함하고 있다. 직업은 대부분의 지역사회에서 이용할 수 있는 기회를 나타낸다. 비디오 환경, 활동 및 특성 목록은 **표 14-8**에 제시되어 있다.

시행하기의 중요성

표적 인구 학생들은 비디오에 묘사된 것을 실제 환경에 일반화하는 데 어려움이 있다. 비디오는 글 또는 그림으로 만들어진 직업 홍미 검사보다 더 많은 정보를 주지만, 학생들이 방문하는 지역사회 환경과 똑같이 만들 수 없다. 학생들은 그 환경에 가야만 하고 그들의 선택을 의미 있게 하기 위해 시행해야 한다.

보고서

소프트웨어는 프로그램을 통해 학생들의 선택을 기록하고 선택, 계획 및 평가 영역에서 학생들의 선택을 나타내는 보고서를 작성한다. 또한 교사들이 관찰한 내용을 기록하고 학생의 경험과 그들과의 토론한 내용에 대해 적는 공간이 있다. 학생들은 그들의 결과를 단순한 막대그래프로 나타낼 수 있다. 보고서와 그래프는 학생들과 IEP팀이 학생의 새로운 관심과 기술 동향을 볼 수 있게 도와준다. 교사의 평가와 관찰을 포함하는 이러한 보고서는 학생 포트폴리오에 포함된다. 이것은 IEP 회의와 직업평가에 학생의 선호도에 대한 정보를 제공한다. 이것은 학생들에게 직업을 결정하기 위한 출발점을 제공한다.

선택하기와 활동하기 수업 패키지는 자기결정을 가르친다고 알려진 최상의 것을 이용 가능한 공학에 포함시켰다. 대화식 비디오 소프트웨어의

표 14-8 비디오 클립에 포함된 환경, 활동 및 특성 목록

환경	활동	특성
자동차 판매인/정비사	조립 및 분해	넓은 공간
건설 현장	자재를 나르거나 카트에 실어 나름	아늑한 장소
공장	버스 화판	시끄러움
화초 재배자/온실/탁아소	동물 돌봄	조용함
식료품점	사람 돌봄	실내
병원/보육원	식물 돌봄	실외
호텔	청소	자신의 옷을 입음
관리 서비스	세탁	유니폼을 입음
조망/야외 정비	조명 청소	많은 사람
회사	재료 옮김	적은 사람
레스토랑	서류 정리	더러움
소매점	문서 업무	청결함
학교/놀이방	진열대에 물건 채우기	
수의원/개사육/가축원	설거지	
	정원일	

사용은 중등도 장애 학생들이 자신들이 원하는 것을 교사에게 보여 주는 추가적인 방법을 제공한다.

12. 자기결정 기술을 연습할 기회 만들기

정서 및 행동장애 학생들은 전환과정에 독특한 도전을 보인다. 정서 및 행동장애 학생들은 모든 장애 학생들 중에서 가장 낮은 졸업률, 가장 높은 퇴학률, 그리고 사법 제도체계와의 접촉 비율이 가장 높다(Blackorby & Wagner, 1996). 행동 문제를 가진 학생을 위한 혁신적인 실제는 자기결정 교수와 효과적인 행동지원계획을 결합할 기회를 제공하는 것이다. 다음에 제시된 William에 대한 사례 연구는 우리가 의미하는 것을 보여 준다.

학생 주도 수행 요약

2004년 IDEA에 따르면, 학교들은 학생들이 졸업할 때 그들에게 IEP 수행 요약을 제공하도록 하였다(Johnson, 2005). 학생 주도 수행 요약은 학생들이 자기 자신의 전환계획 과정에 참여할 수 있는 또 다른 기회를 제공한다(Martin, Van Dycke, D'Ottavio, & Nickerson, 출판 중). 교사들이 수행 요약을 작성하고 그것을 졸업 IEP 회의에서 학생들에게 주는 대신에, 특수교사들이 학생 주도 수행 요약을 사용할 수 있다.

사례연구 William

학생 주도 행동 평가와 계획

고등학교 3학년 학생인 William은 지역사회에 있는 직장에서 만성적으로 모르는 사이에 충동 따위를 행동으로 나타낸다. 지도팀은 기능평가가 필요하다고 결정하고, 몇 시간 동안 여러 환경에서 간접 및 직접 기능평가 방법을 사용하여 자료를 수입하고 William을 관찰하였다. 기능평가를 마치자마자, 팀은 회의를 소집하여 대체반응과 새롭고 더 적절한 행동을 위한 전략을 가르칠 행동지원계획을 개발한다. 지원계획을 실행한 지 3주 후에, 팀은 William의 충동 행동이 사실상 증가했다는 것을 알고 좌절하였다.

William의 지도팀은 지역사회에 있는 직장에서 그의 만성적인 충동 행동이 증가하였다는 것에 대해 이전보다 더 걱정하였다. 전통적인 교사 주도 기능평가를 사용하기보다 이번에 그들은 William을 포함시켰다. 그들은 문제 행동에 대해 어떻게 생각하는지 알기 위해 아침 간식 시간에 William을 만났다. William은 직장에서 자신의 행동에 대해 말하였다. 새로운 정보와 함께, 팀—William도 동등한 팀원—은 간접 및 직접 기능평가를 실시하였다. 수집된 자료는 William이 인식하고 있는 문제 행동의 기능 또는 목적을 파악하게 하였다. 기능평가 후에 William은 행동지원계획 회의를 주도하였고 지도팀과 무엇을 배웠는지 공유하였다. 회의 도중에 그는 그의 관심, 기술, 그리고 목표를 파악하였다. 지도팀(William도 동등한 팀원)은 William이 충동행동을 대신할 새로운 대체행동을 배우도록 도와주기 위해 교수 및 지도 전략, 환경 수정을 행동지원계획에 기입하였다. 행동지원계획은 또한 William의 IEP에 포함되었다.

지도팀과 William은 몇 주 동안 자료를 수집하였다. 3주 후에 자료는 문제 행동이 감소되어 왔고 William이 직장과 다른 환경에서 일관성 있게 대체 행동을 한다는 것을 명확하게 보여 주었다.

학생 주도 수행 요약이 고등학교 전 기간에 걸쳐 만들어졌을 때, 그 요약은 학생들이 자신의 장애에 대한 인식과 유용한 지원에 대한 지식을 증가시키며, 전환 평가 자료의 결과를 이해할 수 있는 방법을 제공하며, 졸업 후 목표를 달성하기 위해 무엇을 할 수 있는지에 대한 학교의 추천을 충분히 이해할 수 있게 해 줄 것이다. 학생 주도 수행 요약의 영역은 1인칭 언어(고용에 대한 나의 목표는, 나의 주 장애는, 그리고 나의 장애는 이와 같은 학교 활동에 영향을 주었다)로 작성될 것이다. 교사와 부모의 도움을 받아 학생들은 자신들의 IEP 전환 논의를 돕기 위해 고등학교 1학년 때부터 시작한 수행 요약을 작성할 것이다. 졸업 전에, 학생들은 자신들의 IEP팀에게 자신들의 수행 요약을 제출할 것이다.

행동기능평가

O'Neill과 그의 동료들(1997)은 행동기능평가가 개인의 스케줄, 활동 형태, 교육과정, 직원 지원, 그리고 물리적 환경뿐만 아니라 문제 행동

이 발생하거나 하지 않는 표적 환경에서 개인의 행동 관찰을 포함하는 정보 수집 과정의 결과라고 기술하였다. 이러한 자료가 수집되었을 때, 그 자료는 문제 행동과 동일한 기능을 할 뿐만 아니라 표적 환경에서 더 적절한 대체 행동을 개발하는 데 사용된다. O'Neill은 행동기능평가는 문제 행동을 이해하기 위한 맥락을 만들고 '행동지원의 효과와 효율을 극대화하는' 방법으로 가장 잘 사용된다고 주장하였다(p. 3).

요점 학생들은 자기 자신의 행동을 기능적으로 평가하고 중재 전략을 개발하는 데 참여할 수 있다.

대부분의 경우에, 교사와 지원 직원은 학생의 의견을 듣지 않고 기능평가를 하고 행동지원계획을 수행한다. 그러나 그 학생을 이 과정에 주요한 구성원으로 포함시키는 대안이 있다. 목표를 선택하고 달성하도록 배운 정서 및 행동장애 학생들은 자신의 행동에 대한 목표를 설정하고, 그 행동을 적응시키는 데 필요한 계획을 하고, 그 계획에 따라 수행하고, 표적 행동을 자기점검 및 자기기록하고, 상황에 맞게 목표와 계획을 조정하는 데 필수적인 기술을 소유하고 있다. 학생들이 이렇게 중요한 자기결정 기술을 배울 때, 그들은 자신의 행동지원팀에서 점차적으로 효과적인 구성원이 될 수 있다.

자신 또는 또래들이 일반 교육과정에서 합리적인 교육 혜택을 받지 못하도록 방해하는 정서 및 행동장애 학생 또는 만성적이거나 지속적인 문제 행동을 하는 다른 학생들은 그들 자신의 행동지원계획 과정에 참여할 수 있어야 한다. 학생들이 자신의 행동지원계획, 실행 및 평가 과정에 참여했을 때 결과가 좋다. 예를 들어, 학생들은 다음과 같은 것을 할 것이다. (a) 목표 선택—기능평가 자료에 근거하여 요구와 흥미를 파악, (b) 목표 표현—행동지원계획 회의를 주도하여 결과적으로 행동지원계획을 개발, (c) 활동하기—그들의 행동지원계획을 수행하고, 목표 성취에 대한 진전을 평가하고, 필요하면 그들의 계획을 조정한다.

13. 결론

자기결정 기술은 성공적인 전환에 기여하였다. 대부분의 특수교육 대상자들은 잘 개발된 자기결정 기술이 부족하기 때문에, 이러한 기술을 가르치는 것이 전환과정에서 최우선이 되어야 한다. 이러한 일이 일어나도록 하기 위해서 자기결정은 전환 요구로서 고려되어야만 한다. 그 요구가 성립되면, 자기결정 교수목표는 무엇을 가르쳐야만 하는지 자세히 적혀야 된다. 그 다음 교사들은 학생들에게 자기결정 기술을 가르치고 학생들이 학습한 기술을 연습하고 일반화할 기회를 제공해야만 한다.

14. 연구문제

1. 당신은 고등학교 IEP팀의 구성원이고 학생에게 자기결정 기술을 가르쳐야 한다고 믿는다. 당신은 어떻게 자기결정을 IEP 과정에 포함시킬 것인가?
2. 출현율이 높은 학생들이 **표 14-2**에 제시된 각각의 자기결정 개념을 배우고 연습할 수 있

는 방법을 중등 프로그램에서 발생할 수 있는 사항을 고려하여 세 가지 이상 제시하시오.

3. IDEA가 현재보다 더 강화하려고 개정될 때, 이 법이 구체적으로 이 법이 어떻게 개정되어야 하는지에 대해 자세히 적은 서한을 당신의 지역구 국회의원에게 보내시오.
4. 당신 팀은 새로운 자료를 구입할 수 있는 예산이 1,800달러 있다. 교육 분야의 여러 출판사 웹사이트에 가서 보고, 구입 요청서를 작성하여 교장에게 제출하시오. 자료에 대한 설명, 그것의 사용, 그것이 학생 IEP 목표를 달성하는 데 어떻게 도움을 주는지, 그것의 사용, 그리고 구입 정보를 포함하시오. (이 장 마지막에 있는 웹사이트 목록을 참조한다.)
5. 당신 주의 학업 기준을 사용하여 **표 14-2**에 있는 자기결정 구성요소를 가르치기 위한 규준 참조 IEP 장·단기 목표를 작성하시오.

15. 참고 웹사이트

자기결정 자료를 배포하는 출판사 목록:

Sopris West for *ChoiceMaker* materials
www.sopriswest.com

Brookes Publishing Company
www.pbrookes.com

Pro-Ed
www.proedinc.com

Council for Exceptional Children
www.cec.sped.org/

Self-Determination Synthesis Project Homepage
www.uncc.edu/sdsp

AIR 자기결정 평가는 아래 웹사이트에서 무료로 사용할 수 있다.
www.ou.edu/zarrow

자기결정 버튼을 클릭하라.

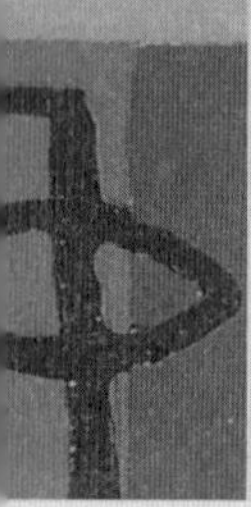

제 15 장 전환 서비스 조정하기

Robert Baer & Robert Flexer

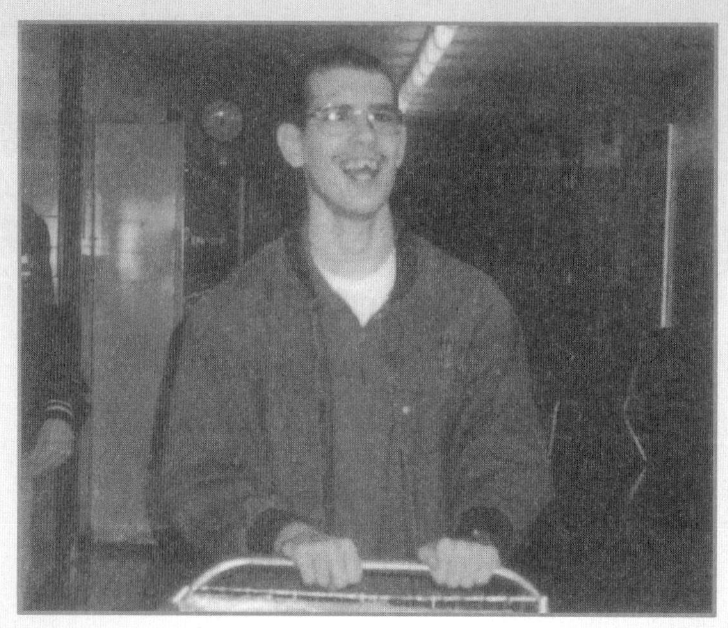

학습목표

1. 전환교육 설계와 이와 관련된 중심 철학에 대한 네 가지 주요 접근 방식을 알아본다.
2. 학생과 가족이 전환교육 설계를 어떻게 결정하는지에 대해 이해한다.
3. 전환교육 조정자의 다섯 가지 주요 책임요소를 결정한다.
4. 전환교육 조정자의 11가지 직업 의무를 알아본다.
5. 전환교육 조정자에게 필요한 능력을 알아본다.

1. 서론

IDEA의 제도 아래 전환교육 제공에 있어 특수교육의 개입은 교육자에게 상당히 복잡한 성인 교육체계 속에서(Baer, 1996; Paulson, 1993), 그리고 상이한 법적 기반, 적격성 요구, 신규채용 과정, 전환교육 정의 및 철학 등과 관련하여 업무를 요구해 왔다(DeStefano & Snauwaert, 1989; Szymanski, Hanley-Maxwell, & Asselin, 1992). Ward와 Halloran(1989)은 이 체계의 경우 학교 프로그램의 적합성과 성인 서비스의 이용 가능한 철학 사이의 심각한 분리를 나타내고 있다고 제시하였다. Szymanski 등은 이러한 차이는 역사와 장애의 정의, 재원의 차이, 그리고 평가 기준의 차이에 기반을 두고 있음을 언급하였다. Kochhar와 Deschamps(1992)는 성인 서비스와 특수교육 정책은 특수교육 요구 학생을 위한 서비스를 보증하는 데 있어 종종 이상한 점이 있었다는 점을 견지하고 있다. Kortering과 Edgar(1988)는 특수교육과 직업재활 사이에는 더 많은 협조가 요구된다고 주장하고 있다.

학교와 성인 교육의 복잡한 배열은 전환교육 조정자의 필요성을 지적하고 있는데 이들은 장애 학생들의 개인 혹은 제도 수준의 전환 요구를 담당할 수 있는 사람들이다(Kohler, 1998). 개인적 차원에서 전환은 학생들로 하여금 졸업 후의 환경으로의 이동을 촉진할 수 있도록 설계된 활동의 개발을 보증할 필요가 있다. 제도 수준에서는 고용과 의뢰, 정보 수집, 계획하기, 서비스 전달, 그리고 평가와 관련하여 방해 요소들을 다룰 필요가 있다(Baer, 1996).

이 장에서는 서비스 조정 전략의 범위 검토를 시작으로 해서 이러한 논제를 논의할 수 있도록 짜여져 있다. 따라서 이러한 전략들을 Kohler (1998)에 의해 개발된 전환활동의 범주와 직업 의무로 정의된 전환 조정자의 직업 의무(Asselin, Todd-Allen, & deFur, 1998; Baer, 1998)에 적용해 볼 것이다. 이 장은 이러한 전환활동과 직업 의무가 어떻게 단일 사례에 적용되고 있는지를 보여 주는 확장된 사례 연구로 끝마친다.

2. 서비스 조정 전략의 범위

서비스 조정(사례 관리)에 대하여 출판된 많은 문헌들은 재활과 정신건강으로부터 표출되는데, 이것은 분리된 서비스 전달 체계를 다루는 데 오랜 역사를 가지고 있다. 서비스 조정 모형들의 범주를 보면 한쪽은 중개 모형으로부터 다른 한편으로는 완전 지원(full support) 모형으로 연결되어 있다(Hagen, 1994; Hodge & Draine, 1993). 서비스 조정의 중개 모형은 많은 담당 건수를 다룬 서비스 조정자(또는 사례 관리자)들에 의해서 사용되어 왔다. 일반적으로 이러한 모형은 개별적인 것을 필요로 한 서비스에 연결시키고, 새로운 서비스가 필요하거나 혹은 위기 상황이 일어났을 때 고안해 낼 수 있는 전문 사례 관리자들로 구성되어 있다(Hodge & Draine). 지역사회에 있어서의 안정성과 서비스의 적절한 사용에 대한 중개 모형의 관점 때문에(Hodge & Draine), 이러한 모형을 사용하는 전환 조정자들은 그들의 서비스를 고집스런 사람이나 위기 상황에 있는 사람에게 적용하는 경향이 있다(Intaglia & Baker, 1983).

연결 관계의 한쪽 끝을 차지하고 있는 완전 지원 모형은 서비스 조정에 있어 생태학적인 접근법을 사용한다. 이러한 모형은 담당 건수가 아주 적은 상태를 요구하게 되는데 그 이유는 서비스 조정자가 간 학문적 팀의 한 영역으로 기능하고, 그리고 옹호 단체의 원조계획, 환경적 지원의 개발, 그리고 자기결정의 촉진 등을 포함하는 주도적인 서비스를 제공하기 때문이다(Hodge & Draine, 1993). 이들 모형에 있어 서비스와 지원은 Brown, Nietupski, Hamre-Nietupski(1976)가 궁극적 기능이라는 기준(criterion of ultimate function)이라고 명명한 것과 Vincent 등(1980)이 미래 환경이라는 기준들(criteria of the next environment)로서 설명하고 있는 것을 통하여 평가되었다. 서비스 조정에 대한 완전 지원 접근(full support approaches)은 교육과 재활 프로그램 둘 다에 최상의 실행으로 알려져 왔다(Asselin, Todd-Allen, & deFur, 1998; Baer, 1996). 그러나 이것들의 노동의 강도 때문에 실행에는 어려움이 있어 왔다.

이러한 두 개의 극단 사이에 두 개의 서비스 조정 모형이 문헌에 정립되어 있다. (a) 재활 모형과 (b) 개인 강점 모형(Hodge & Draine, 1993). 재활 모형의 특징은 강도, 결손, 기술, 그리고 능력을 결정하는 데 기능적인 평가를 사용한다는 것과 이러한 정보를 특정 환경에서 개인이 성공할 수 있도록 돕는 데 적용한다는 것이다(Robinson, 1991). 일반적으로 이러한 것은 개인의 기술을 강화시키고, 그리고 생활과 작업 환경 속에서 독립성을 촉진시키는 방향으로 적응하게 만든다. 이러한 모형에서 서비스 조정자들은 개인과 서비스 체계 사이의 완충자로서의 역할을 한다. 그리고 성공은 선택된 환경에서 개인의 만족도에 바탕을 두고 측정된다(Robinson). 이 모형은 완전 지원 접근보다 시간이 덜 걸리고 강도도 약하다. 그 이유는 어떤 특정 환경을 목표로 하고 있으며(보통 작업과 교육), 환경보다는 개인차원의 중재에 초점을 맞추고 있기 때문이다.

개인 강점 모형하에서, 서비스 조정자는 요구되는 목표를 달성하는 데 사용될 수 있는 개인의 강점을 파악하는데, 개인을 지원하는 조언자로서 기여하였다. 이러한 모형은 일반적으로 경력이 많고 개인의 잠재력을 알아내고 개발하는 능력을 가진 사람에게 적합하다. 이 모형의 강점은 개인의 장점과 재주에 초점을 맞추는 것이 장애인에 대해 새로운 가능성을 제공하였다는 점이다. 개인 강점 모형하에서 성공에 대한 평가를 개인의 목표를 설정하고 획득할 수 있는 개인의 능력에 바탕을 두었다(Hodge & Draine, 1993). 이것은 독립적 생활과 학생의 자기결정 운동 철학과 가장 밀접하게 맥을 같이한다는 장점을 가지고 있다.

가족의 기대 또한 서비스 조정 전략 선택에 있어 중요한 역할을 하였다. 연구에 의하면 일반적으로 직업에 대한 가족의 기대는 네 가지 일반적 범주 중의 하나에 속한다고 한다. 즉,

요점 서비스 조정의 네 가지 모형
(a) 완전 지원
(b) 개인 강점 지원
(c) 재활
(d) 중개 모형

(a) 지원과 정서 지침서에 대한 기대, (b) 인지 지침과 평가에 대한 기대, (c) 전문적 피드백을 동반한 개인적 창의성 소지에 대한 기대, (d) 협력에 대한 기대(Koch & Rumrill, 1998b) 등이다. 전환 조정자들이 강요 조정 전략보다 오히려 협상력이 있다는 것은 중요한데, 그 이유는 아동과 가족, 그리고 전문가 기대 사이의 일치가 작업 관계의 등급과 관련하여 긍정적인 측면을 보여 주기 때문이다(Al-Darmaki & Kivlighan, 1993). 뿐만 아니라 가족은 서비스 조정 책임을 부여받기 위한 그들의 능력을 제한하는 많은 다른 염려와 스트레스를 가지고 있을 수 있다(Hayden & Goldman, 1996).

많은 요인들이 장애 학생과 그들의 가족들이 전환과정과 관련하여 가지고 있는 기대에 영향을 주고 있다. 여기에는 개인적 직업의 성숙, 자원과 자연적 지원의 활용, 개인의 선호도 등이 포함된다. 장애 서비스 체계의 '돕기'와 공식화된 문화는 독립적인 삶 운동, 즉 이것은 시민권리, 장애에 대한 사회적 반응의 결핍, 그리고 장애 서비스 정책에 있어서 1차적 관심으로서 전문가에 대한 의존으로 정의되는 것인데(Shapiro, 1993; Tower, 1994), 이것이 소비자 문화를 나타내는 관점에서, 장애를 보이는 개인 또는 가족과는 잘 어울리지 않는 것 같다. '독립적인 삶 운동'은 집단적 옹호, 자립 집단, 자발적인 지원 서비스, 그리고 지역사회에 대한 접근 등을 통하여 장애를 가진 사람들에 의한 자기관리를 강조하고 있다(DeJong, 1984, Tower).

몇몇 경우에 장애 학생과 그들의 가족들은 서비스 정책에 더 많은 전문가들의 참여를 기대하고 있다. Hayden과 Goldman(1996)은 보호자의 부부 상태, 학생의 인지장애 수준, 부적응 행동의 빈도, 성인 가족 구성원의 건강 상태 등이 지원 전략을 결정하는 데 있어 중요한 고려 사항이라고 제안하고 있다. 보호는 '중개 모형'과 같은 '서비스 중심 모형을 사용하는 가운데 채택되어야 한다. 그 이유는 서비스에 대한 과도한 믿음이 고교 시절 풍부한 서비스 환경에서 졸업 후 서비스가 없거나 적은 상황으로 이동해야 하는 장애 학생들에게는 또 다른 문제가 될 수 있기 때문이다(DeStefano & Snauwart, 1989; Ward & Halloran, 1989).

요점 서비스 조정의 유형과 수준은 장애 학생과 가족의 요구 사항과 기대치에 근거해야 한다.

3. 전환 조정자의 책임

전환 조정자의 역할은 한 학교에서 한 명 혹은 그 이상의 전환 전문가에게 있을 수도 있고, 특수교육감독자에 의해 위임될 수도 있으며, 개별화 교육계획/전환계획에 대한 책임자가 담당할 수도 있을 것이다. 이러한 역할은 학교에서 몇몇 개인들에게 분산될 수 있는데 어떤 사람들은 전환계획을 담당하고, 다른 사람은 지역사회 중심의 전환 서비스를 시도하며, 그리고 다른 사람은 행정적 수준의 중개 협력을 담당하는 것이다. 전환에 대한 책임이 어떻게 부여되느냐와는 관계없이 전환체계의 모든 요소들이 함께 작동할 수 있도록 하기 위해서 이러한 책임 요소들을 조정하는 것이 중요하다.

Kohler(1998)는 미국 내의 전환 서비스 제공

자들과 행정가들을 조사하면서 일반적으로 전환활동이 다섯 가지의 범주로 나뉘는 것을 조사하였다. 즉, (a) 학생 중심의 계획하기, (b) 학생 개발, (c) 가족 포함, (d) 협력, (e) 프로그램의 구조와 특성 개발이다. Kohler(1998)의 전환에 대한 '분류법'은 IDEA에 명시된 네 가지 전환의 필수 요소가 여러 가지 맥락과 환경들에서 어떻게 실행될 수 있는가를 보여 주고 있다. Kohler의 학생 중심 계획하기와 가족 포함에 대한 범주들은 가족의 환경에서 학생의 요구 사항, 관심, 장점, 그리고 선호하는 것들에 대한 결정과 관련된 활동들을 알려 준다. 프로그램의 구조와 특성 개발과 협력에 대한 범주는 일련의 통합된 활동을 개발하는 것과 관련된 것이지만 이러한 개념들은 시스템 수준 중개 협력을 포함하는 것까지 확장되었다. 마지막으로 학생 개발의 범주는 학교교육 이후 활동으로의 이동을 촉진하는 것과 밀접하게 관련되어 있다. 하지만 이것은 학교교육 이후 결과들뿐만 아니라 학교 중의 결과를 촉진하는 활동들의 범주를 포함하고 있다.

Kohler(1998)의 전반적인 틀 내에서, 전환 조정자는 많은 특정한 의무들을 수행하였다. Asselin, Todd-Allen, deFur(1998)와 Baer(1996)는 전환 조정자의 주요한 직업 임무를 알아내기 위해서 교과과정 개발하기(DACUM)로 알려진 직업 검사 과정을 사용하였다. 이러한 것들은 조정자들이 다음과 같이 실행하게 함으로써 밝혀졌다.

> **요점** Kohler는 전환 서비스에 대해 다섯 가지의 일반적인 범주를 분류하고 있다. 즉, (a) 학생 중심 계획하기, (b) 학생 개발, (c) 가족 포함, (d) 협력, (e) 프로그램의 구조와 특성 개발 등이다.

1. 서비스와 교육을 연계하기
2. 중등교육 이후 기회와 요구 능력 알아내기
3. 지역사회의 직업 사이트와 직업 경험 프로그램 개발하기
4. 의뢰인 조정하기
5. 전환모임 활성화와 시간계획하기
6. 학생들의 자기결정 촉진하기
7. 전환팀 구성원의 책임에 대한 수행도 모니터링하기
8. 중개 조정 단체 정착시키기
9. 정보 공유와 배분을 위한 의사소통 전략과 방법을 개발하기
10. 가족과 학생들의 향후 서비스 요구 사항들을 알아보기 위한 방법 개발하기
11. 학생 추후 연구들을 조정하기

2000년도, Kohler(1998) 연구에서의 전환 능력(transition competency)은 자격이 있는 특수교사들을 위해 특수아동위원회(CEC, 2000)에서 주요한 범주에 따라 조직화되었다. 이 교사들은 지식과 기술에 대해 CEC 분과위원회인 일리노이 주의 전환 관련 능력 프로젝트, 그리고 직업개발과 전환에 대한 부서(DCDT, 2000)에서 인증을 받은 교사들이다. 지식과 기술 분과위원회, 그리고 직업 개발과 전환에 대한 CEC 부서는 '전환 조정자'를 다음과 같이 언급하고 있다.

> 학교나 혹은 제도권 수준에서 다른 교육자, 가족, 학생, 그리고 지역사회 조직체의 대표자들과 연계하여 전환교육과 서비스를 조정

하고 전달하며 평가하는 사람이다(DCDT, 2000, p. 1).

기존 특수교사의 역할과 비교해 볼 때, 이들의 새로운 능력의 영역은 기존의 특수교육 기술에 더불어, 전환 전문가들이 다음과 같은 영역에서 추가적인 능력을 갖추어야 한다고 제시하고 있다. 즉, (a) 다른 전환훈련(예: 직업교육과 재활)에 대한 지식, (b) 직업과 지역 중심의 훈련을 개발할 수 있는 능력, (c) 요구된 결과를 산출하는 데 있어 전환 서비스의 효율성을 평가할 수 있는 능력(Flexer & Baer, 2005) 등이다. 다음에 토의될 내용은 전환 서비스, 직업 임무, 그리고 중요한 전환 전문가의 능력에 대한 Kohler의 각각의 범주에 대한 것이다.

> **요점** 전환에 종사하는 사람은 Kohler(1998)가 제시한 다섯 가지 범주 내에서 전환 조정자를 위한 많은 직업 임무와 능력들에 대하여 인지하고 있어야 한다.

학생 중심의 계획하기

어떤 작업의 협력 관계선상에 있는 각 구성원들은 일정 기대치 내의 과정에 참석하게 된다(Koch & Rumrill, 1998b). 이러한 기대치는 전환 조정자, 개인, 그리고 가족들의 기대치 사이의 어떤 불일치가 잘 해결되고, 그리고 기대치에 대한 상호간의 수용적인 자세가 성립될 수 있도록 과정의 출발점에서 조사될 필요가 있다(Koch & Rumrill). 이러한 기대치는 작업의 협력 관계 동안 줄곧 개선될 수 있으며, 여기에는 결과에 대한 기대치, 그리고 역할에 대한 기대치들이 포함될 수 있다. Koch와 Rumrill은 작업의 협력 관계를 개발하는 데 있어 5단계 과정을 설명하였다.

1. 채용 과정(intake process)의 일부분으로서 정기적으로 개인의 기대치를 강조하라.
2. 직업적인 역할, 목적, 그리고 재활 과정 서비스에 대한 기대치를 분명히 하라.
3. 개인적인 바람이 발생할 것이라는 것과 향후 발생하기를 바라는 것 사이의 차이를 확인하라.
4. 작업의 협력 관계에 있는 구성원들 사이에 차이가 나는 기대치가 있는지를 결정하라.
5. 과정의 여러 단계에 걸쳐 기대치를 재평가하라.

IEP와 전환 관련 회의 전에, 전환 조정자는 학생과 가족의 전망에 대해 회의 참석자들 사이에 어느 정도의 의견 일치를 형성시켜야 한다. 이것은 이러한 회의들이 일반적으로 의견 불일치나 확장된 논쟁을 수용할 만큼의 시간이 없고, 이러한 시간적 구속력은 학생과 가족으로 하여금 결정을 수용하도록 하는 결과를 초래할 수 있기 때문이다. 만약 어떤 중요한 IEP와 전환 관련 회의 참석자가 학생과 가족의 전망에 대해 동의하지 않기 쉽다면, 전환 조정자는 회의에 앞서 이러한 문제를 해결하려고 하거나 혹은 토의를 위해 추가적인 회의 시간을 할애해야 할 것이다.

어떤 경우에는 학생이 직업의 선택, 서비스 또는 지원과 관련하여 그의 가족이나 안내자에 대하여 동의하지 않는 경우도 있을 수 있다. 이런 상황에서는 전환 조정자가 학생과 가족에게 추가적인 정보나 직업 탐방 경험의 기회를 제공하여 조정해야 한다. 여기에서는 학생과 가족의 진로상담자, 고용주들, 고등교육 담당자, 지역사회 구성원 또는 서비스 제공자와 함께 '정보수집을 위한 회의'에 참석시킨다. 학생과 가족이 의견 일치를 할 수 없는 몇몇 경우에 전환 조정자는 일반적으로 성년 이전의 학생을 지원하는 동안에는 가족이 원하는 방향을 따라야 한다. 성년 이후의 학생을 지원하는 경우에는 그 반대로 해야 한다.

IEP와 전환 관련 회의에 앞서, 전환 조정자는 학생과 학생의 가족이 회의에서 해야 할 역할을 정의해야 한다. 자기결정력과 옹호 기술을 가지고 있는 학생과 가족을 위해 전환 조정자는 그들로 하여금 IEP와 전환 관련 회의를 주도할 수 있는 역할을 담당할 수 있도록 격려해야 한다. 그들의 리더십은 회의에 앞서 일정표나 파워포인트 설명 자료를 개발함으로써 지원될 수 있다. 학생이나 가족들은 이러한 보조 자료들을 활용하여 그들의 전환 목적을 설명할 수 있다. 이때 전환 조정자는 시간 관리나 내용필기, 그리고 촉진자로서 도와준다.

앞에서도 언급했던 것처럼, 많은 학생들과 가족들은 IEP와 전환 관련 회의의 조정자가 지도자의 역할을 할 것으로 예상할 것이다. 특히 그들이 자기결정 훈련이나 폭넓은 준비를 해 오지 않았을 경우에는 더욱 그렇다. 이런 경우에 IEP와 전환 관련 회의 조정자는 회의에 앞서 학생과 가족이 그들의 전망과 선호하는 서비스에 대하여 알 수 있도록 주선하는 옹호자로 행동해야 한다. 이때 조정자는 그들의 전망을 설명하고, 학생과 가족이 회의를 통하여 그들의 선택을 옹호할 수 있도록 도와줌으로써 회의를 시작해야 한다.

이러한 옹호 역할에서 전환 조정자는 회의에 앞서 학생과 가족에 대해 의견 불일치를 해결하는 것이 부분적으로 중요하다.

> **요점** 전환 조정자는 전환계획과 관련하여 학생과 가족의 기대치를 분명히 하고 개선시켜야 한다.

전환 회의 시간 계획과 촉진하기

전환 조정자는 일반 교사 및 특수교사와 함께 학생과 가족의 참여를 최대화하는 방법으로 회의 시간계획을 작성해야 한다. 방법에는 학생과 가족에게 개별 초대장을 사용하고, 회의에 대해 택일할 수 있는 시간을 제시하고, 택일할 수 있는 장소에서 회의를 개최하고, 가족들의 이동수단 마련 계획을 돕는 것이 포함된다. 또한 전환 조정자는 성인 서비스 제공자들의 참가를 극대화하기 위한 전략도 개발해야 한다. 여기에는 성인 서비스 제공자가 참가하는 IEP팀 회의가 포함되고 정보를 제공할 수 있는 성인 서비스 제공자들을 위한 선택적 방법들을 조정하는 것도 포함된다.

또한 전환 조정자는 가족의 스케줄을 조정할 필요도 있다. 반면에 동시에 중요한 교육자나 성인 서비스 제공자들의 참가를 극대화할 필요가 있다. 이것은 어려울 수도 있다. 왜냐하면 성인 서비스 제공자나 교육자들은 그들의 규정된 작업 일정표 이외에서 회의를 하는 것에 대한 반감이 있을 수도 있기 때문이다. 반면에 가족들은 출석하기 어려운 낮 시간을 찾는 경우도 있을 것이다. 이러한 문제들은 가족들이 낮 시간 동안 자유로운 시간을 알아보거나 혹은 교육자들과 성인 서비스 제공자들이 주말 중에 혹은 저녁 시간에 이용할 수 있는 시간을 조사함으로써 부분적으로 해결할 수 있을 것이다. 이러한 중요한 시간들의 경우 정기적으로 계획된 시간에 회의하기 어려운 가족들의 경우는 연기될 수도 있다.

전환 회의로의 초대는 회의 일정표가 들어 있는 밀봉된 서면 초대나 간단한 RSVP(예: 전화 초대 또는 환송 우편 봉투) 등을 활용한다. 이러한 초대에서는 가족들에게 회의에 누가 참석할 것인지를 알려야 한다. 그리고 학생이나 가족들이 다른 구성원을 참석하게 할 수 있는 기회도 부여해야 한다. 전환 조정자는 추후의 전화 접촉을 통해서 참석할 학생이나 중요한 성인 서비스 제공자, 지역사회 구성원, 그리고 가족들의 참여를 독려할 필요가 있다. 가족들의 경우, 심지어 성인 서비스 제공자들조차도 IEP와 전환 관련 회의 참석을 회피하는 경우가 있다. 이는 그들이 제시한 정보들이 경시되거나 또는 IEP가 기본적으로 회의에 앞서 개발되었던 예전의 경험 등으로 생기는 것이다. 전환 조정자는 가족들과 성인 서비스 제공자들에게 회의에서 그들의 역할이 중요하다는 점을 확신시켜 줄 필요가 있다. 이것을 실행하기 위한 한 가지 방법은 회의 일정표를 만드는 것인데 여기에는 학생과 가족, 그리고 성인 서비스 제공자들은 그들이 관심을 갖는 문제들을 설명할 수 있는 시간들을 할당하는 내용까지 포함되어 있어야 한다.

전환 회의는 장애 학생과 그들의 가족들에게 긍정적인 측면을 보여 줄 수 있는 방법으로 실행되어야 한다. IEP 회의에서 자리에 앉기나 소개를 시작할 때도 학생이나 그들의 가족들에게 우선권이 주어져야 한다. 회의는 항상 학생과 가족의 미래에 대한 전망으로 시작되어야 한다. 학생의 약점이나 장애에 대한 토의로부터 시작해서는 안 된다. 왜냐하면 팀에 의해서 학생을 위해 구상될 수 있는 가능성들을 제한할 수 있기 때문이다. 만약 어떤 학생의 배경 상황이 회의 초기에 제공된다면, 긍정적인 측면과 강점에 초점을 맞추어야 한다는 것이다.

> **요점** 전환 조정자는 학생과 가족들의 참석과 관심의 대상이 될 수 있도록 회의를 구성해야 한다.

일단 전망이 설명되고 나면, 팀은 학생의 현재 기능 수준을 조사해야 한다. 그리고 중등교육 이후의 목적들을 성취하기 위해 필요한 서비스와 지원에 대하여 브레인스토밍을 해야 한다. 이것은 계획 과정에서 중요한 단계 중의 하나이다. 왜냐하면 팀원들은 그들의 현재 기능 수준과 관련하여 학생의 목표 가능성에 대하여 의구심을 가질 수 있기 때문이다. 이런 점에서 조정자는 문제에 대한 초점으로부터 해법에 대한 초점으로 팀을 다시 유도할 필요가 있을 수도 있다(Koch & Rumrill, 1998b). 이것은 많은 인내를 요구하기도 하는데 그 이유는 해법을 만들어내기보다는 문제에 대하여 토의하는 것이 더 수월하게 느껴지기 때문이다. 이런 단계에서 조정자는 팀원 구성들에게 모든 아이디어는 환영받을 것이며 브레인스토밍에서 제시된 아이디어에 대한 비평은 금지됨을 확인시켜 줄 필요가 있다.

표 15-1 전환 서비스에 대한 브레인스토밍을 위한 표 계획하기

	학교이후 목표:				
전환활동	14세	15세	16세	17세	18세 이후
수업 과정					
지역사회 경험					
직업 개발					
관련 서비스					
일상생활 기술					
직업교육 평가					
성인 서비스와의 연계					

아이디어의 생성은 졸업하기에 앞서 마지막 학년 1년 동안 문제해결을 위한 추가적인 계획을 통해 지원될 수도 있다. 조정자는 이 과정을 일반적으로 사용되는 전환 서비스와 지원의 목록을 제공함으로써 지원할 수 있고, 팀에게 해마다 이러한 서비스와 지원을 할당함으로써 도움을 줄 수 있다. 팀에게 이 과정을 설명하기 위한 간단한 방법은 학생의 중등교육목표 각각에 대해 표를 만드는 것이다. 이 표는 스티커를 사용해서 벽에 만들어도 되는데, 여기에는 제목에 학생의 중등교육목표가 표시되고 표의 열에는 졸업까지의 연수가 기록되고 표의 행으로는 IDEA에서 언급된 전환 서비스의 일곱 가지 항목이 표시된다. **표 15-1**에 그 예가 나와 있다.

일단 이 표가 완성되면 조정자는 스티커를 팀 구성원들에게 분배할 수 있고, 그들에게 표 윗부분에 명시된 목표와 관련된 전환 아이디어를 써 주도록 요청한다. 전환 아이디어가 생성되면, 전환 조정자는 "이러한 서비스는 언제 제공될 것입니까?", "누가 이러한 서비스나 활동을 제공할 것입니까?" 등과 같은 질문을 할 수 있다(Koch & Rumrill, 1998a). 이 과정에서 사용되는 스티커의 장점은 팀 구성원들이 새로운 아이디어가 떠오를 때 주위에 있는 전환 서비스 영역으로 이동할 수 있다는 것이다.

전환활동을 위한 아이디어들을 생성하고 일정표를 완성한 후에 전환 조정자는 이러한 활동들이 일반교육 교과과정과 어떻게 연계될 수 있을지에 대한 질문을 해야 한다. 예를 들면, "이 전환활동은 학습 활동에 의해 어떻게 지원될 수 있을까요?" 또는 "수학과 철자법을 배우는 학생이 이 프로그램과 활동에 참가할 필요가 있을까요?"와 같은 질문이 가능할 것이다.

또한 이러한 아이디어들은 스티커에 쓰여져서 관련 전환활동에 부착될 수 있다. 이런 과정이 결론이 나면, 조정자는 다음과 같은 내용을 포함하는 IEP와 전환 관련 계획을 만들 수 있어야 한다. 즉, (a) 필요한 전환 서비스와 활동 목록, (b) 서비스 및 활동 완성을 위한 시간계획, (c) 사람 접촉 내용, (d) 전환활동들이 일반교육 교과과정을 어떻게 지원하고 또 일반교육 교과과정에 의해 지원을 받을 것인가 등이다.

요점 전환 조정자는 문제를 토의하기보다는 오히려 아이디어를 만들고 아이디어의 우선순위를 결정하는 데 팀원들 노력의 초점을 맞추어야 한다.

의뢰 조정하기

또한 학생 중심 계획 세우기는 성인 서비스 기관에 의해 실행되는 계획 세우기와 연계성의 개발을 요구할 수도 있다. 전환 조정자는 성인 서비스 및 교육 프로그램 범위와의 연계를 개발할 필요가 있다. 사회보장행정과 재활 서비스행정은 장애 학생을 위한 서비스와 기금을 위한 가장 일반적인 두 가지의 의뢰제도이다. 전환 조정자는 사회보장과 그 작업에 따른 인센티브 프로그램, 즉 자조력 성취계획(PASS), 장애인 작업 지출경비(IRWEs), 그리고 학생 수입 제외 등과 같은 내용에 대하여 숙지할 필요가 있다. 전환 조정자들은 직업재활(VR) 서비스 프로그램, 서비스와 관련된 기금, 고등교육, 직업학교, 보조 기술, 컴퓨터, 그리고 직무배치 및 훈련에 대해서도 익숙해져 있어야 한다. 또한 조정자들은 많은 성인 서비스 프로그램이 학생들 심지어는 아동에게 제공된 후 언제 서비스를 요청하고, 받기 시작할 수 있는지에 대해서도 알고 있어야 한다. 조정자는 성인 서비스가 서로 다른 장애 집단에 따라, 장소에 따라, 그리고 햇수에 따라 아주 다양할 수 있다는 것을 알아야 한다.

전환 조정자는 지원박람회를 후원하기를 원할 수도 있다. 여기서는 학생, 교사, 그리고 가족들이 학교에서 성인 서비스를 위해 참가등록을 한다. 지원박람회의 부분으로서 각 기관의 대표자, 그리고 고등교육 담당자들이 설문지를 작성할 수도 있다. **그림 15-1**은 설문지의 양식을 보여 주고 있다. 이것들은 타이핑을 할 수도 있고, 알파벳으로 표기할 수도 있다. 그리고 학교는 학생, 지역사회, 그리고 가족들에게 편리한 참고 자료로 줄 수 있도록 모아서 목록을 만들 수도 있다. 뿐만 아니라, 성인 서비스 제공자들은 패널 설명의 역할로서 부모와 학생, 그리고 교사들에게 설명하기 위해서 초대될 수 있다. 이것은 참석자들이 기관의 대표자들을 만나고 의뢰 문서를 작성하기 위한 기회로 이어진다.

전환 조정자는 성인 서비스를 위한 의뢰 문서를 작성함에 있어 학생과 가족의 선호도를 존중할 필요가 있으며, 몇 가지 의뢰할 경우는 학생과 가족에 의해서 개시될 필요도 있을 수 있다는 것을 알아야 한다. 정신건강과 발달장애(또는 정신지체) 서비스를 위한 의뢰는 몇몇 학생들의 경우 거부될 수도 있는데, 이는 '정신지체' 혹은 '미친' 것으로 낙인찍힐 수 있다는 우려 때문이다. 뿐만 아니라 가족들도 문서화될 필요가 있는 성인 서비스 프로그램에 대한 잘못된 정보를 가지고 있을 수 있다. 예를 들면, 많은 학생과 가족들은 발달장애 프로그램들이 단지 회피성 워크숍 서비스만을 제공하고 있다고 믿고 있

요점 전환 조정자는 기관과 접촉하는 사람들의 목록을 관리하고 개선하는 것이 필요하다.

1. **성명:** ______________________ **제목:** ______________________

2. **소속 기관:** ______________________ **전화번호:** ______________________

3. 소속 기관의 목적을 개략적으로 간단히 설명하시오.

____

4. 18세 이전의 장애 학생이 활용할 수 있는 전환 서비스는 무엇인지 간단히 설명하시오.

____

5. 18세 이후의 장애 학생이 활용할 수 있는 전환 서비스는 무엇인지 간단히 설명하시오.

____

6. 일반적으로 귀 기관에서 제공하는 서비스는 어떤 종류의 학생에게 적절합니까?
또 학생들을 어떻게 의뢰합니까?

____

그림 15-1 패널 진술을 위한 요강

다. 그러나 이런 프로그램들은 실제로 지원고용과 지역사회에서의 지원 생활 서비스를 제공할 수 있다.

학생 발달

Siegel(1998)은 장애 학생 모두를 위한 유일한 전환 프로그램은 있을 수 없기 때문에 모든 프로그램의 접근성을 최대화해야 한다고 제안하였다. Siegel(1998)에 따르면 중도 장애 학생과 극도의 과잉행동성을 보이는 학생은 지원고용 서비스, 일일 관리, 거주의 용이성, 그리고 집중 훈련 프로그램 등에 대한 접근성이 있어야 하며, 5년 동안 지속할 추후 서비스(훈련 종료 후 직업알선 고용)도 받을 수 있어야 한다. 경도의 학습 또는 정서장애 학생은 학교의 마지막 2년 동안에 직업 탐방에 참석하고, 직업 경험을 해 보아야 한다. 또한 이들은 팀 교수, 직업 특수교육, 지역사회 직업 경험을 할 필요가 있으며, 직업/기술적, 그리고 직업적 클럽이나 조직, 성인 서비스와의 연계에 참가하고 지역사회 대학 프로그램에 접하는 데 지원할 필요가 있는 것이다.

또한 장애 학생들은 적절한 학습 과정을 이수할 필요가 있다. 앞 장에서 알아본 바와 같이, Greene(2003)는 네 가지 중요한 전환과정을 다음과 같이 밝히고 있다. (a) 대학 입학을 위한 통합교육(mainstream academics), (b) 2년제 대학 입학을 위한 부분통합교육과 직업/기술교육, (c) 취업을 위한 부분통합교육과 직업/기술교육, (d) 지원된 고용을 위한 생활 기술 훈련 등이다. 전환 조정자는 학교 내에 있는 이러한 과정을 알 수 있는 것이 필요하다. 그리고 장애 학생들이 학교 졸업 후의 목표에 적절한 과정을 접할 수 있게 확인시켜 줄 필요가 있다.

> **요점** 장애 학생들은 그들이 요구하는 학교 졸업 후의 목적에 도달하게 해 주는 학습과 전환 서비스 과정을 접할 필요가 있다.

서비스와 교육의 연계

전환 조정자는 학생의 학습 과정이 학교 졸업 후의 목적과 연관되어 있음을 확인함으로써 서비스와 교육을 연계시킬 수 있다. 비록 2004년 IDEA에서는 더 이상 요구하지 않지만, 학생의 IEP는 학생이 요구하는 학습 과정과 관련된 '전환 서비스 요구에 대한 언급'을 포함하고 있다. 이 진술에 의하면 (a) 학생의 학습 과정에 대하여 조사하기, (b) 학습 과정과 관련된 전환 서비스 조사하기가 있다. 학습 과정은 학생의 학교 졸업 후의 목적과 관련된 지정된 수업과 훈련을 포함하고 있다. 그러나 필자는 직업 및 기술교육, 고등교육 또는 생활 기술교육과 같은 일반 학습 과정에 대한 조사도 추천한다. 왜냐하면 집중적이고 일관성 있는 학습이 장애 학생을 위한 학교 졸업 후 긍정적인 결과를 촉진하는 것으로 나타났기 때문이다(Blackorby & Wagner, 1996).

일반 교사들은 장애 학생이 일반 교과과정을 학습하는 것을 거부하는 경향이 있는데 그 이유는 장애 학생을 교수하기에 충분히 준비되지 않았다고 생각하기 때문이다. 그래서 조정자들은 팀 교수와 같은 통합교육(inclusive practices)을 주장할 필요가 있다. 뿐만 아니라 장애 학생들은 선행학습 과정의 이수를 요구하는 직업/기술 또는 고등학습의 교육 프로그램을 접하는 데 어려움을 경험할 수 있다. 그러므로 전환 조정자는 이러한 선행학습을 잘 알고 있어야 한다(Greene, 2001; Wehmeyer, 2002). 여기에는 학생이 졸업과 상급반 진학을 위해 필요한 시험에 임하는 계획까지 포함되어 있다. 뿐만 아니라 전환 조정자는 중등교육 이후 교육목표를 가지고 있는 학생이 그들이 선택한 중등교육 이후 교육 프로그램을 이행하고, 그리고 대학 입학시험을 치르기 위해 요구되는 학습 과정을 이수한 것을 확인해야 한다.

> **요점** 전환 조정자는 전환 서비스가 학습 과정을 통해서 어떻게 지원할 있는지 또는 어떻게 지원받을 수 있는지를 결정하기 위해서 일반 교사와 함께 작업할 필요가 있다.

중등교육 이후의 기회들과 요구되는 능력 확인하기

전환 조정자의 일차적 역할은 장애 학생과 그들의 가족들을 위해서 고용 개발, 그리고 다른 성인으로서의 삶의 목표들을 위해서 필요한 서비스와 지원의 연계를 제공하는 것이다. IEP와 전환 관련 회의에 앞서, 조정자는 전환계획의 개발에 도움을 줄 수 있는 고등교육 교육자와 성인 서비스 제공자와의 연계성을 개발할 필요가 있다. 예를 들면, 계획 실행에 도움을 줄 수 있는 자연적 지원자(natural supporter), 고용주, 중등 교육 교육자, 그리고 서비스 제공자 등이다. 전환 조정자는 학생과 가족이 가능성 있는 중등 이후 교육 회의 참석에 초대받고 또 그 내용을 파악하는 데 도움을 줄 수 있어야 한다. 이것은 직장과 교육 프로그램 지역 탐방, 고용주들과의 만남과 같은 학교 외적인 활동들이 필요하며, 학생들로 하여금 학교와 고용주들과의 정보 습득을 위한 면담을 수행할 수 있도록 해야 한다. 그리고 직업 및 기술교육자들과의 만남도 필요하다. 또한 조정자는 개별 IEP팀의 역할자로서 혹은 학교 차원의 중간자적 전환팀의 역할자로서 조언을 위해 고용주를 초대할 수도 있다.

학교 졸업 후 프로그램을 위해 올바른 대인관계를 형성하는 것이 중요하다. 장애라는 문제에 익숙하지 못한 입학사정 관계자들보다는 2년/4년제 대학의 학생 장애 서비스 혹은 학습센터의 대표자를 활용하는 것이 훨씬 더 효과적일 수 있다. 고용주의 경우, 장애를 가진 지원자를 환영하기보다는 오히려 걸러내는 데 익숙한 인사관리자와 접촉하기보다는 고용인 지원 관련자(노사관계자)와 접촉하는 것이 더욱 효과적이라 할 수 있다. 접촉 대상 선택을 위해 일반적으로 고려해야 할 사항은 접촉 대상은 (a) **중등교육 이후 프로그램**을 설명할 수 있을 정도여야 하고, (b) 가능한 장애문제에 대한 지식이 있어야 하며, (c) 장애인에 대하여 지원적이어야 한다.

전환 조정자는 2년 혹은 4년제 대학, 직업/**기술학교**, 고용주, 지속적인 교육 프로그램, 주거 프로그램, 이동수단, 운동장과 레크리에이션, YMCA, 독립생활센터, 이웃과의 관계, 문화센터, 그리고 무수한 지역사회의 다른 프로그램에 대한 연계성을 구축하는 것이 중요하다. 이러한 프로그램 각각에 대한 핵심 접근방법은 목록화해서 쉽게 접근할 수 있도록 해야 한다. 전환 조정자는 학생 개별적으로 필요한 새로운 연락망들을 형성하고 있어야 한다. 각 연락망은 회의에 참석시키고 조언을 제공하게 함으로써 더 신장되고, 한편으로는 교섭자들에 대한 보답을 할 수 있는 계기가 된다. 보답하는 방법은 감사의 편지, 학교 행사 초대, 감사의 식사 대접, 또는 연락망이 관심을 가지고 있는 정보에 대한 제공 등이 포함된다. 중요한 것은 이들 연락망의 대부분이 자기의 시간을 활용해서 조언을 제공한다는 것이다. 그래서 그들의 정보는 효율적이고도 효과적으로 활용될 수 있어야 한다. 조정자는 직업박람회, 학교 졸업 후 서비스 제공자들이 참석하는 집단 IEP와 전환 관련 회의를 활용할 수 있고, 그리고 최소한의 시간을 들이면서 중등교육 이후의 연락망을 극대화시킬 수 있는

> **요점** 전환 조정자는 중요한 성인 서비스와 지역 연락망들과의 관계를 육성할 필요가 있다.

전화 회의를 사용할 수 있다.

지역사회 작업 사이트와 작업 경험 프로그램 개발하기

Wehman(1990)은 고용주자문위원회는 성공적인 전환 프로그램에 있어 중요한 요소라고 밝히고 있다. Holloran(1992)은 산학 협력은 장애 학생이 고용 훈련 기회를 접할 수 있다는 것을 보장해 주기 위한 중요한 전략이라고 주장하고 있다. Rhodes, Sandow, Mank, Buckley, Albin(1991) 등은 고용주를 포함하는 것이 특수교육과 성인 서비스예산이 적거나 증가하지 않을 거라 예상되는 상황에서 향후 훈련의 중요한 자원이 될 수 있다는 것을 언급하였다. 그리고 그들은 고용주 자원이 특수교육과 재활을 통하여 활용될 것들을 감소시키고 있다는 것을 밝혔다. Phelps와 Maddy-Bernstein(1992)은 직업과 교육의 협력의 이점에는 추가적인 자원, 고용 기회, 늘어난 개인적인 배려, 향상된 능력, 그리고 더 좋아진 교사의 의욕 등이 포함된다는 것을 밝혔다. 다른 연구자들은 성인 서비스에 부적합함을 보이는 경도 장애 학생들을 위한 고용주 지원의 중요성에 대하여 지적하였다(Scuccimarra & Speece, 1990).

자문위원회뿐만 아니라 몇몇 연구자들은 고용주와의 개인적인 협력을 형성시키기 위한 메커니즘을 개발해 왔다. Rhodes와 그 동료들(1991)은 노동자 지원 프로그램이 장애를 가진 노동자들을 위한 잠재적인 지원 메커니즘의 하나라는 것을 언급하였다. 그리고 미국 장애인 법령과 같은 법령은 장애인들의 요구 사항에 부합하기 위해 노동자 지원 프로그램의 존재를 확대시키고 있다고 제시하고 있다. Hagner, Rogan, Murphy(1992)는 고용주에 대한 권고적 접근법을 사용하여 작업장에서 자연적 지원을 활성화하기 위한 전략들을 조사하였다. 그들은 서비스 제공자가 모든 것을 해 주도록 요청하는 것보다는 오히려 고용주가 장애를 가진 노동자들에 대한 서비스에 대하여 주인의식을 가지도록 하는 것이 중요하다는 것을 확인하였다.

장애 학생들을 위한 지역사회 직업 사이트와 직업 경험 프로그램의 개발은 연락망에 대한 개인적 및 학교 차원의 네트워크를 둘 다 활용할 수 있는 능력을 요구한다. 몇 가지 일반적인 실제에서는 기관 또는 직업권고위원회를 주관하거나, 직업 중심의 지역집단의 구성원이 되거나, 다른 기관과 함께 '직업 은행'을 관리하거나 또는 직업박람회를 주관하는 것을 포함한다 (Baer, Martonyi, Simmons, Flexer & Goebel, 1994). 또한 일자리 창출을 위해서는 부원, 위원회 구성원, 전·현직 고용주, 그리고 소비자 지원자를 조사하는 것이 중요하다. 일자리 창출에 가장 효율적인 방법은 알고 있는 사람으로부터 전망 있는 고용주에게로 개인적으로 의뢰하는 것이다.

지역사회 직업 경험 개발에 있어서, 전환 조정자는 아동노동법률, 그리고 노동기준법에 대하여도 알아야 한다. 이들 법률에는 다음과 같은 몇 가지 중요한 규정들이 포함되어 있다.

> **요점** 전환 조정자는 지역사회 직업 경험을 좌우하는 고용주의 체제와 법률에 대하여 알고 있어야 한다.

1. 지역사회의 직업 경험 목적이 학생의 IEP

에 분명하게 정의되어 있어야 한다.

2. 학생들은 보수에 대한 기대 없이 자발적으로 참여해야 한다.
3. 학생들은 직장에 대하여 직접적인 혜택을 받거나 혹은 노동자를 대신하는 결과를 가져와서는 안 된다.
4. 15세 이하의 학생은 작업을 해서는 안 된다.
5. 학생은 학교에 의해 감독되어야 한다.
6. 진로 탐색 목적을 위한 경험은 직업당 5시간을 초과할 수 없다.
7. 평가를 위한 목적으로의 경험은 직업당 90시간을 초과할 수 없다.
8. 훈련을 목적으로 한 경험은 직업당 120시간을 초과할 수 없다.
9. 학생은 훈련 말미에 고용을 기대하는 직업을 위한 훈련생으로 간주되어서는 안 된다.
10. 18세 이하의 학생은 위험한 동력 장치의 작동을 금한다. (Petric, 2002)

학생의 자기결정 촉진하기

전환조정자는 전환과정에서 자기결정과 결정하기에 대한 기회를 제공하고 격려할 필요가 있다. 많은 장애 학생과 가족들은 기존의 IEP 계획하기에서 그들의 역할이 수동적이고 회피적이면서 혹은 의존적인 것으로 정의되도록 유도되는 것을 경험해 왔다. 자기결정을 촉진하기 위해서 전환 조정자는 자세한 정보에 입각한 선택을 할 수 있도록 학생의 능력에 영향을 미치는 요소들을 사정해야 한다. 장애청소년은 (a) 위압적인 것으로부터 자유롭고, (b) 필요한 정보와 경험을 소유하고 있으며, (c) 긍정적인 결과에 대한 합리적인 기대를 가진 선택을 할 수 있다고 추정하는 것이다(Dinerstein, Herr, & O'Sullivan, 1999).

학생이 목적을 세우고 서비스를 선택함에 있어 위압적 상황에서 자유롭다는 것을 확인시켜 주는 것은 전환 조정자의 중요한 역할이다. 설득과는 달리 위압적 분위기는 정보에 의한다기보다는 오히려 강압에 기반하는 것이고, 이것은 명시적인 혹은 묵시적인 상태 둘 다에서 있을 수 있다. 명시적 위압 분위기는 전문가나 혹은 가족 구성원들에 의해서 만들어질 수 있다(Dinerstein et al., 1999). 명시적 위압분위기는, 예를 들어 장애 학생이 서비스 제공자에게 불편한 서비스 장치를 요하는 환경에 참가하는 선택을 할 경우 서비스 지원을 그만두겠다고 위협하는 형태로 전문가로부터 형성될 수 있다. 가족 구성원들의 경우는 가족에게 좀 더 편리한 서비스

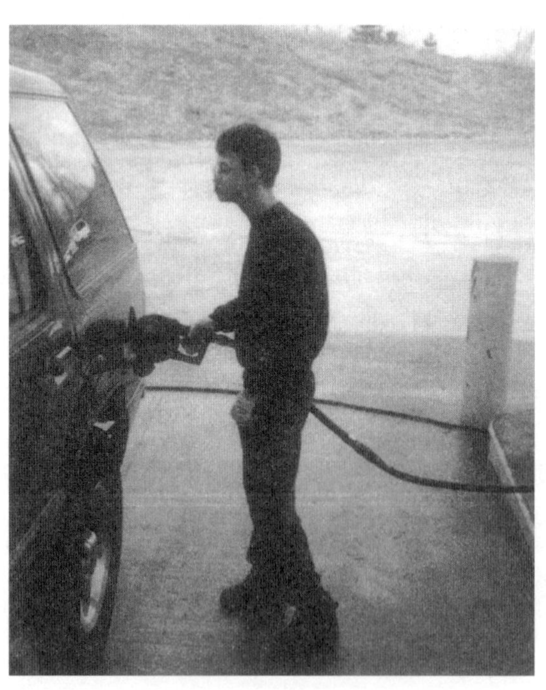

지원의 요구는 시간이 흐름에 따라 달라질 수 있다.

를 학생이 선택하도록 학생에게 압력을 가하는 형태로 나타날 수 있다(예: 평상시 활동 프로그램의 편리성 vs. 지원고용).

전환 조정자에게 좀 더 어려운 사항은 묵시적으로 이루어지는 위압 상황이다. 묵시적인 위압 상황은 "너는 레스토랑에서 일하기를 원하지, 그렇지?"와 같은 질문 등이 해당된다. 이와 같은 유도성 질문과는 별개로 연구에서는 예/아니요 질문조차도 위압적 상황이 될 수 있다고 지적하고 있다. 그 이유는 많은 장애인들은 권위적인 위치에 있는 사람들에 의해 제시된 질문에 '예'라고 대답하는 것으로 학습되어 왔기 때문이다(Wehmeyer & Kelchner, 1995b). 전환 조정자는 가능하다면 예/아니요 질문을 피할 필요가 있다. 지원으로서 제공되는 잘 정의된 넓은 범위 내에서 비구조화된 질문이 더 좋을 수 있다. 또한 묵시적 위압 상황은 회의에 앞서 학생들과 함께 스크립트나 파워포인트 설명을 만들어서 피하는 것도 한 방법이다. 이것은 학생의 목표, 그리고 서비스의 선호도를 분명하게 진술할 수 있고 왜곡의 소지를 줄일 수 있다.

공론화된 동의를 확인하는 두 번째 고려는 학생이 자신의 교육 프로그램과 IEP 계획하기 과정에 대하여 정보에 입각한 선택을 할 수 있도록 필요한 정보와 경험이 필요하다는 것이다. Martin, Huber-Marshall, Maxson, Jerman(1997), Wehmeyer, Kelchner(1995), Van Reusen과 Bos(1990), Power 등(1996), Halpern 등(1997), 그리고 몇몇 사람들은 이런 관점에서 유용할 수 있는 자기결정 교과과정을 개발해 왔다. 전환 조정자는 이러한 자기결정 교과과정에 대하여 숙지하고 있어야 하며, 학생들이 이것을 사용할 수 있도록 격려해야 한다. 뿐만 아니라 학생들은 서비스, 교과과정, 그리고 그들의 학교 체제 안에서 활용할 수 있는 지원 선택 등에 대하여 알고 있어야 한다.

교육 프로그램과 관련하여 학생 결정의 결과에 대한 합리성을 결정하는 것은 아마도 정보화된 함의를 확인하는 데 있어 가장 어려운 측면일 것이다. 결과의 합리적 기회를 가지지 못하는 선택을 한 학생은 정보화된 함의를 제공할 수 없다고 간주될 수도 있다(Dinerstein et al., 1999). 그러나 몇 가지 '비합리적'인 결정과 경험의 중요성을 인식하지 못한 학생은 결코 공론화된 동의를 할 정도로 성숙하지 못할 것이다. 그러므로 전환 조정자는 전환계획하기의 초기에 있어 가능성이 낮은 선택을 하도록 학생과 가족의 권리를 지원해야만 한다. 반면에 이와 더불어 이러한 선택들이 실질적으로 해로운 결과를 도출하지는 않아야 한다. 예를 들면, 대학 예비 직업 준비 과정을 선택하는 데 실패한 학생은 자신들의 선택에 대한 합리성을 토의하기 위해 대학 준비 고등학교 과정 교사, 대학 사정 직원, 그리고 대학의 장애 서비스와 만날 수 있다. 만일 학생이 잘 정보화는 되었지만 현명하지 못한 결정을 할 가능성이 있는 과정을 선택한다면 전환 조정자는 실패의 해악을 최소화하는 방향으로 이 결정을 지원해야 한다. 예를 들면 전환 조정자는 학생을 상급 과정에 등록을 시켜서 진행 과정이 되는 것을 확인하기 위해 자주 후속적인 지원을 제공할 수 있다. 만일 학생이 성공적으로 하고 있다면 그에 따라 기대치는 새로운 방향으로 발전되어야 한다. 하지만 모든 지원이 실행되었음에도 불구하고 학생이 실패하면 대안적 전략을 강구하기 위해 IEP팀은 즉시 재소집되어야 한다. 어떤 경우 일시적인 방편에도 성공하는 경우가 있으며, 다른 경우에는 학생과 가족이 전환의 목적과 서비스를 재수정해야 할 필요성이 있는 경우가 있다.

요점 전환 조정자는 자발성, 지식, 그리고 성과에 대한 합리성과 관련하여 학생의 결정을 평가할 필요가 있으며, 자기결정 훈련과 스스로 선택할 수 있는 기회를 제공할 필요가 있다.

학생의 자기결정을 촉진하는 것은 학생이 주(state)법하에서 성년의 연령이 되어 감에 따라 중요한 문제가 된다. 2004년 IDEA는 학생이 IEP에 대하여 정보를 바탕으로 한 동의를 하는 데 실패하거나 부적절하다고 결정되지 않는 한, 연령에 맞는 IEP팀의 통제와 IDEA 권리의 이전을 요구한다. 학생이 점차적으로 자기결정을 하게 되고 전환계획의 초기 연도에 정보를 바탕으로 한 동의에 대해 설명할 수 있게 된다면, 학생은 성년의 연령에서 주어진 IDEA 권리에 맞게 준비될 가능성이 훨씬 높아지는 것이다. 다른 한편으로는 이러한 문제에 역점을 두고 처리하지 못한다면 학생은 이러한 역할을 담당할 기회를 결코 갖지 못할 가능성이 농후하게 된다.

자기결정 개념을 유지한 채, 전환 조정자는 학생으로 하여금 지원받는 상황에서 옹호 기술을 실행할 수 있는 기회를 제공해야 한다. 학생은 자신의 장애, 그들이 필요로 하는 조절, 그리고 자기의 요구 사항에 대하여 교육자, 고용주, 지역사회 구성원들과 함께 나눌 수 있는 의사소통 방법에 대하여 알고 있어야 한다. 학생들은 전환 조정자의 지원과 함께 자신의 입장에서 조절과 서비스를 요구해야 한다. 중등교육 이후와 고용 또는 사회적 상호작용에서 학생의 성공과 실패의 차이를 만드는 중요한 기술이 바로 학생의 자기옹호 기술이다. 이러한 자기옹호 기술은 자기결정 기술, 성공한 장애인으로부터의 멘토링, 또는 옹호 집단의 개발을 포함한 많은 방법들을 통해 개발될 수 있다.

전환 조정자의 옹호 역할은 학생과 가족의 옹호와 혼동되어서는 안 된다. 『Webster 사전』에 의하면 '옹호란 어떤 사람을 대신하여 혹은 위해 이야기하는 것'이라고 정의하고 있다. 이러한 관점에서 '옹호'는 권한을 주는 것일 수도, 그리고 아닐 수도 있다. 조정자가 자기 자신을 위해 말할 수 있는 학생이나 가족을 대신해 말한다면 그것은 권한을 주지 않은 것이 된다. 다른 한편으로는 전환 조정자가 문화적 혹은 기술적 전문 용어에 익숙하지 못한 학생 및 가족과 서비스 제공자와의 의사소통에서 학생과 가족을 지원할 수도 있을 것이다. 이런 관점에서는 전환 조정자에 의한 옹호는 권한을 부여하는 경우가 되는 것이다.

가족 참여

가족은 학생의 관심 사항, 능력, 개인사, 그리고 선호도 등에 대한 중요한 통찰력을 제공할 수 있고, 정보를 바탕으로 한 동의를 할 수 없는 학생을 위한 대리적 결정자로서의 역할을 할 수도 있다(Dinerstein et al., 1999). 또한 가족은 학생의 성취도 및 학교 출석률을 향상시키고 학교 졸업 후 개인적 전환을 지원하는 데 있어서 중요한 역할을 한다. 전환 계획하기와 프로그램에서 가족의 참여는 부모가 교실이나 지원이 있는 지역사회 환경에서 학생들이 수행하는 것을 관찰함으로써 학생에 대한 실질적인 기대치를 형성할 수 있도록 도와줄 수 있다.

Carney와 Orelove(1988)는 지역사회 통합을 향한 부모의 영향이 자녀의 요구 사항과 능력에 대한 부모의 믿음, 그리고 지역사회 서비스에 대한 적합성과 유용도에 대한 부모의 믿음에 달려 있다고 밝히고 있다. 이들은 부모의 인식이 어떻게 형성되는지 보여 주는 표를 개발했다. 그 표의 내용은 **표 15-2**에 나타나 있다.

Carney와 Orelove(1988)는 부모의 참여가 학생의 독립성을 향상시키는 경우는 표에서 '1'에 해당하는 경우에만 가능하다고 제시하고 있다. 또한 정보를 바탕으로 한 결정을 할 수 있는 부모의 능력은 다음의 여섯 가지 요인과 관련이 있다고 제시하고 있다. 즉, (a) 선택 사항의 범위에 대한 지식, (b) 선택 사항을 평가할 수 있는 능력, (c) 아동의 기술에 대한 지식, (d) 아동의 선호도에 대한 지식, (e) 서비스를 받는 방법에 대한 지식, (f) 이용할 수 없는 서비스에 대한 옹호 방법에 대한 지식이 그것이다(Carney & Orelove, 1988).

전환 조정자는 가족이 전환과정에 참가하는데 가질 수 있는 어려움에 대한 내용을 알고 있어야 한다. 가족들은 전환계획이 애매하거나 혹은 혼란스럽다고 느낄 수도 있다. 이렇게 되면 집단 앞에서 자기 아동의 장애에 대하여 논의하는 것을 꺼리게 된다. 그리고 전환 서비스에 대하여 분명하고 연관성이 있고 시기적절한 정보에 부족함을 보일 수도 있는 것이다. 전환 조정자는 가족들에게 좀 더 알릴 수 있고, 연관성이 있으며, 지원적인 상태로 만듦으로써 이러한 문제에 역점을 두어 다룰 필요가 있는 것이다. 조정자는 이러한 관점에서 가족-전문가 전환훈련, 자원 박람회, 모든 서비스를 위한 단일 연락망, 지원 그룹, 정보 자료, 그리고 네트워크 활동 등의 개발을 통하여 가족들을 지원할 수 있는 것이다(Kohler, 1998).

또한 전환 조정자는 문화적 문제가 전환계획에 어떻게 영향을 주는지에 대하여 알 필요가 있다. 이러한 문제는 서비스 전달 체계가 학생과 가족의 문화와 크게 차이가 났을 때 동의하지 않거나 혹은 갈등의 소지가 될 수 있다(Hanley-Maxwell, Pogoloff, & Whitney-Thomas, 1998). 어떤 문화는 확대가족의 영향으로 지원에 크게 의지하는 경향이 있는 반면에 다른 문화는 다함께하는 사회적 서비스 개념을 거절하

표 15-2 전환계획하기에 영향을 주는 가족의 인식

	이용 가능한 서비스들을 알고 있다.	이용 가능한 서비스들을 모르고 있다.
아동의 능력을 믿고 있다.	1. 부모는 지역사회 선택 사항을 알고 있고, 그것들이 적합하다고 믿고 있다.	2. 부모는 지역사회 선택 사항을 모르고 있지만, 그것들이 적합하다고 믿고 있다.
아동의 능력을 믿고 있지 않다.	3. 부모는 지역사회 선택 사항을 알고 있지만, 그것들이 적합하다고 믿고 있지 않다.	4. 부모는 지역사회 선택 사항을 모르고 있고, 그것들이 적합하다고 믿고 있지 않다.

는 경우도 있을 수 있다. 예를 들면, 오하이오나 펜실베이니아 주의 시골지방에 있는 전환 서비스 조정자는 아만파(Amish) 공동체가 사회적 서비스를 받으려 하지 않으면서 '교육적 서비스'로 용어가 주어졌을 때는 서비스를 활용한다는 사실을 알아 둘 필요가 있는 것이다. 도시환경의 서비스 조정자들은 사회적 서비스 기관과 소수문화집단과의 극도의 부조화 현상에 대하여 민감해야 한다. 동시에 이웃이나 종교적 연합체의 잠재성에 대해서도 마찬가지이다(Hornstein, 1977). 서비스 조정자는 젊은이들의 문화를 이해하고, 대체 서비스와 지원 접근방법을 탐구하고, 개인의 요구 사항과 선호도에 대하여 논의하고, 서비스 제공자와 지원자들과 관련하여 선택을 제공할 수 있도록 할 필요가 있다.

> **요점** 전환 조정자는 전환계획하기와 전환 프로그램 개발에 가족들이 참가할 수 있도록 다양한 선택 사항을 개발해야 한다.

협력

전환 조정자는 학생, 가족, 전문가들 사이에 벽을 최소화하는 방법으로 협력을 촉진해야 한다. 그리고 전문가들 간에도 협력을 증진시켜야 한다(Baer, Goebel, & Flexer, 1993). 이러한 관점에서 전환 조정자는 팀 구성원들을 다학문적 모형의 접근 방식(여기서는 전문가의 역할이 도표화되거나 특성화된다)에서 학생, 가족, 그리고 전문가들의 역할이 덜 제한받는 간학문적 모형 혹은 초학문적 모형의 접근 방식으로 움직일 수 있도록 전환팀 과정을 육성해야 한다. 서비스 전달의 다학문적 모형은 의학적 프로그램에서 더 잘 알려져 있다. 여기서는 일반적으로 전문가가 전문가/환자와의 관계 속에서 일을 한다. 간학문적 접근 방식은 비의학적 장애 프로그램에서 더 잘 알려져 있으며, 여기서는 일반적으로 전문가와 소비자와의 관계 속에서 일을 한다. 초학문적 모형 접근 방식은 서비스 장치의 독립생활 모형에서 더 보급되어 있다. 여기는 서비스가 대중화되고 개인의 지역사회 지지자들 사이에 공유된다.

서비스 조정에서 독립생활 모형과 개인적 장점 모형은 서비스 장치에 대한 접근에서 초학문적 접근 방식의 필요성을 암시하고 있다. 이런 접근 방식에서 전문가들은 장애인에게 '누가 누구에 의해서 서비스가 어떻게 제공되는지'에 대한 조언자로서 일하게 된다. 서비스 장치에 대한 독립생활 모형이 대중화를 강조하기 때문에, 역할배분은 초학문적 모형에서 하나의 중요한 특징이다. 이것은 장애인으로 하여금 서비스가 제공되는 방법을 선택할 수 있도록 한다. 이런 접근 방식에서 학생, 가족 구성원 또는 지역사회 지원자들이 신체적 치료, 행동 프로그래밍, 그리고 훈련의 많은 측면을 실행하는 데 있어 전문가를 대신할 수도 있게 되는 것이다.

> **요점** 전환 조정자는 가족과 전문가들 사이의 관계를 균등화할 수 있고, 훈련 간의 장애물을 최소화할 수 있는 팀 과정을 개발해야 한다.

전환 조정자는 협력을 촉진하기 위한 노력에서 갈등에 직면하기 쉽다. 어떤 협력 과정에 대한 일반적인 이야기는 '협력자들이 동의할 것이다', '공유된 가치를 가지게 될 것이다', '갈등 없이 합의에 이를 것이다' 등이다(Koch & Rumrill, 1998b). 전환 조정자는 상호 존중을 장려하고, 갈등과 의견 불일치는 작업관계를 파괴하는 일 없이 일어날 수도 있다는 것을 확인하기 위한 팀의 노력에 대한 성공을 축하할 필요가 있는 것이다. Koch와 Rumrill(1998b)은 갈등을 해결하기 위한 네 단계 과정을 정의했다. (a) 갈등을 정확하게 정의한다. (b) 오(吳)개념을 분명히 한다. (c) 선택 사항을 만든다. (d) 문제해결을 실행하고 평가한다. 전환 조정자는 갈등을 예측하고, 관계의 단절이나 결정하기 및 팀 과정의 와해를 피하기 위한 회의를 하기 전에 그 문제들을 해결하기 위한 계획을 수립하는 것이 중요하다.

일반적으로 전환 조정자들은 오히려 학생 또는 기관 회의와는 별개로 갈등을 신중하게 다룬다. 만약 어떤 갈등이 IEP/전환 관련 팀 회의를 해체시킬 정도로 위협한다면 조정자는 갈등이 해결될 때까지 회의를 연기하거나 혹은 휴정을 해야 한다. 조정자는 갈등을 일으키는 구성원들 사이에 회의를 주선해야 한다. 이때는 오히려 느슨하고 중립적인 환경에서 시행한다. 그리고 갈등해결을 위한 네 단계 과정을 수행한다. 갈등 해결에 있어서, 조정자는 중재자의 역할을 담당하고, 그리고 주기적인 갈등은 좋은 작업관계에서 낭연한 섯이라는 것을 참가자들에게 확인시켜 준다(Koch & Rumrill, 1998b). 만일 조정자가 직접적으로 갈등관계에 포함되어 있다면, 해당인은 중재자로서 외지의 사람을 데려와야 할 수도 있다.

> **요점** 전환 조정자는 갈등 관리 기술을 잘 알고 있어야 하고, 가능할 때마다 회의와 별개로 갈등을 해결해야 한다.

정보 공유와 공개를 위한 의사소통 전략과 방법 개발하기

1980년 특수교육 및 재활 서비스청(OSERS)은 전환훈련을 함께하는 방법으로서 기관 간 협약(interagency agreement)에 초점을 맞추기 시작했다. Heal, Copher, Rusch(1990)는 29개의 시범 프로젝트에서 특성을 연구하고 이들 협약의 가치에 대하여 인식하였다. 이들은 반수(11) 이하(협약당 평균 3.93)로 포함되어 있는 몇 개의 기관은 직업교육을 하고 있다는 것을 알아내었다. Heal 등(1990)은 또한 기관 간 협약은 부분화되는 전환 서비스 문제에 덜 역점을 주는 것을 밝혀냈다. 일반적으로 각 기관은 기관 간 협약에 최소한의 시간과 자원을 투자한다. 그리고 협력적 노력은 활동에 대해 진정으로 조정된 환경을 개발하기보다는 오히려 정보나 의뢰제도에 초점을 두는 경향이 있다(Heal et al., 1990).

이러한 요구 사항을 해결하기 위해서, 최상 실제의 주관자들은 의사소통의 창구를 만들고 정책 차이에 대한 견해 차이를 해소하기 위해서 '학교-기관 간 전환팀'의 개발을 추천한다(Everson, 1990; Halloran, 1992; Halpern, 1992b; Heal, Copher et al., 1990; Phelps & Maddy-Bernstein, 1992; Wehman, 1990; Wehman, Moon, Everson, Wood & Barcus, 1988). 이러한 팀들은 많은 문제에 초점을 맞출 수 있다. Heal 등(1990)은 전환팀이 서비스의 중복과 차이에 초점을 맞출 것을 제안하였고, 반면에 Wehman 등(1988)의 경우는 팀들이 (a) 의뢰를 공유하고, (b) 지역적 요구 사항에 대한 평가를 실행하고, (c) 기금을 공유하기 위한 것 등의 요구 사항을 해결하기 위해 만들어져야 한다고 제안하고 있다. Everson(1990)은 전환팀이 학부모와 학생에게 권한을 위임하기 위해 짜여진 협력적인 노력을 통하여 지역적 문제(예: 기금 문제, 학부모 참가 부족) 해결에 역점을 두어야 한다고 제안하고 있다.

장애 학생에게 서비스를 제공하기 위한 많은 프로그램 간의 의사소통은 사무실 밖에서 많은 시간을 보내는 전환 조정자에게는 문제가 될 수 있다. 전환을 위한 '오하이오 체제 변화 프로젝트(Ohio's systems change project)'는 투입의 공유, 의뢰, 전환계획하기 등을 해결하기 위해서 수많은 실험지역에 투자함으로써 이러한 문제를 조사하였다. 접근 방식은 지역마다 다양했다. 내용은 다음과 같다.

- 해당 학생에게 서비스를 제공하는 모든 기관과 이때 학생들에 관한 모든 계획의 기초로서 이것을 사용하는 기관과 전환계획을 공유하기
- 학생에 대한 일반정보를 저장할 수 있고 기관에게 배분할 수 있는 비밀번호로 보호된 컴퓨터 사이트 개발
- 모든 기관 서비스를 위해 사용되는 일반적인 입력과 의뢰 양식의 개발(Baer, 1996)

정보 공개의 제한성은 의사소통의 중요한 장애물이다. 전환 조정자는 장애 학생과 그의 가족의 사생활을 해치지 않는 범위 내에서 전환제공자 사이에 정보를 어떻게 공유할 수 있는지에 대하여 조사해 볼 필요가 있다. 협력 기관은 의료정보(HIPPA)나 교육정보(FERPA)에 속하는 사생활 법률의 관할 내에 있을 수 있다. 제한된 시간 동안만 모든 전환 기관 사이에 정보 공유를 허가하는 총괄적인 정보공개는 정보 공유를 촉진할 수 있다. 이것은 다른 전환 서비스 제공자들에게 동일한 질문에 대하여 반복적으로 응답해야 하는 학생이나 가족에게 도움을 줄 수 있다. 정보의 총괄적인 공개 형식의 개발에서 몇 가지 고려해야 할 사항은 학생과 가족을 위한 다음과 같은 선택 사항을 두는 것이다.

1. 공개될 수 있는 정보의 종류: 정보 알아내기, 사례정보, 재정정보, 민감한 의학정보(예: HIV & AIDS)
2. 정보 공개에 효과적인 기간(예: 180일, 360일 등)
3. 학생의 정보를 받을 수 있는 기관(모든 기관, 특정 기관)
4. 총괄적 정보 공개를 받은 모든 기관에서 정보를 보호할 방법
5. 학생과 가족이 공개되고 있는 정보를 언제든지 금지할 수 있는 방법
6. 총괄적인 정보 공개에 동의하지 않았을 때 그 효력이 서비스에 영향을 주지 않는다는 것을 확인하기(Baer, 1996)

정보 형태의 총괄적인 공개뿐만 아니라, 각 참가기관은 정보 공유를 위한 구성원의 동의에 서명할 필요성이 있을 것이다. 이러한 구성원의 동의는 구체화시킬 필요가 있으며 내용은 다음과 같다. (a) 정보가 어떻게 사용될 것이다. (b)

정보는 재판 명령에서 요구되는 것 이외는 범죄와 관련된 일에는 사용되지 않을 것이다. (c) 구성원은 정보를 안전한 방법으로 관리할 것이다. 정보의 총괄적인 공개나 구성원의 동의는 그들이 해당 법과 기관의 규정을 잘 따를 것이라는 것을 확인시키기 위해 각 기관에 있는 법률 전문가와 공유되어야 한다.

전환팀 구성원 책임 이행에 대한 모니터링

전환 조정자는 IEP/전환계획을 모니터링하기 위한 메커니즘을 개발할 필요성이 있다. 이것은 특별한 관심 영역인데, 연구에 의하면 성인 서비스가 계획대로 제공될 수 없을 때 IEP/전환팀의 25% 이하가 재소집된다고 지적하였다(Baer et al., 1996). 전환 조정자는 그들이 스케줄대로 제대로 하고 있는지를 확인하기 위해서 기준을 세우고 서비스와 가까이 하고, 제공자들을 주기적으로 지원하기 위해서 서비스 장치를 주기적으로 모니터한다. 전환 조정자는 서비스 마감시간이 되기 전에 시간계획표를 조정하고 문제를 수정할 수 있는 시간을 확보하기 위해 서비스 마감시간이 되기 전에 주요 서비스 제공자와의 접촉을 잘 유지하는 것이 중요하다. 뿐만 아니라 학생의 IEP/전환팀의 구성원과의 주기적인 접촉은 조정자로 하여금 정보를 수집할 수 있게 할 뿐 아니라 관계를 더욱 공고히 하는 것을 가능하게 한다. 팀 구성원과의 관계에서 이와 같은 투자는 일이 잘 못 진행될 때 또는 실수가 발생할 때 가치 있는 자원이 된다. 서비스가 계획대로 제공될 수 없을 때, 조정자는 학생의 전환팀을 재소집해야 한다. 팀을 재소집한다는 것은 학생과 가족에게 전환목표에 역점을 둘 수 있는 대체적인 방법을 논의할 수 있는 기회를 제공할 수 있는 것이다.

> **요점** 전환 조정자는 전환계획하기가 학생의 서비스 장치를 이끌어 내는지를 확인할 필요가 있으며, 서비스가 계획대로 제공될 수 없을 때는 학생의 전환팀을 재소집할 필요가 있다.

프로그램 특성과 구조에 대한 개발

해당 학교에서 전환 방식이 학생 중심의 계획하기, 학생의 개발, 가족의 참여, 기관의 협조 등을 촉진하기 위한 프로그램은 구조적 측면에서 부족한 경우가 종종 있다(Kohler, 1998). 전환 계획하기와 비교해서, 이것은 IEP/전환계획의 개발, 기술적 언어의 사용, 전환 회의에 대하여 단순히 선호되는 서비스 제공자 초대하기, 불편한 회의 시간과 장소, 그리고 과도한 제도주의 등에서 학생과 가족이 가지고 있는 데이터에 대하여 제한된 시간에 명시화될 수도 있다. 또한 여기에는 생활 기술교육, 진로 서비스 및 진로/기술 서비스, 그리고 직업교육 지원 서비스, 구조화된 작업 경험 등과 같은 중요한 전환 프로그램이 부족할 수도 있다(Kohler, 1998).

이러한 프로그램 문제를 다루기 위해서, 전환 조정자는 모범적인 전환실제를 채택하고 있는 전환 관련자들을 동원할 수 있어야 한다(Everson & Guillory, 1998). 전환 조정자는 학교 차원의 기관 전환팀을 구성하여 이러한 문제에 역점을 두어 다룰 수 있다. 학교 차원의 기관 전환팀의 구성원에는 모든 전환 관련자, 즉 가족, 성인 서비스 제공자, 행정가, 교육자, 고용주, 전환 전문가 등이 포함되어야 한다. 팀의 구성은 회의에 따라, 논의되는 학생이나 주제에 따라 다양할 수 있다. 그러나 일반적으로 다음과 같은 점들에 역점을 두어야 한다.

- 지역사회 지원
- 직업 서비스에 보다 좋은 접근
- 교과과정 보충과 생활 기술교육
- 학생, 가족, 그리고 전문가의 상호 훈련
- 작업 경험의 개발
- 장애 학생과 가족에게 권한을 부여하는 전략
- 장애 학생과 가족 소수자에게 권한을 부여하는 전략

전환정책 준수와 최상의 실제에 대한 자체 평가를 위해 많은 조사들이 개발되어 왔다(Baer, McMahan, & Flexer, 1999; Johnson, Sharpe, & Sinclair, 1997; McMahan & Baer, 2001; Morgan, Moore, McSweyn, & Salzberg, 1992).

또한 전환 시기에 있는 학생들이 이용할 수 있는 변화무쌍한 전환 방식에 대하여 논의하기 위해서 학교, 그리고 성인 서비스 제공자들을 함께 모이게 함으로써, 학교 차원의 기관 전환팀은 전환 서비스에 대한 현재의 정보를 유지하기 위한 효과적인 시스템이 될 수 있다. 재활 서비스, 발달장애 프로그램, WIA(Work Incentive Act: 작업 인센티브 규정), 사회 안전망, 정신건강, 직업과 가족 서비스 개발(예전의 인간 서비스 개발) 등과 같은 중요한 프로그램의 주요 대표자들은 지역사회의 많은 다른 프로그램에 속하는 정보를 제공할 수 있다.

요점 전환 조정자는 시스템 문제, 계획하기, 프로그램 개발하기 등에 역점을 두고 다루기 위해서 학교 차원의 기관 전환팀을 개발하고 지원해야 한다.

일반적으로 전환 조정자는 학교 차원의 전환팀을 효과적으로 관리하기 위해서는 그룹 과정 기술에 익숙할 필요가 있다. Tuckman과 Jensen(1977)은 그룹 성장의 예측 가능한 다섯 단계, 즉 조직단계, 의견수렴단계, 기준설정단계, 실행단계, 해산단계 등으로 구성할 수 있다고 제안하였다. 조직단계에서 조정자는 중요한 전환 관련자 그룹의 대표자들을 고용할 필요가 있으며, 이들에게 장애 학생을 위한 전환 문제에 역점을 두는 것의 중요성에 대하여 납득시킬 필요가 있다. 의견수렴단계에서 조정자는 요구되는 전환 결과와 최상 실제에 대하여 이런 결과들이 성취될 수 있도록 다양한 아이디어(불필요한 생각도 포함)를 가지고 있는 그룹을 주도해 갈 필요가 있다. 기준설정단계에서 전환 조정자는 '누가 언제 무엇을 할 것인가'에 대한 대략적인 행동계획을 개발할 필요가 있다. 수행단계에서 전환 조정자는 지도자로서 수행 정도를 모니터하고, 성공 시에 보상하며, 실패한 것들에 대한 문제를 해결할 필요가 있다. 해산단계에서 팀 구성원들은 팀을 떠날 것인지 혹은 새로운 임무를 맡을 것인지에 대한 선택권을 가지게 된다. 이것은 종종 회원 자격이라는 용어로 결정된다.

가족과 학생의 향후 서비스 요구 사항 조사를 위한 방법 개발하기

전환 조정자는 얼마나 많은 학생과 가족들이 학

교 졸업 전후에 있어 지정된 전환 서비스를 필요로 하는지에 대해 결정할 수 있는 방법을 개발할 필요가 있다. 이러한 정보는 이러한 서비스를 그에 맞게 계획할 수 있고 제공하는 기관 및 프로그램과 공유될 수 있다. 조정자는 이러한 요구 사항을 조사하는 데 있어 많은 접근 방식을 사용할 수 있다. 이러한 접근 방식들은 (a) IEP/전환계획 검토, (b) 학생, 가족, 전문가 조사, (c) 초점 집단 등이다.

일단 조정자가 정보를 얻게 되면, 모든 관련 서비스 제공자와 기관과 공유해야 한다. 학교 중심 기관 전환팀도 정보가 논의될 수 있는 토론장을 제공함으로써 이와 관련하여 조정자를 지원할 수 있다. 기관 전환팀은 다음과 같은 문제에 역점을 두어야 한다. 즉, (a) 서비스를 효과적으로 이용할 수 있는지, (b) 현재의 서비스가 학생들의 향후 요구 사항에 부합할 수 있는지, (c) 서비스의 품질이 고품질인지 등이다.

추적 및 종단적 연구에 학생을 맞추기

학교를 졸업하는 학생에 대한 후행 혹은 장기적인 연구는 학생이 졸업 후 직면할 문제들에 대한 정보와 졸업 전에 받는 전환 서비스의 효과성에 대한 정보를 제공한다(Baer et al., 2003). 종단적 연구는 시간에 따른 일련의 학생들을 추적한다. 전체적인 추적 연구는 시간이 경과하면서 어느 시점에서의 결과에 대한 정보를 수집한다(Halpern, 1990). 이러한 연구들은 모든 학생에 대하여 혹은 무작위로 선택된 학생 표본으로 실행될 수 있다. 일반적으로 추적 및 종단적인 연구는 학생이 졸업 후 1년, 3년, 그리고 5년 단위로 학생의 결과를 관찰한다. 이러한 연구에서 대개 중점을 두는 문제는 다음과 같다.

1. 학생의 나이 및 졸업일자(일반적으로 학생 기록부에 있음)
2. 장애의 유형(일반적으로 학생 기록부에 있음)
3. 인종(일반적으로 학생 기록부에 있음)
4. 고용 정보(예: 기간, 유형, 봉급, 보장제도, 시간 등)
5. 지원정보(예: 성인 서비스, 재정 지원, 자연지원 등)
6. 지역사회 활동(예: 시민, 봉사 활동, 레크리에이션 등)
7. 이동수단(예: 자동차, 버스, 도보, 가족 등)
8. 주거상황(예: 가족과 함께 거주, 단독거주, 지원거주 등)
9. 중등교육 이후 입학(2년제, 4년제, 기타), 중등교육으로 마침
10. 특별히 도움이 되는 전환 및 학교 프로그램
11. 도움이 되지 않거나 이용할 수 없었던 전환 및 학교 프로그램

4. 결론

이 장은 개인과 시스템의 관점에서 전환 조정자의 역할에 대하여 살펴보았다. 여기서는 네 가지의 서비스 조정, 즉 중개 모형, 개인 강점 지원, 재활, 완전지원 등에 대하여 논의를 하였다. 서비스 조정의 완전지원 모형은 생태학적인 계획 모형으로 정의되는데 여기서는 학생의 현재,

사 례 연 구 Ellen

전환 서비스의 설계

내가 도시지역 학교에서 전환 전문가로 있을 때, Ellen과 그의 어머니는 Ellen이 고등학교에 입학 당시 Ellen의 교육 프로그램을 논의하기 위해서 올해 6월에 나를 찾아왔었다. Ellen의 8학년 담임인 Middleton 선생님은 Ellen이 14세였을 때, Ellen을 위한 개별화계획(IEP) 모임에서는 Ellen이 졸업 후 할 수 있는 것들과 또한 Ellen이 그곳에서 어떻게 얻을 수 있는가에 대한 논의가 있었다는 것을 모녀에게 알려 주었다. 담임교사는 또한 Ellen이 그녀의 목표에 도달하는 데 도움을 줄 수 있는 프로그램과 다른 위원회에 대하여 논의가 될 수 있음을 이야기해 주었다. Middleton은 모녀가 '전환'이라는 것이 무엇인지, 그리고 이것이 Ellen과 어떻게 관련이 되어 있는지에 대하여 매우 혼란스러워하고 있다는 것을 알고 있었다.

Middleton과 나는 학교 밖에서 Ellen과 그녀의 어머니를 만나서 커피, 가벼운 음료, 그리고 도너츠를 함께하면서 Ellen의 고등학교로의 전환과 졸업 후 Ellen이 무엇을 하고 싶어 하는지에 대하여 논의했다. Ellen은 그녀의 어머니가 "너 간호보조사가 되기 위해서 고등학교 입학을 원하는 거지, 그렇지?"라고 물었을 때 "그래요."라는 반응을 보였다. 하지만 Ellen은 간호보조사가 하는 일에 대한 개념을 전혀 가지고 있지 않은 것이 분명했다. Ellen은 분명히 감정적인 지원과 지침을 원하고 있었다. 그래서 나는 졸업 전후에 그들이 Ellen이 하고 있는 것을 보는 것과 관련하여 Ellen과 그녀의 어머니 둘 다를 조사하였다. 이 조사를 통하여 Ellen의 경우는 더욱 더 많은 정보를 필요로 한다는 것과, Ellen의 어머니의 경우는 선택과 관련하여 Ellen에게 더 많은 자유를 줄 필요가 있다는 것이 명백해졌다. 우리는 자기결정의 중요성에 대하여 논의하였고, 기능적 및 직업적 평가와 지역사회의 경험들, 채용정보 수집을 위한 면담, 직업 탐방을 통해 자기결정이 발전될 수 있는 방법에 대하여 논의를 했다. Ellen은 흥미로워하는 것처럼 보였으며, 그녀의 어머니도 학급활동에서 놓쳤을 수도 있었던 것에 관심을 가지고 있었다. 몇 번의 논의 후에, 우리는 이러한 주제를 좀 더 활성화시키기 위해서 Ellen과 그녀의 어머니가 진로상담인과 직업교육 설계사와 만남을 가져 보도록 제안했다.

진로상담인과 직업교육 설계사와의 만남을 가진 후에, Ellen과 그녀의 어머니는 기능적-직업평가를 하는 데 동의했다. 이것은 도서관 작업에 흥미를 가지고 있으며 Ellen이 교육과정을 따라가는 데 도움과 서비스를 필요로 하는 많은 영역을 알려 주었다. Ellen은 필기 기술이 부족했고 타이핑 기술도 없었다. Ellen이 도서관 일에 흥미를 보인 것은 Ellen이 다른 일에 대한 경험이 없었다는 사실에 그녀의 결정의 기반을 두고 있다는 것이 분명하였다. 그러나 Ellen은 재미있는 책과 이러한 형태의 작업 환경을 좋아하는 것도 분명하였다. 진로상담인은 Ellen에게 2년제 대학 입학에 충분할 정도로 정밀한 시험적인 분류표를 제시하였다. 그러나 지역사회 작업 경험과 직업 탐방을 위한 여지는 남겨 두었다.

진로상담인, 직업교육가, 그리고 작업교육 조정자 등이 회의에 초대되었고, Ellen과 그의 어머니는 내가 처음 전환 관련 회의에서 그들의 계획을 설명해 주기를 요청하였다. 회의에서 우리는 2년제 대학에 들어갈 수 있는 Ellen의 교육과정을 지원할 수 있는 서비스와 지원책에 초점을 맞추었다. 진로상담인은 Ellen이 직업 관련 영어, 타이핑, 그리고 수학 수업에 등록하는 데 동의하였다. 직업교육가는 Ellen의 필기에 문제가 있다는

사례연구 Ellen (계속)

것과 관련하여 Ellen을 도울 수 있도록 손으로 필기할 수 있는 사람을 제안하였다. 작업교육 조정자는 사무실 작업, 그리고 관련 직업 주변의 몇 가지 직업 탐방 기회를 안내하는 데 동의했다. 우리는 각 서비스에 대한 책임 내용과 시간계획에 대하여 논의했다. 그리고 나는 내가 Ellen의 진척 상황에 대하여 점검할 수 있도록 한 달 단위로 전화를 하겠다고 했다.

요점 회의 장소를 대체하여 스케줄을 잡는다든지 혹은 학생에게 정보를 근거로 한 동의를 할 수 있다는 것을 확인한다든지 하여 학생 중심의 계획 세우기가 되어야 한다.

책임 기간에, Ellen과 관련되어 있는 모든 사람들은 Ellen이 고용과 관련한 것뿐만 아니라 Ellen의 가정과 지역사회에서도 Ellen이 흥미로워하는 것과 필요한 것들을 알아낼 수 있도록 도와주도록 주지되었다. 일련의 직업 탐방 경험과 Ellen의 타이핑 선생과의 매우 긍정적인 경험 이후에, Ellen은 그녀가 정말로 사무실 작업을 하기를 원하고 있었다고 결정하였다. 그러나 Ellen은 영어와 수학 과정에서는 극도의 어려움을 가지고 있었다. 그리고 2년제 실업학교에 입학하기 위해서는 학업을 할 수 없을 수도 있다는 것을 두려워하고 있었다. 하지만 Ellen과 그녀의 어머니는 Ellen의 새로운 목표에 대하여 흥분하고 있었고, 두 번째 개별화교육/전환 관련 회의에서 그들의 향후 비전을 설명하는 데 동의했다. 우리는 요점별로 필요한 전환 서비스와 중등교육목표들을 검사했다. 그리고 그들의 계획들이 회의에서 어떻게 설명될 수 있는지를 시연해 보았다. 논의 후

요점 학습 활동과 전환활동을 통합함으로써 학생의 발달을 촉진해야 한다.

에, Ellen과 그녀의 어머니는 Ellen이 16세가 될 때 지역사회 직업 경험을 시행해 볼 수 있는 기회를 가지는 것을 보고 싶어 한다고 결정되었다.

이제 Ellen은 교육과 지역사회 경험들, 그리고 향후 Ellen의 고용 목표에 대한 개발 등에 역점을 둔 전환계획이 필요하다는 것이 명백해졌다. 또한 Ellen이 2년제 대학의 학점을 이수하는 데 있어 필요한 지원을 제공할 성인 서비스 제공자와의 연계가 필요할 것이다. 또한 Ellen의 낮은 영어 및 수학 점수에 대한 문제는 Ellen의 중등교육 목표라는 관점에 역점을 두어야 할 필요가 있다. 그러므로 나는 Ellen의 향후 개별화교육/전환 관련 회의에 대하여 재활 서비스 상담자, 직업교육 조정자, 지역실업학교 그리고 Ellen의 수학 및 영어교사 등과 접촉하고 논의하였다.

요점 가능할 때마다 IEP/전환 관련 회의 밖에서 갈등을 해결하고 협력을 촉진하도록 한다.

전환과 관련된 사람 모두가 Ellen의 개별화교육/전환 관련 회의에 초대되었다. 의견의 불일치로 재활 서비스 관련 상담자는 회의에 참석하지 않았지만, Ellen이 2년제 대학을 향한 지원을 받을 수 있도록 고용을 위한 개별화 계획(IPE)을 개발하는 데 대리인을 위임하고 서면의 정보도 제공하였다. 회의에 참석한 기타 구성원에는 특수교육 감독관, 타이핑 교사, 직업교육 조정자, 진로상담자, Ellen, Ellen의 어머니, 지역실업대학에서 온 자료실 교사, 그리고 영어 교사 등도 포함되어 있었다. 회의 처음에는 Ellen과 Ellen의 어머니가 팀원들에게 설명하기로 한 파워포인트 자료뿐만 아니라 의사일정 자료가 배분되었다. 나는 팀 구성원들에게 Ellen의 전환 목적을 위해 해야 할 작업들과 공유해야 할 정보와 결과에 대하여 설명하였다.

사례연구 Ellen (계속)

Ellen의 전환 관련 회의에서, Ellen과 Ellen의 어머니는 2년제 학교 졸업 후 건물 안에서의 생활과 사무실 환경에서 작업하는 것에 대한 Ellen의 희망사항을 열정적으로 설명하였다. Ellen은 타이핑 학습에서 필기 도우미의 도움으로 매우 잘 해냈고, 또한 사무실 환경에서의 직업 탐방 경험을 즐거워했었다는 것이 밝혀졌다. 자료실 교사는 학교에서는 Ellen이 학습 활동을 하는 데 있어 Ellen을 도울 수 있는 노트 필기자와 개별 지도교수를 제공할 수 있다고 말했다. 직업교육조정자는 직업 경험을 제공하기 위해 자원하였다.

Ellen이 철자법과 노트필기와 관련하여 교실 조정을 할 수 있는 요구 사항을 위해서 전환계획을 되풀이했다. 또한 필요한 전환 서비스가 교육(응용 수학/영어) 및 지역사회 경험(작업교육), 중등교육 이후의 목적 개발(실업학교 경험하기), 성인 서비스와의 연계(VR로의 이관) 등과 관련하여 조사됐다. Ellen이 졸업을 위해 Ellen의 철자 검사자의 사용 없이 국가나 지역 실력테스트를 통과하는 것이 학교의 정책이라는 한 가지 관심사항이 생겼다. 이러한 문제는 Ellen의 전환팀에 의해서 역점을 둘 수 없어서, 학교 단위의 기관 전환팀으로 이관되었다.

학교 단위의 기관 전환팀(school-level inter-agency transition team)은 학부모, 학생, 전문가, 행정가, 그리고 성인 서비스 제공자 등으로 구성된다. 실력테스트와 관련한 Ellen의 문제가 팀에 가져왔을 때, 몇몇 다른 부모들은 검사에서 조정의 부족이 장애 학생의 주요 관심사였다는 데 동의하였다. 한 행정가는 변경될 수 없는 것은 검사 정책의 요구 사항이라고 진술하고 있다. 갈등 관리 접근법을 사용할 때, 학교 정책은 실력 테스트에 대한 국가 정책의 잘못된 인식에 바탕을 두고 있음이 분명해졌다. 그리고 학교는 IDEA나 1973년의 재활법령 504조에서 명시된 조정 요구 사항을 따르지 않는 것도 분명해졌다. 행정가와 학부모들은 수업에서 Ellen에게 제공되고 있는 조정에 부합하고 테스트의 타당성을 위한 요구 사항에도 부합할 수 있는 테스트를 위한 조정과 관련하여 선택 사항을 만들기 위해 함께 작업을 했다. 또한 팀은 수행에 대한 Ellen의 최종적인 요약의 부분으로서 진로 포트폴리오 평가를 추천하였다. 결국 이 포트폴리오 평가는 Ellen이 실업학교 훈련과 관련하여 직업을 얻는 데 도움을 주었다.

> **요점** 행정가와 다른 전환 관련자와의 연계를 통해서 전환 프로그램과 틀의 개발을 촉진한다.

다음 해, Ellen에게는 새로운 전환 조정자가 배정되었다. Ellen, 그녀의 어머니, 새로운 조정자, 그리고 나는 커피, 음료수, 도너츠를 먹으며 여기서 어디로 갈 것인지를 논의하기 위해서 만났다. Ellen은 졸업을 위해 필요한 학점에 대한 관심을 표시했다. 새로운 전환 조정자에 대한 그녀의 기대는 전환 조정자가 작업교육을 통해서 그녀의 요구 학점에 역점을 두기 위해 Ellen 자신과 협력하기를 바라는 것이었다. 나는 Ellen과 그녀의 어머니에게 작별을 고하고 계속 연락을 하자고 했다. 나는 Ellen에게 Ellen이 나에게 연락하고 그녀가 어떻게 지내는지를 나에게 알려 줄 수 있도록 회신용 봉투와 나의 전화번호를 주었다. 나는 Ellen이 그녀가 향후 직면할지도 모르는 장벽과는 상관없이, 의미 있는 미래를 엮어 갈 수 있을 것이라 확신하고 있다.

> **요점** 졸업 후 학생과 계속 함께할 수 있는 방법을 개발한다.

그리고 미래 환경으로부터 전문적 및 자연적 지원의 배치를 포함하고 있다. 개인 강점 지원 모형은 전문가에 대한 의존성을 최소화함으로써 서비스 전달의 독자적인 생활 모형과 맥을 같이 하는 것으로 표현될 수 있다. 서비스 조정에 있어서 재활 서비스와 중개 모형은 이러한 두 개의 극단적인 상황 사이에 있는 것으로 설명될 수 있다. 또한 이 장은 전환 조정자가 어느 서비스 조정 모형을 강조할 것인지를 결정하는 데 있어서 개인 및 가족의 선호도, 문화적 유의점, 그리고 선택 사항 등을 어떻게 고려할 필요가 있는지를 강조하고 있다.

이 장은 전환 서비스에 대한 Kohler의 분류법에 따라 전환 서비스의 조정을 조직하였다. 즉, (a) 학생 중심 계획하기, (b) 학생의 발달, (c) 가족 포함, (d) 협력, (e) 전환 프로그램과 구조의 개발이다. 전환 서비스에 대한 이러한 다섯 가지의 범주는 이 분야에서 종사해 온 사람들에 의해 11개의 세부적 의무 사항과 전환 조정의 활동으로 더 세분화될 수 있다. 이러한 서비스들은 다양한 직업하에 학교에서 여러 사람에 의해 제공될 수 있음이 알려져 있다.

5. 연구문제

1. 장애인을 위해 기능 상태를 고려한 네 가지 서비스 장치의 모형을 논의하시오.
2. 학생의 요구 사항, 선호도, 그리고 문화적 배경이 서비스가 제공되어야 하는 방법에 어떻게 영향을 주는지에 대하여 논의하시오.
3. Kohler(1998) 모형에서 전환 서비스의 다섯 가지 주요 범주를 말하고 정의하시오.
4. 학생의 자기결정 능력이 전환 서비스 조정에서 중요한 목적이 되는 이유를 설명하시오.
5. 성인 서비스 제공자와 정보를 공유하고, 그리고 현재의 관계를 발전시키기 위한 두 가지 전략을 설명하시오.
6. IEP/전환 관련 회의를 위해 학생과 가족은 어떻게 준비해야 하는지 설명하시오.
7. '학교 단위의 기관 전환팀'을 어떻게 구성할 것인지 설명하시오. 누구를 초대할 것인가? 무엇을 논의할 것인가? 가족과 학생을 어떻게 합류시킬 것인가?

6. 참고 웹사이트

Transition Research Institute
http://www.ed.uiuc.edu/sped/tri/institute.html

Center for Innovation in Transition and Employment
http://cite.educ.kent.edu/archives.html

National Center for Learning Disabilities Inc.
http://www.ncld.org/

National Center for Research in Vocational Education

http://www.ncld.org/

Independent Living Movement
http://www.acils.com/acil/ilhistory.html

Ecological Curriculum
http://www.ttac.odu.edu/articles/ecolog.html

The Office of Vocational and Adult Education
http://www.ed.gov/about/offices/list/ovae/index.html?src=mr

The National Center for Children and Youth with Disabilities (NICHCY)
http://www.nichcy.org/

The National Longitudinal Transition Study
http://www.sri.com/policy/cehs/nlts/nltssum.html

National Institute on Disability and Rehabilitation Research (NIDRR)
http://www.ncddr.org/

Administration on Developmental Disabilities
http://www.acf.dhhs.gov/programs/add/

IDEA Practices
http://www.ideapractices.org/

Office of Special Education Programs (OSEP)
http://www.ed.gov/about/offices/list/osers/osep/index.html?src=mr

Model Transition Projects—The Transition Institute
http://www.ed.uiuc.edu/sped/tri/projwebsites.html

Federal Resource Center for Special Education
http://dssc.org/frd

DCDT Transition Specialist Competencies
http://www.dcdt.org/pdf/trans_educators.pdf

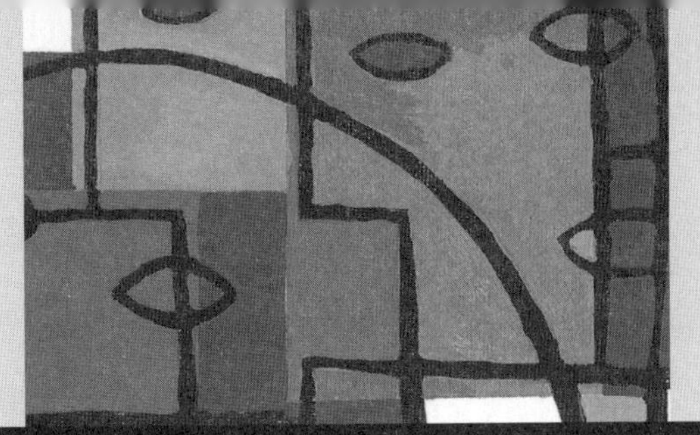

전환계획 수립 과정에서 공통적으로 활용되는 용어 해설

Accommodation(**조절**): 현존하는 기구(또는 일련의 처리 과정)를 장애인들이 활용 가능하도록 어떠한 변형을 추구하는 것.

Adult Services(**성인 지원**): 특수한 욕구(장애, 건강, 수입)를 가진 성인들을 지원하기 위한 여러 매개 수단과 프로그램.

Advocacy(**옹호**): 특정 개인이나 집단을 대신하여 변호하는 것.

Age of Majority(**성년의 연령**): 법원의 결정에 의하여 무능력자로 판단되지 않는 한 스스로 결정할 수 있는 나이인 18세를 의미한다.

Agency Fairs(**지원 박람회**): 성인들을 지원하기 위한 제반 서비스, 법적 요구 사항, 법적 절차 관련 자료를 소개하기 위하여 설계된 전시 공간.

Apprenticeships(**도제제도**): 일정 기간 동안 시간제로 고용하여 근로의 경험을 갖게 한 후 점차 1년 이상까지도 기간을 연장하여 고용하는 제도로서, 주로 특별한 작업과 연계하여 활용한다.

Aptitudes(**적성**): 한 개인이 작업 또는 진로와 관련하여 가지고 있는 특별한 강점, 지식, 또는 기술을 의미한다.

Audiologist(**청각학자**): 환자의 청력을 측정하여 그 결과를 개선하기 위한 중재 방안을 제시할 수 있는 자격을 갖춘 사람.

Backward planning(**역행 계획**): 최종 목표에서 실천 목표까지 역으로 계획을 수립하는 과정.

Bureau of Employment Services(**고용 서비스 사무국**): 직업군 목록, 컴퓨터 지원 서비스, 상담을 통하여 직업을 찾을 수 있도록 도와주는 기관.

Career & Technical Education(**진로 및 기술교육**): 고등학교의 직업교육 프로그램, 2+2 프로그램, 상담 프로그램과 같은 직업교육 시스템.

Career Development Index(**진로발달지표**): Career Maturity Index(진로성숙지표) 참조.

Career Fairs(**진로 박람회**): 진로와 관련된 정보를 제공하는 전시회.

Career Maturity Index(**진로성숙지표**): 1990년에 개발된 진로발달지표(Career Development Index)에 따라 측정한 후 그 결과에 따라 상담을 통하여 학생, 한량, 시민, 근로자, 가사 도우미로서의 능력에 대한 설명을 할 수 있다.

Career Planning(**진로계획**): 개인의 발달과 성취를 도와 의미 있는 성인으로서의 역할을 할 수 있도록 일반적인 계획을 수립하는 과정.

Career Portfolio Assessment(**진로 포트폴리오 평가**): 학생이 그동안 활동한 진로 관련 자료집을 통하여 평가를 함으로써 숙련의 정도(초보자, 수습공, 숙련공)나 독립성 수준을 가늠할 수 있는 표준화된 평가방법.

Case Manager(**사례 관리자**): 특정 개인이 요구하는 서비스에 부합하는 도움을 찾아 지원하거나 지원방법을 조정해 주는 조력자 군에서 선발된 사람.

Choice Maker(**선택 결정자**): (a) 목표의 선택, (b) 목표의 기술, (c) 실행에 초점을 두어 자기결정을 하는 일.

COACH: 'Choosing Options and Accomodations for Children'로 대표되는 사람 중심의 계획 형태. 가족의 가치와 꿈을 IEP계획에 반영하기도 한다.

Community College(지역사회 대학): 중등교육 이후의 2년제 대학 교육 프로그램으로서 주로 직업교육을 통한 취업이나 종합대학 입학으로 연계된다.

Course of Study(이수 과정): 학생이 참여하고 있는 직업교육, 2년제 대학 입학 준비 교육, 도제교육에 포함되어 있는 교육 프로그램의 형태(이수 교육과정).

DD(발달장애): Developmental Disability 참조.

Developmental Disability(발달장애): 출생에서부터 21세 이전의 발달기에 주로 나타나며, 자조, 자기관리, 학습, 이동, 언어, 독립생활 등과 같은 특정 일상생활 활동에서 어려움이 나타난다.

Ecological Approach(생태학적 접근): 개인과 스트레스 모두는 환경과의 상호작용 결과로서, 그 상호작용 결과가 곧 삶에 영향을 미치는 것으로 보는 모형.

Education of All Handicapped Children(전장애아교육법): 1975년 발효된 모든 장애 학생의 교육권을 보장한 획기적인 법률로서 IEP, LRE, FAPE, 교육을 위한 다요인적 평가라는 개념이 소개되고 있다.

Eligibility(적격성): 장애의 정도나 특성, 수입, 또는 기타의 특성에 따라 서비스 수혜 대상 여부를 결정하는 일정의 규칙.

Employability Life Skills Assessment(고용 가능한 생활 기술 평가): 개인적, 사회적, 일상생활 습관의 영역에 포함되는 24개의 주요 고용 가능성 기술을 평가할 수 있는 준거 참조 검목표.

Employment Specialist(고용 전문가): 지원고용 장면에서 장애인과 함께하며 그들의 직무 배치, 직무 훈련, 추수 서비스 지원을 마련하는 전문가.

Empowerment(권한 이양): 교육이나 근로 상황에서 행사하는 권한이나 결정권을 장애인 개인이나 집단에게 넘기기 일.

Enclave(소수집단 고용): 8인 이하의 장애인이 작업하는 통합 고용 환경과 같은 지원고용의 형태로서, 이따금 전문가의 감독이 제공된다.

Entitlement(적합): 모든 프로그램은 당사자의 요구에 따라 마련되어야 한다. 특수교육과 사회보장 프로그램은 적합하나 많은 성인 지원 서비스는 그렇지 않다.

FAPE(무상 공교육): Free Appropriate Public Education 참조.

Follow-Along Services(훈련 종료 후 직업 알선 고용): 지원고용의 형태로서 직업훈련을 마친 장애인 근로자에게는 반드시 지원을 마련하는 프로그램.

Free Appropriate Public Education(무상 공교육): 1975년에 발효된 EHA에서 소개된 내용으로서, 학교는 장애 학생의 요구에 부합하는 교육을 마련해야 한다는 것이다. 법원은 적절성은 최선을 의미하는 것은 아니라고 하였다. 이는 의미 있는 성장의 속도를 말한다.

Functional Vocational Evaluation(기능적 직업평가): 학생들이 작업 현장이나 생활 현장에서 직접적으로 활동하는 내용으로 평가하는 것을 의미한다.

Goal 2000: 1993년 발표된 미국 교육헌장으로서 미국의 주정부와 지방정부는 2000년까지 달성할 여덟 개의 교육목표를 설정하였다.

Group Action Planning(집단 활동 계획): 미래의 계획을 실현하도록 학생들을 돕기 위한 자기결정 방법.

Guardian(후견인): 소수인종이나 법원으로부터 무능한 사람(금치산자 또는 한정치산자)으로 판정된 사람을 돕는 데 필요한 제반 결정을 제한적이거나 무제한적으로 위임받은 사람이나 기관. 여기에는 의료적 후견인 제도, 개인 후견인 제도, 재산 후견인이 있다.

Guidance Counselor(진로상담인): 개인의 직업 흥미도를 측정한 후, 이에 다른 상담계획을 수립하는 등 진로를 결정할 수 있도록 도움을 줄 수 있는 자격을 갖춘 전문가.

Housing and Urban Development(주택 및 건설 개발 계획): 저소득층 사람의 주택 마련 보조금을 지급하기 위한 기금 마련 정부 프로그램.

HUD: Housing and Urban Development 참조.

IDEA: Individual with Disabilities Education Act(개별장애인교육법) 참조.

ILC: Independent Living Center(독립생활센터) 참조.

Impairment Related Work Expense(장애인 작업 지출 경비): 장애를 가진 사람이 작업을 하려면 특정 장비를 필요로 할 수 있다. 따라서 그 장비를 구입하는 데는 경비가 필요한데 그 경비는 SSDI 또는 SSI에 의해 지원하는 것이 적합하다는 결정이 내려지면 이 경비는 나중에 공제된다.

Inclusion(완전통합): 장애 학생을 일반 학생들이 접하는 환경, 활동, 교육과정에서 함께 경험할 수 있도록 포함시키는 것.

Independent Living Center(독립생활지원센터): 재활법에 근거한 기금을 통하여 만들어진 기관으로서 장애 소비자의 이동권 우선 확보를 위한 이동 수단의 개조 및 가사 생활을 위한 편의시설 개선을 통하여 독립생활이 보다 가능하도록 지원하고 있다.

Individual with Disabilities Education Act(개별장애인교육법): Education of All Handicapped Children's Act(EHA)의 개정판으로서 1990년에 마련된 IEP에서 언급되고 있는 이동 서비스의 지원 필요성에 대하여 언급하고 있다.

Individualized Service Plans(개별 지원 계획): 특정 장애인의 목표를 실현하도록 하기 위한 조력자의 도움 등과 같은 지원 계획. 여기에는 정신지체아나 발달장애아들을 위한 개별 재활 계획(Individual Habilitation Plans), 직업재활 서비스(Vocational Rehabilitation Services, VR)에 따른 개별 작업 관련 계획(Individual Work Related Plans), 고용을 위한 개별 계획(Individual Plans for Employment)이 포함된다.

Informational Interviews(채용 정보 수집을 위한 면담): 고용할 사람들의 유형, 직종, 고용을 위한 조직 등에 관한 정보 수집을 위하여 고용주와 함께 하는 면담.

Integration(통합): 장애가 있는 상황 내에서 장애 학생을 일반 학생의 환경, 활동, 교육과정에 동참시키려는 교육활동으로서 경우에 따라서는 'inclusion'이라는 용어와 같은 의미로 사용하기도 한다.

Internship(수습제도): Apprenticeship(도제제도) 참조.

IPLAN: 인물 조사 기록(Inventory), 계획(Plan), 청취(Listen), 질문(Ask), 목표의 명칭(Name your goals)의 총칭으로서 사람 중심의 계획(person-centered plan)을 의미한다.

IRWE: Impairment Related Work Expense(장애인 작업 지출 경비) 참조.

Job Analysis(직무 분석): 직무를 필수적인 요소, 요구되는 기술, 직업에 적합하거나 훈련에 적합한 지원 장비의 특성으로 분석하는 것.

Job Carving(직무 상세 분석): 지원고용 과정에서 사용되는 기법으로서 직무를 요소별로 세분하는 것인데 중증 장애 분야에서는 이미 사용되고 있는 방법이다.

Job Coach(직무지도자): Job Trainer(직업훈련사) 참조.

Job Placement(직무 배치): 개인이 직업을 찾는 데 도움을 주는 과정.

Job Trainer(직업훈련사): 지원고용 형태에서 활동하는 사람으로서, 주로 준전문가가 장애인의 작업 현장에서 훈련을 시키기도 하고 지원을 하기도 한다. 경우에 따라서 고용 전문가(job specialist), 작업 코치(job coach)라는 용어와 같은 의미로 사용되기도 한다.

Job Shadowing(직업 탐방): 학생을 현장 실무 작업에 참여시켜 자신의 직업 흥미나 직무에서 요구되는 조건에 대하여 알게 하다.

Job Sharing(분업): 두세 명이 한 작업을 하도록 함으로써 작업계획이나 작업에 따른 의무 사항을 조절할 수 있도록 한다.

Language Specialist(언어 전문가): Speech Pathologist(언어치료사) 참조.

Least Restrictive Environment(최소 제한 환경): 1975년에 발효된 EHA에서 소개된 개념으로서 장애 학생에 대한 서비스를 지속적으로 제공함으로써 가능하면 FAPE에 의한 통합 환경에서의 교육이 가능하도록 하는 규정.

Life-Centered Career Education(생활 중심 진로교육): 진로 개발 프로그램으로서 22개 주요 능력을 초등과정, 중등과정, 고등과정에 배치하되 직장, 가정, 학업의 영역으로 구분하였다.

Lifestyle Planing(미래 생활설계): 인간 중심의 진로계획으로서 향후 도달하고자 하는 목표를 정하고 이를 달성하기 위한 단계를 정하게 된다.

LRE: Least Restrictive Environment(최소 제한 환경) 참조.

Mainstream(주류화): 1970년대에 광범위하게 사용된 용어로서 장애 학생을 일반 교육과정에 참여시키는 제도. 하지만 많은 장애 학생들이 별다른 지원 프로그램 없이 일반학급에 배치된 경우가 많다.

Making Action Plans(실행계획 수립: 이전의 McGill Action Planning System-MAPS): 학생들로 하여금 미래를 계획할 수 있도록 하기 위해 팀을 이루어 도움을 주는 방법이다. 전적으로 학생이 중심이 되어 그들의 꿈, 두려움, 흥미, 요구를 통하여 지원계획을 수립한다.

Medicaid(의료보조제도): 수입이나 자산이 특정 수준 이하인 사람으로 판정된 사람에 대한 의료 지원 제도로서, 주로 사회보장기금 지원(Supplemental Security Income, SSI)이나 사회보장기금 지원에 의한 직업(SSI work incentives)에 종사하는 사람들이 해당된다.

Medicare(의료보험제도): 수입에 관계없이 65세 이상의 장애 노인들에게 제공되는 의료보험 제도로서 주로 사회보장장애보험(Social Security Disability Insurance, SSDI)에 해당되는 사람에게 적용된다.

Mental Health Services(정신건강 지원): 정신지체나 발달장애에 해당하지 않으면서도 심각한 행동장애나 기분장애를 가진 사람을 지원하는 서비스.

Mental Retardation and Developmental Disability Service (정신지체와 발달장애 지원): 태어나서 21세 이전까지의 정신지체나 발달지체를 지원하는 프로그램.

Meyers-Briggs(마이어스-브릭스 검사): 자아 및 진로 인식 개발을 위하여 활용하기 위한 네 가지 형태의 성격(외향성, 직관, 감정, 조망 또는 ENFP)을 측정하는 검사도구.

MFE(다요소 평가): Multifactored evaluation 참조.

MH: 정신건강 지원 서비스(mental health service).

MH/MR: 정신건강, 정신지체, 발달지체에 대한 지원 서비스를 통합하여 MH/MR이라는 용어를 사용한다.

Mobile Work Crew(이동 작업 지원단): 8명 미만의 소규모 지원고용 사업체(예: 관리업, 조경업 등)와 계약된 서비스를 제공하기 위해 전문가를 배치하여 지도 감독을 하는 지원 체제.

MR/DD: Mental Retardation and Developmental Disability Service(정신지체와 발달장애 지원) 참조.

Multifactored evaluation(다요소 평가): 1975년에 마련된 EHA에 처음 소개된 내용으로서, 특정 아동을 특수교육 프로그램에 배치할 필요성이 있는지의 여부를 판단하기 위하여 3년마다 다양한 전문가가 평가를 실시하는 것. 1977년에 개정된 IDEA에는 비전문가와 부모에 의한 사정도 허용하고 있다.

Natural Supports(자연스러운 지원): 환경 내의 사람, 실습, 사물을 자연스럽게 이용하여 당사자의 요구를 표출할 수 있도록 한다.

Next S.T.E.P(학생 현장실습 전환검사): 총 16과로 구성되어 있으며, 그 내용은 (a) 도입부, (b) 자기탐색 및 평가, (c) 목표 및 실행 개발 (d) 현장 적용으로 구분된다.

Occupational Therapist(작업치료사): 일 그리고 일상생활과 관련된 작은 운동 근육 사용 기술을 발달시키고 조정해 주는 자격을 가진 사람.

Occupational Work Adjustment(작업장 배치 적응 훈련): 작업에 적합한 기술과 사회적 행동을 발전시키기 위하여 현장에 배치시켜 적응하도록 하는 훈련.

Occupational Work Experience(작업장 배치 경험): 직업 흥미와 직무 기술 개발을 위하여 1년 정도의 기간 동안 두세 개 현업에 배치하여 경험하도록 하는 훈련.

PASS(자기지원 성취 계획): Plan for Achieving Self-Support 참조.

People First(사람 먼저): 1970년대 말부터 시작된 장애인에 대한 인식 개선을 위한 사회운동으로서 파급효과가 매우 컸다. 이것은 장애에 대한 용어에서 사람을 먼저 앞세우는 운동(person-first language)에서 비롯되었다.

Person-Centered Planning(사람 중심 계획): 개별 장애인의 욕구에 부합하는 맞춤형 서비스로서 종래의 프로그램에 사람을 맞추는 형태에 대한 반성에서 비롯된 개념이다.

Person-First Language(사람 먼저 용어): 장애와 관련된 용어를 표시함에 있어 사람이 먼저 나오고 그 뒤에 장애 명칭이 따라 나오도록 하는 것(예: a person with a visual impairment 등)이다. 아울러 여기에서는 장애에 대한 비인격적, 부정적, 의학적 용어(예: 불구, 절뚝발이, 지체 등)의 사용을 피하고 있다.

Personal Futures Planning(개별 미래 계획): 일종의 사람 중심 계획으로서 여기에는 꿈, 묘사하기, 실행하기 계획이 포함되며, 이를 가족과 지원 프로그램을 통해 실천해 보도록 되어 있다.

Physical Therapist(물리치료사): 지체장애인의 큰 운동과 작은 운동을 관장하는 근육을 발달시키고 재활을 돕는 자격을 갖춘 사람.

Plan for Achieving Self-Support(자기지원 성취 계획): 향후 자기가 원하는 일(대학 등록금)을 실현하기 위하여 수입이나 정부 지원금 등을 저축하고 관리하는 계획을 의미한다.

Postsecondary Education(중등교육 이후 교육-고등교육): 고등학교 졸업 후의 단과대학, 종합대학, 기술학교와 직업학교, 지역사회 대학 등에서의 교육을 포함한다.

Postsecondary Programs(중등교육 이후 프로그램): 고등학교 졸업 후 2년제 단과대학, 종합대학, 기술학교와 직업학교, 지역사회 대학에서의 교육.

Proficiency Test(숙달 검사): 교육목표의 달성 여부를 판단하기 위하여 고안된 검사로서 달성의 상태와 범위를 판단할 수 있다.

Psychiatrist(정신과 의사): 개인의 정서, 지능, 대처 기술 등을 측정하여 그 결과에 따른 적절한 상담과 치료방법을 제공함으로써 증상을 완화시키는 자격을 갖춘 의사.

Referral(이관제도): 요청하는 서비스를 받을 수 있도록 도움을 줄 수 있는 해당 기관에 통보해 주는 제도.

Rehabilitation Services Commission(재활서비스지원위원회): 직업재활 서비스의 범위를 정하고 감독해 주는 기관의 명칭.

Rehabilitation Technologist(재활공학자): 장애인들의 서비스 욕구에 부합하는 공학적 기술 지원을 할 수 있는 자격을 갖춘 사람.

Related Services(관련 지원 서비스): 성격상 교육에서 필수적인 것은 아니지만 교육 프로그램의 부분으로서 제공된다. 여기에는 말, 언어, 청취, 사회복지, 심리적 지원 서비스 등이 포함된다.

SCANS Report: 주요 달성된 기술을 보고하기 위한 각부 장관 협의회(Secretary's Commission on Achieving Necessary Skills Report).

School-to-Work Programs(학교-작업 연계 프로그램): School-to-Work Opportunity Act에 의해 운영되는 프로그램으로서 고등학교 졸업 후 직업사회 적응을 위한 진로교육, 일터 기반 교수 경험, 직업과 학교 졸업 후 프로그램과 연계하는 방안이다.

Secretary's Commission on Achieving Necessary Skills Report(기술 보고회): 고용주가 구분한 미래의 근로자에게 요구되는 능력.

Section 8 Housing(주택 및 지역 개발 조항 8): Housing & Urban Development(HUD)에 이해 지원되는 주택 지원금 제도.

Self-Advocacy(자기옹호): 자기 자신의 입장에 서서 말할 수 있는 능력과 기회.

Self-Determination(자기결정): 스스로 결정할 수 있는 능력과 기회.

Self-Directed Search(자기지향성 조사): 여섯 가지 성격 유형에 따른 여섯 가지 유형의 직업군을 구성하여 학생의 관심과 흥미에 부합되는 진로를 선택할 수 있도록 도움을 주기 위한 도구.

SGE: Substantial Gainful Employment(정규 소득이

있는 고용) 참조.

Social Security Administration(**사회보장 행정**): 장애인 사회보장과 보조금 지원 보장, 고용장려제도 등과 관련된 지원책.

Social Security Disability Insurance(**장애인사회보장보험**): 은퇴한 아동의 부모나 장애를 가진 아동의 부모를 사회보장제도에 의해 지원하기 위해 그들을 대상으로 매월 조사를 실시하여 수압이 SGA에 미치지 못하는 경우에만 지원을 하는 제도.

Social Worker(**사회복지사**): 학교나 지원 기관에 채용되어 도움을 필요로 하는 당사자나 가족들이 환경에 적응하고 필요한 도움을 얻을 수 있도록 도움을 주는 사람.

Speech Pathologist(**언어병리사**): 개인의 언어 능력을 측정하여 그 결과를 개선시키기 위한 중재방법을 제시할 수 있는 자격을 갖춘 사람. 언어 전문가(language specialist)라고도 한다.

SSA: Social Security Administration(사회보장행정) 참조.

SSI: Social Security Income(사회보장 지원 수입) 참조.

SSDI: Social Security Disability Insurance(장애인사회보장보험) 참조.

Standards-Based Reform(**표준 기반 개혁**): 학교의 책무성을 높이려는 변화의 노력으로 그 판단의 기준은 주정부나 지방정부에서 정한 평균 이상의 성적과 수월성을 성취하는 것이다.

Statement of Needed Transition Services(**전환 서비스 요구의 기술**): Transition Plan(전환계획) 참조.

Student Earned Income Exclusion(**학생 수입 배제**): 22세 미만의 학생이 벌어들인 수입은 SSI 수입을 환산하는 데에서 제외한다.

STW: School-to-Work 참조.

Subsidized Housing(**주택보조금**): 일반적으로 HUD에 의해서 지원되는 주택지원금은 최근의 급여액을 근거로 하여 정하게 되는데 그 액수는 수입의 33% 범위이다.

Substantial Gainful Employment(**정규 소득이 있는 고용**): 한 사람이 일정 수습 기간 동안 고용되어 받은 수입의 총액에 대한 추적을 근거로 SSDI에서 지급하는 급여를 받는 제도.

Summer Youth Employment Program(**하계 청소년 고용 프로그램**): 저소득층 청소년과 가끔은 장애 청소년을 위한 하계 고용 프로그램으로서 Work Incentive Act에 의해서 지원을 하게 된다.

Supplemental Security Income(**추가 보장 수입**): 사회보장행정의 지원에 의하여 수입의 일부분을 지원하는 제도로서 장애 자녀를 두거나 당사자가 장애 성인인 경우, 수입과 자산이 사회보장국에서 정한 수준 이하인 경우 지급하는 장려금 수입.

Supported Employment(**지원고용**): 고용 현장에서 훈련을 실시하고 고용까지 이루어지는 지속적 지원 프로그램. 이러한 경우에는 통합된 작업장에서 작업을 하는 경우와 개별 작업 공간에서 하는 경우, 이동 작업 지원단의 형태, 또는 혼자만의 고립된 공간에서 하는 경우 등이 있다.

Supports(**지원**): 고용을 포함한 개인의 생활 능력을 향상시켜 주기 위한 제반 도움을 의미하며, 여기에는 특정 환경에 사람을 배치하고 연습을 시키며 수정을 하는 덕들이 포함된다.

Take Charge(**책임 부과**): 학생 중심의 협력 체제로서 비슷한 관심사를 가진 동성의 성인과 짝을 지어 주어 다음의 네 가지 중요한 전략을 활용하도록 하는 제도이다. (a) 기술 촉진(skill facilitation), (b) 감독자적 조력(mentoring), (c) 또래 지원(peer support), (d) 학생의 기술 진전을 위한 성취감, 참여, 그리고 적응력에 대한 부모의 조력.

Tech-Prep(**기술 습득 준비 과정**): 고등교육 기관으로의 전환을 준비하는 고등학교 후반 2년간의 협력 교육과정으로서 통상 기술 분야나 건강보건 분야의 현장에서 2년 정도의 추가적인 훈련을 받기도 한다.

Technical School(**기술학교**): 전기전자 기술자와 같은 상위 자격의 기술력을 얻기 위한 교육과정을 운영하는 학교.

Technology(**공학 기술**): 자신의 환경 개선에 도움을 주는 기술, 서비스, 적응력을 총칭한다.

Transition(전환): 청소년기에서 성인기로 넘어가는 과정에서 제 역할을 잘 감당할 수 있도록 자신의 욕구, 흥미, 성인의 표준과 역할을 조정하는 과정.

Transition Coordinator(전환설계자): 전환과정에서 요구되는 제반 지원 사항에 대한 도움을 계획하고 지원해 주는 사람 또는 기관.

Transition Meeting(전환 관련 회의): 전환 관련 업무를 논의하는 회의로서, 적어도 14세 이전에 한 개인에 대한 전환 관련 교육과정을 논의하고 아무리 늦어도 16세 이전까지는 논의를 통한 지원을 실시하여 소기의 성과를 얻어야 한다.

Transition Plan(전환계획): 일반적으로 '전환 서비스에 대한 필요성 기술' 또는 ITP로 알려져 있다. IEP/ITP에는 서비스, 지원, 활동을 어떻게 지원할 것인지가 기술되어 있어야 한다.

Transition Planning(전환계획 수립): 학생과 가족을 지원하는 과정으로서 향후 성인기의 직업목표에 도달할 수 있도록 하는 제반 지원 계획(직업과 관련된 욕구, 흥미, 선호도)의 수립이다. IDEA에서는 14세 이상 된 학생의 IEP에는 전환계획을 반드시 포함시키도록 요구하고 있다.

Transition Planning Inventory(전환계획 수립 목록): 학생들에 대한 지원 영역의 목록으로서 (a) 고용, (b) 향후의 교육, (c) 일상생활, (d) 여가 활동, (e) 지역사회 활동 참여, (f) 건강, (g) 자기결정, (h) 의사소통, (i) 대인관계.

Trial Work Period(구직 기간): 손해가 없는 상태에서 한 개인이 SGA(정규 소득이 있는 고용)를 초과하여 받은 SSDI(장애인사회보장보험)의 총 시간(60개월 중 비연속적 시간으로 9개월 이상).

Vocational Education(직업교육): 고등교육 그 이상에서 제공되는 특정 직업과 관련된 교육으로서 진로 기술교육(career and technical education)이라는 말로도 쓰인다.

Vocational Rehabilitation Services(직업재활 서비스): 장애인들이 특정 직업을 얻을 수 있도록 하는 목표 달성을 위해 제공되는 중앙정부와 주정부 차원에서의 프로그램.

VR: Vocational Rehabilitation Services의 약자.

Waiting List(서비스 수혜 대기자 명부): 서비스 수혜 대상자임에도 불구하고 단기 지원만 받았을 뿐 확장된 서비스가 마련되지 않아 서비스를 제공하지 못한 사람들에 대한 명부.

What Color Is Your Parachute?(당신의 낙하산 색깔은?): 이 책은 직업 흥미, 직업 탐색, 이력 관리, 인터뷰 지도 등과 같은 진로 개발에 관한 개요를 담고 있다.

Whose Future Is It Anyway?(어느 누구의 미래는?): 인지장애를 가진 사람을 위한 자기결정 훈련 교육과정으로서 총 6과로 편성되어 있다. (a) 자기인식, (b) 결정하기, (c) 지원과 전환 서비스 받기, (d) 전환 목표 작성 및 평가받기, (e) 리더십 기술.

Work Adjustment(작업 적응): Occupational Work Adjustment(작업장 배치 적응 훈련) 참조.

Work Experience(작업 경험): Occupational Work Experience(작업장 배치 경험) 참조.

Work Incentives(근로 장려금): 몇 가지의 사회보장성 작업 장려금(Social Security Work Incentives) 제도로서 SSI 또는 SSDI 적격자로 판정된 경우에는 일정 부분 더 많은 급여를 받을 수 있도록 허용되는 제도. 여기에는 자기지원 성취 계획(PASS), 장애인 작업 지출 경비(IRWEs), 의료보조제도(Medicaid) 등이 포함된다.

Work Study(작업교육): 고등학교에서의 직업교육으로서, 이 교육을 통해 졸업 후의 인정 학점을 받게 된다.

Workforce Investment Act(총노동력조사법): 1998년 발효된 의회법으로서, 각종 직업 서비스 프로그램을 'one-stop shops'에서 한 번에 받을 수 있도록 한 제도이다. 예전의 Job Training Partnership, Rehabilitation Services(그러나 아직도 독립 사무실을 유지), Bureau of Employment Services를 대신하고 있다.

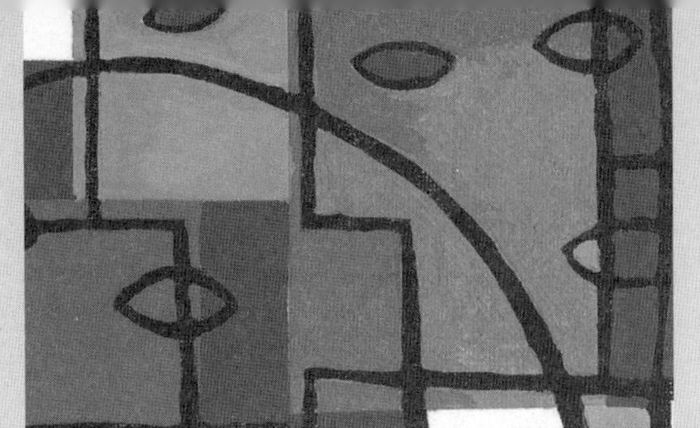

한영 용어 대조

직업재활 서비스	Vocational Rehabilitation(VR) Services
개별 미래 계획	Personal Futures Planning
개별 지원 계획	Individualized Service Plans
개별장애인교육법	Individual with Disabilities Education Act(IDEA)
고용 가능한 생활 기술 평가	Employability Life Skills Assessment
고용 서비스 사무국	Bureau of Employment Services
고용 전문가	Employment Specialist
공학 기술	Technology
관련 지원 서비스	Related Services
구직 기간	Trial Work Period
권한 이양	Empowerment
근로 장려금	Work Incentives
기능적 직업평가	Functional Vocational Evaluation
기술 보고회	Secretary's Commission on Achieving Necessary Skills Report(SCANS Report)
기술 습득 준비 과정	Tech-Prep
기술학교	Technical School
다요소 평가	Multifactored evaluation(MFE)
당신의 낙하산 색깔은?	What Color Is Your Parachute?
도제제도	Apprenticeships
독립생활지원센터	Independent Living Center(ILC)
마이어스-브릭스 검사	Meyers-Briggs
무상 공교육	Free Appropriate Public Education(FAPE)
물리치료사	Physical Therapist
미래 생활설계	Lifestyle Planing
발달장애	Developmental Disability(DD)
분업	Job Sharing

사람 먼저 용어	Person-First Language
사람 먼저	People First
사람 중심 계획	Person-Centered Planning
사례 관리자	Case Manager
사회보장 행정	Social Security Administration(SSA)
사회복지사	Social Worker
생태학적 접근	Ecological Approach
생활 중심 진로교육	Life-Centered Career Education
서비스 수혜 대기자 명부	Waiting List
선택 결정자	Choice Maker
성년의 연령	Age of Majority
성인 지원	Adult Services
소수집단 고용	Enclave
수습제도	Internship
숙달 검사	Proficiency Test
실행계획 수립	Making Action Plans
어느 누구의 미래는?	Whose Future Is It Anyway?
언어 전문가	Language Specialist
언어병리사	Speech Pathologist
역행 계획	Backward planning
옹호	Advocacy
완전통합	Inclusion
의료보조제도	Medicaid
의료보험제도	Medicare
이관제도	Referral
이동 작업 지원단	Mobile Work Crew
이수 과정	Course of Study
자기결정	Self-Determination
자기옹호	Self-Advocacy
자기지원 성취 계획	Plan for Achieving Self-Support(PASS)
자기지향성 조사	Self-Directed Search
자연스러운 지원	Natural Supports
작업 경험	Work Experience
작업 적응	Work Adjustment
작업교육	Work Study
작업장 배치 경험	Occupational Work Experience
작업장 배치 적응 훈련	Occupational Work Adjustment
작업치료사	Occupational Therapist

장애인 작업 지출 경비	Impairment Related Work Expense(IRWE)
장애인사회보장보험	Social Security Disability Insurance(SSDI)
재활공학자	Rehabilitation Technologist
재활서비스지원위원회	Rehabilitation Services Commission
적격성	Eligibility
적성	Aptitudes
적합	Entitlement
전장애아교육법	Education of All Handicapped Children
전환 관련 회의	Transition Meeting
전환 서비스 요구의 기술	Statement of Needed Transition Services
전환계획 수립 목록	Transition Planning Inventory
전환계획 수립	Transition Planning
전환계획	Transition Plan
전환설계자	Transition Coordinator
전환	Transition
정규 소득이 있는 고용	Substantial Gainful Employment(SGE)
정신건강 지원	Mental Health(MH) Services
정신과 의사	Psychiatrist
정신지체와 발달장애 지원	Mental Retardation and Developmental Disability(MR/DD) Service
조절	Accommodation
주류화	Mainstream
주택 및 건설 개발 계획	Housing and Urban Development(HUD)
주택 및 지역 개발 조항 8	Section 8 Housing
주택보조금	Subsidized Housing
중등교육 이후 교육-고등교육	Postsecondary Education
중등교육 이후 프로그램	Postsecondary Programs
지역사회 대학	Community College
지원 박람회	Agency Fairs
지원고용	Supported Employment
지원	Supports
직무 배치	Job Placement
직무 분석	Job Analysis
직무 상세 분석	Job Carving
직무지도자	Job Coach
직업 탐방	Job Shadowing
직업교육	Vocational Education
직업훈련사	Job Trainer
진로 및 기술교육	Career & Technical Education

진로 박람회	Career Fairs
진로 포트폴리오 평가	Career Portfolio Assessment
진로계획	Career Planning
진로발달지표	Career Development Index
진로상담인	Guidance Counselor
진로성숙지표	Career Maturity Index
집단 활동 계획	Group Action Planning
채용 정보 수집을 위한 면담	Informational Interviews
책임 부과	Take Charge
청각학자	Audiologist
총노동력조사법	Workforce Investment Act
최소 제한 환경	Least Restrictive Environment(LRE)
추가 보장 수입	Supplemental Security Income
통합	Integration
표준 기반 개혁	Standards-Based Reform
하계 청소년 고용 프로그램	Summer Youth Employment Program
학교-작업 연계 프로그램	School-to-Work(STW) Programs
학생 수입 배제	Student Earned Income Exclusion
학생 현장실습 전환검사	Next S.T.E.P
후견인	Guardian
훈련 종료 후 직업 알선 고용	Follow-Along Services

IPLAN: 인물 조사 기록(Inventory), 계획(Plan), 청취(Listen), 질문(Ask), 목표의 명칭(Name your goals)의 총칭으로서 사람 중심의 계획(person-centered plan)을 의미한다.

MH/MR: 정신건강, 정신지체, 발달지체에 대한 지원 서비스를 통합하여 MH/MR이라는 용어를 사용한다.

SSI: Social Security Income(사회보장 지원 수입) 참조.

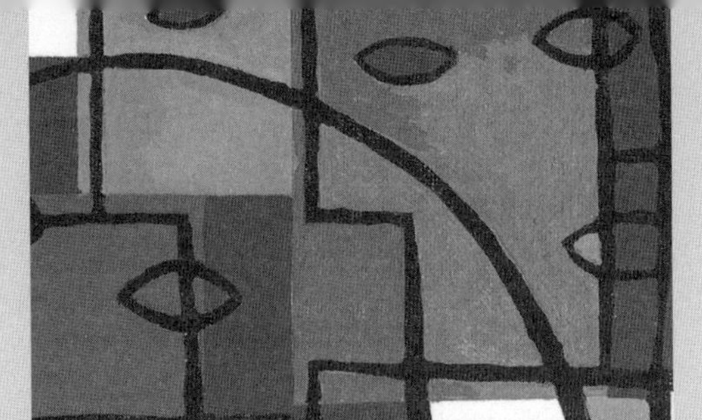

참고 문헌

ADAPT (Americans Disabled for Attendant Programs Today). (1999a). *Senators Harkin and Specter in-troduce land-mark legislation, S-1935 supports real choice in the new millennium.* Denver, CO: Author.

ADAPT (Americans Disabled for Attendant Programs Today). (1999b). *Summary of Olmstead Decision.* Denver, CO: Author.

Agran, M., Snow, K., & Swaner, I. (1999). Teacher perceptions of self-determination: Benefits, characteristics, strategies. *Education and Training in Mental Retardation and Developmental Disabilities*, 34, 293-301.

Airasian, P. W. (1994). *Classroom assessment.* New York: McGraw-Hill.

AI-Darmarki, F., & Kivlighan, D. M. (1993). Congruence in client-counselor expectations and the working alliance, *Journal of Counseling Psychology*, 40(4), 379-384.

Algozzine, B., Browder, D., Karvonen, M., Test, D., & Wood, W. (2001). Effects of interventions to promote self-determination for individuals with disabilities. *Review of Educational Research, 71*, 219-277.

Allen, S. K., Smith, A. C., Test, D. W., Flowers, C., & Wood, W. M. (2001). The Effects of self-directed IEP on Student Participation in IEP meetings. *Career Development for Exceptional Individuals, 24*(2), 107-120.

Althen, G. (1988). *American ways: A guide for foreigners in the United States.* Yarmouth, MD: Intercultural Press.

American Council on Education. (1996). *Higher education and national affairs.* April 8, pp. 4, 6.

American Vocational Association. (1990). *The AVA guide to the Carl D. Perkins Vocational and Applied Technology Education Act of 1990.* Alexandria, VA: Author.

American Youth Policy Forum/Center on Education Policy. (2002). *Twenty-five years of educating children with disabilities: The good news and the work ahead.* Washing-ton DC: Author.

Americans with Disabilities Act of 1990, 42 U.S.C.A. § 12101 *et seq.*

Arbona, C. (1996). Career theory and practice in a multi-cul-tural context. In M. L. Savickas & W. B. Walsh (Eds.), *Handbook of career counseling theory and practice* (pp. 45-54). Palo Alto, CA: Davies-Black.

Armstrong, D. G. (1990). *Developing and documenting the curriculum.* Boston: Allyn & Bacon.

Arndt, S. A., Konrad, M., & Test, D. W. (2006). Effects of the *Self-Directed IEP* on student participation in planning meetings. *Remedial and Special Education, 27*, 194-207.

Asselin, S. B., Hanley-Maxwell, C., & Syzmanski, E. (1992). Transdisciplinary personnel preparation. In F. R. Rusch, L. DeStefano, J. Chadsey-Rusch, L. A. Phelps, & E. Syzmanski (Eds.). *Transition from school to adult life* (pp. 265-284). Sycamore, IL: Sycamore Publishing.

Asselin, S. B., Todd-Allan, M, & deFur, S. (1998). Transition coordinators: Define yourselves. *Teaching Exceptional Children, 30*, 11-15.

Association on Higher Education and Disability (AHEAD). (1987). *Unlocking the doors: Making the transitio from secondary to postsecondary education.* Columbus, OH: Author.

Association on Higher Education and Disability (AHEAD). (1998). *Expanding postsecondary options for minority students with disabilities.* Columbus, OH: Author.

Astin, A. (1993). *What matters in college: Four critical years revisited.* San Francisco: Jossey-Bass.

Aune, E. (1991). A transition model for post-secondary-bound students with learning disabilities. *Learning Disabilities Research & Practice, 6,* 177-187.

Azrin, N. H., & Besalel, V. B. (1979). *A behavioral approach to vocational counseling.* Baltimore: University Park Press.

Azrin, N. H., & Phillips, R. A. (1979). The job club method for handicapped: A comprehensive outcome model. *Rehabilitation Counseling Bulletin, 23,* 144-155.

Baer, R. (1996). *The Summit County L.I.E.E. Project: Linkages for individual and family empowerment* (Report) Kent, OH: Kent State University, Center for Innovation in Transition and Employment.

Baer, R., Flexer, R., Beck, S., Amstutz, N., Hoffman, L., Brothers, J., Steltzer, D., & Zechman, D. (2003). A collaborative fol-lowup study on transition. *Career Development for Exceptional Individuals, 26*(1), 7-25.

Baer, R., Flexer, R., & Dennis, L. (in press). Examining the career paths and transition services of students with dis-abilities exiting high school. *Education and Training of Developmental Disabilities.*

Baer, R., Goebel, G., & Flexer, R. W. (1993). An interdisciplinary team approach to rehabilitation. In R. W. Flexer & P. L. Solomon (Eds.), *Psychiatric rehabilitation in practice.* Boston: Andover Publishers.

Baer, R., Martonyi, E., Simmons, T., Flexer, R., & Goebel, G.(1994). Employer collaboration: A tri-lateral group process model. *Journal of Rehabilitation Administration, 18*(3), 151-163.

Baer, R., McMahan, R., & Flexen, R. (1999). *Effective transition planning. A guide for parents a guide for parents and professionals.* Manual published by Kent State University.

Baer, R., McMahan, R., & Flexer, R. (2004). *Standards-based transition planning: A guide for parents and professionals.* Manual published by Kent State University.

Baer, R., Simmons, T, & Flexer, R. (1996). Transition practice and policy compliance in Ohio: A survey of secondary special educators. *Career Development for Exceptional Individuals, 19*(1), 61-72.

Baer R., Simmons, T., Flexer, R., & Smith, C. (1994). A study of the costs and benefits of supported employment for per-sons with severe physical and multiple disabilities. *Journal of Rehabilitation Administration, 17*(2), 122-131.

Banks, J. A. (2001). Multicultural education: Characteristics and goals. In J. A. Banks & C. A. McGee Banks (Eds.), *Multicultural education. Issues & perspectives* (4th ed., pp. 3-30). New York: Wiley.

Barrera, I., & Kramer, L. (1997). From monologues to skilled dialogues-Teaching the process of crafting culturally competent early childhood environments. In P. J. Winton, J. A. McCullum, & C. Catlett (Eds.), *Reforming personnel preparation in early intervention* (pp. 217-251). Baltimore Paul H. Bnookes.

Barton, P. E. (2006). The dropout problem: Losing ground. *Educational Leadership, 63*(5), 14-18.

Bates, P. (1990). *Best practices in transition planning: Quality indicators.* Carbondale, IL: Illinois Transition Project.

Bates, P. E. (2002). Instructional assessment. In K. Storey, P. Bates, & D. Hunter (Eds.), *The road ahead: Transition to adult life for persons with disabilities* (pp. 25-45). St. Augustine, FL: Training Resource Network.

Bauder, D., & Lewis, P. (2001). The role of technology in transition planning. In R. W. Flexe r, T. J. Simmons, P. Luft, & R. M. Baer (Eds.), *Transition planning for secondary students with disabilities* (pp.272-301). Upper Saddle River, NJ: Merrill/Prentice Hall.

Bauder, D. K., Lewis, P., Gobert, C., & Bearden, C. (1997). *Assistive technology guidelines for Kentucky schools.* Frankfort, KY: Kentucky Department of Education.

Becker, C. W., & Carnine, D. W. (1982). Direct instruction: A behavior theory model for comprehensive educational intervention with the disadvantaged. In S. W. Bijou & R. Ruiz (Eds.), *Behavior modification. Contributions to education*(pp. 145-2 10). Hillsdale, NJ: Erlbaum.

Behrmann, M. (1995). Assistive technology training. In K. F. Flippo, K. J. Inge, & J. M. Barcus (Eds.), *Assistive technology: A resource for school, work, and community* (pp. 211-222). Baltimore: Paul H. Brookes.

Behrmann, M. M. (1994). Assistive technology for students with mild disabilities. *Intervention in School and Clinic, 30*(2), 70-83.

Beirne-Smith, M., Ittenbach, R. F., & Patton, J. R. (1998). *Mental retardation.* Upper Saddle River, NJ: Merrill/Prentice Hall.

Bellamy, G. T., Rhodes, L. E., Bourbeau, P. E., & Mank, D. M. (1986). Mental retardation services in sheltered workshops and day activity programs. In F. R. Rusch

(Ed.), *Competitive employment: Issues and strategies* (pp. 257-271). Baltimore: Paul H. Brookes.

Bellini, J. (2002). Correlates of multicultural counseling competencies of vocational rehabilitation counselors. *Rehabilitation Counseling Bulletin*, *45*, 66-75.

Bender, M., Richmond, L., & Pinson-Millburn, N. (1985). *Careers, computers, and the handicapped.* Austin, TX: PRO-ED.

Benitez, D. T., Lattimore, J., & Wehmeyer, M. L. (2005). Promoting the involvement of students with emotional and behavioral disorders in career and vocational planning and decision-making: the self-determined career development model. *Behavioral Disorders*, *30*, 431-447.

Benz, M. R., & Halpern, A. S. (1986). Vocational preparation for high school students with mild disabilities: A statewide study of administrator, teacher, and parent perceptions. *Career Development for Exceptional Individuals*, *9*(1), 3-33.

Benz, M. R., & Halpern, A. S. (1987). Transition services for secondary students with mild disabilities: A statewide perspective. *Exceptional Children*, *53*(6), 507-514.

Benz, M. R., & Halpenn, A. S. (1993). Vocational and transitional services needed and received by students with disabilities during their last year of high school. *Career Development for Exceptional Individuals*, *16*(2), 197-212.

Benz, M. R., Johnson, D. K., Mikkelsen, K. S., & Lindstrom, L. E. (1995). Improving collaboration between school and vocational rehabilitation: Stakeholder-identified barriers and strategies. *Career Development for Exceptional Individuals*, *18*, 133-144.

Benz, M. R., & Kochhar, C. A. (1996). School-to-work opportunities for all students: A position statement of the division on career development and transition. *Career Development for Exceptional Individuals*, *19*(1), 31-48.

Benz, M. R., Lindstrom, L., & Yovanoff, P. (2000). Improving graduation and employment outcomes of students with disabilities: Predictive factors and student perspectives. *Exceptional Children*, *66*, 509-529.

Benz, M. R., Yavonoff, P., & Doren, B. (1997). School-to-work components that predict postschool success for students with and without disabilities. *Exceptional Children*, *63*(2), 151-166.

Berman, L. M., & Rodenick, J. A. (1977). *Curriculum: Teaching what, how, and why of living.* Columbus, OH: Merrill.

Beveridge, S., Craddock, S. H., Liesener, J., Stapleton, M., & Henshenson, D. (2002). INCOME: A framework for conceptualizing the career development of persons with disabilities. *Rehabilitation Counseling Bulletin*, 45, 195-206.

Biklen, D., & Knoll, J. (1987a). The disabled minority In S. J. Taylor, D. Biklen, & J. A. Knoll (Eds.), *Community integration for people with severe disabilities* (pp. 3-24). New York: Teachers' College Press.

Biklen, D., & Knoll, J. (1987b). The community imperative revisited. In J. A. Mulick & R. F. Antonak (Eds.), *Transitions in mental retardation* (Vol. 3, pp. 1-27), Norwood, NJ: Ablex.

Blackhurst, A. E. (1997). Perspectives on technology in special education. *Teaching Exceptional Children*, *29*(5), 41-48.

Blackhurst, A. E., Bausch, M. E., Bell, J. K., Burleson, R. B., Cooper, J. T., Cassaway, L. J., McCrary N. E., & Zabala, J. S. (1999). *Assistive technology consideration form: The university of Kentucky assistive technology toolkit.* Lexington, KY: Department of Special Education and Rehabilitation Counseling, University of Kentucky.

Blackhurst, A. E., & Cross, D. P. (1993). Technology in special education. In A. E. Blackhurst & W. H. Berdine (Eds.), *An introduction to special education* (3rd ed., pp. 77-103). New York: HarperCollins.

Blackhurst, A. E., & Shuping, M. B. (1990). A philosophy for the use of technology in special education. *Technology and media back-to-school guide.* Reston, VA: Council for Exceptional Children.

Blackorby, J., & Wagner, M. (1996). Longitudinal postschool outcomes of youth with disabilities: Findings from the National Longitudinal Transition Study. *Exceptional Children 62*(5), 399-4 14.

Blanck, P. D. (2000). Employment, disability, and the *American with Disabilities Act: Issues in law, public policy and research.* Evanston, IL: Northwestern University Press.

Boesel, D., & McFarland, L. (1994). *National assessment of vocational education final report to Congress. Volume 1: Summary and recommendations.* Washington, DC: U.S. Department of Education, Office of Educational Research and Improvement.

Bolles, R. N. (1995). *What color is my parachute? A practical manual for job hunters and career changers.*

Berkeley, CA: Ten Speed Press.

Bolles, R. N. (1999). *What color is your parachute?* Berkeley, CA: Ten Speed Press.

Bolles, R. N., & Bolles, M. F. (2006). *What color is your parachute? A practical manual for job hunters and career changers.* Berkeley CA: Ten Speed Press.

Bond, G. R. (1991). Vocational rehabilitation for persons with severe mental illness: Past, present, and future. In R. Lieberman (Ed.), *Rehabilitation of the psychiatrically disabled.* New York: Pergamon.

Bond, G. R., & Boyer, S. L. (1988). Rehabilitation programs and outcomes. In J. A. Ciardiello & M. D. Bell (Eds.), *Vocational rehabilitation of persons with prolonged mental illness.* (pp.231-263). Baltimore: Johns Hopkins University Press.

Bond, G. R., Dietzen, L. L., McGrew, J. H., & Miller, L. D. (1995). Accelerating entry into supported employment for persons with severe psychiatric disabilities. *Rehabilitation Psychology, 40*(2), 91-111.

Bose, J. (1996). *Characteristics of the 100 largest public elementary and secondary school districts in the United States: 1993-94. Statistical analysis report.* Washington, DC: National Center for Educational Statistics.

Boyer, E. (1987). *College. The undergraduate experience in America.* New York: Harper & Row. Braddock, D. (1987). *Federal policy toward mental retardation and developmental disabilities.* Baltimore: Paul H. Brookes.

Braddock, D. (2005). *Disability at the dawn of the 21st century and the state of the states.* AAMIR: Washington DC.

Brady M. P., & Rosenberg, H. (2002). Job observation and behavior scale: A supported employment assessment instrument. *Education and Training in Mental Retardation and Developmental Disabilities, 37*(4), 427-433.

Brame, K. (1995). Strategies for recruiting family members from diverse backgrounds for roles in policy and program development. *Early Childhood Bulletin, 5,* 1-5. (ERIC Document Reproduction Service No. ED 398 721)

Brinckerhoff, L. C., McGuire, J. M., & Shaw. S. F. (2002). *Post-secondary education and transition for students with learning disabilities.* Austin, TX: PRO-ED.

Brinckerhoff, L. C., Shaw, S. F., & McGuire, J. M. (1992). Promoting access, accommodations, and independence for college students with learning disabilities. *Journal of Learning Disabilities, 25,* 417-429.

Brinckerhoff, L. C., Shaw, S. F., & McGuire, J. M. (1993). *Promoting postsecondary education for students with learning disabilities.* Austin, TX: PRO-ED.

Brislin, R. (1993). *Understanding culture's influence on behavior.* Fort Worth, TX: Harcourt Brace.

Brolin, D. E. (1989). *Life-centered career education: A competency-based approach.* Reston, VA: The Council for Exceptional Children.

Brolin, D. E. (1992a). *Competency assessment knowledge batteries Life-centered career education.* Reston, VA: The Council for Exceptional Children.

Brolin, D. E. (1992b). *Competency assessment performance batteries. Life-centered career education.* Reston, VA: The Council for Exceptional Children.

Brolin, D. E. (1992c). *Life-centered career education: Competency units for occupational guidance and preparation.* Reston, VA: The Council for Exceptional Children.

Brolin, D. E. (1992d). *Life-centered career education: Competency units for personal-social skills.* Reston, VA: The Council for Exceptional Children.

Brolin, D. E. (1993). *Life-centered career education* [videorecording]. Reston, VA: The Council for Exceptional Children.

Brolin, D. E. (Ed.). (1995). *Career education: A functional life skills approach* (3rd. ed). Upper Saddle River, NJ: Prentice Hall.

Brolin, D. E. (1996). Reflections on the beginning ... and the future directions! *Career Development for Exceptional Individuals, 19*(2), 93-100. Upper Saddle River, NJ: Merrill/Prentice Hall.

Brolin, D. E. (1997). *Life-centered career education: A competency-based approach.* Reston, VA: The Council for Exceptional Children.

Brolin, D. E., & Gysbers, N. C. (1979). Career education for persons with handicaps. *The Personnel and Guidance Journal, 58,* 258-262.

Brolin, D. E., & Lloyd, R. J. (2004). *Career development and transition services: A functional life skills approach* (4th ed). Upper Saddle River, NJ: Merrill/Prentice Hall.

Brolin, D. E., & Schatzman, B. (1989). Lifelong career developIn D. F. Berkell & J. M. Brown (Eds.), *Transition from school to work for persons with disabilities.* New York: Longman.

Brookhiser, R. (1991). *The way of the wasp.* New York: Free Press.

Browder, D. M., Courtade-Little, G., Davis, S., Fallin, K., & Karvonen M. (2005). The impact of teacher training on state alternate assessment scores. *Exceptional Children, 71*(3), 267–282.

Brown, C. (1992). Assistive technology, computers, and persons with disabilities. *Communications of the ACM, 35*(5), 36–45.

Brown, C., McDaniel, R., Couch, R., & McClanahan, M. (1994). *Vocational evaluation and software: A consumer's guide.* (Available from Materials Development Center, Stout Vocational Rehabilitation Institute, University of Wisconsin–Stout, Menomonie, WI 54751.)

Brown, D. (1990). Trait and factor theory. In D. Brown, L. Brooks, & Associates (Eds.), Career choice and *development: Applying contemporary theories to practice* (2nd ed., pp. 13–36). San Francisco: Jossey–Bass.

Brown, D. (1996). Status of career development theories. In D. Brown, L. Brooks, & Associates (Eds.), *Career choice and development. Applying contemporary theories to practice* (3rd ed., pp. 513–526). San Francisco: Jossey–Bass.

Brown, D. (2002). Status of theories of career choice and development In D. Brown and Associates (Eds.), *Career choice and development* (4th ed., pp. 510–515). San Francisco: Jossey–Bass.

Brown, D., & Brooks, L. (1984). Preface. In D. Brown, L.Brooks, & Associates (Eds.), *Career choice and development App lying contemporary theories to practice* (pp. ix–xii). San Francisco: Jossey–Bass.

Brown, D., & Brooks, L. (1990). Introduction to theories of career development: Origins, evolution, and current efforts. In D. Brown, L. Brooks, & Associates (Eds.), *Career choice and development Applying contemporary theories to practice* (2nd ed., pp. 1–12). San Francisco: Jossey–Bass.

Brown, D., & Brooks, L. (1996). Introduction to theories of career development and choice: Origins, evolution, and current efforts. In D. Brown, L. Brooks, & Associates (Eds.), *Career choice and development* (3rd ed., pp. 1–30). San Francisco: Jossey–Bass.

Brown, L., Branston, M. B., Hamre–Nietupski, S., Pumpian, I., Certo, N., & Gruenewald, L. (1979). A strategy for developing chronological age appropriate and functional curricular content for severely handicapped adolescents and young adults. *Journal of Special Education, 13*, 81–90.

Brown, L., Long, E., Udvani–Solner, A., Davis, L., VanDeventer, P., Ahlgren, C., Johnson, F., Gruenewald, L., & Jorgesen, J. (1989). The home school: Why students with severe intellectual disabilities must attend the schools of their brothers, sisters, friends, and neighbors. *Journal of the Association for Persons with Severe Handicaps, 16*, 39–47.

Brown, L., Nietupski, J, . & Hamre–Nietupski, S. (1976). The criterion of ultimate functioning and public school service for severely handicapped students. In M. A. Thomas (Ed.), *Please don't forget about me! Education's investment in the severely, profoundly and multiple handicapped child.* (pp.2–15). Reston, VA: The Council for Exceptional Children.

Browning, P. L. (1997). *Transition in action for youth and young adults with disabilities. Montgomery*, AL: Auburn University, Wells Printing.

Bucher, D. E., & Brolin, D. E., (1987). The life–centered career education (LCCF) inventory: A curriculum–based, criterion–related assessment instrument. *Diagnostique, 12*, 131–141.

Bulgren, J. A., Schumaker, J. B., & Deshler, D. D. (1994). *Use and effectiveness of a concept anchoring routine in secondary–level mainstreamed classes.* University of Kansas Center for Research on Learning, Lawrence, KS.

Bull, B. L., Fruehling, R. T., & Chattergy, V. (1992). *The ethics of multicultural and bilingual education.* New York: Teachers College Press.

Bullis, M., & Davis, C. (1996).Further examination of job–related social skills measures for adolescents and young adults with emotional and behavioral disorders. *Behavioral Disorders, 21*(2), 160–171.

Bullis, M. D., Kosko, K., Waintrup, M., Kelley, P., & Issacson, A. (1994). Functional assessment services for transition, education, and rehabilitation: Project FASTER. *American Rehabilitation, 20*(2), 9.

Bureau of Labor Statistics, U.S. Department of Labor. (2001). Monthly Labor Review, Winter 2001–02. *Occupational Outlook Quarterly.*

Bureau of Labor Statistics. (2004, August 25). *Number of jobs held, labor market activity and earnings growth among younger baby boomers: recent results from a longitudinal survey.* Buearu of Labor Statistics NEWS, USDL 01–1678. Washington, DC: Author. Retrieved June 11, 2006, from http://www.bls.gov/nls/home.htm.

Bureau of Labor Statistics. (2005, December 7). BLS *releases 2004–14 employment projections.* USDL 05–2276. Washington DC: Author. Retrieved May 15, 2006 from *www.bls.gov/emp.*

Burhauser, R. V., & Stapleton, D. C. (2003). *Introduction. The decline in employment of people with disabilities:*

A policy puzzle. Retrieved June 4, 2006, from http://www.ilrcornell.edu/ped/dep/files/2001POlicyInstitute_ SampleChapter.pdf

Burnette, J. (1998). *Reducing the disproportionate representation of minority students in special education.* Reston, VA: ERIC Clearinghouse on Disabilities and Gifted Education ERIC/OSEP Digest #E566.

Callicott, K. J. (2003). Culturally sensitive collaboration within person-centered planning. *Focus on Autism and Other Developmental Disabilities, 18,* 60-68.

Carl D. Perkins Vocational and Applied Technology Education Act. (1990). Pub. L. No. 101-392, 104, Stat. 756.

Carl D. Perkins Vocational Education Act. (1984). Pub. L. No. 98-524, 98, Stat. 2435.

Carney I. H., & Orelove, F. P. (1988). Implementing transition programs for community participation. In B. L. Ludlow, A. P. Turnbull, & R. Luckasson (Eds.), *Transitions to adult life for persons with mental retardation: Principles and practices.* Baltimore: Paul H. Brookes.

Cavalier, A. R., & Brown, C. C. (1998). From passivity to participation: The transformational possibilities of speech-recognition technology *Teaching Exceptional Children, 30*(6), 60-65.

Center for Applied Special Technology (1998-1999). *The National Center on Accessing the General Curriculum [On-line]. Available: http://www.cast.org/initiatives/nationalcenter.html.*

Chadsey J., & Sheldon, D. (1998). Moving toward social inclusion in employment and postsecondary school settings. In F. R. Rusch & J. G. Chadsey (Eds.), *Beyond high school: Transition from school to work* (pp. 383-405). Belmont, CA: Wadsworth.

Chadsey-Rusch, J., & Heal, L. (1995). Building consensus from transition experts on social integration outcomes and interventions. *Exceptional Children*, 165-187.

Chadsey-Rusch, J., Rusch, F. R., & O'Reilly M. F. (1991). Transition from school to integrated communities. *Remedial and Special Education, 12*(6), 23-33.

Chambers, A. C. (1997). *Has technology been considered? A guide for IEP teams.* Albuquerque, NM: Council of Administrators in Special Education.

Chan, F., Reid, C., Kaskel, L., Roldan, G., Rahami, M., & Mpofu, E. (1997). Vocational assessment and evaluation of people with disabilities. *Physical Medicine and Rehabilitation Clinics of North America, 8,* 311-325.

Chan, S. (1998a). Families with Asian roots. In E. W. Lynch & M. H. Hanson (Eds.), *Developing cross-cultural competence: A guide for working with children and their families* (2nd ed., pp. 251-354). Baltimore: Paul H. Brookes.

Chan, S. (1998b). Families with Filipino roots. In E. W. Lynch & M. H. Hanson (Eds.), *Developing cross-cultural competence: A guide for working with children and their families* (2nd ed., pp. 355-408). Baltimore: Paul H. Brookes.

Chen, C. P. (2003). Integrating perspectives in career development theory and practice. *Career Development Quarterly, 51,* 203-216.

Clark, G. M. (1979). *Career education for the handicapped child in the elementary school.* Denver, CO: Love.

Clark, G. M. (1992, April). Providing transition services through a functional curriculum and functional instruction. Paper presented at The Council for Exceptional Children annual conference, Baltimore.

Clark, G. M. (1994). Is a functional curriculum approach compatible with an inclusive education model? *Teaching Exception Children, 26*(2), 36-39.

Clark, G. M. (1996). Transition planning assessment for secondary-level students with learning disabilities. *Journal of Learning Disabilities, 29*(1), 79-92.

Clark, G. M., & Kolstoe, O. P. (1995). *Career development and transition education for adolescents with disabilities* (2nd ed). Needham, MA: Allyn & Bacon.

Clark, G. M., Carlson, B. C., Fisher, S., Cook, I. D., & D'Monzo, B. J.(1991).Career development for students with disabilities in elementary schools: A position statement of the Division on Career Development. *Career Development for Exceptional Individuals, 14*(2), 109-120.

Clark, G. M., & Patton, J. R. (1997). *Transition planning inventory Administration and resource guide.* Austin, TX: PRO-ED.

Clary, G. K. (2001). *Barriers to postsecondary education for rural students with disabilities. A delphi investigation.* Unpublished doctoral dissertation, Kent State University.

Cobb, H. C. (1972). *The forecast of fuifillment.* New York: Teachers College Press.

Cobb, R. B., & Neubert, D. A. (1992). Vocational education models. In F. R. Rusch, L. Destefano, J. Chadsey-Rusch, L. A. Phelps, & E. Syzmanski (Eds.) *Transition from school to adult life.* Models, linkages, and policies. (pp. 93-113) Sycamore IL: Sycamore.

Cobb, R. B., & Neubert, D. A. (1998). Vocational education: Emerging vocationalism. In F. R. Rusch & J. G. Chadsey (Eds.), *Beyond high school. Transition from school to work* (pp. 101–126). Belmont, CA: Wadsworth Publishing.

Cohen, M., & Besharov, D. J. *The role of career and technical education: Implications for the federal government.* Prepared for the Office of Vocational and Adult Education, U.S. Department of Education, March 21, 2002.

Cole, M., & Cole, S. (1993). *The development of children* (2nd ed.). New York: Scientific American Books.

Collignon, F. C., Noble, J. H., & Toms-Barker, L. (1987). Early lessons form the Mann County demonstration integrating vocational and mental health services. *Psychosocial Rehabilitation Journal, 11*(2), 76–85.

Colorado Department of Education. (1998). *Teach access skills.* Denver, CO: Author.

Condeluci, A. (1995). *Interdependence: The route to community.* Winter Park, FL: GR Press.

Cone, J. D., Delawyer, D. D., & Wolfe, V. V. (1985). Assessing parent participation: The parent/family involvement index. *Exceptional Children, 51*(5), 417–424.

Conley D. T. (2002, April). Preparing students for life after high school. *Educational Leadership*, 60–66.

Conte, L. E. (1983). Vocational development theories and the disabled person: Oversight or deliberate omission? *Rehabilitation Counseling Bulletin, 27*, 316–328.

Conyers, L., Koch, L., & Szymanski, E. (1998). Lifespan perspectives on disability and work: A qualitative study. *Rehabilitation Counseling Bulletin, 42*, 51–75.

Cook, J. A., & Hoffschmidt, S. J. (1995). Comprehensive models of psychosocial rehabilitation. In R. W. Flexer and P. L. Solomon (Eds.), *Psychiatric rehabilitation in practice.* (pp. 81–98) Boston: Andover Publishers.

Cooter, R. B., Jr., & Flynt, E. S. (1996). *Teaching reading in the content areas. Developing content literacy for all students.* Upper Saddle River, NJ: Merrill/Prentice Hall.

Cordeiro, P. A., Reagan, T. G., & Martinez, L. P. (1994). *Multiculturalism and TQE: Addressing cultural diversity in schools.* Thousand Oaks, CA: Corwin.

Correa, V. I. (1989). Involving culturally diverse families in the educational process. In S. H. Fradd & M. H. Weismantel (Eds.), *Meeting the needs of culturally and linguistically different students: A handbook for educators* (pp. 130–144). Austin, TX: PRO-ED.

Cowen, S. (1993). Transition planning for LD college-bound students. In S. Vogel & P. Adelman (Eds.), *Success for college students with learning disabilities* (pp. 39–56). New York: Springer.

Craddock, G., & Scherer, M. J. (2002). Assessing individual needs for assistive technology In C. L. Sax & C. A. Thoma (Eds.). *Transition assessment. Wise practices for quality lives* (pp.87–101). Baltimore: Paul H. Brookes.

Crites, J. (1978). *The career maturity inventory.* Monterey, CA: CTB/McGraw-Hill.

Crites, J. O. (1981). Integrative test interpretation. In D. H. Montross & D. J. Shinkman (Eds.), *Career development in the 1980s: Theory and practice* (pp. 161–168). Springfield, IL: Charles C. Thomas.

Cross, T., Cooke, N. L., Wood, W. M., & Test, D. W. (1999). Comparison of the Effects of MAPS and ChoiceMaker on Student Self-Determination Skills. *Education and Training in Mental Retardation and Developmental Disabilities, 34*(4), 499–510.

Cuban, L. (1993). The lure of curricular reform and its pitiful history *Phi Delta Kappan, 75*(2), 182–186.

Cummins, J. (1986). Psychological assessment of minority students: Out of context, out of focus, out of control? In A. C. Willing & H. F. Greenberg (Eds.), *Bilingualism and learning disabilities: Policy and practice for teachers and administrators* (pp. 3–11). New York: American Library Publishing.

Curnow, T. C. (1989). Vocational development of persons with disabilities. *Career Development Quarterly 37*, 269–278.

Dattilo, J. (1987). Recreation and leisure literature for individuals with mental retardation: Implications for outdoor recreation. *Therapeutic Recreation Journal*, 21(1), 9–17.

Davis, P., & Faw, G. (2002). Residential preferences in person-centered planning: Empowerment through the self-identification of preferences and their availability. In Holburn, S., &Vietze, P.M.(Eds.), *Person-centered planning: Research, practice, and future directions.* (pp. 203–222). Baltimore: Paul H. Brookes.

Daviso, A., Ackerman, G., & Flexer, R. (2003). *A comparison of video based and static line drawing choice-making assessments to determine job preference for students with severe disabilities.* Presentation at The Division of Career Development and Transition, Roanoke, VA.

Dawis, R. (2002). Person-environment-correspondence theory. In D. Brown and Associates (Eds.), *Career choice and development* (4th ed., pp. 427-464). San Francisco: Jossey-Bass.

Dawis, R. V. (1996). The theory of work adjustment and person-environment-correspondence counseling. In D. Brown, L. Brooks, & Associates (Eds.), *Career choice and development* (3rd ed., pp. 75-120). San Francisco: Jossey-Bass.

Dawis, R. V., & Lofquist, L. H. (1984). *A psychological theory of work adjustment. An individual-differences model and its applications.* Minneapolis, MN: University of Minesota Press.

Deci, E. L., & Chandler, C. L. (1986). The importance of motivation for the future of the LD field. *Journal of Learning Disabilities, 19*, 587-594.

Deci, E. L., & Ryan, R. M. (1985). *Intrinsic motivation and self-determination in human behavior.* New York: Plenum.

Deci, E. L., & Ryan, R. M. (1994). Promoting self-determined education. *Scandinavian Journal of Educational Research (38)*, 3-14.

deFur, S. H. (2002). Education reform, high-stakes assessment, and students with disabilities: One state's approach. *Remedial and Special Education, 23*(4), 203-211.

deFur, S. H., & Patton, J. R. (1999). *Transition and school-based services: Interdisciplinary perspective for enhancing the transition process.* Austin: PRO-ED.

deFur, S. H., & Taymans, J. M. (1995). Competencies needed for transition specialists in vocational rehabilitation, vocational education, and special education. *Career Development for Exceptional Individuals, 62*(1), 38-51.

deFur, S. H., Getzel, E. E., & Kregel, J. (1994). Individual transition plans: A work in progress. *Journal of Vocational Rehabilitation, 4*(2), 139-145.

deFur, S. H., Getzel, E. E., & Trossi, K. (1996). Making the postsecondary education match: A role for transition planning. *Journal of Vocational Rehabilitation, 6*, 231-240.

DeJong, G. (1979) Independent living: From social movement to analytic paradigm. *Archives of Physical Medicine and Rehabilitation, 60*, 435-446

DeJong, G. (1984). Independent living: From social movement to analytic paradigm. In P. Marinelli & A. Dell Orto (Eds.), *The psychological and social impact of physical disability* (pp. 39-64). New York: Springer.

Dennis, L. (2006). What's a SOP for special education graduates? *Focus*, newsletter published by the Cuyahoga Special Education Service Center. April-May

Dennis, R. E., & Giangreco, M. F. (1996). Creating conversation: Reflections on cultural sensitivity in family interviewing. *Exceptional Children, 63*, 103-116.

Dentzer, S. (1992). How to train workers for the 21st century. *US. News & World Report*, 21 September, pp. 72-78.

Deshler, D., Ellis, E. S., & Lenz, R. K. (1996). *Teaching adolescents with learning disabilities* (2nd ed.). Denver: Love Publishing.

DeStefano, L. (1989). Facilitating the transition from school to adult life for youth with disabilities. In W. E. Kiernan & R. L. Schalock (Eds.), *Economics, industry and disability: A look ahead* (pp. 169-177). Baltimore: Paul H. Brookes.

DeStefano, L., & Snauwaert, D. (1989). *A value-critical approach to transition policy analysis* [Monograph]. Special Education Programs: Washington, DC.

DeStefano, L., & Wagner, M., (1992). Outcome assessment in special education: Implication for decision-making and long-term planning in vocational rehabilitation. *Career Development for Exceptional Individuals, 16*(2), 147-158.

DeStefano, L., & Wermuth, T. R. (1993). IDEA (P.L. 101-476): Defining a second generation of transition services. In E. R. Rusch, L. DeStefano, J. Chadsey-Rusch, L. A. Phelps, & F. Szymanski (Eds.), *Transition from school to adult life: Models, linkages, and policy* (pp.537-549). Sycamore, IL: Sycamore.

DeVillar, R. A. (1994). The rhetoric and practice of cultural diversity in U.S. schools: Socialization, resocialization, and quality schooling. In R. A. DeVillar, D. J. Faltis, & J. P. Cummins (Eds.), *Cultural diversity in schools. From rhetoric to practice* (pp. 25-56). Albany, NY: State University of New York.

Dinerstein, R. D., Herr, S. S., & O'Sullivan, J. L. (1999). *A guide to consent.* Washington, DC: American Association on Mental Retardation.

Dinnebell, L. A., & Rule, S. (1994). Congruence between parents' and professionals' judgment about the development of young children with disabilities: A review of the literature. *Topics in Early Childhood Education, 14*, 1-26.

Division of Career Development and Transition. (2000). *Transition specialist competencies.* Reston, VA: Council for Exceptional Children.

Dohm, A., & Wyatt, I. (2002). College at work: Outlook andearnings for college graduates, 2000-10.

Occupational Outlook Quarterly, fall 2002. Retrieved Feb 20, 2003, from Proquest, *http://proquest.umi.com/pdqweb?*Did=000000217986161

Donovan, M. S., Bransford, J. D., & Pellegrino, J. W.(1999). *How people learn: Bridging research and practice.* Washington, DC: National Academies Press. [On-line]. Available: *http://books, nap.edu/html/how-people2/ch2.html.*

Donovan, M. S., & Cross, C. T. (eds.) (2002). *Minority students in special and gifted education.* Washington, DC: National Academy Press, National Research Council Committee on Minority Representation in Special Education.

Downing, J. E., (1996). Working cooperatively: The role of adults. In J. E. Downing (Ed.), *Including students with severe and multiple disabilities in regular classrooms* (pp. 147-162). Baltimore: Paul H. Brookes.

Doyel, A. W. (2000). Entrepreneurs with disabilities can succeed in their own *businesses. Supported Employment InfoLines, 11*(8), 1, 3, 6.

Doyel, A. W. (2001). *No More Job Interviews: Self-employment Strategies for People with Disabilities.* St. Augustine, FL: Training Resource Network.

Doyle, W. (1986). Classroom organization and management. In M. C. Wittrock (Ed.), *Handbook of research on teaching* (3rd ed., pp. 392-431). New York: Macmillan.

Droege, R. C. (1987). The USFS testing program. In B. Bolton (Ed.), *Handbook of measurement and evaluation in rehabilitation* (pp. 169-182). Baltimore: Paul H. Brookes.

Dunham, M., Koller, J. R., & McIntosh, D. (1996). A preliminary comparison of successful and non-successful closure types among adults with specific learning disabilities in the vocational rehabilitation system. *The Journal of Rehabilitation, 62*(1), 42-47.

Dunn, R., & Griggs, S. A. (1995). *Multiculturalism and learning style: Teaching and counseling adolescents.* West-port, CN: Praeger.

Dunst, C., Trivette, C., & Deal, A. (1988). *Enabling and empowering families: Principles and guidelines for practice Cambridge*, MA: Brookline Books.

Dunst, D. J. (2002). Family-centered practices: Birth through high school. *The Journal of Special Education, 36*, 139-147.

Durlak, C. M., Rose, E., & Bursuck, W. D. (1994). Preparing high school students with learning disabilities for the transition to postsecondary education: Teaching the skills of self-determination. *Journal of Learning Disabilities, 27*(1), 51-59.

Dybwad, G. (1989). Self-determination: Influencing public policy. In R. Perske (Ed.), *National conference on self-determination.* Washington, DC: U.S. Department of Education, Office of Special Education and Rehabilitative Services.

Eber, L., Nelson, C. M., & Miles, P. (1997). School-based wraparound for students with emotional and behavior challenges. *Exceptional Children, 63*(4), 539-556.

Edgar, E. (1987). Secondary programs in special education: Are many of them justifiable? *Exceptional Parent, 53*(6), 555-561.

Edgar, E., & Levine, P. (1986). *Washington state follow-up studies of postsecondary special education students in transition.* Seattle, WA: University of Washington, Net-working and Evaluation Team.

Edgar, E., & Polloway E. A. (1994). Education for adolescents with disabilities: Curriculum and placement issues. *The Journal of Special Education, 27*(4), 438-452.

Education Amendments of 1972, 20 U.S.C. § 1681 *et seq.*

Education Amendments of 1974, Pub. L. No. 93-380, 88 Stat. 580.

Education for All Handicapped Children Act of 1975, 20 U.S.C. § 1401 *et seq.*

Education for All Handicapped Children Act, Pub. L. No. 94-142, 20 U.S.C. 1412 (1975).

Education of the Handicapped Act of 1970, Pub. L. No. 91-230, § 601-662, 84 Stat. 175.

Education of the Handicapped Amendments of 1986, 20 U.S.C. § 1401 *et seq.*

Elementary and Secondary Education Act of 1965, Pub. L. No. 89-10, 79 Stat. 27.

Elementary and Secondary Education Act of 1965 (20 U.S.C. 6301 *et seq.*).

Elementary and Secondary Education Act, amended by Pub. L. No. 89-750. § 161 [Title VI], 80 Stat. 1204 (1966).

Erikson, E. (1963). *Childhood and society* (2nd ed). New York: W. W. Norton.

Erikson, E. (1968). *Identity youth, and crisis.* Toronto: W. W. Norton.

Esposito, L., & Campbell, P. H. (1993). Computers and severely and physically handicapped individuals. In J. D. Lindsey (Ed.), Computers and exceptional individuals (2nd ed., pp. 159-171). Austin, TX: PRO-ED.

Eubanks, S. C. (1996). *The urban teacher challenge. A report on teacher recruitment and demand in selected great city schools.* Belmont, MA: Recruiting New Teachers.

Evers, R. B., & Elksnin, N. (1998). *Working with students with disabilities in vocational-technical settings.* Austin, TX: Pro-Ed.

Everson, J. M. (1990). A local team approach. *Teaching Ex-ceotional Children, 23*(1), 44-46.

Everson, J. M., & Guillory, J. D. (1998). Building statewide transition services through collaborative interagency teamwork. In F. Rusch & J. Chadsey (Eds.), *Beyond high school. Transition from school to work* (pp. 299-317). Belmont, CA: Wadsworth.

Everson, J. M., & McNulty, K. (1992). Interagency teams: Building local transition programs through parental and professional partnerships. In E. R. Rusch, L. DeStefano, J. Chadsey-Rusch, L. A. Phelps, & F. Szymanski (Eds.), *Transition from school to adult life: Models, linkages, and policy* (pp. 341-352). Sycamore, IL: Sycamore.

Everson, J. M., & Moon, M. S. (1987). Transition services for young adults with severe disabilities: Defining professional and parental roles and responsibilities. *Journal of the Association for Persons with Severe Handicaps, 12*(2), 87-95.

Everson, J. M., Barcus, M., Moon, M. S., & Morton, M. V. (1987). *Achieving outcomes: A guide to interagency training in transition and supported employment. Richmond*, VA: Virginia Commonwealth University, Project Transition into Employment.

Everson, J. M., & Rachal, P. (1996). *What are we learning about state and local interagency partnerships? An analysis of state and interagency activities for students who are deaf-blind in seventeen states.* Sands Point, NY: Helen Keller National Center—Technical Assistance Center.

Fabian, E., Lent, R., & Willis, S. (1998). Predicting work transition outcomes for students with disabilities: Implications for counselors. *Journal of Counseling and Development, 76*, 311-316.

Fairweather, J. S., & Shaver, D. M. (1991). Making the transition to postsecondary education and training. *Exceptional Children, 57*(3), 264-270.

Federal Register. (1981, January 19). Washington, DC: U.S. Government Printing Office.

Ferguson, D., Droege, C., Lester, J., Meyer, G., Ralph, G, Sampson, N., & Williams, J. (2001). *Designing personalized learning for every student.* The Association for Supervision and Curriculum Development (ASCD).

Ferguson, G. (2001, Summer). The use of ritual in rites of passage. *The Voice for Adventure Education, 43*, 14-19.

Ferguson, P. M., & Ferguson, D. L. (2000). The promise of adulthood. In M. E. Snell & F. Brown, *Instruction of students with severe disabilities* (5th ed., pp. 629-656). Upper Saddle River, NJ: Merill/Prentice Hall.

Ferguson, P. M., & Olsen, D. (Eds.). (1989). *Supported community life: Connecting policy to practice in disability research.* Eugene, OR: Specialized Training Program.

Fichten, C. S., & Ansel, R. (1988). Thoughts concerning interactions between college students who have a physical disability and their nondisabled peers. *Rehabilitation Counseling Bulletin, 32*, 23-40.

Field, S., & Hoffman, A. (1994). Development of a model for self-determination. *Career Development for Exceptional Individuals, 17*(2), 159-169.

Field, S., & Hoffman, A. (1995). *Steps to self determination.* Austin, TX: PRO-ED.

Field, S., Hoffman, A., & Spezia, S. (1998). *Self-determination strategies for adolescents in transition.* Austin, TX: Pro-Ed.

Field, S., Martin, J, Miller, R., Ward, M., & Wehmeyer, M. (1998). *A practical guide for teaching self determination.* Reston, VA: The Council for Exceptional Children.

Field, S., Martin, J. E., Miller, R., Ward, M., & Wehmeyer, M. (1998). Self-determination for persons with disabilities: A position paper of the Division on Career Development and Transition. *Career Development for Exceptional Individuals 21*(2), 113-128.

Fisher, S. K., & Gardner, J. E. (1999). Introduction to technology in transition. *Career Development for Exceptional Individuals, 22*(2), 131-152.

Fitcher, J. M. (1991). *Endangered spaces, enduring places: Change, identity and survival in rural America.* Boulder, CO: Westview.

Flexer, R. (1996). Federal laws and program accessibility. In C. Flexer, D. Wray R. Leavitt, & R. Flexer (Eds.), *How the student with hearing loss can succeed in college. A handbook for students, families, and professional* (2nd ed., pp. 13-27). Washington, DC: Alexander Graham Bell Association for the Deaf.

Flexer, R., Simmons, T., & Tankersley M. (1997). Graduate interdisciplinary training at Kent State

University. *Journal of Vocational Rehabilitation, 8*, 183-195.

Flexer, R. W. (2005). History and transition legislation. In Flexer, R. W., Simmons, T. J., Luft, P., & Baer, R. M. (Eds.). *Transition planning for secondary students with disabilities* (2nd ed., pp.20-52). Upper Saddle River, NJ: Merill/ prentice hall.

Flexer, R. W., Goebel, G. W., Simmons, T J., Baer, R., Shell, D., Steele, R., & Sabousky, R. (1994). Participant, employer, and rehabilitation resources in supported employment: A collaborative approach. *Journal of Applied Rehabilitation Counseling, 25*(4), 9-15.

Foley R. M., & Munschenck, N. A. (1997). Collaboration activities and competencies of secondary school special educators: A national survey *Teacher Education and Special Education, 20*, 47-60.

Ford, A., Schnorr, R., Meyer, L., Davern, L., Black, J., & Dempsey, P. (1989). *The Syracuse community-referenced curriculum guide for students with moderate and severe disabilities*. Baltimore: Paul H. Brookes.

Forest, M., & Lusthaus, E. (1989).Promoting educational equality for all students: Circles and MAPS. In S. Stainback, W. Stanback, & M. Forest (Eds.), *Educating all students in the mainstream of regular education* (pp. 43-57). Baltimore Paul H. Brookes.

Forest, M., Pearpoint, J., & Snow, J. (1993). Natural support systems: Families, friends, and circles. In J. Pearpoint, M. Forest, & J. Snow (Eds.), *The inclusion papers: Strategies to make inclusion work* (pp. 116-132). Toronto: Inclusion Press.

Foss, G., Bullis, M.D., & Vilhauer, D. A. (1984). Assessment and training of job-related social competence for mentally retarded adolescents and adults. In A. S. Halpern & M. J. Fuhrer (Eds.), *Functional assessment in rehabilitation* (pp. 145-157). Baltimore: Paul H. Brookes.

Foss, G., Cheney D., & Bullis, M.D. (1986). *TICE: Test of interpersonal competence for employment*. Santa Monica, CA: James Stanfield.

Foss, G., & Vilhauer, D. A. (1986). *Working II: Interpersonal skills assessment and training for employment: Teachers guide*. Santa Monica, CA: James Stanfield.

Fox, L., Zakely J., Morris, R., & Jundt, M. (1993). Orientation a sa catalyst: Effective retention through academic and social integration. In M. L. Upcraft, R. H. Mullendore, B. 0. Barefoot, & D. S. Fidler (Eds.), *Designing successful transitions: Aguide for orienting students to college* [Monograph Series No. 131 49-59. Columbia, SC: University of South Carolina.

Fradd, S. H., & Weismantel, M. J. (1989). Developing and evaluating goals. In S. H. Fradd & M. H. Weismantel (Eds.), *Meeting the needs of culturally and linguistically different students: A handbook for educators* (pp. 34-62). Austin, TX: PRO-ED.

Francese, P. (2002). *The college-cash connection. American Demographics, 24*(3), 42-43.

Frank, K., & Wade, P. (1993). Disabled student services in post-secondary education: Who's responsible for what? *Journal of College Student Development, 34*, 26-30.

French, M. M. (1999). *Starting with assessment: A development approach to deaf children's literacy*. Washington, DC: Pre-College National Mission Programs, Gallaudet University.

Frey, R. M., & Kolstoe, O. P. (1965).*A high school work-study program for mentally subnormal students*. Carbondale, IL: Southern Illinois University Press.

Friend, M., & Bursuck, W. D. (2002). *Including students with special needs: A practical guide for classroom teachers* (3rd ed). Boston: Allyn & Bacon.

Friend, M., & Bursuck, W. D. (2006). *Including students with special needs: A practical guide for classroom teachers* (4th ed.). Boston: Allyn & Bacon.

Friend, M., & Cook, L. (1990). Collaboration as a predictor for success in school reform. *Journal of Educational and Psychological Consultation, 1*, 69-86.

Fujiura, G. T., & Yamaki, K. (1997). Analysis of ethnic variations in developmental disability prevalence and household economic status. *Mental Retardation, 35*, 286-294.

Gajar, A. (1998). Post-secondary education. In F. R. Rusch & J. G. Chadsey (Eds.), *Beyond high school: Transition from school to work* (pp. 383-405). Belmont, CA: Wadsworth.

Gajar, A., Goodman, L., & McAfee, J. (1993). *Secondary schools and beyond: Transition of individuals with mild disabilities*. Upper Saddle River, NJ: Merrill/Prentice Hall.

Gallivan-Fenlon, A. (1994). "Their senior year": Family and service provider perspectives on the transition from school to adult life for young adults with disabilities. *Journal of the Association for Persons with Severe Handicaps, 19*(1), 11-23.

Garcia, E. (2002). *Student cultural diversity:*

Understanding and meeting the challenge (3rd ed). Boston: Houghton Mifflin.

Garcia, S. B., & Yates, J. R. (1986). Policy issues associated with serving bilingual exceptional children. In A. C. Willing & H. F. Greenberg (Eds.), *Bilingualism and learning disabilities: Policy and practice for teachers and administrators* (pp. 113-134). New York: American Library Publishing.

Gartin, B. C., Rumrill, P., & Serebreni, R. (1996). The higher education transition model: Guidelines for facilitating college transition among college-bound students with disabilities. *Teaching Exceptional Children, 29*(1), 30-33.

Gartner, A., & Lipsky, D. K. (1987). Beyond special education: Toward a quality system for all students. Harvard Educational Review, 57, 367-395.

Gaylord-Ross, R., & Browder, D. (1991). Functional assessment: Dynamic and domain properties. In L. Meyer, C. Peck, & L. Brown (Eds.), *Critical issues in the lives of people with severe disabilities* (pp. 45-66). Baltimore: Paul H. Brookes.

Gerber, P. J., Ginsberg, R., & Reiff, H. B. (1992). Identifying alterable patterns in employment success for highly successful adults with learning disabilities. *Journal of Learning Disabilities, 25*, 475-487.

Gerber, P. J., Reiff, H. B., & Ginsberg, R. (1994). Critical incidents of highly successful adults with learning disabilities. *The Journal of Vocational Rehabilitation, 4*(2), 105-112.

German, S., Martin, J. E., Huber Marshall, L., & Sale, R. P. (2000). Promoting self-determination: Teaching goal attainment with the *Take Action process. Career Development for Exceptional Individuals, 23*, 27-38.

Getzel, E., Emanuel, E. J., Fesko, S., & Parent, W. (2000). *Factors that inhibit and facilitate transition-age youth in accessing and using SSI work incentives: Implications for policy research, and practice.* Paper presented at Annual Project Directors' Meeting, National Transition Alliance for Youth with Disabilities, Washington, DC.

Getzel, E., Stodden, R., & Briel, L. (2000). Pursuing postsecondary educational opportunities for individuals with disabilities. In Wehman, P. (Ed.), *Life beyond the classroom: Transition strategies for young people with disabilities* (3rd ed., pp. 247-259). Baltimore: Paul H. Brookes.

Getzel, E. E., & Kregel, J. (1996). Transitioning from the academic to the employment setting: The employment connection program. *Journal of Vocational Rehabilitation, 6*, 273-287.

Ghilani, M. E. (2005). *Web-based career counseling: A guide to Internet resources for researching a career and choosing a major Scranton*, PA: University of Scranton.

Gill, D., & Edgar, E. (1990). Outcomes of vocational programs designed for students with mild disabilities: The Pierce County Vocational Special Education *Cooperative. Journal for Vocational Special Needs Education, 12*(3), 17-22.

Gillingham, M. G., & Topper, A. (1999). Technology in teacher preparation: Preparing teachers for the future. *Journal of Technology and Teacher Education, 7*, 303-321.

Gilmore, D., & Butterworth, J. (1996). *Work status trends for people with mental retardation.* Boston: Institute for Community Inclusion.

Gliedman, J., & Roth, W. (1980). *The unexpected minority. Handicapped children in America.* New York: Carnegie Council on Children.

Goals 2000: Educate America Act of 1994, 20 U.S.C.S. § 5801 et seq.

Goldberg, R. J., Higgins, E. L., Raskind, M. H., & Herman, K. L. (2003). Predictors of success in individuals with learning disabilities: A qualitative analysis of a 20-year longitudinal study. *Learning Disabilities Research & Practice, 18*, 222-236.

Goldman, H. H., & Mandershied, R. W. (1987). The epidemiology of psychiatric disabilities. In A. T. Meyerson & T. Fine (Eds.), *Psychiatric disability. Clinical, legal, and administrative dimensions* (pp. 13-21). Washington, DC: American Psychiatric Association Press.

Goode, D. (1990). Thinking about and discussing quality of life. In R. Schalock & M. Begab (Eds.), *Quality of life. Perspectives and issues* (pp. 4 1-58). Washington, DC: American Association on Mental Retardation.

Granger, M. (1996, March 22). Accommodating employees with disabilities: A matter of attitude. *Journal of Manage Issues, 8*(14), 78.

Gray, A. (1997). Modeling transcultural leadership for transformational change. *The Journal for Vocational Special Needs Education, 19*, 78-84.

Gray K. (1996). The baccalaureate game: Is it right for all teens? *Phi Delta Kappan, 77*(8), 528-534.

Gray, K. (2002). *The role of career and technical education in the American high school. A student centered analysis.* Washington, DC: U.S. Department of

Education.

Grayson T. F. (1998). *Dropout prevention and special services.* In E. R. Rusch & J. G. Chadsey (Eds.), *Beyond high school: Transition from school to work* (pp.77-98). New York: Wadsworth.

Green, J. W. (1999). *Cultural awareness in the human services. A multi-ethnic approach.* Boston: Allyn & Bacon.

Greenberg, H. F. (1986). Preface. In A. C. Willing & H. F. Greenberg(Eds.), *Bilingualism and learning disabilities: Policy and practice for teachers and administrators* (pp. xv-xvi). New York: American Library

Greenberger, E. & Steinberg, L. (1986). *When teenagers work. The psychological and social costs of adolescent employment.* New York: Basic Books.

Greene, G. (1996). Empowering culturally and linguistically diverse families in the transition planning process. *The Journal for Vocational Special Needs Education, 19,* 26-30.

Greene, G. (2003). Best practices in transition. In G. Greene & C. A. Kochar-Bryant (Eds.), *Pathways to successful transition for youth with disabilities* (pp. 154-196). Upper Saddle River, NJ: Merrill/Prentice Hall.

Greene, G. (2003). Transition pathways. In G. Greene & C. A. Kochhar-Bryant (Eds.) *Pathways to successful transition for youth with disabilities.* (pp. 199-229). Columbus, Ohio: Merrill/Prentice-Hall.

Greene, G., & Kochhar-Bryant, C. A. (2003). *Pathways to successful transition for youth with disabilities.* Columbus, OH: Merrill.

Greenfield, P. M. (1994). Independence and interdependence as developmental scripts: Implications for theory research and practice. In P. M. Greenfield & R. R. Cocking (Eds.), *Cross-cultural roots of minority child development* (pp. 1-37). Hillsdale, NJ: Erlbaum.

Griffin, C., & Hammis, D. (2001). Self-employment as the logical descendant of supported employment. In P. Wehman (Ed.), *Supported employment in business. Expanding the capacity of workers with disabilities* (pp. 251-268). St. Augustine, FL: Training Resource Network.

Griffin, C., & Targett, P. (2001). Finding jobs for young people with disabilities. In P. Wehman (Ed.), *Life beyond the classroom. Transition strategies for young people with disabilities* (pp. 247-260). Baltimore: Paul H. Brookes.

Grigal, M., Test, D. W., Beattie, J., & Wood, W. M. (1997). An evaluation of transition components of individualized education programs. *Exceptional Children, 63*(3), 357-372.

Gunning, T. G. (2003). *Creating literacy instruction for all children* (4th ed). Boston: Allyn & Bacon.

Hagen, J. L. (1998). Jobs and case management development in 10 states. *Social Work,* 39, 197-204.

Hagner, D., & Dileo, D. (1993). *Working together: Workplace culture, supported employment, and persons with* disabilities Cambridge, MA: Brookline Books.

Hagner, D., & Vander-Sande, J. (1998). School sponsored work experience and vocational instruction. In F. R. Rusch & J. G. Chadsey (Eds.), *Beyond high school: Transition from school to work* (pp. 340-366). Belmont, CA: Wadsworth.

Hagner, D., Fesko, S., Cadigan, M., Kiernan, W., & Butterworth, J. (1996). Securing employment: Job search and employer negotiation strategies in rehabilitation. In E. M. Szymanski & R. M. Parker (Eds.), *Work and disability: Issues and strategies in career development and job placement* (pp. 309-340). Austin, TX: PRO-ED.

Hagner, D., Helm, D., & Butterworth, J. (1996). "This is your meeting": A qualitative study of person-centered planning. *Mental Retardation, 34,* 159-171.

Hagner, D., Rogan, P., & Murphy, 5. (1992). Facilitating natural supports in the workplace: Strategies for support consultants. *Journal of Rehabilitation, 58,* 29-34.

Hall, M., Kleinert, H., & Kearns, J. F. (2000). Going to college: Post-secondary programs for students with moderate and severe disabilities. *Teaching Exceptional Children, 32*(3), 58-65.

Halloran, W. D. (1993). Transition services requirement: Issues, implications, challenge. In R. C. Eaves & P. J. McLaughlin (Eds.), *Recent advances in special education and rehabilitation*(pp.210-224). Boston: Andover Medical Publishers.

Halpern, A. S. (1985). Transition: A look at the foundations. *Exceptional Children, 51,* 479-502.

Halpern, A. S. (1990). A methodological review of follow-up and follow-along studies tracking post-school leavers of special education. *Career Development for Exceptional Individuals, 13,* 13-27.

Halpern, A. S. (1992). Transition: Old wine in new bottles. *Exceptional Children, 58*(3), 202-211.

Halpern, A. S. (1993). Quality of Life as a framework for evaluating transition outcomes. *Exceptional Children, 59.*

Halpern, A. S. (1994). The transition of youth with disabilities to adult life: A position statement of the Division on Career Development and Transition, The Council for Exceptional Children. *Career Development of Exceptional Individuals, 17*(2), 115–124.

Halpern, A. S. (1996). *Transition skills inventory*. Eugene, OR: Secondary Transition Program College of Education, University of Oregon.

Halpern, A. S., & Benz, M. R. (1987). A statewide examination of secondary special education for students with mild disabilities: Implications for the high school curriculum. *Exceptional Children, 54*(2), 122–129.

Halpern, A. S., Benz, M. R., & Lindstrom, L. E. (1992). A systems change approach to improving secondary special education and transition programs at the community level. *Career Development for Exceptional Individuals, 15*(1), 109–120.

Halpern, A. S., Doren, B., & Benz, M. R. (1993). Job experiences of students with disabilities during their last two years in school. *Career Development for Exceptional Individuals, 16*(1), 63–73.

Halpern, A. S., & Fuhrer, M. J. (Eds.). (1984). *Functional as in rehabilitation*. Baltimore: Paul H. Brookes.

Halpern, A. S., Herr, C. M., Wolf, N. K., Lawson, J. D., Doren, B., & Johnson, M. D. (1997). *Next S.T.E.P: Student transition and education*. Austin, TX: PRO–ED.

Halpern, A. S., & Irvin, L. (1986). *Social and prevocational information battery–revised*. Monterey CA: CTB McGraw–Hill.

Halpern, A. S., Irvin, L., & Landman, J. (n.d.). *Tests for everyday living*. Monterey, CA: CTB/McGraw–Hill.

Halpern, A. S., Lehmann, J., Irvin, L., & Heiry T. (1982). *Contemporary assessment for mentally retarded adolescents and adults*. Baltimore: University Park.

Halpern, A. S., Yavonoff, P., Doren, B., & Benz, M. R. (1995). Predicting participation in postsecondary education for school leavers with disabilities. *Career Development for Exceptional Individuals, 62*(2), 151–164.

Hamburg, D. (1993). The opportunities of early adolescence. *Teachers College Record, 94*, 468.

Hammond, J., & Morrison, J. (1996). *The stuff Americans are made of* New York: Macmillan.

Hamre–Nietupski, S., Krajewski, L., Nietupski, J., Ostercamp, D., Sensor, K., & Opheim, B. (1988). Parent/professional partnerships in advocacy: Developing integrated options with in resistive systems. *Journal of the Association for Persons with Severe Handicaps, 13*(4), 251–259.

Hanley–Maxwell, C., & Collet–Klingenberg, L. (1994). *Synthesis in design of effective curricular practices in transition from school to the community. Available: http://darkwing.uoregan.edu/~ncite/otherRsc/research.html*

Hanley–Maxwell, C., & Szymanski, E. M. (1992). School–to–work transition and supported employment. In R. M. Parker & E. M. Szymanski (Eds.), *Rehabilitation counseling. Basics and beyond* (pp. 135–164). Austin, TX: PRO–ED.

Hanley–Maxwell, C. Pogoloff, S. M. & Whitney–Thomas J. (1998). Families: The heart of transition. In F. R. Rusch & J. G. Chadsey (Eds.), *Beyond high school: Transition from school to work* (pp. 234–264). New York: Wadsworth.

Hanley–Maxwell, C., Szymanski, E., & Owens–Johnson, L. (1998). School–to–adult life transition and supported employment. In E.M. Szymanski & R. M. Parker (Eds.), *Rehabilitation counseling: Basics and beyond* (3rd ed., pp. 143–179). Austin, TX: PRO–ED.

Hanson, M. J. (1998a). Ethnic, cultural, and language diversity in intervention settings. In E. W. Lynch & M. H. Hanson (Eds.), *Developing cross–cultural competence: A guide for working with children and their families* (2nd ed., pp. 3–22). Baltimore: Paul H. Brookes.

Hanson, M. J. (1998b). Families with Native American roots. In E. W. Lynch & M. H. Hanson (Eds.), *Developing cross–cultural competence: A guide for working with children and their families* (2nd ed., pp.93–i26). Baltimore: Paul H. Brookes.

Hanson, M. J., & Carta, J. J. (1996). Addressing the challenges of families with multiple risks. *Exceptional Children, 62*, 201–212.

Haring, K. A., Lovett, D. L., & Smith, D. D. (1990). A follow–up study of recent special education graduates of learning disabilities programs. *Journal of Learning Disabilities, 23*(2), 108–113.

Harmon, L. W. (1996). A moving target: The widening gap between theory and practice. In M. L. Savickas & W. B. Walsh (Eds.), *Handbook of career counseling theory and practice* (pp. 37–44). Palo Alto, CA: Davies–Black.

Harmon, L. W., Hansen, J. C., Borgen, F. H., & Hammer, A. L. (1994). *Applications and technical guide for the Strong Interest Inventory*. Palo Alto, CA: Consulting Psychologists Press.

Harrington, T. F. (2003). Career development theory. In

T. F. Harrington (Ed.), *Handbook of career planning for students with special needs* (3rd ed., pp. 3–44). Austin, TX: Pro-Ed.

Harris, L., & Associates, Inc. (1986). *The ICD survey of disabled Americans. Bringing disabled Americans into the mainstream.* New York: Author.

Harris, L. & Associates, Inc. (1994). N.O.D./*Harris survey of Americans with disabilities* (Study No. 942003). New York: Author.

Harris, L., & Associates, Inc. (2001). N.O.D./*Harris survey of Americans with disabilities.* New York: Author.

Harry, B. (1992a). *Cultural diversity, families, and the special education system: Communication and empowerment.* New York: Teachers College Press.

Harry, B. (1992b). Making sense of disability: Low-income, Puerto Rican parents' theories of the problem. *Exceptional Children, 59,* 27–40.

Harry, B. (1992c). Restructuring the participation of African-American parents in special education. *Exceptional Children 59,* 123–131.

Harry, B. (2002). Trends and issues in serving culturally diverse families of children with disabilities. *The Journal of Special Education, 36,* 131–138, 147.

Harry B., Grenot-Scheyer, M., Smith-Lewis, M., Park, H., Xin, F. & Schwartz, I. (1995). Developing culturally inclusive services for individuals with severe disabilities. *The Journal of the Association for Persons with Severe Handicaps, 20,* 99–109.

Harry, B., & Klingner, J. (2006). *Why are so many minority students in special education? Understanding race and disability in schools.* New York: Teachers College, Columbia University.

Hart, D., Mele-McCarthy J., Pasternak, R. H., Zimbrich, K., & Parker, D. R. (2004). Community college: A pathway to success for youth with learning, cognitive, and intellectual disabilities in secondary settings. *Education and Training in Developmental Disabilities, 39,* 54–67.

Hasazi, S. B., Furney K. S., & DeStefano, L. (1999). Implementing the IDEA transition mandates. *Exceptional Children, 65*(4), 555–566.

Hasazi, S. B., Gordon, L. R., & Roe, C. A. (1985). Factors associated with the employment status of handicapped youth exiting high school from 1979 to 1983. *Exceptional Children 51,* 455–469.

Hayden, M. F., & Goldman, J. (1996). Families of adults with mental retardation: Stress levels and need for services. *Social Work, 41*(6), 657–667.

Heal, L. W., Copher, J. I., Destefano, L. D., & Rusch, F.R. (1989). A comparison of successful and unsuccessful placements of secondary students with mental handicaps into competitive employment, *Career Development for Exceptional Individuals, 12*(2), 167–177.

Heal, L. W., Copher, J. I., & Rusch, F. R. (1990). Interagency agreements (IAA's) among agencies responsible for the transition education of students with handicaps from secondary schools to post-school setting. *Career Development for Exceptional Children, 13*(2), 121–127.

Heal, L. W., Gonzalez, P., Rusch, F. R., Copher, J. I., & DeStefano, L. (1990). A comparison of successful and unsuccessful placements of youths with mental handicaps into competitive employment. *Exceptionality, 1*(3), 181–196.

HEATH Resource Center. (1995). *Getting ready for college. Advising high school students with learning disabilities.* Washington, DC: American Council on Education, U.S. Department of Education.

HEATH Resource Center. (1996). Vast spaces and stone walls: Overcoming barriers to postsecondary education for rural students with disabilities. *Information from HEATH, 15*(2–3), 1–4.

HEATH Resource Center. (1997). *How to choose a college: Guide for the student with a disability* Washington, DC: American Council on Education, U.S. Department of Education.

HEATH Resource Center. (2003, May). *Summer pre-college programs for students with disabilities* 2003. Retrieved May 22, 2003, from *http://www.heath.gwu.edu/Summerprecollege.htm*

Heaven, P. C. L. (2001). The social psychology of adolescence. (2nd ed). New York: Palgrave.

Helge, D. I. (1984a). The state of the art of rural special education *Exceptional Children, 50,* 294–305.

Helge, D. I. (1984b). Models for serving rural students with low-incidence handicapping conditions. *Exceptional Children 50,* 313–324.

Henderson, C. (1995). *College freshman with disabilities:* A statistical profile. Washington, DC: HEATH Resource Center, American Council on Education, U.S. Department of Education.

Henn, J., & Henn, M. (2005). Defying the odds: You can't put a square peg in a round hole no matter how hard you try. *Journal of Vocational Rehabilitation, 22,* 129–130.

Herr, E. L. (1996). Toward the convergence of career theory and practice: Mythology, issues, and possibilities. In M. L. Savickas & W. B. Walsh (Eds.), *Handbook of career counseling theory and practice* (pp. 13-35). Palo Alto, CA: Davies-Black.

Herr, F. L., & Cramer, S. H. (1992). *Career guidance and counseling through the lifespan. Systematic approaches* (4th ed.). New York: Harper Collins.

Herr, F. L., Rayman, J. R., & Garis, J. W. (1993). *Handbook for the college and university career center Westport*, CT: Greenwood Press.

Hershenson, D. B., & Szymanski, E. M. (1992). Career development of people with disabilities. In R. M. Parker & E. M. Szymanski (Eds.), *Rehabilitation counseling. Basics and beyond* (2nd ed., pp. 273-303). Austin, TX: PRO-ED.

Heyward, S. M. (1996). *Frequently asked questions. Postsecondary education and disability Cambridge*, MA: Heyward, Lawton & Associates.

Hitchcock, C. (2001). *Balanced instructional support and challenge in universally designed learning* environments. OSFP Futures Paper, Project Director's Meeting, Washington, D.C.

Hitchcock, C., Meyer, A., Rose, D., & Jackson, R. (2002). Providing new access to the general curriculum: Universal design for learning. *Teaching Exceptional Children, 35*(2) 8-17.

Hobbs, N. (1975). *The futures of children: Categories, labels, and their consequences: Report of the project on classification of exceptional children.* San Francisco: Jossey-Bass.

Hobbs, T., & Westling, D. L. (1998). Promoting successful inclusion through collaborative problem-solving. *Teaching Exceptional Children, 31*, 12-19.

Hodge, M. & Draine, J. (1993). Case management. In R. W. Flexer and P. Soloman, (Eds.) *Psychiatric rehabilitation in practice.* Boston: Andover medical.

Hoffman, A., Field, S., & Sawilowsky, S. (1996). *Self-determination knowledge scale.* Austin, TX: PRO-ED.

Holburn, S., & Vietze, P. (1998). Has person-centered planning become the alchemy of developmental disabilities? *Mental Retardation, 36*(6), 485-488.

Holburn, S., & Vietze, P.M. (2002). *Person-centered planning: Research, practice, and future directions.* Baltimore: Paul H. Brookes.

Holder-Brown, L., & Parette, H. P. (1992). Children with disabilities who use assistive technology: Ethical considerations *Young Children 47*(6), 73-77.

Holland, J. L. (1985a). *Making vocational choices. A theory of vocational personalities and work environments.* Upper Saddle River, NJ: Prentice Hall.

Holland, J. L. (1985b). *Manual for vocational preference inventory.* Odessa, FL: Psychological Assessment Resources.

Holland, J. L. (1992). *Making vocational choices: A theory of vocational personalities and work environments* (3rd ed.). Odessa, FL: Psychological Assessment Resources.

Holland, J. L. (1996). Integrating career theory and practice: The current situation and some potential remedies. In M. L. Savickas & W. B. Walsh (Eds.), *Handbook of career counseling theory and practice* (pp. 1-11). Palo Alto, CA: Davies-Black.

Holland, J. L., Fritzche, B. A., & Powell, A. B. (1994). *Self directed search technical manual.* Odessa, FL: Psychological Assessment Resources.

Home of Your Own Project. (1995). *Extending the American dream: Home ownership through creative financing.* Durham, NH: University of New Hampshire, Institute on Disability.

Homstem, B. (1997). How the religious community can support the transition to adulthood: A parent's perspective. *Mental Retardation, 35*, 485-487.

Hoye, J. D. (1998, July). *Integrating school-to-work into preservice teacher education.* Paper presented at Conference for Professors of Education in Ohio, Kent, OH.

Hoyt, K. B. (1975). *Career education: Contributions to an evolving concept.* Salt Lake City, UT: Olympus.

Hoyt, KB. (1977). *A primer for career education.* Washington, DC: U.S. Government Printing Office.

HSRI (Human Services Research Institute). (1991). *New models for the provision of personal assistance services: Final report.* Bethesda, MD: Human Services Research Institute.

Huber Marshall, L. H., Martin, J. E., Hughes, C., Jerman, P., & Maxson, L. (1997). Choosing personal goals. Longmont, CO: Sopris West.

Huber Marshall, L. H., Martin, J. E., Maxson, L., Hughes, W., Miller, T. L., McGill, T., & Jerman, P. (1996). Take action: Making goals happen. Longmont, CO: Sopris West.

Huber Marshall, L. H., Martin, J. E., Maxson, L., & Jerman, P. (1997). *Choosing employment goals.* Longmont, CO: Sopris West.

Hudson, P. J., Schwartz, S. E., Sealander, K. A., Campbell, P., & Hensel, J. W. (1988). Successfully employed adults with handicaps: Characteristics and transition strategies. *Career Development for Exceptional Individuals, 11*(1), 7-14.

Hughes, C., & Carter, E. W. (2002). Informal assessment procedures. In C. L. Sax & C. A. Thoma (Eds.), *Transition assessment: Wise practices for quality lives* (pp. 51-69). Baltimore: Paul H. Brookes.

Hughes, C., & Kim, J. (1998). Supporting the transition from school to adult life. In F. Rusch & J. Chadsey, *Beyond high school: Transition from school to work* (pp. 367-380). Belmont, CA: Wadsworth.

Hughes, Catherine, Bailey Thomas, & Mechur Melinda (2001). *School to work: Making a difference in education*. New York: Institute on Education and the Economy, Teachers College, Columbia University.

Individuals with Disabilities Education Act Amendments of 1997, 20 U.S.C. § 1400 *et seq.*

Individuals with Disabilities Education Act Amendments of 1997, Pub. L. No. 105-17, 105th Cong., 1st sess.

Individuals with Disabilities Education Act of 1990, 20 U.S.C. § 1400 *et seq.*

Individuals with Disabilities Education Act Regulations, 34 C.FR. § 300.533 *et seq.* (1997).

Individuals with Disabilities Education Improvement Act of 2004. 20 U.S.C. § 1400 *et esq.* (2004) (reauthorization of Individuals with Disabilities Act of 1990).

Inge, K. J., & Shepherd, J. (1995). Assistive technology applications and strategies for school system personnel. In K. F. Flippo, K. J. Inge, & J. M. Barcus (Eds.), *Assistive technology: A resource for school, work, and community* (pp. 133-166). Baltimore, MD: Paul H. Brookes.

Intagliata, J. & Baker, F. (1983). Factors affecting case management for the chronically mentally ill. *Administration in Mental Health, 11*, 73-91.

International Survey of Faculty Attitudes. (1994, June 9). *The Chronicle of Higher Education*, pp. A35-A38.

Iowa Department of Education. (1998). *School to adult life: Working together towards successful transition*. Des Moines, IA: Author.

Iowa Department of Education, Division of Early Childhood, Elementary, and Secondary Education. (1998). *Working together towards successful transition*. School to adult life. Des Moines, IA: Author.

Ippoliti, C., Peppey, B., & Depoy, E. (1994). Promoting self-determination for persons with developmental disabilities. *Disability & Society* (9), 453-460.

Izzo, M. V., Cartledge, G., Miller, L., Growick, B., & Rutkowski, S. (2000). Increasing employment earnings: Extended transition services that make a difference. *Career Development for Exceptional Children, 23*(2), 139-156.

Janesick, V. J. (1995). Our multicultural society. In E. L. Meyen & T.M. Skrtic (Eds.), *Special education and student disability, an introduction: Traditional, emerging, and alternative perspectives* (4th ed., pp.713-728). Denver, CO: Love.

Jansma, P. & French, R. (1994). *Special physical education. Physical activity sports & recreation*. Englewood Cliffs, NJ: Prentice-Hall.

Jarrow, J. (1992). *Title by title: The ADA'S impact on post-secondary education*. Columbus, OH: Association on Higher Education and Disability (AHEAD).

Jayanthi, M., & Friend, M. (1992). Interpersonal problem-solving: A selected literature review to guide practice. *Journal of Educational and Psychological Consultation, 3*, 147-152.

Job Accommodation Network. (1995). *Accommodation benefit/cost data summary. West Virginia University*, Morgantown, WV: Author.

Joe, J. R., & Malach, R. S. (1998). Families with Native American roots. In E. W. Lynch & M. H. Hanson (Eds.), *Developing cross-cultural competence: A guide for working with children and their families* (2nd ed., pp. 127-164). Baltimore: Paul H. Brookes.

Johnson, D., Bruininks, R., & Thurlow, M. (1987). Meeting the challenge of transition service planning through improved interagency cooperation. *Exceptional Children, 53*(6), 522-530.

Johnson, D., & Guy, B. (1997). Implications of lessons learned from a state systems change initiative on transition for youth with disabilities. *Career Development for Exceptional Individuals, 20*(2), 191-200.

Johnson, D. R. (2005). Key provisions on transition: A comparison of IDEA 1997 and IDEA 2004. *Career Development for Exceptional Individuals, 28*, 60-63.

Johnson, D. R., McGrew, K. S., Bloomberg, L., Bruininks, R. H., & Lin, H. C. (1997). Results of a national follow-up study of young adults with severe disabilities. Journal of *Vocational Rehabilitation, 8*, 119-133.

Johnson, D. R., Sharpe, M., & Sinclair, M. F. (1998). *Report on the national survey of the implementation of the IDEA transition requirements*. Minneapolis: National Transition Network, Institute on Community Integration, University of Minnesota.

Johnson, D. R., Stodden, R. A., Emanuel, E. J., Luecking,

R., & Mack, M. (2002). Current challenges facing secondary education and transition services: What research tells us. *Exceptional Children, 68*(4), 519-531.

Johnson, J. & Rusch, F. (1993). Secondary special education and transition services: Identification and recommendation for future research and demonstration. *Career Development for Exceptional Individuals, 16*(1), 1-18.

Judge, S. (2002). Family-centered assistive technology assessment and intervention practices for early intervention. *Infants and Young Children, 15*(1), 60-68.

Karvonen, M., Test, D. W., Wood, W. M., Browder, D., & Algozzine, B. (2004). Putting self-determination into practice. *Exceptional Children, 71*(1), 23-41.

Kauffman, J. M. (1998). Are we all postmodernists now? *Behavioral Disorders, 23*, 149-152.

Kauffman, J. M. (1999). The role of science in behavioral disorders. *Behavioral Disorders, 24*, 265-272.

Kazdin, A. E. (1989). *Behavior modification in applied settings* (4th ed). Pacific Grove, CA: Brooks/Cole.

Kazis, R., & Liebowitz, M. (2003). *Instructional innovations that help low-income students succeed in community college*, Manpower Demonstration Research Corporation (MDRC). Retrieved August 4, 2006, from www.mdrc.org

Keitel, M. A., Kopala, M., & Adamson, W. S. (1996). Ethical issues in multicultural assessment. In L. A. Suzuki, P. J. Meller, & J. G. Ponterotto (Eds.), *Handbook of multicultural assessment* (pp. 29-48). San Francisco: Jossey-Bass.

Kezar, A. (1997a). At the fork in the path: Some guidance from the research. *The ERIC review: The path to college, 5*(3), 26-29.

Kezar, A. (1997b). How colleges are changing. *The ERIC review: The path to college, 5*(3), 29-32.

Khattri, N., Riley, K., & Kane, M. (1997). Students at risk in poor, rural areas: A review of the research. *Journal of Research in Rural Education, 13*(2), 79-100.

Kim, V., & Choi, S. H. (1994). Individualism, collectivism, and child development. In P. M. Greenfield & R. R. Cocking (Eds.), *Cross-cultural roots of minority child development* (pp. 226-257). Hillsdale, NJ: Erlbaum.

Kleinert, H. L., Kearns, F. K., & Kennedy, S. (1997). Accountability for all students: Kentucky's alternate portfolio assessment for students with moderate and severe cognitive disabilities. *Journal of Association for Persons with Severe Disabilities, 22*(2), 88-101.

Knoll, J. & Ford, A. (1987). Beyond caregiving: A reconceptualization of the role of the residential service provider. In S. J. Taylor, D. Biklen, & J. A. Knoll (Eds), *Community integration for people with severe disabilities* (pp. 129-146). New York: Teachers' College Press.

Knoll, J. A., & Wheeler, C. B. (2005). My home and community: Developing supports for adult living. In Flexer, R. W., Simmans T. J., Luft, P., & Baer, R. M. (Eds.), *Transition planning for seconding students with disabilities* (pp. 424-459). Upper Saddle River, NJ: Merrill/Prentice Hall.

Knopp, L., & Otuya, E. (1995). Who is teaching America's school children? *Research Briefs, 6*, 1-13.

Knowlton, H., Turnbull, D. R., Backus, L., & Turnbull, H. R. (1988). Letting go: Consent and the yes but ... "problem in transition." In B. L. Ludlow, A. P. Turnbull, & R. Luckasson (Eds.), *Transitions to adult life for people with mental retardation* (pp.45-66). Baltimore: Paul H. Brookes.

Koch, L., & Johnston-Rodriguez, S. (1997). The career portfolio A vocational rehabilitation tool for assessment, planning and placement. *Journal of Job Placement, 13*(1), 19-22.

Koch, L. C., & Rumrill, PD. (1998a). Interpersonal communication skills for case managers. *Healthcare and rehabilitation managers' desk reference*. Lake Zurich, IL: Vocational Consultants Press.

Koch, L. C., & Rumrill, PD. (1998b). The working alliance: An interdisciplinary case management strategy for health professionals. *Work, 10*, 55-62.

Kochany, L., & Keller, J. (1981). An analysis and evaluation of the failures of severely disabled individuals in competitive employment. In P. Wehman (Ed.), *Competitive employment: New horizons for severely disabled individuals* (pp. 181-198). Baltimore: Paul H. Brookes.

Kochar-Bryant, C. A. (2003). Coordinating systems and agencies for successful transition. In Greene, G. & Kochar Bryant, CA. (Eds.), *Pathways to successful transition for youth with disabilities* (pp. 109-152).Upper Saddle River, NJ: Merrill/Prentice Hall.

Kochar-Bryant, C. A., & Deschamps, A. B. (1992). Policy crossroads in preserving the right of passage to independence for learners with special needs: Implications of current change in national vocational and special education policies. *Journal for Vocational Special Needs Education. 14*(2-3), 9-19.

Kochhar-Bryant, C. A., & West, L. L. (1995). Future directions for federal legislation affecting transition services for individuals with special needs. *Journal for Vocational Special Needs Education, 17*(3), 85-93.

Kohler, P. D. (1993). Best practices in transition: Substantiated or implied? *Career Development for Exceptional Individuals 16*, 107-121.

Kohler, P. D. (1996). Preparing youths with disabilities for future challenges: A taxonomy for transition planning. In P. D. Kohler (Ed.), Taxonomy for transition planning. Linking research and practice (pp. 1-62). Champaign, IL: Transition Research Institute at Illinois, University of Illinois at Urbana-Champaign [Monograph].

Kohler, PD. (1998). Implementing a transition perspective of education: A comprehensive approach to planning and delivering secondary education and transition services. In F. R. Rusch & J. G. Chadsey (Eds.), *Beyond high school: Transition from school to work* (pp. 179-205). New York: Wadsworth.

Kohler, P. D., DeStefano, L., Wermuth, T., Grayson, T., & McGinty, S. (1994). An analysis of exemplary transition programs: How and why are they selected? *Career Development for Exceptional Individuals, 17*(2), 187-202.

Kokaska, C., & Brolin, D. E. (1985). *Career education for handicapped individuals* (2nd ed.). Columbus, OH: Merrill.

Kolstoe, O. P., & Frey, R. M. (1965). *A high school work study program for mentally subnormal students.* Carbondale, IL: Southern Illinois University Press.

Konrad, M., Fowler, C. H., Walker, A. R., Test, D. W., & Wood, W. M. (2005). *Effects of self determination interventions on the academic skills of students with learning disabilities.* Manuscript submitted for publication.

Kortering, L. J., & Edgar, E. B. (1988). Vocational rehabilitation and special education: A need for cooperation. *Rehabilitation Counseling Bulletin, 3*(3), 178-184.

Kozol, J. (1996). Amazing grace: The lives of children and the conscience of a nation. New York: Harper Perennial.

Kregel, J., & Unger, D. (1993). Employer perceptions of the work potential of individuals with disabilities: An illustration from supported employment. *Journal of Vocational Rehabilitation. 3*(4). 17-25.

Kregel, J., Wehman, P., & Banks, P. D. (1989). The effects of consumer characteristics and type of employment model on individual outcomes in supported employment. *Journal of Applied Behavior Analysis, 22*, 407-415.

Kregel, J., Wehman, P., Seyfarth, J., & Marshall, K. (1986). Community integration of young adults with mental retardation: Transition from school to adulthood. *Education and Training of the Mentally Retarded, 21*, 35-42.

Krom, D. M. & Prater, M. A. (1993). IEP goals for intermediate aged students with mild mental retardation. *Career Development for Exceptional Individuals, 16*(1), 87-95.

Krouse, J. & Sabousky, R. (2001). Curriculum development and transition. In Robert W. Flexer, Thomas J. Simmons, Pamela Luft, & Robert M. Baer, *Transition planning for secondary students with disabilities* (pp. 227-246). Columbus, OH: Merrill.

Krumboltz, J. D. (1996). A learning theory of career counseling. In M. L. Savickas & W.B. Walsh (Eds.), *Handbook of career counseling theory and practice* (pp. 55-80). Palo Alto, CA: Davies-Black.

Lahm, E. A, & Sizemore, L. (2002). Factors that influence assistive technology decision making. *Journal of Special Education Technology 17*(1), 15-25.

Lai, Y., & Ishiyama, F. I. (2004). Involvement of immigrant chinese canadian mothers of children with disabilities. *Exceptional Children, 71*, 97-108.

Lakin, K., Hill, B., White, C., & Write, E. (1988). *Longitudinal change and interstate variability in the size of residential facilities for persons with mental retardation.* Minneapolis, MN: Center on Residential and Community Services, University of Minnesota.

LaPlante, M. P., Kennedy, J., Kaye, S. H., & Wenger, B. L. (1997). Disability and employment. Disability statistics abstract, 11, San Francisco: Disability Statistics Rehabilitation Research and Training Center, University of California.

Lareau, A. (1989). *Home advantage: Social class and parental intervention in elementary education.* London: Falmer Press.

Lawn, B., & Meyerson, A. T. (1995). A modern perspective on psychiatry in rehabilitation. In R. W. Flexer & P. L. Solomon (Eds.), *Psychiatric rehabilitation in practice.* (pp.31-44). Boston, MA: Andover Publishers.

Leake, D. W., & Black, R. S. (2005, November/December). Implications of individualism and collectivism for the transition of youth with significant disabilities. *TASH Connections*, 12-16.

Leake, D., & Stodden, B. (1994). Getting to the core of transition: A re-assessment of old wine in new bottles. *Career Development for Exceptional Individuals, 17*(1), 65-76.

LeConte, P. (1986). Vocational assessment of special needs learners: A vocational education perspective. Paper presented at Annual meeting of American Vocational Association in Atlanta, GA.

Lehmann, J. P., Bassett, D. S., & Sands, D. J. (1999). Students' participation in transition-related actions: A qualitative study. *Remedial and Special Education, 20,* 160-169.

Lent, R. W., Brown, S. D., & Hackett, G. (2002). Social cognitive career theory. In D. Brown and Associates (Eds.,) *Career choice and development* (4th ed., pp. 255-311). San Francisco: Jossey-Bass.

Leong, F. T. L., & Serafica, F. C. (2001). Cross-cultural perspective on Super's career development theory: Career maturity and cultural accommodation. In F. T. L. Leong & A. Barak (Eds.), *Contemporary models in vocational psychology* (pp. 167-205), Mahwah, NJ: Lawrence Erlbaum.

Levesque, K., Lauen, D., Teitelbaum, P., Martha, A., & Librera, S. (2000). Vocational Education in the United States: Toward the Year 2000, National Center for Education Statistics U.S. Department of Education, Office of Educational Research and Improvement NCES 2000-02.

Lewis, R. D. (1997). *When cultures collide. Managing successful across cultures.* London: Nicholas Brealey.

Lichstenstein, S. (1998). Characteristics of youth and young adults. In F. R. Rusch & J. G. Chadsey (Eds), *Beyond high school: Transition from school to work* (pp. 3-35). New York: Wadsworth.

Lindstrom, L., Benz, M., & Johnson, M. (1996). Developing job clubs for students in transition. *Teaching Exceptional Children, 29*(2), 18-21.

Lindstrom, L. E., & Benz, M. R. (2002). Phases of career development: Case studies of young women with learning disabilities. *Exceptional Children, 69*(1). 67-83.

Linn, R., & DeStefano, L. (1986). *Review of student assessinst ruments and practices in use in the secondary/transition project.* Champaign, IL: Secondary Transition Intervention Effectiveness Institute, University of Illinois at Urbana-Champaign. (ERIC Document Reproduction Service No.ED 279 123)

Loewen, G., & Iaquinto, M. (1990). Rebuilding a career plan: Issues for head injured students. In J. J. Vander Putten (Ed.), *Reaching new heights: Proceedings of the 1989 AHSSPPF Conference.* Columbus, OH: Association on Handicapped Student Service Programs in Postsecondary Education.

Lofquist, L. H., & Dawis, R. V. (1969). *Adjustment to work: A psychological view of man's problems in a work-oriented society.* New York: Appleton-Century-Crofts, Education Division, Meredith Corporation.

Lombard, R. C., Hazelkorn, M. N., & Miller, R. J. (1995). Special populations and tech prep. A national study of state policy and practice. *Career Development for Exceptional Individuals, 18*(2), 145-156.

Lombard, R. C., Hazelkorn, M. N., & Neubert, D. A. (1992). A survey of accessibility to secondary vocational education programs and transition services for students with disabilities in Wisconsin. *Career Development for Exceptional Individuals, 15*(2), 179-188.

Lovitt, T. C., Cushing, S. S., & Stump, C. S. (1994). High school students rate their IEPs: Low opinions and lack of ownership. *Intervention in School and Clinic, 30,* 34-37.

Loyd, R. J., & Wehmeyer, M. (2004). Self-determination. In D. E. Brolin & R. J. Loyd (Eds.), *Career development and transition services: A functional life skills approach* (4th ed., pp. 250-281). Upper Saddle River, NJ: Merrill/ Prentice Hall.

Luft, P. (1995, April). *Addressing minority overrepresentation in special education. Cultural barriers to effective collaboration.* Presentation at the annual convention of the Council for Exceptional Children, Indianapolis, IN.

Luft, P. (1999). Assessment and collaboration: Key elements in comprehensive and cohesive transition planning. *Work, 13,* 31-41.

Luft, P. (2005). Instructional strategies and transition settings. In Flexer, R. W., Simmons, T. J., Luft, P. & Baer, R. M. (Eds.). *Transition planning for secondary students with disabilities* (2nd ed., pp. 178-2 10). Upper Saddle River, NJ: Merrill/Prentice Hall.

Luft, P., & Koch, L. (1998). Transition of adolescents with chronic illness: Overlooked needs and rehabilitation considerations. *Journal of Vocational Rehabilitation, 10,* 205-217.

Luft, P., & Koch, L. C. (2001). Career development:

Theories for transition planning. In Robert W. Flexer, Thomas J. Simmons, Pamela Luft, and Robert M. Baer. *Transition planning for secondary students with disabilities* (pp. 69–94). Columbus OH: Merrill.

Luft, P., Koch, L. C., Headmen, D., & O'Connor, P. (2001). Career and vocational education. In Robert W. Flexer, Thomas J. Simmons, Pamela Luft, & Robert M. Baer, *Transition planning for secondary students with disabilities* (pp. 162–196). Columbus, OH: Merrill.

Luft, P., Rumrill, P., Snyder, J., & Hennessey, M. (2001). Transition strategies for youths with sensory impairments. Work: *A Journal of Prevention, Assessment, and Rehabilitation, 17.*

Lusthaus, C. S., Lusthaus, E. W., & Gibbs, H. (1981). Parents' role in the decision process. *Exceptional Children, 48*(3), 256–257.

Lynch, E. C., & Beare, P. L. (1990). The quality of IEP objectives and their relevance to instruction for students with mental retardation and behavioral disorders. *Remedial and Special Education, 11*(2), 48–55.

Lynch, E. W. (1998a). Conceptual framework: From culture shock to cultural learning. In E. W. Lynch & M. H. Hanson (Eds.), *Developing cross-cultural competence: A guide for working with children and their families* (2nd ed., pp. 23–46). Baltimore: Paul H. Brookes.

Lynch, E. W. (1998b). Developing cross-cultural competence. In E. W. Lynch & M. H. Hanson (Eds.), *Developing cross-cultural competence. A guide for working with children and their families* (2nd ed., pp.47–90). Baltimore: Paul H. Brookes.

Lynch, E. W., & Stein, R. C. (1982). Perspectives on parent participation in special education. *Exceptional Education Quarterly 3*, 56–63.

Lynch, E. W., & Stein, R. C. (1987). Parent participation by ethnicity: A comparison of Hispanic, Black, and Anglo families *Exceptional Children, 54*, 105–111.

MacDonald-Wilson, K. L., Revell, Jr., W. G., Nguyen, N. H., & Peterson, M. (1991). Supported employment outcomes for people with psychiatric disability: A comparative analysis. *Journal of Vocational Rehabilitation, 1*(3), 30–44.

Mackelsprang, R. W., & Salsgiver, R. O. (1996). People with disabilities and social work: Historical and contemporary issues. *Social Work, 41*(1), 7–14.

Maddy-Bernstein, C. (1997). Vocational preparation for students with disabilities. In H. M. Wallace, R. F. Bieh, J. C. MacQueen, & J. A. Blackman (Eds.), *Mosby's resource guide to children with disabilities and chronic illness* (pp. 381–392). St. Louis, MO: Mosby-Year Book.

Mager, R. F. (1962). *Preparing instructional objectives.* Belmont, CA: Fearon.

Mahoney, J. & Cairns, R. (1997). Do extracurricular activities protect against early school dropout? *Developmental Psychology 33*(2), 24 1–253.

Malian, I. M., & Love, L. L. (1998). Leaving high school: An ongoing transition study. *Teaching Exceptional Children, 30*(1), 4–10.

Malone, B. L. (1995). Job clubs: Providing an empathetic ear, moral support, and a built-in EEO procedure. *Equal Employment Opportunity Career Journal, 31* October, Vol.30 (pp. 20–32).

Mangrum, C. T, & Strichart, S. S. (Eds.). (1997). *Peterson's colleges with programs for students with learning disabilities or attention deficit disorders* (5th ed.). Princeton, NJ: Peterson's Guides.

Mank, D., Cioffi, A. & Yovanoff, P. (1997). An analysis of the typicalness of supported employment jobs, natural supports, and wage and integration outcomes. *Mental Retardation, 35*(3), 185–197.

Mank, D., Oorthuys, J., Rhodes, L., Sandow, D., & Weyer, T (1992). Accommodating workers with mental disabilities. *Training and Development Journal, 46*, 49–52.

Marder, C. (1992). *How well are youth with disabilities really doing? A comparison of youth with disabilities and youth in general Menlo Park*, CA: SRI International.

Markowitz, J. (1996, May). *Strategies that address the disproportionate number of students from racial/ ethnic minority groups receiving special education services. Case studies of selected states and school districts, final report.* Paper presented at the National Association of State Directors of Special Education, Alexandria, VA.

Martin, J. E., Greene, B. A., & Borland, B. J. (2004). Secondary students' involvement in their IEP meetings: Administrators' perceptions. *Career Development for Exceptional Individuals, 27*, 177–188.

Martin, J. E., & Huber Marshall, L. H. (1995). ChoiceMaker: A comprehensive self-determination transition program. *Intervention in School and Clinic, 30*(3), 147–156.

Martin, J. E., & Huber Marshall, L. H. (1996a). ChoiceMaker: Infusing self-determination instruction into the IEP and transition process. In D. J. Sands & M. L. Wehmeyer (Eds.), *Self-determination across the life span* (pp. 215–236). Baltimore: Paul H. Brookes.

Martin, J. E., & Huber Marshall, L. H. (1996b). ChoiceMaker self-determination transition assessment. Longmont, CO: Sopris West, Inc.

Martin, J. E., Huber-Marshall, L., Maxson, L. L., & Jerman, P. (1996). *Self-directed. IEP.* Longmont, CO: Sopris West.

Martin, J. E., Huber Marshall, L., & Sale, R. P. (1999). *IEP Team Tells All!* Manuscript submitted for publication.

Martin, J. E., Huber Marshall, L., & Sale, R. P. (in press). Student participation in their own IFP meetings: A three-year study. *Exceptional Children.*

Martin, J. E., Huber Marshall, L., Wray, D., O'Brien, J., & Snyder, L. (1999). *Choose and take action.* Software and lesson package submitted for publication.

Martin, J. E., Huber Marshall, L., Wray, D., Wells, L., O'Brien, J., Olvey, G., & Johnson, Z. (2004). *Choose and take action Finding the right job for you.* Longmont, CO: Sopris West.

Martin, J. E., Hughes, W., Huber Marshall, L. H., Jerman, P., & Maxson, L. (1999). *Choosing education goals. Longmont,* CO: Sopris West.

Martin, J. E., Marshall, L. H., & Maxson, L. L. (1993). Transition policy: Infusing self-determination and self-advocacy into transition programs. *Career Development for Exceptional Individuals, 16*(1), 53–61.

Martin, J. E., Marshall, L. H., & Sale, P. (2004). A 3-year study of middle, junior high, and high school IEP meetings. *Exceptional Children, 70,* 285–297.

Martin, J. E., Marshall, L. H., Wray, D., Wells, L., O'Brien, J., Olvey, G. H., & Johnson, Z. (2004). *Choose and Take Action Finding the right job for you.* Longmont, CO: Sopris West.

Martin, J. E., Mithaug, D. E., Cox, P., Peterson, L. Y, Van Dycake J. L., & Cash, M. E. (2003). Increasing self-determination: Teaching students to plan, work, evaluate, and adjust. *Exceptional Children, 69*(4), 431–447.

Martin, J. E., Mithaug, D. E., Oliphint, J., & Husch, J. V. (2002). *ChoiceMaker employment: A self-determination transiand supported employment handbook. Baltimore:* Paul H. Brookes.

Martin, J. E., Mithaug, D. E., Oliphint, J. H., Husch, J. V., & Frazier, E. S. (2002). Self-directed employment. *A handbook for transition teachers and employment specialists. Baltimore:* Paul H. Brookes.

Martin, J. E., Peterson, L. Y. & Goff, C. D. (in press). How to increase self-determination at school and work. In D. E. Mithaug, D. K., Mithaug, M. Agran, J. E. Martin, & M. L. Wehmeyer (Eds.), *Self instruction pedagogy. How to teach self-determined learning. Springfield,* IL: Charles Thomas.

Martin, J. E., Van Dycke, J., D'Ottavio, M., & Nickerson, K. (in press). *The student-directed summary of performance: Increasing student and family involvement in the transition planning process.* Career Development for Exceptional Individuals.

Martin, J. E., Van Dycke, J. L., Christensen, W. R., Greene, B. A., Gardner, J. E., & Lovett, D. L. (2006) Increasing student participation in IEP meetings: Establishing the *Self-Directed IEP as an evidenced-based practice. Exceptional Children,* 72, 299–316.

Martin, J. E., Van Dycke, J. L., Greene, B. A., Gardner, J. E., ChrisW R., Woods, L. L., & Lovett, D. L. (2006). Direct observation of teacher-directed IEP meetings: Establishing the need for student IEP meeting instruction. *Exceptional Children, 72,* 187–200.

Martin, J. E., Woods, L. E., Sylvester, L., & Gardner, J. E. (2005). A challenge to self-determination: Disagreement between the vocational choices made by individuals with severe disabilities and their caregivers. *Research and Practice for Persons with Severe Disabilities, 30,* 147–153.

Marzono, R. (2001). Classroom instruction that works: Research-based strategies for increasing student achievement Alexandria, VA: ASCD.

Mason, C., Field, S., & Sawilowsky, S. (2004). Implementation of self-determination activities and student participation in IFPs. *Exceptional Children, 70,* 441–451.

Massenzio, S. (1983). Legal resource networks for parents of individuals with special needs. *Exceptional Children, 50*(3), 273–275.

Mastropieri, M. A., & Scruggs, T. E. (2000). The inclusive classroom: Strategies for effective instruction. Upper Saddle River, NJ: Merrill/Prentice Hall.

Mastropieri, M. A., & Scruggs, T. E. (2002). *Effective instruction for special education* (3rd ed.). Upper Saddle River, NJ: Merrill/Prentice Hall.

Mastropieri, M. A., & Scruggs, T. E. (2007). *The inclusive classroom: Strategies for effective instruction* (3rd ed). Upper Saddle River, NJ: Merrill/Prentice Hall.

Mattie, H. D. (2000). The Suitability of Holland's Self-Directed Search for Non-Readers with Learning Disabilities or Mild Verbal Retardation: CDEI, 23,

57–72.

McCarthy, D., Thompson, T, & Olson, S. (1998). Planning a statewide project to convert day treatment to supported employment. *Psychiatric Rehabilitation Journal, 22*(1), 30–33.

McCaughrin, W., Ellis, W., Rusch, F., & Heal, L. (1993). Cost-effectiveness of supported employment. *Mental Retardation, 31*(1), 41–48.

McDonnell, J., Ferguson, B., & Mathot-Buckner, C. (1992). Transition from school to work for students with severe disabilities: The Utah community employment placement project. In FR. Rusch, L. DeStefano, J. Chadsey-Rusch, L. A. Phelps, & E. Szymanski (Eds.), *Transition from school to adult life: Models, linkages, and policy* (pp. 33–50). Sycamore, IL: Sycamore.

McDonnell, J., Hardman, M. L., & Hightower, J. (1989). Employment preparation for high school students with severe handicaps. *Mental Retardation, 27*(6), 396–405.

McDonnell, J., Wilcox, B., & Boles, S. M. (1986). Do we know enough to plan for transition? A national survey of state agencies responsible for services to persons with severe handicaps. *Journal of The Association for Persons with Severe Handicaps, 11*(1), 53–60.

McDonnell, J. J., Wilcox, B., Boles, S. M., & Bellamy, G. T (1985). Issues in transition from school to adult services: A survey of parents of secondary students with severe handicaps. *The Journal of the Association for Persons with Severe Handicaps, 10*(1), 61–65.

McGahee-Kovac, M. (1995). *A student's guide to the IEP.* Washington, DC: National Information Center for Children and Youth with Disabilities.

McKnight, J. (1987). Regenerating community. *Social Policy Winter*, 54–58.

McMahan, R. (2005). *Transition policy compliance and best practice in Ohio.* Unpublished doctoral dissertation, Kent State University, Kent, Ohio.

McMahan, R. K., & Baer, R. (2001). *Survey on transition policy compliance and best practices.* Final report. Kent, OH: Transition Center, Kent State University.

McNair, J., & Rusch, F. R. (1987). Parent survey: Identification and validation of transition issues. *Interchange, 7*(4), Urbana-Champaign, IL: University of Illinois, Transition Institute.

McNair, J., & Rusch, F. R. (1991). Parent involvement in transition programs. *Mental Retardation, 29*(2), 93–101.

Menchetti, B. M., & Piland, V. C. (1998). A person-centered approach to vocational evaluation and career planning. In FR. Rusch & J. Chadsey (Eds.), *Beyond high school: Transition from school to work.* New York: Wadsworth.

Menchetti, B. M., Rusch, F. R., & Owens, D. M. (1983). Vocational training. In J. Matson & S. Breuing (Eds.), *Assessing the mentally retarded* (pp. 247–285). New York: Grune & Stratton.

Mercer, C. D., & Mercer, A. R. (2000). *Teaching students with learning problems* (6th ed.). Upper Saddle River, NJ: Merrill/Prentice Hall.

Mertz, M. K. (1997). After inclusion: Next S.T.E.P.s for high-school graduates. *Exceptional Parent, 27*(9), 44–49.

Middleton, R. A., Rollins, C. W., Sanderson, P. L., Leung, P., Harley, D. A., Ebener, D., & Leal-Idrogo, A. (2000). Endorsement of professional multicultural rehabilitation competencies and standards: A call to action. *Rehabilitation Counseling Bulletin, 43*, 219–240.

Miller, R. J., Lombard, R. C., & Corbey, S. A. (2007). *Transition assessment: Planning transition and IEP development for youth with mild to moderate disabilities. Boston:* Pearson Education.

Miller, S. M., & Roby, P. (1970). Poverty: Changing social stratification. In P. Townsend (Ed.), *The concept of poverty: Working papers on methods of investigation and lifestyles of the poor in different countries* (pp. 124–145). New York: American Flsevier Publishing.

Miner, C. A., & Bates, P. E. (1997). The effect of person-centered planning activities on the IEP/transition planning process. *Education and Training in Mental Retardation and Developmental Disabilities, 32*(2), 105–112.

Minnesota Governor's Planning Council on Developmental Disabilities. (1987). *A new way of thinking St. Paul*, MN: Author.

Mitchell, K. (1997). Making the grade: Help and hope for the first-generation college student. *The ERIC Review. The Path to College, 5*(3), 13–15.

Mitchell, L. K., & Krumboltz, J. D. (1996). Krumboltz's learning theory of career choice and counseling. In D. Brown, L. Brooks, & Associates (Eds.), *Career choice and development*(3rd ed., pp. 233–280). San Francisco: Jossey-Bass.

Mithaug, D. E. (1993). *Self-regulation theory: How optimal adjustment maximizes gain.* Westport, CT: Praeger.

Mithaug, D. E. (2005). On persistent pursuits of self-interest. *Research and Practice for Persons with Severe Disabilities, 30*, 163–167.

Mithaug, D. E., Horiuchi, C. N., & Fanning, P. N. (1985).

A report on the Colorado statewide follow-up survey of special education students. *Exceptional Children, 51*, 397-404.

Mithaug, D. E., & Mar, D. K. (1980). The relation between choosing and working prevocational tasks in two severely retarded young adults. *Journal of Applied Behavior Analysis* (13), 177-182.

Mithaug, D. E., Mithaug, D., Agran, M., Martin, J. E., & Wehmeyer, M. (in press). Self-instruction pedagogy: *How to teach self-determined learning.* Springfield, I1: Charles Thomas.

Mithaug, D. E., Mithaug, D. K., Agran, M., Martin, J. E., & Wehmeyer, M. L. (2003). *Self-determined learning theory Mahwah*, NJ: Lawrence Erlbaum.

Mithaug, D. E., Wehmeyer, M. L., Agran, M., Martin, J. E., & Palmer, S. (1998). The self-determined learning model of instruction. In M. L. Wehmeyer & D. J. Sands (Eds.), *Making it happen. Student involvement in education planning, decision making, and instruction* (pp. 299-328). Baltimore: Paul H. Brookes.

Mokuau, N., & Tauili'ili, P. (1998). Families with native Hawaiian and Samoan roots. In E. W. Lynch & M. H. Hanson (Eds.), *Developing cross-cultural competence. A guide for working with children and their families* (2nd ed., pp. 409-440). Baltimore: Paul H. Brookes.

Monette, G. C. (1997). Tribal colleges: Tradition, heritage, and community. *The ERIC Review. The Path to College, 5*(3), 24-25.

Moon, M. S., Hart, D., Komissar, C., & Friedlander, R. (1995). Making sports and recreation activities accessible. In K. F. Flippo, K. J. Inge, & J. M. Barcus (Eds.), *Assistive technology. A resource for school, work, and community* (pp. 187-197). Baltimore, MD: Paul H. Brookes.

Moores, D. (1996). *Educating the deaf Psychology principles and practices* (4th ed.). Boston: Houghton Mifflin.

Morgan, R. L., Moore, S. C., McSweyn, C. A., & Salzberg, C. L. (1992). Transition from school to work: Views of secondary special educators. *Education and Training in Mental Retardation, 27*(4), 315-323.

Morningstar, M. (1997). Critical issues in career development and employment preparation for adolescents with disabilities. *Remedial and Special Education, 18*, 307-320.

Morningstar, M. E., Turnbull, A. P., & Turnbull, H. R. (1996). What do students with disabilities tell us about the importance of family involvement in the transition from school to adult life? *Exceptional Children, 62*, 249-260.

Morse, T.E. (2001). Designing appropriate curriculum for special education students in urban schools. *Education and Urban Society, 34*(1), 4-17.

Mosston, M. (1972). *Teaching. From command to discovery.* Belmont, CA: Wadsworth.

Mosston, M., & Ashworth, S. (1990). *The spectrum of teaching styles: From command to discovery.* New York: Longman.

Mount, B. (1989). *Making futures happen: A manual for facilitators of personal futures planning.* St. Paul, MN: Governor's Council on Developmental Disabilities.

Mount, B. (1992). *Personal futures planning: Promises and precautions.* New York, NY: Graphic Futures.

Mount, B. (1994). Benefits and limitations of personal futures planning. In J.Bradlley, J. W. Ashbaugh, & B. C.Blaney (Eds.), *Creating individual supports for people with develop mental disabilities* (pp.97-98). Baltimore: Paul H. Brookes.

Mount, B., Beeman, P., & Ducharme, G. (1988). What are we learning about circles of support? Manchester, CT: Cornmunitas.

Mount, B., & Zwernick. (1988). *It's never too early it's never too lat: . A booklet about personal futures planning.* St. Paul, MN: Governor's Planning Council on Developmental Disabilities. Publication No. 421, 88-109.

Munk, D. D., & Repp, A. C. (1994). The relationship between instructional variables and problem behavior: A review. *Exceptional Children, 60*, 390-401.

Murray, C., Goldstein, D. E., Nourse, S., & Edgar, E. (2000). The postsecondary school attendance and completion rates of high school graduates with learning disabilities. *Learning Disabilities Research, 15*, 119-127.

Myers, L. B., & McCauley M. H. (1985).*Manual. A guide to the development and use of the Myers-Briggs type indicator.* Palo Alto, CA: Consulting Psychologists Press.

National Association of Private Residential Resources (NAPRR). (1991). *Supported living. Annandale*, VA: Author.

National Association of Private Residential Resources (NAPRR), (1992) *Supported living*, Vol. II. Annandale, VA: Author.

National Association of Protection and Advocacy Systems. (1999, October). *Questions and answers about the Olmstead v.* L. C. *and* F. W. *decision.* Washington,

DC: Author.

National Center for Educational Statistics (NCES). (1993). Baccalaureate and beyond: Longitudinal study 1st and 2nd follow-up. Washington, DC: U.S. Government Printing Office.

National Center for Education Statistics. (1993). *Education of the Handicapped Act Amendment of 1990 (PL 101-476). Summary of major changes in parts A through H of the Act.* Washington, DC: U.S. Department of Education.

National Center for Education Statistics. (1999a). *Students with disabilities in postsecondary education: A profile of preparation, participation, and outcomes.* NCFS 1999-187. Washington, DC: U.S. Department of Education.

National Center for Education Statistics. (1999b). *An institutional perspective on students with disabilities in post-secondary education.* NCES 1999-046. Washington, DC: U.S. Department of Education.

NatiGnal Center for Education Statistics (2004). Retrieved August 4, 2006, from http: //nces.ed.gov/programs/digest/ d04/tables/d042_11 .asp

National Council on Disability. (2000). *Back to school on civil rights.* Washington, DC: Author.

National Information Center for Children and Youth with Disabilities. (1993). *Transition services in the IEP: Transition summary 3*(1), Washington, DC: Office of Special Education Programs of the U.S. Department of Education.

National Institute of Disability and Rehabilitation Research/Social Security Administration (1999). *The summary of data on young people with disabilities.* Washington DC: Author.

Neel, R. S., & Billingsley, F. F. (1989). *Impact: A functional curriculum handbook for students with moderate to severe disabilities.* Baltimore: Paul H. Brookes.

Neubert, D. (1985). Use of vocational evaluation recommendations in selected public school settings. *Career Development for Exceptional Individuals, 9,* 98-105.

Neubert, D. A. (1997). Time to grow: The history and future of preparing youth for adult roles in society. *Teaching Exceptional Children, 29*(5), 5-17.

Neubert, D. A., & Moon, M. S. (2000, Nov/Dec). How a transition profile helps students prepare for life in the community. *Teaching Exceptional Children, 33*(2), 20-25.

Neubert, D. A., Moon, S., & Grigal, M. (2004). Activities of studemts with significant disabilities receiving services in postsecondary settings. *Education and Training in Development Disabilities, 39*(1), 16-25.

Neubert, D. A., & Repetto, J. B. (1992). Serving individuals with special needs through professional development: Meeting the intent of the Act. *Journal for Vocational Special Needs Education, 2-3*(14), 37-41.

Nevill, D., & Super, D. E. (1986). *The values scale: Theory application and research manual* (Research Edition). Palo Alto, CA: Consulting Psychologists Press.

Newman, L. (1991). Social activities.In M. Wagner, L. Newman, R. D'Amico, E. Jay, P. Butler-Nalin, C. Marder, & R. Cox (Eds.), *Youth with disabilities: How are they doing? The first comprehensive report from the National Longitudinal Transition Study of Special Education Students* (pp.6-i to 6-50). Menlo Park, CA: SRI International.

Newman, L. (2005). Changes in postsecondary education participation of youth with disabilities. In M. Wagner, L. Newmang R. Cameto, & P. Levine (Eds.), (2005). *Changes over time in the early postschool outcomes of youth with disabilities.* A report from the National Longitudinal Transition Study-2 (NLTS2). Menlo Park, CA: SRI International. Retrieved from www.nlts2.org/pdfs/str6/completereport.pdf

Newman, L., & Cameto, R. (1993). *What makes a difference? Factors related to postsecondary school attendance for young people with disabilities.* Paper presented at the Division J: Postsecondary Education of the American Educational Research Association annual meeting, Atlanta, GA.

Nezu, A., & D'Zurilla, T. (1981). Effects of problem definition and formulation on the generation of alternatives in the social problem-solving process. *Cognitive Therapy and Research, 5,* 265-271.

NICHCY *News Digest.* (1993). 2(2), 1-7. Washington, DC: The National Information Center for Children and Youth with Disabilities: Author.

NICHCY *Transition Summary* (1990, December). *Vocational assessment. A guide for parents and professionals.* Washington DC: The National Information Center for Children and Youth with Disabilities: Author.

NICHCY. (1988). *Individualized education programs.* (2-17), Washington DC: The National Information Center for Children and Youth with Disabilities: Author.

NICHCY. (1993, March). *Transition services defined by IDEA. 3*(1), 2-19. Washington DC: The National

Information Center for Children and Youth with Disabilities: Author.

Nieto, S. (2000). *Affirming diversity. The sociopolitical context of multicultural education* (3rd ed). New York: Longman.

Nieto, S. (2001). School reform and student learning: A multicultural perspective. In J. A. Banks & C. A. McGee Banks (Eds.), *Multicultural education: Issues & perspectives* (4th ed., pp. 381-401). New York: Wiley.

Nietupski, J., Verstegen, D., Reilly, J., Hutson, J., & HamreS. (1997). A pilot investigation into the effectiveness of cold call and referral job development models in supported employment. *Journal of Vocational Rehabilitation 8*(2), 89-98.

Nirje, B. (1972). The right to seif-determination. In W. Wolfensberger (Ed.). *The principle of normalization in human services* (pp. 176-193). Toronto: National Institute on Mental Retardation.

Nisbet, J., & Hagner, D. (1988). Natural supports in the workplace: A reexamination of supported employment. *Journal of the Association for Persons with Severe Handicaps 13*, 260-267.

Nolet, V., & McLaughlin, M. J. (2005). *Accessing the general curriculum.* (2nd ed). Thousand Oaks, CA: Corwin.

Noll, S., & Trent, W. J. (2004). *Mental Retardation in American Historical Reader (The History of Disability).* New York: New York University Press.

Norman, M. E., & Bourexis, P. S. (1995). *Including students with disabilities in school-to-work opportunities.* Washington DC: Council of Chief State School Officers.

Obiakor, F.E., & Utley, C. A. (i996). *Rethinking preservice and inservice training programs for teachers in the learning disabilities field. Workable multicultural models.* (ERIC Document Reproduction Service No. ED 397 594).

O'Brien, C., & O'Brien, J. (1992a). *Checklist for evaluating personal assistance services (PAS) policies and programs Livonia*, GA: Responsive Systems Associates.

O'Brien, J. (1987). A guide to life-style planning: Using the activities catalogue to integrate services and natural support system. In G. T. Bellarny & B. Wilcox (Eds.), *A comprehensive guide to the activities catalogue: An alternative curriculum for youth and adults with severe disabilities* (pp. 175-190). Baltimore: Paul H. Brookes.

O'Brien, J. (1993). *Supported living: What's the difference?* Livonia, GA: Responsive Systems Associates.

O'Brien, J., & Lovett, H. (1992). *Finding a way toward everyday lives: The contribution of person-centered planning.* Harrisburg, PA: Pennsylvania Office of Mental Retardation.

O'Brien, J., & O'Brien, C. (1991). *More than just a new address Images of organizations for supported living agencies Syracuse*, NY: Center on Human Policy, Syracuse University.

O'Brien, J., & O'Brien, C. (1992b). Remembering the soul of our work: Stories by staff of Options in Community Living, Madison, Wisconsin. Madison, WI: Options in Community Living.

O'Brien, J., O'Brien, L., & Mount, B. (1997). Person-centered planning has arrived ... or has it? *Mental Retardation, 35*(6), 480-484.

Ochs, L. A., & Roessler, R. T. (2001). Students with disabilities: How ready are they for the 21st century? *Rehabilitation Counseling Bulletin, 44*, 170-176.

Office of Special Education Programs, (1997). *The Individuals with Disabilities Education Act Amendments of 1997: Curriculum.* Washington, DC. U.S. Department of Education.

Ohio Department of Education, Division of Special Education (1999). *District self study for the 1999-2000 school improvement review.* Worthington, OH: Author.

Ohio Department of Education. (1990). *Ohio speaks.* Columbus OH: Author.

Ohio Rehabilitation Services Commission (1997). *Transition guidelines and best practices.* Columbus, OH: RSC Office of Public Information.

Olson, W. (1999). Under the ADA, we may all be disabled. *The Wall Street Journal*, May 17, A27.

O'Neill, R. E., Homer, R. H., Albin, R. W., Sprague, J. R., Storey, K., & Newton, J. S. (1997). *Functional assessment and program development for problem behavior: A practical handbook* (2nd ed.). Pacific Grove, CA: Brooks/Cole Publishing.

Osborne, A. G. (1996). Legal issues in special education, Boston: Allyn and Bacon.

PACER Center. (2002). *Technology http://www.pacer-org/*

Page, B., & Chadsey-Rusch, J. (1995). The community college experience for students with and without disabilities: A viable transition outcome? *Career Development for Exceptional Individuals, 18*(2), 85-96.

Pallas, A. (1993, Winter). Schooling in the course of human lives: The social context of education and the transition to adulthood in industrial society. *Review of Education Research, 63*, 409-447.

Palmer, S. B., & Wehmeyer, M. L. (2003). Promoting self-determination in early elementary school. *Remedial and Special Education, 24*, 115-127.

Pancsofar, E. L. (1986). Assessing work behavior. In F.R. Rusch (Ed.), *Competitive employment issues and strategies* (pp. 93-102). Baltimore: Paul H. Brookes.

Pancsofar, E. L., & Steere, D. E. (1997). The C.A.P.A.B.L.E. process: Critical dimensions of community-based assessment. *Journal of Vocational Rehabilitation, 8*, 99-108.

Parent, W. (1996). Consumer choice and satisfaction in supported employment. Paper presented at International Symposium on Supported Employment, Norfolk Virginia, *The Journal of Vocational Rehabilitation, 6*(1), 15-22.

Parent, W., Sherron, P., Stallard, D., & Booth, M. (1993). Job development and placement: Strategies for success. *Journal of Vocational Rehabilitation, 3*(3), 17-26.

Parent, W., Unger, D., Gibson, K., & Clements, C. (1994). The role of the job coach: Orchestrating community and natural supports. *American Rehabilitation, 20*(3), 2-11.

Parette, H. P., Huer, M. B., & Schemer, M. (2004). Effects of acculturation on assistive technology service delivery. *Journal of Special Education Technology, 19*, 31-41.

Pascarella, E., & Terenzini, P. (1991). *How college affects students: Findings and insights from twenty years of research.* San Francisco: Jossey-Bass.

PA-TASH. (1994). PA-TASH supports the right to communicate: PA -TA SH Newsletter, 4(2), 1-4.

Patton, J. R., Cronin, M. E., Bassett, D. S., & Koppel, A. E. (1997). A life skills approach to mathematics instruction: Preparing students with learning disabilities for the real-life math demands of adulthood. *Journal of Learning Disabilities, 30*(2), 178-187.

Patton, J. R., & Polloway, E. A. (1990). Mild mental retardation. In N. G. Haring, L. McCormick, & T. G. Haring (Eds.), *Exceptional children and youth* (6th ed., pp. 212-256). Upper Saddle River, NJ: Merrill/Prentice Hall.

Patton, J. R., Smith, T. E. C., Clark, G. M., Polloway, E. A., Edgar, E., & Lee, S. (1996). Individuals with mild mental retardation: Postsecondary outcomes and implications for educational policy. *Education and Training in Mental Retardation and Developmental Disabilities, 31*(2), 75-85.

Patton, W., & McMahon, M. (1999). *Career development and systems theory. A new relationship.* Pacific Grove, CA: Brooks/Cole.

Patton, W., & Polloway, E. A. (1990). Mild mental retardation. In N. G. Haring, L. McCormick, & T. G. Haring (Eds.), *Exceptional children and youth* (6th ed., pp. 212-256). Upper Saddle River, NJ: Merrill/Prentice Hall.

Paulson, R. I. (1993). Interagency collaboration among rehabilitation mental health, and other systems. In R. W. Flexer and P. Solomon (Eds.) *Psychiatric rehabilitation in practice.* Boston: Andover Medical.

Payne, J. (2001). *Patterns of participation in full time education after 16: An analysis of the England and Wales youth cohort study* (Department for Education and Skills Rep. No. RR307).

Pearlman, B. (2002, April). Reinventing the high school experience *Educational Leadership*, 72-79.

Pennsylvania Association of Retarded Citizens v. Commonwealth of Pennsylvania, 343 F. Suppl. 279 (E.D. Pa. 1972).

Perske, R. (1973). New hope for the families. Nashville, TN: Abingdon.

Perske, R. (1988). Circles of friends: People with disabilities and their friends enrich the lives of one another. Nashville, TN: Abingdon Press.

Petric, J. (2002, May). *Labor laws and their effect on training programs.* Paper presented at 2002 Ohio Topical Conference Columbus, OH.

Peterson, L. Y, Van Dycke, J. L., Crownover, C. A., Roberson, R. L., Borland, B. J., & Martin, J. E. (2004). Teaching students with high incidence disabilities to complete IEP plans of study. Manuscript submitted for publication.

Phelps, L. A., & Hanley-Maxwell, C. (1997). School-to-work transitions for youth with disabilities: A review of outcomes and practices. *Review of Educational Research, 67*(2), 197-226.

Phelps, L. A., & Maddy-Bemnstein, C. (1992). Developing effective partnerships for special populations: The challenge of partnerships and alliances. *The Journal for Vocational Special Needs Education, 14*(2-3), 33-36.

Phillips, S., & Sandstrom, K. (1990). Parental attitudes toward youth work. *Youth and Society, 22*, 160-183.

Piaget, J. (1966). The child's conception of physical causality. London: Routledge & K. Paul.

Pinderhughes, E. (1995). Empowering diverse populations: Family practice in the 21st century. *Families in Society, 76*, 131–140.

Pitman, J. A., & Slate, J. R. (1994). Students'familiarity with and attitudes toward the rights of students who are disabled. *Journal of Applied Rehabilitation Counseling, 25*(2), 38–40.

Plank, S. (2001). *Career and technical education in the balance. An analysis of high school persistence, academic achievement, and postsecondary destinations.* Columbus, OH: Ohio State University, National Center for Dissemination.

Post, M., & Storey, K. (2006). Self-determination and informed choice. *TASH Connections, 32*, 30–33.

Powell, T., Pancsofar, E. L., Steere, D., Butterworth, J., Itzkowitz, J., & Rainforth, B. (1991). *Supported employment: Providing integrated employment opportunities for person with disabilities.* New York: Longman.

Power, P. (1991). *A guide to vocational assessment* (2nd ed.). Austin, TX: PRO-ED.

Powers, L. E. (1997). *Self-determination research results.* Colorado Springs, CO: Presentation at University of Colorado Self-Determination Meeting.

Powers, L. E., Sowers, J., Turner, A., Nesbitt, M., Knowles, E., & Ellison, R. (1996). TAKE CHARGE: A model for promoting self-determination among adolescents with challenges. In L. E. Powers, G. H. S. Singer, & J. Sowers (Eds.), *On the road to autonomy: Promoting self competence for children and youth with disabilities* (pp. 291–322). Baltimore: Paul H. Brookes.

Presidents Panel on Mental Retardation. (1962). *A proposed program for national action to combat mental retardation.* Washington, DC: U.S. Government Printing Office.

Pmuitt, P., & Wandry, D. (1998). Listen to us! Parents speak out about their interactions with special educators. *Preventing School Failure, 42*, 161–167.

Pugach, M. C., & Warger, C. L.(2001). Curriculum matters: Raising expectations for students with disabilities. *Remedial and Special Education, 22*(4) 194–196.

Pumpian, I., Campbell, C., & Hesche, S. (1992). Making person-centered dreams come true. *Resources, 4*(4), 1–6.

Pumpian, I., & Fisher, D. (1993) *job placement: The final frontier?* Washington, DC: National Institute on Disabilities and Rehabilitation Research [NIDRR].

Pumpian, I., Fisher, D., Certo, N. J., & Smalley, K. A. (1997). Changing jobs: An essential part of career development. *Career Development for Exceptional Individuals, 35*, 39–48.

Quinn, M. M., Gable, R. A., Rutherford, Jr., R. B., Nelson, C. M., Howell, K. W. (1998) Functional Behavioral Assessment. Center for Effective Collaboration and Practice. Retrieved July 9, 2003, from *http://www.air-org/cecp/Jba/default.htm.*

Rainforth, B., York, J., & MacDonald, C. (1992). *Collaborative teams for students with severe disabilities.* Baltimore: Paul H. Brookes.

Raskind, M. H. (1997/1998). A guide to assistive technology. *Their World*, 72–74.

Raskind, M. H., Goldberg, R. J., Higgins, E. L., Herman, K. L. (1999). Patterns of change and predictors of success in individuals with learning disabilities: Result from a twenty-year longitudinal study. *Learning Disabilities Research & Practice, 14*(1), 35–49.

Reed, C., & Rumrill, P. (1997). Supported employment: Principles and practices for interdisciplinary collaboration. *Work: A Journal of Prevention, Assessment, and Rehabilitation* 9, 237–244.

Reed, P. (1997). *Assessing students' need for assistive technology.* Oshkosh, WI: Wisconsin Assistive Technology Initiative.

Rehabilitation Act Amendments of 1992, 29 U.S C. § 794 *et seq.*

Rehabilitation Act of 1973, Section 504, 29 U.S.C. § 794.

Rehabilitation, Comprehensive Services, and Developmental Disabilities Act of 1978, Pub. L. No. 95-062.

Rehabilitation Research and Training Center on Disability Demographice and Statistics, (2005). 2004 *disability status reports.* Ithaca, NY: Cornell University. Retrieved June 4, 2006, from *http://www.disabilitystatistics.org/.*

Rehabilitation Services Administration, Office of Special Education and Rehabilitation Services, U.S. Department of Education. (1999). Rehabilitation Services Administration (RSA) Programs: Centers for Independent Living. Retrieved January 15, 2000 from the World Wide Web: *http://www.ed.gov/offices/OSERS/RSA/rsa.html*

Repetto, J. B., & Correa, V. I. (1996). Expanding views on transtion. *Exceptional Children, 62*(6), 551–563.

Repetto, J. B., White, W. J., & Snauwaert, D. T. (1990). Individualized transition plans (ITP): A national perspective. *Career Development for Exceptional Individuals, 13*(2), 109-119.

Reschly, D. J. (1997). *Disproportionate minority representation in general and special education: Patterns, issues, and alternatives.* Washington, DC: Office of Special Education and Rehabilitative Services, and Mountain Plains Regional Resource Center.

Research and Training Center on Residential Services and Community Living. (1994). *Housing policy and persons with mental retardation.* Minneapolis, MN: Institute on Community Integration.

Reutzel, D. R., & Cooter, R. B. Jr. (1999). *Balanced reading strategies and practices: Assessing and assisting readers with special needs.* Upper Saddle River, NJ: Merrill/ Prentice Hall.

Rhodes, L., Sandow, D., Mank, D., Buckley, J., & Albin, J. (1991). Expanding the role of employers in supported employment. *The Journal of the Association for Persons with Severe Handicaps, 16*(4), 213-217.

Richmond, W. V. (1934). *An introduction to sex education.* New York: New Home Library.

Robertson, N. (2006). Preparing students for community living opportunities. In D. W. Test, N. P. Aspel, & J. M. Everson (Eds.), *Transition methods for youth with disabilities.* (pp. 303-333). Upper Saddle River, NJ: Merrill/Prentice Hall.

Robinson, G. K. (1991). Choices in case management. *Community Support Network News, 7,* 11-12.

Rodriquez, R. F. (1994). Administrators' perceptions of teaching competencies for rural minority group children with exceptionalities. *Rural Special Education Quarterly 13,* 40-44.

Roessler, R., & Bolton, B. (1985). Employment patterns of former vocational rehabilitation clients and implications for rehabilitation practice. *Rehabilitation Counseling Bulletin, 28*(3), 179-187.

Roessler, R., & Rumrill, P. (1995). Promoting reasonable accommodations: An essential postemployment service. *Journal of Applied Rehabilitation Counseling, 26*(4), 3-7.

Roessler, R. T., Brown, P. L., & Rumrill, P. D. (1998). Self-advocacy training: Preparing students with disabilities to request classroom accommodations. *The Journal on Postsecondary Education and Disability, 13*(3). Retrieved August 4, 2006, from: http: //www.ahead.org/members/jped/articles/Volumel3/13_3/jped/133roesslerselfadvocacy.doc

Rogan, P., Grossi, T., Mank, D., Haynes, D., Thomas, E, & Majad, C. (2002). What happens when people leave the workshop Outcomes of workshop participants now in SE. *Supported Employment Infolines, 13*(4), 1, 3.

Rogan, P., Grossi, T. A., & Gajewski, R. (2002). Vocational career assessment. In C. L. Sax & C. A. Thoma (Eds.), *Transition assessment: Wise practices for quality lives* (pp. 103-118). Baltimore: Paul H. Brookes.

Rogers-Adkinson, D. L., Ochoa, T. A., & Delgado, B. (2003). Developing cross-cultural competence: Serving families of children with significant developmental needs. *Focus on Autism and Other Developmental Disabilities,* 18, 4-8.

Rojewski, J. W. (1993). Theoretical structure of career maturity for rural adolescents with learning disabilities. *Career Development for Exceptional Individuals, 16*(1), 39-52.

Rojewski, J. W. (1996). Educational and occupational aspirations of high school seniors with learning difficulties. *Exceptional Children, 62*(5), 463-476.

Rojewski, J. W. (1999). Career-related predictors of work-bound and college-bound status of adolescents in rural and non-rural areas. *Journal of Research in Rural Education15*(3), 141-156.

Rojewski, J. W. (2002). Career assessment for adolescents with mild disabilities: Critical concerns for transition planing *Career Development for Exceptional Individuals, 25*(1), 73-95.

Rose, S. M. (1972). The betrayal of the poor: The transformation of community action. Cambridge, MA: Schenkman Publishing.

Ruben, B. D. (1976). Assessing communication competency for intercultural adaptation. *Group and Organizational Studies, 1,* 334-354.

Rueda, R., Monzo, L., Shapiro, J., Gomez, J., & Blacher, J. (2005). Cultural models of transition: Latina mothers of young adults with developmental disabilities. *Exceptional Children, 71,* 401-414.

Rumrill, P., & Koch, L. (1998). The career maintenance specialist Broadening the scope of successful rehabilitation. *Journal of Rehabilitation Administration, 22*(2), 111-121.

Rumrill, P. D. (1994). The "win-win" approach to Title I of the Americans with Disabilities Act: Preparing college student with disabilities for career-entry placements after graduation. *Journal of Postsecondary*

Education and Disability, 11(1), 15–19.

Rusch, F. R. (1979). Toward the validation of social/ vocational survival skills. *Mental Retardation, 17*, 143–145.

Rusch, F. R. (1986). *Competitive employment. Issues, theories, and models.* Baltimore: Paul H. Brookes.

Rusch, F. R., & Chadsey, J. G. (1998). *Beyond high school: Transition from school to work.* The Wadsworth Special Education Series. Belmont, CA: Wadsworth.

Rusch, F. R., & DeStefano, L. (1989). Transition from school to work: Strategies for young adults with disabilities. *Interchange, 9*(3), 1–2. Urbana-Champaign, IL: University of Illinois, Secondary Transition Intervention Effectiveness Institute.

Rusch, F. R., DeStefano, L., Chadsey-Rusch, J., Phelps, L. A., & Szymanski, E. (1992). *Transition from school to adult life: Models, linkages, and policy.* Sycamore, IL: Sycamore.

Rusch, F. R., & Millar, D. M. (1998). Emerging transition best practices. In F. R. Rusch & J. G. Chadsey (Eds.), *Beyond high school. Transition from school to work* (pp. 36–60). New York: Wadsworth.

Russo, C. J., & Talbert-Johnson, C. (1997). The overrepresentation of African American children in special education: The resegregation of educational programming? *Education and Urban Society 29*, 136–148.

Rylance, B. J. (1997). Predictors of high school graduation or dropping out for youth with severe emotional disturbances. *Behavior Disorders, 23*(1), 5–17.

Sale, P., & Martin, J. E. (1997). Self-determination. In P. Wehman & J. Kregel (Eds.), *Functional curriculum for elementary middle, and secondary age students with special needs* (pp. 43–67). Austin, TX: PRO-ED.

Sale, R. P., & Martin, J. E. (2004). Self-determination instruction. In P. Wehman & J. Kregel (Eds.), *Community-based instruction* (2nd edition, pp.67–94). Austin, TX: Pro-Ed.

Salembier, G., & Furney, K. S. (1997). Facilitating participation: Parents' perceptions of their involvement in the IEP/ transition planning process. *Career Development for Exceptional Children, 20*, 29–42.

Salend, S. J. (2005). *Creating inclusive classrooms: Effective and reflective practices* (5th ed). Upper Saddle River, NJ: Merrill.

Salisbury, D. L., Evans, I. M., & Palombaro, M. M. (1997). Collaborative problem-solving to promote inclusion of young children with significant disabilities in the primary grades. *Exceptional Children, 63*, 195–209.

Sanoff, A.P. (2006). A perception gap over students' preparation. The Chronicle of Higher Education, 52(27), B9.

Sarason, S. B., & Doris, J. (1979). *Educational handicap, public policy, and social history: A broadened perspective on mental retardation.* New York: Free Press.

Sarkees, M. D., & Scott, J. L. (1985). *Vocational special needs* (2nd ed). Home wood, IL: American Technical Publishers.

Sarkees-Wincenski, M., & Scott, J. L. (1995). *Vocational special needs* (3rd ed). Homewood, IL: American Technical Publishers.

Sarkees-Wircenski, M., & Wircenski, J. (1994). Transition planning: Developing a career portfolio for students with disabilities. *Career Development for Exceptional Individuals* 17, 203–214.

Savickas, M. L. (1989). Career-style assessment and counseling. In T. Sweeney (Ed.), Adlerian counseling: A practical approach for a new decade (3rd ed., pp. 289–320). Muncie, IN: Accelerated Development Press.

Savickas, M. L. (1996). A framework for linking career theory and practice. In M. L. Savickas & W. B. Walsh (Eds.), *Handbook of career counseling theory and practice* (pp. 191–208). Palo Alto, CA: Davies-Black.

Savickas, M. L. (2001). Toward a comprehensive theory of career development: Dispositions, concerns, and narratives. In F. T. L. Leong & A. Barak (Eds.), *Contemporary models in vocational psychology* (pp. 295–320). Mahwah, NJ: Lawrence Erlbaum.

Savickas, M. L. (2002). Career construction: A developmental theory of vocational behavior. In D. Brown and Associates (Eds.), *Career choice and development* (4th ed., pp. 149–205). San Francisco: Jossey-Bass.

Sax, C., Pumpian, I., & Fisher, D. (March, 1997). Assistive technology and inclusion. *CISP Issue Briefs*, 1–5.

Sax, C. L., & Thoma, C. A. (2002). *Transition assessment: Wise practices for quality lives.* Baltimore: Paul H. Brookes.

SCANS (Secretary's Commission on Achieveing Necessary Skills). (1991). *What work requires of schools: A SCANS report for America 2000.* Washington DC: U.S. Department of Labor.

SCANS: Secretary's Commission on Achieving Necessary Skills (1992, June). *SCANS in the schools.* Washington, DC: SCANS, U.S. Dept. of Labor, Pelavin Assoc.

Schalock, R. L., Verdugo, M. A., Jenaro, C., Wang, M,

Wehmeyer, M, Jiancheng, X., et al. (2005). A cross-cultural study of core quality of life domains and indicators: An exploratory analysis. *American Journal on Mental Retardation, 110*(4) 298-311.

Schalock, R. L., Wolzen, B., Ross, I., Elliott, B., Werbel, G., & Peterson, K. (1986). Post-secondary community placement of handicapped students: A five-year follow-up. *Learning Disability Quarterly 9*(4), 295-303.

Scheerenberger, R. C. (1983). A history of mental retardation Baltimore, Paul H. Brookes.

Scherer, M. J. (1997). Assessing individuals' predispositions to the use, avoidance, or abandonment of assistive technologies. *Journal of Rehabilitation Research & Development, 31*, 135-136.

Schirmer, B. R. (2000). *Language and literacy development in children who are deaf* (2nd ed.). New York: Macmillan.

Schloss, P. J., & Smith, M. A. (1998). *Applied behavior analysis in the classroom* (2nd ed.). Boston: Allyn & Bacon.

Schloss, P. J., Smith, M. A., & Schloss, C. N. (1995). *Instructional methods for adolescents with learning and behavior problems* (2nd ed). Boston: Allyn & Bacon.

School to Work Opportunity Act of 1994, Pub. L. No. 103-239, 20 U.S.C. § 6101 et seq.

Scott, S.S. (1996). Understanding colleges: An overview of college support services and programs available to clients from transition planning through graduation. *Journal of Vocational Rehabilitation, 6*, 217-230.

Scuccimarra, D., & Speece, D. (1990). Employment outcomes and social integration of students with mild handicaps: The quality of life two years after high school. *Journal of Learning Disabilities, 23*(4), 213-219.

Secretary's Commission on Achieving Necessary Skills. (1991). *What work requires of schools. A SCANs report for America 2000.* Washington, DC: U.S. Department of Labor.

Section 504 of the Rehabilitation Act of 1973, 29 U.S.C. § 794 *et seq.*

Serebreni, R., Rumrill, P. D., Mullins, J. A., & Gordon, S. E., (1993). Project Excel: A demonstration of the higher education transition model for high-achieving students with disabilities. *Journal of Postsecondary Education and Disability 10*, 15-23.

Sexton, D., Lobman, M., Constans, T., Snyder, P., & Ernest, J. (1997). Early interventionists' perspectives of multicultural practices with African-American families. *Exceptional Children, 63*, 313-328.

Shapiro, J. P. (1993). *No Pity.* New York: Times Books.

Sharifzadeh, V. S. (1998). Families with Middle Eastern roots. In E. W. Lynch & M. H. Hanson (Eds.), *Developing cross-cultural competence: A guide for working with children and their families* (2nd ed., pp.441-4&2). Baltimore Paul H. Brookes.

Shaw, S., Brinckerhoff, L. C., Kistler, J. K., & McGuire, J. M. (1991). Preparing students with learning disabilities for postsecondary education: Issues and future needs. *Learning Disabilities: A Multidisciplinary Journal, 2*(1), 21-26.

Siegel, S. (1998). Foundations for a school-to-work system that serves all students. In F. R. Rusch & J. G. Chadsey (Eds.), *Beyond high school: Transition from school to work* (pp. 146-178). New York: Wadsworth.

Siegel, S., Robert, M , Greener, K., Meyer, G., Halloran, W., & Gaylord-Ross, R. (1993). *Career ladders for challenged youths in transition from school to adult life.* Austin, TX: PRO-ED.

Siegel, S., & Sleeter, C. S. (1991). Transforming transition: Next stages for the school-to-work transition movement. *Career Development for Exceptional Individuals, 14*(2), 27-41.

Simich-Dudgeon, C. (1986). A multidisciplinary model to educate minority language students with handicapping conditions. In A. C. Willing & H. F. Greenberg (Eds.), *Bilingualism and learning disabilities. Policy and practice for teachers and administrators* (pp. 95-110). New York: American Library Publishing.

Simmons, T., & Baer, R. (1996). What I want to be when I grow up: Career planning. In C. Flexer, D. Wray, R. Leavitt & R. Flexer (Eds.), *How the student with hearing loss can succeed in college. A handbook for students, families, and professionals* (2nd ed., pp. 117-130). Washington, DC: Alexander Graham Bell Association for the Deaf.

Simmons, T. J. (1996). *Postsecondary higher educational setting: Model environment for the delivery of secondary special education services.* Model demonstration Grant funded by the Office of Special Education. Washington, DC: S. Department of Education.

Simmons, T. J., & Flexer, R. W. (1992). Community based job training for persons with mental retardation: An acquisition and performance replication. *Education and Training in Mental Retardation, 15*, 261-272.

Simmons, T. J., Selleck, V., Steele, R. B., & Sepetauc, F. (1993). Supports and rehabilitation for employment. In

R. W. Flexer and P. L. Solomon (Eds.), *Psychiatric rehabilitation in practice*, (pp. 119-136), Boston: Andover Medical Publishers.

Simmons, T. J., & Whaley B. (2001). Transition to employment. In R. W. Flexer, Simmons, T. J. Luft, P. & Bion, R. (Eds.) *Transition planning for students with disabilities*. Columbus, OH: Merrill.

Simon, M., Cobb, B., Halloran, W., Norman, M., & Bourexis. (1994). *Meeting the needs of youth with disabilities: Handbook for implementing community-based vocational education programs according to the Fair Labor Standards Act*. Minneapolis: National Transition Network.

Simpson, G. W. (1997). To grow a teacher. *American School Board Journal, 184*, 42-43.

Sitlington, P. L. (1996a). Transition assessment: Where have we been and where should we be going? *Career Development for Exceptional Individuals, 19*, 159-168.

Sitlington, P. L. (1996b). Transition assessment-Where have we been and where should we be going? *Career Development for Exceptional Children, 19*, 159-168.

Sitlington, P. L. (1996c). Transition to living: The neglected component of transition programming for individuals with learning disabilities. *Journal of Learning Disabilities, 29*(1), 31-41.

Sitlington, P. L., & Clark, G. M. (2006). *Transition education and services for students with disabilities*. (4th ed). Boston: Allyn & Bacon.

Sitlington, P. L., Clark, G. M., Kolstoe, O. P. (Eds.). (2000) *Transition education and services for adolescents with disabilities* (3rd ed). Boston: Allyn & Bacon.

Sitlington, P. L., & Frank, A. R. (1990). Are adolescents with learning disabilities successfully crossing the bridge into adult life? *Learning Disabilities Quarterly 13*(2), 97-111.

Sitlington, P. L., Neubert, D., Begun, W., Le Conte, W., & Lombard, R. (1996). *Assess for success: Handbook for transition assessment*. Reston, VA: The Council for Exceptional Children.

Sitlington, P. L., Neubert, D. A., & LeConte, P. J. (1997). Transition assessment: The position of the Division on Career Development and Transition. *Career Development for Exceptional Individuals, 20*(1), 69-79.

Siu-Runyan, Y., & Faircloth, C. V. (1995). Beyond separate subjects: Integrative learning at the middle level. Nor-wood, MA: Christopher Gordon.

Skinner, D., Bailey, D. B., Jr., Correa, V., & Rodriguez, P. (1999). Narrating self and disability: Latino mothers' construction of identities vis-à-vis their child with special needs. *Exceptional Children, 65*, 481-495.

Smith, C., & Rojewski, J. (1993). School-to-work transition: *Alternatives for educational reform. Youth & Society, 25*, 222-250.

Smith, F., Lombard, R., Neubert, D., Le Conte, P., Rothenbacher, C., & Sitlington, P. (1996). The position statement of the interdisciplinary council on vocational evaluation and assessment. *Career Development for Exceptional Individuals 19*, 73-76.

Smith, T. E. C., Polloway, E. A., Patton, J. R., & Dowdy, C. A. (2001). *Teaching students with special needs in inclusive settings* (3rd ed). Boston: Allyn & Bacon.

Smull, M., & Burke-Harrison, S. (1992). Supporting people with severe reputations in the community. Alexandria, VA: National Association of State Mental Retardation Program Directors.

Snell, M. E. (1981). Daily living skills. In J. M. Kauffman & D. P. Hallahan (Eds.), *Handbook of special education* (pp. 530-551). Upper Saddle River, NJ: Prentice Hall.

Snell, M. E. (1987). *Systematic instruction of the moderately to severely handicapped* (3rd ed.). Columbus, OH: Merrill.

Snyder, E. P. (2002). Teaching students with combined behavioral disorders and mental retardation to lead their own IEP meetings. *Behavioral Disorders, 27*(4), 340-357.

Snyder, E. P., & Shapiro, E. D. (1997). Teaching students with emotional/behavioral disorders the skills to participate in the development of their own IEPs. *Behavioral Disorders, 22*, 246B-259.

Social Security Administration. (2003). *Fast Facts and Figures about Social Security* 2003 [data filel]. Available from Socoal Security online website, http://www.ssa.gov

Sowers, J. & Powers, L. (1991). *Vocational preparation and employment of students with physical and multiple disabilities Baltimore*: Paul H. Brookes.

Sowers, J., & Powers, L. (1995). Enhancing the participation and independence of students with severe physical and multiple disabilities in performing community activities. *Mental Retardation, 33*(4), 209-220.

Staab, M. J. (1996). The role of the school psychologist in transition planning (Doctoral dissertation, University of Kansas, Lawrence, 1996). *Dissertation Abstracts International, 58*, 281.

Stageberg, D., Fischer, J., & Barbut, A. (1996). University students' knowledge of civil rights laws pertaining to people with disabilities. *Journal of Applied Rehabilitation Counseling, 27*(4), 25–29.

Stanford Research Institute (SRI) International. (1990). *National longitudinal transition study of special education students.* Washington, DC: The Office of Special Education Programs.

Stanford Research Institute (SRI) International. (1992). *What happens next? Trends in postschool outcomes of youth with disabilities.* Washington, DC: The Office of Special Education Programs.

State Agency Exchange. (1969). *The rehabilitation agency focus.* Washington, DC: U.S. Government Printing Office.

Steele, L. (1991). Early work experience among white and non-white youths: Implications for subsequent enrollment and employment. *Youth and Society, 22,* 419–447.

Steere, D. E., & Cavaiuolo, D. (2002). Connecting outcomes, goals, and objectives in transition planning. *Teaching Exceptional Children, 34*(6), 54–59.

Steere, D. E., Panscofar, E., Wood, R., & Hecimovic, A. (1990). Principals of shared responsibility. *Career Development for Exceptional Individuals, 13*(2), 143–153.

Steere, D. E., Wood, R., Panscofar, E. L., & Butterworth, J. (1990). Outcome-based school-to-work transition planning for students with severe disabilities. *Career Development for Exceptional Individuals, 13*(1), 57–70.

Stern, D., McMillion, M., Hopkins, C., & Stone, J. (1990). Work experience for students in high school and college. *Youth and Society 21,* 355–389.

Stevens, R. J., & Slavin, R. (1995). The cooperative elementary school: Effects on students' achievement, attitudes, and social relations. American *Educational Research Journal, 32,* 321–351.

Stewart, E. D., Danielian, J., & Festes, R. J. (1969). *Simulating intercultural communication through role playing.* Alexandria, VA: Human Resources Research Organization.

Stodden, R. A. (1998). School-to-work transition: Overview of disability legislation. In F. R. Rusch & J. G. Chadsey (Eds.), *Beyond high school: Transition from school to work* (pp. 60–76). Belmont, CA: Wadsworth.

Stodden, R. A. (2001). Postsecondary education supports for students with disabilities: A review and response. *The Journal for Vocational Special Needs Education, 23*(2), 4–11.

Stodden, R. A. (2005). The status of persons with disabilities in postsecondary education. *TASH Connections, 31*(11/12), 4–7.

Stodden, R. A., & Leake, D. W. (1994). Getting to the core of transition: A re-assessment of old wine in new bottles. *Career Development for Exceptional Individuals, 17*(1), 65–76.

Stodden, R. A., & Whelley, T. (2004). Postsecondary education and persons with intellectual disabilities: An introduction. *Education and Training in Developmental Disabilities, 39*(1), 6–15.

Storey, K. (2002). Introduction: Curriculum design and programmatic issues involving youth in transition. In K. Storey, P. Bates, & D. Hunter (Eds.), The road ahead: *Transition to adult life for persons with disabilities* (pp. 1–5). St. Augustine, FL: Training Resource Network.

Storey, K., Bates, P., & Hunter, D. (Eds.). (2002). *The road ahead. Transition to adult life for persons with disabilities.* St. Augustine, FL: Training Resource Network.

Storey, K., & Mank, D. (1989). Vocational education of students with moderate and severe disabilities: Implications for service delivery and teacher preparation. *Career Development for Exceptional Individuals, 12*(1), 11–24.

Storms, J., O'Leary, E., & Williams, J. (2000). *IDEA 1997 transition requirements: A guide for states, districts, schools, universities, and families.* (Available from Publications Office, Institute on Community Integration, University of Minnesota, 109 Pattee Hall, 150 Pillsbury Drive, SE, Minneapolis, MN 55455).

Stowitschek, J. J., & Kelso, C. A. (1989). Are we in danger of making the same mistakes with ITPs as were made with IEPs? *Career Development for Exceptional Individuals, 12*(2), 139–151.

Stroul, B. A. (1989). Rehabilitation in community support systems. In R. W. Flexer and P. L. Solomon (Eds.), *Psychiatric rehabilitation in practice.* (pp. 45–61). Boston: Andover Publishers.

Sue, D. W. (1996, Fall). ACES endorsement of multicultural counseling competencies: Do we have the courage? *ACES Spectrum Newsletter,* 9–10.

Super, D. (1957). *The psychology of careers: An introduction to vocational development.* New York:

Harper & Brothers.

Super, D. E. (1954). Career patterns as a basis for vocational counseling. *Journal of Counseling Psychology, 1*, 12-20.

Super, D. E. (Ed.). (1974). *Measuring vocational maturity for counseling and evaluation*. Washington, DC: National Career Development Association.

Super, D. E. (1975). *The psychology of careers*. New York: Harper & Row.

Super, D. E. (1984). Career and life development. In D. Brown, L. Brooks, & Associates (Eds.), *Career choice and development: Applying contemporary theories to practice* (pp. 192-234). San Francisco: Jossey-Bass.

Super, D. E. (1990). A life-span, life-space approach to career development. In D. Brown, L. Brooks, & Associates (Eds.), Career choice and development. Applying contemporary theories to practice (2nd ed., pp. 197-261). San Francisco: Jossey-Bass.

Super, D. E., Osborne, W. L., Walsh, D. J., Brown, S. D., & Niles, S. G. (1992). Developmental career assessment and counseling: The C-DAC model. *Journal of Counseling and Development . 71*, 74-79.

Super, D. E., Savickas, M. L., & Super, C. M.(1996). The life-span, life-space approach to careers. In D. Brown, L. Brooks, & Associates (Eds.), *Career choice and development (*3rd ed., pp. 121-178). San Francisco: Jossey-Bass.

Super, D. E., Thompson, A. S., Lindeman, R. H., Jordaan, J. P., & Myers, R. A. (1981). *Career development inventory*. Palo Alto, CA: Consulting Psychologists Press.

Sweeney, M. (1996). *The effects of self-determination training on student involvement in the IEP process*. Unpublished doctoral dissertation., Tallahassee, FL: Florida State University.

Szymanski, E., Fernandez, D., Koch, L., & Merz, M. (1996). *Career development Planning for placement*. Madison, WI: University of Wisconsin, Rehabilitation Research and Training Center on Career Development and Advancement.

Szymanski, E. M. (1994). Transition: life-span, life-space considerations for empowerment. *Exceptional Children, 60*, 402-410.

Szymanski, E. M. (1998). Career development, school to work transition, and diversity: An ecological approach. In F. R. Rusch & J. G. Chadsey (Eds.), *Beyond high school: Transition from school to work* (pp. 127-145). New York: Wadsworth.

Szymanski, E. M., & Hanley-Maxwell, C. (1997). Career development of people with developmental disabilities: An ecological model. *The Journal of Rehabilitation, 62*(1), 48-55.

Szymanski, E. M., Hanley-Maxwell, C., & Asselin, S. (1990). Rehabilitation counseling, special education, and vocational special needs education: Three transitional disciplines. *Career Development for Exceptional Individuals, 13*(1), 29-38.

Szymanski, E. M., Hanley-Maxwell, C., & Asselin, S. B. (1992). Systems interface: Vocational rehabilitation, special education, and vocational education. In F. R. Rusch, L. Destefano, J. Chadsey-Rusch, L. A. Phelps, & E. Szymanski (Eds.), *Transition from school to adult life: Models, linkages, and policy*. (pp. 153-172). Sycamore, IL: Sycamore.

Szymanski, E., & Hershenson, D. (1998). Career development of people with disabilities: An ecological model. In E. M. Szymanski & R. M. Parker (Eds.), *Rehabilitation counseling: Basics and beyond* (3rd ed., pp. 327-378). Austin, TX: PRO-ED.

Szymanski, E. M., & Hershenson, D. B.(2005). An ecological approach to vocational behavior and career development of people with disabilities. In R. M. Parker, E.M. Szymanski, & J. B. Patterson (Eds.), *Rehabilitation counseling. Basics and beyond* (pp. 225-280). Austin, TX: Pro-Ed.

Szymanski, E. M., Hershenson, D. B., Enright, M. S., & Ettinger, J. M. (1996). Career development theories, constructs, and research: Implications for people with disabilities. In E.M. Szymanski & R. M. Parker (Eds.), *Work and disability: Issues and strategies in career development and job development* (pp.79-126). Austin, TX: PRO-ED.

Szymanski, E. M. & Parker, R. M. (1996). Work and disability: Introduction In E. M. Szymanski & R. M. Parker (Eds.). *Work and disability: Issues and strategies in career development and job placement* (pp. 1-7). Austin. TX: PRO-ED.

Szymanski, E. M., Turner, K. D., & Herschenson, D. B. (1992). Career development and work adjustment of persons with disabilities: Theoretical perspectives and implicationg for transition. In F. R. Rusch, L. Destefano, J. Chadsey Rusch, L. A. Phelps, & E. Szymanski (Eds.), *Transition from school to adult life: Models, linkages, and policy* (pp. 39 1-406). Sycamore, IL: Sycamore.

Talbert-Johnson, C. (1998). Why [are] so many

African-American children in special ed? *School Business Affairs, 64*, 30-35.

Taylor, R. (1997). *Assessment of exceptional students: Educational and psychological procedures* (4th ed). Boston: Allyn & Bacon.

Taylor, S. J. (1988). Caught in the continuum: A critical analysis of the principle of the least restrictive environment. *Journal of the Association for Persons with Severe Handicaps. 13*, 41-53.

Taylor, S. J., Racino, J., Knoll, J., & Lutfiyya, Z. (1987). *The nonrestrictive environment A resource manual on community integration for people with the most severe disabilities.* Syracuse, NY: Human Policy Press.

Technology-Related Assistance for Individuals with Disabilities. Act of 1988, 29 U.S.C § 2201 et seq.

Test, D., Hinson, K., Solow, J., & Kuel, P. (1993). Job satisfaction of persons in supported employment. *Education and Training in Mental Retardation, 28*(1), 38-46.

Test, D. W., Aspel, N. P., & Everson, J. M. (2006). *Transition methods for youth with disabilities.* Upper Saddle River, NJ: Pearson/Merrill/Prentice Hall.

Test, D. W., Fowler, C. H., Brewer, D. M., & Wood, W. M.(2005). A content and methodological review of self-advocacy intervention studies. *Exceptional Children, 72*(1), 101-125.

Test, D. W., Fowler, C. H., Wood, W. W., Brewer, D. M., & Eddy, S. (2005). A conceptual framework of self-advocacy for students with disabilities. *Remedial and Special Education, 26*, 43-54.

Test, D. W., Spooner, F., Keul, P. K., & Grossi T.(1995). Teaching adolescents with severe disabilities to use the public telephone. *Behavior Modification, 14*(2), 157-171.

Thomas, A. & Grimes, J. (1995). Best practices in school psychology III. Washington, DC: NASP

Thompson, S. J., & Thurlow, M. L. (2000). State alternate assessments: *Status as IDEA alternate assessment requirements take effect* (Synthesis Report 35). Minneapolis, MN: National Center on Educational Outcomes University of Minnesota. (Eric Document ReproService No. ED447613)

Thorkildsen, R. (1994). *Research synthesis on quality and availability of assistive technology devices. Executive summary.* Technical report No. 8. (ERIC Document Reproduction Service No. ED 386 856)

Thurlow, M. (2002). Positive educational results for all students. The promise of standards-based reform. *Remedial and Special Education, 23*(4) 195-202.

Thurlow, M., & Elliott, J. (1998). Student assessment and evaluation. In J. R. Rusch & J. G. Chadsey (Eds.), *Beyond high school. Transition from school to work* (pp. 265-296). New York: Wadsworth Publishing Company.

Tileston, D. W. (2000). *Ten best teaching practices: How brain research, learning styles, and standards define teaching competencies.* Thousand Oaks, CA: Corwin.

Tilson, G. P., Lueking, R. G., & Donavan, M. R. (1994). Involving employers in transition: The BRIDGES from school to work model. *Career Development for Exceptional Indivouals, 17*(1), 77-89.

Tilson, G. P., Jr., & Neubert, D. A. (1988). School-to-work transition of mildly disabled young adults: Parental perceptions of vocational needs. *The Journal for Vocational Special Needs Education, 11*(1), 33-37.

Tinto, V. (1993). *Leaving college: Rethinking the causes and cures of student attrition* (2nd ed). Chicago: University of Chicago Press.

Todis, B., & Walker, H. (1993). User perspective on assistive technology in educational settings. *Focus on Exceptional Children, 26*, 1-16.

Tomlinson, C. A. & McTighe, J. (2006). *Integrating differentiated instruction & understanding by design.* Alexandria VA: Association for Supervision and Curriculum Development.

Tower, K. D. (1994). Consumer-centered social work practice: Restoring client self-determination. *Social Work, 39*(2), 191-196.

Trace Center. (1996). CO-Net, HyperAbleDATA [CD-Rom program]. Madison: University of Wisconsin, Author.

Trainor, A. A., Patton, J. R., & Clark, G. M. (2005). *Case studies in assessment for transition planning.* Austin, TX: Pro-Ed.

Trivette, C. M., Dunst, C. J., Boyd, K., & Hamby, D. W. (1996). Family-orientated program models, helping practices and parental control appraisals. *Exceptional Children, 62*(3), 237-248.

Tuckman, B. W., & Jensen, M. A. C. (1977). States in small group development revisited. *Group and Organizational Studies, 2*, 419-442.

Turnbull, A. P., Barber, P., Kerns, G. M., & Behr, S. K. (1995). The family of children and youth with exceptionalities. In E. L. Meyen & T. M. Skrtic (Eds.), *Special education and student disability an introduction: Traditional, emerging and alternative perspectives* (4th ed., pp. 141-170). Denver, CO: Love.

Turnbull, A. P., & Morningstar, M. E. (1993). Family and professional interaction. In M. E. Snell (Ed.), *Instruction of students with severe disabilities* (4th ed., pp. 31-60). Upper Saddle River, NJ: Merrill/Prentice Hall.

Turnbull, A. P., & Turnbull, H. R. (1990). *Families, professionals and exceptionality: A special partnership* (2nd ed.). Upper Saddle River, NJ: Merrill/Prentice Hall.

Turnbull, A. P., & Turnbull, H. R. (1993). Empowerment and decision-making through Group Action Planning. In *Life-long transitions: Proceedings of the third annual parent/family conference*. Washington, DC: U.S. Department of Education.

Turnbull, H. Rutherford, III. (1993). *Free appropriate public education: The law and children with disabilities* (4th ed). Denver, CO: Love.

Turnbull, H. R., Turnbull, A. P., Wehmeyer, M. L., & Park, J. (2003). A quality of life framework for special education outcomes. *Remedial and Special Education, 24*(2), 67-74.

Turnbull, A., Turnbull, R., Erwin, E. J., & Soodak, L. C. (2006). *Families, professionals, and exceptionality: Positive outcomes through partnerships and trust* (5th ed.). Columbus, OH: Pearson/Merrill/Prentice Hall.

Turner, L. (1996). Selecting a college option: Determining the best fit. In C. Flexer, D. Wray, R. Leavitt, & R. Flexer (Eds.), *How the student with hearing loss can succeed in college: A handbook for students, families, and professionals* (pp. 142-164). Washington, DC: Alexander Graham Bell Association for the Deaf.

Turner, L. P. (1996). *Parent involvement in transition planning*. Unpublished doctoral dissertation, Kent State University, Kent, OH.

Turner, L. P., & Simmons, T. J. (1996). Getting ready for transition to college. In C. Flexer, D. Wray, R. Leavitt, & R. Flexer (Eds.), *How the student with hearing loss can succeed in college: A handbook for students, families, and professionals* (2nd ed., pp. 131-145). Washington, DC: Alexander Graham Bell Association for the Deaf.

U. S. Census Bureau. (2001, March). *Overview of race and Hispanic origin. Census 2000 brief.* Washington, DC: U.S. Department of Commerce, U.S. Census Bureau. Available online: www.census.gov/prod/2002pubs/censr.4.pdf

U.S. Census Bureau. (2002, November). *Demographic trends in the 20th century: Census 2000 special reports.* Washington, DC: U.S. Department of Commerce, U.S. Census Bureau. Available online: www.census.gov/prod/2002pubs/censr.4.pdf

U.S. Census Bureau. (2003, August). *School enrollment 2000: Census 2000 brief.* Washington, DC: U.S. Department of Commerce, U.S. Census Bureau. Available online: www.census.gov/prod/2002pubs/censr.4.pdf

U.S. Census Bureau. (2003, May). *Poverty. 1999. Census 2000 brief.* Washington, DC: U.S. Department of Commerce, U.S. Census Bureau. Available online: www.census.gov/prod/ 2002pubs/censr.4.pdf

U.S. Census Bureau (2004). *2004 American community survey-race.* Washington, DC: U.S. Department of Commerce U.S. Census Bureau. Available online: http://factfinder.census.gov/home/saff/main.html_jan-gen=en

U.S. Department of Education. (1995). *Seventeenth annual report to Congress on the implementation of the Individuals with Disabilities Education Act.* Washington, DC: Author.

U.S. Department of Education. (1996). *Eighteenth annual report to Congress on the implementation of the Individuals with Disabilities Education Act.* Washington, DC: Author.

U.S. Department of Education. (1997). *Nineteenth annual report to Congress on the implementation of the Individuals with Disabilities Education Act.* Washington DC: Author.

U.S. Department of Education. (2004). *Twenty-sixth annual report to congress on the implementation of the Individuals with Disabilities Act.* Washington, DC: Author.

U.S. Department of Education, Office for Civil Rights. (1987). *1986 elementary and secondary school civil rights survey: National summaries.* Arlington, VA: DBS Corporation, subcontract from Opportunity Systems, Inc.

U.S. Department of Education, Office for Civil Rights. (1994). *1992 elementary and secondary school civil rights compliance report (draft).* Washington, DC: Author.

U.S. Department of Education, Office of Special Education Programs. (2001). Students with disabilities' secondary education, transition, and employment (Expert Strategy Panel Report). Available: *http://www.ed.gov/offices/osers/osep.* Washington, DC: Author.

U.S. Department of Labor. (1991). *The revised handbook*

for analyzing jobs. Washington, DC: Employment and Training Administration.

U.S. Department of Labor. (1993). Learning a living: A blueprint for high performance (SCANS report). Washington, DC: U.S. Government Printing Office.

van Keulen, J. E., Weddington, G. T., & DeBose, C. E. (1998). *Speech, language, learning, and the African American child.* Boston: Allyn & Bacon.

Van Reusen, A. K., & Bos, C. S. (1990). I Plan: Helping students communicate in planning conferences. *Teaching Exceptional Children 22*(4), 30–32.

Van Reusen, A. K., & Bos, C. (1994). Facilitating student participation in individual educational programs through motivation strategy instruction. *Exceptional Children, 60*(5), 466–475.

Van Reusen, A. K., Bos, C. S., Schumaker, J. B., & Deshler, D. D. (1994). *Self-advocacy strategy for education and transition planning.* Lawrence, KS: Edge Enterprises.

Vandercook, T., York, J., & Forest, M. (1989). The McGill action planning system (MAPS): A strategy for building the vision. *Journal of the Association for Persons with Severe Handicaps, 14*(3), 205–215.

Vaughn, S., Bos, C. S., & Schumm, J. S (2000). *Teaching exceptional, diverse, and at-risk students in the general education curriculum* (2nd ed). Boston: Allyn & Bacon.

VEWAA glossary. (1988). (Available from Materials Development Center, Stout Vocational Rehabilitation Institute, University of Wisconsin-Stout, Menomonie, WI 54751). Author.

Vogel, S. A., & Adelman, P. B. (1992). The success of college students with learning disabilities: Factors related to educational attainment. *Journal of Learning Disabilities, 25*(7), 430–441.

Vondracek, F. W., & Porfeli, E. (2002). Integrating person- and function-centered approaches in career development theory and research. *Journal of Vocational Behavior*, 61, 386–397.

Wagner, M. (1989). *Youth with disabilities during transition: An overview of descriptive findings from the national longitudinal transition study.* Menlo Park, CA: SRI Inter-national

Wagner, M. (1991). *Dropouts with disabilities: What do we know? What can we do?* (A report from the National Longitudunal Transition Study of Special Education Students). Menlo Park, CA: SRI International.

Wagner, M., & Blackorby, J. (1996). Transition from high school to work or college: How special education students fare. *The Future of Children: Special Education for Students with Disabilities*, 6(1), 103–110.

Wagner, M., Blackorby, J., Cameto, R., & Newman, L. (1993). *What makes a difference? Influence on post-school outcomes of youth with disabilities: The third comprehensive report from the National Longitudinal Transition Study of Special Education Students.* Menlo Park, CA: SRI International.

Wagner, M., Cameto, R., & Newman, L. (2003). *Youth with disabilities: A changing population. A report of findings from the National Longitudinal Transition Study (NLTS) and the National Longitudinal Transition Study-2* (NLTS2). [Executive Summary]. Menlo Park, CA: SRI International.

Wagner, M., D'Amico, R., Marder, C., Newman, 1., & Blackorby, J. (1992). *What happens next? Trends in postschool outcomes of youth with disabilities.* Menlo Park, CA: SRI International.

Wagner, M., Newman, L., Cameto, R., Garga, N., & Levine, P. (2005). *After high school. A first look at the postschool experience of youth with disabilities.* Menlo Park, CA: SRI International.

Wagner, M., Newman, L., Cameto, R., & Levine, P. (2005). *Changes over time in the early postschool outcomes of youth with disabilities. A report of findings from the National Longitudinal Study (NLTS) and the National* Longitudinal Transition Study-2 (NLTS2). Menlo Park, CA: SRI International.

Wagner, M., Newman, L., & Shaver, D. M. (1989). *The National Longitudinal Transition Study of Special Education Students: Report on procedures for the first wave of data collection* (1987). Menlo Park, CA: SRI International.

Wald, J. L. (1996). *Culturally and linguistically diverse professionals in special education: A demographic analysis.* Reston, VA: National Clearinghouse for Professions in Specoal Education and OSFRS.

Walden, R. J. (2002). *Teaching a goal attainment process to university students with learning disabilities.* Unpublished doctoral dissertation University of Oklahoma, Norman.

Ward, M. J. (1988). *The many facets of self-determination. National Information Center for Children and Youth with Handicaps: Transition Summary, 5,* 2–3. Washington, DC: Office of Special Education Programs of the U.S. Department of

Education.

Ward, M. J. (1994, Winter). Self-determination: A means to an end. *Impact, 6*, 8.

Ward, M. J. (1996). Coming of age in the age of self-determination: An historical and personal perspective. In D. J. Sands & M. L. Wehmeyer (Eds.), *Self-determination across the life span* (pp. 1-14). Baltimore: Paul H. Brookes.

Ward, M. J., & Halloran, W. J. (1989). Transition to uncertainty: Status of many school leavers with severe disabilities. *Career Development for Exceptional Individuals, 12*(2), 71-78.

Ward, M. J., & Halloran, W. (1993, Fall). Transition issues for the 1990s. *OSERS News in Print, 6*(1) 4-5. (ERIC Document Reproduction Service No. ED 364035)

Weaver, R., & DeLuca, J. R. (1987). *Employability life skills assessment: Ages 14-21.* Dayton, OH: Miami Valley Special Education Center.

Webster, D. D. (1999, July). *Developing the leadership potential of postsecondary students with disabilities.* Paper presented at AHEAD Conference, Atlanta, GA.

Webster, D. D. (2001). *Giving voice to students with disabilities who have transitioned to college. Or how LL Slim became "the best darn gimp on the planet"* (Doctoral dissertation, Kent State University, 2001). Dissertation Abstracts International, 62/05, 1796.

Webster, D. D. (2004). Giving voice to students with disabilities who have successfully transitioned to college. *Career Development for Exceptional Individuals, 27*(2), 15 1-175.

Wehman, P. (1990). School-to-work: Elements of successful programs. *Teaching Exceptional Children, 23*(1), 40-43.

Wehman, P. (1992). Transition for young people with disabilities: Challenges for the 1990's. *Education and Training in Mental Retardation, 27*, 112-118.

Wehman, P. (1997b). *Exceptional individuals in school, community, and work.* Austin Texas: PRO-ED.

Wehman, P. (Ed.). (2001). *Life beyond the classroom: Transition strategies for young people with disabilities* (3rd ed.). Baltimore: Paul H. Brookes.

Wehman, P. (2006). *Life beyond the classroom: Transition strategies for young people with disabilities.* (4th ed). Baltimore: Paul H. Brookes.

Wehman, P., & Bricout, J. (2001). Supported Employment: New directions for a new millenium. In P. Wehman (Ed.) *Supported employment in business. Expanding the capacity of workers with disabilities.* (pp. 3-22). St. Augustine, Fl: Training Resource Network.

Wehman, P., Fverson, J., & Reid, D. (2001). Beyond programs and placements: using person-centered practices to individualize the transition process and outcomes. In P. Wehman (Ed.), (2001). *Life beyond the classroom. Transition strategies for young people with disabilities* (pp. 9 1-124). Baltimore, MD: Paul H. Brookes.

Wehman, P., & Kregel, J. (1985). A supported work approach to competitive employment of individuals with moderate and severe handicaps. *Journal of the Association for Persons with Severe Handicaps, 10*, 3-11.

Wehman, P., Kregel, J., & Barcus, J. M. (1985). From school to work: A vocational transition model for handicapped students. *Exceptional Children, 52*(1), 25-37.

Wehman, P., Moon, M. S., Everson, J. M., Wood, W., & Barcus, J. M. (1988). *Transition from school to work. New challenges for youth with severe disabilities. Baltimore*: Paul H. Brookes.

Wehman, P., Revell, W. G., & Kregel, J. (1998a). Expanding supported employment opportunities for persons with severe disabilities. *TASH Newsletter 22*(6), 24-25.

Wehman, P., Revell, W. G., & Kregel, J. (1998b). Supported employment: A decade of rapid growth and impact. *American Rehabilitation, 24*(1), 31-43.

Wehmeyer, M. (2002). Transition principles and access to the general education curriculum. In C. A. Kochar-Bryant & D. Bassett (Eds.). *Aligning transition and standards-based education. Issues and strategies.* Arlington, VA: Council for Exceptional Children.

Wehmeyer, M., Agran, M., & Hughes, C. (2000). A national survey of teachers' promotion of self-determination and student-directed learning. *Journal of Special Education, 34*(2), 58-68.

Wehmeyer, M., & Lawrence, M. (1996). Whose future is it anyway? Promoting student involvement in transition planning. *Career Development for Exceptional Individuals, 18*(2), 69-84.

Wehmeyer, M., & Schwartz, M. (1997). Self-determination and positive adult outcomes: A follow-up of youth with mental retardation or learning disabilities. *Exceptional Children, 63*(2), 245-255.

Wehmeyer, M., & Schwartz, M. (1998). The self-determination focus of transition goals for students with mental retardation. *Career Development for Exceptional*

Children, 21, 75-86.

Wehmeyer, M. L. (1992). Self-determination: Critical skills for outcome-oriented transition services. *The Journal for Vocational Special Needs Education, 15*, 3-9.

Wehmeyer, M. L. (1993). Perceptual and psychological factors in career decision-making of adolescents with and without cognitive disabilities. *Career Development for Exceptional Individuals, 16*(2), 135-146.

Wehmeyer, M. L. (1994).Perceptions of self-determination and psychological empowerment of adolescents with mental retardation. *Education and Training in Mental Retardation and Developmental Disabilities, 29*, 9-21.

Wehmeyer, M.L.(1995). *The ARC's self-determination scale: Procedural guidelines.* (Available from The ARC of the United States, 500 E. Border Street, Suite 300, Arlington, TX 76010.)

Wehmeyer, M. L. (1996). Self determination as an educational outcome. In D. J. Sands & M. L. Wehmeyer (Eds.), *Self-determination across the life span. Independence and choice for people with disabilities* (pp. 17-36). Baltimore: Paul H. Brookes.

Wehmeyer, M. L. (1997). Student-directed learning and self-determination In M. Agran (Ed.), *Student directed learnung:* Teaching self-determination skills (pp. 28-59). Pacific Grove, CA: Brooks/Cole Publishers.

Wehmeyer, M. L. (1998). National survey of the use of assistive technology by adults with mental retardation. *Mental Retardation, 36*, 44-5 1.

Wehmeyer, M. L. (1998). Student involvement in transition-planning and transition-program implementation. In F. R. Rusch & J. G. Chadsey (Eds.), Beyond high school: Transition from school to work. (pp. 206-233). Belmont CA: Wadsworth.

Wehmeyer, M. L. (1999). Assistive technology and students with mental retardation: Utilization and barriers. *Journal of Special Education Technology 14*, 48-58.

Wehmeyer, M. L., Agran, M., & Hughes, C. (1998). *Teaching self-determination to students with disabilities: Basic skills for successful transition.* Baltimore: Paul H. Brookes.

Wehmeyer, M. L., & Kelchner, K. (1995a). *The ARC's self-determination scale.* Arlington, TX: ARC.

Wehmeyer, M. L., & Kelchner, K. (1995b). *Whose future is it anyway?* Arlington, TX: ARC.

Wehmeyer, M. L., & Palmer, S. B. (2003). Adult outcomes for students with cognitive disabilities three-years after high school: The impact of self-determination. *Education and Training in Developmental Disabilities*, 38(2), 131-144.

Wehmeyer, M. L., Palmer, S. B., Agran, M., Mithaug, D. E., & Martin, J. E. (2000). Promoting casual agency: The self-determined learning model of instruction. *Exceptional Children, 66*(4), 439-453.

Wehmeyer, M. L., Lattin, D., & Agran, M. (2001). Achieving access to the general curriculum for students with mental retardation: A curriculum decision-making model. *Education and Training in Mental Retardation and Development Disabilities, 36*, 327-342.

Wehmeyer, M. L., & Ward, M. J. (1995). The spirit of IDEA mandate: Student involvement in transition planning. *Journal of the Association for Vocational Special Needs Education, 17*, 108-111.

Welsh Office, Department of Education. (1994). *Code of practice on the identification and assessment of special education needs.* Cardiff, Wales, UK: Author.

Wermuth, T. (1991). Impact of educational legislation on transition and supported employment programs. *The Advance 3*, 3-4. Richmond, VA: Association for Persons in Supported Employment [APSE].

West, J. (1991). *The Americans with Disabilities Act: From policy to practice.* New York: Milbank Fund.

West, M., Wehman, P., & Revell, G. (1996). Use of Social Security. Work Incentives by supported employment agencies and consumers: Findings from a national survey. *Journal of Vocational Rehabilitation, 7*, 117-123. Westling, D. L., & Fox, L. (2000). *Teaching students with severe disabilities* (2nd ed). Upper Saddle River, NJ: Merrill/Prentice Hall.

Whitehead, C. W. (1977). *Sheltered workshop study: A nationwide report on sheltered workshops and their employment of handicapped individuals* (Workshop Survey, Vol. I, U.S. Department of Labor Services Publications)Washington, DC: U.S. Government Printing Office.

Whitney-Thomas, J., & Hanley-Maxwell, C. (1996). Packing the parachute: Parents experiences as their children prepare to leave high school. *Exceptional Children, 63*(1), 75-88.

Whitney-Thomas, J., Shaw, D., Honey, K., & Butterworth, J. (1998). Building a future: A study of student participation in person-centered planning, *The Journal of the Association for Persons with Severe Handicaps, 23*(2), 119-133.

Wiggins, G., & McTighe, J. (1998). *Understanding by design.* Alexandria, VA: Association for Supervision and Curriculum Development.

Wilcox, B., & Bellamy, G. T. (1987). *The activities catalog: An alternative curriculum for youth and adults with severe disabilities*. Baltimore: Paul H. Brookes.

Will, M. (1983). *OSERS programming for the transition of youth with disabilities: Bridges from school to working life*. Washington, DC: U.S. Department of Education, Office of Special Education and Rehabilitative Services. (ERIC Document Repro-duction Service No. ED 256 132)

Will, M. (1984). Supported employment for adults with severe disabilities: An OSERS program initiative. Washington, DC.

Williams, J. M., & O'Leary, E. (2001). What we've learned and where we go from here. *Career Development for Exceptional Individuals, 24*(1), 51-71.

Willig, A. C. (1986). Special education and the culturally and linguistically different child: An overview of issues and challenges. In A. C. Willing & H. F. Greenberg (Eds.), *Bilingualism and learning disabilities. Policy and practice for teachers and administrators* (pp. 191-209). New York: American Library Publishing.

Willis, W. (1998). Families with African American roots. In E. W. Lynch & M. H. Hanson (Eds.), *Developing cross-cultural competence. A guide for working with children and their families* (2nd ed., pp. 165-208). Baltimore: Paul H. Brookes.

Wilson, K., & Getzel, E. (2001). Creating a supportive campus: The VCU professional development academy. *The Journal for Vocational Special Needs Education, 23*(2), 12-18.

Winterbottom, C., Liska, D. W., & Obermaier, K. M. (1995). S*tate-level databook on health care access and financing* Washington, DC: The Urban Institute.

Winup, K. (1994). The role of a student committee in promotion of independence among school leavers. In J. Coupe'o Kane & B. Smith (Eds.), *Taking control* (pp. 103-116). London: David Fulton Publishers.

Winzer, M. A., & Mazurek, K. (1998). *Special education in multicultural contexts*. Upper Saddle River, NJ: Merrill/ Prentice Hall.

Wolfe, P. S., Boone, R. S., and Barrera, M. (1997). Developing culturally sensitive transition plans: A reflective process. *The Journal for Vocational Special Needs Education, 20*, 30-33.

Wolfensberger, W. (1972). *The principal normalization in human services. Toronto*: National Institute on Mental Retardation.

Wolfensberger, W. (1991). *A brief introduction to SRV as a high-order concept for structuring human services*. Syracuse NY: Training Institute for Human Service Planning, Leadership and Change Agency.

Wolffe, K. (1997). *Career counseling for people with disabilities: A practical guide to finding employment*. Austin, TX: PRO-ED.

Wolman, J. M., Campeau, P. L., DuBois, P. A., Mithaug, D. E., & Stolarski V. S. (1994). *AIR Self-Determination Scale and user guide*. New York: Teachers College at Columbia University.

Wood, J. W. (2002). *Adapting instruction to accommodate students in inclusive settings* (4th ed). Upper Saddle River, NJ: Prentice Hall.

Wood, W. M., Fowler, C. H., Uphold, N., & Test, D. W. (2005). A review of self-determination interventions with individuals with severe disabilities. *Research and Practice for Persons with Severe Disabilities, 30*, 121-146.

Woolcock, W. W., Stodden, R. A., & Bisconer, S. W. (1992). Process and outcome-focused decision making. In F. R. Rusch, L. DeStefano, J. Chadsey-Rusch, L. A. Phelps & E. Szymanski (Eds.), *Transition from school to adult life: Models, linkages, and policy* (Ipp. 219-244). Sycamore, IL: Sycamore.

World Institute on Disability (1991). *Personal assistance services. A new millennium. Resolution on personal assitance services passed by participants of the international assistance services symposium*. Oakland, CA: World Institute on Disability

Ysseldyke, J. E., Algozzine, B., & Thurlow, M. L. (1992). *Critical issues in special education* (2nd ed). Boston: Houghton Mifflin.

Zabala, J. (1994). The SE7Tframework: Critical questions to ask when making informed assistive technology decisions. Paper presented at Closing the Gap Conference, Oct, 1994, Minneapolis, MN.

Zuniga, M. F. (1998). Families with Latino roots. In E. W. Lynch & M. H. Hanson (Eds.), *Developing cross-cultural competence. A guide for working with children and their families* (2nd ed., pp.209-250). Baltimore: Paul H. Brookes.

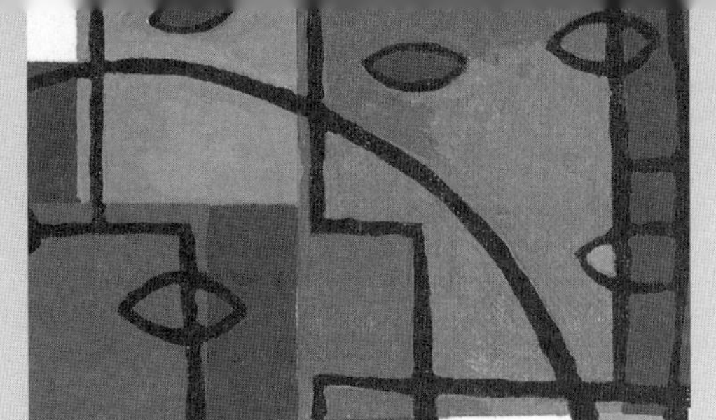

찾아보기

〈ㄱ〉

〈ㄴ〉

〈ㄷ〉

〈ㄹ〉

〈ㅁ〉

〈ㅇ〉

〈ㅈ〉

〈ㅌ〉

〈ㅍ〉

〈ㅎ〉

〈기타〉

◘ 역자 소개

신현기

단국대학교 사범대학 특수교육과(학사)
단국대학교 대학원 특수교육학과(석·박사)
현, 단국대학교 특수교육과 교수(특수교육연구소장)

♣ 저 · 역서 및 논문

정신지체아 교수방법론(2006, 교육과학사)
통합교육의 이론과 실제(2005, 박학사)
정신지체아동의 대인문제 해결특성(1998, 특수교육요구아동연구)

김희규

서울교육대학교 학사
단국대학교 대학원 특수교육학과(석·박사)
현, 나사렛대학교 특수교육과 교수

♣ 저 · 역서 및 논문

특수아동의 이해와 교육(교육과학사, 2009)
특수교육교과교육론(교육과학사, 2008)
통합교육의 이론과 실제(박학사, 2005)
정신지체: 지역사회 통합을 위한 접근(박학사, 2008)
통합학급 교사를 위한 장애이해교육(시그마프레스, 2009)
특수학급 장애학생의 방과 후 교육 프로그램에 대한 교사와 학부모, 장애학생의 요구(특수아동교육연구, 2007)
사회적 관심증진 짝놀이 프로그램이 초등학교 아동의 공격성 및 대인관계 문제해결력에 미치는 효과(특수아동교육연구, 2009)

박정식

대구대학교 사범대학 영어교육학과 학사
단국대학교 대학원 특수교육학과(석·박사)
현, 우석대학교 유아특수교육과 교수

♣ 저 · 역서 및 논문

최신특수아동의 이해(양서원, 2009)
현장중심의 학습장애아동교육(시그마프레스, 2009)
긍정적행동지원(박학사, 2007)
특수학교 전환교육 실행수준과 촉진방안

유애란

이화여자대학교 특수교육과 학사
Oklahoma State University 대학원 특수교육학(석사, 철학박사)
현, 나사렛대학교 인간재활학과 교수

♣ 저 · 역서 및 논문

직업재활의 이해(2002, 도서출판 특수교육)
전환교육에 있어 발달장애학생의 자기결정에 대한 교사인식과 교수실태(직업재활학회, 2003)
장애아동의 행동에 대한 어머니의 귀인 성향과 양육행동(한국가정관리학회지, 2004)
전환교육관점에서 본 특수교육의 직업교육실태 및 방향(직업재활연구, 2005)
충남 중등특수학급 전환교육 실태 및 개선방향(특수교육저널: 이론과 실천, 2008)

유장순

강남대학교 특수교육학과 학사
단국대학교 대학원 특수교육학과(석·박사)
현, 나사렛대학교 중등특수교육과 교수

♣ 저 · 역서 및 논문

특수교육교과교재연구 및 지도법(2009, 교육과학사)
정신지체(2009, 박학사)
발달장애 대학생의 여가활동 실태 및 선호도 분석(특수아동교육, 2009)
정신지체학생의 교육과정적 통합을 위한 초등학교 교육과정 수정 적용 사례(한국초등교육학회, 2009)

정동영

부산교육대학
대구대학교 대학원 특수교육학과(정신지체아교육전공) 문학박사
현, 한국교원대학교 교수

♣ 저 · 역서 및 논문

특수교육교과교육론(공저)
특수교육 교과 교재연구 및 지도법(공저)
특수아동의 이해와 교육(공저)
정신지체아동의 학습과 인지(공역)
정신지체: 지역사회 통합을 위한 접근(공역)
특수교육의 재개념화와 그 특수성 해명(특수교육연구, 2007)
최소 제한적 환경의 개념 진전과 그 함의 재고 (특수교육저널: 이론과 실천, 2007)
통합학급의 장애학생을 위한 차별화 교수전략 탐색 (지적장애연구, 2008)

채희태

독일 마르부르크 필립스대학교 특수교육학과 학사·석사
독일 마르부르크 필립스대학교 특수교육학과 철학박사
현, 나사렛대학교 특수교육과 교수

♣ 저 · 역서 및 논문

특수교육학개론(2009, 학지사)
Rudolf Steiner의 인지학적 특수교육 연구(2009)
특수학교 현장관찰실습 교과 운영에 도입된 수퍼바이저제도의 효과성 연구(2008)
독일의 특수교육지원센터 운영방안 분석과 한구에의 시사점 탐색(2007)

최혜승

부경대학교 졸업
University of Texas at Austin 졸업(정서·행동장애 전공, 교육학 석사 및 철학 박사)
현, 전남대학교 사범대학 특수교육학부 교수

♣ 저 · 역서 및 논문

기능평가에 근거한 중재가 자폐아동의 문제행동에 미치는 효과(2005)

장애 중등학생을 위한 전환계획, 제3판

Transition Planning for Secondary Students with Disabilities, Third Edition

발 행 일	2010년 2월 10일 1쇄 발행
저 자	Robert W. Flexer · Robert M. Baer Pamela Luft · Thomas J. Simmons 지음
역 자	신현기 · 김희규 · 박정식 · 유애란 유장순 · 정동영 · 채희태 · 최혜승 옮김
발 행 인	구본하
발 행 처	도서출판 박학사
주 소	서울시 마포구 서교동 460-26 동아빌딩 2층
전 화	(02)3142-3764~5
팩 스	(02)3142-3766
웹사이트	www.pakhaksa.co.kr
등록번호	제10-2230호

정가 25,000원 ISBN 978-89-91633-59-9